Pain

实用临床疼痛学

Practical Pain Management

宋文阁　王春亭　傅志俭　薛富善　主编

河南科学技术出版社
·郑州·

图书在版编目（CIP）数据

实用临床疼痛学/宋文阁等主编．—郑州：河南科学技术出版社，2008. 5（2023.5 重印）

ISBN 978－7－5349－3943－3

Ⅰ.①实… Ⅱ.①宋… Ⅲ.①疼痛－诊疗 Ⅳ.①R441.1

中国版本图书馆 CIP 数据核字（2008）第 052648 号

出版发行：河南科学技术出版社
地址：郑州市郑东新区祥盛街27 号　邮编：450016
电话：（0371）65737028　65788613
网址：www. hnstp. cn
策划编辑：李喜婷　马艳茹
责任编辑：王月慧
责任校对：崔春娟
封面设计：张　伟
版式设计：栾亚平
印　　刷：河南瑞之光印刷股份有限公司
经　　销：全国新华书店
幅面尺寸：210 mm×285 mm　印张：38　字数：1 176 千字
版　　次：2008 年 5 月第 1 版　2023 年 5 月第 8 次印刷
定　　价：158. 00 元

编写委员会名单

主　编　宋文阁　王春亭　傅志俭　薛富善

副主编　董铁立　夏令杰　唐　哲　赵学军　孙　涛
谢珺田　李成利

编　委　(按姓氏笔画排列)
马　玲　马民玉　马君志　马松鹤　王振元
王珺楠　刘合玉　刘甬民　孙海涛　李成文
李廷坤　李彦玉　李祥俊　肖建斌　余恩念
宋　敏　张志国　张典学　岳红丽　周红刚
赵序利　赵松云　姜佳好　贾明睿　夏建光
梁双立　董章利　韩雪萍　程静林　傅志勤
魏广福

内容提要

本书是作者在总结多年从事疼痛临床积累的丰富经验基础上，汇集了近几年国内外疼痛诊疗的新技术，搜集了典型病例资料，照顾到不同层次医生的需求编写而成的。全书分24章，详尽而深入地阐述了头、面、颈、胸、背、肩、上肢、腰、臀、下肢和会阴部疼痛，以及神经病理性疼痛、免疫及代谢相关的疼痛性疾病、癌痛、分娩痛和部分非疼痛性疾病等临床常见疼痛病症及用疼痛科治疗方法能取得较好效果的疑难病症的诊断要点、鉴别诊断及治疗方法，主要操作方法均附以相关图片，并详细介绍了穿刺到位后实施的各种微创技术的参数。同时，通过大量病例，结合经验和教训讲述了疼痛治疗中可能发生的不良反应、并发症及其防治方法；介绍了依赖性药物和非限制性物质滥用所产生的危害。本书内容翔实，具有科学性、先进性、权威性、规范性和实用性，图文并茂，循序渐进，易于学习、理解和掌握，是各级临床疼痛科医生及相关人员的必备参考书。

序

近年来，越来越多的麻醉科、骨科、放射科及神经康复等科室的医师加入了疼痛学科队伍，使疼痛的各项诊断、治疗技术得到较快的发展与提高。卫生部卫医发［2007］227号文件批准在二级以上医院可成立疼痛科，作为一级临床科室，疼痛科得到了国家政策的支持，疼痛事业将迎来辉煌发展的春天。

随着我国疼痛事业的发展，临床疼痛治疗工作的层面不断深入，范围不断拓宽，疼痛相关图书的需求也在不断增加。

早在1998年，在郑州召开了全国第四届疼痛会议，我接任麻醉学会疼痛治疗学组组长，即与赵俊教授（上届麻醉学会疼痛治疗学组组长）、宋文阁教授等一起开始组织编写了《疼痛诊断治疗学》，并于1999年出版，得到了广大读者的欢迎，并获得了中国图书奖。时隔十年，技术的成熟与事业的需要，由宋文阁教授等编写的《实用临床疼痛学》应运而生了。

宋文阁教授早在20世纪70年代就开展疼痛诊疗工作，技术全面，科研超前。他首创的小关节内侧缘与椎板外切迹侧隐窝穿刺入路技术及胶原酶溶盘手术、颈椎病序贯五法、射频疼痛治疗技术等都居于国内外本专业的前沿地位，把针刀用于疼痛治疗也有自己独到的见解。宋教授等编著的《实用临床疼痛学》凝结着数十位疼痛专家的经验，是一部疼痛专业的综合参考书。该书融汇了疼痛专业必要的基础理论与临床实践知识，突出了疼痛诊疗的新技术、新方法，既有基本的疼痛治疗技术如神经阻滞技术、药物治疗等，又有先进的射频技术、臭氧应用、胶原酶溶盘技术、激光技术、等离子消融技术以及硬膜外腔镜技术等，并针对目前疼痛治疗领域各专科的研究热点及国内外新进展给予概要阐述。该书特点是普及与提高相结合、实用性与先进性相结合，广泛适用于疼痛专业、相关科室从事疼痛诊疗的医师以及麻醉专业人员参考。

通过本书的出版，我看到了大批年轻疼痛医师更加成熟，看到了疼痛事业的进步，感到由衷的高兴。相信《实用临床疼痛学》的出版对我国临床疼痛工作的发展必将起到积极的促进作用。借此机会，衷心对各位参加编写的专家所做出的辛勤努力表示感谢！

李树人

2008年7月

前　言

疼痛伴随人类的诞生而出现，是临床最常见的病症，对人类危害范围最广。过去限于经济状况、医疗条件及人们对疼痛的认识，很多人常年忍受着痛苦（如慢性腰腿痛、颈肩痛、癌痛及各种神经源性等顽固性疼痛）而未得到及时的诊治。现在患者的需求促使疼痛学科的发展，经济的增长为疼痛学科提高科研水平、更新设备、改进技术、加强国际学术交流提供了坚实的基础。

卫生部卫医发［2007］227 号文件规定二级以上医院可以开设疼痛科，2008 年开始疼痛医师资格考试，疼痛科如雨后春笋般兴起，疼痛临床医师队伍迅速壮大。但疼痛医师多是从其他科室转来的，没有得到系统的理论学习与严格的技术培训，对疼痛诊断与治疗书籍的需求甚为迫切。

近十余年来，我们编写和翻译的几本书《临床疼痛鉴别诊断学》、《疼痛诊疗手册》、《疼痛诊断治疗学》、《疼痛诊断治疗图解》、《疼痛诊断治疗手册》、《临床疼痛学》及《疼痛治疗注射技术图谱》深受广大读者厚爱，有些书多次印刷仍难以满足需要。我们接到了很多电话、信件，接待了很多外地同仁，均是为了寻书。为满足广大同仁的需求，我们虚心征求了读者对我们编译书籍的意见，汇集了近几年疼痛诊断、治疗的新技术，搜集了典型的病例资料，保留了上述书籍的精华，照顾到来自不同专业医生的需求，编写了《实用临床疼痛学》。

本书的编写特别注重以下几点。

1. 实用性　本书诊断和治疗部分的内容均是作者在临床上多年应用并不断验证和发展的行之有效的方法、技术。如疼痛治疗的基本功——穿刺技术，首先讲清楚其应用解剖，让读者了解进针点、进针路线、目标（靶）点及其毗邻关系；再讲清楚穿刺步骤，使读者掌握操作要点，确保穿刺针准确抵达靶点而不损伤周围结构，即提高一次穿刺成功率，避免发生并发症。为使读者易于理解，主要操作方法均附以相关图片，并详细介绍了穿刺到位后实施的各种微创技术参数。

该书对临床常见疼痛病症及用疼痛科治疗方法能取得较好效果的疑难病

症的诊断要点、鉴别诊断及治疗方法均做了全面而扼要的叙述，读者依此可对就诊患者做出正确的诊断，制订有效的治疗方案。

2. 科学性　书中所介绍的理念、原则与治疗技术，均有充分的理论依据和实验资料。如腰椎间盘突出症，不是所有的患者均有椎间隙的盘内高压，故均采用椎间隙内间盘减压治疗是不妥的，因为在研究侧隐窝穿刺进路做造影时，发现造影剂经侧隐窝突出物自动吸到椎间隙内。根据这种认识采取了椎管内突出物的靶点穿刺和微创技术治疗，保护椎间隙内的间盘组织，取得了较好的临床效果。根据毁损物大小选择射频针裸露端长短的理念和做法，是在做了蛋清热凝试验后提出的。再如 O_3 绝不应注射到蛛网膜下隙的原则是在做了兔脑室注射不同浓度 O_3-O_2，发现脑脊液成分改变、脑组织破坏后提出的。

3. 先进性　书中的诊断和治疗技术既有疼痛治疗的传统技术，如药物、中医、神经阻滞等，又有许多当前国际上正在使用的国内刚刚引入的先进技术。如 CT、PETCT、MRI、免疫学技术、射频热凝毁损术、神经调节术、低温射频（等离子）髓核成形术、间盘微创旋切减压术、纤维环成形术等。这些方法的应用，将进一步提高疼痛诊断水平和治疗效果，步入国内先进行列并与国际接轨。当然，各位读者可根据自己的水平和所在单位的条件选择不同的技术。如何选择和应用各种技术，均可从本书找到答案。

总之，从愿望讲，想尽力把作者从事疼痛临床多年的经验、体会和教训，以及当今最先进实用的技术尽量写入书内，但由于时间短、篇幅和水平有限，难以如愿，缺点错误也在所难免，敬请广大同仁批评指正。

宋文阁

2008 年 5 月

目 录

第一章　疼痛观念的演变与治疗的发展史

第一节　历史回顾

疼痛一直是影响人类活动历程的最重要因素之一，因为几乎无人能够免受剧烈疼痛的折磨。当古典作家在描写英雄的生平、中世纪编年史学家讲述圣人的传说，以及传记作家撰写有关哲学家、画家、士兵、发明家、科学家和改革者的传记时，其中总要包括一章题目为“疼痛”的内容。科学家、作家和诗人曾反复强调持续性剧烈疼痛对精神和肉体产生的影响。Milton 在《失落的天堂》（Paradise Lost）一书中写道：“疼痛是极其痛苦的感受，是万种邪恶之最，同时是对人类耐性的极度摧残。”

一、原始时期

虽然原始人类不难理解由意外性创伤所引起的疼痛，但是他们对由机体内部疾病或箭和矛损伤所引起的疼痛却感到十分神秘。他们最初通过摩擦（按摩）局部或将局部浸于寒冷的溪水或湖水中以及将其暴露于阳光的温暖中来治疗损伤所引起的疼痛，后来又通过将疼痛部位暴露于火焰的炽热中来治疗疼痛。人们还常常采用压迫法以使局部麻木，从而达到减轻疼痛的目的。也许当时的原始人类已经了解到压迫某些特定部位（神经和动脉）可产生较为明显的镇痛作用，但是他们并不知道确切的原因。

人们将疼痛性疾病或由异物所致疼痛的原因与魔液、恶魂或疼痛恶魔侵入人体联系在一起。治疗时以去除外侵的物体或通过佩戴在耳朵或鼻子上的环、护身符、驱邪符、老虎爪子和类似的符咒设法去驱除、抚慰或吓退疼痛恶魔。在原始社会，某些人在自己的皮肤上文上了驱魔的标志，以使恶魂不能近身。

当原始人类无法解除自身痛苦时，他们便求助于氏族首领。根据人类学家的研究，史前时期的氏族首领为妇女，她是伟大母亲的化身，集女祭司和女巫师的身份于一身，这种现象大概是因为母性的本能使其更有资格去保护她所赋予的生命。即使在随后的族长王国中，女性仍然是杰出的医治者。古代的女巫和女祭司及希腊金发碧眼的 Agamede 均为女性医治者的典型，她们掌握着驱逐疾病和疼痛恶魔的至高权力。但是，驱除疼痛的任务逐渐由部落的巫医、法师或萨满巫师所接管，他们改变自身的体貌，装扮成斗魔法师的模样，同时还必须将其房屋设计成特殊的巫术小屋，他们在那里嘀咕着咒语，与那些看不见的疼痛恶魔进行搏斗。在原始社会中，某些萨满巫师在患者身上做一些小的伤口，以便使致病的液体、恶魂或恶魔从伤口离开；另一些萨满巫师则直接从伤口吸吮恶魔的灵魂，并使其进入自己的体内，然后用魔力去控制它。目前这种治疗方法仍然存在于某些国家。

另外，原始人类亦采用草药进行疼痛治疗，他们在将各种植物作为食物食用时发现，其中某些植物可有效缓解疼痛。

二、古代

（一）古代文明

1. 古巴比伦王国　在巴比伦王国，医生就是牧师，因为巴比伦文明是围绕宗教建立起来的文明。科学是神学的一部分，医生的职责是安慰神灵并使他们乐善好施。医生——牧师通过观察星星、闪烁的火焰和祭祀动物的器官来决定患者的命运和所要采取的治疗活动。疾病的症状亦包含着预兆，对此必须进行观察并阐释其含义。这样，就可在不违背宗教文化态度的情况下确立合理的诊断和治疗方式。医生在治疗中经常采用咒语，目前我们已有许多有关医生的描述：他们披着红色的斗篷，一只手上有一只乌鸦，另一只手上有一只鹰，在患者的上方念着咒语。自然疗法亦被采用。外物侵入体内（例如恶魔或自然物质）亦被看做是疼痛的原因。例如，龋齿的疼痛被认为是由掘洞进入牙齿的小虫所引起。

2. 古埃及　古埃及人认为，疼痛不同于创伤，是神灵或亡魂的宗教影响所致，它们通常在黑暗中降临并通过鼻孔或耳朵进入人体。古埃及恶魔的类型和数量多种多样，例如死去的“亚洲人”的灵魂、“女黑人”的灵魂和“外国女人”的灵魂。古埃及人认为，Sekhmet 神和 Seth 神是引起疼痛的最主要原因。《埃伯斯古医籍》（Ebers Papyrus）和《柏林古医籍》（Berlin Papyrus）曾提到，入侵的恶魔可通过呕吐、小便、喷嚏或肢体的汗液离开身体。根据《埃伯斯古医籍》的记载，被称为“metu”的广泛分布的血管网络可将生命和感觉的气息转运至心脏。这便是“心脏为感觉中枢”观念的起源，这个思想一直持续了 2 000 多年。

3. 古印度　根据《吠陀经》（Vedas）和《优波尼沙》（Upanishads）的记载，因陀罗神（god Indra）是古印度最古老疼痛观念和其他医学知识的创造者。大约在公元前 500 年，佛陀将生命中普遍存在的疼痛归因于欲望的受挫，“诞生伴随着痛苦，衰弱是痛苦的，疾病是痛苦的，死亡是痛苦的。与不愉快的事物相伴是痛苦的，远离愉快的事物是痛苦的，任何渴望得不到满足也是痛苦的”。虽然认识到疼痛是一种感觉，但是佛教和印度教的一般思想更加注重疼痛体验的情感方面。与埃及人一样，古印度教徒认为疼痛是心脏的体验，迟至公元后 100 年，印度的首位伟大医学教育家 Charaka 提出，所有的快乐和疼痛都是心脏的体验，心脏被看做是意识的存在之所。

4. 古中国　古中国的医学实践经验被编集于中国医学经典《黄帝内经 · 素问》之中，其内容可追溯至黄帝时期，黄帝生活在大约公元前 2600 年。这本编写于公元前 8 世纪至公元前 5 世纪的著作将传说中的医学知识带入了史料记载的时代，并历经数个世纪将其传入现代中国的传统医学实践之中。根据中国人的观点，正常人体存在有两种相互对应又统一的力量，阴（女性的、阴性的、被动的力量）和阳（男性的、阳性的、主动的力量），它们相互平衡、转化，被称为“气”的生命能经 14 条经络运行至身体的各个部分，每条经络均与其所支配的重要内脏器官或功能相联系。在气的循环中发生淤滞（不足）和外泄（过剩）均可打破两种力量的平衡，从而引起疾病和疼痛。在沿经络分布的 365 个特殊穴位中，选择一个或多个进行针刺治疗可纠正阴阳不平衡的状态，从而消除疾病或疼痛。

5. 古希腊　古希腊人对感觉信息的本质抱有强烈的兴趣，身体的感觉器官在其生理学推论中占有重要的地位。首位伟大的希腊思想家毕达哥拉斯（Pythagoras，公元前 580 至公元前 570 之间—约公元前 500）曾广泛游历埃及、巴比伦王国和印度，显然，是他鼓舞了其门徒 Alcmaeon 对感觉进行了深入的研究。Alcmaeon 史无前例地提出了如下思想：感觉和思考的中枢是大脑，而非心脏。虽然最初得到了安纳萨哥拉斯（Anaxagoras，公元前 500—公元前 428）的支持，随后又得到 Diogenes、Democritus 和其他人的支持，但是该观点在古希腊仍未被人们所广泛接受，其部分原因是 Empedocles（公元前 490—公元前 430）和亚里士多德（Aristotle，公元前 384—公元前 322）的反对，尤其是亚里士多德，对他来讲，心脏是感觉的中枢。安纳萨哥拉斯将感觉看做是主观的量变。他认为，所有的感觉均与疼痛有关，主观与客观之间的差异越大，大脑所感觉到的疼痛就越强。相反，Empedocles 认为，所有感觉（尤其是痛苦和欢乐）的功能均是位于心脏的血液之中。

解释希波克拉底思想并不容易，因为《希波克拉底全集》（Corpus Hippocraticum）是由不同时代的不同作者共同完成的。其中最主要的是四种体液学说：血液、黏液、黄色胆汁和黑色胆汁。当其中某种体液缺乏或过剩（体液不调）时，人就会感觉到疼痛。大脑被看做是一个腺体，是思想的中枢，亦可能是感觉的中枢。希波克拉底的女婿 Polypus 在其《人的本质》（Nature of Man）一书中强调了这一观点，他写道："当某种体液缺乏或过剩时即可感觉到疼痛。"显然，这种疼痛观念与同时代中国医生所持的观点相类似。

柏拉图（Plato）认为，人类的感觉源于原子的运动，原子经静脉传导至心脏和肝脏，心脏和肝脏是识别各种感觉的中枢。他进一步指出，疼痛不仅仅是源自外周的刺激，而且还是灵魂的情感体验，灵魂即存在于心脏。大脑在感觉过程中的功能没有得到清晰的描述，其主要功能是分析来自于感觉的概念。柏拉图将疼痛和快乐看做是完整机体的常见情感。他观察到，快乐往往来自于疼痛的缓解。苏格拉底在《斐多篇》（Phaedo）对话中阐述了这种观点：当锁链从他的腿上取下之后，他感觉到了疼痛消失所带来的快乐。柏拉图由此推断，虽然疼痛和快乐是相反的感觉，但是却存在有一定的联系，它们都像灵魂的情感一样源自于心脏。

亚里士多德在《关于灵魂》（De Anima）和《尼各马科伦理学》（Nichoma - Chean Ethics）两本书中详细地阐述了柏拉图关于感觉和疼痛的观点。他将感觉分为五种：视觉、听觉、味觉、嗅觉和触觉。亚里士多德认为大脑在感觉过程中无直接的功能，正如前述，感觉中枢位于心脏，他认为心脏是所有基本生命功能的中心和灵魂居所。根据亚里士多德的观点，大脑的功能是产生冷的分泌物，它可冷却来自心脏的热气和热血。疼痛感觉为体热过剩所引起的各种感觉（尤其是触觉）敏感性增加。与触觉一样，疼痛产生于机体的末梢器官，被血液传导至心脏。亚里士多德不仅认识到了触 - 痛感觉（touch - pain sense）的价值，而且还强调：当其过于强烈时，即可产生有害的和真正的破坏性作用。亚里士多德在《关于灵魂》一书中强调了这一观点，他写道："当其感觉极端（例如酸和甜）的比例适当时，感觉即为快乐，但是当比例过剩时，感觉即为疼痛性和破坏性的。"与其老师柏拉图一样，亚里士多德认为，疼痛作为"可感受的特质"即灵魂的特性或情感、一种感情状态、与快乐相反的体验以及不快乐的典型，而被心脏所感知。

在亚里士多德去世后不久，其嫡传继承者 Theophrastus（公元前 372—公元前 287）对其导师的观点提出了质疑，Theophrastus 的继承者 Straton 提出了"感觉（包括疼痛感觉）的中枢位于大脑"的观点。后来，亚历山大的 Herophlilus（公元前 335—公元前 280）和 Erasistratus（公元前 310—公元前 250）提出了关于"大脑是神经系统的组成部分，以及与神经中枢相联系的神经分为两类：运动神经和感觉神经"的解剖学证据。研究人员通过人体解剖推动了解剖学知识的发展。

6. 古罗马　盖仑（Galen，约 129—200）认为疼痛与炎症现象有关，伴有红、肿和热。虽然他认同 Herophilus 和 Erasistratus 有关疼痛的观点，尤其是有关内脏疾病的观点，但是他并没有提出其有关大脑、脊髓、运动神经和感觉神经的理论。埃及人和希腊人的著作在被盖仑挽救之前一直湮没于罗马世界中将近 4 个世纪。

盖仑在希腊和亚历山大接受教育，然后定居于罗马，在那里他成为马可·奥里利乌斯（Marcus Aurelius）皇帝的宫廷医生。他对感觉生理进行了大量的研究，并且重新确认了中枢神经系统和周围神经系统的重要性。他明确地证实了脑神经、脊神经以及交感干的解剖结构。根据对神经进行的实验以及对新生小猪脊髓的认真解剖，盖仑详细地阐述了复杂的感觉理论。他定义了三类神经：软神经（soft nerves），他认为与感觉功能有关；硬神经（hard nerves），他认为与运动功能有关；第三类，他认为与最低级的感觉——痛觉有关。软神经含有一些看不见的管腔，其中流动着灵魂的元气（psychic pneuma）。这些神经各司不同的感觉：各器官均由适合其生理功能的神经支配。最粗大的神经专门负责特殊的感觉。感觉的中枢是大脑，它比任何神经都软，可接受各种类型的感觉。

虽然盖仑在神经系统的感觉功能方面做出了巨大的贡献，但是亚里士多德的五种感觉观点以及疼痛是心脏对"灵魂情感"体验的观点仍盛行了 23 个世纪。

（二）古代的疼痛疗法

在古时候，人们从最初将疼痛归因于恶魂转变为将疼痛归因于罪恶的行为及冒犯神灵所施予的惩罚。因此，医生的职责由神的仆人——牧师所取代。除了自然疗法之外，牧师还依靠祈祷。祈祷通常是在神的殿堂中进行的，无论是巴比伦人和亚述人的宝塔式建筑、法老的金字塔、古希腊人用柱子支撑的寺庙，还是阿兹特克人的神庙，都是牧师祈祷的殿堂。在宗教的狂热气氛中，牧师们用符咒和祭品去抚慰神灵，乞求神灵明白遭受疼痛折磨的受难者所犯下的过错。在按时供应祭祀品的情况下，神灵会时常倾听牧师的祈祷，也许会施予救治。古典医学就建立在此信仰的基础之上，甚至希波克拉底都认为“神父的职责是解除疼痛”。

罪恶和惩罚的观念在犹太－希伯来文明中亦十分盛行，当然，犹太－希伯来文明只信奉一位上帝。同样的观念亦被基督教所接受。英语中的“疼痛（pain）”一词的基本意义来源于拉丁单词“peona”，其意思为惩罚，通过祈祷解除该惩罚。基督耶稣及其门徒的任务之一就是要治愈患者，解除其疼痛和痛苦。因此，天主教教义十分注重通过其神职人员的祈祷来解除痛苦。对祈祷的虔诚信仰可将每个行动均转化为治疗。它在解除疼痛方面的有效性（可能是通过心理治疗机制）长期以来得到了临床医师的重视。但是，哲学和宗教的观点经常否认疼痛的医学意义以及采用医学措施来减轻人类痛苦的必要性。

除了祈祷之外，牧师与原始时期的巫医一样，亦采用自然疗法，其中主要为草药治疗。草药作为药物应用的起源已湮没于茫茫的历史长河之中。我们从古印度《利格经》（Rig－Veda）一书得知：“这些草药，从最远古时期，即神灵诞生前的3个时代，就已进入了人类的生活。”对来源于植物镇痛药物的应用，在所有的古老文明中均占有重要的地位。最早的文字记载了有关诸如罂粟、曼陀罗、大麻和莨菪等植物镇痛作用的传说。据说，希腊的医神艾斯库雷普厄斯（Aesculapius）利用从草药中提取的一服被称作忘忧药（nepenthe）的药物来缓解疼痛。也许有关镇痛药物应用的首次文字记载是那些来自于Nippur的古巴比伦黏土碑上的文字，它们可以追溯至公元前2250年。其中一篇文字记载描述了在龋齿空洞内应用黏固粉来治疗龋齿痛的方法，黏固粉为莨菪种子与树胶的混合物。大约书写于公元前1550年的《埃伯斯古医籍》包括了早期的埃及药典，其中包括许多有关阿片应用的药方，Isis曾采用其中的某个处方治疗头痛。

在古希腊，对取自植物的镇痛药物的应用亦十分普遍。在荷马的作品中可发现一些有关镇痛药物应用的较早文献，他生活在大约公元前800年。在其著作《奥德赛》（Odyssey）中，尤利塞斯（Ulysses）及其同伴得到了特洛伊海伦的救治，海伦是宙斯的女儿，她“将可以减轻疼痛、愤怒并可使人忘记所有悲伤的药物放入他们所饮用的葡萄酒中”。荷马在《伊利亚特》（Iliad）一书中提到，Petroclus医师采用一种“收敛性”镇痛药物来减轻在战争中受伤的Eurypylus的疼痛。希波克拉底提到了一种被称为“mecon”的物质，他认为该物质具有麻醉作用，有些人认为这种物质就是阿片。在公元前3世纪Theophrastus的作品中可找到有关应用阿片来减轻疼痛的首篇可信文献资料。

Celsus在公元1世纪所著的《医学论》（De Medicina）是有关镇痛药片的最早文献之一。大约生活于同一时期的老普林尼（Pliny the Elder）、Scribonius Largus和一名在尼禄的希腊军队中服役的外科医师Dioscorides，大量地记载了有关曼陀罗、阿片、莨菪、大麻和其他镇痛药物的制备和应用。后来，盖仑热情地描述了阿片、曼陀罗和其他药物的镇痛作用。

除了祈祷和镇痛药物之外，亚述人、巴比伦人尤其是埃及人还采用诸如颅骨钻孔等外科手术方法来治疗头痛，并且应用诸如运动、冷敷、热敷、按摩等物理疗法。另外，古代中国人不仅采用针刺疗法，而且还采用艾灸疗法、按摩、体育锻炼和食疗等方法来减轻疼痛。在古埃及、古希腊和古罗马，以尼罗河电鱼的电击为代表的电疗法亦被用来治疗神经痛、头痛和其他疼痛性疾病。

我国很早以前就有关于疼痛治疗的传说和记载，例如，“神农尝百草，一日而遇七十毒”，就反映了我国古代人民很久以来就千方百计寻找治病止痛的良药。在原始氏族公社时期，随着石器工具的使用，逐渐产生了用砭石治病经验，有“伏羲制九针”的传说。据《山海经·东山经》记载：“高氏之山……其下多石。”郭璞注解说：“砭针，治痛肿者。”这些是外科方面原始的医疗工具，也是我国针术的萌芽。公元前4—公元前5世纪，《列子·汤问篇》和《史记·扁鹊列传》就有春秋战国时代著名医学家进行外科手术的记载。战国名医扁鹊以“毒酒”作麻药，为患者“剖腹探心”。公元2世纪，我国伟大的医学家华佗发明了“麻沸散”，据《后汉书·华佗列传》、《三国志·华佗列传》中记载：“疾发结于内，针药所不能及者，乃令先以酒服麻沸散，即醉无所觉，因刳破腹背，抽割积聚；若在肠胃，则断截湔洗，除去疾秽，既而缝合，傅以神膏，四五日创（疮）愈，一月之间皆平复。”说明在1 800年以前，华佗就已经使用全身麻醉进行腹腔手术。麻沸散又名麻肺散或麻肺汤，据宋人窦材说：“汉北回回地方有草名押不芦，以少许磨酒饮，即通身麻醉如死，加以刀斧亦不知……押不芦即曼陀罗。”在1~2世纪《神农本草经》载有药物365种，其中就有不少具有镇痛药，如羊踯躅、大麻、乌头、附子、莨菪子、椒等。公元652年孙思邈著《备急千金要方》，752年王焘著《外台秘要》，都有用大麻镇痛的记载。1337年，元代危亦林著《世医得效方》记载了草乌散；1381年，明代朱棣等所撰《普济方》亦载有草乌散的制法和用法。1578年，李时珍在《本草纲目》中介绍曼陀罗花的麻醉作用说：“用热酒调服三，少顷昏昏欲醉，割疮炙火，宜先服此则不苦也。”1642年，明代张景岳《资蒙医经》记有蒙汗药，用闹羊花、川乌、草乌、乳香、没药等磨为极细粉末，用热酒调服。1662年王肯堂的《证治准绳》、1743年清代祁坤的《外科大成》及同年赵学敏所著《串雅内编》介绍了由草乌、川乌、天南星、蟾酥、番木鳖等组成的开刀药方。关于针灸镇痛，早在战国时期（公元前475—公元前221）古典医书《黄帝内经》就在针灸方面从经络腧穴、针灸法到针灸理论做了比较系统的论述，有针刺治疗头痛、牙痛、耳痛、关节痛和胃痛等记载。总之，在我国历代的医药著述中，有关疼痛治疗方面的记载内容丰富，经验宝贵，说明在世界疼痛医学发展史中，我国也有很大的成就和贡献。

三、中世纪和文艺复兴时期

虽然中世纪是亚里士多德哲学统治的时期，但是心脏是感觉中枢的观点并未被所有的科学家所接受。在此时期，医学中心转移至了阿拉伯半岛，“医师的君主”Avicenna（980—1038）成为主导者。他对疼痛和减轻疼痛的方法特别感兴趣。他在其《医典》（Canon of Medicine）一书中编集了所有可获得的医学知识，他区分了5种“外部”感觉和5种“内部”感觉，并将后者定位于脑室。他描述了由不同体液变化所引起的15种不同类型疼痛的病因，并且除了应用阿片和其他自然药物的方法之外，他还提出了其他诸如运动、热和按摩等镇痛方法。

在中世纪的欧洲，感觉中枢从心脏向大脑的转移始于Albertus Magnus的著作，他将感觉中枢定位在前脑室。Mondino所著的《解剖学》（Anatomia）一书在欧洲许多医学院校被作为基础教材应用了200年以上，根据此书的观点，大脑不仅是感觉的部位，而且它还具有冷却心脏的功能。在这本书中，Mondino展示了亚里士多德医学思想和盖仑医学思想的融合。

文艺复兴培养了伟大的科学精神，使化学、物理学、生理学和解剖学领域（尤其是神经系统解剖学方面）获得了许多巨大的发展。文艺复兴时期伟大的科学家和艺术家Leonardo da Vinci认为，神经是管状结构，痛觉敏感性与触觉敏感性密切相关。他认为，感觉中枢是位于大脑的第三脑室，脊髓是将感觉传递至大脑的传导通路。在16世纪，包括Vesalius和Varolius在内的其他科学家亦赞同Leonardo有关感觉的解剖学和生理学观点。在其著作中，大脑被看做是感觉的中枢，神经通常被认为是管状结构。

在中世纪和文艺复兴时期，疼痛治疗实际上并未取得任何进展。因此我们可以发现，Paracelsus（1490—1540）仍然在提倡应用阿片和其他天然草药以及诸如电疗法、按摩和体育锻炼等物理疗法。在中世纪后期，醉茄碱海绵（是一种浸满阿片、东莨菪碱、曼陀罗草和其他植物汁液混合物的海绵）的应用在欧洲十分流行，它被用来缓解疼痛和为外科手术提供感觉丧失作用。但是，这种海绵不仅效果无法预测，而且偶尔可使应用者沉睡以至于死亡。

四、17世纪和18世纪

在17世纪，虽然人们取得了“大脑在感觉功能方面具有重要作用”的其他证据，但是亚里士多德的思想仍然被许多权威人士所认同。因此，在1628年发现血液循环的William Harvey仍然认为心脏是感受疼痛的部位。相反，与William Harvey同一时代的笛卡儿（Descartes，1596—1650）则坚持盖仑的生理学观点，认为大脑是感觉功能和运动功能的中枢部位。在笛卡儿去世14年后，1664年发表他的《人体》一书中描述了其大量的解剖学研究结果，其中包括感觉生理学内容。他认为，呈管状结构的神经内部包含有大量的细丝，这些细丝构成了神经的髓质，并将相应的大脑实质与分布于皮肤和其他组织的神经末梢相连接。感觉刺激通过这些细丝传递至大脑。图1－1描绘了已沿用350年以上的著名图形，该图说明笛卡儿的观点为2个世纪之后诞生的特异性学说（specificity theory）的前身。

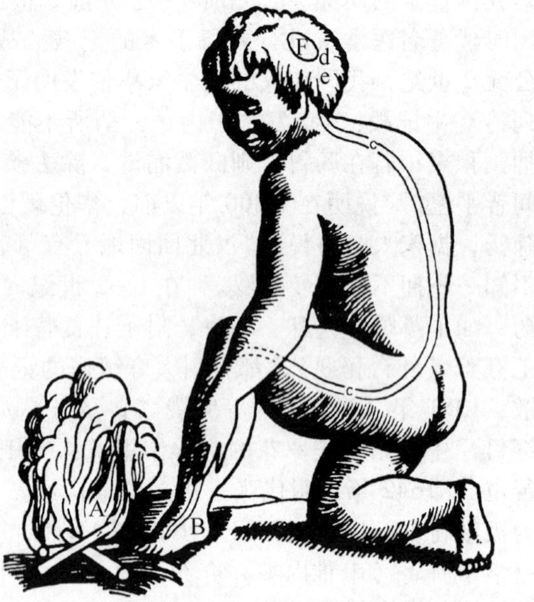

图1－1　笛卡儿有关疼痛传导通路的观点（1664年）

“如果火焰（A）烧至足部（B）附近，正如你所知，以极快速度运动的火焰微粒将触动它所接触的足部皮肤部位，通过这种方式牵引连接于皮肤部位的细丝（C），这样即可同时打开细丝终止部位的孔（d，e），传递至大脑（F）。这就如同牵引绳子一端即可敲响悬挂在绳子另一端的铃铛一样。”

在18世纪来临之时，世界上仍然充斥着过去多个世纪已经提出的有关疼痛本质的相同观点和疼痛控制的相同方法。因为直到18世纪，主要的医学教科书所包括的内容仍然是希波克拉底和亚里士多德的著作，所以“心脏为感觉中枢”的理论仍然与“大脑为感觉中枢”的理论并存。因此，我们可以看到，查尔斯·达尔文（Charles Darwin）的祖父Erasmus Darwin亦信奉亚里士多德关于“疼痛为不愉快状态”的理论，他讲道：疼痛可发生于以下情况，“当感觉活动强于正常的任何时刻……光过强……压力过大或膨胀过度……过热……过冷均可引起疼痛”。显然，他明确地预测到了疼痛的“强度”学说，这个学说在100年后成为极具争议的题目。在此期间，Willis、Borelli、Baglivi、Malpighi、von Haller以及其他人在中枢神经系统各部位的生理学和解剖学知识方面取得了显著的进展。另外，Winslow等研究清楚了交感神经系统的解剖学和部分生理学问题。在18世纪后期，随着Joseph Priestley对氧化亚氮的发现以及Sir Humphrey Dary随后对这种气体镇痛特性的观察，开创了镇痛的新纪元。

五、19世纪

19世纪末期进行的解剖学、生理学和组织学研究促进了疼痛的两种生理学学说的形成，即特异性学说（specificity theory）和强度学说（intensive theory）。

（一）特异性学说

特异性学说认为疼痛是一种特异性感觉，具有自己独立的感受器，与触觉和其他感觉无关。正如前述，盖仑、Avicenna和笛卡儿均曾提出过这一学说，Loetze在1853年亦曾提出过该学说，1858年Schiff在完成了动物的镇痛实验之后最终明确地阐述了该学说。在观察对脊髓实施各种切口的影响时，Schiff发现疼痛和触觉是相互独立的：切断脊髓的灰质可消除疼痛，但不能消除触觉；切断脊髓后面的白质可使触觉消失，但疼痛却不受影响。随着许多临床医师对伴有类似感觉功能障碍疾病或脊髓损伤患者进行的病理学报道，这些活体解剖结果迅速被临床证据所证实。

后来，Funke在1879年进行的实验以及Blix、Goldscheider和Donaldson在1882—1885年之间所进行的经典实验（他们在皮肤上发现了独立的温觉、冷觉和触觉感受位点）均支持Schiff的学说。10年后，von Frey不仅通过进一步的实验研究绘制出了疼痛和触觉的位点，而且还进行了皮肤组织学检验，目的是确认负责各种感觉的特异性末梢器官。根据其研究结果和一些想象推理，von Frey将Müller的触觉观点发展成为四种主要的皮肤感觉形式：触觉、温觉、冷觉和痛觉。

（二）强度学说

亚里士多德思想曾含蓄地体现了强度学说，即“疼痛是超强度触觉刺激的结果”，但是强度学说最早是由达尔文提出的，随后在19世纪40年代和50年代被Romberg、Henle和Volkmann所接受。1874年Erb对这一学说进行了明确的阐述。他坚持认为，各种感觉刺激只要达到足够的强度均可引起疼痛。这一学说随后得到了Wundt的支持，再后来又得到了Blix、Kulpe、Titchener尤其是Goldscheider的支持。Blix在1882年进行的上述研究使其相信疼痛是一种特异性感觉，但是1年后他放弃了这一观点。

Goldscheider在1894年全面发展了“刺激强度和中枢总和是决定疼痛的关键因素”的学说。这一学说指出，引起疼痛的特殊类型神经冲动是由脊髓后角细胞对皮肤感受信息进行总和之后产生的。根据这一观点，当正常情况下接受非伤害性热刺激或触觉刺激的感受器受到过度刺激时，或者是某些病理性疾病增加正常非伤害性刺激所产生的冲动总和而导致细胞的输出总和超过临界水平时，即可产生疼痛。Goldscheider推测，在病理性疼痛状态时所观察到的长期迁延性疼痛和持续性疼痛是由于总和时间异常延长所致。他进一步提出：向大脑传递疼痛信号的脊髓“总和通路”是由慢传导、多突触神经纤维链所组成，投射至脊髓后柱神经传导通路的粗纤维负责传递皮肤感觉的触觉鉴别信息。

六、20世纪

（一）模式学说

Nafe在1934年提出，所有的皮肤感受特性均是由神经冲动的空间和时间模式决定的，而不是在单独模式的特异性传导通路基础上产生的。基于此观点和亲身研究，Sinclair和Weddell在20年后提出了外周模式学说（peripheral pattern theory）。该学说指出：除了支配头发细胞的神经纤维之外，所有的神经纤维末梢均是一样的，因此疼痛模式是在非特异性感受器受到强烈刺激的基础上产生的。这一学说忽视了“感受器纤维高度特异性分化”的生理学证据。

（二）中枢总和学说

Livingston在1943年提出了自己的中枢总和学说（central summation theory），以支持强度学说。他提出，由于神经和组织损伤所致的强烈刺激可激活投射至脊髓中间神经元群的神经纤维，从而可在闭合的自兴奋性神经元环路（closed self - exciting neuron loops）内产生异常的折返活动。这种长时间的异常折返活动可强烈刺激脊髓传导（T）细胞，该细胞是投射至负责痛觉的大脑结构。这种异常的中间神经元活动可扩散至脊髓的外侧角细胞和前角细胞，激活交感神经系统和躯体运动系统，分别引起血管收缩、心脏做功增加和骨骼肌痉挛。这些反应转而可产生进一步的异常传入神经冲动，从而导致恶性循环。疼痛所诱发的大脑活动，例如恐惧和焦虑，亦可促进和维持异常中间神经元群的活动。

在8年后的1951年，Gerard提出了一个观点相似但假设机制不同的学说。他指出，周围神经损伤可引起对脊髓神经元放电的感觉性控制能力暂时丧失，然后脊髓神经元即开始同步放电。这种同步放电的神经元群“可激活其他的神经元群、可沿脊髓灰质移动、可被不同于和低于激发神经元同步放电所需强度的神经冲动所维持，并可将过度的和异常的神经冲动发放至更高级的中枢”。

（三）疼痛的第四种学说

20世纪中期，特异性学说占据了优势并被人们广泛地讲授。为了将已被证实可影响疼痛的心理因素纳入疼痛理论并将其与特异性学说相结合，Hardy、Wolff和Goodell在1940年重新提出了曾经被Strony提出的疼痛二元性观点，并将其称为“疼痛的第四种学说”。他们认为，疼痛可被分为两种成分：疼痛感觉和疼痛反应。就如同其他感觉（例如温觉和触觉）一样，疼痛感觉是一个具有特殊结构、功能和感知基础的神经生理学过程，此过程是通过“相对简单和原始的”神经感受和传导机制完成的。在另一方面，疼痛反应是一个涉及个体认知功能的复杂生理 - 心理过程，它受既往经历、文化和各种心理因素的影响，这些因素可使反应性痛阈（reaction pain threshold）产生巨大的变异。此观点假设刺激强度和痛觉之间存在着一对一的关系，而且将疼痛反应归属为对以直接按钮方式或警告系统方式获得的感觉的继发性反应。

（四）感觉相互作用学说

Noordenbos 在 1959 年提出了感觉相互作用学说（sensory interaction theory）。此学说起源于 Goldscheider 最初的观点以及随后由 Head 和 Bishop 等提出的观点，即“存在有两个涉及疼痛信息和其他感觉信息传导的系统：一个为慢系统，包括无髓纤维和细的有髓纤维；另一个为快系统，包括粗的有髓纤维”。他提出，细的慢传导性躯体传入纤维和细的内脏传入纤维投射至脊髓后角细胞，对细纤维传入信息的总和作用可产生能够被传导至大脑并引起疼痛的神经冲动模式。粗的快反应纤维可抑制细纤维神经冲动的传导，并阻止其总和过程的发生。选择性破坏粗纤维功能的疾病可使此种抑制作用消失，从而增加发生总和作用和异常疼痛现象的可能。Noordenbos 进一步提出，传导疼痛信号的上行性传导系统之一为存在于脊髓中的短轴突多突触系统（short axon multisynaptic system）。

图 1 - 2 采用图形方式列举了在 1900—1960 年所提出的有关疼痛机制的最重要概念模式。

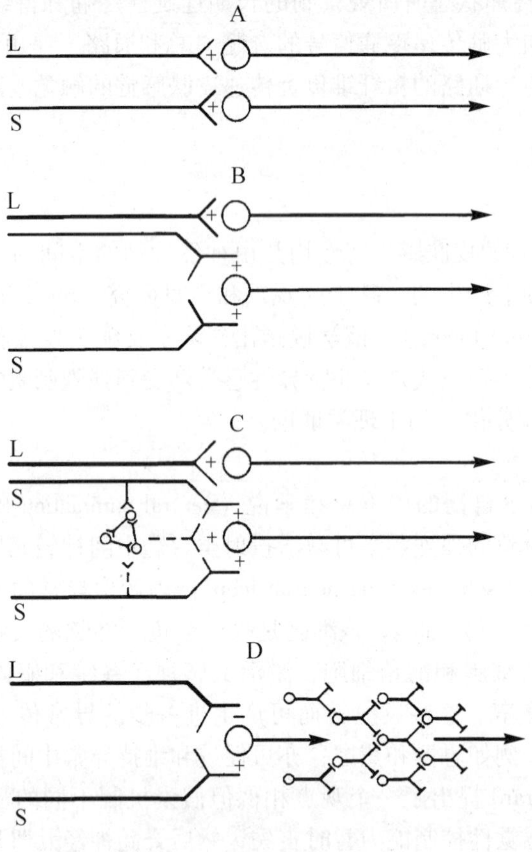

图 1 - 2　疼痛机制的概念模式

A—von Frey 所支持的特异性学说，他认为粗神经纤维（L）和细神经纤维（S）分别通过独立的、特异性、直接通路向大脑的触觉和疼痛中枢传导触觉和疼痛冲动。B—总和学说，由 Goldscheider 首先提出，他认为细神经纤维会聚于脊髓后角可产生疼痛，同时触觉由粗神经纤维传递。C—Livingston 有关慢性病理性疼痛状态的折返回路概念模型，其中，伤害感受性冲动可引起神经细胞自兴奋链长时间的活动，并强烈兴奋脊髓后角细胞，脊髓后角细胞然后向大脑传导异常类型的神经冲动束，同时亦向参与异常反射的脊髓前角和前外侧角细胞传导冲动，从而引起骨骼肌痉挛和交感神经兴奋性增高。D—Noordenbos 提出的相互作用学说，他认为，粗神经纤维抑制（ - ）中枢传导神经元，而细纤维则兴奋（ + ）中枢传导神经元，这些神经元投射至连接大脑的多突触系统。

（五）闸门控制学说

在 20 世纪 50 年代中所取得的新资料促使 Melzack 和 Wall 在随后的 10 年间对特异性学说和强度学

说重新进行了评价。他们得出结论认为：神经系统特异性分化的生理学证据支持特异性学说，但是其在心理学方面的假设，即“感觉是以直接按钮方式通过从皮肤至大脑的固定直接联系来完成的”，是其极大的不足。科学证据并不支持在刺激强度和痛觉之间存在着一对一关系的假设，相反却表明，所能感受到的疼痛在量和性质方面取决于许多生理因素和心理因素。同样，强度学说得到了关于中枢总和作用和传入控制证据强有力支持，但是其不足就是忽视了周围神经系统的特异性。科学证据表明，疼痛并不是由单纯存在于伤害感受性传导通路（传统上认为此传导通路特异性地传导疼痛）中的神经活动引起的，而是几个具有相互作用神经系统活动的结果，各系统均具有各自的特殊功能。由于这些问题的存在，Melzack 和 Wall 在 1965 年发表了他们自己的学说，该学说考虑到了有关生理学特异性分化、中枢总和、模式化、传入信息调制的证据和心理因素的影响。

由外周刺激所诱发的神经冲动可被传导至三个系统：脊髓胶状质细胞，向大脑投射的脊髓后柱纤维，将信息传递至大脑的脊髓传导（T）细胞。此学说以下列观点为基础：①神经冲动从传入纤维向脊髓（T）细胞传导的过程受脊髓后角的脊髓闸门机制的调制。②脊髓闸门机制受粗纤维（L）和细纤维（S）相对活动量的影响，粗纤维的活动可抑制传导（关闭闸门），而细纤维的活动则可易化传导（开放闸门）。③脊髓闸门机制受大脑下行性神经冲动的影响。④标记为“中枢控制触发装置（central control trigger）”的特异性粗纤维快速传导系统可激活选择性认知过程，后者再通过下行性纤维影响脊髓闸门机制的调制性能。该粗纤维快速传导系统可传递有关刺激性质和部位的准确信息，其传导速度相当快，以至于其不仅可调节皮层神经元对随后传入冲动的感受性，而且可通过下行性纤维在闸门控制系统部分和其他神经中枢水平影响感觉信息的传入。这种快速传导可使大脑在效应系统被激活之前确认、评价、定位和选择性调制感觉信息的传入。⑤当脊髓传导（T）细胞的传出强度超过某临界水平时，可激活效应系统，即那些负责复杂连续行为以及感受疼痛特征的神经区域。

在 3 年后，Melzack 和 Casey 通过吸纳随后来自生理学和行为学研究的知识扩展了该学说，这些生理学和行为学研究知识更加强调疼痛体验中的动机、情感和认知方面的因素。这些因素与闸门之外的神经系统有关，并且涉及新脊髓丘脑投射系统和旧脊髓丘脑投射系统与脑新皮质功能区的相互作用。他们提出，脑的新脊髓丘脑投射系统负责处理有关刺激的部位、强度和持续时间方面的感觉辨别信息，而经旧脊髓丘脑束和旁正中上行性系统传导的神经冲动可激活网状结构和边缘结构，网状结构和边缘结构可诱发强烈的动机和厌恶冲动以及不愉快的情感，这些反应均可触发机体产生效应。新皮质高级中枢神经系统的功能活动，例如根据既往经验对传入信息进行评估，可对辨别和动机系统发挥调制作用。

为了吸纳自最初提出该学说之后所获得的信息，1982 年 Melzack 和 Wall 重新修改了他们的学说。新学说的模式包括从脊髓胶状质至传导细胞的兴奋性和抑制性联系，以及来自脑干系统的下行性抑制控制。虽然 Melzack - Wall - Casey 提出的疼痛模型可能存在缺点，但是它们已被证实位居疼痛学研究和治疗领域最重要的进步之列。除了对疼痛机制进行了综合性阐述之外，该学说已促使研究人员进行了广泛的生理学和心理学研究，并推动了新型疼痛治疗方法的发展。

（六）心理和行为学说

既往提出的全部学说均是为了解释机体组织损伤或（和）周围神经损伤、中枢神经系统损伤所致疼痛的机制。自 19 世纪 60 年代末以来，有关无组织损伤或无其他“器质性”病变的慢性疼痛方面的文献逐渐增多。在早期 Engel 和 Walters 有关精神性疼痛（psychogenic pain）的报道之后，Merskey 等和其他的一些研究人员对神经症或精神病患者和无明确病理学改变的患者的疼痛发生率进行了研究，Merskey 和 Spear 的研究表明，神经症（neurotic disorder）患者（尤其是歇斯底里症患者）的疼痛发生率最高，而反应性抑郁症（reactive depression）和其他精神疾病患者的疼痛发生率则较低。

Merskey 和 Spear 以及后来的 Sternbach 所提出的最重要观点之一就是：这些患者所感受到的疼痛和描述其疼痛时所采用的言辞与那些存在有明确病理改变的患者相同，对于这些患者来讲，其精神性疼痛与那些由躯体疾病所致的疼痛一样真实。目前，对两类疼痛描述的相似性已被人们广泛认识，并且驳斥了笛卡儿关于肉体和精神两分的观点。

作为疼痛研究浪潮的部分成果，精神病学家和心理学家的研究明显增加了我们对以下方面的了解：学习、个性、文化和认知的作用，心理、情感和动机因素的作用，环境对疼痛和疼痛行为的影响。这些知识促进了用来解释伴有轻微病变或无明确病变患者慢性疼痛行为的其他假说和观点的发展。在这些假说和观点当中，最重要的有："慢性异常疾病行为（chronic abnormal illness behavior）"观点和"操作性（行为）条件反射［operant（behavioral）conditioning reflex］"观点。其中，"慢性异常疾病行为"观点是由 Pilowsky 首先提出的，随后被其他人所接受；"操作性（行为）条件反射"观点是由 Fordyce 提出的，并已被应用于许多慢性疼痛的治疗。

第二节　疼痛治疗的现状

一、概况

19 世纪所形成的急性疼痛和慢性疼痛治疗方法在 20 世纪取得了巨大的进步。在这段时期内，由于合成化学的发展，使得全身性镇痛药物合成方面取得了较大的发展，并且一些非麻醉性镇痛药被合成，其中包括对乙酰氨基酚（扑热息痛）、非那西汀、对氨基苯酚和氨基比林的其他衍生物、保泰松和各种非甾体类抗炎药。还合成了多种麻醉性镇痛药，包括吗啡的半合成衍生物，例如二醋吗啡、氢吗啡酮和氧吗啡酮；后来，完全合成的麻醉性镇痛药，其中哌替啶是最早的一种。随后，美沙酮和吗啡喃被合成，一些重要的合成阿片类药物衍生物又被从中合成出来。除了非麻醉性镇痛药和麻醉性镇痛药之外，另一种通常被称之为辅助药物的不同类型药物可与另外一类或另外两类药物联合应用。这些药物是减轻疼痛的最常用方法，因为它们容易得到、价格便宜、应用简单，而且如果应用合理可有效地减轻各种疼痛。

人们对特异性学说的广泛认同导致了局部镇痛方法和神经外科手术方法在非手术性疼痛治疗方面的广泛应用和发展。在 20 世纪早期，研究人员发明了多种技术，将局部麻醉药注射在组织内、各个主要神经和不同神经丛周围以及蛛网膜下隙和硬脊膜外间隙，获得了神经阻滞或局部镇痛和麻醉的效果。虽然发展这些技术的最初目的是为了外科手术麻醉，但是不久之后临床医师即将其用作急性或慢性疼痛综合征患者的诊断、预测和治疗的辅助措施。另外，通过注射乙醇、苯酚或其他神经毁损性药物有目的地破坏周围神经或脊神经和脑神经感觉根的方法亦被广泛应用于顽固性癌痛或其他慢性疼痛的治疗。同样，研究人员还发展和完善了一些神经外科手术方法来阻断周围神经系统和中枢神经系统各部位的疼痛传导通路。

在 20 世纪最初的 10 年中，催眠术在疼痛治疗中的应用经历了从被热情赞扬到被完全忽视的过程。心理疗法亦不时地被用于顽固性疼痛的治疗。控制疼痛的其他心理学方法包括：放松疗法和一些认知－行为疗法，但是直到 1970 年 Fordyce 的开拓性工作使得多学科疼痛治疗方法普及之后，这些治疗方法才得到了人们的广泛认可和应用。另外，许多物理疗法和放射疗法亦得以改善，并被广泛用于急性和慢性疼痛综合征的治疗。

尽管疼痛治疗已经取得了上述的各项成就，并且有如此之多的学者对疼痛各方面的研究付出了巨大的努力，但是我们距离彻底了解疼痛的这一目标仍然十分遥远。另外，对此问题稍加思考即可发现，虽然我们的治疗方法对一些患者有效，但是其仍未臻完善，并且常常为破坏性治疗方法。

在目前的临床工作中，仍有很高比例的手术后或其他损伤后急性疼痛患者和内脏疾病相关性严重急性疼痛患者以及大多数的急性烧伤后疼痛患者，未获得满意的疼痛缓解治疗。另外，许多非恶性慢性疼痛患者对常规药物治疗无效，并且有相当惊人数量的患者是处于医源性并发症的高度危险之中。这些医源性并发症包括：药物毒性作用、药物依赖以及多次实施通常无效、有时甚至具有破坏性的手术。在这些患者中有相当一部分放弃了医学治疗，转而求助于那些既骗取其金钱又危害其健康的庸医。许多癌痛患者的境遇通常也并不好，事实上有许多报道表明，很多晚期癌症患者在其生命的最后几个月中遭受着持续性严重疼痛的折磨。20 世纪 90 年代取得的最可喜成就之一就是在癌痛和患者生命晚期姑息性治疗方面的巨大进步，这与此前 25 年中的缓慢进步形成了鲜明的对比。

二、疼痛治疗不足的原因

造成疼痛治疗不足的原因大致可归结为三大类：①因研究不充分而导致对疼痛及其机制知识的严重匮乏；②对现有知识和治疗方法的应用不满意或不当；③交流问题。

（一）疼痛知识的匮乏

认真回顾和分析疼痛研究的历史可以发现，在经历 19 世纪末和 20 世纪初的兴趣和研究浪潮之后，研究人员对该领域的兴趣和参与程度与该问题的临床重要性极不相称。大约在 20 世纪 60 年代之前，疼痛学研究一直比较遭受科学界的冷落，仅有为数不多的基础科学家和临床科学家致力于这一领域。而且，在这些研究疼痛的基础科学家当中，大多数是在动物实验室里独立进行研究，许多研究人员并不关心临床的相关问题。没有及时对躯体组织损伤或神经损伤动物进行研究是发展模拟临床疼痛疾病（尤其是慢性疼痛）有效动物模型过程中的一个重要缺憾。实际上，几乎所有的既往疼痛相关研究均是采用由研究人员设计的不足以伤害组织的短暂刺激。在 20 世纪 90 年代，合理动物模型的出现极大地推动了慢性疼痛机制的研究。

直到 20 世纪 70 年代初，科学界才将医学研究和医学科学技术的重要进展应用于疼痛学研究，特别是对于慢性疼痛状态机制及其病理生理学研究来讲，更是如此。这种情况可能部分是由于大多数科学家（与大多数临床医师一样）没有认识到急性疼痛和慢性疼痛之间的差别造成的。因此，研究人员没有致力于慢性疼痛动物模型的研究。由于研究人员对人工诱发急性疼痛的片面、孤立研究，因而导致其所构建的假说和观念虽然对于当时和当时具有的科学数据来讲十分合理，但是却不适用于慢性疼痛问题。

在“疼痛为单纯性感觉体验”的假说广泛流行之后，研究人员将关注的焦点集中在了疼痛的解剖学和生理学研究方面，从而使情感因素和心理因素被归类为次要作用因素或者被看做是感觉的副产物。这些因素和其他一些因素阻碍了实验心理学家、临床心理学家以及行为科学家对疼痛学研究的参与。因此，心理因素和环境因素在大量患者的慢性疼痛行为中所起的决定性作用直到最近才得以研究和阐释。

研究方面的严重不足在于：在各类疼痛发病率和患病率及其社会经济学影响方面，缺乏来自于大规模流行病学调查的准确数据。造成疼痛学知识匮乏的另一个重要原因是：目前尚缺乏针对疼痛的研究培训项目，从而导致无足够的基础和更多的临床科学家致力于疼痛学研究。这些问题与投入疼痛学研究和疼痛学研究培训的经费匮乏或完全缺乏的现实有关，甚至在所谓的发达国家和医学水平领先的国家亦是如此。

在 20 世纪的后 25 年里，神经科学研究方面的极大发展促进了人们对神经系统的一般了解，尤其是急性和慢性疼痛的机制。许多完善的实验室被建立起来以进行疼痛学研究，并且从政府和商业机构获得了大量的资金。在神经学科的年会上，有很大一部分论文是集中在疼痛学研究方面。每年举行的大量会议促进了疼痛学研究人员之间的交流，并且吸引了神经科学家涉足于此领域。疼痛学研究在 20 世纪末所获得的资金投入比以往任何时候都多。

（二）对现有知识和治疗方法的不满意应用

许多相关因素导致了对现有知识和治疗方法的不当或不满意应用，其中包括：①对医学生、临床医师和其他从事急、慢性疼痛临床治疗的卫生专业人员缺乏有组织的培训；②其他信息资源的缺乏，例如可用于学生、进修医师和执业医师教育的书籍和期刊；③许多研究人员、教师和临床医师对急性疼痛和慢性疼痛在病因学、功能、机制、病理生理学以及诊断和治疗方法等方面的区别缺乏认识。因此，学生仅接受了将疼痛作为诊断性辅助因素的教导，而几乎未接受过急、慢性疼痛治疗基本原则方面的教导。

由于这种教育缺陷，许多医师通常凭经验依靠非麻醉性镇痛药、麻醉性镇痛药和相关药物来治疗急性疼痛和癌痛，其用药不当情况并非少见。一些研究表明，一些医师所开具的麻醉性镇痛药剂量仅及缓解严重疼痛所需剂量的2/3或3/4，而护士在用药时又将剂量减少了1/3～1/2。这些研究发现了这种用药剂量不足问题的原因所在，其中包括：对这些药物的药理学知识认识不足，以至于临床医师低估了药物的有效剂量范围，并且高估了药物作用的持续时间，同时护士和临床医师在思想上夸大了药物的成瘾性和呼吸抑制的危险性。

在慢性疼痛综合征患者的不恰当治疗中，对现有知识和治疗方法的不满意应用具有更为重要的作用。由于缺乏有组织的教育以及缺乏对急性疼痛和慢性疼痛之间区别的认识，从而使许多医师将治疗急性疼痛的相同方法应用于慢性疼痛的治疗。此外，正如前述，直到20世纪的最后25年，环境因素和心理因素作为慢性疼痛行为的主要原因才为人们所了解和认识。在治疗由这些因素引起的慢性疼痛患者时，采用传统的药物治疗方法不仅已被证实完全无效，而且常常可引起医源性并发症。

由于在教育和信息交流方面存在的不足，所以一些医师没有认识到：由于大多数慢性疼痛患者产生了复杂的情感和行为改变，他们需要接受广泛的心理学评价以及详细的一般体格检查、神经系统检查、矫形外科检查和其他特殊检查。另外，许多医师对所有可供利用的治疗模式缺乏全面的认识，包括其适应证、优缺点、并发症和正确应用的必要条件。

一些医师或卫生专业人员不能（或不愿）为患者的首次体格检查花费数小时的时间，这也许是因为临床工作压力太大或者是他们对慢性疼痛综合征缺乏兴趣和了解。其结果是，患者未得到正确的诊断即开始了经验性治疗，此治疗过程通常是以药物毒性反应、其他医源性并发症以及无休止的希望、失望、沮丧和绝望的经历而告终。如果初次就医时医师能够多花费一些时间对患者进行正确的体格检查，那么许多患者就可免受长时间痛苦和失能的折磨。

高度专业化的发展趋势使得各专业的执业医师仅关注自己所从事的狭窄领域的疼痛治疗方法。因此，麻醉科医师试图应用神经阻滞方法来治疗所有的慢性疼痛患者，神经外科医师试图通过切断疼痛传导通路的方法来治疗所有的疼痛，矫形外科医师试图通过外科手术来治疗所有的疼痛，全科医师和内科医师则通过药物来治疗所有的疼痛，精神科医师则采用传统的心理疗法来治疗所有的疼痛。当某专科医师在独立的诊室内独自诊治患者时，这种管中窥豹的情况尤其容易发生。这种诊疗方式不仅妨碍医师通过适合该特定问题的多种诊断和治疗方式来透彻地看待该疼痛问题，而且可妨碍医师为特定患者选择最佳的诊疗方式。

建立多学科疼痛治疗机构的一个相关原因是：由于许多慢性疼痛综合征包括如此复杂多样的感觉、知觉、心理学、社会心理学、环境和其他方面的因素，所以要求患者的诊疗医师和许多来自不同学科的专家作为一个紧密协作的整体共同努力，以得出正确的诊断和制定最佳的治疗方案。虽然Bonica早在1945年就设计并实施了针对复杂疼痛问题的多学科疼痛治疗方式，并在20世纪60年代末、70年代初以前的演讲和文章中广泛地论及它，但是传统的医学实践模式并不利于这种集体协作治疗的实施。

上面所提到的不足不是医师、护士和其他卫生保健专业人士的错误，而是那些教育者们的错误，由于他们对急性疼痛、癌痛和非恶性慢性疼痛的对症治疗缺乏认识和关注，因而未在本科在校生和本科毕业生（住院医师）培训计划的课程中以及研究生（继续）教育课程中加入有关此方面的足够教育和训练内容。以下事实可部分证明这一说法：1985年在对美国出版的10本内科学和外科学教科书以及11本肿瘤学教科书（这些教科书均为医学生、家庭医师和执业医师的标准教材）进行评价时发现，在总共大约27 000页的教科书当中，仅有0.6%的内容被用来描述急性和慢性疼痛的对症治疗（即通过药物或手术方法进行治疗，而其目标并不是消除疼痛的病因）。同样的不足亦存在于我国的教材当中。自1980年以来，有关疼痛诊断和治疗的英文或其他文字期刊和书籍的数量大增。另外，许多综合性教科书亦加入了有关疼痛治疗的章节。虽然目前几乎无医学院校可为学生提供有关疼痛方面的足够教育，但是已有许多医学院校拟定了良好的教育课程。许多国家已将疼痛治疗学科确认为一个正式的专业，这极大地改善了医学生和高级受训医师接受教育的机会。将姑息性治疗作为一个医学专业以及将疼痛治疗作为疾病治疗的一项重要内容是医学的重要进步。

（三）交流的问题

所有这些原因的共同根源在于：研究人员之间以及研究人员与临床医师之间缺乏交流，有时甚至是完全没有交流。在20世纪70年代中期之前，传播新信息的常见方式仍然是那些局限于特殊领域的高度专业性学术期刊和局限于特殊专业群体的学术会议。这些专业性出版物和专业性学术会议阻碍了各学科基础科学家与临床医师之间的思想交流和信息传播。不同学科基础科学家之间缺乏交流已经影响了生物化学家所获得的极重要新信息的应用，例如，这些新信息在神经生理学家的疼痛学研究项目中的应用与协作。这种交流与协作对于解决临床问题至关重要。缺乏交流也导致了适用于治疗慢性疼痛患者的相关新信息在临床应用方面的严重滞后。影响交流的其他主要问题包括：缺少有关疼痛和疼痛综合征的国际性标准术语以及缺乏全国性和国际性的疼痛资料库，而这些均是进行满意交流和评价新老治疗方法的必要条件。

第三节　疼痛治疗的进展与未来

一、进展

自20世纪70年代早期以来，在疼痛学领域已经取得了许多进展，其中的一项进展就是：许多基础科学家对急性和慢性疼痛综合征的机制产生了兴趣热潮，并且正在与临床研究人员和临床工作者合作来着手解决一些主要的临床问题。其结果是让我们获得了许多有关急性疼痛的解剖学、生理学、生物化学、心理学方面的新知识和一些有关慢性疼痛的病理生理学、心理学和环境因素的新信息。这些新知识改变了我们有关感觉过程和感觉编码的观念，同时，它与最近获得的临床经验一起改变了我们对急性和慢性疼痛诊断及治疗的观念和方法。另一个重要影响就是使人们更加真切地关注以下观点：急性疼痛和慢性疼痛在病因学、机制、病理生理学、功能、诊断和治疗方面存在着极大的差别。实际上，在急性疼痛中，疼痛只是疾病或损伤的症状，而在慢性疼痛中，疼痛本身就是疾病。

在疼痛诊断和治疗的某些领域的进展。一些临床医师和卫生专业人士亟待获取更多有关疼痛及其治疗方面的知识，这可部分反映在：①有大量人员参加众多的研究班，国际、国内和地区性座谈会和会议；②在20世纪90年代出版了大量疼痛方面的教科书，并被卫生专业人员踊跃购买。另一个令人鼓舞的趋势是人们对慢性疼痛的多学科诊断和治疗方式以及终末期癌症患者临终治疗机构的构想表现出了极高的兴趣。

在信息交流和传递方面的进展。1974年国际疼痛研究学会（International Association for the Study of Pain，IASP）的成立以及自1975年其《疼痛》（Pain）杂志的出版均应被看做是疼痛学研究和治疗领域的最重要进展。IASP的目标是：①促进和鼓励对疼痛机制及疼痛综合征的研究，并且通过将不同学科和背景的基础科学家、临床医师以及其他卫生专业人士团结在一起，以帮助改进对急性疼痛患者和慢性疼痛患者的治疗；②提高疼痛学领域的教育和培训水平；③促进信息的传播；④促进每3年一次的世界大会的举行；⑤促进各国家分会组织的成立；⑥制定疼痛综合征的分类方法；⑦推动国家资料库和国际资料库的发展。

至今，IASP已经发展成为拥有大约7 000名成员的组织，其成员来自近100个国家的生物医学科学、临床学科和卫生保健专业，并且它已经实现了大部分的目标。《疼痛》杂志作为一个著名的国际性多学科出版物享有极高的声望，它通常登载一些高质量的疼痛创新性研究和治疗方面的报道、综述文章和其他类型的疼痛相关信息。由IASP主办的前11届世界大会吸引了空前数量的有志于疼痛学研究及治疗的科学家和卫生专业人士的参与。通过这些大会的科学项目以及所出版的《疼痛》杂志和大会论文集，IASP在促进关于多学科重要性的基础信息和临床信息的传播方面发挥了重要的作用。

通过这些项目，IASP在促进科学研究以及传播科研知识和临床相关信息方面做出了巨大的贡献。IASP成功地将来自于多个学科的大量科研工作人员紧密地团结了起来，他们均是有志于疼痛学研究以及有志于保持和提高这些研究领域水平的科学家，这是一项重要的成就。同样重要的是，IASP可有效地将科学家和临床医师团结在一起，从而在他们之间的鸿沟上搭起沟通的桥梁，迄今为止，这种鸿沟一直是新知识滞后应用于患者治疗的部分原因。IASP的疼痛分类委员会已经完成其最初的任务：对各种疼痛综合征进行定义和分类，并已完成了首次的修订工作（这些内容将在本书第二章中进行论述）。科学研究与伦理问题委员会亦制定了有关动物实验和人体实验的指导原则，并获得了国际上的广泛称赞。另外，在IASP的56个分会（由来自65个国家的成员所组成）当中，大多数分会已取得令人瞩目的发展，它们十分活跃，并且正在为IASP的进步贡献着力量。分会和其他专业学会的发展对临床信息的传播亦具有十分重要的作用。全世界还建立了其他许多地方性、地区性、国家性或国际性的单学科或多学科疼痛学会。其中的一些是单纯的临床性组织，另一些则侧重于科学研究。这些学术组织经常出版杂志和主办会议，这可增加研究人员对疼痛机制和疼痛治疗问题的兴趣。其存在是疼痛研究和疼痛治疗健康发展的标志。

如果有人以疼痛研究和治疗的前5 000年为参照来总结其在20世纪后25年的特点，那就可以说：是不同领域思想的相互滋养推动了疼痛学领域的巨大进步。直至1975年以后，临床医师、哲学家、心理学家、生理学家、伦理学家和其他研究人类健康的学者们才认识到：要想进一步减轻人类的痛苦，研究人员必须从多个角度来研究疼痛。我们已不再接受疼痛或其所致痛苦的不可避免性，科学家和临床医师决心去推动有关疼痛机制以及有效诊断和治疗方案的研究。虽然预言未来通常十分困难，但是我们似乎已十分接近解除疼痛和痛苦的重要关口。

二、未来

在未来，我们不仅要保持，而且要明显加快目前的发展速度，迅速扩大已经取得的成果。目前生物医学界、卫生保健专业人士和全社会所面临的挑战是：组织、提高和支持多学科疼痛治疗项目。我们必须付出更多的努力和精力来探索疼痛的奥秘，并实施更加有效的治疗。要达到这些目标需要解剖学家、神经生理学家、心理学家、药理学家以及其他实验室研究人员与临床科学家和临床医师的共同努力，以深入阐释这一长期困扰人类问题的最终本质。我们还必须投入更多的精力来教育和培训学生、家庭医师、临床医师、护士和其他卫生保健专业人士，以改善对疼痛患者的治疗。我们必须有效利用现有的知识和治疗方法来减轻患者长期的痛苦和失能，这样才可提高数以万计疼痛患者的生活质量和社会价值。正确治疗疼痛患者依然是生物医学科学家与临床医师最重要的责任和义务，并且是其最高成就。希望本书能为完成这一重要的人类和科学目标有所贡献。

（薛富善　孙海涛）

第二章　疼痛的术语与分类

疼痛固有的主观性是深入了解疼痛机制及其控制方法的主要障碍。对相似的损伤，两个人所采用的描述语言常常明显不同，但是准确的交流则需要一致的通用语言和分类系统。临床医师和临床研究人员通常使用多种术语，而这些术语有时具有特殊的含义。因此，本章有两个主要的目的：①对疼痛文献中许多常用的术语做出定义，努力使其达到一致，以便于进行交流；②介绍和讨论不同的分类系统或分类方法，以改善交流并使对疼痛患者的研究和治疗具有一致性。

第一节　常用疼痛术语的定义

谈到疼痛就会涉及许多术语，这些不同术语的意义和内涵可能差别很大。一些学者把“疼痛”看做是一种刺激，一些学者把它看做是一种东西，还有一些学者把它看做是一种反应。这种缺乏一致性的用法导致了交流上的困难。正如 Merskey 所指出的那样，如果就疼痛术语的技术意义和用法取得一定的共识，对于交流可提供最大的方便和帮助。基于此种看法，我们根据两次出版的国际疼痛研究学会（IASP）慢性疼痛分类对疼痛学领域的常用术语进行定义，以避免其被混淆应用。

1. 疼痛　疼痛是伴随真实或潜在性组织损伤或者根据这种损伤所描述的一种不愉快的感觉和情感体验。

IASP 的疼痛术语表中不包括急性疼痛、慢性疼痛、复发性疼痛和癌痛的定义。但是，弄清这些术语非常重要，因为它们在文献中被普遍应用。

传统上认为，急、慢性疼痛的区别在于：自疼痛发作起包括若干时间间隔在内的单个连续时间段，这个时间段通常代表急性疼痛发作的时间或急性疼痛转变成慢性疼痛的转折点。判断慢性疼痛的两个最常用时间标准是疼痛出现后 3 个月和 6 个月，但是，对急、慢性疼痛的这些区分方式是武断的。

判定慢性疼痛的另一种标准是“疼痛的持续时间超出了预期的愈合时间”。此标准相对较少受时间的约束，因为即使疼痛的持续时间相对较短，根据该标准仍可将该疼痛判定为慢性疼痛。遗憾的是，愈合所需的时间却难以确定。

一些人认为，在同时存在病理学过程的情况下，长期持续的疼痛应被看做是一种长期的急性疼痛状态。在这种情况下，治疗应针对潜在的病理学过程。这并非支持笛卡儿将精神和肉体相区别的疼痛观点。正如 IASP 关于疼痛的定义所清楚论述的那样：任何疼痛（急性疼痛或慢性疼痛），无论是否存在明确的组织损伤，均为一种不愉快的体验，并且受各种认知、情感和环境因素的内在影响。可见，心理学因素在慢性疼痛中的作用通常比在急性疼痛中的作用更大。

2. 急性疼痛（acute pain）　是由躯体组织损伤和局部组织损伤部位的伤害性感受器被激活而引起的疼痛。局部损伤不仅可改变伤害性感受器及其中枢联系的反应特征，而且还可改变局部自主神经系统的反应特征。一般来讲，急性疼痛状态的持续时间相对有限，通常在潜在的病理学改变解除后自行消退。

这种疼痛常常是人们求医的一个原因，见于创伤后、外科手术治疗后和一些疾病。

3. 慢性疼痛（chronic pain） 通常是由损伤所引起，但可被在发病机制和躯体上与原发病因相去甚远的因素长期维持。慢性疼痛的持续时间长，其所伴有的不明显基础病理学改变无法解释疼痛的存在和（或）疼痛的严重程度。这种疼痛促使患者频繁求医，但是很少能够得到有效的治疗。由于疼痛持续存在，所以环境和情感因素最终可与组织损伤发生相互作用，从而导致疼痛和疾病行为的持续存在。正如经验（尤其是生命早年的经验）可改进大脑一样，大脑亦可改变对伤害性信息的处理方式，减少或增强其对主观认知的影响。

4. 癌痛 与癌症有关的疼痛包括与疾病进展有关的疼痛和与治疗有关的疼痛。与癌症有关的疼痛可能具有多种病因，包括疾病的进展、治疗（例如放射治疗所致的神经病理性疼痛）和并发疾病（例如关节炎）等。无论与癌症有关的疼痛是源自疾病的进展、治疗或并发疾病，它要么表现为急性疼痛，要么表现为慢性疼痛。

5. 复发性疼痛（recurrent pain） 是呈阵发性或间断性发作的疼痛，每次疼痛发作的持续时间相对较短，但在相当长的时期内反复发作。根据时间和病理学改变两个方面综合区分急、慢性疼痛的方法不适用于复发性疼痛，例如偏头痛、三叉神经痛、镰状细胞危象等。复发性疼痛患者可有阵发性的疼痛发作，间或存在一些完全无痛的间歇期。虽然复发性疼痛看起来像是急性疼痛，因为每次疼痛发作的持续时间很短（例如镰状细胞危象），但是许多复发性疼痛疾病（例如偏头痛）的病理生理学机制目前尚不清楚。以复发性急性疼痛为特征的疼痛综合征通常既有急性疼痛的特点又有慢性疼痛的特点。但是这些疼痛综合征随着时间迁延的事实表明，除了躯体病理学因素以外，心理社会因素和行为因素亦可能是患者疾病行为的主要决定因素。

6. 中枢性疼痛（central pain） 由中枢神经系统原发性损害或功能障碍所引起或导致的疼痛。

7. 神经源性疼痛（neurogenic pain） 是指由周围神经系统或中枢神经系统的原发性损害、功能异常或一过性功能紊乱所诱发的或引起的疼痛。

8. 周围神经源性疼痛（peripheral neurogenic pain） 是指由周围神经系统的原发性损害、功能异常或一过性功能紊乱所诱发的或引起的疼痛。

9. 神经病理性疼痛（neuropathic pain） 是指由神经系统的原发性损害或功能异常所诱发的或引起的疼痛。

10. 精神性疼痛（psychogenic pain） 疼痛主诉主要归因于心理因素，通常无任何可用来解释疼痛的客观躯体病理学变化。这个术语通常是贬义的。它常常具有笛卡儿二元论（cartesian dualism）的观点，通常不是一个描述患者的有效方法。

11. 神经痛（neuralgia） 是指一根神经或多根神经分布区的疼痛。

12. 神经炎（neuritis） 是指一根神经或多根神经的炎症。

13. 一过性疼痛（transient pain） 是指在无任何明显局部组织损伤的情况下由伤害性感受器激活所引起的疼痛。这种疼痛在人们的日常生活中普遍存在，很少有患者因此而求医。在临床上，这种疼痛仅见于偶发性疼痛（incidental pain）或操作性疼痛（procedural pain），例如在静脉穿刺或免疫注射时。一旦刺激被解除，这种疼痛也就随之消失。

14. 异常性疼痛（allodynia） 是指由在正常情况下不能引起疼痛的刺激所引起的一种疼痛。

15. 触物感痛（dysesthesia） 是一种不愉快的异常感觉，可以是自发性的或诱发性的。

16. 复杂性局部疼痛综合征Ⅰ型（complex regional pain syndrome type Ⅰ） 既往亦称作反射性交感神经营养不良（reflex sympathetic dystrophy）。该综合征通常是在遭受初始的伤害性事件后发生的，不局限于单一周围神经的分布区，并与激发事件明显不相称，伴随一些部位的水肿、皮肤血流改变、疼痛区的发汗异常、异常性疼痛或痛觉过敏。

17. 复杂性局部疼痛综合征Ⅱ型（complex regional pain syndrome type Ⅱ） 既往亦称作灼痛（causalgia）。该综合征表现为创伤性神经损伤后发生的持续性烧灼样痛、异常性疼痛和痛觉过敏，并常常伴有血管运动功能异常和随后的营养功能改变。

18. 疼痛行为（pain behavior） 旁观者所能理解的、可表明患者正在遭受疼痛和痛苦的语言性或非语言性行为。这些行为包括言语主诉、面部表情、异常姿势或步态、使用假肢装置、避免活动、公开的表达以及对疼痛、忧伤和痛苦的语言性和非语言性主诉。

19. 痛阈（pain threshold） 是指可感觉到疼痛的最小刺激强度。在心理物理学（psychophysics）上，痛阈被定义为患者有50%机会感觉到疼痛时的刺激强度。

20. 疼痛耐受限（pain tolerance level） 是指个体能够耐受的最大伤害性刺激强度。

21. 疼痛敏感范围（pain sensitivity range） 是指痛阈和疼痛耐受限之间的范围。

22. 痛觉过度（hyperpathia） 是指一种疼痛综合征，特征是对刺激（尤其是重复刺激）的反应增强，并伴有阈值的增高。

23. 痛觉过敏（hyperalgesia） 是指对正常疼痛刺激的反应增强。

24. 痛觉减退（hypoalgesia） 是指正常疼痛刺激所引起的疼痛强度减弱。

25. 疼痛缓解（pain relief） 是指治疗后患者主诉疼痛减轻。它不要求个体对伤害性刺激的反应减弱，也不是痛觉缺失的同义词。该术语仅适用于人类。

26. 痛觉缺失（analgesia） 是指对正常可引起疼痛的刺激丧失自发性疼痛主诉或疼痛行为的情况。此术语表明一个明确的刺激有一个明确的反应。

27. 痛性感觉缺失（anesthesia dolorosa） 是指在感觉缺失区出现的自发性疼痛。

28. 感觉异常（paresthesia） 是指一种异常的感觉，可以是自发性的或诱发性的。

29. 感觉过敏（hyperesthesia） 是指对刺激的敏感性增强（不包括特殊感觉）。

30. 中枢敏感化作用（central sensitization） 是指脊髓神经元的兴奋性和反应性增加的状态。

31. 伤害性刺激（noxious stimulus） 是指可激活组织伤害性感受器的刺激。

32. 伤害性感受（nociception） 是指热能、机械能或临床所用能量作用于特殊神经末梢而激发的神经感觉换能活动。这些相关神经可将组织损伤的信息传递至中枢神经系统。

33. 伤害性感受器（nociceptor） 是一种对组织损伤或对长时间存在可引起组织损伤的刺激具有特异敏感性的感受器。

34. 疼痛门诊（pain clinic） 是一种专门对疼痛问题患者进行诊断和治疗的机构，它可能专门从事与特殊诊断和躯体特殊部位疼痛有关的医疗活动。

35. 多学科（学科间）疼痛治疗中心［multidisciplinary（interdisciplinary）pain center］ 是一个由卫生保健专业人士、基础科学家和应用科学家所组成的、面向急慢性疼痛患者的研究、教学和医疗机构。它包括多个专业的卫生保健专业人士，例如内科医师、心理学家、护士、物理治疗学家、职业治疗学家及其他专业的卫生保健提供者，可提供多种治疗方案。这些中心可对患者提供评估和治疗，并常常附属于较大的卫生科学机构。

36. 疑病（hypochondriasis） 是指虽然已被排除患有严重疾病，但是患者仍抱有“躯体内的感觉和恐惧是严重疾病的表现”的极端偏见。

37. 装病（malingering） 是指为获得一种具体的外在利益而有意识地或故意地假装患有某种疾病或某种损伤、或对所患疾病或损伤的影响进行夸大。通常是由获得金钱赔偿、避免工作或获得药物等外在动机所驱使。

38. 神经病（neuropathy） 是指神经的功能紊乱或病理学改变，累及单一神经的称为单神经病（mononeuropathy），累及数根神经的称为多元单神经病（mononeuropathy multiplex），如果受累神经弥散且为两侧则称为多发性神经病（polyneuropathy）。

39. 功能障碍（impairment） 是指任何可量化的心理、生理或解剖的结构或功能失用或异常。它不等同于失能。功能障碍与失能的关系就像疾病（disease）与病态（illness）一样。

40. 残余功能（residual functional capacity） 是指在对相关功能障碍进行康复治疗后或在疾病获得

最大医学改善时，患者从事具体社会活动和工作相关性躯体和精神活动的能力。

41. 康复（rehabilitation） 根据患者功能障碍的程度，使个体的躯体功能和精神功能恢复至最佳状态。

42. 最大医学改善（maximum medical improvement） 是一种即使再采用其他医学治疗也不能进一步改善功能的状态。

43. 安慰剂（placebo） 是指作为治疗措施应用的无治疗作用的药物或治疗方法。在检验一种治疗手段的有效性时，它常常被用来控制患者对疗效的期望效应。

44. 安慰剂效应（placebo effect） 是指采用安慰剂或安慰性疗法所取得的通常仅在采用有效治疗方法的情况下才能取得的阳性疗效。

45. 症状夸大（symptom magnification） 为使旁观者相信自己的确正在遭受某种程度的疼痛，患者有意识地或无意识地夸大症状的严重性。症状夸大与装病不同，因为它不是患者为了取得一种正面结果，例如索取金钱赔偿而采取的行为。

46. 耐受（tolerance） 是指个体为维持满意疗效需要增加精神活性药物剂量的一种生理状态。

47. 躯体依赖（physical dependence） 是一种药物（例如阿片类药物）的药理学特性，其特征为突然停药或使用拮抗药后出现戒断综合征（abstinence syndrome）。它并不是指异常的心理状态、行为或成瘾。

48. 成瘾（addiction） 是一种精神药物滥用的行为方式，其特征是无法抵制的用药行为（强迫性用药）、觅药行为和高复发倾向。强迫性用药可在躯体、心理和社会等方面对用药者产生危害，尽管存在这种危害，但是用药者仍继续用药。

49. 假性成瘾（pseudoaddiction） 是指观察者在遭受严重疼痛且未得到足够药物治疗的患者或在未得到其他有效疼痛治疗的患者所见到的觅药行为。虽然这些患者表现出获取阿片类药物的强烈欲望，但是这种强烈欲望反映的是患者想缓解疼痛的需要而不是药物的成瘾性。假性成瘾行为与真性成瘾行为不同，因为在被给予更大剂量的阿片类药物时：①假性成瘾患者不是以获得持续性镇静或欣快感的方式使用这些药物；②患者的功能情况不是恶化而是改善；③这些药物是按处方使用而不是毫无控制地过量使用。

50. 痛苦（suffering） 对疼痛的躯体成分或情感成分产生的无法控制、无助、绝望、无法忍受和永无尽头的感觉反应。痛苦是对个体自我概念（self - concept）、自我识别（self - identify）和完整性（integrity）的威胁。

51. 神经可塑性（neural plasticity） 是指伤害性刺激的传入导致神经结构和功能的改变，从而改变感知过程和促使慢性疼痛形成。

52. 发条拧紧现象（wind - up） 亦称第二痛觉（second pain），是指由 C 纤维介导的缓慢时间性疼痛总和。以每 3 s 低于 1 次的频率反复给予伤害性刺激，可使个体感到疼痛强度逐渐增加。

第二节 慢性疼痛分类

慢性疼痛综合征分类方法尚缺乏统一认识，从而阻碍了治疗慢性疼痛方面的进步，使研究人员和临床工作者难以对临床观察结果和基础研究结果进行比较。Bonica 博士把这种语言的模糊性称为“现代迷宫（a modern tower of babel）”。

为了确定目标人群、从事研究、进行治疗、评价治疗效果以及制定政策和决策，有必要采用一些被一致认可的有效标准来区分具有共同相关特征的不同患者人群。这种分类的主要目的是：在共同特征的基础上，根据构成特定特征的基本尺度描述组成成员的相互关系。虽然根据共性和个性的原理可建立无数个分类系统，但是目前大多数的疼痛分类法是以专家认可为基础的分类方法。

一、基础的疼痛分类方法

疾病的分类通常是根据预先设定的一组特征（例如症状、体征、诊断性检查结果），而且对一种疾病患者来说，没有一个特征对于该类患者的诊断是充分或必要的，但该组疾病患者在整体上具有一定程度的一致性。疼痛医学所采用的大多数疼痛分类系统，例如疾病的国际分类（international classification of disease，ICD），头痛性疾病、脑神经痛和面部疼痛的分类和诊断标准，国际疼痛研究学会的慢性疼痛分类和牙科学所采用的大多数疼痛分类系统（例如颞下颌疾病的研究诊断标准），均是以一组专家的一致意见为基础的。在这种意义上讲，这些分类系统是根据专家达成的一致意见采用或放弃某些诊断特征。

以专家认可为基础的疼痛分类方法规定预想的疾病种类，然后将患者强行纳入最相符的类别，即使患者不具有该类疾病所规定的所有特征亦是如此。以专家认可为基础的疼痛分类系统没有清晰地阐述将一个患者纳入一种具体疾病所需要的个性特征的准确规定。

最常用的疼痛分类系统是 WHO 制定的 ICD。在最新的 ICD－10 中，根据不同的方面，如致病因素、受累的躯体系统、症状的表现方式和类型、是否与手术等人为治疗有关、发作时间、或者被按照体征、症状和异常的临床检查结果及实验室检查结果等对疾病进行了分类。大类疾病又可根据症状的表现方式、有无遗传性或退行性疾病、有无锥体束外运动失调、病变部位和病因学细分为多个亚类。在这种分类方法中，可反复发生交叉重叠的情况，因此这种分类方法即使发挥了有效的功能也不是理想的方法。

内科学、牙科学和心理学上的分类方法是一个注重实效的方法。虽然它不能提供绝对真理，但是提供的分类方法能使我们将具有相似表现、预后或病因的个体归类。目前，疼痛医学领域中的大多数疼痛分类方法依赖于诸如解剖部位、受累系统、严重性、持续时间和病因等各种疼痛体验参数。

（一）以解剖部位为基础的疼痛分类方法

一些疼痛综合征是根据受累的躯体部位进行分类的，例如腰部疼痛、骨盆痛和头痛各自代表发生症状的具体部位。但是这种以解剖部位为基础的疼痛分类方法在临床上的意义十分有限，至少在一定程度上受到限制，因为疼痛的神经生理学缺乏明确的解剖学特异性。

（二）以持续时间为基础的疼痛分类方法

正如前述，一种常见的疼痛分类方法是根据疼痛的持续时间进行分类的。因此，组织损伤、炎症或疾病过程所伴有的、持续时间却相对较短的（例如数小时、数天，甚至数周）疼痛，不管强度多强，常常被看做是急性疼痛（例如手术后疼痛）。许多疼痛问题可被归类为慢性疼痛，如伴随疾病病程（例如风湿性关节炎）或伴随在预期时间内未痊愈损伤的（例如腰部疼痛、幻肢痛）、持续时间较长的（例如数月或数年）疼痛，均可被看做是慢性疼痛。但是，正如前述，单独采用持续时间这一尺度进行疼痛分类是不满意的，因为病理学因素可能相对独立于疼痛的持续时间。

（三）以病因为基础的疼痛分类方法

疼痛分类的另一种方法是根据病因。这种最粗略的分类方法仅能简单地区分躯体性疼痛和精神性疼痛。简单地讲，在体格检查、影像学诊断检查和实验室检查均不能明确患者疼痛主诉的躯体病理学基础时，患者的疼痛自然可被认为是由心理冲突或精神病理学因素所引起的。躯体源性和精神源性两个方面对疼痛分类的方法存在许多差异。例如，Portenoy 建议将疼痛分为三大类：伤害感受性疼痛、神经病性疼痛和精神性疼痛。在该分类系统中，躯体性疼痛又被进一步分为与精神性疼痛相对立的两个亚类。

（四）以受累躯体系统为基础的疼痛分类方法

疼痛分类也可根据受累的躯体系统。例如，Fricton 建议将疼痛分为五大类，即肌筋膜性疼痛、风湿性疼痛、灼痛、神经性疼痛、血管性疼痛。根据这种分类法，患者被归类为五大类中的一类，而不是两大类或三大类中的一类。但是根据该分类法进行决策的过程仍是以单一尺度为依据，即感受疼痛的系统。

（五）以严重性为基础的疼痛分类方法

疼痛还常常被根据严重性这一单一尺度进行分类（0～10 分量表，其中 0 分为无痛，10 分为可以想象到的最剧烈疼痛）。因此，无论此种量表的测量水平如何，例如词语性的、数字顺序性的、距离间隔性的，但是此种分类方法仅涉及单一尺度。

（六）以机制为基础的疼痛分类方法

由于在指导临床治疗和基础研究方面的敏感性不足，因此根据解剖部位、持续时间和受累系统对疼痛疾病进行分类的传统方法已经遭到了人们的批评。Woolf 等支持建立以疼痛机制为基础的疼痛分类方法，并提出了关于可能的疼痛机制的列表（表2－1）。他们认为该列表中必须包括与疼痛有关的情感因素、行为因素和认知因素，但是他们并没有具体说明这些因素是什么。

表2－1　疼痛的种类和可能的机制

一过性疼痛
伤害性感受器的特异性作用
组织损伤性疼痛
初级传入纤维
敏感化作用
静息伤害性感受器的募集作用
表达的改变
神经的过度支配
中枢神经系统的调节作用
中枢敏感化的募集作用、总和作用和放大作用
神经系统损伤性疼痛
初级传入纤维
通过伤害性感受器的神经轴突和局部躯体纤维而不是通过周围神经末梢的自发性或刺激诱发的活动
表达的改变
中枢神经系统的调节作用
中枢敏感化作用
次级神经元的传入神经阻滞
去抑制作用
结构重组

以机制为基础的疼痛分类方法与传统的疼痛分类方法不同，后一种分类方法是将疼痛与伴有疼痛主诉的疾病区分开来，以机制为基础的疼痛分类方法可将具有相同疼痛机制、但却具有不同病情或诊断的患者归为一类。Woolf 等强调，其建议旨在对目前的疼痛分类系统进行补充而不是取代之。

以机制为基础的疼痛分类方法的基本前提是有助于指导治疗以及沟通疼痛医学研究和临床实践。但是以机制为基础的疼痛分类系统目前仍然处于概念设想阶段。研究人员目前正努力综合来自不同疼痛研究领域的研究结果，这将有助于建立这种新的疼痛分类系统。这种分类方法与采用两个尺度（时间和严重性）区分急、慢性疼痛的方法不同（图2－1）。

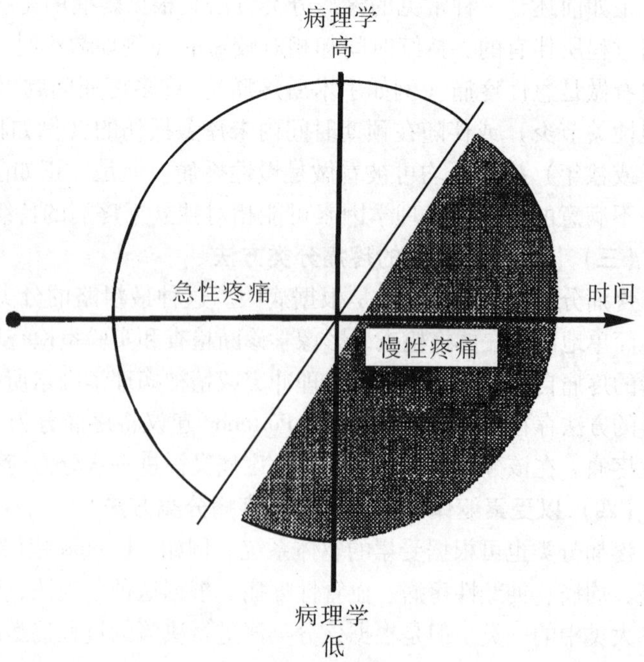

图2－1　急、慢性疼痛的模式

二、国际疼痛研究学会的疼痛分类方法

国际疼痛研究学会的疼痛分类方法是多尺度分类方法。多尺度分类方法采用多个相关尺度、而不是单一尺度作为建立分类系统和将患者归类于特定亚类或诊断类型的根据。IASP已经公布了一个以专家认可为基础的慢性疼痛多轴分类方法，旨在标准化相关疼痛综合征的描述以及提供一个参考依据。该分类方法根据五个方面（轴）对慢性疼痛患者进行了分类，它们代表着最广泛使用的信息和共识，包括：①躯体部位（轴Ⅰ）；②可能因功能异常引起疼痛的躯体系统（轴Ⅱ）；③疼痛的时间特征和发生方式（轴Ⅲ）；④患者自述的疼痛强度和自疼痛发作后的时间（轴Ⅳ）；⑤可能的病因（轴Ⅴ）（表2-2）。

表2-2　国际疼痛研究学会：慢性疼痛综合征编码系统

轴Ⅰ——部位	
头部、面部和口腔	000
颈部	100
肩上部和上肢	200
胸部	300
腹部	400
下背部、脊柱腰段、骶骨和尾骨	500
下肢	600
盆区	700
肛门、会阴和生殖器区	800
3个以上主要部位	900
轴Ⅱ——系统	
神经系统（中枢神经、周围神经和自主神经）和特殊感觉；躯体功能紊乱或功能异常	00
神经系统（心理和社会）	10
呼吸和心血管系统	20
肌肉骨骼系统和结缔组织	30
皮肤和皮下组织及其相关腺体例如乳腺、汗腺等	40
胃肠道系统	50
泌尿生殖系统	60
其他脏器或内脏例如甲状腺、淋巴器官、造血器官	70
多个系统受累	80
受累系统不明确	90
轴Ⅲ——疼痛的一过性特征：疼痛发作的方式	
没有记录、不适用或不明确	0
持续时间短暂的单次疼痛发作，例如动脉瘤破裂和踝扭伤	1
非波动性的连续性或近连续性疼痛，例如腰部疼痛	2
波动性的连续性或近连续性疼痛，例如椎间盘破裂	3
非规律性复发性疼痛，例如混合型头痛	4
规律性复发性疼痛，例如月经前疼痛综合征	5
阵发性疼痛，例如三叉神经痛	6
相互叠加的连续性阵发性疼痛	7
其他情形的复合存在	8
不符合上述情形	9

续表

轴Ⅳ——患者主诉的疼痛强度：自疼痛发作的时间	
没有记录、不适用或不明确	0.0
轻度，短于1个月	0.1
轻度，1～6个月	0.2
轻度，6个月以上	0.3
中度，短于1个月	0.4
中度，1～6个月	0.5
中度，6个月以上	0.6
重度，短于1个月	0.7
重度，1～6个月	0.8
重度，6个月以上	0.9
轴Ⅴ——病因	
遗传性或先天性疾病，例如先天性关节脱位	0.00
创伤、手术、烧伤	0.01
感染、寄生虫	0.02
炎症（感染因素不明）、免疫反应	0.03
肿瘤	0.04
中毒、代谢疾病（例如乙醇性神经病）、缺氧、血管疾病、营养疾病、内分泌疾病、放射性疾病	0.05
退行性疾病、机械性疾病	0.06
功能异常性疾病（包括心理生理学功能异常）	0.07
不明病因或其他	0.08
心理性疾病，例如转换性癔症、抑郁、幻觉	0.09
A. 相对性的全身综合征	
B. 头颈部相对性的局部综合征	
Ⅰ. 头面部神经痛	
Ⅱ. 肌肉骨骼性颅面部疼痛	
Ⅲ. 耳、鼻和口腔疾病	
Ⅳ. 原发性头痛综合征、血管疾病和脑脊液综合征	
Ⅴ. 头部、面部和颈部的心理性疼痛	
Ⅵ. 枕下部和颈部的肌肉骨骼疾病	
Ⅶ. 颈部内脏痛	
C. 脊柱痛，脊柱和神经根疼痛综合征	
D. 颈部和胸部脊柱痛，脊柱和神经根疼痛综合征	
E. 上肢的局部综合征和上、下肢的相对性全身综合征	
Ⅰ. 肩、臂和手的疼痛	
Ⅱ. 四肢的血管疾病	
Ⅲ. 四肢的胶原疾病	
Ⅳ. 四肢血管扩张的功能性疾病	
Ⅴ. 四肢动脉供血不足性疾病	
Ⅵ. 下肢的心理性疼痛	
F. 脊柱和神经根疼痛综合征之外的躯干部内脏疼痛综合征和其他综合征	
Ⅰ. 内脏性胸部疼痛和其他类型的胸部疼痛	
Ⅱ. 心理性胸部疼痛	
Ⅲ. 腹部或胃肠道疾病所致的牵涉性胸部疼痛	
Ⅳ. 神经性腹部疼痛	
Ⅴ. 血管性腹部疼痛	
Ⅵ. 全身疾病性腹部疼痛综合征	
Ⅶ. 心理性腹部疼痛	
Ⅷ. 膀胱、尿道、卵巢及其附件疾病	
Ⅸ. 直肠、会阴和外生殖器疼痛	

续表

G. 腰区、骶区和尾区的脊柱痛、脊柱和神经根疼痛综合征
Ⅰ. 脊柱腰段的脊柱或神经根疼痛综合征
Ⅱ. 脊柱骶段的脊柱或神经根疼痛综合征
Ⅲ. 尾区的疼痛综合征
Ⅳ. 弥散性或全脊柱性疼痛
Ⅴ. 腰部疼痛或心理性牵涉性痛
H. 下肢的局部综合征
Ⅰ. 小腿或足的局部综合征：神经性疼痛
Ⅱ. 髋和大腿的肌肉骨骼性疼痛综合征
Ⅲ. 肌肉骨骼疼痛综合征

该分类系统设立了五位数的代码，对每一种慢性疼痛的诊断赋予了唯一的数字代码。例如，腕管综合征的代码为204. X6，其中：

200 指区域，即肩上部和上肢；

00 指系统，即神经系统功能异常；

4 指时间特征，即症状发生不规律；

X 指患者主诉的疼痛强度和自疼痛发作后的时间，即因个体而异；

0. 06 指病因，即退行性、机械性病因。

表2－3为IASP编码慢性疼痛诊断的方案。IASP分类方法是最全面的慢性疼痛综合征分类方法。在设计上，IASP分类方法是一种启发式的多轴分类指南，着重强调症状和体征方面。它未包括对心理社会和行为数据的评估。

要想被应用，任何分类系统都必须可靠和有效，但是迄今为止几乎尚无发表的研究报道对IASP分类法的可靠性、有效性或实用性进行过评价。现有的证据表明，虽然轴Ⅰ（躯体部位）代码在不同的检查者之间表现出很高的可靠性，但是轴Ⅴ（病因）代码在不同的评估者之间却未能取得满意的可靠性。另外，还必须明确IASP分类方法的连续一致性（评价－再评价的可靠性）。研究人员还需要做进一步的研究来评估该分类系统的心理测试特性和完善该分类系统。

表2－3　国际疼痛研究学会分类法对每一疼痛综合征的描述方式

定义
部位
受累的系统
疼痛的主要特征：包括患病率、发病年龄、性别比例（如果知道）、持续时间，严重程度和性质
相关特征：引起疼痛加重和缓解的因素
体征
实验室检查结果
自然病程
并发症
社会性和躯体性失能
病理学改变或其他致病因素
基本特征或诊断标准
鉴别诊断
五轴分类系统的编码

三、疼痛的心理学分类方法

自从疼痛的闸门控制理论强调了认知－评价和动机－情感因素在疼痛体验中的重要性以来，许多临床医师提出了将社会心理学方面纳入疼痛分类系统的重要性。疼痛的社会心理学分类主要依赖传统定义上的诊断系统，即精神病理学鉴定。虽然疼痛患者的精神病学分类可能有助于识别患有特殊精神疾病的患者并可指导对这些疾病的治疗，但是心理学家已经创立了心理学分类系统，以确认疼痛的具体心理成分（情感、评价、动机）。

（一）Emory 疼痛评估模式

Emory 疼痛评估模式（Emory Pain Estimate Model，EPEM）是结合生物生理学和社会心理学两个方面对疼痛患者进行分类的第一次尝试。Brena 等武断地把这两个方面命名为“病理学”方面和“行为学”方面。病理学方面包括对体格检查项目的量化（例如关节活动度、肌力）和采用数字指数来反映诊断检查（例如放射学检查）结果的异常程度。行为学方面包括活动水平、疼痛主诉、药物应用和采用明尼苏达州多形式个性调查表（ Minnesota Multiphasic Personality Inventory Scales）评估的精神病理学指标。

通过对病理学和行为学两个方面进行中间划分（median division），EPEM 即可将慢性疼痛患者分为四类。第一类患者在行为学方面具有较高的评分，而在病理学方面评分则较低。这些患者的活动水平低、疼痛主诉多、社会和心理功能异常明显、并且常常滥用药物。第二类患者是那些在病理学方面和行为学方面评分均较低的患者，这些患者表现为疼痛主诉多、解剖定位差，但是无明显的行为学异常。第三类患者是那些在病理学方面和行为学方面评分均较高的患者，他们具有躯体病理学变化的明确证据和明显的疾病行为。第四类患者是那些在病理学方面评分较高而在行为学方面评分较低的患者，因此这些患者面临躯体疾病却表现出“良好”的心理应对能力。

虽然 Brena 等恰当地强调了结合躯体资料和心理资料来创立分类系统的重要性，但是 EPEM 的一些基本理论特征和量化特征仍然存在有问题。因此这种分类方法是一种概念模型，而不是一种充分可行的经验性分类方法。例如从理论角度来看，把活动水平、疼痛主诉和精神病理学测量指标均纳入单一的“行为学”方面存在一定的问题，因为有研究发现疼痛行为与精神病理学缺乏相关性。因此，行为学方面极有可能不是单尺度的，因此不能直接对行为进行测量。

对 EPEM 所采用的评分和分类系统进行研究发现了其他一些问题。例如，对特定医学和体格检查结果所赋予的重要性是通过推断得来的，而不是从经验得来的。另外，对两个方面进行中间划分，虽然凭直观感觉十分合适，但是只不过是人为地将患者分为四类，因此目前无统计学证据说明：在这些数据中四类互不重叠的疼痛患者是自然存在的，或者病理学方面和行为学方面实际上是相互独立的。观察图 2－2所示的 2×2 表格可以发现：在 EPEM 中，对评分接近极限值者和评分接近中值者同样对待。如图 2－2 所示，根据患者 1 和患者 2 的评分，两者均被归为第三类患者，而根据患者 3 和患者 4 的评分，两者均被归为第二类患者。但事实上，患者 2 与患者 3 的评分差距比他们与患者 1 或患者 4 的评分差距更为接近。因此，采用这种方法建立分类规则可导致患者被错误归类或使患者的归类缺乏独立性，因为这种方法是源于人为和外在的精确标准，而不是根据患者人群在评分上的自然分散或类聚。

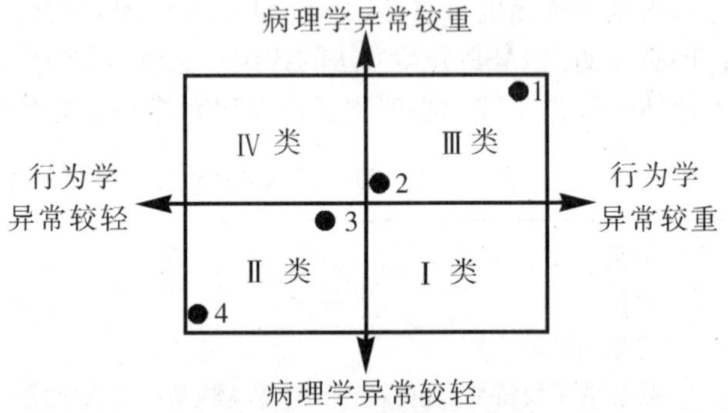

图 2－2　Emory 疼痛评估模式

（二）以经验为基础的疼痛心理学分类

虽然用于评估疼痛相关性心理社会构成的工具有多种，但是其中大多数是单尺度的或不适用于疼痛人群，又或者对治疗结果缺乏预测的准确性。下面是一种主要适用于慢性疼痛患者的特殊多尺度心理社会分类系统。

多尺度疼痛调查表（Multidimensional Pain Inventory，MPI）包含有一系列的经验性量表，以评价慢性疼痛患者的以下方面：①患者关于疼痛严重性和痛苦的主诉；②患者对疼痛影响其生活程度的认识，包括疼痛对家庭、婚姻、工作和社会娱乐活动的影响；③患者对其家庭、婚姻、工作和社会生活现状的不满意程度；④患者对来自重要亲属支持的评价；⑤患者对其生活自理能力、解决问题能力、个人控制能力和竞争能力的认识；⑥情感痛苦，包括情感低落、易怒和紧张；⑦活动水平。

采用 MPI 可将患者归类于三个具有相对类似特征的类型：①功能异常型，此类患者感受到的疼痛程度很高，主诉疼痛明显影响其生活，主诉疼痛所引起的心理痛苦较严重，主诉活动水平低；②人际关系痛苦型，此类患者普遍感觉重要亲属不关心其疼痛问题；③适应应对型，此类患者主诉有很高的社会支持度，疼痛程度和所感觉到的疼痛影响相对较低，活动水平相对较高。

随后对各种疼痛性疾病的 MPI 特性进行测试表明，以 MPI 为基础的社会心理学疼痛分类与传统意义上的疼痛综合征（例如腰部疼痛、偏头痛、纤维肌痛综合征、癌痛）无相关性。换句话讲，两个具有不同疼痛病理学变化的患者（例如癌症患者和偏头痛患者）可能具有相同的疼痛心理学分类。在另一方面，两个根据（可比较持续时间的）研究诊断标准具有相同颞下颌关节痛的患者可能属于明显不同的疼痛心理学分类。采用以 MPI 为基础分类方法进行的临床实验始终表明：各类患者对认知－行为疗法具有不同的疗效。这些研究结果强烈说明，心理社会学治疗内容必须遵照疼痛的心理学分类。

疾病的分类法应该能够反映躯体评估和治疗，而心理社会－行为分类应该能够确定辅助的心理治疗方案。对于慢性疼痛综合征患者，躯体方面的诊断和心理社会学方面的诊断均十分重要。有些组织建议采用双重诊断法，对患者在躯体方面和心理社会－行为学方面同时做出两项诊断。然后针对这两项诊断同时进行治疗。对于一个慢性疼痛患者，可根据两种不同但相互补充的分类法（例如 IASP 分类法和以 MPI 为基础的分类法）做出诊断。因此，一个患者根据 IASP 分类法可被归类于上肢复杂性局部疼痛综合征Ⅰ型（CRPS－1）（203. X1：轴Ⅰ——部位，肩上部与双上肢；轴Ⅱ——系统，神经系统；轴Ⅲ——疼痛的时间特征和疼痛发作方式，无分类代码；轴Ⅳ——疼痛严重性和自疼痛发作后的时间，根据患者的主诉；轴Ⅴ——病因，创伤）；而根据以 MPI 为基础的分类法可被归类于功能异常型。然而需要注意的是，并非所有的 CRPS－1 患者均可被归类于功能异常型，也并非所有的功能异常型患者均为 CRPS－1。另外，一个患者可能具有与前一个患者相同的 IASP 诊断，即 CRPS－1，但是根据以 MPI 为基础的分类法却可被归类于 ID 型。反之，IASP 分类明显不同的患者可能具有相同类型的 MPI 分类。对于这些不同类型的患者，由于针对躯体（IASP）诊断和心理社会学（MPI）诊断的互补性治疗方案不同，所以其最佳治疗方案也不同。

（薛富善　李成文）

第三章　疼痛的评估

第一节　疼痛的定性评估

面对就诊的疼痛患者，医生首先要解决的问题就是患者有没有疼痛。为了获得比较客观的诊断疼痛的方法，科学家们曾做出了许多尝试。诸如利用呼吸容量可因胸腹部疼痛而受限的现象，以测量肺活量的变化作为观察胸腹部手术后伤口疼痛或外伤后疼痛的一项指标，遗憾的是这种指标并不准确。疼痛亦可引起自主神经功能改变，如心率、血压、呼吸等，虽然可用于间接评估疼痛性质和程度，但这些改变并不一定都是疼痛所引起的，而且，在慢性疼痛和心因性疼痛时自主神经功能改变往往不甚明显。有些慢性疼痛可以引起皮肤温度变化，特别是肢端缺血性疼痛，可以测定皮温变化来判断疼痛。

疼痛作为机体组织对于伤害性刺激的反应，除了痛觉以外，还伴随有疼痛反应。疼痛反应包括疼痛发生时伴随的不愉快情感变化及一系列躯体及内脏的反射性活动。疼痛几乎总是伴随有程度不同的惊慌、害怕、焦虑、悲伤、不愉快、愤怒、烦躁等情绪改变。强烈的情绪色彩是疼痛区别于机体的其他非疼痛刺激感受的一个最显著的特征，有的患者还可能伴有疲倦、厌恶、沮丧、不知所措、恐怖、畏惧、悲观等情感改变，常出现在较长时间的严重疼痛患者中。相对而言，刺痛和锐痛等定位明确又形成迅速的疼痛，即快痛，引起的情绪变化较轻，持续时间也短。而灼痛等慢痛的定位不明确，形成也较缓慢，往往难以忍受并伴有较强烈的情绪异常改变，钝痛是内脏或机体较深部位受到伤害性刺激时所产生的疼痛，持续时间较长，有时伴随烧灼感，实际的疼痛源部位难以确定，患者常难以描述疼痛的性质，此类疼痛常伴有较强的情绪异常变化以及明显的内脏和躯体反应。也应该注意到，对同样的伤害性刺激，不同的人会有不同性质的疼痛反应，即人与人之间存在着很大的个体差异。疼痛和疼痛反应不仅仅取决于伤害性刺激的刺激量，而且同人们对过去疼痛体验的回忆、病因的分析、情境的理解以及后果的预料等心理过程密切相关。

疼痛过程中伴随的躯体和内脏反应也是确认是否存在疼痛的参考依据。此类疼痛反应包括骨骼肌收缩、血压升高、瞳孔扩大、出汗、恶心、呕吐等躯体和内脏的反射性活动。肌肉、肌腱、韧带、深筋膜、骨膜和关节囊等躯体深部组织发生的疼痛常为弥散性钝痛，也称为躯体深部痛。这种疼痛的痛觉定位性较差，并可向四周放射，有时易与来自其他深部组织的疼痛混淆。躯体深部痛缺乏皮肤痛时的躯体性疼痛反应，病程较长的躯体深部痛常常伴有节段性的肌肉痉挛。内脏痛与躯体深部痛有许多相似之处，呈钝痛及灼痛，难以定位，伴有明显的皮肤血管收缩、出汗、恶心、呕吐、肠蠕动增强、心动过缓、血压下降等自主神经系统的变化。

与疼痛有关的体征也会帮助确认疼痛的存在。医生在问诊和查体过程中应密切观察患者的表情变化，并询问患者对检查操作的感受。例如，三叉神经痛患者发作时的痛苦表情、触及触发点时诱发出疼痛、痛性抽搐，患侧面部因长期揉搓而致的皮肤粗糙及色素沉着等；坐骨神经痛患者的行走姿势以及直腿抬高试验等；颈椎病患者对椎间孔挤压试验的反应；肩周炎时，患者上肢活动受限及移动肩、上肢诱发的疼痛反应等。

疼痛诊断明确后，还应进一步确定疼痛的性质，有时疼痛的性质具有诊断意义。由于疼痛是伤害性刺激作用于机体引起的感觉和心理感受，在多数情况下，对疼痛的定性诊断主要依靠患者的陈述，但其干扰因素较多，也带有一定的主观性。

医生须提供必要的描述方法。例如，当患者的主诉为“时轻时重的头部疼痛”时，常无法进一步清楚地描述疼痛的性质。医生可以提供诸如“跳痛、阵发性痛、搏动性疼痛、重击样痛、跳跃样痛”等供参考，使患者用更确切的词汇来描述所经历的疼痛。

临床上用来形容疼痛的词汇是非常丰富的，患者对疼痛的描述常与其自身的感受、心理因素、文化水平及表达能力有关。常用于描述疼痛的词汇有：锥刺痛、穿刺样痛、钻痛、戳刺样痛、刀割样痛、酸痛、坠痛、灼痛、撕裂痛、钝痛、扭痛、热痛、挤压样痛、绞痛、咬痛、夹痛、痒痛、触痛、闪痛、放射痛、饥饿痛、想象痛（臆想痛）、锐痛、游走痛、食后痛、挫痛、爆裂痛、牵引痛等。

疼痛的性质常与疼痛的部位和范围有关。体表痛多为锐痛（也称为快痛或第一疼痛），而深部疼痛和内脏痛多为钝痛，即延迟痛（也称为第二疼痛）。神经系统病变时，疼痛沿神经向末梢传导，疼痛的分布区远离病变区，称为放射痛，例如，脊柱病变累及神经根，疼痛放射到该神经的末梢分布区，截肢后发生的幻肢痛也是放射痛。内脏病变时，与该内脏相同或相邻近的脊髓节段所属的某躯体神经支配区亦可出现疼痛，称为牵涉痛。例如，肝胆疾病引起右肩部疼痛，心绞痛时疼痛常沿左上肢内侧传导，肾结石时可引起阴囊区疼痛。

诊断性神经阻滞或试验性药物治疗也适用于疼痛的定性诊断。例如，偏头痛患者试用麦角胺后头痛常可缓解。一般的疼痛患者应用镇痛药物后疼痛常可缓解，伴随症状也随之减轻。应注意到不同性质的疼痛对镇痛药及其辅助药物的反应也不一样，当一种药物效果不明显时，应更换药物以便于明确疼痛的性质。例如，肌肉痉挛性疼痛属于脊髓损伤或阿片耐受性疼痛，对吗啡等阿片类药物反应不佳，而在病点处诊断性地注入局麻药与糖皮质激素混合液可帮助鉴别疼痛的性质以及对药物的反应。再如，中枢性神经痛对于吗啡等阿片类药物反应不佳，改用抗抑郁药或抗惊厥药与吗啡联合应用则疗效较好。交感神经持续性痛与神经性灼痛不易鉴别，而前者经局部交感神经阻滞可以缓解。

第二节　疼痛的定量评估

疼痛是一种主观体验，对于这种主观的感受进行定量分析是临床工作所必需的。测量患者的疼痛强度、范围及其变化直接关系到对患者的诊断分级、治疗方法选择、病情观察、治疗效果评定以及有关疼痛的研究工作。目前定量测量疼痛的方法很多，都是依靠患者对疼痛体验的主观描述，带有一定程度的主观性，而缺少客观指标。因此，只能就当前国内外较常采用的定量方法，分别介绍如下。

一、视觉模拟评分法

视觉模拟评分法（visual analogue scale，VAS）是在白纸上画一条粗直线，通常为10 cm，在线的两端分别附注文字，一端为“无痛”，另一端为“最剧烈的疼痛”（图3－1），患者根据自己所感受的疼痛程度，在直线上某一点作一记号，以表示疼痛的强度及心理上的冲击，从起点至记号处的距离长度也就是疼痛的量。虽然此评分法较多地用于衡量疼痛强度，但也可作多方位的疼痛评估。

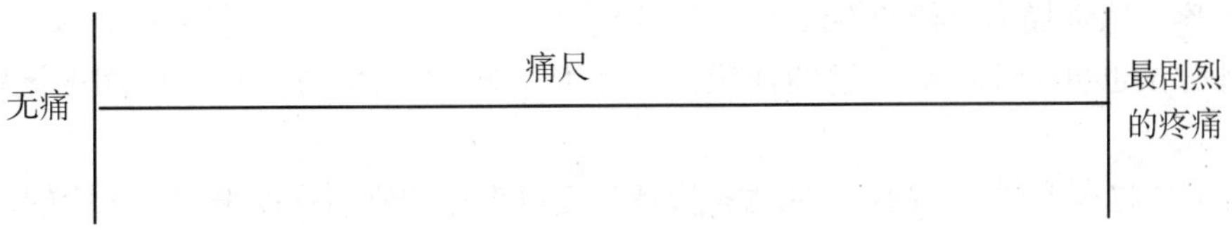

图3－1　疼痛的视觉模拟评分法

应用视觉模拟评分法的关键是使用前医生或研究人员需要对其做详细的解释工作，让患者理解该方法的概念以及此法测痛和真正疼痛的关系，然后让患者在直线上标出自己疼痛的相应位置。目前多使用正面有在0和10之间游动的标尺，背面有0到10数字的视觉模拟评分尺，如果患者移动标尺，在自己疼痛的位置时，医生能够立即在尺的背面看到具体数字，可以精确到毫米。

视觉模拟评分法亦可用于评估疼痛的缓解情况，在线的一端标上“疼痛无缓解”，而另一端标上“疼痛完全缓解”（图3-2），疼痛的缓解也就是初次疼痛评分减去治疗后的疼痛评分，此方法称为疼痛缓解的视觉模拟评分法（VAP）。与用视觉模拟评分法评估的疼痛强度相比，VAP更具优势，如所有患者的基线相同，且和原来的疼痛程度无关；没有必要去假设衡器不同部位的判别是相等的，患者表达比较自然等。

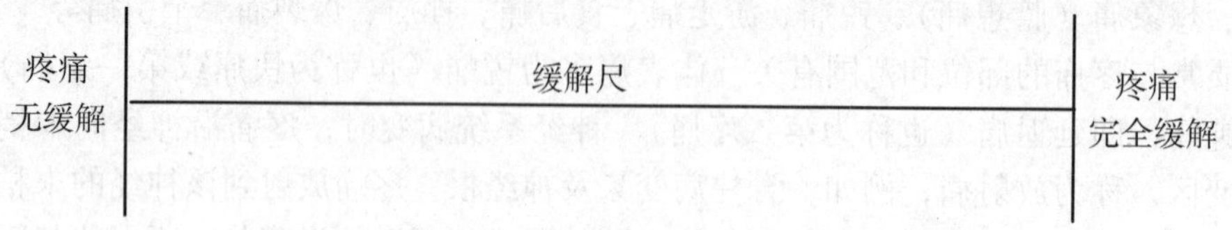

图3-2 用于评价疼痛缓解程度的视觉模拟评分法

众多临床研究证明，在疼痛评估中视觉模拟评分法具有以下优点：①能有效测定疼痛强度。既往研究表明，视觉模拟评分法与其他疼痛强度监测法之间的相关性良好。②大多数患者认为视觉模拟评分法易于理解和使用，甚至少儿（≥5岁）亦能够使用。③评分分布均匀。④评分可随时重复进行。⑤与疼痛口述评分法相比，采用视觉模拟评分法评估疼痛治疗效果更为满意。⑥能对疼痛疾患的昼夜变化、疼痛疾患间的区别及治疗作用的时间、过程提供满意的结果。

与其他疼痛评分法相比，视觉模拟评分法的缺点有：①患者在线上做标记时非常随意，从而易导致标记值与脑中对疼痛的评分不一致。②需要测量直线的长度以得出一个疼痛评分值，不仅耗费时间而且有可能发生测量错误。③老年人不宜应用，因为其感知直线和标定坐标位置的能力十分低下。④图形的复制和印刷有可能造成直线扭曲以及比例的失误，从而影响测量结果。由于上述原因，在成人和老年人，视觉模拟评分法不是最佳的疼痛评估方法，但在儿童是有用的评估方法。

二、口述描绘评分法

口述描绘评分法（verbal rating scales，VRS）是另一种评价疼痛强度和变化的方法，最早由Keele描述，特点是需列举一些词语，让患者从中选择来形容自身疼痛程度的关键词。由于医生在问诊时常需列举诸如烧灼痛、锐利痛和痉挛痛等一些关键词，以帮助诊断，而患者又通常使用许多类似词语向医生描述其不适感，所以口述描绘评分法能迅速被治疗医生和患者所接受。

疼痛文献资料中有许多不同的口述描绘评分法，包括4级评分、5级评分、6级评分、12级评分和15级评分，这些词通常按从疼痛最轻到最强的顺序排列（表3-1）。最轻程度疼痛的描述常被评估为0分，以后每级增加1分，因此每个形容疼痛的形容词都有相应的评分，以便于定量分析疼痛。这样，患者的总疼痛程度评分就是最适合其疼痛水平有关的形容词所代表的数字。

各种疼痛强度口述描绘评分法临床研究证实，应用口述描绘评分法进行疼痛评估具有许多优点：①易于管理和评分；②结果可靠和有效；③评分结果与疼痛的强度密切相关，但与影响疼痛主观因素的相关性差；④对疼痛病情的变化十分敏感；⑤能较好地反映疼痛的多方面特性。目前，口述描绘评分法已成为定量测定疼痛感觉最为流行的方法（表3-1）。

口述描绘评分法也可用于疼痛缓解的评级法。在Dundee提出的方法中，采用的词汇有：优、良、中、差、可疑、没有。

口述描绘评分法也有下列一些缺点：①大多数评分是以疼痛的剧烈程度来划分等级的，而且等级的划分常常是取决于患者自身的经验，而非自发的临床疼痛。②在急性或慢性疼痛患者中，疼痛强度级别的划分可能不同，观察者往往需根据具体情况，让患者自己把描绘词划分级别，以达到疼痛级别划分的个体化，此过程相当耗时。③在采用不同的口述描绘评分法时，由于所选择的描绘词不同和字数不同，因而它们的结果难以相互比较。④虽然通常将不同的两对相邻描绘词之间的不同严重程度的差别假定相等，但事实上并非如此，该方法的次序性度量仅能为疼痛感觉程度提供级别次序，而非疼痛程度变化的数字表达。⑤对细微的感觉变化不敏感，并且易受情感变化的影响。有研究表明，患者疼痛的感觉、情感的变化及其评估疼痛的语言等均与焦虑的程度有关。值得注意的是，病情的诊断也可能对口述描绘评分法的评分结果具有影响，例如与良性疾病患者相比，恶性肿瘤患者常倾向于降低疼痛强度的水平，并趋于选择更富感情色彩的形容词来描绘疼痛。另外，慢性疼痛患者常常使用多个形容词来描绘他们的疼痛感受，如烧灼痛、抽痛、刺痛、痒痛等。已证实，患者感受的情感性痛苦愈发明显，治疗失败的危险性愈高。

表 3－1　各种疼痛强度口述描绘评分法

评分级别	疼痛评分	评分级别	疼痛评分
4 级评分	1　无痛	12 级评分	7　强痛
	2　轻度痛		8　剧烈痛
	3　中度痛		9　很强烈的痛
	4　严重痛		10　严重痛
5 级评分	1　无痛		11　极剧烈痛
	2　轻度痛		12　难以忍受的痛
	3　中度痛	15 级评分	1　无痛
	4　严重痛		2　极弱的痛
	5　剧烈痛		3　刚刚注意到的痛
6 级评分	1　无痛		4　很弱的痛
	2　轻度痛		5　弱痛
	3　中度痛		6　轻度痛
	4　严重痛		7　中度痛
	5　剧烈痛		8　不适性痛
	6　难以忍受的痛		9　强痛
12 级评分	1　不引人注意的痛		10　剧烈痛
	2　刚刚注意到的疼痛		11　很强烈的痛
	3　很弱的痛		12　很剧烈的痛
	4　弱痛		13　极剧烈的痛
	5　轻度痛		14　不可忍受的痛
	6　中度痛		15　难以忍受的痛

三、多因素疼痛调查评分法

疼痛由感觉、情绪和评价等多种因素构成。为将这三种因素区分开并使其数量化，临床上使用了一些定量调查方法。

1. 麦吉尔疼痛调查表（McGill pain questionaire，MPQ）　此方法由 Melzack 和 Torgersen 提出，用于评估各种疼痛的治疗效果，描述临床疼痛和试验性疼痛间的异同以及治疗后疼痛经历的各种复合因素的相对缓解情况。MPQ 采用调查表形式，表内有 78 个描述疼痛的形容词，分为 20 组，每组 2～6 个词。这些描述疼痛的形容词按强度递增的方式排列，第 1～10 组为感觉类词汇，第 11～15 组为情感类词汇，第 16 组为评价类词汇，第 17～20 组为不分类词汇。从这个调查表中可以得到：①疼痛评定指数（pain rating index，PRI）；②现时疼痛强度（present pain intensity，PPI）。

PPI 将疼痛分为 5 级：①轻微的疼痛（1 分）；②引起不适感的疼痛（2 分）；③具有窘迫感的疼痛（3 分）；④严重的疼痛（4 分）；⑤剧烈的疼痛（5 分）。

此方法使用的词汇较局限，而且患者又常常喜欢选择中间的词汇，故可使临床上测痛的准确性下降。但由于此法简单，故常被临床所采用。

麦吉尔疼痛调查内容如下。

(1) 时隐时现、时轻时重，搏动性痛、跳痛、抽击样痛、重击样痛。

(2) 跳跃样痛、掠过样痛、弹射样痛。

(3) 穿刺样痛、钻痛、锥刺样痛、戳刺样痛、刀割样痛。

(4) 锐痛、切割样痛、撕裂样痛。

(5) 挤捏样痛、挤压样痛、咬痛、夹痛压榨样痛。

(6) 牵拉样痛、重扯样痛、扭痛。

(7) 热痛、烧灼样痛、滚烫样痛、烧烙样痛。

(8) 刺痛、痒痛、剧痛、惨痛。

(9) 钝痛、伤痛、尖刺样痛、创伤样痛、猛烈样痛。

(10) 触痛、紧张样痛、挫痛、裂开样痛。

(11) 疲倦、疲惫。

(12) 厌恶的、窒息样的痛。

(13) 恐惧的、可怕的痛。

(14) 处罚的、严惩的、残酷的、狠毒的、致死的痛。

(15) 沮丧样的、不知所措的痛。

(16) 烦扰的、恼人的、悲惨的、严重的、难忍的痛。

(17) 扩散的、放射的、穿通的、刺骨的痛。

(18) 紧束的、麻木的、抽吸的、碾压的、撕碎的痛。

(19) 凉的、冷的、冰冷的痛。

(20) 烦恼的、作呕的、极痛苦的、畏惧的、折磨的痛。

MPQ 的优点是在主观疼痛测定中的敏感性强，结果可靠，不仅能顾及疼痛体验的多个方面，而且对疼痛的治疗效果和不同诊断亦十分灵敏，所以是目前较为合理的测痛手段。MPQ 应用中的局限性有：①包含一些较难理解的疼痛描绘词汇，要求患者具有相当高的文化教育水平，以准确理解文字的抽象性和复杂性。另外，往往还需要观察者或医生为一些患者做详细的解释工作。②此调查表的观察项目较多，应用较费时，每次为 15 ~ 20 min。③随着应用经验的增加，时间可缩短至 5 ~ 10 min。另外，目前已有简洁形式的 MPQ 表格出版。MPQ 评分的三部分之间密切相关，但不同部分的得分可能仅取决于某一方面，因此人们对各亚组得分的稳定性和内部统一性仍存有疑问。

2. 交叉匹配法（cross - modality matching，CMM） 此方法用其他方面的指标来测量疼痛的程度。例如，用热刺激引起实验性疼痛的强度与患者存在的疼痛相匹配，用光的强度、颜色深浅、线的长度、手的握力等与患者的疼痛相匹配。温度、电、机械和化学等不同形式的刺激均可产生实验性疼痛，都可用来测量疼痛。热刺激和电刺激都可能获得可以重复的效果。热刺激常被用于皮肤痛的测量而不会同时刺激机械感受器。

(1) 热辐射法（thermal radiation）：在各种温度测痛方法中，热辐射法最有价值，精确性较高，热源发出的光线通过透镜聚焦，均匀地投射到受测者的皮肤表面，随着热辐射能的增强，受测者产生疼痛并增强，当热辐射疼痛与患者原有疼痛程度相等时，可用此时的单位面积皮肤每秒受到的热量表示疼痛的强度。由于自然皮肤颜色不同会引起个体差异，测量疼痛应先将被测处皮肤涂黑，这样可提高热传递率，同时防止热量渗入皮肤深层，从而使皮肤表面的温度迅速增高。

测试时由患者自行控制热刺激量，逐渐增加至刚能引起疼痛，此时辐射计上显示的热辐射量即被定为强度痛阈。每次照射时间以 3 s 为宜，两次刺激间隔 30 s。达到强度痛阈后继续增加刺激强度直至患者无法忍受的最大强度，称为耐痛阈。如果固定刺激强度不变，增加刺激时间，连续给予辐射直至刚能引起疼痛，称为时间痛阈。一般健康人的强度痛阈约为 836 mJ/(s · cm^2)。

此方法的优点是能精确地控制热刺激的强度、持续时间和受刺激部位的面积，引起的痛觉比较明显，可以防止触觉的干扰。其缺点是操作不慎会引起皮肤灼伤。

（2）电刺激法（electric stimulation）：各种类型的电流均可作为疼痛性刺激。目前常用的电刺激测痛器多采用方波电刺激。因为方波电流的上升和下降速率极高，刺激强度（波幅）瞬时间内便可达最大值或下降至零，而且方波的波形规则，便于测量和计算。

临床使用的便携式电测痛器重量约 200 g，刺激的波幅、波宽、串长、程序和时间间隔均有程序并可随意调整。其定量精确、简便易行、重复性强、极少损伤组织，除用于皮肤测痛外，更常用于外周神经和中枢神经系统的电刺激。其缺点是有时只产生麻木感，而不是明确的痛觉。

四、行为疼痛测定法

1. 六点行为评分法（the 6 – point behavioral rating scale，BRS – 6） 由 Budzynski 等人提出，目前临床多用于测定头痛和其他类型的疼痛，也用于对疼痛患者的对比性研究。该方法将疼痛分为 6 级：①无疼痛；②有疼痛但易被忽视；③有疼痛，无法忽视，但不干扰日常生活；④有疼痛，无法忽视，干扰注意力；⑤有疼痛，无法忽视，所有日常活动均受影响，但能完成基本生理需求如进食和排便等；⑥存在剧烈疼痛，无法忽视，需休息或卧床休息。

此方法的特点在于将行为的改变列入了评分范围，患者回答时以疼痛对其行为的影响来表达疼痛强度。患者的回答贴切个人的生活，有一定的客观性，每级定为 1 分，从 0 分（无疼痛）到 5 分（剧烈疼痛，无法从事正常工作和生活），都容易与患者的描述相关联，便于患者理解。此方法也能用于患者出院后的随访，患者将疼痛复发后的感受及影响以记日记的方式记录下来，便于医生分析病情。

Keefe 和 Block 制定了适用于慢性疼痛患者日常行为评定的记分方法，观察指标主要包括患者的防御动作、揉擦动作、肌肉紧张度及各种痛苦表情、呻吟、叹息等，要求患者采取坐、立、行、躺姿势，且同时录像。由经受训练的评分者在观察每一个行为时记录患者的行为类别，结果发现该行为评分系统的可靠性和有效性很高，该系统的缺点是指标较为局限，而且观察、监测和评分所需要的时间较长。

2. 疼痛日记评分法（pain diary scale，PDS） 也是临床上常用的疼痛测量方法，由患者、患者亲属或护士记录每天每时间段内（每 4 h 或 2 h，或 1 h，或 0.5 h）与疼痛有关的活动，其活动方式为坐位、行走、卧位。在疼痛日记表内注明某时间段内某种活动方式、使用的药物名称和剂量，疼痛强度用 0 ~ 10 的数字量级来表示。睡眠过程按无疼痛记分（0 分）。此方法的特点是：①每天记录，所写内容都在医护人员观察之中，比较真实可靠；②可提供连续的动态观察结果，便于比较不同的治疗方法；③方法简单，患者可在家中进行；④便于发现患者的行为与疼痛、疼痛与药物用量之间的关系。

五、数字评分法

数字评分法（numeric rating scales）常用于测定疼痛的强度，最早由 Budzynski 和 Melzack 等提出，目前临床应用广泛，是术后疼痛机构诊治大量患者时最易使用的方法。

（一）评分方法

1. 11 点数字评分法（the 11 – point numeric rating scale，NRS – 11） 此方法要求患者用 0 ~ 10 这 11 个点来描述疼痛的强度，0 表示无疼痛，疼痛较强时增加点数，10 表示最剧烈的疼痛，此是临床上最简单、最常使用的测量主观疼痛的方法，容易被患者理解而接受，可以口述也可以记录，结果较为可靠。

2. 101 点数字评分法（the 101 – point numeric rating scale，NRS – 101） 与 11 点数字评分法相似，在一根直尺上有 0 ~ 100 共 101 个点，0 表示无痛，100 表示最剧烈的疼痛，由于可供的选择点增多，从而使疼痛的评分更加数据化，主要用于临床科研和镇痛的研究领域。

3. 11 方框评分法（the 11 – point box scale，BS – 11） 使用 0 ~ 10 共 11 个点表示从无痛到最剧烈疼痛，用方框包绕每个数字，使数字更为直观，以方便患者将抽象的数字与疼痛联系起来，方法与 11 点数字评分法相同，但更容易使患者接受。

（二）应用注意事项

应用数字评分法测定治疗过程中的疼痛强度时，最好以小时为单位进行间歇评估，不易过度频繁使用。与单次疼痛强度总评分相比较，周期性评分能为疼痛随时间变化的规律提供详细的资料。但值得注意的是，过度频繁的疼痛评估不仅需要患者的耐心，而且可导致患者发生过度焦虑和丧失自控能力，甚至出现无助的感觉，因此使其自述的疼痛评分可出现不准确甚至夸张。另外，自控丧失和焦虑加重也能增强疼痛感觉。

六、45 区体表面积评分法

（一）评分方法

45 区体表面积评分法（the 45 body areas rating scale，BARS－45）由 Ronald 等最早提出，是用来测定疼痛范围及其变化的分析方法，不仅能描述疼痛的范围，而且能表示疼痛的强度。具体方法是将人体表面分成 45 个区域，每个区内标有该区的号码，身体的前面有 22 个区，后面有 23 个区（图 3－3），让患者将自己疼痛的部位在相应的区域图上标出，如果患者用笔涂盖了一个区，则该区记分为 1 分，其余为 0 分。其评分标准为：①每个区无论大小均定为 1 分，即使只涂盖了一个区的一小部分也是 1 分，总评分反映疼痛区域的数目。②用不同颜色的笔表示不同的疼痛强度，分别表示为：无色表示无痛，黄色表示轻度痛，红色表示中度疼痛，黑色表示重度疼痛。所以在测痛前一定要先给受试者讲清此方法的步骤，最后查表计算患者疼痛占体表面积的百分比。各疼痛区占全体表面积的百分比（表 3－2）。

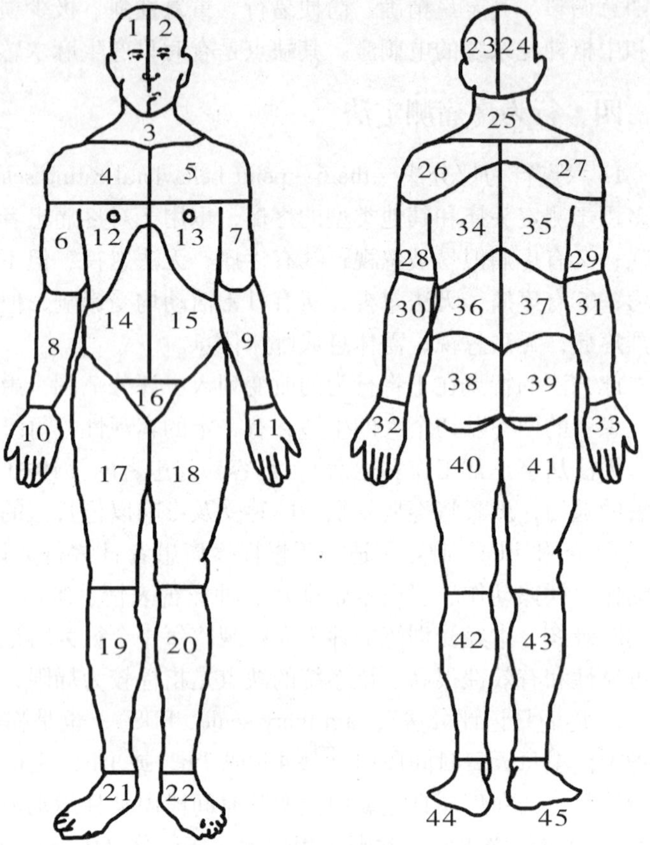

图 3－3　疼痛的体表面积评分法

表 3－2　疼痛区占体表面积的百分比

疼痛区号码	占体表面积百分比（%）
25，26，27	0.5
4，5，16	1.0
3，8，9，10，11，30，31，32，33	1.5
1，2，21，22，23，24，44，45	1.75
6，7，12，13，28，29，36，37	2.0
38，39	2.5
14，15	3.0
19，20，42，43	3.5
34，35	4.0
17，18，40，41	4.75

（二）方法评价

此方法的主要优点为：①可同时确定患者疼痛的强度、部位、评分和面积，较其他测量方法更全面；②方法简单，易于使用和评分，数据也适合采用计算机处理；③体表分区与解剖密切相关，所以特别有助于某些疼痛病理的诊断，在选择手术及介入性治疗方法时亦十分有用；④用体表面积的百分比来描述疼痛的范围，其结果准确可靠，可信系数为0.997。

体表面积评分法的缺点有：①患者在皮肤分区涂盖中撒谎，以致其不能准确反映疼痛的范围和强度。②应用前对一些患者需做详细的解释工作。③老年人常难以正确涂盖皮肤分区以形容疼痛。④皮肤疼痛区域的涂盖可受患者情感和疾病长期性的影响。因此人们建议，体表分区评分法不能用于评价精神病理学，因为其仅是患者疼痛的描述性评估。⑤不适用于头痛患者。

七、临床疼痛测量法

有些疼痛性疾病患者处于安静状态时并无疼痛，仅在机体活动累及病变部位时才发生疼痛，可采用临床常用的物理检查方法来帮助发现并定量测定疼痛。

（一）直腿抬高试验

患者双下肢伸直仰卧，检查者一手托于一侧脚跟部后方，另一手压于膝前方，在保持膝关节伸直的同时，用托于踝部的手将下肢徐徐抬高，直至患者感到下肢有放射性疼痛及检查者感到有明显阻力为止。此时下肢与床平面所形成的角度，即为直腿抬高度。

一般正常人直腿抬高可达90°左右而不感觉疼痛，而在一些累及腰神经根或坐骨神经疾病的患者，直腿抬高仅为20°~30°。经治疗症状减轻或疼痛缓解后，抬腿的高度即可增加，因此抬腿高度可作为一项定量分析疼痛的指标。检查时，应注意比较并记录双侧的直腿抬高度；健侧抬高而患侧出现疼痛也有意义，应记录健侧的直腿抬高度。

（二）屈髋伸膝试验

患者仰卧，检查者先将其一侧髋关节尽量屈曲，然后将膝关节由屈曲位逐步伸直，直至出现疼痛，并记录所能伸直的角度。一般正常人可伸直至45°左右（以伸直位为0°）。

（三）臂丛神经牵拉试验

此试验又称为Eaton试验。其目的是观察神经根受到牵拉后有无患侧上肢放射性窜痛，作法是让患者颈部前屈，检查者一手放于头部患侧，另一手握住患侧腕部，呈反方向牵拉，若患肢出现疼痛、麻木则为阳性。若在牵拉的同时使患肢做内旋动作，称为Eaten加强试验。

还有许多类似的临床检查方法，如肩关节的活动范围、上肢活动范围、腰椎弯曲范围等物理检查，都可作为定量分析，用于测量疼痛不同的程度。

八、手术后疼痛的Prince－Henry分级

手术后疼痛分级的标准有多种，但多采用的是Prince－Henry评分法。这种疼痛评分法主要用于胸腹部手术后疼痛的测量，从0分到4分共分为5级，评分方法如下。①0分：咳嗽时无疼痛；②1分：咳嗽时才有疼痛发生；③2分：深度呼吸时有疼痛发生，安静时无疼痛；④3分：静息状态下即有疼痛，但较轻，可忍受；⑤4分：静息状态下即有剧烈疼痛，难以忍受。此方法用于评价开胸术后疼痛，较常用，也很简便。对于那些术后因气管切开或保留气管导管不能说话的患者，应在术前训练患者用5个手指来表达从0~4分的5级疼痛评分。

总之，临床上用于定量分析疼痛的方法很多，各有一定的特点和适用范围，有的还在不断修正、完善之中，要根据患者的特点和临床需要来选择最适合的方法。

第三节　疼痛患者的心理评估

对于患者及其家庭、临床医师和社会来讲，伴有明显躯体和心理社会功能障碍的慢性疼痛常常是一

个难以解决的问题。对这种患者进行全面的心理评估可获得以下十分有用的信息：①明确导致患者疼痛和失能的心理因素和行为因素；②阐明慢性疼痛问题对患者躯体、心理和社会功能造成的影响；③为有效治疗方案的制订和实施提供重要信息。

一、心理评估的适应证和目的

（一）适应证

心理评估适用于以下疼痛患者：①正常活动能力受到疼痛严重影响的患者；②疼痛导致与他人不良人际关系的患者；③有明显心理痛苦（例如抑郁症、焦虑）表现的患者；④反复和过度占用卫生保健资源的患者；⑤在被告知创伤性诊疗方法对其并不适合之后仍持续寻求这种诊疗方法的患者；⑥按医师处方服用阿片类药物、镇静催眠类药物或乙醇（例如逐渐增量应用）的患者。

（二）目的

心理评估是用来描述与疼痛、痛苦和失能有关的心理因素和行为因素，这包括各种各样的过程，例如社会和环境因素对患者疼痛行为、抑郁和活动回避（认为活动可引起疼痛）的增强作用。心理评估还可揭示与患者目前问题有关的心理社会史的各个方面。了解患者的心理障碍史（例如抑郁）、药物滥用或依赖、职业问题、疼痛或慢性疾病的家庭作用模式、新近的生活应激等常常可增强对其目前疼痛问题的理解。为了最大可能地获得成功治疗，对于一个特定患者和疾病来讲，心理评估的一个更深层次的目的就是确定何种心理治疗方法和行为治疗方法是合适的、必要的。

心理评估不能为疼痛原因提供明确的信息。正如存在阳性体格检查结果并不意味着缺乏心理因素的重要影响一样，存在可能影响疼痛和失能的心理因素并不能排除器质性病变的可能。反过来，体格检查阳性结果的缺乏并不表明疼痛一定是“精神性的”。许多问题与该术语的应用有关。这种命名倾向使引起疼痛问题的具体心理因素和行为因素被混淆。它延续了疼痛二分法的陈旧概念，即不管疼痛的原因，仍将疼痛分为“器质性的”和“精神性的”或“功能性的”。这是一种过于简单化的概念，没有考虑当前的疼痛概念。当前的疼痛概念已认可心理因素在疼痛中的作用。另外，它低估了大多数慢性疼痛综合征的复杂性。研究发现，大多数慢性疼痛综合征患者均存在一定程度的心理学和病理生理学共同影响。

与应用“精神性的”这一术语有关的另一个问题是来自医患交流。如果患者的疼痛被称为“精神性的”，患者常常认为该术语意味着其疼痛是不真实的或臆想的，从而患者的反应是愤怒和抵触。这不仅会影响医患关系，而且可对患者就诊心理医生产生负面影响。许多到疼痛门诊就诊的患者被告知或被给予这样的一种印象：医师认为他们的疼痛是“精神作用”，以致医师需要花费更大努力去使患者确信所有医务人员均承认其疼痛是真实的。在这种情况下，很难建立一种合作性的医患关系。

对于既定患者的疼痛问题，虽然心理评估不能准确预测手术治疗效果的好或坏，但它却可明确患者对手术治疗效果差的危险因素。虽然决定患者是否需要实施手术治疗必须依据病史、体格检查和诊断性检查的结果，但是对于那些具有与手术治疗效果不佳相关心理特征的患者，心理评估可能具有鉴别作用。作为药物治疗和手术治疗的辅助手段，心理治疗也可使这种患者获得有益作用。

二、心理评估的患者准备

慢性疼痛患者安排心理评估是否意味着其诊疗医师认为他们的疼痛是“不真实的”或（和）他们患有精神疾病。患者也许不明白心理评估与其疼痛问题的相关性，只认为其疼痛是生物医学病因。当涉及经济补偿或诉讼问题时，患者对心理评估报告的经济含义极为敏感。仔细向患者解释推荐其进行这种评估的原因，不仅可减少患者对这种评估的防御和抵触，而且还可增强患者对心理评估的接受性和合作性。

无论心理评估是执业医师或治疗机构评价程序的一项常规检查，还是患者在完成医学检查后被转诊至心理学家，对患者进行充分准备均十分重要。向患者清楚地说明进行这种评估不是因为其疼痛是精神性的或不真实的，而是因为心理评估可提供以下有用的信息：①确定可增加其痛苦和失能的因素；②提出管理疼痛和增强正常活动能力的具体治疗方法。可首先从患者主诉的症状中指出与慢性疼痛常常相关的症状，例如睡眠障碍、疲劳和抑郁，并向患者说明这些问题可导致疼痛和痛苦加重，并形成恶性循环，以说明心理评估的重要意义。然后再告诉患者，一些心理学技术可改善其症状和帮助更好地管理疼痛。

三、心理评估的内容

（一）一般内容

一般内容包括：对相关医学记录的回顾、与患者及其重要亲属面谈、向患者反馈病情和撰写评估报告等。我们认识到，在许多情况下，有必要进行一个耗费时间较少和欠全面的心理评估。心理学家在决定评价主题和评价细节过程中必须考虑到心理评估的目的。通过向患者询问几个问题或在面谈前让患者完成自评调查表，可对主要的心理障碍进行筛查。

除了与患者面谈之外，如果有可能还要与患者的配偶、家属或以及与患者长时间经常接触的亲密朋友［为了便于表达，我们把这种人称为“重要亲属（significant other）”］分别进行面谈。对于进行这种面谈的原因应提前向患者说明。告诉患者这种面谈是因为：①可明显增加全面理解患者疼痛问题所需的信息；②可提供患者疼痛相关改变随时间变化的他人看法。向患者说明疼痛问题也可影响重要亲属和其重要亲属也常常需要有表达他们看法及感受的机会，可能会对该评估有所帮助。

面谈主题的连续性亦十分重要。面谈可采用表 3－3 所示的组织模式，首先探讨患者的疼痛病史和目前的主观疼痛体验，然后再探讨患者的活动和功能变化、疼痛行为以及其他反应，以减少患者的保护性反应和增加患者的放松。与药物滥用和心理障碍症状有关的问题最好推迟到以后的面谈中，因为在那时不仅已建立了和谐的医患关系，而且患者大概可感到更为舒适。

表 3－3　与患者面谈的主题

Ⅰ. 疼痛史和目前的主观疼痛体验
- A. 疼痛发作和过程
- B. 目前的疼痛情况
- C. 使疼痛增强和减轻的因素
- D. 疼痛的时间模式

Ⅱ. 对疼痛问题和治疗期望的认识
- A. 疼痛的原因
- B. 如果疼痛可减轻，治疗结果和活动的目标是什么
- C. 所期望的检查和治疗

Ⅲ. 先前的和目前的治疗方法及效果
- A. 传统的药物治疗
- B. 其他的辅助治疗方法
- C. 镇痛药物和镇静催眠类药物治疗

Ⅳ. 行为分析
- A. 疼痛所致的患者活动改变
- B. 疼痛所致的重要亲属活动改变
- C. 疼痛时患者的行为表现
- D. 重要亲属对患者疼痛行为的反应
- E. 重要亲属对患者健康行为的反应
- F. 疼痛对患者婚姻、性生活、家庭关系的影响
- G. 保护性行为和恐惧性回避
- H. 去活动作用的程度
- I. 活动周期（活动过度和活动低下相交替）

续表

Ⅴ. 职业评价、经济补偿和诉讼 A. 教育和工作经历 B. 职业计划 1. 恢复工作是否为一个现实的目标？ 2. 是否能够找到工作？ 3. 是否需要再就业培训？ C. 是否正在享有失能补偿 1. 失能补偿金额和以前工作收入的金额 2. 所期望的失能补偿期限 D. 目前是否与诉讼有关或有诉讼的打算 E. 诉讼和经济补偿对改善患者健康状态的含义 Ⅵ. 社会史 A. 家族史 1. 家庭关系 2. 家庭成员疼痛和失能的病史 3. 家庭成员乙醇和药物滥用的病史 4. 虐待和怠慢史 5. 对疼痛、疾病、失能的家庭看法和亚文化背景 B. 婚姻史 C. 目前婚姻关系和家庭关系的状况 Ⅶ. 近来的生活应激 A. 应激因素的类型和持续时间 B. 应激因素与疼痛、活动改变和心理状态的相关性 Ⅷ. 乙醇及其他精神性药物的应用 A. 乙醇应用的既往状况（剂量）和目前状况（剂量） B. 其他精神激活药物（例如苯丙胺、大麻、可卡因）的既往应用情况和目前应用情况 Ⅸ. 心理功能障碍的评价 A. 抑郁症，焦虑障碍和惊恐障碍，躯体化障碍，痴呆，创伤后应激障碍 B. 心理/精神障碍及其治疗的病史 C. 心理/精神障碍及其治疗的家族史

表3－4提供了一个可用来与患者重要亲属单独面谈的纲要。

表3－4　与患者重要亲属面谈的主题

Ⅰ. 对疼痛问题和治疗期望的认识 A. 疼痛的原因 B. 如果疼痛可减轻，治疗结果和活动的目标是什么 Ⅱ. 行为分析 A. 疼痛所致的患者活动改变 B. 疼痛所致的重要亲属的活动改变 C. 疼痛发作时患者的行为表现 D. 重要亲属对患者疼痛行为的反应 E. 重要亲属对患者健康行为的反应 F. 使疼痛增强和减轻的因素 G. 疼痛的时间模式 H. 疼痛对患者婚姻、性生活、家庭关系的影响

续表

Ⅲ. 患者药物治疗和乙醇及其他精神性药物的应用情况
A. 应用史
B. 目前的应用情况
Ⅳ. 最近患者的生活应激
A. 性质和持续时间
B. 与疼痛行为的相关性
Ⅴ. 对患者心理功能的观察
A. 抑郁和焦虑的症状
B. 认知功能

（二）疼痛病史和目前的主观疼痛体验

十分重要的是要确定疼痛发作的时间、发作的方式以及疼痛体验（例如疼痛的性质、强度和时间关系）随时间所发生的变化。疼痛发作的环境可能与患者目前的心理障碍有关，例如创伤后应激障碍（posttraumatic stress disorder）或在遭受意外性创伤后感到被忽视的愤怒。当然，有关疼痛体验的信息必须根据疼痛综合征的类型（例如腰部疼痛、头痛或幻肢痛）以及可影响患者临床表现和病程的有关体格检查结果来理解。明确一天中疼痛的时间关系以及使疼痛加重或减轻的特殊情况可提供以下方面的信息：①可增强疼痛行为的潜在环境因素；②与肌肉紧张增加有关的应激因素；③导致患者疼痛和痛苦持续存在的其他因素。

（三）患者及其重要亲属的疼痛认知模式、期望和目标

在为患者制订治疗方案和在为患者治疗做最佳准备的过程中，弄清患者及其重要亲属对患者疼痛原因的看法以及他们对治疗的期望和目标十分重要。患者是否想或期望通过医学诊断和治疗来消除其疼痛病因或是否乐意接受一些学习方法以便更好地管理其疼痛？以下这种情形十分常见：患者或其重要亲属认为医学检查不充分，需要做进一步的检查，并认为手术治疗是消除疼痛原因的唯一恰当方法。同样，患者及其重要亲属旨在获得失能补偿或持续领取失能补偿的目标与旨在改善患者躯体功能和使患者恢复工作的治疗目标不相符。除非患者把这些信念讲出来，并与临床医师对有关其疼痛问题的看法和治疗目标达成一定程度的一致，否则采用行为治疗及其他心理治疗不可能成功。

（四）先前的治疗和目前的治疗

了解患者先前的和目前的疼痛治疗方法及其效果十分有用，这些信息可用于制定患者将来的治疗方案。对治疗方法的性质和效果进行评价亦十分重要。患者也许说，他们已经尝试了某一特定的治疗模式（例如物理治疗、生物反馈治疗、抗抑郁药治疗）但未成功，然而这也可能是由于治疗方法的误用、患者的不配合或这种治疗没有坚持应用足够的时间以使其充分显效。在这些情况下，“治疗无效”并不排除这种特定治疗方法的重新试用，如果有充分的理由说明可以这样做，就可再次应用该方法。不仅应询问患者采用的传统医学治疗方法，而且还应询问患者采用的其他辅助治疗，例如中药治疗、按摩治疗、维生素治疗、顺势疗法（homeopathy）、指压疗法（acupressure）、针灸疗法和自然疗法（naturopathy）等，因为这些治疗方法的应用可能与患者对其疼痛问题的认知模式有关。

（五）药物治疗以及乙醇和其他精神性药物的应用

弄清患者镇痛药物、镇静催眠类药物和乙醇以及其他违禁药物的应用程度和方式极为重要。原因如下：①药物治疗和精神性药物的应用可影响患者的躯体和心理功能；②先前的和目前的治疗方法对患者疼痛和功能影响的信息，这对医师决定这种药物治疗应被继续应用、改变或终止十分有用；③一些慢性疼痛患者在无疾病加重的情况下可表现出对药物治疗有疑问或逐渐增大药物剂量的模式，这是患者被转诊至多学科疼痛治疗中心进行评价的一个常见原因；④乙醇以及其他精神性药物的滥用或依赖可影响对患者疼痛和失能所做的治疗努力。除了进行疼痛治疗之外，还需要对这些问题进行专门的治疗。

虽然对于一些非癌症慢性疼痛患者长期应用阿片类药物治疗也许是恰当的，但对于应用这种治疗方法的条件则需要在经验的基础上加以限定，而且这种治疗方法在疼痛治疗领域颇具争议。作为难以治疗的失能性慢性疼痛患者心理评估的一部分，重要的是应尽可能准确地阐明患者药物治疗和精神性药物的应用方式，以明确它们对患者躯体和心理功能的潜在作用和对治疗结果的意义。

由于许多原因，不恰当地药物应用和精神性药物滥用可使疼痛问题的评价变得复杂化。乙醇、镇静催眠药物和阿片类药物应用过量可引起病理性心境恶劣（dysphoria）、易怒、心境不稳（mood swing）、无精打采、睡眠障碍、认知损害（cognitive impairment）、食欲和体重改变等，患者的这些表现也许没有被认识到与精神性药物的滥用和药物治疗有关。在少数患者，疼痛行为可起到使患者的觅药行为和药物应用合法化的作用。

作为患者心理评估的一部分，从询问患者对其疼痛问题采用的先前治疗方法及其效果的有关问题开始，容易对患者先前的和目前的药物应用情况进行了解。让患者完成 1 ~ 2 周的药物应用日志可能十分有用，尽管有可能会降低报告药物的应用剂量。有关乙醇及其他精神性药物的应用情况最好是在以后的面谈中再提问，那时的医患关系可能更加和谐，并且患者感到进行这种面谈更为舒适。对可能存在乙醇问题的患者，可采用 CAGE 调查表进行筛查（如提问“你是否曾经感到需要减少饮酒的量?”、“你是否曾经因饮酒被批评而感到恼火?”、“对饮酒你是否曾有过内疚感?”、“你是否曾在早晨服用醒酒的药物?”）。对患者乙醇及其他精神性药物的目前和先前应用方式、应用的驱使效应、对工作或家庭生活的影响等敏感问题进行询问，可为决定是否将患者转诊至化学药物依赖治疗机构提供所需的详细信息。

（六）行为分析

行为分析是慢性疼痛患者全面心理评估的一个重要组成部分，可为制订治疗方案提供关键信息。行为分析至少是在推理的基础上来确定那些对患者的疼痛行为及失能具有维持作用的社会和环境因素，并评价在治疗中改变这些因素的可行性。

意外事件对患者疼痛行为的维持作用可能是通过直接正性强化方式发挥的。例如，由于重要亲属的明显支持和所表现出的关心，患者的疼痛行为可随之表现出来。在另外一些患者，强化刺激可能与回避一些令人厌恶的环境或活动（例如家庭矛盾、紧张或危险的工作环境）有关。强化刺激常常相当微妙和难以确定。疼痛行为可导致与患者疼痛无关的配偶受累，使患者及其重要亲属避免涉及令双方感到紧张的问题，例如性功能障碍或认知衰退。

1. 活动改变　患者在生活方面的重要丧失可能与患者的情感痛苦有关，这对患者的治疗十分重要。

患者往往将其活动和生活方式的严重改变归咎于疼痛问题。他们常常诉说一天中工作、家务、社会和娱乐的活动明显减少，而坐着的活动例如看电视、休息明显增加。患者把这些改变的性质描述成痛苦、厌倦和孤立。但是，行为评价还可揭示疼痛问题给患者带来的积极后果，例如，增进了家庭成员之间的亲近和相互支持，消除了紧张或危险的工作环境，减少了家庭矛盾或要求，增加了与配偶或子女在一起度过的时间。这些积极后果的存在并不意味着患者在装病，而是表明操作（学习）性因素对疼痛行为的影响和在疼痛治疗中控制这些因素的必要性。应该注意的是，疼痛行为的积极后果和不良后果可同时存在，从而使患者的评价过程复杂化和导致患者康复困难。虽然患者把所体验到的失能归因于疼痛并加以关注是可以理解的，但在评价患者是否乐意进行康复治疗的过程中，从整体上权衡患者疼痛行为的积极后果和不良后果是重要的。作为行为分析的一部分，确定患者的以下问题亦十分重要：①乐意追求的行为目标；②是否乐意学习疼痛的应对策略；③是否为获得社会支持和经济支持已采用另外一种策略；④是否已建立或可建立有效的应激应对策略。

询问的另外一个主题是：如果疼痛对患者产生更少的限制，患者及其重要亲属希望患者将来从事什么样的活动和患者实际上能够做什么。对该主题的询问常常是有成果的。确定患者既往可明显增强的活动和可能已被作为既往康复治疗目标的活动，对于制定治疗目标可能十分有用。除非患者的行为目标可被确定，否则采用康复治疗不可能获得成功。

2. 社会关系和强化刺激　行为分析还包括以下调查：①重要亲属对患者疼痛行为的反应；②重要亲属

的反应对患者疼痛行为、应对能力和功能的影响。为了评价疼痛行为受社会因素直接强化作用的可能性，有必要询问患者及其重要亲属：在患者疼痛加重时他人是如何知道的和那时他人的反应。即使患者没有直接主诉疼痛，患者的重要亲属也常常诉说，根据患者的行为例如愁眉苦脸、躺下、跛行、服用药物等可推断患者存在有疼痛。不仅需要详细询问重要亲属对患者这些行为的反应，而且还要了解患者及其重要亲属认为这些反应是正性的还是负性的。

研究证实，重要亲属对患者疼痛行为所表现出的关心反应与患者的高疼痛评分和低活动水平、疼痛行为出现的次数增多和高失能程度有关。如果重要亲属对患者的语言性和非语言性疼痛行为频繁做出反应，那么社会性强化刺激在患者疼痛行为的维持中将发挥重要作用，在治疗中必须给予解决。

询问婚姻关系随时间的情况和疼痛问题对婚姻关系的影响也有帮助。患者及其重要亲属常常诉说，由于患者的疼痛问题及其相关的失能，以致婚姻关系发生了改变。患者常常变得更加易怒和抑郁，从而导致人际矛盾增加。与此相一致，数项研究表明，在慢性疼痛患者的重要亲属中，婚姻不满意率和心理抑郁率增加。然而，在另外的一些患者及其重要亲属也许诉说，由于共同应对慢性疼痛，以致变得更加亲近了。

评价疼痛问题对夫妻性关系的影响亦十分重要。许多夫妻述说，由于患者的性欲降低或/和性活动可导致患者的疼痛加重，所以自从患者疼痛发作后性活动已明显减少。由于恐惧增加患者的疼痛，其配偶也尽可能避免性生活。性活动减少或性生活质量降低对于一方或双方都是非常痛苦的，并可对婚姻关系产生负面影响。疼痛还可能是一些个人避免亲密行为的理由（例如以前有过性虐待等创伤的患者有时可能会对性活动感到厌恶）。因此，只有根据双方之间和每一方的性活动史，才有可能对性关系的改变以及疼痛对性关系的影响做出全面的评估。

3. 保护性行为、去活动作用和周期性活动　许多患者表现有保护性行为，也就是说，他们避免一些可加重疼痛的活动或躯体运动。尽管一些疼痛行为（例如跛行）在损伤后的急性期确实可有效减少伤害感受性刺激的传入，但是随着时间延长这种行为会变得日益习惯。由于恐惧诱发疼痛加重，患者再也不给自己提供从事这些活动（例如肢体的正常使用）的机会了。这种活动回避方式可引起废用综合征（disuse syndrome）。起初的几次逆转这种方式的试图可导致患者疼痛加重，从而更加肯定了患者的这种信念：这种活动是致痛性的并有可能导致损伤。对于有这种表现的特定患者，治疗的目的是帮助患者认识到不进行这种保护性行为不仅是安全的，而且可使受累的躯体部分逐渐恢复正常使用。要达到这种目的就必须建立一个计划，以使患者进行的恐惧性行为逐渐增加，因为仅提供信息不可能使患者的信念或行为发生改变。重要的是要告诉患者：①这种治疗在起初常常可导致不适感增强，但这并不意味着是有害的；②这种治疗对于其受累躯体恢复正常使用和预防失用并发症加重均是必要的。

与回避学习（avoidance learning）相关的一个问题就是去活动作用或去条件作用（deconditioning），其常常与慢性疼痛相伴存在，尤其是肌肉骨骼性疼痛，例如腰部疼痛和腿痛。许多患者发现活动时疼痛加重，休息时疼痛减轻。因为疼痛减轻可正性强化患者的休息行为，所以患者的休息行为明显增多。随着时间延长，过多的休息常常可导致患者的体力、灵活性、精力和条件作用降低。这样就形成了一种恶性循环，任何活动的企图均可导致疼痛增强，而疼痛增强又会惩罚这种企图，并强化患者的不活动状态。这也可强化患者的这种看法：活动是有害的。随着这种恶性循环的不断发展，患者的活动能力丧失更加严重。患者失去了从事那些通常对他们的躯体和心理有益的活动（例如社会活动、娱乐活动）的机会，增加了他们思考和担心疼痛的机会，从而导致患者的抑郁和退缩进一步加重。这种方式可导致患者躯体功能和情感功能的明显衰退。由于这种逐渐进展的去活动作用和疼痛方式，一些患者甚至一天近 24 h 的躺着，甚至连基本的自理活动都难以进行。活动日志是明确患者每天从事休息和活动的频率及时间的一个十分有用的方法（表 3-5）。过多时间耗费在休息上表明患者需要一个使活动逐渐增加的治疗方案。

表 3－5　活动日志

在每小时的 15、30、45、60 min 等时刻点，填写日志。
在相应的时段，记录药物治疗的剂量和类型。
采用 0～10 的数字评分量表（0 为无疼痛；10 为无法忍受的疼痛），记录清醒时每小时的疼痛强度。

天________________________ 日期____

	坐		行走和站立		躺卧		药物治疗		疼痛强度
	主要活动	时间	主要活动	时间	活动	时间	剂量	类型	0－10
午夜～1 AM									
1～2 AM									
2～3 AM									
3～4 AM									
4～5 AM									
5～6 AM									
6～7 AM									
7～8 AM									
8～9 AM									
9～10 AM									
10～11 AM									
11～12 AM									
中午～1 PM									
1～2 PM									
2～3 PM									
3～4 PM									
4～5 PM									
5～6 PM									
6～7 PM									
7～8 PM									
8～9 PM									
9～10 PM									
10～11 PM									
11～12 PM									
总小时数	坐__________		行走__________		躺__________		疼痛评分：0 为无疼痛，10 为无法忍受的疼痛		
坐（h）＋行走（h）＋躺（h）＝24 h									

在慢性疼痛患者可见到的另一种活动频率方式就是周期性活动功能异常。许多患者对疼痛减轻期的反应是过度活动（既然现在我能够做，我将把所有的家务活和工厂工作做完）。这种过度活动可导致疼痛增加，在感到疼痛好转之前患者的反应是休息。对于有过度活动后低度活动周期变化的患者，提前学会如何安排自己的活动，以便按照活动安排进行活动和进行周期性休息，这样常常可使患者受益匪浅。

（七）职业评估

弄清患者的职业史、目前的职业状况和未来的职业前景，对于理解患者的疼痛问题和制订治疗方案十分重要。如果患者目前没有工作，再就业是否为患者渴望的现实目标？如果是，该患者以前从事的工作是否可得和可行？是否有必要进行再就业培训？如果是，再就业培训的费用如何投资？这是一个非常复杂的问题。许多在工作时受伤的患者享有的是薪水补偿收入。这些患者害怕丧失这种稳定的收入是可以理解的，特别是对所从事工作感到厌恶或不可得的患者、对所从事工作（例如季节性工作）收入不可靠的患者或对害怕恢复工作再遭受损伤或使疼痛加重的患者。对于因医学情况阻止其从事先前工作的患者，其可能会发现这种工作不能和经济损失是非常令人痛苦的。在与劳动保障系统有关的患者，如果他们感到受到了不公正的待遇或被迫去从事薪水较低的工作，他们也许会十分生气。作为治疗的一部分，在进行治疗之前必须首先阐明这些相关的问题；否则，治疗成功的机会将明显降低。

（八）补偿和诉讼问题

失能的经济补偿（例如工作损伤后的薪水补偿问题）或与疼痛相关的未决诉讼，对患者疼痛行为维持和治疗效应影响的程度具有重大的临床意义和经济意义。一些研究表明，与享有劳动保障和与诉讼有关的慢性腰部疼痛患者相比较，未接受经济补偿和与诉讼无关的慢性腰部疼痛患者具有更好的治疗结果。各种经济补偿和诉讼系统对患者疼痛行为维持和治疗效果的影响机制是复杂的，而且可与患者的其他特征相互作用。

在临床上，了解补偿和诉讼的问题有助于医师弄清患者所感知的意外性事件哪些与患者的疼痛好转有关，哪些与患者的失能维持有关。常常可以观察到，许多患者对薪水补偿发放的年限和可能得到的安置金数额抱有不切实际的期望。通常十分重要的是，在开始治疗之前应与患者坦诚地讨论这些问题，以确保所有相关人员对患者将来的经济补偿以及对经济补偿与患者治疗结果关系的期望达成一致。

（九）社会史

简单询问患者儿童时期的状况和家族史可获得有关患者以下方面的既往习得性体验的重要信息：①疼痛和疾病行为；②疼痛和失能的重要作用模式；③对健康问题的家庭反应特征。慢性疼痛和失能的家族史可导致患者对疾病和不适感表现出所习得的不良行为。通过询问患者及其重要亲属对疼痛和疾病所表现出的反应，就可获得这些信息。例如在遭受损伤后是否有长期的失业史，是否享有失能补偿，是否有正常职业、业余爱好和家庭角色方面的严重失能，对患者的重要亲属提问相似的问题，询问其有关的个人史和家族史，以明确他们是否基于既往习得的体验正在对患者的疼痛行为做出不恰当的反应。

如果患者有抑郁症或其他心理疾病的家族史，这可提醒临床医师注意：这种因素通过生物学易感性或（和）习得的方式可对患者目前的状况和发展过程造成潜在性影响。同样，乙醇或其他精神性药物滥用和虐待或歧视儿童的家族史也十分常见，这提示需要评价它们对患者的影响。

研究发现，在慢性疼痛的女性患者中，尤其是慢性盆腔痛患者，儿童和成年时期的性虐待率相当高。如果临床医师打算对患者的虐待史进行评价，那么就要对患者的虐待史进行全面的评价，具体的问题涉及感情虐待、躯体虐待和性虐待。当然，临床医师的反应十分重要。正例如 Jacob 等所指出的那样，含有不相信的意味、询问患者感到厌恶的问题、盘问患者的反应或把虐待的意义看得微乎其微是毫无帮助的，而采用敏感的反应方式例如对患者表现出关心、询问患者在吐露这些事情后是否感到舒服了是有帮助的。一般认为，在疼痛治疗中，获取虐待经历的详细历史是不恰当的，而主要是从大体上了解患者的虐待史及其与患者疼痛问题的相关性。如果患者有与虐待相关的症状或顾虑，可将患者转诊至虐待治疗方面的专家。

（十）文化因素

在对慢性疼痛患者进行的各种评价中，均应明确文化因素对患者躯体主诉和疼痛行为的影响。文化价值和信念不仅可影响患者对慢性疼痛和疾病的反应，而且可影响医患关系和医疗提供者对患者问题的反应。虽然仅有少数研究观察了文化在疼痛行为和疼痛相关卫生保健资源应用方面的作用，但是注意这种关系也许在以下方面对临床医师会有所帮助：①在患者家庭和文化背景下去更清楚地理解患者的疼痛行为和卫生保健寻求行为的意义；②为了获得满意的疼痛治疗效果，患者及其家属应如何准备。由心理学家进行的评估总应遵循伦理原则，即承认种族和文化差异可明显影响心理评估和治疗过程。

（十一）应激

许多研究观察了应激与疾病、损伤、疾病行为的关系。在这一广泛的领域，人们所关注的焦点日益集中到了介导应激反应的基本心理生理学过程以及适应和应对机制的基础研究方面。在一些患者人群进行的研究发现，生活应激和疼痛主诉具有相关性，但是这种相关性似乎十分复杂，可能受许多因素的影响，而且对这些因素需要进一步的明确。

虽然患者起初否认应激对其疼痛有影响或认为影响微乎其微，但在临床实践中我们常常可观察到这种相关性。与重要亲属面谈常常可获得应激对患者影响的信息。在许多患者，虽然没有发现与疼痛发作相关的主要应激因素，但是患者目前生活中的应激因素却可导致患者心理生理学功能异常，例如肌肉紧张增加、疾病行为增多、失能加重、作为应对策略的药物或乙醇应用增加。

当然，疼痛，不能从事正常的社会、娱乐、职业和家务活动，对疼痛预后或原因的担忧等常常本身就是主要的应激源。对疼痛原因及其意义的担忧可明显影响患者的情感功能和人际关系。明确应激因素及其对患者疼痛、痛苦和家庭功能的影响可为治疗选择指明方向，例如应激处理训练、放松训练、心理治疗和其他旨在改变应激状况的治疗技术（例如婚姻疗法和家庭疗法）。

（十二）心理疾病

心理疾病，特别是抑郁症和焦虑症，在寻求卫生保健但又常常未被做出医学诊断的患者中十分常见。这可能是由许多因素造成的，包括患者否认或尽量遮掩其心理症状、患者把心理症状归因于疼痛或躯体疾病、医师没有花费足够的时间与患者讨论其心理问题等。慢性疼痛和失能的情感作用肯定会影响患者的心情，在心理评估时需要详细阐明这些问题。

在慢性疼痛患者，抑郁症是一种特别常见并可治疗的问题，所以应将其作为心理评估的一部分进行常规评价。为了便于评价的描述以及不同学科和机构之间交流的一致性，推荐采用《诊断和统计手册》（第4版）中由美国精神病学会制定的标准。抑郁症的评价不应仅局限在抑郁心境的询问，因为患者可能否认其存在抑郁心境或认为抑郁心境轻微。也可能存在有其他的抑郁症状，例如兴趣减少或快感缺乏、疲劳、失眠、自杀观念等，但是患者并未自发地说出来。所有的患者均应被提问，以便评价患者自杀的可能性。在心理评估报告中应有对患者自杀危险的评价。在临床上，采用简明的自评调查表有助于在慢性疼痛患者中发现具有临床意义的抑郁症，但该调查表不能代替全面的临床面谈和评价。

全面的心理评估应包括对患者其他心理疾病的一个简要筛查。例如，焦虑障碍和躯体化障碍（somatization disorder）在慢性疼痛患者中亦十分常见。从患者及其重要亲属和患者的既往医疗病志中获得患者的全面病史，这对确定患者是否有多种医学问题和多次医学治疗的病史十分重要。患者有多种医学问题和多次医学治疗的病史提示其存在躯体化障碍。

创伤后应激障碍可见于一些疼痛患者。这些患者的疼痛来自他们所经历或所目击的涉及真实死亡、死亡威胁或严重伤害的机动车辆交通事故或其他创伤性事件或情形。创伤后应激障碍患者具有以下特征：①创伤性事件的反复再现；②回避与创伤性事件相关的刺激；③警觉性增加的症状。在与机动车辆交通事故有关的慢性疼痛患者中，创伤后应激障碍和抑郁症的患病率似乎相当高；在经历过战争并患有创伤后应激障碍的老兵中，慢性疼痛的患病率也相当高。因此，对于由机动车辆交通事故或严重损伤所致的疼痛患者，进行创伤后应激障碍症状和抑郁症的筛查也许相当有用。创伤后应激障碍症状分类量表可作为此类患者的一种简单筛查工具。创伤后应激障碍的存在可增加患者与慢性疼痛相关的痛苦和失能，需要对其进行专门的治疗。在老年患者，先前未获得诊断的痴呆十分常见。当发现由于智力上的缺陷难以执行某些活动时，这种患者可能会把疼痛作为回避这些活动的借口。不完整的社会技能可掩饰认识损害的严重性，结构性精神状态检查对于痴呆患者是一种有效的筛查工具。袖珍精神状态量表是一种简单实用的筛查工具（表3-6）；但它高度依赖患者的受教育程度，一个受过良好教育的轻、中度痴呆患者可很好地完成这种量表。另外，袖珍精神状态量表不能提供认知损害的原因（例如抑郁症、药物治疗、老年痴呆症）的信息，并且这种精神状态检查也许不能发现轻微的认知障碍。因此，当临床观察和患者家属的报告提示患者的认知功能存在有一定程度的衰退时，正规的神经生理学检查是更为敏感的方法。

表3－6 慢性疼痛患者心理评估的一些有用方法

方法	描述	解释	评论
一、躯体和心理失能的评估			
疾病效应特征简表	136项的自评量表或由面谈者应用的量表，可产生反映健康相关性功能障碍的12项亚类分，可计算出功能障碍的总评分以及躯体功能障碍和心理社会功能障碍的评分	功能障碍评分的可能范围为0%～100%，在普通人群的平均总评分为3.6%（标准差为5.3），在慢性背部疼痛患者为23.8%（标准差为11.7），在风湿性关节炎患者为15.6（标准差为9.0）	与临床评估相比较，其更常用于研究目的，但可为临床提供有关心理功能和躯体功能各个方面（例如工作、家务劳动、睡眠、步行等）发生损害的有用信息，从而可针对具体问题进行治疗；可用于各个方面治疗效果的监测
活动日志	患者每小时记录自己坐、站、行和卧等体位下的活动，药物治疗的类型和剂量，疼痛评分（采用0～10的疼痛强度评分量表）	正常人每周坐和站的总时间大约为112 h，如果小于80 h提示存在有明显的失能	是常用的评估方法，特别适用于对去活动作用水平、疼痛强度与每天时间的关系、日常活动和药物应用模式的评价
36项简化量表	36项调查表，对8个方面的功能进行评价，并可产生精神健康和躯体健康的评分	8个方面的功能评分以及2个评分，对其的详细理解指南见两本应用手册的说明；评分越高，表明健康状态越佳	是评价躯体和精神健康的一种有效的基本工具，已被广泛应用
12项简化量表	是36项简化量表（SF－36）的一个12项子量表，用于躯体和精神健康结果的监测	评分越高，表明躯体和精神状态越佳	用于监测大样本人群的整体躯体和精神健康状况，虽然可满意替代SF－36但不如SF－36精确，2 min即可完成
多目的疼痛调查表	52项自评调查表包括三部分和9个量表：第一部分的量表用于评价慢性疼痛患者的疼痛强度，对活动的影响、支持，生活控制能力，情感痛苦；第二部分的量表用于评价患者对他人对其疼痛行为的反映（厌恶、或关心、或淡漠）；第三部分评价18种常见活动的频率	每一尺度的评分越高，表明相应内容的程度越高（例如疼痛强度、对活动的影响、情感痛苦、他人的具体反应、活动频率）	根据评分可把患者分为三类（功能障碍、人际关系紧张、适应性应对者），但患者从心理上必须有一个"重要亲属"，而且必须在完成该评价工具的第二部分才能对其归类；如果患者没有重要亲属而采用该评价工具是其缺点。经验表明该评价工具可靠有效
Roland量表	疾病效应量表特征的一个24项版本，用于腰部疼痛患者躯体失能的评价。	分值越高表明躯体失能越严重	是腰部疼痛患者躯体失能的一个可靠、有效的评价工具，但不能用于评价心理失能

续表

方法	描述	解释	评论
二、一般心理病理学评估			
明尼苏达州多形式个性调查表	是由自评性的对或错选项构成的一个个性评价工具，包括10个临床量表和3个有效性量表	以评分升高和个性模式为基础；评分以正常人群的T分值为标准	优点：可获得大量信息，个性特征鲜明；缺点：耗时，繁琐，而且许多患者感到这些选项与其疼痛无关
90项症状分类量表	90项自评性症状调查表，用于评价精神病和医学疾病患者的心理症状模式；对每一项的严重程度采用一个5分标尺进行评价；对9个症状（例如抑郁症、躯体化症状、焦虑、敌对等）和3个痛苦整体指标进行评分	以与正常人的测试分值比较为基础，通过T分值来判断，通过对号的多少绘出症状模式图；可根据痛苦的总体指标、心理病理学的广度和具体症状来对这些信息进行评价	优点是比明尼苏达州多形式个性调查表的项目更为简练，可测量症状是否存在及其程度，12～15 min可完成。然而，对于其在慢性疼痛患者的有用性目前尚有争议
三、抑郁症的评估			
Beck抑郁调查表	21项内容的自评性量表，可对抑郁程度进行数字评分；患者根据严重程度从每项的4个或5个描述中选择一个	评分范围为0～63，评分越高表明抑郁症越严重。0～13为轻度抑郁症状；13～21为中度抑郁症状；21以上的慢性疼痛患者有重度抑郁的可能	是最知名的抑郁程度自评量表之一，被广泛应用于研究和临床，仅需几分钟就可完成评分，便于临床应用
流行病学研究中心的抑郁量表	20项的自评性量表，可对抑郁程度进行数字评分；根据一个4分标尺，患者对自己过去1周的症状进行逐项评分	评分范围为0～60，评分越高表明抑郁症越严重。16以上表明抑郁症状明显；27可用作慢性疼痛患者患有重性抑郁的界值	是针对社区人群设计的，而不是针对精神病患者设计的；可通过电话交谈进行应用（具有结果评价的优点）
四、婚姻关系的评估			
Dyadic调节量表	32个选项，产生婚姻关系的一个总数字评分。从婚姻的满意度、凝聚力、认可度和感情四个方面分别进行评价	总评分为0～151，评分越高表明婚姻关系越好；已婚人群的平均评分为114.8，小于100分表明婚姻关系不和谐	可用于研究目的；可用于临床评价婚姻关系的性质；如果采用夫妻疗法，该评价工具可用于明确问题所在
五、认知功能的评估			
袖珍-精神状态量表	11个问题，以评价定向力、注意力和计算能力、学习和记忆、语言能力、服从指令的能力、阅读能力、书写能力、模仿能力；虽然不能对神经心理学的作用强度和障碍做出详细评价，但是对认知损害可提供一个简明的筛查指数	总评分为0～30。20以下表明存在认知损害，提示需要对引起这种损害的因素（例如躁狂症、抑郁、中毒）做进一步的评估	可用作一个简明和粗略的筛查工具，对轻度认知损害不敏感，特别是对于受过中学以上教育的患者；不能提供认知损害原因的信息

续表

方法	描述	解释	评论
六、乙醇滥用的评估			
CAGE 调查表	4 个问题：你是否曾经感到需要减少饮酒的量？你是否曾经因饮酒被批评而感到恼火？对饮酒你是否曾有内疚感？你是否曾在早晨服用醒酒药物？	2 个以上的问题被回答为“是”表明需要做进一步的评价	可用作乙醇滥用的一个简单筛查工具；在初级保健机构敏感度和特异度好；在老年人敏感度低

四、心理评价的工具

许多心理评价工具对于补充面谈获得的信息十分有用。下面将主要讨论那些最常用和最具有临床相关性的心理评价工具。

（一）明尼苏达州多形式个性调查表

明尼苏达州多形式个性调查表（MMPI）MMPI 和 MMPI－2 常用于慢性疼痛患者个性特征的评价。最初的 MMPI 是一份包含 566 个“错”或“对”选项的调查表，形成于 19 世纪 30～40 年代，从 3 个有效性量表和 10 个心理障碍量表来描述患者。MMPI－2是该评价工具的修订版本，是为 18 岁以上成年人设计的，发表于 1989 年，包含有 567 个选项，所采用的量表与初始 MMPI 一样。许多初始 MMPI 的选项被删除或修改，MMPI－2 的适用人群以美国人更具代表性。与初始的 MMPI 相比较，MMPI－2 减少了令人讨厌的选项内容，增加了更加现代的选项内容。总之，对于一个人来讲，采用任一版本所得的个性类型是相似的；但采用 MMPI－2 简表得出的评分比采用 MMPI 得出的评分稍低。

MMPI 可用来：①证实临床印象；②推断与患者慢性疼痛有关的个性特征和心理因素。大量研究证实，特定的 MMPI 评分等级和特性构成与慢性疼痛患者的特定行为特征呈低度到中度的相关性。

有关 MMPI 的最广泛研究领域可能是其对药物和手术治疗疼痛效果预测能力的研究。虽然也有一些阴性结果报道，但大量研究表明，疑病症和癔症量表的评分等级升高与背部疼痛患者对药物和手术治疗效果差具有相关性。但在将这些研究结果应用于具体患者时应谨慎，因为虽然这种相关性具有显著的统计学意义，但只是中度相关，所以在临床应用中这种相关性只能是提示性的，而不是规定性的。

MMPI 的应用也存在有许多的缺点。其比较冗长，以致许多患者认为它与疼痛问题的评估无关。虽然 MMPI 具有这些缺点，但其评分可提供许多信息。对于具有在慢性疼痛患者应用 MMPI 经验的医师，其对患者的评价和治疗方案的制定则十分有用，特别是在与临床面谈相结合的情况下。

（二）抑郁症调查表

由于抑郁症在慢性疼痛患者是一个十分常见且可治疗的问题，所以自评性抑郁症评价工具是临床面谈的一个有用补充。最常用的是 Beck 抑郁症调查表和流行病学研究中心的抑郁量表。研究发现，这两种工具均可有效确定慢性疼痛患者是否患有严重抑郁症。

（三）活动日志

Fordyce 等所描述的日志是让患者以小时为单位记录 1 周或 2 周的用药情况（类型和剂量）、活动、体位（坐、站或行、卧）和疼痛强度（表 3－6）。虽然有数个研究发现慢性疼痛患者常常降低报告所用药物的剂量和活动的程度，但是也有研究表明，患者及其配偶采用日志所记录的患者躺卧时间、站行时间和用药情况（药丸数量）具有高度的正相关性。研究还发现，患者在 1 周内的躺卧时间、坐位时间、站行时间和药物的应用情况是一致的。

虽然活动日志所记录信息的准确度问题目前尚未得到解决，但是根据实践，活动日志一般足以反映患者的活动水平、用药情况和疼痛强度模式，可帮助临床医师获得宝贵的信息。例如，活动日志能够表明患者是否存在用药过量或用药不当的情况。每隔几小时定时服用阿片类药物或镇静催眠类药物，这也许是药物依赖的一个标志。

活动日志还可反映患者去活动作用的程度。在到疼痛门诊就诊的患者中，记录一天躺卧20 h以上的患者并非罕见。这种情况表明患者需要一个涉及锻炼的复能治疗项目，逐渐增加患者锻炼的持续时间和强度。这种治疗的初期也许是采用“配额”系统的物理疗法，然后进行定期的无监督性锻炼项目，并每日逐渐增加自主活动或工作活动项目的锻炼时间。

活动日志同样亦可揭示疼痛强度的模式。这种疼痛模式也许是一过性的，也就是说，疼痛在一天中的某些时刻加重或一周中的某些天持续加重。通过与患者面谈可探讨这些疼痛模式的原因。如果患者的疼痛强度随着某些事件出现而发生可靠的波动，这有助于患者找到引起其躯体应激或心理应激的情况。明确这些情况并评价相关应激，可阐明维持疼痛和失能存在的潜在性因素，并为治疗指明方向。

（李成文　薛富善　李廷坤　王春亭）

第四章　疼痛的诊断、治疗与护理

有史以来人类就因各种原因而感受到了疼痛，同时又在不断寻找解除疼痛的有效方法。自20世纪以来，随着医学科学的发展和进步，通过解剖、生理学的观察和实验，对疼痛的认识逐步深入且趋全面，许多镇痛药物和治疗方法的发展与改进，使疼痛治疗取得了良好的效果，并积累了丰富的经验，这些知识经过归纳与研究发展，目前已逐渐成为现代临床医学中的一个重要分支学科——疼痛诊断治疗学。该学科涉及面广和整体性强，不仅以临床各科的诊断和治疗手段为基础，而且又与临床各科有着密切的关系。近年来，在生物学、化学、物理学、数学和基础医学的理论与技术蓬勃发展的基础上，临床医学的内容正在不断更新和深入，疼痛诊断治疗学亦相应进入了一个飞跃发展的阶段。

第一节　疼痛的诊断

一、疼痛诊断的概念

诊断（diagnosis）一词来自希腊文，是通过辨认去判断的意思，医学术语引用该词来表示通过病情学（nosography）、体征学及其他检查手段来判断疾病的本质和确定疾病的名称，也就是表示通过疾病的表现来认识疾病属性的一道程序。要实现这一程序必须掌握系统的医学知识和对病情、体征、辅助检查结果进行科学的、辩证的综合分析，才能得到符合疾病本质的结论，这一过程即是诊断。

在疼痛的临床治疗过程中，应对诊断十分重视，一个确切的早期诊断能使疾病得到及时的合理处理，从而达到中断自然病程和早期康复的目的；相反，一个错误或拖延的诊断，势必使疾病由隐匿到彰著，甚至导致不可逆性的结果。

疼痛诊断的基本方法类似于其他疾病，包括：询问病史、体格检查、实验室以及各种辅助检查措施，如心电图、超声波、中枢神经电生理、X射线、CT、MRI等检查。由于引起疼痛症状的疾病繁多，为区别其发病机制是交感性、躯体性、中枢性或是心理性，往往需采用鉴别性神经阻滞。鉴别性神经阻滞虽不能对疼痛的病因进行诊断，但它能为准确的诊断提供依据，并能对疼痛治疗的预后做出判断。

二、疼痛临床诊断的分类

一个完善的临床诊断除了能确切反映疾病性质、名称以外，还要反映患者机体的全面状态。临床诊断一般可分为四类，即病因诊断、病理解剖学诊断、症状诊断和病理生理学诊断等。

（一）病因诊断

病因诊断（etiological diagnosis）是根据致病因素所提出的诊断。致病因素大体可分为内因和外因两方面，如骨质疏松症疼痛和外伤性疼痛。病因诊断是最理想的临床诊断。

（二）病理解剖学诊断

病理解剖学诊断（pathological diagnosis）又称病理形态学诊断，其内容包括病变部位、范围、器官和组织以至细胞水平的病变性质。如右乳腺癌骨转移所致的骨痛综合征。病理形态诊断在临床诊断上并不意味着每个患者皆需进行病理形态检查，临床上的病理解剖诊断多是通过询问病史、体格检查、实验室检查以及特殊检查等间接方法提出的，如前列腺癌骨转移所致的疼痛，通过病史、体检和 X 射线检查即可做出病理解剖学诊断。只有在以上方法不能肯定诊断时，才宜采取各种内窥镜、取活检标本做病理组织学检查，以做出诊断。

（三）病理生理学诊断

病理生理学诊断（pathophysiological diagnosis）是以各系统器官功能的改变以及机体与周围环境相互关系的改变为基础的。由于检测手段的完善，功能的改变可以追溯到体内超微量物质的水平，因而使许多功能改变获得了进一步的认识，如慢性神经痛患者脑脊液中阿片肽浓度的改变，心肌梗死患者早期血中 LDH 浓度的改变等。

（四）症状诊断

症状诊断（symptomatic diagnosis）是根据尚未查明原因的症状或体征提出的诊断，如上肢烧灼性痛、腹部绞痛、下肢麻木性痛和头项部爆裂样痛等。症状诊断由于原因未明，故临床上一般又称为印象（impression）或初步诊断（initial diagnosis）。此类诊断只是提供诊断方向，待原因查明时再做修正。

三、疼痛临床诊断的分期与分型

（一）疾病分期与疼痛治疗

任何一种疾病都有一个动态发展过程，在疾病的不同阶段中各有其需要及时处理的特殊问题。因此，在完善的综合诊断中还反映出疾病一定阶段的动态变化，此即称为疾病的分期。在疾病的不同阶段，疼痛的特征和治疗的方法亦有明显不同。如创伤性骨折患者，在创伤早期，机体对疼痛处于高敏状态，疼痛剧烈，一般镇痛药效果不佳，需强效镇痛药和神经阻滞才能达到满意治疗作用。在创伤愈合期，创口疼痛减轻，有内脏损伤患者可表现为明显的牵涉性疼痛，活动后加剧，联合应用小剂量强效镇痛药、镇静药或非甾体类抗炎药 NSAIDs 进行平衡镇痛，加上合适的体位和适当的组织固定常能达到满意的镇痛效果。在创伤后期患者多表现为深部组织疼痛，来源于肌腱、韧带、骨膜、关节、神经断端、内脏、浆膜等组织损伤部位，性质一般为持续性钝痛，不局限。部分患者可表现为心理性疼痛，如幻肢痛，除镇痛治疗外，往往需要祛除病因和心理治疗。

（二）疾病分型与疼痛治疗

同一种疾病由于发病形式的不同再进行区分时，称为分型。如根据丛集性头痛的发作时间特征，可将其分为发作性和慢性丛集性头痛两型。对于发作性丛集性疼痛，治疗主要以药物治疗和局部神经阻滞为主；而对慢性丛集性疼痛，常须采用手术疗法。

所以，疼痛性疾病的分类、分期和分型的目的是为了更确切地反映疾病的本质和进程，以求能够充分地发挥其对疼痛防治的指导作用。

四、疼痛临床诊断的思维方法

疼痛是一个常见感觉症状，又常是患者就诊的主诉，人们对疼痛诊断也主要是根据这种主要症状来进行。因此，疼痛治疗医师必须将收集的全部临床资料（病史采集、体格检查及辅助检查）进行分析，去粗取精，去伪存真，弄清它们之间的关系。这样，就需要一个适合疼痛诊断特点的思考方法，并且始终贯穿于诊断的全过程中，在疼痛诊断时首先应明确以下几点。

1. 明确病变的组织或器官　即明确病变存在于哪个系统，哪个脏器。如软组织、骨、关节、神经系统或内脏器官等。在软组织中还要明确在肌肉、筋膜、韧带或滑囊等。

2. 明确疼痛发病的特点　检查者必须首先确定疼痛是怎样开始的，其发病是暴发、迅速还是渐进，疼痛有何具体特征，是否严重到药物也不能缓解，是持续性还是间歇性，与其他体征或症状有无典型的关联性等。

3. 明确病变的性质　即明确引起疼痛的病变性质，如损伤、炎症、畸形、肿瘤等。对炎症要分清是感染性还是无菌性，损伤要分清是急性外伤还是慢性劳损，肿瘤要分清是良性的还是恶性的。明确病变的性质非常重要，除直接关系疼痛的疗效外，还可以避免一些医疗意外的发生。

4. 明确病变的部位和深浅　病变部位是指病变在皮肤表面的投影，深浅是指病变的组织层次。只有对病变作准确的平面定位和立体定位，才能使治疗措施真正在病变局部和病变组织发挥作用，取得好的疗效。

5. 明确发病的急缓和病程的长短　发病的急缓、病程的长短对治疗方法的选择有重要意义。如急性腰扭伤引起的后关节半脱位、滑膜嵌顿，用手法矫治可收到立竿见影的效果，但若已形成慢性病变，则需行神经阻滞、理疗和按摩等疗法。

6. 明确患者体质和重要生命器官的功能　疼痛的诊断始终是围绕临床镇痛的根本目的进行的。疼痛治疗的一些主要方法如神经阻滞疗法有一定危险性，NSAIDs 类镇痛药具有一定的肝肾损害作用，阿片类药物可引起呼吸抑制等。因此，在疼痛的诊断过程中，应始终强调对全身状态的评估，年老、体弱、合并重要生命器官功能低下的患者，对各种疗法的耐受性差，应严格掌握适应证，并注意防止不良反应的发生。

五、建立临床诊断的步骤

临床疼痛诊断的建立离不开正确、认真的病史采集和体格检查，虽然当前的临床辅助检查日趋增多与精确，但不论这些检查是如何精密与细致，毕竟只是诊断过程中的一个步骤，那种把获得诊断的希望完全寄托在检查项目的阳性结果上的想法，显然是不当的，这等于取消了一个更重要的诊断步骤——逻辑思维过程。

疼痛诊断的建立需要一段认识过程，因为引起疼痛的疾病状态常常不是静止的，由于新的病情出现，可能否定原来的初步诊断，新的印象又需要做另一些检查来证实。即使初步证实了诊断，也需在病情变化的情况下再进一步检查或以治疗效果去检验，以至最后获得能够反映疾病本质的正确诊断。

对于比较复杂的病情，必要时应组织有关科室共同会诊讨论，防止发生误诊、漏诊而贻误患者治疗。必要时也可以利用神经阻滞对某些疾病做出鉴别诊断，例如对上腹部疼痛的患者，行肋间或腹腔神经丛阻滞，可以鉴别疼痛的部位究竟位于腹壁浅层还是腹腔内。

六、疼痛诊断的手段及注意事项

疼痛的定位与病变诊断须依靠详细的病史采集、体格检查、有关实验室检查与器械检查，有的疾病还需经过动态观察方能确定诊断。

1. 病史采集　病史的采集是一个侦察性工作，取得患者信任十分重要，切忌先入为主、武断以及轻率地决定。诊视者必须首先确定事实，以后再寻找主要线索，同时注意患者可能隐瞒的某些症状，通过详细了解疾病的发生、发展过程，在全面、系统问诊的基础上，有重点地采集疼痛病史，然后进行归纳推理。这样做对疼痛的诊断很有价值，临床实践中分析疼痛病史需注意以下几点。

（1）疼痛的部位：疼痛最明显的部位往往是病变的所在。皮肤及皮下软组织的外伤、炎症或其他病变所致的疼痛，定位最为明确；深部器官或组织病变所致的疼痛，定位可较不明显，甚至在其他部位，需特别注意。另外，有时患者可同时有几处痛或者某一范围内痛，则应看其范围是否与神经支配的范围相一致。

（2）疼痛的特点和伴随症状：疼痛的特点对诊断具有重要意义，如酸痛多为肌肉组织的功能性疼痛，软组织内血肿、脓肿及外伤后水肿为局部胀痛或跳痛，风湿痛多为游走性，神经痛为阵发性剧痛。再者，了解疼痛的伴随症状在疼痛疾病的诊断中也有重要意义，如关节疼痛常伴有肿胀、晨僵者多为类风湿性关节炎，疼痛伴有发热者应考虑感染性疾病、风湿热等，头痛时伴头晕、恶心、呕吐、视物模糊、耳鸣等，颈痛伴手麻、腿软、眩晕、心悸等。

（3）疼痛的诱发因素与起病情况：许多疼痛性疾病有明显的诱发因素，如功能性疼痛在潮湿、凉的环境中易发病。许多疼痛的出现或加重也有明显的诱发条件及因素，如咳嗽、大便、憋气时出现肢体放射性疼痛的病变多来自椎管；韧带损伤及炎症所致的疼痛在某种体位时常明显加重，有时则有明显的压痛点或诱发点。疼痛在全身运动数分钟之后出现而在休息后消失者，提示病因大概为缺血性或神经性；动脉粥样硬化或血栓闭塞性脉管炎所致的间歇性跛行可使患者时走时歇；疼痛在皮肤受刺激时加剧或改变者，多起源于外周感觉通路或中枢神经系统的病变。应注意发病开始的时间，最初疼痛的情况，如有无外伤，外伤时的体位及部位等。

（4）疼痛的性质与强度：疼痛的性质多种多样，可为刺痛、刀割样痛、烧灼样痛、胀痛、绞痛、搏动性痛。疼痛强度可为隐隐作痛、钝痛乃至电击样锐痛。痛的经过可分为周期性、间歇性、阵发性、持续性痛或持续性伴阵发性加重等。

一般来说，疼痛性疾病的预后取决于原发病本身，而往往不是疼痛的严重程度，但是疼痛程度逐渐加剧时应有所警惕，因为此常提示病情加重或恶化。

（5）牵涉痛放射的部位：了解牵涉痛的放射部位有助于疼痛性疾病的诊断。如肝脏、胆囊疾病时，除患部发生疼痛外，还可在右肩出现牵涉痛，这是由于痛觉冲动从右膈神经反射至臂丛神经所致；心源性疼痛可反射至左肩背部疼痛。

（6）疼痛反应的个体差异：疼痛的一个最重要方面是患者对它的反应，由于个体差异，机体的反应状态或抗病能力亦有所不同，同一种疾病所致的疼痛在不同患者身上会有明显不同的表现。如过度敏感患者对疼痛的描述往往是不准确的，同样，一个信口而出的或者轻松地说出的“难以忍受”的痛，也是不确切的。所以，疼痛科医师在进行诊断思维时，除应考虑一般病情规律外，还需要同时重视患者个体的全面反应状态和特殊的病理生理变化。

2. 体格检查　在详细询问病史的基础上，应养成全面系统检查患者的习惯。临床体格检查应在望、触、叩及测量的基础上，重点突出运动功能与神经功能的检查，即感觉、肌力、反射以及自主神经功能的测定等。

3. 检验学诊断　在疼痛的诊断中，检验是必不可少的。检验项目的选择应在认真询问病史和体格检查的基础上，从临床的实际需要出发，有目的、系统地选择一些必要的检验项目，以明确诊断，如血、尿、便常规和红细胞沉降率、抗“O”、类风湿因子，以必要时的 $HLA-B_{27}$、血尿酸等。

4. 影像学诊断　医学影像学诊断技术发展迅速，各种现代化的医学影像诊断设备不断推出并应用临床。在影像诊断中，由于各自的成像原理和方法的不同，也就有各自的特异性和不足之处。所以应用影像诊断技术应全面了解各种设备的特点，相互补充，配合使用，如此，既能对疾病做出正确的诊断，又可避免增加患者不必要的负担。最常用的影像诊断技术有 X 射线透视、X 射线平片、电子计算机断层扫描（CT）、磁共振成像（MRI）、超声、发射型计算机断层显像（ECT）、造影等，在疼痛诊断中可酌情选用。

5. 鉴别诊断性神经阻滞　此方法是根据神经纤维的直径不同，局麻药阻滞其传导所需浓度亦不同的理论而设计的。常用方法有：鉴别诊断性椎管内阻滞和局部阻滞。本法主要用来检查疼痛来源，确定疼痛部位，如疼痛是来自骨骼还是肌肉、筋膜、内脏，是血管性还是神经性痛，是深部病变还是浅部病变引起的疼痛等。

6. 肌电图诊断　本法通过描记神经肌肉单位活动的生物电流来判断所检查的神经肌肉功能状态，可检查神经和肌肉疾患。

7. 诱发电位诊断　诱发电位是代表中枢神经系统在特定状态下产生的生物电活动，中枢神经及其传导通路的异常可导致诱发电位特性的改变。如躯体感觉诱发电位可用于三叉神经痛、臂丛神经病变、颈椎病、脊髓损伤、脊髓小脑变性及腓骨肌萎缩症等的诊断。视觉诱发电位可用于外伤性视神经萎缩、视神经不全萎缩、中毒性神经炎及视觉传导通路压迫性病变的诊断。脑干听觉诱发电位则主要用于脑干肿瘤、多发性硬化症及听神经纤维瘤等的诊断。

第二节　疼痛的治疗

一、疼痛治疗的概念

疼痛治疗的含义是指对临床各种原因所致的疼痛以及某些神经血管功能性障碍疾病或体征，采用药物、神经阻滞、微创、介入等各种综合治疗方法，以达到治愈的目的。因此，疼痛治疗并不局限于镇痛，还包含有通过各种治疗措施，改善局部或全身的功能状态。疼痛治疗不仅是对症治疗，还应有对病因治疗的措施。疼痛治疗的范围也不仅限于病情治疗，而且还包括预后判断和预防治疗。

一般疼痛治疗以慢性疼痛为主，但对某些急性疼痛如心绞痛、胆绞痛、分娩痛、诊疗操作相关疼痛等，亦可采用各种疼痛治疗方法，以达到减痛祛痛的目的。由于疼痛的病理生理机制十分复杂，影响疼痛的因素很多，所以应针对患者的具体病情，采用有针对性的综合治疗方法。

二、疼痛治疗的范围

疼痛治疗学并不包括所有疼痛，如急腹症的疼痛、“警告性头痛”就应列为单纯镇痛治疗的禁忌证。一般认为疼痛治疗的范围主要有以下几个方面：①慢性疼痛性疾病，如腰背痛、颈肩痛、颈椎病、腱鞘炎等；②神经痛与神经炎，如灼痛、三叉神经痛、坐骨神经痛、幻肢痛、带状疱疹后神经痛、周围神经炎等；③自主神经功能障碍引起的疼痛，如交感神经营养不良、雷诺病等；④血运不良引起的疼痛，如血栓闭塞性脉管炎、肌肉痉挛性疼痛；⑤创伤后疼痛，如交通事故后全身痛、手术后疼痛、骨折引起的疼痛等；⑥癌性疼痛，包括良、恶性肿瘤引起的疼痛；⑦内脏性疼痛，如急性胰腺炎、泌尿系与胆系结石、心绞痛等；⑧分娩痛、诊疗操作相关疼痛；⑨其他，如头痛和原因不明性疼痛等。

近年来，随着疼痛临床的广泛和深入开展，疼痛科医师治疗许多传统疗法较为棘手的非疼痛性疾病亦收到了良好的效果，如神经炎、格林－巴利综合征、顽固性呃逆、神经衰弱、不定陈诉综合征和肢端感觉异常症等。

三、疼痛治疗的原则

疼痛治疗是一个复杂的问题，不是几次简单地穿刺注药就能解决。欲取得良好效果，必须具有丰富广泛的基础与临床知识，具有多学科的诊断和治疗经验，通过对患者主诉与体征深入细致的分析以及利用多种工具和手段进行诊断和鉴别诊断，才能决定采用何种方法治疗效果最为理想。选择治疗方法，尽量最大限度的发挥治疗作用，限制不良反应，亦可几种方法科学组合，互相取长补短。

美国东南部疼痛研究所的 Raj 根据不同种类疼痛产生的机制，论述了疼痛治疗的基本原则（表4－1），可在临床工作中参考。

表4－1　疼痛治疗的基本原则

治疗方法	急性疼痛	晚期癌痛	神经性疼痛	慢性疼痛	精神性疼痛
神经阻滞	有效	有效	有效	有效	禁忌
全身应用阿片类药	有效	有效	有争论	有效	禁忌
椎管内应用阿片类药	有效	有效	有争论	有效	禁忌
抗炎类药	有效	有效	无效	有效	禁忌
辅助药	不确定	有效	不确定	有效	不确定

总之，疼痛治疗的原则是：明确诊断，综合治疗，安全有效。

四、疼痛治疗的方法

较早的疼痛治疗方法十分简单，仅有中药、针灸、冷冻、按摩等。以后随着各种化学药物的提炼或合成，出现了许多具有良好镇痛作用的药物，为临床疼痛治疗提供了极为有利的条件。随着各种微创技术操作的不断发展、完善和应用于疼痛治疗，大大充实了疼痛治疗的方法，提高了治疗效果，增强了安全性。根据疼痛的复杂性，迄今疼痛临床治疗的方法有微创疗法、神经阻滞疗法、药物疗法、物理疗法、中医药疗法、神经刺激疗法、心理治疗、病人自控镇痛及外科手术等。这些方法不仅包括对因和对症处理的措施，而且包含调节机体各方面平衡的综合疗法（表4－2）。

表4－2　疼痛的治疗

治疗性质	治疗原则	治疗方法
消除原因	除掉致痛部位，治疗致痛疾病消除致痛的某一环节（如针对血管收缩、肌肉挛缩、致痛物质）	外科手术切除、内科疗法、物理疗法、镇痛药、手术治疗、微创治疗、神经阻滞疗法
阻断疼痛的神经传导途径	化学性阻断、物理性阻断	用局麻药、神经破坏药的神经阻滞疗法、射频热凝毁损、神经切断手术、脊髓电刺激
提高痛阈，改善疼痛反应		镇痛药、镇静药、神经安定药、心理疗法、针刺疗法

第三节　疼痛的护理

在疼痛临床工作中，护理工作的密切配合是非常重要的一环。疼痛患者作为一类特殊群体，其护理工作既具有一般护理工作的性质，又具有疼痛临床的工作特点。随着疼痛治疗、研究工作的不断深入，疼痛治疗的范围以及工作量也越来越大。从而使疼痛临床对于护理工作提出了更高的要求。

一、门诊患者的护理

（一）就诊准备工作

1. 做好就诊前患者的科普宣传工作　由于患者对于医院的环境、就诊程序不熟悉，尤其是忍受着各种疼痛的患者，求医心情迫切，往往急躁不安，护理人员应及时宣教就诊程序及引起疼痛的常见病、多发病的科普常识的宣教，讲解就诊中的注意事项，使疼痛患者在就诊中与医师很好地配合。

2. 维持良好的就诊秩序　排好病例，按号就诊。但对老弱残疾疼痛严重的患者应照顾优先就诊。

（二）疼痛治疗的护理

1. 治疗前的准备

（1）治疗室的准备：治疗室必须保持干净、整齐，每日定时定量进行空气消毒，以达到无菌操作的要求。

（2）观察前的准备：检查观察室的基本设施（如氧气、吸引器、血压床、听诊器、心电监护仪等）及抢救药品，保持齐全，保证性能。

（3）物品和药品准备：

1）阻滞包：内有弯盘1个，卵圆钳1把，治疗巾1块，洞巾1块，小量杯1个，纱布3～5块，5号球后注射针头及7号长针头各1～2个，12号、18号硬膜外穿刺针各1个。

2）针刀包：各种型号的针刀1~2个。

3）一次性物品：1、5、10、20 ml注射器各2~3支，5号皮试针头2~4个，一次性硬膜外穿刺包1个。

4）治疗盘：内放无菌持物钳或镊1把（经洗必泰醇溶液浸泡），75%乙醇棉球缸1个，1‰新洁尔灭及碘伏棉球缸各1个，1%甲紫瓶1个，无菌棉棒1~2包。

5）无菌用品：无菌手套2~3副，无菌手术衣2~3件，15 cm无菌钢尺1~2把。

非一次性无菌物品，每周定期消毒1次，用后及时清洁处理再高压消毒，包外注明名称及消毒日期。传染病（如乙型肝炎等）患者所用的一次性物品用后用双层包布密闭包裹，放入医疗垃圾袋中焚烧；传染病患者所用的非一次性物品要专包专用，用后应先用2 000 mg/L的健之素消毒液浸泡30 min，再清洁后行高压消毒备用。各种无菌物品准备齐全，定点放置，保持无菌并进行班班交接。

6）注射用药：如利多卡因、布比卡因、泼尼松龙、地塞米松、利美达松、得宝松、康宁克通-A、胶原蛋白水解酶制剂、注射用水、生理盐水、无水乙醇、维生素B_6及维生素B_{12}等。

7）抢救物品：如喉镜、气管导管、氧气、抢救药品等。

（4）患者的心理护理：根据患者心理特征，所处社会环境、年龄、职业，引起疼痛的疾病、疼痛的程度等，护理人员要以和蔼的态度，耐心做好思想工作，让患者体会到医务人员对他们的重视、关心和体贴。消除患者因心理负担过重诱发的各种并发症。

（5）治疗前查对制度：对门诊等候治疗的患者在做好思想工作的基础上，严格遵守查对制度，如对患者的姓名、年龄、性别、治疗部位，核对无误后请患者穿好拖鞋，扶患者入治疗室。

2. 治疗中的护理

（1）患者进入治疗室后，再次检查抢救物品是否齐全，性能情况，使各种抢救物品都处于应急状态。

（2）根据治疗部位、治疗方法，指导协助患者摆好体位。

（3）观察患者的生命指征等监测指标并记录。

（4）消毒：用碘伏和75%乙醇进行常规皮肤消毒。方法：以穿刺点为中心向周围消毒，消毒范围视治疗部位、治疗深浅度而定，一般直径在10~30 cm，消毒3遍即可。消毒时，注意防止消毒液流入其他部位。

（5）治疗过程中，与医生密切配合，及时观察病员的神态、面色、呼吸、心电、血压监测情况，发现异常立即告知医生，采取积极有效的抢救措施。做阻滞治疗时，协助医生观察麻醉药作用，有无并发症发生。治疗结束后，治疗部位盖好无菌纱布或创可贴，并嘱患者保持治疗处干燥、清洁，以防感染；扶患者到观察室休息10~30 min，并随时观察治疗后效果、有否不良反应等。无任何不良反应后，方可让患者离去。

3. 治疗后的观察　对于患有高血压、冠心病、糖尿病、疼痛严重的患者，在进行复杂治疗（如硬膜外或侧隐窝阻滞、骶管阻滞、高位颈椎阻滞、星状神经节阻滞等）后，应将患者安置在观察室进行严密观察，一般30 min左右，无任何反应才能让患者离开，以免在途中发生意外。

二、住院患者的护理

1. 疼痛科护理常规

（1）接待患者，做入院介绍（病区环境设置、科主任、护士长、负责医生、责任护士、常用治疗方法、有关规章制度、陪伴探视须知、有关安全问题、物品保管、作息时间、同病室病友等）。

（2）协助患者更换病员服，通知分管医生。

（3）常规护理查体，测体温（T）、脉搏（P）、呼吸（R）、血压（BP）、疼痛视觉模拟评分（VAS）和体重，并记录，填写和绘制在体温单或VAS表上。

（4）饮食要求营养丰富、易于消化、富含维生素。

（5）协助、指导陪护做好生活护理。

（6）及时、准确地处理、执行医嘱。

（7）督促患者及时留取血、大小便标本，遵医嘱按时做各项检查。

（8）观察疼痛的性质和持续时间，合理应用止痛药。如口服药饭后半小时服，缓释剂每 12 h 一次，直肠给药一般睡前用。

（9）指导患者合理使用治疗器具，如腰围、颈领、拐杖等。

（10）做好盘内各种微创治疗、局部阻滞、针刀松解等治疗前、中、后的护理，

（11）有针对性地进行个体心理护理。

（12）认真做好出院指导，办理出院手续，进行终末消毒。

2. 疼痛病房有创治疗的护理

（1）治疗前的准备：

1）治疗室和物品、药品的准备：同门诊。

2）患者的准备：①治疗前用心理护理的知识与患者交流，消除患者的焦虑、抑郁及对治疗的恐惧感，使患者能在良好的生理和心理状态下接受治疗；②对腰椎间盘突出症需要溶盘治疗的患者，手术前 2 d 练习在床上大小便；③颈椎病、腰椎间盘突出症溶盘治疗，通知患者术前 6 h 禁饮食，术前半小时肌内注射安定 10 mg；④通知患者术前整理好个人卫生，方便治疗，降低术后感染的发生率。

3）治疗前的查对：严格查对制度，核对无误后方可让患者入治疗室。

（2）治疗中的护理：同门诊。

（3）治疗后的护理：

1）治疗后应严密观察患者的生命体征、治疗后的反应、有无不良反应及并发症发生，并及时告诉主管医生，以便做出处理。对患有高血压、冠心病、糖尿病、疼痛病情严重的患者，更应该严密观察，以免发生意外。

2）溶盘术后 4 d 内进食易消化的半流质食物，禁食牛奶等易致腹胀的食物。

3）溶盘后 6 h 协助患者翻身，预防褥疮。

4）保持床单、被褥的整洁、干燥，及时更换床单。

5）对大小便困难者，协助排便，必要时给予导尿。

6）溶盘后患者要多拍背，预防坠积性肺炎。

7）腰椎溶盘患者下床后戴护腰，颈椎溶盘患者要戴颈领。

三、出院指导

医生通知患者出院后，及时通知患者及其家属，做好出院准备。根据患者的疾病种类和康复情况做出健康指导，常见疾病的出院指导如下。

1. 腰椎间盘突出症　出院后 3 个月内戴护腰，注意休息，多平卧，少站立行走，避免重体力劳动。积极行腰背肌锻炼，不可用力过猛，以防复发。注意保暖，避免受凉。

2. 颈椎病　戴颈领 3 周，避免受凉，防止劳累；避免长时间低头；多进行自我按摩和颈部肌肉锻炼，但不要用力过大；如有症状，可自行牵引治疗。

3. 强直性脊柱炎　做深呼吸，锻炼呼吸肌；做“燕子飞”动作，锻炼腰背肌；注意保暖，避免受凉、受潮；长期定时服药；定期复查肝肾功能、骨髓造血功能，及时调整药物。

4. 痛风　禁烟酒，低嘌呤饮食。

（宋文阁　贾明睿　余恩念　李廷坤）

第五章　病史采集与体格检查

病史采集和体格检查的基本原则包括：临床评估的目的和一般方法，如何采集患者详细的病史，如何对患者进行全面体格检查（包括神经系统检查和骨骼肌肉系统检查），如何选择有助于明确诊断和制定最佳治疗方案的实验室检查和放射学检查等。

第一节　病史采集的思路与内容

详细的病史采集是疼痛患者临床评估工作中最重要的部分。富有经验的临床医师主要依赖病史得出诊断，因为经过仔细询问获得的详细病史，通过经验性理解和仔细分析，不仅可向临床医师提供有关慢性疼痛综合征可能发病机制和病理生理学方面的重要信息，而且亦可提供有关患者情绪和心理状况方面的重要信息，甚至在进行体格检查和实验检查之前，病史常常就可使临床医师大体上明确患者的诊断。但在另外一些患者，病史对于明确诊断也许不起决定性作用，但可限定诊断的可能性，以致可提示一个合理的诊断检查方案。同样重要的是，病史采集亦给医师提供了通过以下方式与患者建立良好和谐关系的机会：①对患者友好、理解和彬彬有礼；②对患者的问题表现出浓厚的兴趣，并渴望给患者提供帮助；③将注意力集中于患者。这些行为是成功建立和谐医患关系的基石。

一、病史采集指南

疼痛患者的全面病史包括疼痛史、既往医疗史、一般的心理和心理社会史以及家族史等。这些病史的采集方法与其他医学疾病的病史采集方法相同，在此，除了与慢性疼痛有关的特殊内容之外，其他内容不再详述。慢性疼痛患者常常感到疲劳、易怒和紧张不安，所以医师采集病史最好是在安静环境中单独与患者进行（但在进行心理社会评估时则需患者配偶、其他有关家庭成员或重要成员陪诊），并尽可能让患者感到舒适。

医师应采用一种井井有条的逻辑方式来清楚简明地记录患者的病史，并考虑患者每一个陈述与整体的关系。在记录病史时，要特别强调突出重要内容，尽可能排除不相关的内容；必须将基本的重要事实材料与外在信息分开记录，突出作为诊断依据的病史内容和有助于得出正确诊断的相关资料。记录否定诊断和肯定诊断的病史内容具有重要意义，这有利于以后的评估人员了解先前医师询问病史的情况，不至于使患者的一些病史被忽视。

采集病史的第一步是让患者用自己的语言讲述他们的疼痛经历。虽然有些患者的确夸大了自己的主观感觉，但应给患者表达他们自己感觉的机会，因为这可揭示一些十分重要的信息。在患者讲述病史时，医师应尽可能的不介入，仅引导患者的讲述向能够获得有用信息的方向进行，排除明显不相关的信息，或避免获得那些模糊不清或不完整的夸大陈述。采集病史的医师必须采用非倾向性询问，因为倾向性询问常常可歪曲患者的病史和增加诊断的困难。

在采集病史时，医师可拥有对患者进行整体观察（举止方式、态度、行为和情绪反应）的绝好机会。患者说话的语气、举止、面部表情、各种手势、坐立不安、讲话吞吞吐吐或犹豫不决以及讲述到婚姻或工作的某些事情或情况时的情绪反应等，均是评估患者特征、个性和情绪状态的重要信息，应将其详细记录在案。

二、疼痛的特点

在采集患者的疼痛病史和对患者的疼痛部位进行体格检查时，必须获得患者疼痛的部位和分布、性质、严重程度或强度、周期性和持续时间，以及伴随疼痛出现的情感状态等详细情况。

（一）疼痛的部位和分布

虽然一般认为定位疼痛的部位和分布情况对于诊断疼痛的原因具有重要价值，但是应注意：一旦疼痛消失，定位疼痛部位的准确性就降低了，所以最好是在疼痛发作时获得疼痛发生的确切部位。对于来自皮肤或黏膜，以及支配皮肤或黏膜神经结构的疼痛，定位其部位一般不会出现错误，但是来自深部躯体结构或内脏的疼痛则可牵涉远位脏器或发生定位困难。这种牵涉性痛亦可伴有痛觉过敏、感觉过敏和深部压痛。呈节段性分布的疼痛可能是来自脊神经根或脊神经损伤。疼痛可分为局部痛、投射性痛（传导性痛）、牵涉性痛、反射性（交感神经）痛和精神性疼痛。任何原因所致的疼痛均可受环境因素和情感因素的影响。

1. 局部痛　局部痛是局限于发病部位，无放散扩展，可存在局限于发病部位的痛觉过敏、感觉过敏和深部压痛，例如滑膜炎、肌腱炎和关节炎引起的疼痛。

2. 投射性痛　患者可感知投射性痛是沿神经走行传导的，根据神经受损的部位，投射性痛可呈节段样分布（皮区样分布和生骨节样分布）或外周样分布。呈节段样分布的投射性痛的例子有带状疱疹或与脊神经根或脊神经干（在发出其主要外周分支之前）有关的其他疾病所致的脊神经根病性疼痛，呈外周样分布的投射性痛有三叉神经痛、臂丛神经痛和感觉异常性股痛等。

3. 牵涉性痛　牵涉性痛是指从深部躯体结构或内脏而牵涉到与疼痛原发部位同一脊髓节段支配的远离部位，可伴有或不伴有痛觉过敏、感觉过敏、深部压痛、肌肉痉挛和自主神经功能紊乱，但是牵涉性痛部位的神经反射未发生改变，肌肉无退化或萎缩。对于此类疼痛的患者，需要确定相关的脊髓节段，仔细检查由这些脊髓节段所支配的躯体和内脏结构，以寻找病因。膈下脓肿伴随的肩部痛就是牵涉性痛的一个例子。

4. 反射性交感神经痛（reflex sympathetic pain）　反射性交感神经痛不符合节段性分布或周围神经分布的特点，也不符合其他已被认可的疼痛类型，但是伴有痛觉过敏、感觉过敏及血管舒缩和组织营养功能的改变。灼痛及复杂性局部疼痛综合征Ⅰ型和Ⅱ型是反射性交感神经痛最好的例子。

5. 精神性疼痛（psychogenic pain）　对于主要由心理或精神疾病引起的疼痛，其部位和分布通常与正常的神经解剖不一致，例如呈手套样或鞋袜样分布的疼痛、累及全身的疼痛、各种各样遍布全身的疼痛。虽然精神性疼痛通常是被用来标记无明显器质病变的疼痛，但当然亦不是患者故意无病装病，也不完全是由患者内心的神秘过程所引起的，而常常是由环境因素诱发的疼痛行为。另外，有些患者患有被医师所忽视的肌筋膜疼痛综合征。正确应用这一诊断术语需要有阳性证据表明心理过程是患者疼痛主诉的唯一病因。

（二）疼痛的性质

疼痛的性质是疼痛的一种最重要的突出特征，因为疼痛的性质可表明发病部位是表浅组织还是深部结构。与浅表病变有关的疼痛通常是锐痛、烧灼样痛，并且定位明确；而深部躯体结构或内脏疾病所致的疼痛常常为钝痛、弥散性痛，并且定位不明确。McGill 疼痛调查表等疼痛评估量表可为患者疼痛的性质和强度提供十分有用的信息。

（三）疼痛的严重程度或强度

疼痛的严重程度或强度是疼痛的另一个重要特征。由于疼痛的严重程度或强度不能够被准确的测定，所以也是疼痛评估中最困难的一个方面。疼痛强度的评估必须根据患者的陈述以及检查者对患者个性和身体状况的评估。在临床上，通常要求患者采用0～10（0为无痛，10为可想象到的最强烈的或难以忍受的疼痛）的数字疼痛评分量表对自己的疼痛强度进行评估，亦可采用轻微、中度、严重、非常严重、难以忍受等疼痛描述词让患者描述自己的疼痛强度。目前已发展形成了多种可用来评估疼痛强度以及疼痛感觉成分和情感成分的心理测验方法。

（四）疼痛的持续时间和周期性

在采集病史时必须获得患者疼痛的持续时间和一过性特征，由于这些与时间有关的疼痛特征暗示着疼痛的机制，从而有助于确立诊断。应询问患者疼痛是连续性、间断性、搏动性，还是以疼痛强度的波状起伏为特征。对于明确诊断，测定两次疼痛发作之间的间隔时间亦十分重要。为了把这些时间因素联系起来，有人建议采用时间－疼痛强度曲线（图5－1）。时间－疼痛强度曲线描述了疼痛发作的方式、疼痛强度增加的速度、疼痛高峰的持续时间和平滑度以及疼痛减轻的方式。

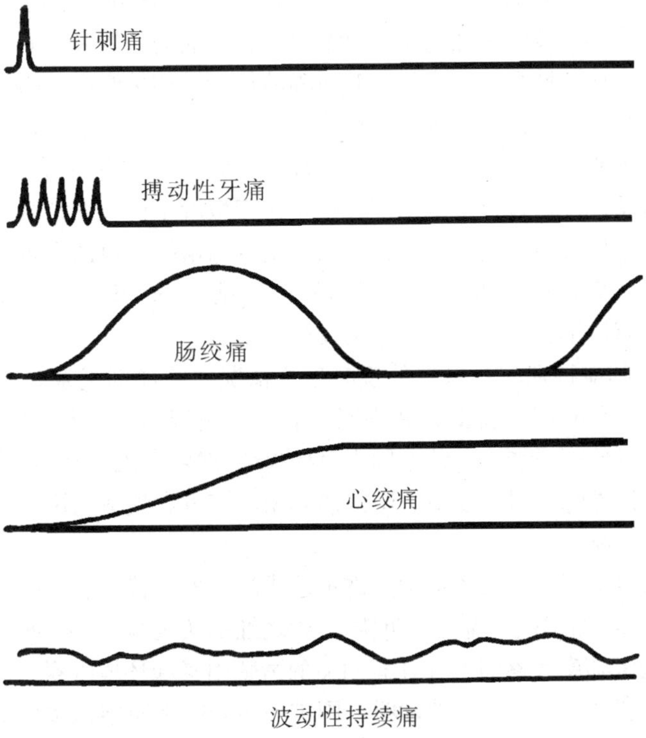

图5－1　常见的时间－疼痛强度曲线

患者可体验到各种各样的疼痛，例如三叉神经痛时出现的闪电样痛，牙髓炎或偏头痛时出现的节律波动性痛，肠绞痛时出现的长、短周期的节律性痛，在心绞痛或烧伤时出现的强度逐渐增加或突然到达高峰并在消失之前无波动和保持较长时间的疼痛，肢体肌肉出现的强度波动不定的持续性酸痛等。除了时间－疼痛强度曲线外，疼痛与每天、每周或每季时间的关系以及疼痛与天气、情绪应激或环境因素的关系亦可为疼痛提供重要的信息。

三、病史的一般内容

与所有临床疾病的病史一样，疼痛病史通常也是从患者的一般情况（人口统计资料）开始，包括患者的姓名、住址、性别、年龄、婚姻、职业、民族、国籍和宗教信仰等。然后按照发生的时间顺序描述患者现在疾病的症状和病程。虽然在与医师会面之前由患者填写标准格式的疼痛科就诊病历可快速获得此类资料，但是这种就诊病历不能充分了解患者的疼痛病史。

（一）疼痛病史

1. 疼痛初次发作时的情况

（1）患者疼痛初次发作的确切日期和与疼痛病因有关事件的详细情况。

（2）患者初次疼痛发作的部位、分布情况、性质、强度或严重程度和持续时间等。

（3）患者疼痛发作的类型，即疼痛是逐渐发生的还是突然出现的。如果疼痛与运动有关，应让患者展示初次疼痛发作时的体位和当时正在进行的动作。例如，如果患者的疼痛是在搬东西的过程中发作的，则应确定疼痛是在弯腰时发生的还是在伸腰时发生的，疼痛是局部痛还是沿肢体分布的疼痛，疼痛是刺痛、锐痛还是持续性钝痛，每次疼痛发作持续多长时间，疼痛发作当天患者是能够继续活动还是立即出现了活动障碍。如果损伤与工作有关，根据患者的讲述，明确当时工作中的人际关系非常重要。另外，还应询问患者初次疼痛发作时有无感觉异常（例如麻木）、运动异常、自主神经功能异常以及初次疼痛发作时所进行的治疗和治疗效果。

2. 从初次疼痛发作到评估时的疼痛情况　了解从初次疼痛发作到评估时疼痛的详细情况具有很大的诊断价值。随着时间的推移，疼痛是加重了还是减轻了；疼痛的位置和分布情况是发生了改变还是维持不变；在这段时间内，疼痛的性质、严重程度和时间特征及其相关紊乱是否发生了变化？必须获得有关患者既往诊断和治疗及其效果的翔实资料。必须仔细明确患者经手术或其他治疗后的疼痛情况是否与治疗前一样。不当治疗措施所致的医源性并发症可增加许多患者的疼痛和痛苦。例如，无论是对已经确诊且具有有手术指征的器质性疾病进行手术治疗，还是迫于患者主诉长期持续性腹部疼痛压力而进行的探查性手术。多次腹部手术均可引起组织粘连，从而导致疼痛增强。每次手术或诊断性操作均可导致能够引起疼痛的组织损伤，从而可进一步加重患者的躯体偏见（somatic preoccupation）和疼痛主诉。另外，长期药物治疗可引起躯体不良反应和精神不良反应。

3. 现时疼痛情况　医师应特别注意患者的现时疼痛情况，并详细记录。详细询问患者评估时疼痛的性质、部位、分布、强度和时间等特征，并询问患者这些情况从疼痛初次发作到评估时有无发生改变。应询问患者什么因素可使疼痛加重，什么因素可使疼痛减轻，什么因素对疼痛无影响。应询问患者情绪紊乱、局部活动、身体锻炼、局部压迫、冷或热刺激、咳嗽、喷嚏、用力和深呼吸等对疼痛严重程度、性质和分布具有什么影响。

如果患者在描绘疼痛时采用一些从解剖学上讲不通或暗示外在特殊病因的极具色彩的词汇，那么由器质性病变引起疼痛的可能性很小。“嘴里有鱼钩”、“烧红的拨火棍”、疼痛“沿小腿向下分布并跳到对侧膝盖”等用词均提醒医师患者疼痛的存在有明显的情感因素和环境因素。当患者的疼痛强度一成不变且不随任何躯体活动或精神活动而发生波动时，则进一步表明组织结构病变不是患者疼痛主诉的主要原因。当患者述说疼痛总是处于无法忍受水平但却找不到具体病变时，亦提示患者的疼痛与情感因素和环境因素有关。

应获得有关疼痛对患者活动能力的影响，以及清醒中站立行走时间（站立时间）和坐卧时间（卧位时间）的详细资料。可采用2周的疼痛日志来获得患者的这些资料，让患者在2周的疼痛日志中记录清醒中每小时的躯体活动、服用药物和疼痛强度的详细情况。获得疼痛对患者睡眠影响的情况亦非常重要，例如，疼痛是否使患者难以入睡，患者是否从熟睡中被痛醒。

（二）既往医疗史

在慢性疼痛患者的临床评估中，既往医疗史对于制订治疗方案和预测治疗结果十分重要。首先应询问并记录患者疼痛初次发作之前的一般健康状况，随后询问并记录患者既往疾病、手术、意外事故或创伤的病史，包括每种情况发生的确切日期和特征、失能时间以及后遗症等。如果在疼痛出现之前患者的健康状态正常，经过治疗患者有希望恢复正常。如果在疼痛出现之前患者有多种严重躯体疾病或心理疾病，并具有长期寻医求药的病史，那么期望患者恢复至既往的最佳功能状态是不现实的。

在叙述既往疾病和创伤时，患者也许仅列举严重或突出的事件，而忽略具有诊断意义的具体症状，所以详细询问这些问题对患者全身疾病和精神疾病的诊断非常重要。应详细询问患者可能与现实疼痛有关的眼、耳、鼻、喉、心血管系统、呼吸系统、消化系统、泌尿生殖系统和机体其他部分的功能或功能障碍情况，以发现各相应器官和系统的症状。

（三）家族史

获得患者父母和兄妹的健康状况，以及明确他们是否患有频发性疼痛疾病和失能，非常重要。有证据表明，模仿是慢性疼痛行为形成的一个重要因素。询问家族史的另一个相关方面是探知患者在儿童时期是否曾经受到过虐待，该因素在慢性疼痛行为形成过程中亦具有重要作用。在询问此方面的问题时，医师必须表现对患者体贴，并需运用巧妙的策略。

（四）心理和心理社会史

通过恰当的心理评估，可阐明环境强化因素对疼痛行为的影响，以及逃避行为的作用和抑郁症的发生情况等。既往心理疾病、药物滥用、职业问题、慢性疾病或疼痛的家庭作用模式和近来的应激原等病史，均有助于对患者现时问题的理解。最佳治疗方案的选择也与这些资料有关。

心理评估应以有计划的面谈为基础。应预先设置好与患者面谈的主题顺序，并且首先把注意力放在疼痛问题上，可减少患者的拘束感。一旦完成疼痛问题的询问，医师即可探寻患者的环境问题和社会问题，最后是患者的心理、社会和婚姻或家庭问题。

在慢性疼痛患者中，药物躯体依赖情况相当常见，因此，无论是从医学观点还是从心理学观点考虑，了解药物应用史均十分重要。最好首先询问患者处方药物的应用情况，然后询问非处方药物和替代药物（例如草药）的应用情况，再接着是询问香烟、乙醇和违禁药物的应用情况。乙醇依赖亦是一个主要问题。

环境强化因素的评估是心理评估内容的一个重要组成部分，必须弄清患者的正性强化作用（对患者疼痛行为产生有利影响的事件）和逃避性强化作用（对患者疼痛行为产生不利影响的事件，应加以预防）。

心理评估的一个目的就是确定慢性疼痛给患者造成的负担。不仅要仔细评估患者的经济因素，而且还要认真评估患者疼痛行为的社会负担和个人负担。当疼痛给患者造成的负担相当大时，其疼痛行为很可能是由神经系统组织破坏或损伤所致。活动改变是疼痛负担的一个有效测量指标，该指标可反映废用及其继发性作用导致患者疼痛的可能性。心脏和肺的条件作用可降低患者活动的耐受性和持久性，而活动度减小则可影响不同躯体部位的力量和速度，并可引起疼痛和阻碍患者从事日常活动。去活动作用（deactivation）还可导致患者出现抑郁症和孤僻。由于活动减少，患者可丧失社会强化因素。

由于抑郁症在慢性疼痛患者中十分常见，所以对抑郁症进行心理评估是需要详细审查的另一项内容。除了询问有关患者情绪的问题之外，还需了解其他更多的方面。持续性易激惹、失眠、慢性倦怠、体重增加或降低、自杀观念等均是患者存在抑郁症的重要提示。虽然抑郁症在老年患者中常见，但是由于其认知能力降低，所以老年患者的疼痛行为可能会被掩盖。

第二节　体格检查

疼痛既是症状又是一个常见的体征，其可以是全身性疾病在局部的反应，也可以是一个独立的疾病，因而某个部位疼痛的病因未必就在疼痛部位，因此疼痛性疾病的正确诊断，需要在询问病史取得一定线索的基础上，进行全面而重点的体格检查。

疼痛科的体格检查包括视诊、触诊、叩诊、听诊，在脊柱四肢还应该包括动量诊。其需要遵循的原则为：①温度适宜、光线良好、充分暴露检查部位。②女性患者的查体应在其他医师或亲属陪同下进行。③对患者应关心，消除患者的紧张情绪，使之更好地配合检查。④先进行全身检查，再进行专科检查，操作应轻柔、有序、细致、正规、全面。遇到危重患者须先抢救，避免不必要的检查和处理。⑤检查者立于患者的右侧，一般先检查健侧，再检查患侧。

一、全身检查

（一）望诊

1. 一般情况　包括营养、发育、神志、面容、体型、体位、姿势、皮肤颜色、出汗程度、有无色素沉着、异常毛发分布、静脉怒张、肝掌、蜘蛛痣等。

判断成人发育正常的指标为：胸围等于身高的一半，两上肢展开的长度等于身高，坐高等于下肢的长度。

临床上成年人体型分为无力型（瘦长型）、超力型（矮胖型）和正力型（匀称型）三种。

营养状况分为良好、中等、不良三个等级。

疼痛患者常见的体位有自主体位、被动体位和强迫体位。

2. 躯干、肢体的情况　从前、侧、后三个方向，站、坐、卧、行四种体位观察躯干、四肢的曲线、曲度以及有无肢体畸形、肌肉萎缩、步态异常（表5－1）等。

表5－1　临床典型异常步态特点

异常步态	临床特点	常见疾病
剪刀步态	两下肢强直内收，步行时一前一后呈剪刀状，步态小而缓慢，足尖擦地	脊髓损伤伴痉挛性瘫痪
摇摆步态（鸭步）	走路时身体左右摇摆	双侧髋关节先天性脱位、大骨节病
跨阈步态（鸡步）	足下垂，行走时患肢抬得很高	腓总神经损伤或麻痹、弛缓性瘫痪
跛行步态	行走时躯干向患侧弯曲并左右摇摆	单侧臀中肌麻痹、单侧髋关节先天性脱位
间歇性跛行	行走时发生小腿酸、软、疼痛和疲劳感，有跛行，休息时消除，继续行走症状又发生	腰椎管狭窄症、短暂性脊髓缺血、下肢动脉慢性闭塞性病变

（二）触诊

触诊时应注意：①压痛的程度、部位、性质、有无放射痛；②皮肤的温度、湿度；③各骨性标志有无异常；④有无异常活动；⑤有无感觉异常；⑥有无肿块及肿块的部位、硬度、大小、活动度、与周围组织的关系；⑦动脉搏动情况；⑧有无肌肉痉挛或萎缩。

（三）叩诊

四肢或脊柱的叩痛常提示有炎性病变、肿瘤或骨折等，通过叩诊检查患者的生理反射和病理反射。

1. 轴向叩击痛（传导痛）　阳性表示有骨关节损伤或炎症。

2. 棘突叩击痛　用叩诊锤叩击棘突，阳性提示骨折或棘突滑囊炎。

3. 神经干叩击征（Tinel征）　叩击已经损伤的神经近端时，末端出现疼痛并逐渐向远端推移，提示神经再生。

（四）听诊

听诊包括弹响、摩擦音、骨传导音和外周血管杂音。如腱鞘炎时的弹响以及半月板破裂的弹响等，这些杂音应与临床症状相结合，有临床症状时有病理意义，无临床症状则无临床意义。

（五）动、量诊

1. 动诊　包括主动运动功能、被动运动情况和有无异常活动。主动运动主要与肌力和关节活动度有关，与主动运动一致的被动运动与关节活动度有关，非主动运动方向的被动运动与关节韧带的功能有关，异常活动包括关节强直、活动度减小（肌肉韧带痉挛）、关节活动超常（关节囊、韧带松弛、断裂）、假关节活动等。

2. 量诊

（1）关节活动度：先测量健侧，后测量患侧，先主动，后被动。测量时要两侧对比，可以用目测，也可以借用器械测量。

（2）肢体的长度：可以用目测或借助 X 射线测量，临床常用皮尺测量。测量时肢体的位置应对称。

（3）肢体的周径：多用皮尺在骨性标志明显或肌腹最膨隆处测量。

（4）感觉平面：应左右对称检查，以准确判断病变区域。

（5）肌力与肌张力（见后叙述内容）。

二、头、面、颈部检查

（一）头、面部检查

头、面部检查包括头颅、面容、五官和脑神经等多方面的检查，应特别注意寻找压痛点、扳机点，以及看眼底等。

1. 常见压痛点　蝶窦外的各鼻窦和枕大、小神经及耳大神经出筋膜处的压痛点，常见于头痛。

2. 扳机点　面部有触发疼痛发作的点，常见于三叉神经痛。

3. 眼部检查　包括眼压、屈光度和眼底的检查。异常可以导致头痛。

（二）颈部检查

1. 触诊　患者取坐位，头稍前倾，医生一手扶患者额部，另一手拇指自 C_2 棘突向下或自 C_7 棘突向上逐个触诊棘突，注意其有无位置偏斜、棘间隙有无变窄、项韧带有无肥厚、囊肿及压痛等；再触棘突旁 1.5 ~2 cm 处（深处为椎间关节）有无压痛、放射痛或窜麻感，颈后、颈侧及颈前肌群有无痉挛、条索、结节及压痛，枕大神经、枕小神经及耳大神经有无变粗、压痛，甲状腺、颈淋巴结有无肿大，气管是否居中。

2. 颈椎活动度　在正常颈椎运动中，点头动作主要由寰枕关节完成，摇头及旋转动作主要由寰枢关节完成，侧屈动作由中段颈椎完成，屈伸动作主要由下段（$C_{6\sim7}$）颈椎完成。同时要测量颈椎活动的度数，正常情况下，头后伸可达 35°~50°，前屈 35°~45°下颌可触及胸骨柄，左右侧屈均为40°~60°，旋转各 60°~80°。

3. 特殊试验

（1）臂丛神经牵拉试验（Lasègue 征或 Eaton 试验）：让患者颈部前屈，检查者一手放于头部，另一手握住同侧腕部，呈反方向牵拉。若患者出现疼痛、麻木则为阳性；若在牵拉的同时迫使患肢做内旋动作，称为 Eaton 加强试验。阳性多见于神经根型颈椎病，臂丛神经损伤、前斜角肌综合征也可以为阳性。

（2）椎间孔挤压试验（spurling test）：患者坐位，头微向患侧弯，检查者立于患者的后方，用手按住患者头顶部向下压。若患侧上肢窜痛、发麻即为阳性，见于神经根型颈椎病。

（3）压顶试验（Jackson 试验）：患者端坐，检查者立于其后方，在患者头中立、后仰位时分别按压其头顶。若患侧上肢有放射痛、发麻即为阳性，见于颈椎病。

（4）斜角肌试验（Adson 试验）：也叫深呼吸试验。患者端坐，两手置于大腿上，比较两侧桡动脉搏动力量后，让患者深呼吸并将头转向患侧，同时下压其肩部，再比较两侧桡动脉搏动。若患侧减弱，则为阳性，表明锁骨下动脉受压，见于前斜角肌综合征；若在转头前就有脉搏的改变，则可能有颈肋。

（5）引颈试验：也叫颏部拔伸试验、椎间孔分离试验。患者端坐，用双手分别托住其下颏及枕部，用力向上做颏部牵引，使椎间孔增大，若患者自感颈部及上肢疼痛、麻木减轻，或耳鸣、眩晕等症状减轻则为阳性，多见于神经根颈椎病。引颈试验阳性可作为颈部牵引治疗的指征之一。

（6）前屈旋颈试验（Fans 试验）：先令患者颈部前屈，再左右旋转活动，若颈椎出现疼痛即为阳性，提示颈椎小关节病变、椎管外软组织损害。

三、肩及上肢部检查

（一）肩部检查

1. 常见的压痛点

（1）喙突：在锁骨下窝，是胸小肌、喙肱肌、肱二头肌短头腱及喙肱、喙肩、喙锁韧带的起点，这些组织病变如肩周炎时，在喙突及喙肱间有明显压痛。

（2）肱骨小结节：位于肱骨头前内侧，是肩胛下肌、喙肱韧带的止点，其下方小结节嵴是背阔肌（偏上外）及大圆肌（偏下内）的止点。损伤、肩周炎等病变时，肱骨小结节及其嵴可有压痛。

（3）肱骨大结节：位于肱骨头前外侧，其顶点是冈上肌止点，其外下方是冈下肌及小圆肌止点，其下方大结节嵴是胸大肌止点。这些肌肉病变时可在各自止点处压痛。

（4）肱骨结节间沟：为大、小结节之间的骨沟，其内有肱二头肌长头腱及其滑膜鞘通过。该腱鞘有炎症时，此处压痛明显。

（5）肩峰下：肩胛冈的外端为肩峰。肩峰下滑囊发炎时有明显的压痛。

（6）冈下窝：为冈下肌起始部，其深面有丰富的神经血管网。该处损伤、发炎时压痛明显，并可放射至上肢。

（7）肩胛骨外缘中下份：是小圆肌的起始部。该肌病变时此处压痛。

（8）肩胛骨下角：为大圆肌的起点。该肌病变时此处压痛。

（9）冈上窝：有冈上肌起点及其肌腹。该肌病变时此处压痛。

（10）肩胛骨内上角：是肩胛提肌止点，也是常见的压痛点。

（11）肩胛骨内缘内侧：是大、小菱形肌的起始部。该二肌病变时此处可有压痛。

（12）三角肌区：三角肌、肩袖及三角肌下滑囊病变时，则该区可有深、浅压痛。

2. 肩关节活动范围及其肌肉运动功能检查　肩部活动是靠盂肱、肩胸、肩锁和胸锁四个关节联合完成的，可完成七个动作，每个动作均有一定的肌肉参加，故检查每个动作时，除检查活动范围外，同时检查完成这个动作的肌肉运动功能及病变情况。疼痛临床多见盂肱关节病变，检查该关节的活动范围时，须固定肩胛骨。若须检查肩锁关节或胸锁关节，则让患者做耸肩动作，两关节同时活动，根据活动障碍及疼痛部位确定为何病变。各肌肉运动功能的检查，除在肩关节活动时注意外，还应根据每块肌肉的起止、走向、功能和抗阻试验逐一检查。

正常肩关节活动度：盂肱关节前屈70°~90°，后伸40°，外展80°~90°，内收20°~40°；中立位内旋40°~50°，外旋40°~50°；肩胛带复合功能，上举160°~180°，并可以做360°的环转。

3. 特殊试验

（1）肩三角试验：喙突、大结节及肩峰三点构成一个三角形，有的人呈等边三角形，肱骨外科颈骨折时，三点关系不变；肩关节脱位、喙突或肩峰骨折时，三点关系破坏，左右对比不一致。

（2）雅格逊（Yargason）征：也叫肱二头肌长头紧张试验或抗阻试验。患者屈肘位，后旋前臂并克服医生给予的阻力，若肱骨结节间沟出现疼痛为阳性。见于肱二头肌长头腱炎或腱鞘炎。

（3）Speed试验：让患者在肘伸直和肩外旋位屈肘抗阻，若肱骨结节间沟处痛，为阳性，意义同雅格逊征。

（4）搭肩试验：也叫杜加斯（Dugas）征。让患者将手搭于对侧肩上，如果肘部不能接触胸前壁，则为阳性，见于肩关节脱位。

（5）道巴恩（Dawbarn）征：患急性肩峰下滑囊炎时，患肢上臂贴在胸壁侧面，肩峰前缘下方可以有触痛，若上臂外展，滑囊移位于肩峰下，触痛消失为阳性。

（二）肘部检查

1. 望诊

（1）畸形：正常肘部有10°~15°的提携角（生理性外翻），大于或小于该角度分别叫做肘外翻或肘内翻。骨折或脱位时骨突部出现畸形，如后脱位时肘后凹陷。

（2）肿胀：①关节肿胀，肘关节积液，早期表现为鹰嘴两旁的正常凹陷消失或丰满。大量积液时肘呈半屈曲位（该关节腔容量最大）。②软组织肿胀，呈弥漫性肿胀。③局部肿胀，某部位呈局限性肿胀，说明该处有骨折或韧带、关节囊损伤。

2. 触诊

（1）肱桡关节：一手握住患者的前臂做旋前旋后动作，另一手触摸桡骨头的位置及与肱骨头的关系。

（2）肘后三点关系：见后叙“特殊试验”之“肘后三角测验”的内容。

（3）肿块：有无肿物、结节、条索状物，若有则注意质地、活动度、压痛等。

（4）压痛点：急性扭伤、慢性劳损等病变，均可出现压痛点。损伤引起的压痛比较局限而固定，病变引起的压痛范围较广泛。肘部常见压痛点有以下几处。

1）肱骨外上髁：为桡侧腕长、短伸肌和指伸肌等伸肌腱起点，这些肌腱慢性劳损或肱骨外上髁炎时，压痛明显。

2）肱骨内上髁：为尺侧腕屈肌、指浅屈肌、指深屈肌等屈肌腱的起点，屈指总肌腱劳损时，压痛明显。

3）桡侧副韧带：居肘关节囊外的桡侧，该韧带损伤、桡骨头骨折或脱位时，此处有压痛。

4）尺侧副韧带：居肘关节囊外的尺侧，该韧带损伤、创伤性滑膜炎时，此处压痛。

5）尺神经沟：是肱骨内髁与鹰嘴之间的沟，迟发性尺神经炎、复发性尺神经脱位、肱骨内髁骨折时，该处压痛明显。

6）肘后关节间隙：创伤性滑膜炎及肘的骨关节病时，肘后关节间隙压痛。

7）鹰嘴：为肱三头肌肌腱止点，该肌腱止点损伤、肌腱断裂、鹰嘴骨折、肘后滑囊炎等，鹰嘴有压痛。

3. 关节运动功能　肘关节完全伸直，前臂旋后，拇指朝外，为肘关节中立位，中立位为0°，此时肘关节可屈曲135°~150°，过伸10°；上臂紧贴胸侧壁，前臂伸向前方，拇指朝上，其余手指伸直为前臂旋转运动的中立位为90°，此时肘关节可旋前（内旋）80°~90°，旋后（外旋）80°~90°。

4. 特殊试验

（1）伸肘试验：患者将患侧手放在头顶上，再伸直肘关节，若不能伸直，即为阳性。见于鹰嘴骨折。

（2）桡骨头试验：以检查患者左手为例。让患者屈左肘90°，检查者左手握住患者的左手，右手示、中指并列，中指尖置于患者肱骨外上髁处，示指所按处就是桡骨头。将患者前臂做旋前和旋后运动，示指尖即可感到桡骨头的旋转运动。如果桡骨头向前或向外突出，旋转受限，即为阳性。见于桡骨头脱位。

（3）抗重力伸肘试验：患者立位，弯腰，上臂侧平举，主动伸肘，如不能完全伸直，或同时肘后出现疼痛，即为阳性，见于肱三头肌腱止点断裂或撕脱、骨折。

（4）肘后三角测验：肘后三角由肱骨内上髁、外上髁与鹰嘴之最高点组成。正常时，肘关节伸直位，三点在一条直线上；屈曲位，后面观呈一倒置的等腰三角形；侧位，肱骨上髁之凸点与尺骨鹰嘴背侧之凸点在一条直线上。肘关节后脱位、鹰嘴骨折、外上髁或内上髁骨折、肘关节侧方脱位、肱骨髁部骨折时，三角的关系遭到破坏；但肱骨髁上骨折，肘后三角不变形。

（5）旋臂屈腕试验：又叫密勒（Mill）征或网球肘试验、腕伸肌紧张试验。让患者屈腕屈肘，前臂旋前，检查者一手握住其肘关节上方，另一手握住其腕部，被动缓慢将其肘关节伸直，若肱骨外上髁处出现剧痛，即为阳性。见于肱骨外上髁炎、桡侧腕长伸肌腱扭伤。

（6）伸肌紧张试验：又叫柯宗（Cozen）试验或腕背伸直抗阻力试验。让患者握拳屈腕，在检查者将手压于其手指背侧做对抗的情况下嘱其用力伸指、伸腕，如出现肱骨外上髁处疼痛，即为阳性。见于伸腕肌劳损、肱骨外上髁炎。

(7) 屈肌紧张试验：让患者握住检查者的手指（示指至小指）强力伸腕握拳，检查者手指与患者握力做对抗，若出现内上髁部疼痛，即为阳性，多见于肱骨内上髁炎。

(8) 肘被动外翻试验：患者肘部伸直或屈曲150°，检查者用一手抵住其肘外侧作为支点，再将其前臂外展，若肘外侧出现挤压性疼痛，即为阳性，见于肱骨小头干脆性骨软骨炎。

(三) 腕部及手部检查

1. 望诊　注意检查双手的外形，有无畸形和包块，有无功能位的异常。梭状指，多见于类风湿性关节炎；杵状指，见于慢性呼吸系统、心血管系统疾患及慢性营养障碍；爪形手，见于尺神经损伤、前臂屈肌群缺血性痉挛、脊髓空洞症；猿手，见于正中神经损伤；垂腕，见于桡神经损伤；餐叉样畸形，见于克雷斯（Colles）骨折；腕部掌侧或背侧的结节状隆起，见于结核或类风湿性关节炎引起的滑膜炎；腕背侧或桡侧的圆形隆起，见于腱鞘囊肿或腱鞘纤维脂肪瘤；"鼻烟壶"消失，见于舟状骨骨折。

2. 触诊　自尺、桡骨远端向指端依次检查腕、掌、指处有无异常肿物及压痛点。应注意肿物大小、质地、活动度及与肌腱的关系等。临床常可触及腱鞘囊肿、腱鞘炎的硬结等。

3. 其他检查

(1) 叩击第三掌骨头，腕部靠中线处有疼痛者，可考虑月骨缺血坏死或舟骨骨折。

(2) 屈指伸直时有弹响，可考虑腱鞘炎；前臂旋转时，若下桡尺关节有弹响，则可能为三角软骨盘损伤。

(3) 正常腕关节活动范围：背伸70°，掌屈80°，桡侧偏25°，尺侧偏35°。手指屈曲范围：掌指关节90°，近侧指间关节120°，远侧指间关节60°~80°。还应检查拇指内收、对掌是否正常等。

4. 特殊试验

(1) 握拳尺偏试验：又称芬克尔斯坦（Finkelstein）试验。患者握拳（拇指握于拳内），使腕部尺偏，若桡骨茎突出现疼痛为阳性，提示桡骨茎突狭窄性腱鞘炎。

(2) 腕关节尺侧挤压试验：患者腕关节置于中立位，检查者将其尺偏并挤压，若下尺桡关节疼痛为阳性，提示三角软骨盘损伤、尺骨茎突骨折。

四、腰、骶、髂、臀部检查

为使检查顺序清楚，避免重复和遗漏，该部位检查按下述体位进行。

(一) 立位

让患者背向医生而立，双目平视前方，双足并拢，双膝挺直，腰背部及骶尾部全部暴露，仔细检查。

1. 观察脊椎外形　有无侧凸，以第几腰椎为中心突向哪一侧，生理前凸是正常、变浅、加深还是后凸，有无包块、窦道、脓肿。

2. 观察骶棘肌及臀部肌群　有无隆起、肿块、萎缩，两侧是否对称。

3. 观察骨盆　是否倾斜。

4. 检查棘突及两侧竖脊肌　用三指触诊法，中指触摸棘突有无偏斜、肥厚、压痛，示指、环指分别触摸两侧骶棘肌有无紧张、压痛、硬结、条索等。

5. 检查并记录腰椎活动范围　检查后伸时，医生一手托扶患者腰部，检查前屈时，医生一手托扶患者腹部避免患者向后或向前摔倒。如在其做某项活动时出现疼痛，要注意疼痛出现的部位，有无放射痛及放射痛的部位。正常腰椎活动范围：前屈90°，后伸30°，左右旋转30°，左右侧屈30°。

(二) 坐位

如果患者在立位检查时，屈伸活动受限、疼痛，应再做坐位屈伸检查。坐位时，骶髂关节已固定，主要检查腰骶关节。

(三) 俯卧位

患者俯卧，腹下垫枕，两上肢靠紧身体，全身肌肉放松，做以下检查。

1. 脊柱弹性及疼痛位置　医生两手掌重叠下压脊柱，自腰椎到骶椎，以检查脊柱弹性及疼痛部位。

2. 硬结、条索和压痛点　两手拇指左右两侧一起自上而下逐个检查疼痛好发部位，如脊肋角、L_3横突、髂腰角、髂嵴、臀上皮神经体表投影、梨状肌下孔投影、骶髂关节、坐骨结节、坐骨神经干等。

3. 肾区及脊柱叩诊　医生左手平置于L_1棘突旁、第12肋下，右手叩击左手背，力量逐渐增加，以检查肾脏有无叩痛，用叩诊锤逐个叩击每个棘突及其旁开1.5～2 cm处、骶髂关节等，检查这些部位有无叩痛和病变。

4. 梨状肌紧张试验　一手按住骶部，另手握住踝部（屈膝90°），向外推小腿，若出现臀及下肢疼痛，为阳性，多见于梨状肌综合征。

5. 股神经紧张试验　检查者一手固定患者盆骨，另手握踝上，使大腿后伸（膝关节伸或屈），如出现大腿前方放射痛，即为阳性，表示股神经根（$L_{2、3、4}$脊神经根）有受压可能。

6. 伸腰试验　患者两下肢伸直，检查者固定其两小腿，让患者双手抱住枕部觉腰痛，即为阳性，多见于腰椎间关节病变或腰肌病变。由于骨盆已固定，故骶髂关节病变不会引起本试验阳性。

7. 腰大肌挛缩试验　又称过伸试验。患者患肢屈膝90°，检查者一手握住踝部将下肢提起，使髋关节过伸，若骨盆随之抬起为阳性，见于腰大肌脓肿及早期髋关节结核等。

8. 跟腱反射　屈膝90°，医生左手压住足底前端，稍下压，叩击跟腱处，若足出现跖屈，则跟腱反射存在。根据跖屈动度大小，分别记为减弱（+）、正常（++）、活跃（+++）、亢进（++++）和消失（-）。

（四）仰卧位

1. 屈颈试验（Lindner试验）　患者主动或被动低头屈颈，抵达胸壁，可使脊髓上升1～2 cm，同时向上牵拉神经根及硬膜囊。在腰骶神经根有病变时，如腰椎间盘突出症等，将因牵拉神经根而产生大腿后放射痛，甚至屈患侧下肢，即为阳性。但椎间盘突出症的突出物若在神经根内侧，该试验也可阴性。

2. 直腿抬高试验（Lasègue征）　患者两下肢伸直，检查者一手扶患者膝部使腿伸直，另一手握踝部徐徐上举，若上举达不到正常的高度（70°～90°），并出现腰痛和同侧下肢放射痛，为阳性。<30°为明显阳性，40°～70°为阳性，>70°为轻阳性，多见于腰椎间盘突出症。

3. 健侧直腿抬高试验　又称法杰兹坦（Fajerztain）试验或交叉直腿抬高试验。健肢达一定高度时，感到腰及患肢痛，为阳性，多见于腰椎间盘突出患者。

4. 直腿抬高加强试验　也叫足背伸试验或布瑞嘎（Bragard）征。在直腿抬高到引起疼痛时，稍降低腿的度数，突然将足背伸，引起剧烈放射痛，为阳性。此试验可用来区别由于髂胫束、腘绳肌或膝关节囊部紧张所造成的直腿抬高受限，因为背伸肌只加剧坐骨神经及小腿腓肠肌的紧张，对小腿以上的肌筋膜无影响。

5. 胫神经试验（弓弦试验）　在直腿抬高引起疼痛时固定大腿而屈膝20°，使腘窝胫神经稍松，再以拇指压迫位于腘窝中的胫神经，诱发疼痛并沿小腿放射为阳性。

6. 仰卧挺腹试验　患者两上肢置于胸前或腹部，以枕及两足跟为支点，挺腹，使腰背离床，如出现腰痛，并向患侧下肢放射为阳性。如无疼痛，可深吸气后，屏气30 s，直至脸色潮红，若患肢出现放射痛亦为阳性。该试验系借助增加腹内压力而增加椎管内压力，以刺激有病变的神经根，引起腰腿痛，见于椎间盘突出症。

7. 梨状肌紧张试验（内旋髋试验）　患肢伸直，主动内收、内旋，若出现臀部疼痛并沿坐骨神经放射，即为阳性，说明坐骨神经在梨状肌处受损。

8. 骨盆分离及挤压试验　检查者两手压在患者双侧髂前上棘处，向内挤压或向外分离骨盆或在耻骨联合处轻轻向后按压。若骨盆某处出现疼痛，说明该处有骨折。如骶髂关节疾患，可在腰骶部出现疼痛，但腰椎间关节疾患不出现疼痛。

9. 床边试验　也称骶髂关节分离试验、分腿试验、盖斯兰（Gaenslen）试验。患者患侧骶髂关节与床边相齐，两手紧抱健膝，使髋膝关节尽量屈曲，患侧下肢置于床下，检查者两手分扶两膝，使其向相反的方向分离，若骶髂关节痛为阳性，说明骶髂关节有病变。腰骶关节病变者，此试验阳性。此试验也可让患者采用侧卧位，患侧在上，患者用力屈曲健侧髋、膝关节，检查者一手前推骶部，另一手后扳患侧下肢。

10. 髋膝屈曲试验　又叫骨盆回旋试验。患者屈曲髋、膝关节，检查者把住患者膝部，使髋膝关节尽量屈曲，并向头端挤压，使臀部离开床面，腰部被动前屈，若腰骶部出现疼痛，则为阳性。见于腰部软组织损伤、劳损或腰椎间关节、腰骶关节、骶髂关节病变；腰椎间盘突出症时，此试验常为阴性。

11. “4”字试验　也叫盘腿试验、法伯尔（Fabere）征、帕特里克（Patrick）征。患者健侧下肢伸直，患侧屈膝90°，髋外展，患侧足放在健侧大腿上。检查者一手按压对侧髂骨，另一手下压膝部，若下压受限，髋关节痛为髋关节病变（因此时股骨头完全挤入髋臼，髋关节腔容积最小）。若骶髂部疼痛，则可能为骶髂关节病变，若耻骨联合部痛，可能为耻骨炎。

12. 骶髂关节定位试验　检查者抱住患者两膝后部，使屈髋90°，小腿自然地放在检查者右臂上，检查者左手压住其膝部，使骨盆紧贴于检查台，肌肉放松。然后以双大腿为杠杆，将骨盆分别向左和右侧挤压，一侧受挤压时，对侧被拉开。骶髂关节疾患时，向患侧挤压疼痛减轻，而向健侧挤压患侧被拉开，疼痛加重。

13. 膝腱反射　双膝屈曲弓起，被检侧腘部置于另侧膝上，用叩诊锤叩击被检侧髌韧带，小腿上跷，根据跷起幅度标出膝反射情况，其中（+）为减弱、（++）为正常、（+++）为活跃、（++++）为亢进，（−）为消失。如椎间盘突出压迫坐骨神经，则膝反射减弱或消失，如颈胸部脊髓受压或中枢神经损害时则为活跃或亢进，正常人也可以有膝反射减弱或活跃。

14. 足背伸肌力和伸跗肌力　检查者一手尺侧缘放于患者双足背，让患者做足背伸动作，并克服检查者给予的阻力，测出足背伸肌肌力。检查者右手拇、示指分别抵住双足跗趾，让患者伸跗趾克服阻力，测出跗背伸肌肌力。

15. 足趾、足背及小腿的感觉　测试足趾、足背及小腿处的感觉，两侧相比，并与上肢相比。

16. 下肢病理反射　病理反射是中枢神经损害时出现的异常反射，正常成人不能引出。

（五）侧卧位

1. 斜扳试验　也叫腰部扭转试验，即筒柄试验。患者侧卧位，下腿伸直，上腿屈曲，检查者一手将患者骨盆向前推，同时另一手将其肩部向后拉，使躯干急剧扭转，若发生腰骶部疼痛，为阳性，可能为骶髂关节或下腰部病变，如小关节病变。患者尽量屈髋屈膝、低头，使脊柱完全屈曲固定，然后做斜扳试验。若为阳性，说明骶髂关节有病变。

2. 卧床翻身试验　骶髂关节炎症患者向患侧卧多引起疼痛，故常卧向健侧，下肢踡屈，翻身时即感疼痛，故翻身时需一手扶臀部，或由他人帮助翻身。几乎所有骶髂关节疾患的患者，都具有这一阳性体征。

五、髋股部检查

（一）一般检查

1. 望诊　先让患者立正站好，从不同角度观察骨盆有无倾斜（两侧髂前上棘是否等高），腰椎有无代偿性侧凸，髋部有无隆起、凹陷；再让患者做各种动作，如下蹲、起立、落座、上床、穿鞋、脱裤、脱袜、行走、跑跳等，观察有无异常；再让患者平卧，将两腿伸直摆到中立位，观察双下肢长度，有无畸形。

2. 触诊　患者仰卧，双腿伸直，检查者双手各以拇指放在腹股沟韧带中点下方的股骨头处，其余四指按于大转子后上方的坐骨与股骨沟中，两侧对比触诊。

(1) 股骨头的位置：正常的股骨头位于腹股沟韧带中段之下，股动脉之后方，如髋关节向后上方脱位，则股骨头转移到股动脉的外侧，距髂前上棘较近，大转子亦上升；髋关节前脱位时，股骨头很容易在耻骨和闭孔处触及。

（2）肿块：如有肿块应探及大小、硬度、边界、数目、与周围组织的关系、活动度、波动、震颤等。

（3）软组织的厚度：髋关节炎时，其局部厚度明显增加。

（4）髋部压痛点：

1）大转子顶端：其压痛点在髋关节前方，相当于腹股沟韧带中点向下、向外各 2.5 cm 处。见于髋关节化脓性感染或结核、大转子滑液囊炎等。

2）小转子处：髋关节屈曲外旋时，在小转子处有压痛。见于髂腰肌止点病变。

3）髂骨翼内侧：有压痛肿块，见于髂肌下血肿，多同时合并有股神经压迫症状。

4）大转子处：大转子滑囊炎时，在大转子处有明显压痛。

5）腹股沟韧带与髂骨之间：该处压痛多见于腰大肌下滑囊炎。

3. 叩诊　在上述压痛点处，也可有明显叩痛。

4. 听诊　在髋关节主动或被动活动时可听到响声，称为弹响髋。常见于大转子滑囊炎、腰大肌下滑囊炎，分别在大转子与髂胫束之间、腹股沟韧带与髋骨之间出现滑动性弹响。

5. 特殊检查

（1）大腿滚动试验：又叫高芬（Gauvain）征。患者仰卧，双下肢伸直，检查者以手掌轻搓其大腿，使大腿向外旋转滚动，如髋关节疾患并引起髋周围肌肉痉挛，则运动受限、疼痛，并见该肌肉收缩，即为阳性。主要用于检查髋关节炎症、结核、胫骨骨折及粗隆间骨折等。

（2）托马斯（Thomas）征：又叫髋关节屈曲挛缩试验。患者仰卧，尽量屈曲健侧下肢，大腿贴近腹壁，使腰部紧贴于床面，克服腰前凸增加代偿作用。再伸直患肢，如患肢不能伸直平放于床面，即为阳性。说明该髋关节有屈曲挛缩畸形，患肢大腿与床面所形成的角度即髋关节屈曲畸形的角度。

（3）望远镜试验：又叫套叠征、都普顿（Dupuytren）征、巴洛夫（Barlove）试验。患者仰卧，助手按住其骨盆，检查者两手握住其小腿，使伸直髋、膝关节，然后上下推拉患肢，若患肢能上下移动 2～3 cm，即为阳性。另一种方法是：患者仰卧，检查者一手固定其骨盆，另一手抱住患肢大腿或环抱患肢膝下，使髋、膝关节稍屈曲，将大腿上推下拉，反复数次，如有股骨上下过度移动感，即为阳性。说明髋关节不稳定或有脱位等。

（4）"4"字试验：见前叙内容。

（5）欧伯（Ober）试验：又叫髂胫束挛缩试验。患者侧卧，健肢在下并屈髋屈膝，检查者站在患者背后，一手固定骨盆，另一手握患肢踝部，屈膝 90°，然后将髋关节外展后伸，让患肢自然下落，正常时应落在健肢后，若落在健肢前方或保持上举外展姿势，即为阳性，见于髂胫束挛缩或阔筋膜张肌挛缩。

（6）叩击试验：叩击足跟部或大粗隆外侧，若髋关节处引起疼痛或使疼痛加重，要考虑髋关节脱位、骨折、股骨颈骨折等病变。

（7）股骨大转子位置测定试验：

1）内拉通（Nèlaton）线：患者侧卧，患侧向上，屈髋 20°，将坐骨结节显露最突出点与髂前上棘画一条线为内拉通线，正常时髋关节屈曲 135°（股骨与躯干长轴相交角）位置，此线通过大转子顶点。若大转子顶点高于此线 1 cm，表示大转子向上移位，见于髋关节后脱位或股骨颈骨折。

2）布来恩（Bryant）三角：患者仰卧，两下肢伸直。若患肢畸形，使健肢与患肢成对称位。由髂前上棘至股骨大转子顶点画一条线（AB），再由大转子顶点与髂前上棘分别做引线垂直交于 C 点，即构成三角形（ΔABC）。两侧对比，如 BC 线缩短，表示大转子向上移位，意义同内拉通线。

3）休马克（Schoemaker）线与卡普兰（Kaplan）线交点：患者平卧，自两大转子顶点在同侧髂前上棘，各画一连线，两线在腹壁相交。正常时，两线相交点在脐上中线。如一侧大转子上移，交点在对侧腹壁的脐下方。

4）耻骨联合横线：通过耻骨联合最高点做一水平线，正常时，此线适经过大转子顶点。若一侧大转子上移，则其顶点高于此线。

六、膝部检查

（一）一般检查

1. 望诊

（1）畸形：检查畸形时常让患者取站立位，正常成人膝关节可有5°过伸，女性可有10°以上过伸，男性可有5°～10°的生理性外翻角，常见膝关节畸形如下。

1）膝外翻畸形：又称“X”形腿。两侧膝关节并拢时，踝关节不能并拢。

2）膝内翻畸形：又称“O”形腿。两侧踝关节并拢时，膝关节不能并拢。

3）膝反张畸形：又称膝反屈。指膝关节过伸超过10°以上者。

4）膝屈曲畸形：指膝关节不能伸直者。

（2）肿胀、梭形膨大：膝关节严重肿胀时，膝关节前上方的髌上囊膨大，“象眼”部饱满或隆出，“象面”部轮廓不清（正常膝关节在屈曲80°时，从前面看膝部形似“象面”，髌韧带两侧凹陷，代表“象眼”，股四头肌代表“象耳”）。髌前囊发炎时，髌骨前面肿胀明显。单纯膝关节积液时，髌骨周围肿胀明显，呈马蹄铁状膨隆，膝关节结核时呈梭形肿大。

（3）肌肉萎缩：膝关节有器质性病变或损伤（如半月板损伤），股四头肌很快出现失用萎缩，尤其是股内侧肌肉萎缩，更说明膝关节内有病变或损伤。若肌肉萎缩不明显，可在髌骨上缘以上10 cm处测量大腿周径。双侧对比，肌肉萎缩者周径减少。

（4）瘢痕、窦道、肿块及静脉怒张：若膝关节内有肿物突出，多为半月板囊肿或关节内游离体（又称关节鼠）。若胫骨结节肿大隆凸和压痛，要考虑胫骨结节骨骺炎。

2. 触诊

（1）压痛点：常出现压痛点的部位为关节内外间隙、关节囊附着部、膝内、外侧副韧带的附着部或实质部、髌韧带两侧脂肪垫、髌骨边缘、髌骨关节面后缘、胫骨结节或腘窝等，分别代表不同的病变。

（2）关节积液：正常膝关节内约有5 ml滑液，如关节积液量大，容易触及，如少量或中等量积液，需要做浮髌试验。

（3）滑膜肥厚：正常滑膜不能触及，若按摩膝关节时感到软组织增厚，就应考虑滑膜增厚的可能。任何性质的慢性炎症，均能引起滑膜增厚，但程度各异。

（4）关节摩擦感：膝关节面不平滑，髌骨软化，关节内有游离体等均可引起摩擦感或摩擦音。检查时一手握患肢小腿下端做膝关节屈伸活动，一手置于膝前侧触诊。若有髌骨软化，上下左右移动髌骨可有摩擦感和触痛，髌骨研磨试验阳性。

（5）肿物：检查髌上滑囊、髌骨、髌韧带两侧、关节间隙和腘窝等处有无肿块。

一般性肿物：滑囊炎引起的滑膜囊肿，如髌上囊肿、髌前囊肿、腘窝囊肿和半膜肌腱鞘囊肿分别在髌上、髌前和腘窝部；半月板囊肿或关节内游离体位于关节间隙侧副韧带之前，伸膝时明显，屈膝时消失。检查关节内游离体的方法是让患者主动地显示游离体，往往通过一定的关节运动及手法推挤按摩，驱使游离体滑到表面而得以触及，注意触摸游离体的大小、数目及硬度等。

肿瘤性包块：胫骨上端和股骨下端是骨肿瘤好发部位。骨肿瘤呈偏心性肿大，位置固定。骨软骨瘤呈局限性突出，表面高低不平，质地坚硬，无压痛或轻度压痛；胫骨上端骨巨细胞瘤触诊有乒乓球感；骨肉瘤较软，压痛明显，皮温高。

（6）股四头肌肌力和肌张力：检查者两手分别放在两侧股四头肌上，令患者主动进行股四头肌的收缩运动，两侧对比，以了解该肌肌力和肌张力。特别注意股内侧肌的情况。

（7）髌骨触诊：用指甲背面沿髌骨表面自上而下滑动或用铅笔从上而下在髌骨表面滚动，如有明显疼痛，应考虑髌骨骨折的可能。

3. 听诊

（1）弹响：当膝关节主动或被动运动时，常伴有响声出现，对诊断膝关节疾病很有帮助。如髌骨软骨炎（髌骨软化症）可在髌骨上、下、左、右移动时与股骨髁间凹（髌骨关节）相摩擦而产生摩擦音。滑膜炎引起滑膜粗糙不平，在股骨髁侧方可听到粗糙的摩擦音。膝关节外侧半月板可在关节伸展活动时出现浊音弹响并伴有关节的震动，关节内游离体有时也可发生响声。如关节在活动时有响声，但无疼痛及其他症状，则多无病理意义。

（2）杂音：腘窝处搏动性杂音应排除动脉瘤等。

（二）膝关节运动功能的检查

膝关节运动主要为屈伸运动，检查膝关节运动功能时，以膝关节伸直位为中立位（0°），测其伸、屈、收、展角度。正常运动范围：①屈曲120°～150°，屈肌为股二头肌、半腱肌、半膜肌、缝匠肌、股薄肌、腘绳肌及腓肠肌。②伸直0°，过伸5°～10°，主要伸膝肌为股四头肌。③小腿内旋（屈膝90°时被动运动）20°～30°，小腿内旋肌为半腱肌、半膜肌、缝匠肌、股薄肌、腘绳肌。④小腿外旋（屈膝90°时被动运动）6°～8°，小腿外旋肌为股二头肌。

检查时注意以下几点：①两侧对比，并记录主动活动和被动活动的最大活动度。②运动受限，膝关节任何疾病都可在一定程度上使关节运动受限，而以急性外伤和关节炎症时受限最明显。膝关节畸形强直，任何运动均丧失。关节外疾患则运动受限程度较小或不受限。③运动度增加，此点对诊断极有意义。增加的原因：一是骨性的原因，如结核性骨破坏、骨折；二是韧带撕裂，如前后运动增加，可能为膝交叉韧带断裂，外展、内收运动增加，可能有侧副韧带撕裂；三是关节松弛，多见于膝关节肌肉失用萎缩、盘状软骨切除术后、婴儿瘫后遗症、先天性关节松弛症及少数经过特殊锻炼的人如杂技演员等。

（三）特殊检查

1. 浮髌试验　用于关节腔少量积液或中等积液的判定。一般关节腔积液正常为5 ml，超过50 ml则表现为阳性。试验方法如下。

患者取仰卧位，膝关节伸直，股四头肌松弛，检查者一手虎口在髌骨上方压挤髌上囊，并用手指挤压髌骨两侧，使液体流入关节腔，然后用另一只手的示指轻轻按压髌骨中央，若感到髌骨撞击股骨前面，为阳性，说明积液较少。若髌骨随手指的按动而出现浮沉现象，表示积液量较多。

患者直立时，髌上囊的积液自然流到髌骨后方，如果股四头肌松弛，髌骨自然离开股骨滑车，这时用两个拇指分别推动两侧髌骨，对比两侧感觉，如果髌骨被关节积液浮起，推动时有髌骨和股骨撞击感，即为阳性。

2. 髌骨摩擦试验（Soto－Hall征）　患者主动伸屈膝关节，髌骨与股骨踝间凹部摩擦而发出摩擦音并有疼痛感，即为阳性，见于髌骨软化症。

（1）单腿半蹲试验：患者单腿站立，逐渐屈膝下蹲时，出现膝软、疼痛，即为阳性。若髌下出现摩擦音亦为阳性。该试验主要用于检查髌骨软化症。

（2）膝关节分离试验：又称侧方挤压试验、侧副韧带紧张试验、波勒（Bohler）征。患者仰卧，膝关节伸直，检查者一手握住患肢小腿下端，将小腿外展，另一手按住膝关节外侧，将膝向内侧推压，使内侧副韧带紧张，如出现疼痛和异常的外展运动即为阳性，表示内侧副韧带松弛或断裂。必要时先阻滞压痛点，然后极度外展使内侧关节间隙加大张开的情况下，X射线透视或拍片做进一步诊断。此检查同时挤压外侧关节面，如有外侧半月板损伤，则关节间隙感到疼痛。用同样方法将小腿内收，可以检查外侧副韧带的损伤和内侧半月板的损伤。

3. “抽屉”试验　又叫推拉试验、德韦尔（Drawer）试验。患者仰卧，患膝屈曲约80°，检查者双手握住膝部下方，用肘关节压住足背固定患肢，向前后推拉，如小腿有过度向前移位表示前交叉韧带断裂或松弛，反之表示后交叉韧带松弛或损伤。异常活动与病变的关系可用“前前、后后”四个字来记忆。或理解为开抽屉阳性为前交叉韧带病变，关抽屉阳性为后交叉韧带病变。

4. 麦克马瑞试验（McMurray）　又叫半月板弹响试验、回旋研磨试验。利用膝关节面的旋转和研磨动作来检查半月板有无损伤。本法有两个动作，每个动作包括三种力量。试验方法如下。

患者仰卧，先使膝关节最大屈曲，左手固定膝关节，右手握足，尽量使胫骨长轴外旋，左手在腓侧推挤使膝关节外翻，在此外旋外翻的力量继续作用的同时，慢慢伸直膝关节。如果内侧有响声和疼痛，则证明内侧半月板有破裂。按上述原理做反向动作，在膝关节内旋内翻的同时伸直膝关节，如外侧有响声和疼痛，则证明外侧半月板有破裂。以上是麦克马瑞试验的基本检查方法。但实际操作时疼痛与响声位置与其相反，小腿内旋内翻再加伸直往往是内侧半月板疼痛，反之外侧半月板疼痛。但有时不管向内或向外，只要膝关节有研磨和旋转，其疼痛始终固定于一侧膝关节间隙。

另一种操作法是：患者仰卧，检查者一手握膝，放在关节间隙内侧或外侧，另一手握住小腿下端，将膝关节尽量屈曲，然后使小腿内收、外旋，同时伸直膝关节，如有弹响，说明外侧半月板可能有破裂。膝关节极度屈曲时发生弹响，考虑后角破裂；屈曲至90°时发生弹响，则为半月板中央破裂；至于前角破裂，原则上应在膝关节伸直位时发生弹响。但麦克马瑞以为本试验只能测知后角与中央部破裂，对前角不能测定。应注意鉴别髌骨摩擦或肌腱弹拨所发生的声响。在外伤早期，至少3周内做此试验没有意义，因为膝关节伤后周围软组织损伤尚未修复，此时做试验，不管有无半月板损伤，只要膝关节有屈伸和旋转就会产生疼痛，因此伤后早期做试验，即使阳性，也很难肯定就是半月板的损伤。

5. 伸直受限征（Heffet 征） 当膝关节半月板损伤绞索时，关节不能全伸，表现为伸直后胫骨粗隆不外旋而维持在髌骨中线上。

6. 伸膝试验（Pisani 征） 外侧关节间隙包块，在伸膝时消失，屈膝时出现，可能为外侧半月板囊肿。

7. 指压试验（Fimbrill - Fisher 征） 检查者以指尖置于内侧副韧带前方的关节间隙，屈膝、旋转小腿数次或同时伸膝，若内侧半月板损伤，则可感到手指下有物体移动，并可伴疼痛及摩擦音。可以用同样的方法检查外侧半月板损伤。

8. 研磨试验（Apley 征） 俯卧位，屈膝90°，双手握患者足部，左腿压住患腿旋转提起患膝，若出现疼痛，则为侧副韧带损伤；将膝下压，再旋转，若出现疼痛，则为半月板损伤，轻微屈曲压痛，则为半月板前角损伤。

9. 侧位运动试验（Bochler 征） 患者伸膝，检查者一手握踝，一手扶膝，做侧位运动，向内侧推时外侧疼痛，提示外侧副韧带损伤；反之提示内侧副韧带损伤。

10. 过伸试验（Jones 试验） 仰卧位，伸膝，一手固定膝部，一手托起小腿，使膝过伸，出现疼痛可能是半月板前角损伤，髌下脂肪垫肥厚或损伤，股骨踝软骨损伤。

11. 肌警觉性征（Lannelongue 征） 膝关节结核时，关节活动受限，平衡功能遭到破坏，因此步态停滞、不连贯。

七、踝足部检查

（一）一般检查

1. 望诊 让患者脱去长裤、鞋袜，以站、立、行、走、坐、卧等各种体位观察。

（1）站立姿势和负重点：双足是否呈内“八”字或外“八”字形，是否呈扁平足或弓形足。

（2）步态：有无跛形，两足前进的距离是否相等。

（3）畸形：确定畸形的种类，如马蹄足、垂足、跟行足、仰趾足、内翻足、外翻足、扁平足、高弓足、踇外翻、踇内翻、“草鞋”足（踇趾与第2趾间隙过大）、X形足、锤状趾、叠趾等。

肿胀：踝足部痛的患者常有肿胀。踝关节肿胀多表现在其前方或后方，距下关节肿胀多表现在内外两侧。踝关节的急性扭伤、化脓性炎症、结核、类风湿及创伤性炎症等，均可引起整个踝关节肿胀。若为局限性肿胀，在足背或内外踝下方者，多为腱鞘炎或腱鞘囊肿，在跟腱附着于跟骨结节处者，多为类风湿性骨炎或跟腱周围炎，在第2、3跖趾关节背侧者，多为跖骨头软骨炎；在第5跖骨头者，可能是滑囊炎。

骨性隆起：常见的骨性隆起根据位置观察可做出初步判断，例如内外踝处明显隆起多见于下胫腓关节分离、内外踝骨折，踝关节前方皱褶隆起多见于跗舟骨内侧移位。另外，还有肿瘤性隆起，如骨软骨瘤等。

（4）局部情况：足底有无鸡眼、胼胝、水疱、溃疡等。

2. 触诊

（1）压痛点：骨折、骨病及韧带扭伤都有明确的压痛点，跖痛病及跖骨头软骨炎在第2、3跖骨头跖侧有压痛，第2、3或4跖骨干处有压痛可能是行军骨折，第5跖骨基底压痛可能是遭受直接打击或腓骨短肌强烈收缩造成的第5跖骨基底部撕脱骨折所引起。扁平足压痛多在内外踝下方。蹈囊肿压痛多在第1跖骨头内侧。跟骨上的压痛点对诊断很重要，如果压痛点在跟腱上，病损在跟腱或腱膜，常伴有肿胀和摩擦；若在跟腱的止点处，可能是跟腱后滑囊炎；在跟部后下方，可能是跟骨结节骨骺缺血性坏死；在跟骨的跖面正中偏后，可能是跟骨刺或脂肪垫的病症；靠前部的压痛可能是跖腱膜的病损；跟骨本身的病变，压痛在跟骨的内外侧。内外踝的正下方两侧有压痛，可能是距下关节病损，可由内外翻动作加重疼痛来证实。

（2）跟腱断裂：可在跟腱止点的近端皮下触及肌腱断裂的横沟。

（3）动脉搏动：两侧足背动脉搏动的有、无和强、弱对比。

（4）腓骨肌肌腱滑脱：可在踝关节伸屈活动时在外踝后方触及肌腱的弹跳感。

（二）踝、足部关节运动功能检查

1. 踝关节中立位　足外侧缘与小腿成90°角，足跟无内外翻，前足无内收外展。

2. 踝关节和足关节的主要运动　踝关节（胫距关节）——背伸和跖屈；距下关节（距跟关节）——内翻和外翻；中跗关节（距舟、跟骰）——内收和外展；距骨循胫骨纵轴向内或向外旋转为内旋或外旋。足部各关节的联合运动有两种：旋前——外翻与外展同时存在；旋后——内翻与内收同时存在。跖趾关节——背伸及跖屈。趾间关节——屈和伸。

3. 踝、足部各关节运动范围及有关肌肉

（1）踝背伸：运动范围20°～30°，由胫骨前肌、趾长伸肌和蹈长伸肌完成。

（2）踝跖屈：运动范围40°～50°，由小腿三头肌（腓肠肌及比目鱼肌）、胫骨后肌、趾长屈肌、蹈长屈肌和腓骨长肌完成。

（3）足内翻：运动范围30°，由胫骨前肌、胫骨后肌、蹈长屈肌和趾长屈肌完成。

（4）足外翻：运动范围30°～35°，由腓骨长肌、腓骨短肌和趾长伸肌完成。

（5）跖趾关节背伸：运动范围45°，由蹈长伸肌、蹈短伸肌、趾长伸肌和趾短伸肌完成。

（6）跖趾关节跖屈：运动范围30°～40°，由趾长屈肌、趾短屈肌、骨间跖侧肌、足蚓状肌、蹈长屈肌、蹈短屈肌和小趾屈肌完成。

（三）肌肉运动功能检查

对足踝部肌肉进行抗阻力检查，了解每块或每组肌肉的病损情况及与疼痛的关系。

1. 腓肠肌、比目鱼肌　嘱患者俯卧，将足抗阻力跖屈，可触到也可看到腓肠肌、比目鱼肌肌肉和肌腱的收缩情况。在屈膝时腓肠肌不能有效地使足跖屈，所以单独检查比目鱼肌时需屈膝90°位检查。

2. 胫骨后肌　嘱患者仰卧，将足跖屈并抗阻力内翻，可在内踝后上方触到并看见该肌腱的收缩。

3. 蹈长屈肌、趾长屈肌　嘱患者抗阻力屈曲蹈趾及其余四趾末节趾骨，可触到肌腹收缩。

4. 胫骨前肌　嘱患者取仰卧位抗阻力地踝背伸足内翻，可触到该肌收缩。

5. 蹈长伸肌、趾长伸肌　嘱患者将蹈趾及其余四趾抗阻力背伸，可触及该肌腱收缩。

6. 腓骨长肌、腓骨短肌　因为不易区分，两肌的肌力同时测定。嘱患者将足对抗阻力外翻时，可在外踝后上方触到紧张的肌腱。

（四）特殊试验

1. 足内、外翻试验　将足内翻及外翻时，如发生疼痛，说明内侧或外侧韧带损伤。

2. 跟骨叩击试验　检查者握拳叩击跟骨，如有疼痛说明踝关节损伤。

3. 提踵试验　患足不能提踵30°（踝跖屈60°）站立，仅能提踵60°（踝跖屈30°）站立，为试验阳性，说明跟腱断裂，因为30°提踵是跟腱的作用。

4. 斯特伦斯克（Strunsky）征　患者仰卧，检查者握患肢足趾，使之速屈曲，如前足弓有炎症可发生疼痛。

5. 跖骨头挤压试验　检查者一手握患足跟部，另一手横行挤压5个跖骨头，若出现前足放射样疼痛者为阳性，可能为跖痛病、跖骨痛、扁平足、莫顿（Morton）病等。

第三节　神经肌肉系统检查

在病史采集和一般性体格检查之后，应对疼痛患者进行详细的神经系统检查，这是疼痛患者诊断评估的基石。本节仅讲述所有患者均须进行的筛查性神经系统检查，而与具体局部疼痛综合征有关的选择性神经系统检查将在本书各具体章节中进行讨论。

一、筛查性神经系统检查

无论疼痛部位和疼痛类型如何，对每一个新患者均应进行最低限度的神经系统检查。虽然这种筛查性神经系统检查仅需几分钟的时间，但是它像心肺听诊检查一样重要，对疼痛患者的评估常常具有较高的价值。筛查性神经系统检查仅需以下几种简单的工具：清洁的安全别针、棉签、音叉（128或256 cps）、反射锤和眼底镜－耳镜。对检查者来讲，最容易的方法就是有明确的体格检查程序，并且无论什么时候对患者进行体格检查均要按照同样的常规方案进行，下述的检查程序有助于我们对患者实施有效的神经系统检查（表5－2）。在进行体格检查时，应仅让患者穿内衣或宽松合体的睡衣，并让患者舒适地坐在检查台上。

表5－2　神经系统检查

神经或中枢神经系统的定位	所要检查的功能
一、脑神经功能检查	
第Ⅰ对脑神经（嗅神经）	嗅觉
第Ⅱ对脑神经（视神经）	视力和视野
第Ⅲ对脑神经（动眼神经）	瞳孔缩小、除眼球外展的全部方向眼球运动
第Ⅳ对脑神经（滑车神经）	眼球外展
第Ⅵ对脑神经（展神经）	瞳孔放大
第Ⅴ对脑神经（三叉神经）	面部和头皮前2/3的感觉，角膜反射，咀嚼肌
第Ⅶ对脑神经（面神经）	面肌，舌前1/3感觉
第Ⅷ对脑神经（听神经）	听觉、平衡觉
第Ⅸ对脑神经（舌咽神经）	呕吐和吞咽
第Ⅹ对脑神经（迷走神经）	呕吐和吞咽
第Ⅺ对脑神经（副神经）	耸肩、头部转动
第Ⅻ对脑神经（舌下神经）	舌运动
二、眼底镜检查	视网膜、视盘水肿、血管改变
三、脊神经功能检查	
感觉	轻触觉、针刺觉、振动觉、位置觉
运动	反射、肌力、大体观察肌肉萎缩
四、协调	步态、Romberg试验、快速交替动作、指鼻试验
五、脑	定向、语言、记忆、情绪

1. 脑神经功能检查　神经系统检查应从脑神经功能评估开始。采用便携式视力表或让患者读报纸可十分容易地对患者的视力做出检查。通过将患者的视野与检查者的视野相对应并相互比较即可对患者的视野做出评估。但这仅是一种相当粗略的视野检查方法，可忽略明显的视野缺损，除非对患者进行正规的视野检查（第Ⅱ对脑神经）。然后对患者眼外肌的功能和瞳孔活动情况进行评估，观察患者上下、左右的凝视情况，注意有无眼球震颤，观察瞳孔是否等大等圆和瞳孔调节反射是否正常（第Ⅲ、Ⅳ、Ⅵ对脑神经）。

通过检查患者的角膜反射、面部轻触觉和针刺感觉以及张口时下颌的偏斜情况，即可迅速对三叉神经（第Ⅴ对脑神经）功能做出评估；通过观察患者皱眉闭眼时的面部表情和对称性，可评估患者的面肌功能（第Ⅶ对脑神经）；通过在患者耳旁放置一块手表或摩擦手指，可评估患者的听力（第Ⅷ对脑神经）；通过在每侧扁桃体区轻轻放置一个敷药棒抬起腭垂，可对呕吐反射进行检查（第Ⅸ对脑神经）；让患者耸肩和对抗阻力转头，可评估患者斜方肌和胸锁乳突肌的肌力（第Ⅺ对脑神经）；让患者伸舌和做舌的侧向运动，可对最后一对脑神经（第Ⅻ对脑神经）做出评估。此时即可结束对脑神经的检查。在完成脑神经的检查之后，一般应采用眼底镜评估瞳孔对光反应和眼底的情况。对每位患者均应进行眼底镜检查。

2. 脊神经和脊髓功能的检查　快速检查患者躯体、四肢的感觉：采用音叉，快速检查患者手和足的振动觉；采用棉絮束，检查患者四肢和胸腹部的轻触觉；采用安全别针（每次应用后丢弃或重新消毒），检查患者四肢远端和近端以及胸腹部左右两侧的针刺感觉；采用安全别针轻擦患者腹部和大腿中央的皮肤，可检查腹壁反射和提睾反射。

筛查性运动功能评估简单快捷，检查患者肩部、肘部、腕部、手指外展和内收时以及拇指对掌时屈肌和伸肌的大体肌力情况，检查患者髋、膝和踝关节屈伸活动时的人体肌力情况。采用反射锤，可十分容易地评估患者肱三头肌、肱二头肌、股四头肌（膝腱反射）和腓肠肌（跟腱反射）的牵张反射（图5－2）。运动神经反射分为0～4级，肌力分为0～5级。必须注意患者有无巴彬斯基（Babinski）征。

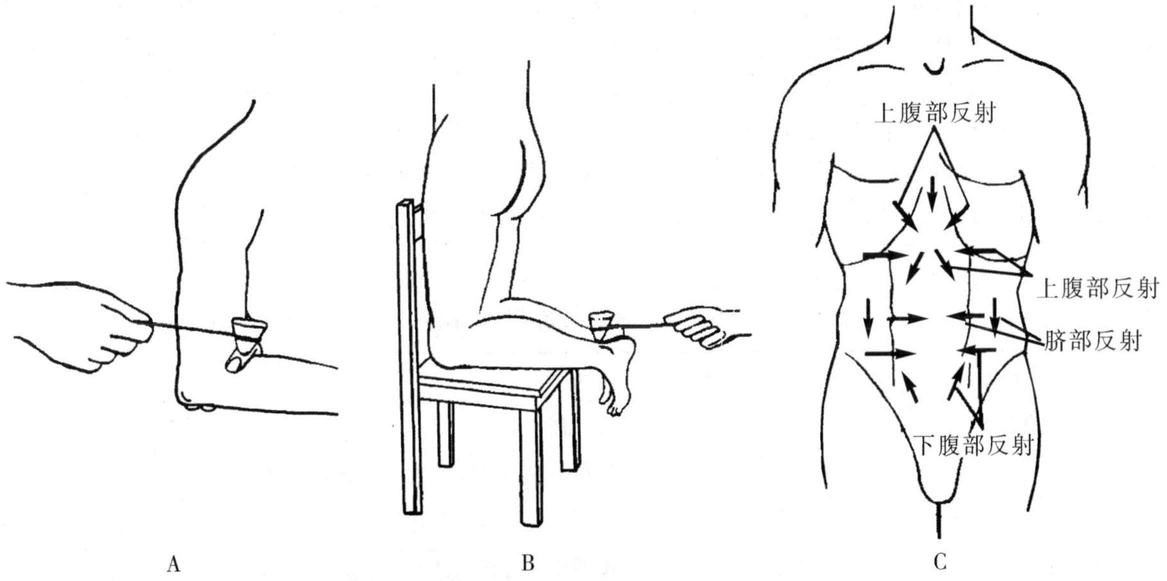

图5－2　诱发肌牵张反射的方法

A. 肱二头肌反射；B. 跟腱反射；C. 诱发腹壁浅反射的部位

通过观察患者坐位和站立位的平衡、患者的步态、指鼻试验和诸如拍手、用拇指接触其他手指指尖的快速轮替动作等，可评估患者的运动协调功能。最后以Romberg试验（并足闭眼站立试验）结束脊神经功能检查。

3. 交感神经功能的检查　通过观察患者的血管舒缩活动、发汗活动和竖毛活动，可评估交感神经功能。通过观察患者在温暖房间内的发汗模式、进行正式的发汗试验、采用红外线皮肤探头测量体温、测量皮肤电阻（皮肤电阻降低的主要原因是发汗）等方式，可评估患者的发汗功能。

在轻擦、刺痒或抓挠患者皮肤时观察有无鸡皮（鹅皮）现象出现，可评估竖毛肌功能；采用热毛巾或冷毛巾给患者肢体加热或降温以观察血管舒张所致的皮肤潮红和血管收缩所致的皮肤苍白，可评估血管舒缩功能，另外，采用热电偶可直接测量皮肤温度，并可将一个部位的温度与身体对应部位的温度相比较。还可采用更加复杂的技术来评估患者的血管舒缩功能，例如测量皮肤毛细血管血流量的激光多普勒仪。采用紫外线摄影术或液晶温度记录仪测量皮肤温度是观察皮肤血流量局部差异的高度敏感方法。

4. 脑功能检查　筛查性神经系统检查的最后一部分是脑功能评估。病史采集和体格检查在一定程度上已对脑功能进行了评估。脑功能评估的一般内容包括：①患者对时间、空间和人物的定向能力；②近期记忆和远期记忆；③顶叶感觉功能（例如左右定向能力、两点分辨觉、同时双重刺激觉）；④语言功能；⑤有目的的协调性运动等。另外，尚须对患者的情绪进行评估。

二、定位原则

判断神经系统是否正常，对非神经科医师来说常常是困难的，下述几项一般性原则可能会有所帮助。

除了肌力之外，身体左、右两侧的神经系统检查结果应该完全相同。因职业因素和身体力学因素，身体的优势侧可能会更加强壮（特别是握力），并且肌肉也更为粗大。在身体左、右两侧出现的任何感觉或反射不对称均是异常表现。

正常情况下肌牵张反射检查具有宽大的幅度（表5－3），无反射是不正常的，阵挛反射（4＋反射）也是不正常的。表5－4列举了通常需要进行检查的浅反射和深反射以及它们的中枢节段和周围神经支配。

神经功能障碍很少正好终止于躯体中线，而是趋于沿周围神经分布区、皮区或躯体半身分布的。完全呈水平方向分布的神经功能障碍不能得出器质性改变的必然结论，因为在躯干部位皮区是从后面中线向下斜行分布的。躯体强迫症患者常常诉说有明显的感觉缺失，但却无功能丧失的表现（例如患者诉说感觉缺失的手却能握持钢笔或抓起钥匙）。癔症性功能障碍的另一个体征是感觉改变突然终止在躯体中线部位。由于身体两侧的神经在中线部位的分布存在重叠，所以这种感觉功能障碍与器质性神经损伤所致的功能障碍不一致。同样，患者诉说在胸骨或颅骨的一侧不能听到振动的音叉也是癔症性感觉缺失的一个体征。

表5－3　肌牵张反射的分级

级别	表现
0	反射丧失
微弱	仅在采取增强措施的情况下出现反射
1＋～3＋	正常范围，明显不对称
4＋	病理性反射活动过度，存在持续性阵挛

表 5－4　神经反射及其传导通路

反射	传导通路
一、深反射	
颌反射	三叉神经
肱二头肌反射	肌皮神经（C_5 和 C_6）
肱三头肌反射	桡神经（C_6 和 C_7）
腕反射	尺神经（C_8 和 T_1）
膝反射	股神经（L_2、L_3 和 L_4）
踝反射	胫神经（S_1 和 S_2）
二、浅反射	
角膜反射	三叉神经第Ⅰ支和面神经
咽反射	舌咽神经和迷走神经
喉反射	迷走神经
睫肌反射	C_8 和 T_1
上腹上反射	T_7 和 T_8
上腹反射	T_8 和 T_9
下腹反射	T_{10} 和 T_{11}
耻骨上反射	T_{12}
提睾反射	L_1 和 L_2
臀反射	L_4 和 L_5
跖反射	S_1 和 S_2
肛门括约肌反射	S_5
三、病理反射	
Babinski 征	
Oppenheim 征	
Gordon 征	阳性表示有锥体束损伤
Chaddock 征	
Schaefer 征	
Hoffmann 征[a]	

注：a—仅当单侧出现时有意义。

摄入过多药物或乙醇的患者常常出现异乎寻常的神经系统检查结果，而在药物作用消退后则转为正常。应用多种麻醉性镇痛药和镇静催眠药治疗的慢性疼痛患者尤其如此。

在设法定位患者病变部位和推测患者所患疾病之前，必须书面记录患者的体格检查结果。如果检查者记录了患者的体格检查结果，其他医师就可应用这些资料来确定患者的诊断并对患者实施治疗。根据病史和体格检查的结果，医师即可找出表明存在肌肉、周围神经、脊髓、脑干或大脑半球等部位疾病的特有证据（表 5－5）。

表5－5　神经性疼痛的临床表现

病变部位	功能			
	运动	感觉	反射	括约
大脑半球	上运动神经元失用；肢体远端功能丧失比近端更严重；运动性失语症	继发性感觉功能改变（两点辨别觉减退，同时双重刺激感觉异常）；失认；感觉性失语症	反射活动过度；病理性反射；浅反射丧失	正常的节段性反射可丧失随意控制
脑干	累及脑神经的下运动神经元和脊髓节段的上运动神经元；躯干和四肢受累	可出现脑神经和脊髓的感觉功能障碍；可见痛觉与触觉分离现象	病变部位以下节段的反射活动过度，可累及脑神经；浅反射消失	常常发生括约肌功能障碍
脊髓	神经功能障碍的水平取决于上、下运动神经元损伤的情况；累及躯干和四肢；仅发生失用肌萎缩	病变部位决定感觉异常的皮区；可出现疼痛和触觉缺失分离现象	脊髓休克消失时，病变部位以下反射活动过度；病变水平反射活动减退；病理性反射；病变部位以下浅反射消失	常常发生括约肌功能障碍
周围神经	仅累及下运动神经元（肌肉松弛）；主要累及四肢；早期出现肌萎缩	很少累及躯干部位，通常是从四肢远端开始或沿具体神经分布；通常是所有的感觉功能均受影响；可存在一些感觉分离现象	反射抑制或无反射；无病理反射；浅反射通常存在	很少发生括约肌功能异常
肌肉	肌肉松弛首先涉及躯干和四肢近端的肌肉	无感觉异常	开始反射活动正常，随着疾病进展出现反射活动减退；浅反射存在	无括约肌功能异常

与罕见疾病相比，常见疾病更有可能出现神经系统受累的表现。当发生一种以上累及神经系统的活动性疾病时，大多数患者通过体格检查可发现神经功能异常。

要使感觉功能检查结果具有意义，就需患者高度集中注意力和密切的配合。所有的感觉反应均是主观性的，只有符合熟知的感觉模式，才能使医师认为患者的感觉检查结果是客观的。明智的做法是在患者出现疲劳之前进行感觉功能检查，并且感觉功能检查时必须保持患者机敏、放松和理解。对严重疼痛患者，常常不能进行准确的感觉功能检查。

三、肌肉骨骼系统检查

（一）一般检查

肌肉骨骼系统检查可断定或排除患者有无肌肉骨骼系统功能障碍。检查时患者必须仅穿内衣。从前面、两侧和后面分别观察患者，注意患者是否存在体型和姿势异常、脊柱弯曲异常、四肢正常对线偏移以及其他异常（例如足弓和足趾异常）。重要的是要注意：①肩部的对称性；②上臂、肘部、前臂和手的对称性；③骨盆、大腿、膝部、小腿和足部的对称性。

从侧面观察患者，可评估颈椎前凸、胸椎后凸和腰椎前凸的程度；如果脊柱处于平衡位，从后面观察患者，则可评估脊柱的侧弯曲线。脊柱平衡是指脊柱侧凸患者的头部位于骨盆的正中线上。如果患者的头部不在骨盆的正中线上，预计患者将出现进行性异常。

让患者在检查室内或检查室外更大的空间内行走，注意观察患者在向前行走和倒退行走时有无异常或者有无其他的异常步态。另外，还要观察和记录患者行走时上肢摆动的情况、阔步行走的步长以及足跟离地和点地的动作。当患者走向检查者时，观察躯干有无从一侧向另一侧的异常摆动情况和其他异常情况。让患者用踇趾尖行走，为保持患者稳定必要时可让患者扶持检查者的手，这样可检查 S_1 脊神经的运动功能。让患者用足跟行走（同样，如果必要可让患者扶持检查者的手），以评估踝关节背屈的神经支配情况（踝关节背屈主要由 L_5 脊神经支配）。

在进行肌肉系统检查时，应观察患者肌肉的强度和力量、紧张度、体积和外形，注意有无肌肉萎缩、肌肉肥大和易激惹现象（例如原纤维性颤搐）。为了对肌力做出正确的评估，必须了解每个肌肉或肌群的正常功能及其神经支配情况。采用以下方法可对重要肌群的力量和功能做出评估：①观察肌群的运动情况，并与对侧相应的肌群相比较；②让患者对抗阻力进行肌肉运动；③让患者用力对抗检查者试图主动移动的身体部分。

（二）部位检查

1. 颈部　让患者充分屈曲和伸展颈部以及侧向活动和旋转头部，可对颈部的活动度做出评估。正常的颈部活动要求：①患者充分低头时，颏部与胸部相接触；②充分仰头时，检查者的手指可被卡在枕骨和 C_7 棘突之间；③头部在矢状面上旋转的角度大于 70°。

2. 上肢　通过以下方法可对上肢肌肉功能做出评估：①手握力；②肩部抬高；③臂外展；④前臂屈、伸、旋后和旋前；⑤腕部屈和伸；⑥手指外展和内收；⑦拇指与同手小指的接触。让患者向前水平伸上肢并伸直手指，以评估患者上肢的对称性。检查者通过用力把患者的手指压在一起，并让患者的手指做对抗活动，可评估手内在肌的功能。

让患者充分外展上肢并把手掌放在自己头上，正常情况下在头部和颈椎呈垂直位时，患者的上肢可触及自己的耳朵。该方法可检查患者肩关节、肩锁关节和胸锁关节的功能性活动度以及肱骨侧向旋转的功能性活动度。

让患者把上肢放在身体一侧，向内旋转肱骨，把前臂抬起将拇指放在肩胛骨之间的背部，正常情况下手应能到达肩胛骨下角水平。此方法亦可同时检查肘关节的活动度，并观察有无疼痛、畸形和肌无力。另外，还应确定两侧的对称性。

让患者紧握检查者的示指和中指，在患者提供最大对抗阻力的同时，检查者用力在各个方向上（向上、向下、向外、向内）移动患者的上肢。虽然该操作方法有些粗鲁，但其却是评估患者手部、腕部和肘部、甚至肩部肌力的一种有效方法。上肢任何关节的疼痛均可使患者无法提供对抗阻力。

3. 躯干　通过以下方法可对躯干肌肉的功能做出评估：①让患者深呼吸，把上肢叠放在胸前从仰卧位起身变成坐位。②让患者屈曲、伸展和旋转躯干部。让患者伸直膝关节，嘱其向前弯腰和试图触及地面，这种体位可最明显地显示患者有无脊柱侧凸。让患者尽可能伸展背部，可进一步检查腰椎；让患者做旋转运动，可检查胸椎。为了有效检查患者脊柱的旋转功能，检查时固定患者骨盆，并嘱患者尽可能地做旋转运动，这样可使胸椎达到最大的活动度。

4. 下肢　通过让患者爬台阶、抬腿和从蹲位站起等，可对下肢肌肉功能做出评估。另外，还要检查患者双侧下肢对抗阻力的外展功能和内收功能以及小腿、足部、足趾的屈曲功能和伸展功能。

让患者在地面上平放双足、下蹲，并让患者的膝关节和髋关节充分屈曲，这是评估下肢所有关节功能的一个很好的方法。观察患者下蹲和站起的方式，可正确评估患者下肢的肌力。

（李成文　赵序利　夏建光　薛富善）

第六章　相关影像学检查与辨析

影像学检查在疼痛疾病的诊断与鉴别诊断中占有重要地位。常用的影像学检查方法主要有：①X 射线成像；②磁共振成像；③超声成像；④核医学成像；⑤光学成像。

第一节　X 射线检查

X 射线检查对多数疼痛患者有明确的诊断价值。有些病变依据 X 射线表现可以直接做出诊断，如骨骼畸形、外伤、肿瘤、骨质疏松、脱位等。另外，对治疗效果进行评价，X 射线也是重要的手段与方法之一。

X 射线检查是临床辅助检查的一部分，在诊断中也有一定的局限性，如不能显示早期细微的病变，有些疾病的 X 射线表现缺乏特征性改变，因而对于病变的定性诊断有时存在困难。鉴于此，在进行 X 检查时，必须密切结合临床资料综合分析判断，才能得出正确的结论。常用的 X 射线检查方法有透视、X 射线平片、X 射线造影和数字 X 射线成像（DSA、CR、DR 等）。

一、透视

透视（fluoroscopy）是利用 X 射线穿透人体后，在荧光屏上显示影像，通过观察这些影像以进行诊断的一种检查方法。透视的优点是：方便易行，花费较少，可以观察人体内器官的活动状态，如心脏的搏动，膈肌运动、胃肠的蠕动等。在透视时还可以随时转动体位，便于了解体内器官和病变的空间关系，譬如，肺上看见一个空洞，转动时可以了解它靠前靠后，左右径与前后径的长度，有无在身体倾斜时始终与地面平行的液平面等。透视也有一些缺点，如显示屏上所发荧光的亮度较低，弱光下视觉的敏感度差，因此，对细微和复杂的结构，厚度和致密度较大部位的观察常不够满意。另外，透视缺乏客观记载，完全依靠检查者个人的经验和工作态度。由于 X 射线对人体有一定的损害和 X 射线机的消耗，透视时间也不宜过长。

二、X 射线平片

X 射线穿透人体后，作用于 X 射线胶片和增感屏，使胶片感光，再经显影和定影产生的影像称为照片（film）。利用人体内自然对比不加造影剂的称为平片（plain film）。X 射线平片适用于任何部位，能显示 2 mm 以上的早期病灶等细微结构，暴露出透视所不能发现的病变，并能永久保存资料，供多人观察、讨论及以后检查对照，或作为科研资料保存。其缺点是不能动态观察器官功能情况。一般照片由于 X 射线的重叠，常用互成直角的双向投射，常用的如正位、侧位。某些特殊部位如观察脊柱椎间孔及椎弓情况时需双斜位投照，而高位颈椎及头颅、五官的照片又需要张口正位及其他特殊投照位置。

（一）诊断注意事项

1. 正确全面地分析 X 射线影像　X 射线诊断是以观察分析 X 射线影像为基础的，所以首先要研究人体正常解剖和生理功能X射线表现、病变产生后所引起的病理解剖和病理生理，以及疾病演变各阶段病理变化的X射线表现。运用以上知识和经验及X射线片影像的变化，做出病变性质的判断。

观察X射线片时，要注意胶片的技术条件，摄片位置正确，黑白对比明显，细微结构清晰可见，标记齐全无污染，才符合诊断要求。

2. 密切结合临床资料和其他影像学检查　X射线诊断是一门临床科学，因此X射线诊断绝不能仅靠X射线表现即得出结论，一定要密切结合临床资料，如病史、体征、实验室检查等项目，尤其要注意结合其他的影像检查技术，如B超、CT、MRI等，只有这样才能对病情做出一个准确的判断。

3. X射线诊断的形成步骤　分以下三步。

第一步：观察影像，认识实质。首先要核对一般记录（如检查部位、日期、号码等），查看照片位置和质量，了解X射线检查目的，然后按一定顺序，对被检查部位的X射线影像，进行系统全面的观察。譬如胸部平片，要依次序观察胸部、肺野、横膈和纵隔几部分。观察骨骼必须看软组织、骨骼和关节等，这样才能全面，不致遗漏。在观察中，要区别哪些是正常现象，哪些是异常现象。发现异常影像时，要注意观察其形状、大小、部位、边界、轮廓、致密以及周围的关系。譬如在肺上看见一个球形阴影时，就要进一步查看它的外形，是规则球形或者有些切迹呈分叶状；看大小，测量出具体数字；看具体部位，如在右肺上野，可能时应指出哪一肺段。观察时，要注意正确区分病变与正常结构，不要把正常误认为异常，不要把儿童长骨端的骨骺线误认为骨折。

第二步：辨证分析，初步诊断。在经过诊断第一步后，发现一些X射线异常表现，这些表现之间的内部关系如何，谁是主要的，谁是次要的；这就需要进一步辨证分析，加以归纳，以便于判断是一个什么病理过程。

第三步：结合临床，得出结论。上面两个步骤得出的现象是属于X射线发现，必须用其他临床资料加以验证和补充，以求达到一个正确的诊断。

（二）颅骨平片

摄片位置常规包括前后位片（PA view）和侧位片（患侧靠片，lateral view），有时根据病变部位不同加摄一些特殊位置，作为常规位置的补充：颏顶位即颅底位（submentovertex view），观察颅底，尤以颅中窝各结构显示为佳；额枕位即汤氏位（Towne's view），观察枕骨鳞部、枕大孔、颞骨岩锥、内耳道、蝶骨鞍背等；眼眶位即柯氏位（Caldweell's view），观察眼眶诸骨，包括蝶骨大小翼、眶上裂和额骨眶顶部；53°后斜位即视神经孔位（Rhees' view），观察视神经孔、前床突、眶顶及后组筛窦；45°后前斜位即斯氏位（Schueller's view），观察岩锥、内耳道、乳突和内耳结构；局部切线位（tangent view），观察病灶与骨板关系。多数情况下平片只能反映颅内病变的间接征象，或尽管有时有明显临床症状，而颅骨平片可仍为正常，此为平片的局限。

平片检查主要观察颅骨的外表及骨质结构，观察颅骨有无异常的高密度影（如钙化斑块）或低密度影（如积气），观察颅骨血管压迹的变化。

（三）脊柱平片

脊柱常规正侧位平片是临床医师最常用和首选的X射线检查方法，具有较高的诊断价值，而且还可作为其他影像检查方法的基础。

1. 脊柱疾病平片的体位　脊柱各段X射线平片检查无固定的常规，根据其临床表现及拍片上的位置选择。

（1）侧位片：为最常采用的位置，也是首选位。侧位片主要观察：①颈、胸、腰及骶尾椎曲度改变；②椎体骨质结构变化，有无骨质破坏、疏松、硬化、椎体压缩呈楔形变及椎体周缘骨赘，椎体有无脱位、融合及棘突畸形；③椎间隙是否狭窄及颈腰段出现前窄后宽现象；④椎管骨性前后径情况；⑤脊柱后、前纵韧带有否钙化；⑥有无颅底凹陷征（必须高颈椎侧位）；⑦椎体前后软组织情况，椎弓峡部透光带；⑧小关节错位及椎体上下关节突骨赘，但往往须结合斜位片。

（2）正位（PA view）片：主要观察以下八方面。①椎体形态是否改变，棘突偏歪及畸形；②椎间隙有否狭窄及两侧不等宽；③双侧椎弓根结构及其间距是否增宽及原因；④椎体上下关节突及钩椎关节；⑤寰枢关节融合、脱位、齿状突有否偏歪、骨折或缺失（必需高颈椎张口前后位）；⑥有无颈肋、横突肥大、脊柱隐裂及 L_5 横突与髂骨融合形成假关节——腰椎骶化；⑦椎体两侧软组织情况；⑧有无移形椎体、骶椎隐裂等畸形。

（3）左右斜位（left，right foroblique view）片：主要用于颈椎及腰段脊柱检查，左、右侧前斜35°~45°摄片。观察椎间孔是否改变及其改变原因，椎弓峡部是否断裂而出现“苏格兰猎狗”（Scotty dog）的“项圈征”（necklace sign）。

（4）功能位（functional view）片：过屈（over-flexed）、过伸（over-extended）、左右斜位等，动态观察不同位置各段椎体有无畸形及椎体骨赘、移位。

2. 脊柱基本病变的 X 射线平片表现

（1）脊椎病变：①顺序曲度异常（abnormal order or curve），脊柱在冠状面上是垂直的，在矢状面上有四个生理弯曲：颈椎、腰椎向前弯曲，胸椎、骶椎向后弯曲。先天性脊柱侧弯畸形是一种常见的畸形，X 射线观察与测量有助于确定病变原因和侧弯程度。②骨质增生硬化（hyperostosis，osteosclerosis），骨密度增高，有时伴有骨外形改变，骨增生硬化多同时并存。可见于多种疾病，如骨外伤后骨痂形成、骨感染后新骨形成、成骨性骨转移（前列腺癌骨转移）、石骨症、氟骨症、畸形性骨炎、蜡油样骨病、骨岛、骨硬化、骨髓硬化症、骨髓瘤等。③骨质疏松（osteoporosis），骨密度减低，骨皮质变薄，哈氏管扩张，骨小梁稀疏，椎体呈栅栏状、鱼尾状改变，甚至椎体压缩性骨折。④骨质软化（osteomalacia），骨密度普遍性降低，骨小梁模糊不清，骨皮质变薄、模糊、内缘呈虫蚀样改变，承重骨骼发生变形如骨盆内聚畸形，有时可见假骨折现象、椎体变形等。⑤骨质破坏（infiltration），局限骨密度减低，正常的骨小梁结构消失，骨皮质缺损，常伴有骨膜反应。根据骨膜破坏的数目、范围、边缘状态、有无膨胀性改变、硬化边缘骨膜及软组织改变，可行病理基础和病原分析。脊柱骨质破坏要注意椎弓根、椎间盘等的改变。

（2）椎间盘及韧带病变：①退行性脊柱骨关节病（degenerative spinal osteoarthropathy），脊柱小关节和椎间盘的退行病变，表现为椎间隙变窄，椎体缘骨质硬化、骨刺形成，脊椎小关节骨质增生变尖、关节间隙变窄。颈椎和腰椎发病率明显高于胸椎，有时伴有脊柱韧带骨化、钙化。韧带退行性病变，使脊椎稳定性差，可引起椎体滑脱。②强直性脊柱炎（ankylosing spondylitis），病变首先侵犯两侧骶髂关节，多在下 2/3 处发病，早期表现为关节边缘模糊，以髂骨侧为显著，相继出现虫蚀状骨质破坏，此时关节间隙稍增宽提示关节软骨及软骨下骨质破坏，以后破坏的边缘出现骨质增生，通过关节间隙，形成骨性强直。病变具有明显向上蔓延倾向。由于椎体前缘上下角骨炎和硬化，可形成方形椎体，而椎体破坏少见。椎间盘纤维环外层及脊柱韧带钙化、骨化在椎体两侧形成骨桥，使脊柱呈“竹节状”或“苪苣状”。椎间小关节间隙模糊消失，且并发关节周围软组织钙化、骨化，最终形成骨性强直。③感染性椎间盘病变（inflammatory intervertebral discs），包括化脓性脊柱炎和脊柱结核。化脓性脊柱炎因起病部位不同，骨质破坏可首先在椎体上下缘、椎体中心和椎体附件发生，病变迅速蔓延至整个椎体。骨质破坏可持续 2~4 周，病变破坏椎间盘，可导致椎间隙变窄，继而在 2~3 个月内骨质出现硬化，椎体间形成骨桥，甚至相融合。附件型起病早期，有不规则骨质破坏，以后则逐渐硬化。晚期可出现边缘锐利的骨质缺损和不规则的囊性透明区，可导致关节突间小关节的骨性融合。此外，可出现软组织肿胀和脓肿，如颈椎的椎前软组织肿胀、胸椎的椎旁软组织肿胀、腰椎的腰大肌脓肿。胸椎骨髓炎可以经淋巴管而引起脓胸、心包炎、纵隔炎等。脊柱结核病程长，骨质疏松明显，死骨不明显，可有骨性融合，但骨质增生不明显。布氏杆菌病有 50% 以上累及脊柱，其中 70% 发生于腰椎，表现为骨质疏松、椎间隙变窄、相邻椎体骨质破坏、新骨形成，甚至有骨桥形成。④后纵韧带骨化症（ossification of the posterior longitudinal ligament，OPLL），好发部位为 $C_{3\sim5}$、$T_{4\sim7}$。主要表现为与后纵韧带走行一致的紧贴椎体后缘的带状骨化影，可以连接，也可以呈节段状，厚度可达 1~5 mm，可合并椎间盘病变和椎体滑脱等并发症。

（3）椎管狭窄（spinal stenosis）：指各种原因引起的椎管结构异常造成的椎管、神经根管及椎间孔狭窄。目前国内外均采用测量骨性椎管径线来确定椎管狭窄的诊断。

颈椎椎管狭窄：测量骨性椎管矢状径是确定椎管狭窄的关键，在颈椎侧位平片或断层片上，可清晰显示椎管的前后壁。椎管矢状中径即指从椎体后缘骨皮质中点至椎板结合骨皮质中点之间距。女性 $C_{3\sim7}$ 椎管中径正常值为 15.0 ~ 17.0 mm，平均值为 16.0 mm；男性 $C_{3\sim7}$ 椎管中径正常值为16 ~ 18 mm，平均值为 17 mm。可以用一节段椎管矢状中径与相应椎体矢状中径的比值，来表示颈椎椎管的宽窄。椎管中径与椎体中径（正常 $C_{3\sim7}$）比值的平均值为 0.91，可将比值 <0.75 作为判断颈椎椎管狭窄的标准。颈椎椎管矢状中径 <13 mm，可以诊断为椎管狭窄症。

腰椎椎管狭窄：好发部位为椎管、侧隐窝和椎间孔，多发生于下腰椎。X 射线表现为椎体后缘骨质增生，椎间盘退行性变，后纵韧带骨化、钙化或黄韧带肥厚钙化等，一般认为椎管横径 <20 mm，前后径为 <15 mm，应考虑为椎管狭窄症；15 ~ 17 mm 为相对狭窄，称为狭小椎管。X 射线正位片：两侧椎间小关节内聚，相互之间的距离缩短，关节面接近矢状位，小关节突肥大，左右椎弓根的间距变小，椎弓根变粗大，椎板增厚，密度增高，上、下椎体间距变近。X 射线侧位片：椎弓前倾，椎弓根短，椎间孔狭窄，椎弓及小关节突骨质增生，皮质增厚，使骨密度增高，骨质硬化。

（4）椎间小关节及椎弓病变：①椎间小关节骨质增生、破坏，骨质增生发生于中老年人，主要见于脊柱退行性病变；发生于青少年，一般见于强直性脊柱炎、类风湿性关节炎的脊柱改变等。骨质破坏多见于脊柱和附件感染或肿瘤性病变，单发于小关节破坏的病变较少，表现为椎间小关节间隙模糊不清，甚至消失，关节失去正常的骨性轮廓，骨性结构消失。②椎弓峡部裂（spondylolysis）与椎体滑脱（spondylolisthesis），系指椎弓上下关节突之间的峡部断裂。峡部裂使椎体、椎弓根、上下关节突于下位椎体上面向前滑脱，即真性滑脱；仅有椎体向前滑脱，而椎弓完整者，称为假性滑脱。X 射线检查是诊断本病的关键，在常规正、侧位片可疑时，可选择脊柱左右斜位相观察，以便确定病变为一侧性或两侧性。③脊柱裂（spina bifida，spinal dysraphism），为两侧椎板先天性融合不全而形成的骨性缺损裂隙，缺损部位常被软组织或纤维组织替代。好发于腰骶部及颈椎，临床分为显性和隐性两类，以隐性脊柱裂为多见。在脊柱正位 X 射线片上，椎体的椎板部分形成蝴蝶形态，蝴蝶的前翅代表双上关节突，后翅代表下关节突，体部为椎板部分，正中部分可见棘突的细长投影。存在脊柱裂时，椎板中部可见透亮裂隙，椎板分为左右两部分，断端骨边缘光滑、略致密，棘突可呈游离状态。若有椎管内容物膨出，于椎板缺损处可以见到轮廓清晰的软组织致密影，在侧位片上观察则更清楚。

（5）椎间孔病变：引起椎间孔前后径缩小的常见病如下。①椎管狭窄症，椎弓发育短小，前倾时可使椎管前后径变小。②椎间小关节肥大性骨质增生，可使椎间孔前后径变小。③椎体后缘骨折或双侧椎弓根嵌入性骨折，可引起椎间孔前后径变小。④各种椎体和附件的骨肿瘤或肿瘤样病变，如血管瘤、骨样骨瘤、动脉瘤样骨囊肿、骨巨细胞瘤等，病变呈膨胀性生长，可使椎间孔变小。⑤巨人症、肢端肥大症，使椎体增大，椎板增厚，可造成椎间孔变小。⑥畸形骨炎、强直性脊柱炎，两者均可引起椎体增大、变方形、椎弓根变粗等改变。后者同时有脊柱周围韧带钙化、骨化，可致椎间孔变小。⑦双侧椎弓峡部裂、椎体向前滑脱，可使椎间孔变小。

引起椎间孔上下缩小的病变有：①脊柱退行性变；②先天性和后天性椎体融合，失去椎间盘的正常高度，而使椎间孔的上下径缩小。

引起椎间孔单纯扩大的常见病有：①单纯椎弓根未发育或发育不全，X 射线表现为一侧椎弓根缺如或一侧椎弓根纤细；②神经纤维瘤、神经鞘瘤和蛛网膜囊肿等，向椎间孔方向生长，压迫椎间孔，使椎间孔向四周扩大。

引起椎间孔扩大合并骨质破坏的常见病有：①发生于椎体和附件的感染性病变，椎体和椎弓根及部分椎板骨质破坏，使椎间孔周围骨质界限不清，骨质破坏消失，造成一个扩大的椎间孔的假象。②发生于椎间孔附近的肿瘤性病变，恶性肿瘤可造成椎间孔周围骨质呈侵蚀状破坏，使椎间孔扩大。如转移瘤的椎弓根破坏消失是常见的 X 射线表现。

（6）椎管内肿瘤：椎管、椎间孔增大变形比较常见，占 50% ~60%，具有诊断价值；在正位片上表现为一对或几对椎弓根内缘变直或凹陷，椎弓根形态改变，间距增大。在侧位片上表现为椎体后缘受压变形或骨质增生硬化。

（四）胸部平片

利用X射线的穿透性和感光性，将组织器官显像于胶片上，弥补透视不能发现细微病变的不足，提高了肺野清晰度和分辨率。留存病变改善情况的对比资料，供日后随访对照。

1. 投照体位

（1）后前位摄片：为常用的基本位置，适用于肺内，纵隔内及胸膜占位病变、肺炎、结核及积液等的检查。临床上结核中毒症状明显，透视无异常发现或可疑结核者均可摄片检查。

（2）侧位片检查：正位片无阳性发现时此位置意义不大，用于肺内肿块、空洞、炎性病变、肺不张、纵隔肿瘤、胸膜病变及包裹性积液等，有助于了解病变的分布情况，较准确地显示病变前后位置的所在，对定位、定性有一定帮助。

（3）前后位摄片：适用于患者不能活动时，多为床边拍照，用以了解有无肺内炎症、有无肺底及心包积液等。

（4）前弓位摄片：适用于后前位显示肺尖不佳而疑肺尖病变者。

（5）后上肺部及后上纵隔摄片：适用于常规侧位片难以显示的肺上叶后段及上纵隔病变。

（6）胸部侧卧后前位：适用于少量积液，有助于了解积液情况，测知空洞大小及内部积液多少，观察液气胸肺压缩情况。

（7）局部点片：适用于常规正侧位片显示欠佳的重叠于心脏前后的肿块、空洞、结节等的检查。

（8）胸部高千伏摄片：适用于中心型肺癌、纵隔肿块及尘肺等，其对肺门区支气管显影清晰，减少了胸壁及肋骨对病变的干扰。

2. 正常胸部X射线表现　清楚地显示$T_{1\sim3}$，心影后椎体隐约可见。左右12对肋骨走行对称。男性胸大肌发达时，于两肺中部外侧呈扇状致密影；女性乳房可在两肺下野形成下缘清楚、上缘密度渐淡和半圆形致密影。纵隔、气管居中，除心脏大血管影外，在婴儿可见到突出于纵隔影之外的胸腺影，呈纵形，多偏右，下缘较平直。左至右肺门影宽度成人在10～11.5 cm，两肺野清晰对称，纹理由内向外由粗到细，外侧带不易发现。膈面光滑呈圆顶状，肋膈角锐利。

（五）四肢骨、关节及肌肉软组织平片

这是骨与关节系统最主要的检查方法，为了观察病变部位，一般均应按照正位和侧位两个互成90°的方向投照。另外，有一些部位应加斜位（如髋关节、足、肩关节）、轴位（axial view）（如跟骨）和切线位（如颅骨或长骨某一方面的小病变）。

1. 骨的基本X射线解剖特点　以长骨为例，其中份为大小均匀呈管状的骨干，骨干中心的低密度腔隙称为骨髓腔，骨干两端膨大的部分称为骨端，骨端和其他骨接触部形成关节，任何一个骨块，其外围包的一层致密骨叫做皮质，松质骨的骨板呈大小、厚度、形式各异的骨小梁结构，互相交织如细网状。

2. 四肢关节的X射线解剖特点　关节是由2个以上的骨接合处所形成的结构，骨结构的表面是一层薄而光滑的密质骨，在该层密质骨的表面覆盖一层透明软骨，在X射线片上表现为关节间隙，其间有关节囊把构成关节的两骨按特定的关系连接起来，就构成全关节结构。

三、X射线造影

人体内有些组织和器官缺乏自然对比，比如椎管内脊髓和关节腔内半月板，用平片检查，则无法显示它的内在结构，需要引入一种高于或低于它本身密度的物质以造成对比，这种方法称为造影。造影检查首先需要造影剂，造影剂目前主要有三大类，即钡剂、碘剂和气体，常用的是前两类。使用碘剂时，必须做过敏试验。

（一）按引入途径分类

1. 直接引入法　此法有两种：一是将造影剂通过人体与外界相通的器官直接引入体内器官，如胃肠道造影、支气管造影、逆行肾盂造影、尿道和膀胱造影、子宫输卵管造影等。二是将造影剂通过体表或血管穿刺，直接引入与外界隔绝的器官腔隙，如心血管造影、脑血管造影等其他脏器血管造影，椎管、椎间盘造影，关节造影，气脑与脑室造影，腹膜后充气造影，纵隔充气造影等。

2. 生理排泄法　本法是经口服、静脉注射或滴注，使造影剂进入体内，选择性地经某一器官的生理排泄、积聚和浓缩作用，暂时停留在其通道内，从而使器官显影，如静脉肾盂造影、口服胆囊造影等。静脉造影相对来说比较复杂，有些检查且有一定的危险性，在选用时应慎重对待。

（二）按造影部位分类

以下就临床疼痛相关联组织器官的常用造影检查方法进行阐述。

1. 脊髓造影（myelography）　通过腰椎或小脑延髓池穿刺的方法，将造影剂注入蛛网膜下隙，借助油柱在蛛网膜下隙通过时充盈的情况，以显示其形态和位置的改变，从而诊断脊髓内外的疾病。当临床上怀疑椎管内肿瘤、椎管狭窄症、脊髓型颈椎病、脊髓空洞症、椎间盘突出症、蛛网膜粘连、黄韧带肥大等，可考虑进行脊髓造影检查。然而，急性蛛网膜下隙出血、颅内压增高、穿刺部位有炎症、碘过敏，以及严重的肝肾功能障碍为脊髓造影的禁忌证。

正常X射线表现：造影剂可呈带条状向前移动，亦可分散成油珠状，到达顶点时应集合成柱状。在柱状影中央，可看到比较透明的带状影，为脊髓之影像，油柱两侧一般与椎弓根保持等距，两者间距不超过1.5 mm；神经鞘突出影，见于椎间隙水平，呈小刺状影，两侧多对称；椎间盘压迫影位于椎间隙后方，呈波状凹陷，一般不应超过2 mm，但腰骶关节处正常者硬膜外软组织较厚，有时可达4 mm，颈部及腰部椎管腔较大、较宽，在胸段则较狭窄；盲囊位置平 $S_{2,3}$，也有较高者，平 L_5 下缘。

2. 椎间盘造影（discography）　将阳性造影剂（伊索显、欧乃派克）注入椎间盘髓核内，以显示椎间盘髓核的形态和病变，对椎间盘髓核病变的定位和定性诊断，可以提供可靠的证据，同时还可进行介入性治疗。

正常X射线表现：正常脊髓位于椎间盘的中心部位，在侧位片上显示最清楚，呈密度均匀的高密度影像。髓核脱出多在后方，容易压迫脊髓或神经根，引起临床症状。

3. 肩关节造影　应用阳性造影剂注入关节腔内，以诊断肩关节囊及其附近软组织损伤的检查方法。适于对肱二头肌的退行性病变或损伤，如腱鞘炎、肌腱断裂、肌腱脱位或半脱位、肩袖破裂、关节囊破裂、冰结肩、习惯性肩关节脱位等疾病的诊断。通常分别在肩关节内旋30°前后位、外旋30°前后位及肩关节腋位摄片3张。

肩关节造影正常X射线表现如下。

（1）外旋前后位片：关节囊呈半圆形充盈，其内缘凸出而光滑，附着于肩盂的周围，在肱二头肌长头附着处，关节囊的上内缘向内侧呈锐角突出，关节囊的外下缘附着在肱骨头关节软骨缘上，轮廓光滑。

（2）内旋前后位片：关节囊显示似圆形或卵圆形，关节囊后方的外下缘转向外侧。几乎与肱骨上端外缘重叠，肱二头肌腱鞘则转向内侧。

（3）肩关节腋位片：结节间沟显示最为清楚，为肱二头肌腱经过之处，此位置的照片适于观察肱二头肌腱脱位或半脱位，腋窝为关节囊最松弛的部分，位于关节囊最下方，即肱骨头与肩盂之间，一般呈袋状。当肱骨头与肩盂之间被造影剂充填时，可显示一袋状密度增高影，为关节的真正腔隙，此阴影与肩盂之间有一密度减低区，相当于盂缘，而与肱骨头之间另有一密度减低区，内为肱骨头的关节软骨。

肩胛下滑囊常与关节相通，显影时，在外旋前后片上呈袋状突出影，居关节囊之内侧缘突的下方，其形状与大小均不恒定，可为三角形、长方形、类圆形或钩形。

4. 膝关节造影　将对比剂注入膝关节内，以显示半月板、软骨和韧带。对临床疑半月板损伤、撕裂或变异，十字韧带损伤、断裂，关节内游离体者，可做出定性诊断。

膝关节造影正常X射线表现如下。

（1）半月板：正常半月板显示为基底向外、尖端伸向关节之三角形影缘，边缘光滑整齐，密度均匀一致；基底部较厚（3~5 mm），附着于关节囊和侧副韧带；尖端则游离于胫骨与股骨两髁之间。半月板之长度可因位置不同而有差异。外侧半月板常较内侧稍宽，故切面像所成之三角形常较内侧稍长，可超过股骨外髁负重面的重点，但一般不应超过太多。腘肌腱于外侧半月板后角之底部向内下方斜行，形成一倾斜的带影，此影在观察外侧半月板时常可看到。腘肌腱滑囊位于肌腱和半月板底部之间隙内，形成一密度减低区，使外侧半月板与关节囊之间有气体充盈，不可误认为半月板撕裂。

（2）关节软骨：厚度为2～3 mm，密度可较气体稍高，其轮廓和股骨及胫骨的髁部相平行，边缘光滑锐利，股骨内髁及胫骨内髁部软骨层厚度较外髁部稍薄。

（3）滑囊：髌上囊在后前位片上仅能显示为类圆形之密度减低区，于侧位片上则能清楚显示，呈一长圆形影像，囊壁光滑，大小差异很大，囊内有时可见到中隔。髌下囊也在侧位片上也能清楚显示，其内大部分为脂肪垫所充满，呈密度增高的三角形淡影。后囊在两侧股骨髁部各有一个，呈小圆形影，在侧位片上两者可相互重叠。

（4）十字韧带：在后前位片上，于胫骨嵴上方，显示一倒“V”字形阴影，边缘清晰可见。

5. 肘关节造影　可显示平片上不能显示的关节内的结构，对研究和确定某些肘关节疾患的性质和具体部位，具有一定价值，如对确定软骨或骨性游离体的定位、原因不明的关节疼痛、手术前需要了解关节内情况者都可采用此项检查。

正常X射线表现：清晰显示关节内结构，如滑膜、关节窝及关节软骨，在双重对比造影下，以上关节内结构显示更清晰，正常的滑膜为一纤细、光滑、锐利的造影剂线影。

四、数字X射线成像

数字X射线成像是影像增强技术、电视技术和计算机技术与常规的X射线血管造影相结合的一类新的医学检查方法，目前临床常用的数字X射线成像方法有数字减影血管造影（digital subtraction angiography，DSA）、X射线计算机成像（computed radiography，CR）和数字成像（digital radiography，DR）等。

（一）数字减影血管造影

DSA是20世纪80年代继CT之后出现的一种医学影像学新技术，是现代数字X射线成像技术之一。DSA是基于顺序图像的数字减影，将未造影的图像和造影的图像分别经影像增强器增强，摄像机扫描矩阵化，经模/数转换成数字化，两者相减而获得数字化图像，最后经数/模转换成减影图像，其结果消除了整个骨骼和软件组织结构，浓度很低的对比剂所充盈的血管在减影图中显示出来，具有很强的对比度。

DSA可以判断脑血管意外的病因，如颅内动脉瘤、颅内血管畸形、颅内动静脉瘘、脑动脉硬化和脑血管闭塞等。通过DSA检查可以直观地显示这些血管病变的形态、部位和范围，确定其性质和类型，并能进一步了解脑部血液循环情况。

DSA根据脑血管位置的变更及占位病变的血液循环情况，对占位病变做出定位、定性诊断，尤以颅内肿瘤的定性最为有效。DSA可以提供脑肿瘤的详细血液循环分布，以及相邻部位之血管的侵蚀、挤压和推移等详细资料，以利于外科手术顺利切除肿瘤。

（二）X射线计算机成像

CR是X射线平片数字化技术，目前已在国内外广泛应用。CR系统是使用可记录并由激光读出X射线成像信息的成像板（imaging plate，IP）作为载体，以X射线曝光及信息读出处理，形成数字或平片影像。CR系统实现了常规X射线摄影信息数字化，使常规X射线摄影的模拟信息直接转换为数字信息；能提高图像的分辨、显示能力，突破常规X射线摄影技术的固有局限性；可采用计算机技术，实施各种图像后处理（post-processing）功能，增加显示信息的层次；可降低X射线摄影的辐射剂量，减少辐射损伤；CR系统获得的数字化信息可上传至图像传输系统（picture archiving and communicating system，PACS），满足远程医学（tele-medicine）的需要。

（三）数字成像摄影

DR是在X射线电视系统的基础上，利用计算机数字化处理，使模拟视频信号经过采样、模/数转换（analog to digit，A/D）后直接进入计算机中进行存储、分析和保存。X 射线数字图像的空间分辨率高、动态范围大，其影像可以观察对比度低于 1%、直径大于 2 mm 的物体，在患者身上测量到的表面 X 射线剂量只有常规摄影的 1/10。量子检出率（detective quantum efficiency，DQE）可达 60% 以上。X 射线信息数字化后可用计算机进行处理。通过改善影像的细节，降低图像噪声、灰阶，以及对比度调整、影像放大、数字减影等，显示出未经处理的影像中所看不到的特征信息。借助于人工智能等技术对影像做定量分析和特征提取，可进行计算机辅助诊断。

数字 X 射线摄影方式包括硒鼓方式、直接数字 X 射线摄影（direct digital radiography，DDR）、电荷耦合器件（charge coupled device，CCD）摄像机阵列方式等。数字图像具有较高分辨率，图像锐利度好，细节显示清楚；放射剂量小，曝光宽容度大，并可根据临床需要进行各种图像后处理等优点，还可实现放射科无胶片化，科室之间、医院之间网络化，便于教学与会诊。

第二节　CT 检查

CT 全称为计算机断层扫描（computed tomography scan），也称为 X－CT（X－ray computed tomography scan）。CT 图像与一般 X 射线摄影不同，它不是把摄影照在照片上，而是用 X 射线对检查部位进行扫描，透过人体的 X 射线强度用测量器测量，经信号转换装置和电子计算机处理，以完全不同于 X 射线照片的方式构成检查部位的横断面图像。CT 对人体组织、器官有很高的密度分辨率，普通 X 射线无法区别的相邻组织或器官，CT 扫描时，只要其 X 射线吸收值稍有差别，就能形成对比而显示于图像中。

20 世纪 70 年代初 CT 开始在临床应用以来，经过多次升级换代，结构和性能不断完善和提高，由最初的普通头颅 CT 机发展到现在的高档滑环式螺旋 CT（spiral CT，helical CT）和电子束 CT（electron beam CT，EBCT）。CT 扫描技术已成为医学影像领域中一个很重要的组成部分，因 CT 扫描密度分辨率高，解剖结构显示清楚，对病变的定位和定性较高，已成为临床常用的影像检查方法。CT 扫描也在临床疼痛性相关疾病的诊断上发挥了独特作用。

一、CT 检查方法

1. 普通检查　又称平扫（plain scanning），通常包括横断面及冠状面扫描，横断面扫描是最常使用的主要方法，如颈、腰椎间盘病变，胸、腹部主要脏器病变及颅内病变等，均可使用横断面扫描。冠状扫描是常规横断面扫描的辅助检查，主要用于蝶鞍区病变的扫描。

2. 增强检查（contrast enhancement）　某些病变平扫时，不能表现出与正常部分 CT 值的差别，则有必要借助于造影剂增强病变部位效果，以清楚地显示病变，易于诊断，这种方法称为增强扫描。原则上增强扫描在平扫后进行，所以要掌握好适应证。

3. 特殊检查　主要是指三种扫描技术。①薄层扫描技术（thin slice technique）：是指层厚 5 mm 以下的扫描。适用于观察细小的正常结构及病理改变。主要用在椎间盘病变、眼部病变、鞍区病变等的检查。②重叠扫描技术（overlap technique）：是指扫描的层距小于层厚，相邻之间有部分重叠。③动态扫描技术（dynamic scanning）：是指经静脉注入造影剂后连续扫描，观察组织的血管结构及血流动力学的变化。动态扫描使 CT 技术不仅能观察结构异常，还能探讨功能变化。主要用于肿瘤、血管畸形、夹层动脉瘤的诊断。

二、CT 影像的分析与诊断

CT 诊断主要是以各部位的横断面影像为基础，所以必须对全身各部位的横断面解剖、各脏器的不同横断面形态、大小及位置关系非常熟悉，即要建立横断面解剖的概念，个别加以纵断面及不同轴断面的解剖。

利用CT具有高度的密度分辨率的特点，仔细观察病变的结构以助于诊断。如肿瘤内产生坏死、存有气体、脂肪组织钙化等，都可根据CT值测定而判断。

CT的X射线吸收单位，通常把水的吸收作为0，致密骨或钙化等X射线吸收最高值作为+1 000，空气作为-1 000，将其间分为2 000等份，这个吸收系统称之为CT值。各脏器及组织的CT值见表6-1。

表6-1　各脏器及组织的CT值　(单位：Hu)

脏器	平均值	范围	组织	平均值	范围
骨（皮）	>250		凝固血液	80±10	50~94
骨（髓）	130±100		血液（静脉）	55±5	40~65
甲状腺	70±10	40~90			
肝脏	65±5	45~75	血浆	27±2	20~30
肌肉	45±5	35~50	渗出液：蛋白质>30 g/L	>18±2	
脾脏	45±5	40~60	漏出液：蛋白质<30 g/L	<18±2	
淋巴结	45±5	25~55	林格液	0	0~20
胰腺	45±10	25~55			
肾脏	30±10	20~40	脑脊液	0	0~20
脂肪	-80±10	-70~-130			
胆囊	20±10	0~30			
主动脉	40±5	30~55			
下腔静脉	40±5	30~50			

（一）颅脑CT检查

CT技术首先应用于颅脑疾病的诊断，能直接显示疾病的全部病理过程，并可准确定位、定性，获得满意的诊断效果。颅脑CT适合于对下列疾病进行扫描检查。

1. 颅脑外伤　为首选检查方法，能迅速而准确地定位诊断颅内血肿及脑挫伤。对于急性、慢性期脑损伤，平扫后须增强扫描，对发现密度血肿有意义，可指导临床治疗、随访、改善预后，显著降低死亡率。

2. 脑肿瘤　CT可直接显示肿瘤的大小、部位、外形、数目及与周围组织的关系、有无钙化等，对肿瘤的定位、定性有指导价值。

3. 脑血管病　CT可明确诊断出高血压性脑出血、脑梗死、动脉瘤、血管畸形、蛛网膜下隙出血，CT不能发现原发性血管病变，但它能显示继发脑组织病理改变，可观察病变的部位、范围、性质（出血性或缺血性）及其与脑组织的关系。

4. 颅内炎症　CT直接反映颅内炎症的病理过程，结合患者及临床实验检查资料，对确定炎症的病因有一定的帮助。

5. 脑实质变性及脑萎缩　由各种原因引起的脑髓质变性，均可直接显示病变的部位、分布、范围及发展过程，但无特异性，必须结合临床资料才能做出定性诊断。

（二）脊柱CT检查

CT检查是脊柱疾病诊断的重要手段，常用的脊柱CT检查包括：椎间盘扫描、椎体椎管扫描和脊髓造影扫描。

1. 椎管、椎间盘和脊髓的正常CT表现　椎体自颈椎、胸椎至腰椎的体积逐渐增大，在横断面上椎体呈卵圆形或肾形，其后缘略平直或凹陷，矢状面或冠状面图呈矩形。运用窗位技术可清楚地显示致密的骨质及椎体内的小梁结构。通过椎弓层面时，椎管呈骨性环状结构。在CT图像上可进行椎管矢状径和横断面椎管面积测量，一般认为椎管矢状径（前后径）的测量较为重要。颈段椎管以 C_1 为最大、

$C_1 \sim C_3$ 矢状径逐渐缩小，以下管径大小大致相似，其矢状径平均为 18 mm；一般下位颈椎矢状径不应少于 12 mm，C_1 和 C_2 的矢状径下限分别为 16 mm、15 mm，最大一般不应超过 27 mm，下部颈椎为 21 mm。胸段椎管的大小相对较为一致，略呈圆形，前后径和横径相似，其矢状径平均为 14 ~ 15 mm。正常腰椎椎管在 CT 上测得的矢状径可以在 15 ~ 25 mm，通常 $L_{4,5}$ 节段的矢状径要大于 $L_1 \sim L_3$ 节段，椎管之横径和横断面积也是以下部腰段较上部腰段稍大。骶骨由 5 个骶椎组成，为一三角形的骨块，其尖端向下。在 CT 横断面图像上，骶骨的上部相对较宽，向下逐渐变小，女性骶骨较男性为宽，骶骨上缘与 L_5 相连接，下缘与尾骨相连，L_5 有时可部分或完全与骶骨相融合，称为腰椎骶化。在 CT 图像上，黄韧带在椎管的后外侧、椎板和椎间小关节前方，两侧相对称，呈软组织密度带状影，颈部黄韧带较薄，腰段最厚，一般在 2 ~ 4 mm，超过 5 mm 为异常。黄韧带肥厚可引起椎管狭窄。正常情况下，普通 CT 很难分辨出后纵韧带。

侧隐窝属于硬膜外腔的外侧部分，是神经根从椎管内走向椎间孔所经过的间隙，由椎体后缘、椎弓根内侧和上下关节突围成，两侧对称，从上下关节突向前倾斜。侧隐窝在椎弓根上缘处最窄，侧隐窝测量，一般此处前后径正常大于 5 mm，小于 3 mm 应考虑为侧隐窝狭窄。椎管内硬膜外和椎间孔含有脂肪组织，在横断图像上，脂肪组织主要分布在：硬膜囊前方，在硬膜囊与椎体和椎间盘之间形成低密度间隙；硬膜囊两侧和椎间孔区，为两侧对称的脂肪密度区，于 CT 图像上可见到在此通过的神经根断面。椎间盘在 CT 图像上密度低于骨而高于硬膜囊，正常椎间盘边缘不应超过上、下椎体缘，腰椎间盘比较厚，硬膜外脂肪组织比较丰厚，CT 平扫可清楚地显示其形态和周围的结构，对腰椎间盘病变诊断既安全又可靠。腰椎间盘横断面呈“肾形”，后缘微凹。$L_5 \sim S_1$ 间盘较薄，后缘平直或膨隆，颈椎间盘厚度界于胸和腰椎间盘之间，两侧小于椎体缘，腹侧较背侧厚，胸椎间盘最薄，CT 检查需要薄层扫描。

脊髓位于椎管的中央，由于脊髓周围蛛网膜下隙内脑脊液的衬托可在 CT 图像上显示脊髓的形态结构，在静脉内注射造影后做增强扫描，可使脊髓的形态显得更加清楚。采用高分辨率的 CT 可显示脊髓内的灰质和白质结构，灰质的 CT 密度比白质稍低，在普通 CT 扫描时脊髓一般呈比较均一的密度。颈髓在横断面上呈椭圆形，位于蛛网膜下隙的中央，前腹侧面略平直，可见一由前正中裂形成的凹陷，其后缘略圆，中线也可见内后中间沟形成的一微凹；在 CT 横断面上测量颈髓的前后径，$C_3 \sim C_7$ 前后径大致相似，平均为 6 ~ 7 mm。胸髓在横断面上呈圆形，前中央沟在胸髓腹侧所形成凹陷有时可在 CT 图像上显示，但后中央沟和后外侧沟在 CT 扫描时一般不能显示。胸髓的前后径在 7.5 ~ 8.5 mm，在 $T_9 \sim T_{12}$ 椎体节段胸髓前后径可相对稍粗。在过了腰膨大段后，脊髓变细形成脊髓圆锥，脊髓圆锥向下逐渐变小，约至 L_1 或 L_2 平面，其下方形成终丝止于 S_2 平面。马尾包括腰、骶背侧和腹侧神经根，在圆锥的两侧下行，腰圆锥以下部分，马尾神经几乎呈平行下行，高分辨率的 CT 有时可显示脊髓圆锥和其周围呈点状的马尾神经。

2. 椎管碘液造影 CT 的正常表现　椎管造影 CT（computed tomographic myelography，CTM）是在蛛网膜下隙内注入含碘的水溶性造影剂后再做脊柱 CT 扫描的一种检查方法。它可清楚地显示椎管内的解剖结构，特别是鞘膜囊的结构。由于造影剂进入蛛网膜下隙及神经根鞘内，可在椎管造影 CT 上清楚地勾画出脊髓、神经根和终丝等的形态。脊髓的前中央沟等也常可在造影时显示，并可对脊髓和蛛网膜下隙等进行准确的测量。颈髓在横断面上略呈椭圆形，位于中央，其周围的蛛网膜下隙较宽。上段胸髓居蛛网膜下隙中央，约于 T_6 高度上下，脊髓在椎管内略偏前方。在 L_1 高度可显示脊髓的腰膨大，在 L_2 高度以下脊髓逐渐变细成脊髓圆锥，再下则为终丝。在椎管造影 CT 上可清楚地显示脊髓圆锥和其周围的马尾神经，在高密度的造影剂衬托下，可见低密度的圆锥和终丝位于椎管中央，马尾神经呈小点状围绕在其周围，常呈“V”字形或“W”字形排列。各种神经根的排列和分布较均匀。

在椎管造影 CT 的神经根穿出层面，可清楚地显示脊髓神经的前根和后根，前根较细，后根较粗，在充满造影剂的蛛网膜下隙内呈线条状的低密度影，并可见在近椎间盘孔处相连合成为脊神经。

3. 椎间盘突出和退行性变的CT表现　椎间盘突出为纤维环破裂髓核突出。纤维环后部比较薄弱，容易损伤破裂。由于有后纵韧带加强，髓核脱出最常发生在后外侧。椎间盘向两侧突出比较少见。髓核脱出可以在后纵韧带下面，也可穿破韧带进入椎管内或椎间孔内，甚至少数可以进入硬膜内。椎间盘突出最多见于腰椎，颈椎间盘次之，胸椎间盘突出少见。

（1）腰椎间盘突出：CT表现的直接征象是椎间盘组织局限性突出，密度与肌肉组织相当，CT值低于骨而高于硬膜囊。脱出的椎间盘组织使硬膜囊前方或两侧脂肪间隙变窄或消失，硬膜囊受压变形，神经根受压推移或淹没。椎间盘突出发生在后外侧时，软组织可突入椎间孔，椎间孔区脂肪间隙变窄，神经根受压移位。CT检查可以显示椎间组织退行性变、钙质和骨质增生等。椎间盘钙化有时不易与椎体后缘骨质增生和韧带钙化区别，三者往往同时存在。髓核有时可以穿破纤维环和后韧带，脱出到椎管内变为游离体，它可以在椎间盘上下移行，CT表现为不规则稍高密度软组织肿块，常伴有硬膜囊和脂肪间隙变形、神经根受压等；多伴有椎体椎间隙变窄，但少数也可表现正常。静脉增强扫描常在手术后患者使用，可区别纤维瘢痕和椎间盘组织残留，纤维瘢痕表现增强，而脱出的髓核不增强。

腰椎间盘突出需要与下列情况进行鉴别：①正常解剖结构，例如硬膜外静脉丛，增强扫描静脉丛可增强，而髓核组织不增强。②解剖变异，例如联体神经鞘，最多见于L_5、S_1，CT表现为相应侧隐窝扩大，其密度类似硬膜囊，鉴别困难时，可做椎管造影CT检查。③神经纤维瘤，CT表现为边界清楚的软组织块，位于椎间孔内，需与侧方突出的椎间盘鉴别，增强扫描病灶有增强。④原发或转移肿瘤，常有明显的骨质破坏和椎旁软组织侵犯，增强扫描，病变可有不同程度增强。⑤关节突关节滑液囊肿，起源于临近退行性变的椎间小关节，多见于L_4、L_5水平，CT表现为低密度肿块，突向椎管内的后外方，含有气体成分，囊壁常有钙化。⑥硬膜外脓肿和手术后纤维瘢痕等。

（2）颈椎间盘突出：颈椎间盘较薄，硬膜外脂肪组织较少，所以颈椎间盘扫描图像不如腰段清晰。颈椎间盘突出一般可在椎间盘上下几个层面看到突出的软组织团块，密度稍高于硬膜囊，从中央、旁中央或后外侧突向椎管或椎间孔，增强扫描，硬膜和硬膜外静脉丛可增强，突出的椎间盘组织不增强，可较清楚地显示硬膜囊形态和受压变形。

脊柱造影CT扫描能清楚地显示硬膜囊和脊髓受压变形，能勾画出椎间盘突出的轮廓。明显的硬膜囊变形伴中等大小以上硬膜外软组织块者，提示椎间盘穿破后纵韧带。较大的椎间盘组织突出，可导致脊髓受压变形或移位。另外，颈椎间盘突出也常伴有骨质增生、韧带肥厚、骨化和椎管狭窄等退行性改变。

（3）胸椎间盘突出：CT扫描能清楚地显示突出的软组织团块，常见于椎间盘后缘中央或旁中央区，少数为外侧型突出。

（4）椎间盘退行性变：多发生在颈、腰段，主要表现为纤维环膨隆，CT显示椎间盘呈均匀，对称性向四周膨出，在有上、下椎体边缘的层面上可见椎体边缘外的一圈软组织影。部分病例还可见含氮气的低密度区，即所谓“真空现象”，它是椎间盘变性、蛋白质分解所造成的。

4. 脊柱狭窄症　主要发生在椎管、侧隐窝和椎间孔。临床症状主要表现为脊髓和神经根受压损害。

（1）颈段椎管狭窄CT检查主要表现：椎管形态和前后径改变，颈椎管横断面呈三叶形或柳叶形。正常椎管前后径大于12 mm，一般小于11 mm为异常。椎体和椎间小关节骨质增生，CT检查除显示突出的骨刺外，也可显示硬膜囊外侧和椎间孔区脂肪组织间隙变窄和消失，神经根被挤压、移位等现象。椎间盘变性、膨出、突出和脱出，为引起椎管狭窄的重要因素，CT扫描能清楚地显示椎间盘病变的性质和突出程度。后纵韧带和黄韧带肥厚、钙化和骨化，在CT横断面图像上，后纵韧带骨化多位于椎体后缘中部，表现为横条形、结节形、三角形、飞鸟形等，在不同层面上可以有变化，骨化和椎体后缘之间常可见条形间隙。后纵韧带骨化需要与椎体后缘骨质增生和椎间盘突出钙化鉴别，椎体后缘骨质增生主要发生在椎间盘上下椎体缘，与椎体间不存在间隙。突出椎间盘钙化的范围一般比较局限，但后纵韧带骨化也可发生在椎间盘退行性变和骨质增生的基础上，有时不易与骨质增生和椎间盘组织钙化相区别。黄韧带也可发生钙化。颈椎脱位时，CT和脊髓造影CT检查，结合矢状重建图像，能清楚地显示寰枢关节解剖结构，对关节脱位的诊断比较准确。手术残留的椎间盘组织或纤维瘢痕增生，一般需要脊髓造影CT检查，造影剂能清楚地勾画出软组织病变的边界以及对脊髓的压迫程度。

（2）胸段椎管狭窄的CT检查：普通CT扫描可以显示椎管狭窄的程度。后纵韧带骨化比颈椎容易识别。黄韧带钙化好发于邻近上关节突。小关节突增生肥大，一般从后部突向椎管，压迫脊髓背侧。硬膜外过量脂肪沉积多发生在椎管后部。脊髓造影CT扫描在诊断胸段椎管狭窄方面非常有用，它可显示蛛网膜下隙变窄、闭塞，以及脊髓受压的程度，造影剂可勾画出病变的轮廓。矢状重建对病变范围的判断有帮助。

（3）腰段椎管狭窄的CT检查表现：椎管形态改变为三叶形或柳叶形。椎管前后径变小，腰椎管前后径10～12 mm为相对狭窄；10 mm以下为绝对狭窄。但CT诊断应注意椎管和硬膜囊的比例关系，注意椎管内脂肪组织间隙是否变窄或消失，以及硬膜囊是否被挤压变形，而不是单纯以前后径测量为诊断依据。骨质增生和椎间小关节突增生肥大，椎间盘退行性变和突出，黄韧带和后纵韧带肥厚、钙化和骨化。黄韧带肥厚是引起腰段椎管狭窄的重要因素，一般超过5 mm为异常。椎管滑脱与椎弓崩解，CT可显示椎弓根、关节峡部的发育异常和骨折，以及椎间小关节面退行性变。手术残留椎间盘组织、纤维瘢痕增生和植骨片移位，侧隐窝狭窄，前后径正常大于5 mm，一般小于3 mm诊断为狭窄。椎间孔狭窄，CT表现为椎间孔脂肪组织减少或消失，神经根被挤压。

5. 脊柱感染　常见的有化脓性脊柱炎、结核等，主要的影像学特征为椎体骨质破坏，椎间盘破坏，椎间隙变窄，正常硬膜外脂肪间隙消失，椎旁软组织肿胀、炎性肿块和脓肿等，后期和慢性期可见新骨修复、钙化等。

（1）化脓性脊柱炎：感染早期，CT扫描可见感染的椎体骨质内小低密度坏死区，骨皮质出现小的不规则区或脓肿区，并逐渐融合为较大的骨质破坏区。静脉增强CT扫描有助于硬膜外和椎旁软组织内感染灶的显示，软组织感染灶可以增强。感染后期，骨髓炎可导致椎体脆弱，容易碎裂、压缩，椎体边缘向外膨出，CT见椎间隙变窄，椎间盘感染和终板骨质破坏相混合，并压迫硬膜囊。

（2）脊柱结核：发病部位以腰椎最多见，胸椎次之，颈椎较少见，病变累及单个椎体或多个椎体。CT主要表现为椎体和附件骨质破坏，椎间盘破坏，椎间隙变窄，椎旁软组织肿胀和脓肿，增强扫描脓肿壁可增强，晚期和愈合期，可发现骨质破坏区出现骨质硬化。

6. 椎管内肿瘤　椎管内肿瘤的CT检查多采用脊椎造影CT扫描，横断面图像能清楚显示病变与脊髓、蛛网膜下隙和椎管的关系，能显示病变梗阻区蛛网膜上、下隙造影充盈情况。

（三）胸部CT检查

CT扫描对密度差异分辨的灵敏性较高，能分辨组织间很少的X射线密度差，为普通胸片密度分辨率的10倍，横断面扫描图像无影像重叠，特别是脂肪丰富的患者，更易获得满意的图像。高分辨率CT（high resolution computed tomography）扫描是近几年来在普通CT扫描的基础上开展起来的一项新技术，大大提高了CT影像的空间分辨率，增加了影像的清晰度，是目前研究正常肺结构、观察肺部细小病变的最精确的非创伤性检查方法。

胸部CT扫描最适合于检查以下几种病变。①纵隔病变：例如纵隔增宽，CT扫描可进一步确诊增宽的原因、性质、部位和范围；纵隔肿块，CT检查可显示其性质（囊性、实性）有无出血、坏死、钙化及侵犯范围，推测其发生部位、组织来源及其与周围器官的关系。②肺脏病变：例如肺门增大时，可观察是血管性改变还是淋巴结肿大，有无支气管本身的病变，性质尚难确定者；胸膜病变，在定性、定位上有困难者；身体其他部位的恶性肿瘤，有很强的肺内转移倾向，但普通X射线检查未能查出肺内转移灶者；大量胸腔积液及胸腹肥厚，需了解病变累及范围、确定其性质者。③胸壁的病变：可了解其侵犯范围，与肋骨及胸膜的关系，以确定其病变性质。

（四）四肢及软组织CT检查

应用CT研究骨骼、肌肉和软组织病变已显出越来越多的优点。它能显示切面解剖和空间关系，变化窗位可同时显示骨和软组织，通常显示双侧。根据病情也可采用增强 CT 扫描，一般是在平扫的基础上，进一步了解病灶的血供情况。采用向静脉内快速注射造影剂后即刻于病灶平面扫描的方法，可观察周围血管动脉瘤轮廓和血栓厚度；采用静脉内快速注射或滴注造影剂扫描，可显示大的动脉和静脉与肌肉、骨骼及肿块的关系；关节扫描时向关节内注入气体或碘造影剂，可以更好地显示关节腔内结构。

1. 髋关节的正常 CT 表现　CT 图像上显示由两个大骨柱形成的弓顶所撑起的局部凹陷，后面的坐骨柱较大，从坐骨切迹走行向下，延伸到坐骨结节处，前面的髂耻柱从髂嵴向内下向前延伸到耻骨联合处。股骨头位于髋臼中心，骨皮质致密完整，骨髓腔内可见粗大均匀小梁结构。髋关节间隙由于重力关系，前面较后面稍宽些。CT 既可显示髋部骨骼，也可显示软组织，故 CT 可以查明由软组织异常所引起的髋关节痛原因。除肿瘤和感染外，CT 可以显示滑囊病变。滑囊炎时，CT 图像显示关节周围充满液体的肿块，在 CT 导向下，也可对肿胀的滑囊进行抽吸治疗。

2. 膝关节的正常 CT 表现　膝关节由胫骨髁、股骨髁和髌骨及滑液囊构成，由韧带和关节囊连接起来，CT 图像上可显示致密的关节面，调整窗位，可见滑液囊及韧带。沿胫骨内外侧髁的上缘，各有一个半月板纤维软骨，由冠状韧带将其附于胫骨髁上，为内、外侧半月板。正常内侧半月板表现为“C”形，外侧半月板表现为“O”形，轮廓光滑完整，密度均匀，CT 值 70 ~ 90 Hu。内侧半月板前中部呈月牙状，后部较宽大；外侧半月板的前后宽度较为一致。半月板的外侧缘较清楚，内侧缘可模糊。

3. 软组织的 CT 检查　软组织病变易于顺肌肉方向扩展，CT 高分辨率易于直接显示软组织异常。

第三节　MRI 检查

MRI（magnetic resonance image）的图像看上去与 CT 图像非常相像，彼此都是“断面像”，都是以由黑至白之间不同深浅度的“灰阶”为对比，显示各组织结构的影像。但 MRI 图像和 CT 图像的成像原理大不相同，因此它们图像中的“像素”含义也随之不同。MRI 图像基本上是代表组织器官氢质子的分布，以及这些氢质子在磁共振过程中弛豫特性的反映；CT 图像则主要是组织器官“电子密度”大小的记录。

MRI 成像参数多，可有质子密度（P）、纵向弛豫时间（T_1）、横向弛豫时间（T_2）以及流动效应等加权成像，这是 MRI 技术的主要优点。使用何种射频脉冲序列，即可获得某种成像参数的加权像。

MRI 检查虽有其独特的优点，一般说来，敏感性也比较高，但其征象的特异性还是有限的。针对这点，在 MRI 读片前，也同样应备有尽可能详细的临床病史、重要检查，包括各项实验室检查和其他影像检查等结果，然后应遵循以下程序进行 MRI 读片。

在具体观察 MRI 图像征象前，应先明确各图像的成像参数加权，亦即该图像是用何种射频脉冲序列扫描成像的，不同组织器官在不同参数射频脉冲序列扫描时，它们的 MRI 特征和信号强度是各不相同的，这些是 MRI 读片的基础，有了这些基础的认识，才能辨别异常。

MRI 的读片和图像征象的解释需要有比较熟悉的断面解剖知识。①读片时，除个别情况外，习惯上都先阅读横断面切层图像，循序地从上而下，或由下至上地依次逐层全面观察，先取得受检部位组织器官的整体概念，然后再依具体情况，予以重点复习和分析研究。②兼有冠状面和矢状面切层系列者，结合分析研究，可获得更多的“立体定位”和其他诊断信息。③不同成像参数序列（加权）系列图像的综合观察分析，对提高 MRI 检查诊断的敏感性和特异性都大有帮助。就现今临床上最为普遍应用的 SE（自旋回波）序列而言，各不同成像参数加权脉冲序列的图像，各有其比较独特的组织特性分辨的潜力。例如，长 TR、短 TE 的质子密度（P）加权图像，对各组织器官结构的解剖分辨较好（因信噪比较高），而对比（密度）分辨则常不尽如人意。短 TR、短 TE 的 T_1 加权图像，对脂肪的显示特别明晰，所以分辨各组织界面有其独到之处。T_1 加权图像对亚急性和慢性血肿，以及行顺磁性 MRI 造影剂（如 GD－DTPA）扫描的观察，有良好的效果。长 TR、长 TE 的 T_2 加权或准 T_2 加权的 RARE 序列的图像，对分辨组织中水的含量以及由此而引起的相应变化，都含有很高的敏感度。因此，其密度分辨，一般都较 P 和 T_1 加权图像好得多，往往在此二者图像上呈等 MR 信号的病灶（即该病灶与其邻近组织的 MR 信号相等或大致相等），而在 T_2 加权图像上则显示鲜明的对比。另外，T_2 加权图像对体现组织液态特性的特异性较强，呈很强的 MR 信号（T_1 加权时多呈略低或低的 MR 信号）。这种 MR 信号特点，除见于内含体液的腔室外，还见于病灶的坏死、液化过程，以及囊性病灶等。④由于各组织之间，各组织与其病理过程之间，以及各不同病理过程之间的 P、T_1、T_2 值都有较多的相互重叠的部分，从而造成不同组织器官的 MR 信号强度相互接近，以及“一征多病”等局限性和缺陷。为此，MRI 的读片和图像解释，不但要以征象为主要依据，而且还应密切地结合临床资料，包括病史、病程的特点及各项实验室检查的结果等，作为 MRI 图像征象研讨时的补充、对照和印证。

一、颅脑 MRI 检查

近些年来，MRI 在检查颅脑疾病方面进展很快，颇受临床关注。由于 MRI 显示了一些 CT 未能显示的病变，因此普遍认为它比 CT 敏感。MRI 适用于对下列病变检查：①颅脑损伤并发症的检查，尤其对颅底部的脑挫裂伤和血肿，以及一些 CT 检查呈等密度的颅内血肿，MRI 检查有独到之处。②肿瘤性病变，MRI 无骨性伪影，对后颅窝肿瘤及其他病变的显示，明显的优于 CT。它可对肿瘤进行准确的空间定位（借横断面与直接冠状及矢状断面相结合），也可在不用造影剂的情况下显示某些血管和包膜。③脑血管疾病，MRI 能早期发现缺血性脑血管病并检查出较小的梗死病灶。对 CT 难以检出的脑干梗死的显示更佳，MRI 对出血性脑血管病亦同样有效，对亚急性期脑内出血的显示更好，对出血的病因，如血管畸形、动脉瘤等，常常可以定性。④脑部炎症，MRI 对脑炎的检出比较敏感，可判定炎症波及的范围。采用 GD－DTPA 增强扫描，可清楚地显示脓肿病灶及其包膜。对颅内结核、脑寄生虫病等，MRI 检出的敏感度也很高。⑤脑白质病变（脱髓鞘病），MRI 是目前检出脑多发性硬化的一项最有效的影像诊断技术，亦能检出中央脑桥髓鞘溶解病、感染后脱髓鞘病变以及急性弥漫性脑脊髓炎等。⑥脑部常见的先天性异常，MRI 切层方便、灵活，能显示脑部各解剖细节，故对脑部先天性异常如脑膜脑膨出、Chiari Ⅰ或 Chiari Ⅲ型畸形、胼胝体发育不全等，能显示得直观、明了、准确。

颅脑的正常 MRI 表现：头皮和皮下组织中含有大量脂肪组织，在 MRI 成像技术中，从外向内，头皮和浅层结缔组织为第一层，呈中等信号，较薄，一般不太清楚。其下为高信号的皮下脂肪层。帽状腱膜因与颅骨外板贴得太紧密，而且均为低信号，正常情况下多不易显示。

脑组织在 1.5 T 场强磁共振的弛豫时间见表 6－2。

表 6－2　大脑各部位 T_1 与 T_2 的比较

脑组织	T_1 值/ms	T_2 值/ms
壳核	747 ± 33	71 ± 4
尾状核	822 ± 16	76 ± 4
丘脑	703 ± 34	75 ± 4
皮层灰质	871 ± 73	87 ± 2
胼胝体	509 ± 39	69 ± 8
半卵圆中心白质	515 ± 27	74 ± 5
内囊	559 ± 18	67 ± 7
脑脊液	1 900 ± 353	250 ± 3

大脑镰、小脑幕由纤维结缔组织构成，自由水及运动性氢质子含量少，在 T_1 和 T_2 加权像上皆为低或无信号区。

颅内静脉窦、颈内动脉及海绵窦由于血液流动效应而呈现相应形状的无信号区。

二、脊柱 MRI 检查

从矢状面、轴面与冠状面上直接显示脊髓与脊椎（包括椎间盘）是 MRI 的突出优势。MRI 能一目了然地显示脊椎骨折、椎间盘损伤与脊髓受累的关系；能对颈椎病进行分期与分型诊断；显示椎管狭窄，胸、腰椎间盘病变，脊髓结核与转移瘤相当清楚；能显示脊髓空洞，脊髓动静脉畸形（artery - vein malformations，AVM）、髓内出血、硬膜外血肿、蛛网膜囊肿；显示髓内与髓外肿瘤明显优于 CT；还可显示肿瘤性脊髓空洞、瘤内出血，增强 MRI 可准确显示肿瘤侵犯的具体范围。

（一）脊柱 MRI 的扫描方法

一般扫描矢状位为基本方位，因其能较好地观察脊柱各椎骨的顺序、椎体及附件、椎间盘、脊髓等。横轴位与冠状位扫描为辅。常规先以梯度回波序列扫出定位像，再以冠状位定位选择脊柱清晰的图像拟定矢状位，用侧位像拟定预置饱和（将脊柱前方的结构预置饱和）。矢状位多采用 SE 序列 T_1 加权扫描，梯度加波（FLASH 或 FLSP）做准 T_2 加权扫描，然后根据病变需要加做第二种方位（如横轴位或冠状位等）扫描，颈、胸段横轴位一般选用 FLASH 准 T_1 加权扫描，腰骶段可选用 SE、T_1 加权扫描。

（二）脊柱 MRI 扫描断面的观察

脊柱 MR 检查的最重要扫描断面是矢状位和轴位。冠状位对椎体形态和椎间孔显示以及髓内、髓外病变的鉴别和病变侵及范围，可提供重要信息，如病变范围以及与周围结构的关系等。由于扫描视野的限制，对胸段脊柱的 MRI 扫描定位可依据胸椎周围的解剖结构特点来帮助定位，如成人气管在 T_4 平面分为左、右支气管，分叉平面可高至 T_4 上缘，或低至 T_6 中份，多数情况下相对于 T_4 下份或 T_5 上份。腹腔动脉干由腹主动脉 L_1 平面发出向前走行。轴面对发现髓内较小病灶比较敏感，如脊髓的多发硬化、脊髓变性和囊腔形成等。旁矢状面和沿椎弓走行的冠状面以及沿椎间孔走行的轴面，可进一步显示髓内和神经孔内的病变范围、程度以及与神经根的关系。在颈段，由于椎间孔相对较小，一般沿椎间盘走行之轴面比旁矢状面和沿椎弓根走行之冠状面，对观察神经孔病变更敏感。

（三）脊柱、脊髓的正常 MRI 表现

脊柱和脊髓的 MRI 解剖，以短 TR 和 TE 的 SE 序列（T_1 加权）的矢状切面图像显示最好。在颅颈段，MRI 可清晰地显示第四脑室、脑桥、小脑和小脑扁桃体、上颈髓等，并能确定这些结构与枕骨大孔的空间关系。在 SE 序列 T_1 加权图像上，所有的脑髓组织均呈中等强度的 MRI 信号，略高于肌肉的信号。骨骼中的骨皮质（密质骨）呈较低的 MRI 信号；而松质骨内有较丰富的血液供养和造血组织，可呈较高的 MRI 信号。各韧带、硬脊膜、脑脊液等呈低信号。正常脊髓的灰质、白质以轴面显示清晰，因灰质含水量高于白质，所以在 T_2 加权图像上呈“H”形的灰质比白质信号强度高。脊髓中央管在 T_2 加权图像上一般显示为纵行线状中等信号影，贯穿于脊髓中央，近来有报道认为这是代表围绕中央管的中央灰质脊髓各径线和面积的 MRI 测量，与脊髓造影和 CT 扫描测得值基本相同。正常成人颈髓前后径一般为 6 ~ 9 mm，平均为 8 mm，面积为 80 mm^2；胸髓前后径为 7 ~ 10 mm。在颈膨大和腰膨大节段，其变化稍大些。

枕骨大孔的分辨，其前缘可借位于寰椎前弓后上方与枢椎齿状突上方的高 MR 信号脂肪影为标志。寰椎前弓内有信号较高的骨髓，较易识别。位于其后方的枢椎齿状突的信号强度相对较低，可能为部分容积效应所致。持续残留的齿状突下软骨联合，在矢状位 MRI 上呈无信号横条带为正常变异，勿误为骨折。寰椎前弓后上及齿状突上方的脂肪影后缘是光滑的线条样低信号横韧带及关节滑膜组织，膜下面是十字韧带，其中最重要的是横韧带，它横越寰椎，包围齿状突。十字韧带上脚和下脚为纵形带，分别从横韧带向下延伸到枢椎体，向上到枕骨大孔的前缘；其次是寰枢副韧带从寰椎侧块基底部并入到枢椎体齿状突基底部。齿状突顶部都是小的齿状尖韧带，它附着枕骨大孔前缘。齿状尖韧带的两侧，两个翼

状韧带附于枕大孔的侧缘。枕骨大孔后缘的准确界限常难以确定，因该部位由菲薄的枕骨鳞部游离缘的密质骨构成，仅可借其内较高 MRI 信号的板障来大致判断其位置。除颈椎的寰枢椎和骶尾骨外，其他椎骨形态和构成基本相同，椎体呈方形或长方形较明亮块影。MRI 信号强度略高于肌肉组织，均匀一致，外廓由无 MRI 信号的密质骨环绕，形同“镶边”。老年人椎骨由于松质骨内脂肪含量增加，其信号要比年轻人高，并且常可见到局灶性脂肪置换，多见于下胸段和腰段椎体。各椎骨的附件，如棘突、椎弓根、椎间小关节等，由于其内含有骨髓组织，均能清楚的显示，但均不如 CT 清晰。各椎体之间的椎间盘在 T_1 加权图像上，髓核和内层纤维环呈高或中等信号强度，外层纤维环为低信号，在 T_2 加权图像上，髓核信号明显增加，而整个纤维环则呈低信号，二者形成良好的对比。因此，正常椎间盘的 MRI 常能清晰地显示髓核、纤维环和 Srarpey 纤维的移行部，但在椎间盘变性时，多见不到这种移行。正常椎间盘的位置不应超过椎体的前后缘和侧缘，其厚度约为椎体的 1/3。

在旁中央的矢状位切面图像上，常可见椎间孔及其中的脊神经根，椎间孔内因有硬膜外脂肪充填，故呈 T_1 加权像高信号长圆形影，脊神经根呈圆形或长圆形的较低的信号影，位于孔内上 1/3，有时还可显示出腹侧和背侧神经根，如静脉注射 GD－DTPA，椎间孔内的血管得以强化，可与神经根形成良好的对比。

蛛网膜下隙是蛛网膜与脊髓软膜之间的腔隙，其内充满脑脊液，上续于脑的蛛网膜下隙。脊髓圆锥部以下之蛛网膜下隙特别扩张并形成终池，绕马尾神经，终止于 S_2 水平。脊髓前后之蛛网膜下隙几乎相等，均为脊髓前后径的 1/2。在 MRI 中，多数脊髓位于蛛网膜中央。部分病例之胸髓偏前，可能与胸椎生理后凸有关。蛛网膜下隙内脑脊液 T_1 加权像呈低信号，T_2 加权像呈高信号强度。脑脊液搏动所致的伪影常见的表现是蛛网膜下隙内脑脊液信号强度不均，重者可出现脊髓信号强度不均或囊性变样改变，不仅可掩盖病变，有时还可造成假阳性，如异常血管影或动静脉畸形样改变。伪影以颈段和上胸段蛛网膜下隙前半部分为明显。

静脉注射 MRI 造影剂（GD－DTPA）后，在脊柱的 MRI 中，许多正常结构可通过 GD－DTPA 而得以增强，如血流缓慢的血管、硬膜静脉丛和椎管内基底血管丛等。正常脊髓因有完整的血－脑脊液屏障（BBB），一般不出现增强，但硬膜囊外神经根因缺乏血－脑脊液屏障可出现强化。正常骨髓、韧带、肌肉和椎间盘也不增强。

（四）椎间盘变性（degeneration）、膨出（bulge）、脱出（prolapse）的 MRI 表现

MRI 在显示骨质增生方面不如 CT 敏感，但如果仔细观察还是可以见到椎体边缘唇样增生或骨赘形成。MRI 对后纵韧带钙化的显示也不如 CT 清晰，但可显示后纵韧带肥厚和崩裂等改变。MRI 对显示椎间盘退行性变和突出以及与邻近组织的关系方面明显优于 CT，尤其在矢状位和冠状面上，不仅能对多节脊柱一次成像，便于与相邻椎间盘比较，而且可以准确判定脊髓受累程度。椎间盘变性或干瘪时，于 SE T_2 加权像或 FLASH 准 T_2 加权像椎间盘信号强度由高变低，夹层状的正常结构发生紊乱，椎间盘也变薄。变性的椎间盘表现以低信号为主，其中还混杂有不规则的斑点状高信号。椎间盘变性时，其信号和形态改变于 SE T_2 加权像最为敏感，FLASH 准 T_2 加权像次之，T_1 加权像显示较差。变性的椎间盘可出现真空现象或钙化，于 FLASH 准 T_2 加权像和 SE T_2 加权像、T_1 加权像均表现为低信号。

变性椎间盘邻近的椎体部分（终板）可呈以下三种类型的信号改变：Ⅰ型，T_1 加权像为低信号，T_2 加权像为高信号，其对应的病理改变是在邻近椎体的骨髓中出现了血管的纤维组织，使椎体 T_1、T_2 弛豫时间延长；Ⅱ型，T_1 加权像呈高信号，T_2 加权像呈中等信号，邻近椎体中黄骨髓成分明显增多，致使椎体 T_1 显著缩短，T_2 也变短；Ⅲ型，T_1、T_2 加权像均表现为低信号，系骨质硬化，造成椎体 T_1 延长、T_2 缩短。X 射线平片可显示Ⅲ型的骨质硬化改变，但尚不足以显示Ⅰ型与Ⅱ型在病理上的微妙变化，它们在 X 射线平片上无明显骨质异常改变。

椎间盘膨出是指变性的椎间盘纤维环松弛但尚完整，纤维环超出椎体终板的边缘。MRI 表现为：于矢状位见变性的椎间盘向后膨出，后方的条状低信号呈现出凸面向后的弧形改变，这一现象 T_2 加权像

比 T_1 加权像明显。横轴位表现为边缘光滑的对称性膨出，硬膜囊前缘和两侧椎间孔脂肪见光滑、对称的轻度压迹。椎间盘无局部脱出。

椎间盘脱出的 MRI 表现为：脱出的髓核为扁平形、圆形、卵圆形或不规则形。于 T_1 加权像脱出髓核可表现为或高或低的信号，信号强度比脑脊液低，比脊髓高，与硬膜外脂肪相比略低或略高。脱出的髓核如发生钙化可形成一“团块”于 SE T_1 加权像和 T_2 加权像（或 FLASH 准 T_2 加权像），其信号强度依次降低，MRI 还能清楚地显示邻近椎间盘的变性以及硬膜囊和脊髓受压的状况，使用 GD－DTPA，脱出的椎间盘不增强或轻度延迟增强，而周围的纤维组织和静脉丛可增强。

（五）椎管狭窄（spinal stenosis）的 MRI 表现

椎管狭窄是指椎管、侧隐窝和椎间孔均窄，常见于颈、腰段。椎管狭窄可分为中心性、外围性或二者兼有。中心性者是指由椎体后上或（和）下缘、椎间盘、椎弓根、小关节突、椎板、棘突和黄韧带等的疾患所引起。外围性是指位于侧隐窝、小关节突及椎间孔部位的神经根管狭窄。椎管狭窄通常在 50 岁以后发病，但在先天发育基础上又继发获得性病变者发病年龄较早。

MRI 能很好地显示椎管中心性狭窄并能判定其原因，如多平面受累，相当于椎间隙水平，硬膜囊前后缘均受压，矢状位 FLASH 准 T_2 加权像如串球状或糖葫芦样改变。椎管中心性狭窄可使神经根相互靠拢，T_1 加权像于硬膜囊中部形成中等信号强度的“团块”，类似蛛网膜炎或硬膜内肿块，椎管狭窄可妨碍脑脊液搏动，于狭窄远侧在矢状位和横轴位可形成弥漫性或局限性较高的信号，但在 T_2 加权像这种伪影程度较轻，尚能保持正常的脑脊液信号强度，从而可与蛛网膜炎或硬膜内肿块相区别。黄韧带肥厚可以是造成椎管狭窄的一个重要原因，如果黄韧带厚度大于 5 mm 即可压迫硬膜囊，造成椎管狭窄并产生相应的临床症状。外围性狭窄可单独存在或合并中心性狭窄，旁正中矢状位上显示侧隐窝，上下关节突及椎间孔部位的神经根管狭窄。

（六）脊柱结核的 MRI 表现

（1）椎体（中心型）、椎体上下缘（边缘型）和附件（附件型）的骨质破坏，T_1 加权像表现为低信号，T_2 加权像高信号，多累及两个以上椎体。

（2）椎间隙狭窄，受累椎间盘也变窄，T_1 和 T_2 加权像均表现为低信号。

（3）椎旁或骨膜下见有 T_1 加权像与肌肉相似，T_2 加权像为高信号的寒性脓疡，有的病例边缘有一线形低信号，可能为溃疡灶。

（4）静脉注射 GD－DTPA 后，受累椎体、椎间盘及寒性脓疡的周边有异常对比增强。

（七）脊椎骨髓炎和椎间盘感染的 MRI 表现

SE 序列下加权像呈低信号，椎体和椎间盘分界模糊不清，而 T_2 加权像上，与椎间盘相邻的受累椎体信号强度增高。椎间盘破坏、碎裂、变小或消失，残留部分呈略低或略高的信号，正常髓核内裂隙消失，行 CD－DTPA 增强扫描，椎体受累部位有中度异常对比增强。

（八）肿瘤的 MRI 表现

1. 椎骨肿瘤　椎骨的原发肿瘤或继发肿瘤，主要侵犯骨松质，使原为中等信号强度的造血结构的信号强度发生变化。MRI 对椎骨肿瘤的敏感度很高，一般而言，成骨型转移瘤在 MRI 的 T_1 或 T_2 加权像均呈低信号；而溶骨型骨转移瘤，T_1 加权像为低信号，T_2 加权像则为高信号。原发骨肿瘤常伴有与骨组织类似性质的软组织块影。

2. 髓内肿瘤　以脊髓局限增粗、T_2 加权像显示局部信号增强为主要特征。T_1 加权像病灶多为等信号或略低信号。如肿瘤中心区出现囊性变，T_1 加权像显示中央部低信号，T_2 加权像则表现为局限清楚的明亮影。髓内肿瘤多为星形细胞瘤和室管膜瘤，两者的 MRI 征象非常相似，星形细胞瘤多发生于颈椎段脊髓，而室管膜瘤则多发生于颈髓部等。

3. 髓外硬膜内肿瘤　主要表现为蛛网膜下隙的软组织块影，脊髓受肿块的压迫而明显变形或推移，伴肿块邻近的蛛网膜下隙增宽，髓外硬膜内肿瘤多属神经纤维瘤和脊膜瘤，两者在 T_1 加权像上，信号强度多与脊髓相仿，T_2 加权像则可高于脊髓或仍无明显差别。

4. 髓外硬膜外肿瘤　这类肿瘤以转移为多见，常见侵犯椎骨及椎管组织，转移瘤的 T_1 和 T_2 一般都较长，故在 T_1 加权像多呈低信号，T_2 加权像呈略高的信号影。肿瘤的界限多不甚规则，呈分叶状，邻近椎间盘多不受累，神经纤维瘤和脊膜瘤亦有生长在髓外硬膜外者，这些肿瘤多呈哑铃形。部分位于椎管内，另一部分越过椎间孔形成椎旁肿块，常伴椎骨尤其相应椎间孔扩大等骨性改变。

三、胸部 MRI 检查

以往由于胸部的生理运动（心脏及大血管搏动、呼吸运动）显著，严重影响图像质量，使许多胸部病变的 MRI 诊断落后于其他系统的疾病诊断。近年来，由于消除运动性伪影技术的开发和应用，MRI 已能提供胸部结构的解剖细节，加之对软组织有较高的分辨力，使 MRI 在纵隔、心脏、大血管、肺门病变的诊断和鉴别诊断及支气管肺癌的分期等方面显示了其优越性。

胸部 MRI 的正常表现：胸部 MRI 的正常解剖一般分为三部分，即胸壁、肺及纵隔。所有各结构的 MRI 图像特点，取决于其各自不同的组织构成。脂肪组织特点是短 T_1 和短 T_2，在 T_1 加权像上表现为高信号，在 T_2 加权像上表现为中度或弱强信号，肌肉组织为长 T_1 和短 T_2，所以在 T_1 加权像和 T_2 加权像上均为中低度信号强度。骨皮质、韧带、肌腱、筋膜及肺组织本身，无论在 T_1 加权像还是在 T_2 加权像上均为较微弱的低信号表现。气道无信号，血管内由于血流的流空作用而表现为低信号。但在血流速度缓慢时如夹层动脉瘤假腔内血流有湍流或不饱和质子内流时，则表现为灰或白色的中强或高强信号。

正常横轴位的解剖结构，在 CT 多数显示的结构磁共振成像均可清晰显示，尤其对纵隔内各大血管结构，由于其内血管流空作用，均呈低强度信号，在 T_1 加权图像上，纵隔内呈高信号的脂肪与低信号的血流形成良好的解剖对比，使血管壁清楚、锐利。在 T_3 水平切面上，主动脉弓所属分支如头臂动脉、左颈总动脉、左锁骨下动脉和左、右头臂静脉始终可以区分。纵隔的淋巴结在 T_1 加权像上为中强信号，在 T_2 加权图像上呈中高信号或中低信号。大多数患者中可清楚观察到奇静脉及奇静脉弓、主动脉弓、左右肺动脉、右肺叶间动脉、右肺动脉前干、左肺动脉降段以及各静脉主干。常规磁共振成像中均可清楚辨别。主支气管腔内被气体所填充，无质子信号存在，无论 T_1 还是 T_2 加权像均为低信号。支气管壁软骨在 T_1 加权像中为灰白色的略强信号，T_2 加权像为略低信号或低信号。在断层扫描中，食管表现为脊椎和气管及左心房之间的类圆或扁圆状结构，T_1 和 T_2 加权像中均为中等度强度信号。

正常肺门结构在常规 MRI 中除淋巴管外均清晰可见，但就磁共振信号强度而言，彼此之间无明显差别，均为管状低信号，在矢状切面显示得更清楚。如果不采用心脏门控进行扫描，各结构常常由于心脏和大血管搏动产生无运动性伪影的干扰而显示不清，但从正常解剖的位置及毗邻关系中可以区分。如左肺门矢状位切面可见肺动脉位于肺门前上区，肺上静脉位于前区，肺下静脉位于后下方，左肺支气管位于三者之间。右肺矢状位肺动脉在前上方，肺上静脉在前下方，支气管在后方，而肺下静脉在其下方。此外，右肺门还包括上腔静脉和奇静脉。

纵隔正常结构的 MRI 图像比其他医学影像检查手段显示更清晰。除纵隔内脂肪和血管、气管形成的高、低信号对比外，它还可利用各切面和各种扫描序列进行显示，肺门及纵隔内各组织正常大小的淋巴结、胸膜、胸内甲状腺等，均呈中度信号强度，比脂肪明显低，与血管、气管相比呈略强信号。

四、骨骼、肌肉和关节 MRI 检查

MRI 检查在骨骼、肌肉、关节疾病的诊断中具有很多优势，它能多参数成像、多方位扫描、多层面扫描并有高度的软组织分辨率，对骨骼、肌肉、肿瘤的范围、内部结构、肿瘤与血管神经束之间的关系提供较多的信息，尤其是对判断肿瘤术后有无复发及跟踪肿瘤的放疗、化疗情况具有极高的价值。此外，对关节结构的显示等亦是其他影像学检查手段所无法比拟的。密质骨在 T_1 和 T_2 加权像上均为低信号的黑色结构，而骨髓腔均为显著的高信号，靠近干骺端处因松质骨增多，信号稍有减弱而不均匀。松质骨为高、低信号混杂的结构，骨小梁的排列与应力方向一致，显示为条带状低信号。肌肉组织在 MRI

图像上表现为中等信号，显示清晰。MRI 可显示关节内及周围的微细结构，包括关节内软骨、韧带和关节软骨。密质骨、关节内软骨、韧带、关节囊在各不同加权像上均呈黑色信号。大多数关节结构相似，组成关节的骨端边缘光滑，最外层是弧形的中等高信号的关节软骨，厚 1 ~2 mm 至 5 ~6 mm，信号均匀光滑，其下方为锐利清楚的薄层低信号密质骨，T_1、T_2 加权像上均为高信号的骨髓腔，关节囊表现为光滑连续的小弧状线样低信号。关节腔内有少量滑液，T_1 加权像为薄层低信号，而 T_2 加权像则显示为细条状高信号。

（一）膝关节病变的 MRI 表现

1. 关节积液　积液的 MRI 表现取决于积液的性质，浆液性积液含有一定量的蛋白质，在 T_1 加权像稍低于肌肉的信号，T_2 加权像则为明显的高信号；血性积液在 T_1 和 T_2 加权像均呈高信号表现。

2. 十字韧带损伤　十字韧带撕裂伤有部分撕裂和完全撕裂两种类型。撕裂部位常发生非特异性炎症水肿。完全撕裂时可见到韧带的位置异常和韧带完整性中断，部分撕裂时，病灶部位有液体渗入，表现为局部的肿胀和信号增高，可伴有少量关节积液。风湿性关节炎患者的十字韧带边缘多模糊不清，伴有不显著的信号增高，可能与韧带退行性改变有关。

3. 半月板损伤　半月板的急性损伤可引起半月板的部分撕裂，甚至完全撕裂，撕裂的类型有分层状撕裂、桶柄样撕裂、前角撕裂、后角撕裂、体部撕裂等。在我国先天性外侧半月板畸形较多，这种半月板易受损伤，所以我国外侧半月板损伤多见。半月板撕裂后，关节肿胀，可有关节积液，撕裂部位有液体渗入，T_1 和 T_2 加权像可见到半月板均匀的黑色结构中出现线状或点状不规则的信号增高，在诊断半月板的细小撕裂灶中，T_2 加权像更有意义。

半月板损伤与否的 MRI 表现：①半月板呈均匀的无信号结构——无损伤；②半月板均匀无信号结构内，仅有一个层面出现细微的线状高信号——不可能是撕裂；③半月板的黑色结构内出现小的线状或小到中等的非线性信号增高区域——可能撕裂或退行性变；④半月板内出现明显的形态改变、断裂或大的灶性或线性信号增高区——肯定撕裂。

4. 关节软骨病变　关节创伤、关节骨的无菌性坏死、滑膜炎均可导致关节的损害，可出现软骨的大片状脱落，局灶性侵蚀或退行性变。关节软骨退行性变早期可见到软骨信号减低；关节软骨的小的灶性剥脱时，T_1 加权像和质子加权像都不易发现病灶；若关节积液时，病灶内有关节液充填，T_2 加权像可见病灶区信号高于关节软骨，呈局限性增厚突起的高信号。有 GD - DTPA 做关节 MRI 检查更有利于检出微小的关节软骨病灶。关节囊和关节外结构（囊外韧带、肌腱）在急性膝关节损伤时，均可发生撕裂。T_1 和 T_2 加权成像，撕裂部位可见到线性或不规则的信号增高区，伴局部明显肿胀。韧带附着点撕脱，可见到韧带末端与附着点脱离，有时甚至可见到韧带末端有较高信号的撕脱的骨块影。侧副韧带多见于胫侧，胫侧副韧带有部分纤维与内侧半月板相连，撕裂时可同时造成内侧半月板的损伤。

（二）肩关节病变的 MRI 表现

用肩关节专用线圈成像，旋转肌腱附着于肱骨大结节。表现为复杂的、均匀的带状结构，位于肱骨头表面，各条肌腱呈低信号，彼此之间可借中等信号的其他插入结构而明确分开。韧带撕伤后，可见到局部软组织肿胀和异常的线状或不规则的信号增高，T_2 加权像病灶区信号的升高较明显。MRI 可以明确判断撕裂的部位和完全或部分撕裂。

（三）股骨头缺血坏死的 MRI 表现

股骨头松质骨的均匀高信号区域内出现均匀或不均匀的信号减低区，可呈带状、环状或不规则形，可累及股骨头的部分或全部。早期病灶一般局限于股骨头的前上份，与股骨头的负重部位相一致。绝大部分病灶在 T_1 和 T_2 加权像，外围可见一低信号环包绕病灶；T_2 加权像大部分病灶具有典型的“双线征”：病灶外围的低信号环包绕中心的高信号区。病理与 MRI 对照表明，上述的低信号环系新生骨质沉积在骨小梁区形成的硬化带，相当于 CT 所见的骨质硬化缘，其内的 T_2 加权像高信号带是病灶在修复过程中生成的肉芽组织和软骨组织。这种“双线”是股骨头缺血坏死的特异性表现。

五、骶丛、坐骨神经 MRI 检查

随着 MRI 技术的发展，空间分辨率不断提高，利用磁共振线圈而获得的 MRI 断面影像能够显示出细致的骶丛神经解剖结构和周围神经内部结构。周围神经，如坐骨神经在盆腔内被脂肪组织包绕，利用其在 T_1 加权像的特征性条纹表现而易于识别，同时有助于与周围组织结构如血管，淋巴结、肌肉和脂肪相鉴别。MRI 所表现出的条纹征象是由周围神经组织学微细结构特征决定的，周围神经由贯穿全长的多条细束丛汇聚而成，束状结构由轴索和髓鞘组成，最外层为神经束膜缠绕，纵向走行的线性纤维束与等信号强度的肌纤维表现为 T_1 加权像条纹征象，每条纤维束相对独立，由神经内、外膜的脂肪高信号相间隔。

正常的神经纤维，相对于其他纤维束来说，长而且大小及形态较为恒定，神经比相邻的肌肉纤维组织在 T_1 加权像上的条纹征象细致且规则。在横断面像，神经丛表现为特征性的点簇状形式，相比较而言，血管结构位置更加靠前，呈圆形或管形改变，表现为血液流空征象；高分辨力的 MRI 技术能很好地显示出周围神经，使骶丛、坐骨神经与相邻的盆腔脏器、脂肪组织、肌肉、血管结构区分开来。

第四节　超声检查

超声检查是一种无放射性损伤、无创伤性检查，信息量丰富，灰阶断面图像清楚，对活动的界面能做出实时显示，体内的含液性器官在不需要任何对比剂的情况下便能显示管腔结构，对小病灶有良好的显示能力，能取得各种方位的断面图像，能及时取得结果，反复多次重复观察。其设备轻便、易操作，危重患者可行床边检查。

超声检查在现代医学影像检查中占有重要地位，主要用途有：①检测实质性脏器的大小、形状及物理特性；②检测囊性器官的大小、形状、走向及某些功能状态；③检测心脏、大血管及外周血管的结构、功能与血流动力学状态；④鉴别脏器内占位性病变的物理性质，部分可鉴别良、恶性；⑤检测有无积液，并对积液量做出初步估计；⑥随访经药物或手术等各种治疗后的动态变化；⑦超声引导下穿刺、活检或置入导管，进行辅助诊断或某些治疗。

一、超声检查方法

1. 直接探查法　是 B 型超声检查中最常见的一种方法，将探头直接放置被探的器官或病变的体表部位，涂耦合剂，使探头与体表皮肤密切接触，利用其润滑性移动探头进行检查。

2. 间接探查法　用于表浅部位的检查，例如乳房、甲状腺、眼球等。用一种特殊的塑料水囊，盛以生理盐水，水柱厚约 2 cm，放置被探查体表部位，在水囊两面涂以耦合剂，探头在水囊上进行探查。

二、运动系统的超声表现

与 CT 和 MRI 相比，超声具有无创、简便、迅速、廉价及短期内及可重复检查等优点，并能实时地观察肌腱的运动情况，所以在四肢骨、关节及组织疾病的诊断中发挥着重要作用。超声在骨膜与骨的表面上，大部分被反射和衰减，因而成人正常骨常得不到完整的图像。在儿童及少年由于骨组织未完全发育成熟，有时可使长骨清晰显像。正常骨密度表现为平直光滑而又致密的强回声光带，骨髓腔为带状弱回声。正常骨膜不显像。骨周围的各组肌呈梭形或羽状排列，为弱回声，肌束膜及肌外膜呈较强的回声光条。

一般而言，肌腱和韧带均表现为边界相对清楚的中等回声结构，然而这些回声表现随着扫描声束的方向而改变。当声束垂直于肌腱时，可见到纵行走向的纤维状回声；当声束斜切肌腱时可出现低回声假

象。腕部扫描时可见腕管内的屈肌腱为具有典型细纤维超声结构的高回声组织，正中神经也呈细纤维状结构，但回声稍弱于屈肌腱，在掌部及手指的浅、深屈肌腱显示为紧靠低回声蚓状肌的回声结构。

关节软骨在声像图上常表现为边缘锐利的低回声带，软骨－骨界面回声比软骨－滑膜腔界面回声强。关节囊为较强的回声光带。

第五节 核医学成像

随着医用放射性核素和核医学仪器的迅速发展，人体内大部分器官均可使用放射性核素进行体外显影检查，如甲状腺、肝脏和胆囊、脑、肾脏、心脏和大血管、肺脏等器官显影。核医学成像是目前比较普及且临床诊断价值较大的项目。骨骼和骨髓、胰腺、肾上腺、唾液腺、脾、胃和淋巴腺等器官显影也已应用于临床。

一、分类

按照所用探测方法，发射型计算机断层（emission computed tomography，ECT）可分为两大类。

1. 单光子发射计算机断层扫描（single photon emission computed tomography，SPECT） 为单光子计数型，以γ发射体为探测对象，采用γ照相机探测光子的原理，探测器从不同角度接收自体内发出的γ射线，然后由所获得数据重建断层影像。SPECT所用的放射性核素主要有^{67}Ga，^{99m}Tc，^{133}I，^{153}Sm等。

2. 正电子发射计算机断层扫描（positron emission computerized tomography，PECT或PET） 是利用正电子核素湮没辐射效应，进行湮没符合测定。探测器测量正、负电子湮没过程中产生的湮没光子。当人体内有β衰变的核素时，发射出高速正电子与1个负电子相碰，湮没时产生2个方向相反的能量为0.511 MeV的γ光子，获取数据时需两个位置相对的探测器进行时间符合计数。PET常用的核素有^{18}F，^{11}C，^{13}N，^{15}O等。

3. PET－CT（positron emission tomographic computed tomography） 是正电子发射体层成像与计算机断层扫描相结合产生的一种新的影像检查技术。其可提高多种肿瘤的诊断率，并能校正肿瘤的临床分期，早期检测化疗后肿瘤的活动度，为制订和修改治疗计划提供有益资料。

二、临床应用

1. ECT对转移性骨肿瘤的诊断价值

（1）骨骼ECT对转移性骨肿瘤有很高的灵敏度，能较早的发现骨转移灶。有报道认为，骨骼ECT对骨转移的检出率达94.3%，X射线仅为60%。因为X射线检查至少在骨质中发生50%的脱钙后才能发现病灶，而骨显像ECT检查只要骨组织中代谢发生改变即可发现病灶。因此，临床上出现骨痛症应尽早做出骨显像，这往往是恶性肿瘤发生骨转移的一个危险信号。

（2）ECT很少遗漏骨转移病灶，骨骼ECT对骨转移瘤除有很高的灵敏度外，另一个重要因素是骨显像一次全身成像可发现不同部位的多个病灶。X射线摄片则有时受摄片范围的限制，难免会遗漏拍摄范围以外的骨转移灶，进行全身ECT骨骼扫描是非常必要的，这样能更准确地反映骨转移的真实数目，为临床的判断和治疗提供可靠的依据。

（3）骨骼ECT扫描对疾病的诊断、恶性肿瘤患者的临床分期有很大的参考价值。临床诊断和治疗上的盲目性低，因此，恶性肿瘤患者手术前不论X射线检查有无异常发现均应做全身ECT骨骼扫描。

（4）骨骼ECT对恶性肿瘤患者的预后判断及术后的随访是不可缺少的。

骨骼ECT对于转移性骨肿瘤是一种灵敏、简便、安全的有效诊断方法，与X射线、CT或MRI相比，有独到之处，但有时也会产生假阳性和假阴性，因此必须结合临床和其他检查，以做出正确的诊断。

2. 血管性头痛的ECT检查　血管性头痛一般分为两种，即偏头痛和丛集性头痛，其发病机制为脑血管舒缩功能紊乱，血管紧张度改变，导致局部脑血流量异常变化。偏头痛脑循环异常的病理生理学改变一般分为三期：①前驱期，ECT检查可发现局部脑血流量减少，符合血管痉挛的病理生理学改变。②头痛期，其血管改变为局部缺氧及其他引起血流量减低的因子导致的非神经支配的血管过度扩张，ECT检查显示局部脑血流增加。③发病后期及发作间期，ECT仍可发现有局部脑血流减少，这可能与头痛发作时生化因子所致血管周围结构的水肿及无菌性炎症有关，也可能是即使无症状期仍存在局部脑循环自动调节障碍。总之，ECT脑血流显像作为一种功能学检查手段，在诊断血管性头痛时优于X射线、CT及MRI等影像学方法，并可在临床怀疑为血管性头痛时起辅助诊断作用。

3. 股骨头缺血坏死的ECT检查　股骨头缺血坏死是疼痛临床的常见病，早期无明显症状，通常至后期股骨头塌陷时才产生临床症状，故早期诊断较困难。缺血坏死早期，由于无血供和代谢，ECT显像头/头比明显降低，而X射线检查无明显改变，由此可见，核素骨ECT显像在早期诊断上明显优于X射线检查。

股骨头缺血坏死ECT骨显像表现为：坏死早期呈低代谢反应，即缺损，塌陷前期及塌陷期呈高代谢反应，表现为浓聚。

第六节　红外热成像与近红外光学成像

一、红外热成像

红外热成像技术临床应用范围广泛，不但可以早期探查，而且还可用于追踪观察、疾病诊断、疗效评定、医学研究，可以定性、定量、定位，如脑梗死热图较CT可提前24 h发现。红外热像技术具有特异性：因热图能灵敏地反映0.05 ℃的温差，故在疾病的早期，甚至感冒初起，热图上也可出现变化征象，而其他形态影像技术则不能。追踪癌症患者发现，红外热像可检出小的占位病变，热图报告异常比CT发现异常早2～3个月，甚至更长时间。当肿瘤的直径在1 cm或以上，这些主流技术在形态上的定位要比红外热像准确；但如果肿瘤只有1 mm或更小，主流技术将无能为力，而红外热像技术则能够观察到细微病变，鉴别肿瘤的性质。有人在美国和加拿大对于乳腺癌做过双盲实验，其诊断复合率高达99.5%。由于诊断准确率高，有助于早期发现恶性病变，故热图有肿瘤诊断与转移预警作用。同时因它无接触、无痛、无害、无介入，故又有“绿色检查”之称。

红外热像技术在国外发展很快。许多发达国家相继研制了多种专供易用的红外热像仪，比如美国医学家利用红外热像仪来研究肿瘤的早期诊断，尤其是乳腺癌诊断的第一方法（法定方法）。如果一位妇女被检查出有乳腺小叶增生（或结节），则将被要求以后每3个月复查1次，直至60岁。日本医学家利用红外热像仪监测皮肤，以确定冻伤、烧伤的面积；不仅如此，在甲状腺疾病、睾丸疾病以及颈、肩、腰、腿痛等的方面诊断也积累了许多经验。

二、近红外光学成像技术

近年来，近红外线在生物组织中的传输与分布，以及其与生物组织相互作用的问题引起了广泛关注。近红外光学成像与以往放射技术相比，有如下优势：①非电离化；②不同软组织之间的鉴别；③自然生色团的特征吸收，以至获得生物组织体的某些功能信息；④光源价廉，可移动操作以及可较长时间地安全操作。因此，利用近红外波段的光辐射进行生物组织的成像、诊断和检测已成为热门研究领域之一。

近红外光学成像不仅可以实现对活体组织的无损伤、非侵入、非电离辐射及实时的探测和成像，而且可用于活体生物组织的显微结构分析、特性参数测量及疾病的诊断和治疗。目前临床应用研究着重于以下几个方面：各种内腔镜检查、普查用乳腺肿瘤成像、鉴别皮肤良恶性肿瘤的表皮和真皮成像、运动医学中肌肉功能成像、成人大脑皮质的功能性成像及新生儿大脑组织生色团的层析成像等。

（谢珺田　李成利　宋文阁）

第七章　实验室检查及其他辅助检查

在疼痛性疾病的诊断过程中，实验室检查是必不可少的，亦是整体诊断系统中的重要组成部分。但应该指出的是，疼痛疾病的诊断，主要是依靠病史、体格检查尤其是疼痛专科检查和影像学诊断，而实验室检查应该在认真询问病史和体格检查的基础上，从临床诊断和治疗的实际需要出发，有针对性地选用，避免盲目滥用。如此，既提高了诊断的准确性，又减少了患者不必要的痛苦和经济负担。当然，在某些患者合并有其他疾病以及为确定疼痛的病因时，常需要了解某个脏器详细的生理、病理和功能状态，因而在此也将最常见的实验室检查予以简单介绍，并针对其在疼痛的诊疗过程中常见的意义进行阐述。如若进行非常详细或特殊的检查请参阅实验诊断学。

第一节　血液学检查

一、血常规检查

【参考值】

1. 红细胞计数（RBC）　男性：(4.0 ~ 5.5) $\times 10^{12}$/L；女性：(3.5 ~ 5.0) $\times 10^{12}$/L；新生儿：(6.0 ~ 7.0) $\times 10^{12}$/L。

2. 血红蛋白（HGB，Hb）　男性：120 ~ 160 g/L；女性：110 ~ 150 g/L；新生儿：170 ~ 200 g/L。

3. 白细胞计数（WBC）　成人：(4.0 ~ 10.0) $\times 10^{9}$/L；新生儿：(15.0 ~ 20.0) $\times 10^{9}$/L；6 个月至 2 岁婴儿：(11.0 ~ 12.0) $\times 10^{9}$/L；儿童：(5.0 ~ 12.0) $\times 10^{9}$/L。

4. 白细胞分类计数（DC）　相对值（成人）：中性分叶核粒细胞(Nsg) 50% ~70%；中性杆状核粒细胞（Nst）1% ~5%；嗜酸性粒细胞（E）1% ~5%；嗜碱性粒细胞（B）0 ~1%；单核细胞（M）2% ~8%；淋巴细胞（L）20% ~40%。

5. 血小板计数（PLT，PBC）　(100 ~ 300) $\times 10^{9}$/L。

【疼痛诊疗意义】　血常规可作为住院患者的常规检查，也可用于排除感染性疾病及血液系统疾病。

二、红细胞沉降率检测

红细胞沉降率（ESR）简称血沉。

【参考值】　魏氏法（Westergren）：男性 0 ~ 15 mm/h；女性 0 ~ 20 mm/h。

【临床意义】

1. 生理性加快　成年正常男性变化不大。新生儿血沉较慢，12 岁以下小儿血沉可略快。月经期血沉略快、妊娠期 3 个月血沉逐渐加快，直到分娩后 3 周逐渐恢复正常。老年人血沉加快。高原地区居民血沉低于平原地区居民。

2. 病理性加快

（1）风湿热和急性传染病：活动性结核病、麻疹、猩红热、脑膜炎或败血症等。

（2）炎症：肺炎、乳突炎、化脓性胆囊炎和输卵管炎、动脉炎等。

（3）血液和心血管疾病：各类贫血、白血病、多发性骨髓瘤、组织变性或坏死性疾病如心肌梗死、胶原病等。

（4）其他：如严重乙醇中毒、恶性肿瘤、黑热病、疟疾、注射异种蛋白和手术等。

3. 减慢　真性红细胞增多症、酸中毒、荨麻疹、支气管哮喘等。

【疼痛诊疗意义】　主要用以诊断风湿性多肌痛等风湿免疫疾病，观察风湿病及结核病的活动，并作为此类疾病的预后及疗效观察指标。

三、电解质检测

【参考值】

1. 血清钾（K）　3.6～5.5 mmol/L。
2. 血清钙（Ca）　2.1～2.6 mmol/L。
3. 血清钠（Na）　135～145 mmol/L。

【疼痛诊疗意义】 电解质检测用于了解危重、不能进食、呕吐、腹泻等患者是否有电解质紊乱。

四、酶学检测

【参考值】

1. 丙氨酸氨基转移酶（GPT，ALT，SGPT）　<40 U/L。
2. 血清碱性磷酸酶（ALP，AKP）　成人：27～107 U/L。
3. 天门冬氨酸氨基转移酶（GOT，AST，SGOT）　<40 U/L。
4. 转肽酶（γ－GT，GGT）　男性：≤40 U/L；女性：≤30 U/L。
5. 血清胰淀粉酶（P－AMY）　<115 U/L。
6. 酸性磷酸酶（ACP）　10～6 U/L。
7. 磷酸肌酸激酶（CPK，CK）　18～196 U/L。
8. 乳酸脱氢酶测定（LDH）　97～270 U/L。
9. 乳酸脱氢酶同工酶　LDH_1：14.8%～25.9%；LDH_2：31.7%～41.4%；LDH_3：18.1%～25.9%；LDH_4：7.2%～13.6%；LDH_5：5.3%～16.5%。
10. 血清α－羟丁酸脱氢酶（HBDH）　72～182 U/L。
11. 血清胆碱酯酶（CHE）　30～80 U/L。
12. 血清单氨氧化酶（MAO）　12～40 U/L。
13. 血清脂肪酶（LIP，LPS）　<190 U/L。

【疼痛诊疗意义】　酶学检测用于诊断风湿性多肌痛、多发性肌炎、皮肌炎、心肌炎、心肌梗死、胰腺炎及某些肿瘤，了解肝脏功能。

五、代谢物检测

【参考值及疼痛诊疗意义】

1. 血糖（GLU，BG）　空腹：3.89～6.11 mmol/L；餐后 2 h：<6.66 mmol/L；新生儿：1.11～4.44 mmol/L。用于了解患者有无糖尿病，观察糖尿病患者的血糖控制情况。

2. 血清总蛋白（TP）、白蛋白（A）和白蛋白与球蛋白比值（A/G）　TP 60～80 g/L，A 35～55 g/L，A/G 1.5～2.5。用于了解患者的肝功能及营养状态。

3. 血清蛋白电泳（SPE）　白蛋白：54%～65%；α_1 球蛋白：1.4%～3.3%；α_2 白蛋白：7.3%～

12.0%；β球蛋白：8.2%～13.8%；γ球蛋白：10.5%～23.5%。用于诊断骨髓瘤及肝肾疾病。

4. 血尿素氮（BUN） 二乙醇－肟显色法：1.8～6.8 mmol/L；尿素酶－钠显色法：3.2～6.1 mmol/L。用于观察肾小球的滤过功能。

5. 血肌酐（Cr） 成人：男性79.6～132.6 μmol/L，女性70.7～106.1 μmol/L。小儿：26.5～62.0 μmol/L。全血：88.4～159.1 μmol/L。BUN、Cr检测用于了解肾脏功能。

6. 尿酸 成人：男性149～417 μmol/L，女性89～357 μmol/L。60岁以上：男性250～476 μmol/L，女性190～434 μmol/L。用于诊断痛风和高尿酸血症。

第二节 临床免疫学检查

一、免疫血清学实验

（一）抗链球菌溶血素“O”试验（ASOT）

【参考值】 抗链球菌溶血素“O”简称抗“O”，其效价和地区、气候、季节、环境及年龄均相关，通常成年人＜500 U，儿童＜250 U。

【临床意义】 如抗“O”效价增高至500 U以上，表明患者在近期曾感染溶血性链球菌，常协助诊断风湿热。

如多次测定，滴度逐步增高，对活动性风湿热或急性肾炎的诊断具有较大意义，阳性率80%～90%；如滴度逐步下降，可认为是疾病的缓解期；如抗体恒定在高水平，多为非活动期。一般链球菌感染后1周抗“O”即可升高，3～5周达高峰，第2个月开始下降，6～12个月恢复到感染前水平。如抗“O”与抗透明质酸酶（AH）、抗链激酶、抗脱氧核糖核酸酶B和抗二磷酸腺苷酶其中一项联合应用，则可检出90%以上曾患过链球菌感染的患者。有某些链球菌株在体内不产生抗“O”，或产生较少，所以抗“O”可不升高。少数非溶血性链球菌感染性疾病，如病毒性肝炎、肾病综合征、结缔组织病、感染性心内膜炎、多发性骨髓瘤、结核病等，抗“O”亦可升高。

必须注意，如有溶血、高胆固醇血症、黄疸和血清污染或长菌者，皆可使抗“O”增高。

（二）C反应蛋白（CRP）

【参考值】 一般正常值＜5 mg/ml；如果＞10 mg/ml，则有肯定的临床意义。

【临床意义】 血中CRP升高常被用于了解急性风湿热和类风湿性关节炎的活动情况。急性风湿热患者在急性活动期CRP升高，经治疗后可恢复正常，类风湿性关节炎患者经治疗后，70% CRP可下降，但恢复不到正常；但若治疗结束后，CRP有升高，并持续超过2周，应重新治疗。

此外，几乎所有急性细菌性感染和肺结核，某些肿瘤以及各种类型的组织崩解，如急性心肌梗死等都可见CRP升高。但病毒感染和胃肠道疾病时CRP不升高，因此对上呼吸道感染时可测CRP来检测是细菌性还是病毒性感染。

CRP可出现在多种疾病早期，在几天内很快达到高峰，8～10 d后恢复到正常水平。本试验特异性不高，像血沉一样，是一种急性反应的一般指标，它的升高和恢复比血沉快。

【疼痛诊疗意义】 用于诊断风湿性多肌痛等风湿病，观察类风湿关节炎及强直性脊柱炎等风湿病的活动情况及治疗效果。

（三）结核菌抗体实验（TB－Ab）

【参考值】 阴性。

【临床意义】 人体被结核杆菌感染后，血清中会产生抗体，40%～90%的结核患者血清中抗体阳性，在胸膜结核和腹腔结核的体腔液、结核性脑膜炎的脑脊液中，结核抗体滴度明显高于血清中抗体滴度。

【疼痛诊疗意义】 用于结核病的辅助诊断，如出现阳性结果表明患有结核病或感染过结核杆菌。

二、体液免疫实验

（一）免疫球蛋白（Ig）

【参考值】 IgG 7.0～17.0 g/L；IgA 0.7～3.8 g/L；IgM 0.6～2.5 g/L；IgD＜200 IU/ml；IgE＜100 IU/ml。

【临床意义】

1. 几种不同的Ig水平增加　主要见于感染、肿瘤、自身免疫病、慢性活动性肝炎、肝硬化及淋巴瘤等。自身免疫病中，如系统性红斑狼疮（SLE）以IgG、IgA、IgM升高多见，类风湿性关节炎以IgG、IgM升高多见。

2. 单一的Ig水平增加　又称为“M”蛋白病，主要见于下述疾病。①多发性骨髓瘤（MM），表现为仅有某一种Ig异常增高，而其他种明显降低或维持正常。其中以IgG型MM最常见，血清中IgG含量可高达70 g/L，IgA型次之，IgD型较少见，IgE型最罕见。②巨球蛋白血症，是产生IgM的浆细胞恶性增生，血清中IgM可高达20 g/L以上。③一种或多种Ig水平减少：分为原发性或继发性的，前者属于遗传性，如瑞士丙种球蛋白缺乏症，选择性IgA、IgM缺乏症等。继发性缺损见于网状淋巴系统的恶性疾病、慢性淋巴细胞性白血病、肾病综合征、大面积烧伤烫伤患者、长期大剂量使用免疫抑制剂或放射线照射所致。④IgD升高主要见于IgD型MM。流行性出血热、过敏性哮喘、特应性皮炎患者IgD升高。妊娠末期、吸烟者中IgD也可出现生理性升高。⑤IgE升高常见于超敏反应性疾病，如过敏性鼻炎、外源性哮喘、枯草热、慢性荨麻疹，以及寄生虫感染、急慢性肝炎、药物所致的间质性肺炎、支气管肺曲菌病、类风湿性关节炎和IgE型MM等。

疼痛诊疗中的意义主要用于辅助诊断系统性红斑狼疮、类风湿关节炎和HIV感染，了解机体免疫力。

（二）血清总补体活性CH_{50}测定（CH_{50}）

【参考值】 50%溶血法：50～100 U/ml；脂质体法：26～55 IU/ml。

【临床意义】

1. 总补体活性升高　见于各种急性炎症、感染、组织损伤、恶性肿瘤等，一些传染病如风湿热、伤寒、结核、麻疹等也可见补体代偿性升高。

2. 总补体活性降低　可能有以下几种原因。

（1）补体消耗增多：常见于血清病、急性肾小球肾炎、慢性肾炎、SLE活动期、恶性类风湿性关节炎、自身免疫性溶血性贫血等。

（2）补体大量丧失：多见于肾病综合征及大面积烧伤等情况。

（3）补体合成不足：主要见于各种肝病患者，如肝硬化、慢性活动性肝炎及急性重症肝炎等。

（三）血清补体C_3（C_3）

【参考值】 60～150 mg/dl。

【临床意义】 C_3增多与减少与总补体活性基本相似，但更为敏感。70%～80%的急性肾小球肾炎、狼疮性肾炎患者血清C_3含量减少。C_3降低还可见于自身免疫性疾病、新生儿呼吸窘迫综合征、菌血症、组织损害和慢性肝炎。

（四）血清补体C_4（C_4）

【参考值】 12～36 mg/dl。

【临床意义】

1. 升高　常见于风湿热急性期、结节性周围动脉炎、皮肌炎、心肌梗死、Reiter综合征、多关节炎等。

2. 降低　常见于遗传性血管性水肿、急性肾炎、慢性活动性肝炎、IgA 肾病等。SLE 患者，C_4 的降低常早于其他补体成分，且较其他成分回升迟。狼疮性肾炎 C_4 含量明显低于非狼疮性肾炎。

（五）血清补体 Clq（Clq）

【参考值】　(0.197 ±0.04) g/L。

【临床意义】　Clq 是补体成分 C_1 的一个亚单位。其升高见于骨髓炎、类风湿性关节炎、SLE、血管炎、硬皮病、痛风和过敏性紫癜等。降低见于混合性结缔组织病、遗传性血管性水肿等。

（六）循环免疫复合物（CIC）

【参考值】　PEG 沉淀比浊法：<8.3。

【临床意义】　血液中循环免疫复合物增多主要见于自身免疫性疾病：如类风湿性关节炎、SLE、干燥综合征、结节性多动脉炎等。肾炎患者的血清中大多存在 CIC，并常伴有补体降低。另外，还见于慢性乙型肝炎、麻风、登革热、疟疾等传染病。

【疼痛诊疗意义】　主要用来辅助诊断自身免疫性疾病如系统性红斑狼疮、类风湿性关节炎。

三、细胞免疫实验

（一）淋巴细胞转化试验（LTT）

【参考值】　形态学方法：转化率 =60.1% ±7.6%。

【临床意义】　淋巴细胞转化率降低表示细胞免疫水平低下，可见于运动失调性毛细血管扩张症、恶性肿瘤、霍奇金病、淋巴瘤、淋巴肉芽肿、重症真菌感染、重症结核、瘤型麻风等。

（二）T 淋巴细胞亚群测定

【参考值】　免疫荧光法、桥联酶免疫检测法、SPA 花环法：

CD_3^+ 细胞阳性率 71.5% ±6.2%；CD_4^+、CD_3^+、CD_8^+ 细胞阳性率 45.7% ±5.3%。

CD_8^+ 细胞阳性率 27.9% ±5.0%；CD_4/CD_8 比值为 1.66 ±0.33。

流式细胞术：

CD_3^+ 细胞阳性率 61% ~85%；CD_4^+ 细胞阳性率 28% ~58%。

CD_8^+ 细胞阳性率 19% ~48%；CD_4/CD_8 比值为 0.9 ~2.0。

【临床意义】

1. CD_4 淋巴细胞减少　见于恶性肿瘤、遗传性免疫缺陷病、艾滋病、应用免疫抑制剂的患者。

2. CD_8 淋巴细胞增多　见于自身免疫病，如 SLE、慢性活动性肝炎、肿瘤及病毒感染等。

3. CD_4/CD_8 比值异常　艾滋病患者比值显著降低，多在 0.5 以下。比值降低的还有：SLE 肾病、传染性单核细胞增多症、急性巨细胞病毒感染、骨髓移植恢复期等。比值增高见于类风湿性关节炎、Ⅰ型糖尿病等。此外若器官移植后 CD_4/CD_8 较移植前明显增加，则可能发生排异反应。

【疼痛诊疗意义】　主要用来诊断 AIDS，另外对恶性肿瘤的诊断亦有帮助，也可以对机体的免疫力有所了解。

（三）人类白细胞抗原 B_{27}（HLA - B_{27}）

【参考值】　一般为阴性，据调查一般人群中 HLA - B_{27} 阳性率为 4% ~8%。

【临床意义】　HLA - B_{27} 阳性者最多见于强直性脊柱炎，阳性率 86% ~96%。我国 HLA - B_{27} 在强直性脊柱炎患者中占 90%，HLA - B_{27} 阳性对强直性脊柱炎的早期诊断有帮助。其他可见于银屑病性关节炎、Reitier 综合征、肠病性关节炎、幼年类风湿性关节炎及沙门菌感染后关节炎等。其他风湿病，如类风湿性关节炎、下腰痛等 HLA - B_{27} 抗原频率则不高。因此，检测 HLA - B_{27} 可用于对 Reitier 综合征与类风湿性关节炎以及强直性脊柱炎与其他非炎症性腰痛等的鉴别。

【疼痛诊疗意义】　主要用于诊断强直性脊柱炎。

四、自身抗体检查

（一）抗核抗体（ANA）测定

【参考值】 滴度<1:20。

【临床意义】 目前比较重要的ANA有以下几类。

1. 抗去氧核糖核酸（DNA）抗体 抗DNA抗体包括抗双链即天然DNA（nDNA）抗体和抗单链DNA（ssDNA）即变性DNA（dDNA）抗体两种。

2. 抗去氧核糖核蛋白（DNP）抗体 DNP分为可溶性与不可溶性两部分，二者均可产生相应的抗体。

3. 抗Sm抗体 是抗细胞核的无核酸巨分子抗体，对SLE具有高度特异性。

4. 抗核糖核蛋白（nRNP）抗体 抗nRNP抗体多见于混合性结缔组织病，为95%～100%，SLE为35%～45%；亦可见于其他风湿性疾病，如类风湿性关节炎及进行性系统性硬化症等。dRNP与Sm常同时存在。

ANA测定常用于结缔组织病的诊断，尤其是在SLE疾病中抗体效价和阳性率最高，诊断的特异性最强。测定ANA的个别成分，可提高诊断的特异性，有利于对病情的分析。抗ssDNA抗体多见于SLE患者，但特异性不如nDNA抗体，有高效价nDNA抗体者，SLE的可能性最大，且发展为肾病的危险最多，预后最差。抗Sm抗体对诊断SLE有高度特异性，几乎只见于SLE，含有Sm抗体者有发生肾病和雷诺现象的危险。SLE患者如仅有抗nRNP抗体而无Sm抗体，则发生肾病者较少，预后较好。抗nRNP抗体多见于混合性结缔组织病，高达95%～100%。抗DNP抗体是LE因子，阳性者几乎可以肯定SLE的诊断，但阴性者不能否定SLE。

【疼痛诊疗意义】 主要用来辅助诊断自身免疫性疾病，如系统性红斑狼疮、类风湿性关节炎。

（二）抗DNA抗体测定

【参考值】 1:10阴性。

【临床意义】 ANA的诊断特异性较差，而抗DNA抗体是自然DNA的特异性抗体。本试验加上LE细胞和血清补体测定用于确诊SLE，其中又以高滴度的抗DNA抗体的意义最具有特异性。皮肌炎、进行性系统性硬化症和干燥综合征（Sjogren综合征）亦可轻度升高。

（三）类风湿因子试验（RFT）

【参考值】 正常人RFT均呈阴性反应。

【临床意义】 大约80%以上的类风湿性关节炎患者RFT呈阳性反应，如RF效价显著增高，则表明病变活动有进展，并可能提示预后不良。RFT可用于其他多种疾病，其中最常见的是干燥综合征，阳性率达90%以上，其他常见疾病有：SLE、进行性系统硬化症、高球蛋白血症、风湿活动、幼年型类风湿性关节炎、多发性动脉炎、结节病、梅毒、麻风、慢性支气管炎、病毒感染、肝硬化、肿瘤、多次输血以及肾移植等，少数健康人亦可见RF阳性（4%左右）。

【疼痛诊疗意义】 主要用来辅助诊断自身免疫性疾病如类风湿性关节炎、干燥综合征、SLE等。

五、肿瘤标志物检测

（一）癌胚抗原（CEA）

【参考值】 ≤5 ng/ml。

【临床意义】 CEA升高常见于大肠癌、胰腺癌、胃癌、小细胞肺癌、乳腺癌、甲状腺髓样癌等。CEA超过20 ng/ml时往往提示有消化道肿瘤。但吸烟、妊娠期和心血管疾病、糖尿病、非特异性结肠炎等疾病，15%～53%的患者血清CEA也会升高。

（二）甲胎蛋白（AFP）

【参考值】 <20 ng/ml。

【临床意义】 升高常见于肝脏病变：如原发性肝癌、急性肝炎、慢性活动性肝炎和肝硬化等。其他恶性肿瘤如胚胎细胞瘤、卵巢畸胎瘤、胃癌、胆管癌和胰腺癌等患者 AFP 也可有不同程度的升高。孕妇血清或羊水中如有 AFP 异常升高，提示胎儿有脊柱裂、无脑儿、食管闭锁等先天畸形的可能。

（三）前列腺特异性抗原（PSA）

【参考值】 <4 ng/ml。

【临床意义】 PSA 是前列腺癌最有价值的肿瘤标志物，其特异性高达97%。另外，有7%～20%的急性前列腺炎、前列腺肥大患者 PSA 也可升高，但前列腺良性肥大患者的血清 PSA 浓度一般低于 20 ng/ml。

（四）神经元特异性烯醇化酶（NSE）

【参考值】 <12.5 ng/ml。

【临床意义】 NSE 主要是小细胞肺癌的检测指标，故临床上常用于小细胞肺癌和非小细胞肺癌的鉴别诊断。

（五）细胞角蛋白19片段（CYFRA21－1）

【参考值】 <3.3 ng/ml。

【临床意义】 CYFRA21－1是一种新的检测肺癌的肿瘤标记物，尤其对非小细胞肺癌的诊断具有重要价值，特异性达87%。CYFRA21－1对鳞状细胞肺癌的敏感性高达76.5%，可以很好地区别肺鳞癌和良性肺部疾病。

【疼痛诊疗意义】 肿瘤标志物检测主要用于辅助诊断肿瘤。

六、病毒免疫学实验

【参考值】 人免疫缺陷病毒抗体（HIVAb）、甲型肝炎病毒抗体（HAVAb）、乙型肝炎病毒（HBV）表面抗原（HBsAg）、乙型肝炎病毒表面抗体（HBsAb）、乙型肝炎病毒 e 抗原（HBeAg）、乙型肝炎病毒 e 抗体（HBeAb）、乙型肝炎病毒核心抗体（HBcAb）和丙型肝炎病毒抗体（HCVAb）均为阴性。

【疼痛诊疗意义】 病毒免疫学实验主要用于筛查艾滋病、肝炎等传染性疾病。在疼痛诊疗的临床中，进行有创性诊疗时，宜行病毒学检测，在明确病情的同时，亦可有效进行自我保护。

七、血气及酸碱分析

【参考值】

1. 血液酸碱度（pH） 动脉血：7.35～7.45，均值7.40；静脉血：7.33～7.43，均值7.37。

2. 血液氧分压（PO_2） 动脉血氧分压（PaO_2）：10.0～13.3 kPa（75～100 mmHg）；静脉血氧分压（PvO_2）：4.0～6.7 kPa（30～50 mmHg）

3. 血液氧饱和度（$SatO_2$）和血液氧含量（$ContO_2$） 动脉血氧饱和度（SaO_2）：95%～98%；静脉血氧饱和度（SvO_2）：60%～85%；动脉血氧含量（CaO_2）：6.7～9.8 mmol/L；静脉血氧含量（CvO_2）：4.9～7.1 mmol/L。

4. 阴离子隙（AG） 8～16 mmol/L。

5. 血液碱剩余（BE，BD） －3～＋3。

6. 血浆二氧化碳总量（CO_2） 动脉血：23～27 mmol/L；静脉血：24～29 mmol/L。

7. 血液缓冲碱（BB） 全血缓冲碱（BBb）：45～4 mmol/L；血浆缓冲碱（BBp）：41～3 mmol/L。

8. 血浆标准碳酸氢盐（SB）和实际碳酸氢盐（AB） 22～27 mmol/L，且 AB＝SB。

9. 血液二氧化碳分压（PCO_2） 动脉血二氧化碳分压（$PaCO_2$）：4.67～6.00 kPa（35～45 mmHg）。静脉血二氧化碳分压（$PvCO_2$）：5.30～7.30 kPa（45～55 mmHg）。

【疼痛诊疗意义】 血气及酸碱分析主要用于了解少数危重患者的状态。

第三节 尿液检查

（一）常规检查

【参考值】

1. 尿相对密度（SG） 1.010～1.025。最大波动范围为1.003～1.030。
2. 尿酸碱度（尿液pH） 5.0～7.0。
3. 尿蛋白定性（PRO） 阴性。
4. 尿糖定性实验（GLU） 阴性。
5. 尿酮体（KET） 阴性。
6. 尿胆红素定性实验（BIL） 阴性或<1.0 mg/dl。
7. 尿胆原定性（UBG，URO） 正常或<4.0 EU/L。

【疼痛诊疗意义】 主要用于住院患者的常规检查，了解患者有无泌尿系统疾病及糖尿病。

（二）本－周（Bence－Jones，B－J）蛋白定性检查

【参考值】 阴性。

【临床意义】

（1）约50%的多发性骨髓瘤患者以及约15%巨球蛋白血症患者，尿液可出现本－周蛋白。

（2）肾淀粉样变、慢性肾盂肾炎、SLE以及恶性淋巴瘤患者也可出现。

【疼痛诊疗意义】 主要用于诊断多发性骨髓瘤。

第四节 体液检查

一、脑脊液检查

（一）脑脊液一般性状检查

【参考值】 颜色：无色水样；透明度：透明清晰；凝块或薄膜形成：无；酸碱度（pH）：7.35～7.40；相对密度：1.005～1.009。

【临床意义】

1. 颜色 红色：脑出血、蛛网膜下隙出血、出血性脑膜炎等。如为穿刺创伤出血，最初数滴为红色，以后逐渐变清。黄色：陈旧性出血、重症黄疸或胡萝卜素血症等。在脑脊髓肿瘤所致的脑脊液滞留时，也可呈黄色。白色：化脓性脑膜炎为米汤样，结核性脑膜炎或真菌性脑膜炎为毛玻璃样外观。褐色或黑色：中枢神经系统黑色素细胞瘤。

2. 透明度 浑浊：细菌性脑膜炎、真菌性脑膜炎。

3. 凝块或薄膜形成 结核性脑膜炎常有薄膜形成，化脓性脑膜炎则易出现凝块。

4. 酸碱度（pH） 增高：代谢性或呼吸性碱中毒；降低：代谢性或呼吸性酸中毒、脑缺血、缺氧等。

5. 相对密度 增高：脑炎、脑膜炎、脑出血、脑寄生虫病、脊髓肿瘤等。

（二）脑脊液常规检查（CSF）

【参考值】 正常情况下脑脊液呈无色透明水样液体，不凝结，葡萄糖定性阳性，蛋白定性阴性。显微镜下细胞数<10个/μl，多为淋巴细胞。

【临床意义】 当蛛网膜下隙出血时，脑脊液可呈粉红色（新鲜出血）或黄色（陈旧出血）；黄色脑脊液还可见于重症黄疸。乳白色浑浊的脑脊液可见于化脓性脑膜炎和结核性脑膜炎。当化脓性脑膜炎时，由于脑脊液中含有较多的纤维蛋白，放置1～2 h后，可出现凝块。

正常脑脊液中应无红细胞，当蛛网膜下隙出血或穿刺损伤时可有大量红细胞出现。正常脑脊液中细胞数很少，成人平均0～10个/μl，儿童0～15个/μl，多为淋巴细胞。当中枢神经系统发生病变时，脑脊液中细胞数会增多，但增多的程度与病变的性质有关。

肿瘤：以淋巴细胞为主，细胞数量正常或轻度增加。中枢神经系统病毒性感染、结核性脑膜炎时，细胞以淋巴细胞为主，总数轻度增多。化脓性脑膜炎时细胞以中性粒细胞为主，细胞数量显著增多。在寄生虫脑病时，可见到较多的嗜酸性粒细胞。急性白血病并发脑膜白血病时，白细胞增加，还可以见到相应的幼稚细胞。

（三）脑脊液压力

【参考值】 新生儿0.29～0.78 kPa；儿童0.69～1.96 kPa；成人0.69～1.76 kPa。

【临床意义】

1. 增高　见于颅高压综合征（脑炎、脑膜炎、脑出血、蛛网膜下隙出血、脑脓肿、脑肿瘤、高血压脑病、脑水肿、水中毒等）、心力衰竭、心包积液、纵隔肿瘤、颈部肿瘤、巨大甲状腺、气胸、屏气、腹肌紧张、精神紧张、惊厥、躁动、咳嗽、癫痫持续状态等。

2. 降低　见于颅低压综合征、失水、慢性消耗性疾病、休克、椎管部分或完全性阻塞、穿刺针位置不当或不通畅等。

（四）脑脊液生化检查

脑脊液生化常规检查主要包括脑脊液葡萄糖、蛋白、氯化物定量三项内容。

【参考值】 脑脊液蛋白质：0.2～0.4 g/L（20～40 mg/dl）。
脑脊液葡萄糖：2.5～4.5 mmol/L（50～90 mg/dl），约为血糖的60%。
脑脊液氯化物：119～129 mmol/L。

【临床意义】 当脑膜或脑实质炎症、脑肿瘤、脑出血或蛛网膜下隙有梗阻时，蛋白可见升高；当脑脊液中蛋白增高时氯化物含量降低，所以细菌性脑膜炎或结核性脑膜炎时，氯化物含量减少，脑脊液蛋白升高；当细菌性脑膜炎时，由于细菌分解葡萄糖可使脑脊液中葡萄糖含量降低。

（五）脑脊液免疫球蛋白测定

【参考值】 IgA：0.001～0.006 g/L；IgG：0.01～0.04 g/L。

【临床意义】

1. 脑脊液中IgG　显著增高，见于化脓性脑膜炎；增高见于结核性脑膜炎、亚急性硬化性全脑炎、多发性硬化症、种痘后脑炎、麻疹脑炎、神经梅毒、急性病毒性脑膜炎及脊髓腔梗阻。减少，见于癫痫、X射线照射及服类固醇药物。

2. 脑脊液中IgA　增高，见于脑血管病、变性疾患。减少，见于支原体脊髓膜炎、小脑性共济失调、癫痫。

（六）脑脊液白细胞总数

【参考值】 婴儿：$(0\sim20)\times10^6$/L；儿童：$(0\sim10)\times10^6$/L；成人：$(0\sim8)\times10^6$/L。

【临床意义】 增高见于各种脑膜炎、脑炎。化脓性脑膜炎时显著升高，每升可达数千万，以中性粒细胞为主；结核性和真菌性脑膜炎时亦增高，早期以中性粒细胞为主，后期以淋巴细胞为主；病毒性脑膜炎一般增至数十到数百，以淋巴细胞为主，其中流行性乙型脑炎的早期以中性粒细胞为主。脑出血或蛛网膜下隙出血亦见白细胞增多，但其来源于血液，如求校正的真正白细胞数（脑脊液白细胞数－脑脊液红细胞数/700）并无增高。脑寄生虫病或过敏性疾病以嗜酸性粒细胞增高为主。

（七）脑脊液红细胞数

【参考值】 正常脑脊液中无红细胞。

【临床意义】 增多见于脑出血、蛛网膜下隙出血、出血性脑膜炎和穿刺损伤血管等。

【疼痛诊疗意义】 在疼痛性疾病诊疗过程中，很少做 CSF 检查，临床上只用于怀疑中枢神经系统疾病时，主要包括各种脑炎、脑膜炎、脑血管瘤（脑出血、脑血栓形成）、脑肿瘤等。

二、胸腹水检查

（一）胸腹水常规检查

【参考值】 正常人一般在胸腹腔内不存在大量积液。

【临床意义】 实验的目的在于鉴别漏出液和渗出液。

1. 漏出液　外观多为淡黄色、稀薄、透明状，颜色不一，多浑浊，相对密度常小于 1.018，一般不会自行凝结。黏蛋白试验（李氏试验）为阴性。非炎性的漏出液中细胞数量少，常少于 300/μl。漏出液为非炎症因素所致。

2. 渗出液　外观多为深黄色浑浊、血性、脓性，相对密度常大于 1.018。由于其含有纤维蛋白原和组织、细胞破坏放出的凝血活酶，易凝结。黏蛋白定性检查，浆膜上皮细胞在炎性反应刺激下使黏蛋白分泌增加，所以渗出液中黏蛋白试验为阳性。显微镜检查，炎性的渗出液中细胞数量多，常大于 500/μl。渗出液多为炎症性因素所致。

（二）胸腹水生化检查

胸腹水生化检查主要测定项目为葡萄糖和蛋白质定量。

【临床意义】 主要用于鉴别胸腹水的性质。一般来说，漏出液糖定量结果与血糖接近，蛋白质含量常小于 25 g/L；渗出液糖定量多低于血糖水平，而蛋白含量常高于 30 g/L。

【疼痛诊疗意义】 胸腹水检查主要用来对感染的性质以及肿瘤的诊断有所帮助。

三、关节腔积液检查

（一）关节液颜色

【参考值】 淡黄色或草黄色。

【临床意义】 红色：见于穿刺损伤或血友病的病理性出血，如血友病色素性绒毛结节性滑膜炎等。乳白色：见于结核性关节炎、急性痛风性关节炎或红斑狼疮病。绿色：见于化脓性关节炎、慢性类风湿性关节炎、痛风。

（二）关节液透明度

【参考值】 清晰透明。

【临床意义】 炎症性关节病变时呈不同程度的浑浊，甚至呈脓样；非炎症性病变可清晰或微浑。

（三）关节液黏稠度

【参考值】 悬滴法：4～6 cm。自然下滴法：1 滴小于 1 s。

【临床意义】 各种炎症时黏稠度下降。

（四）关节液蛋白测定

【参考值】 黏蛋白定性：阳性 + + +；总蛋白定量：10.7～21.3 g/L；白蛋白/球蛋白：20∶1。

【临床意义】

（1）黏蛋白定性 + + + 以下为异常，见于各种炎症，如化脓性、痛风性以及类风湿性关节炎。

（2）炎症性关节炎总蛋白多为 20～30 g/L，类风湿性关节炎或结晶性滑膜炎总蛋白多为 40～70 g/L。

（五）关节液葡萄糖测定

【参考值】 3.89～6.11 mmol/L。

【临床意义】 关节液葡萄糖最好与空腹血糖同时测定。非炎症关节炎时两者糖差约为 0.56 mmol/L，炎症性关节炎时两者糖差为 >1.4 mmol/L，或关节液糖明显减少为 <2.24 mmol/L。

（六）关节液有核细胞计数

【参考值】 $(0.2 \sim 0.6) \times 10^9/L$。

【临床意义】 各种关节炎时有核细胞数增加。

（七）关节液有核细胞分类计数

【参考值】 有少量散在的细胞，主要是单核细胞、淋巴细胞及少量中性粒细胞，偶尔见散在的滑膜细胞。

【临床意义】

1. 白细胞总数

（1）白细胞数 $>50 \times 10^9/L$，中性粒细胞常 >0.90，见于感染性炎症疾病，如急性细菌性感染、结核、Reiter综合征、病毒感染等。

（2）白细胞数为 $(3 \sim 5) \times 10^9/L$，中性粒细胞常 <0.30，见于轻度非感染性炎症疾病，如系统性红斑狼疮（SLE）、硬皮病、绒毛结节状滑膜炎等。

（3）白细胞数为 $(12 \sim 50) \times 10^9/L$，中性粒细胞常 >0.50，见于重度非感染性炎症疾病，如类风湿性关节炎、风湿性关节炎、痛风性关节炎。

（4）白细胞数为 $(1 \sim 2) \times 10^9/L$，中性粒细胞 <0.30，见于非炎症性疾病，如创伤性关节炎、退变性关节炎、肿瘤等。

2. 类风湿细胞（RA细胞） 见于类风湿性关节炎、痛风及化脓性关节炎等。

3. 红斑狼疮细胞 见于SLE等。

4. 组织细胞（吞噬细胞） 见于Reiter综合征等。

5. 多核软骨细胞 见于骨关节炎。

6. 肿瘤细胞 见于骨肿瘤。

（八）关节液结晶

【参考值】 无。

【临床意义】 尿酸盐结晶：见于尿酸盐引起的痛风。焦磷酸钙结晶：见于软骨石灰沉着病。滑石粉结晶：见于滑石粉引起的慢性关节炎。类固醇结晶：见于类固醇制剂引起的急性滑膜炎。胆固醇结晶：见于结核性、类风湿性关节炎。

（九）类风湿因子（RF）测定

【参考值】 阴性。

【临床意义】 类风湿性关节炎时，关节液RF阳性率可达80%～90%，且在血清阳性之前出现。

【疼痛诊疗意义】 关节腔积液检验可以帮助诊断关节病变的性质。

第五节 其他辅助检查

一、心电图检查

心脏机械性收缩之前，心肌先发生电激动。心肌激动所产生的微小电流可经过身体组织传导到体表，使体表不同部位产生不同的电位。通过心电图机把不断变化的电位连续描记成的曲线，即心电图。在疼痛临床工作中，经常遇到以疼痛为主要症状的心脏疾患，如心绞痛、心肌梗死、心包炎等，而这些疾患在心电图上有比较明确的表现，因此疼痛临床工作者熟练掌握心电图的有关知识是必要的。

（一）心绞痛的心电图改变

1. 稳定型心绞痛心电图改变 发作时，心电图上可表现为下列一种或几种改变。

（1）一过性ST段异常，这种ST段异常往往是呈水平或下垂型下移。出现ST段移位的导联与缺血部位有关。持续存在的时间较短，有时还来不及描记心电图，ST段已恢复正常范围。因此，遇有典型心绞痛发作过后记录的图形正常时，不要轻易否定心绞痛的诊断。

（2）多数表现为左胸导联T波低平、双相或倒置，少数患者T波可变得异常宽大后再转为倒置。

（3）出现一过性的类似心肌梗死波形，这是个别严重心绞痛发作时出现的，主要改变为R波电压降低、ST抬高等，如及时积极治疗可使波形恢复正常。

2. 变异型心绞痛心电图改变

（1）S－T段呈凹面向上或上斜形，常伴有高耸T波，在对应导联S－T段下移，偶尔呈弓背形S－T段升高伴T波倒置。

（2）轻度发作时T波由低平变为高大，严重发作时变为高尖形，此时多伴有S－T段抬高。

（3）严重发作时可有R波增高变宽或R波减低、消失。

（4）出现U波倒置。

（二）心肌梗死的心电图改变

1. 病理性Q波　又称坏死型Q波。Q波出现在正常不呈现Qr或QS波群的导联，呈qR型导联其q波大于0.03 s，q波电压大于后继R波的25%，若 $QV_4 > QV_5 > QV_6$，亦属异常Q波。但正后壁心肌梗死却是右心前导联R波高耸，反映了后壁向量消失。

2. S－T改变　心肌梗死发生2～3 h后，面对损伤电流的导联其S－T段抬高，初时呈弓背向下与T波前支融合，随病情发展逐渐呈为弓背向上抬高，并与直立的T波融合成"单向曲线"，背向损伤区的导联S－T段下移，呈对应性改变。

3. T波改变　面对缺血区的导联出现T波倒置，背向梗死区的导联T波直立，在心肌梗死发生后，T波前支被抬高的ST段拉直，T波形态高尖，随后转为双相、倒置。倒置T尖锐，双肢对称，并可呈耸肩样凸起，称为冠状T波。随着时间推移，T波逐渐加深直立至亚急性期，在慢性阶段T波又逐渐变浅，直立，恢复至梗死前形态，但如果梗死区侧支循环不良，则T波恢复极慢。

（三）急性心包炎的心电图改变

（1）12个导联中除aVR有ST段压低外，其余皆ST段弓背向下。ST段抬高以急性非特异性心包炎最多见，化脓性次之。

（2）待ST段回到基线后，方出现T波变平坦以至倒置，倒置程度可由轻变深，有时可见冠状动脉型T波。

（3）后来T波逐渐恢复正常，也可不能完全恢复正常。

（4）有心包积液时，ORS呈低电压。

（5）大量积液可见电交替。

二、脑电图检查

脑电图（electroencephalogram）检查是通过精密的电子仪器，从头皮上将脑部的自发性生物电位加以放大记录而获得的图形。脑电图所描记的脑部活动图形，不仅能说明脑部本身疾病（如：癫痫、肿瘤、炎症、血管性疾病、外伤及变性病等）所造成的局限或弥散的病理表现，而且对脑外疾病（代谢和内分泌紊乱及中毒等）所引起的中枢神经系统变化也有诊断价值。非器质性精神病的脑电图可以正常或偶见轻度异常。

（一）正常脑电图

正常人脑电图的频率几乎全由α波及β波组成，其波幅波形及频率两侧均对称，频率恒定不变，波幅在两侧可相差30%，惯用右手的人，由于左侧半球传入冲动较多，α波受抑制，所以右侧半球波幅较高。85%的正常人可以是上述脑电图波形，15%则可有轻度异常改变。正常脑电图可分四型：α形脑电图、β形脑电图、低电压脑电图、不规则脑电图。

（二）异常脑电图

1. 分类

（1）轻度异常脑电图　α节律很不规则或很不稳定，两侧波幅差超过30%，调节不良，睁眼抑制反应消失或不显著。额区或各区出现高幅β波。Q波活动增加，某些部位Q活动占优势，有时各区均见Q波。过度换气后出现高幅Q波。

（2）中度异常脑电图　α节活动频率减慢至8～7次/s，或α消失，有明显的不对称。弥散性Q活动占优势。出现阵发性Q波活动。过度换气后，成组或成群地出现高波幅δ波。

（3）重度异常脑电图　弥散性Q及δ活动占优势，在慢波间为高电压δ活动。α节律消失或变慢。出现阵发性δ波。自发或诱发地出现高波幅棘波、尖波或棘慢综合波。出现暴发性抑制活动或平坦活动。

2. 临床意义

（1）意识障碍时的脑电图变化：

1）嗜睡：节律中度变慢，δ波及Q波活动混杂，伴有一些额部或局限性单相α波。强烈的感觉刺激常产生δ活动抑制。

2）昏睡：呈较多的δ波活动，δ波活动间为快波，刺激时无抑制反应，而产生δ活动增加或出现Q波。

3）昏迷：为持续性δ波，强烈的感觉刺激不引起抑制反应。

4）深昏迷：此时全部为低电压δ波幅，常接近平线。

（2）颅内占位性病变脑电图：颅内占性病变往往可引起不同程度的脑电图变化，尤其是大脑半球的占位性病变，包括脑肿瘤、脑脓肿、脑转移癌和慢性硬膜下血肿等，多有一侧性或局灶性慢波（主要为δ波和Q波）。颅内占位性病变脑电图改变有相应的差别，大部分改变均是局限性波发现率增高伴波的异常改变。

（3）癫痫脑电图的改变：

1）原发性癫痫大发作：发作时由于肌电及抽动不易描记。在间歇期测定时，常常显示特异性的轻度异常，可在额区见到有短暂的阵发性4～7次/s的慢波或一些3～4次/W的慢波，另外可见到单独时限为125～140 ms的尖波，也可见到一些棘波和一些不典型的棘－慢波。异常脑电图一般频繁发作者容易出现，而发作间期长者例如1年左右一次者，脑电图可以正常。一般在癫痫大发作前阵发性波变得更频繁，棘波也更明显，每阵发作之间的节律变得不规则，自发波消失。有些在发作前一瞬间可见波频短暂减低。

2）癫痫小发作：典型表现为规律性的反复出现而波幅一致的频率2.5～4次/s的棘波与慢波特殊结合，通常为两侧半球同步性放电，在额顶区较明显，且电压较高，可达300 V左右。小发作持续状态时则持续出现3次/s的棘－慢波。棘慢波中的棘波高度可有波动，有些低到甚至描记不出来。

3）局限性癫痫：一般为单个棘波或棘波慢波综合的局限性放电，另外可见慢波灶与局限性快节律及波幅的不对称也可考虑为局限性异常，发作间隙的脑电图可以是正常的。局限性癫痫在发作前不久，脑电图上可见局限性电活动或频繁出现波幅增高的异常活动。局限性癫痫发作时放电活动呈持续性高电压棘波。棘波放电先扩散到同侧邻近部位，然后扩散到对侧，局限性慢波病灶提示有占位性病变可能。

4）精神运动性癫痫：发作间歇期的发作波主要是出现于一侧或双侧颞部的焦点性发作波，特别是局灶性棘波，颞部的焦点多数出现于颞叶的前部，而颞叶的前部的棘波在睡眠时出现率很高，所以颞叶癫痫属于睡眠癫痫类型。

三、肌电图检查

肌电图（electromyogram，EMG）是通过描述神经肌肉单位活动的生物电流，来判断神经肌肉所处的功能状态，以结合临床对疾病做出诊断，利用肌电图检查可帮助区别病变系肌原性或是神经源性。对于神经根压迫的诊断，肌电图更有独特的价值。

（一）正常肌电图

1. 插入电活动　针电极在插入肌肉时，可机械地刺激或损伤肌纤维，而产生各种大小不同形态不同的短暂的电位，这就是插入电活动。持续时间是几百毫秒（如果针电极不活动，静息状态下，正常肌肉不会有活动表现为一条直线，称为电静息）。

2. 轻用力时运动单位电位　肌肉轻度收缩状态下记录的一个运动神经元所支配的一群肌纤维所兴奋的电位称为运动单位电位（MUP）。

3. 波形　多为2相，5相以上为多相。多相波一般不超过15%，时限常在5～15 ms；波幅多在100 μV至数千微伏之间。每一块肌肉都有自己的正常值（波幅、时限、位相）。

4. 大力时募集状态　当肌肉大力量收缩时，许多运动单位很快的发放冲动，由于许多不同的运动单位同时兴奋，因此不能辨认各个单独的MUP。

（二）异常肌电图

1. 插入活动的异常

（1）插入活动的减少和延长。

（2）出现自发电位：纤颤、正锐波、束颤电位、肌强直样放电（复合性重复放电）、肌纤维颤搐。

（3）肌强直放电。

2. 异常MUP

（1）短时限的MUP：指MUP平均时限小于同一年龄组肌肉的正常范围。常见于肌肉疾病和神经肌肉传递性疾病。

（2）长时限的MUP：指MUP平均时限大于同一年龄组肌肉的正常范围。这些MUP的波幅增高，时限的增宽，并伴有募集不良，常提示下运动神经元病变。如：运动神经元病、脊髓灰质炎、脊髓空洞症、周围神经病变，或神经损伤后的再支配等。

（3）多相电位：其数目增多，可见于肌病，也可见于运动神经元病周围神经病变。

3. 异常募集形式　募集形式决定于用力时发放的MU数量以及MU发放的频率，下运动神经元病变时MU减少，患者客观上很用力，但MU也是减少型。表现为单纯相、混合相。

（三）神经传导速度检查

1. 运动神经传导速度检查　刺激周围神经的某个刺激点，在该神经支配的远端肌肉产生一个肌肉复合动作电位（CMAP）即M波。在一个神经干两个不同部位进行刺激，测定两个刺激点之间的距离，然后以两个潜伏期的差除该段距离，得出这一段运动传导速度。

2. 感觉神经传导速度检查　用环状电极刺激手指或足趾，在相应的神经近端记录动作电位（SNP），为顺向法；相反，在神经的近端刺激，手指或足趾记录为逆向法，用传导时间除相应的距离，就得出该神经的感觉传导速度。

3. 神经传导速度　减慢提示周围神经脱髓鞘病变，动作电位的波幅降低提示是轴索的损害。但要注意综合分析，严重的轴索的损害运动传导速度可以轻度减慢。

（四）肌电图的临床应用

1. 前角细胞病变

（1）运动神经元病：①肌电图表现，广泛的失神经电位（纤颤，正尖波）、束颤电位。宽时限、高波幅以及多相波增多。大力时运动单位电位减少、募集差、发放增快，构成单纯相。②神经传导检测，运动神经传导可有轻度减慢并伴有CMAP的降低。感觉神经电位的传导和波幅正常。③H反射，刺激胫神经出现的H反射出现率增加。

（2）脊髓灰质炎：急性期募集型的减少，出现自发电位，随着运动轴索的变性出现自发电位（纤颤、正尖波）。获得神经再支配后，自发电位减少，而出现高波幅和长时限的大的运动单位电位。募集型波幅明显增大。神经传导速度正常，但运动诱发波幅降低。

（3）脊髓空洞症：可出现脊髓相应节段水平支配肌肉的大波幅、长时限的运动单位电位以及募集型减少的神经元损害。神经传导速度一般正常，但受累肢体的运动诱发波幅可降低。SEP：由于临床上所出现的感觉缺失是感觉通路的节前纤维损伤，故周围感觉神经电位是正常的，但可显示中枢传导的阻滞。

2. 周围神经病变

（1）臂丛神经损伤：神经传导速度异常表现如下。①在病损近端刺激引起 CMAP 和 SAP 明显减小，而病损远端波幅较大；②在跨过病损的传导速度减慢，说明病灶处有局灶性脱髓鞘和神经阻滞，有时可伴有轴索损害，各指 SCV 对了解损害的部位有帮助。多条神经（腋、肌皮、桡、肩胛上、肩胛下、肩胛背、副、正中、尺、胸长神经）通过 Erb 点，刺激这些神经收集到的神经传导速度，根据 MCV 及 CMAP 的情况和多肌肉的神经源性损害，可以判断其损害的范围及程度。

（2）糖尿病性周围神经病：最先表现 SCV 减慢 SAP 降低，严重时 MCV 减慢；下肢比上肢阳性率高，病程越长 NCV 异常率越高。肌电图神经源性损害。SEP 有明显肢体深感觉障碍可呈周围段异常。

（3）单神经和嵌压性神经病：

1）正中神经：①旋前圆肌综合征，神经传导检测为近端段（肘－腕）MCV 减慢，而远端段（腕部）运动的潜伏期和 SCV 正常。旋前圆肌可显示神经原性异常。②腕管综合征，神经传导检测为远端段（腕－拇短展肌）潜伏期的延长或 CMAP 的降低或消失，SCV 减慢或 SAP 降低或消失。大鱼际肌神经源性异常；同侧的尺神经及正中神经近端段（肘－腕）MCV、SCV 正常。

2）尺神经：①肘管综合征，神经传导检测为跨越肘部的运动或感觉神经传导速度减慢，受压部位 CMAP 较远端降低；小鱼际肌及第一骨间肌神经源性异常。②在 Guyon 管内的挤压（腕尺管综合征），可出现尺神经支配的手固有肌的力弱和萎缩，并显示失神经支配的肌电图表现；但尺侧腕屈肌和指深屈肌功能正常。尺神经 SCV 波幅降低或波幅消失，而腕－肘段传导正常。潜伏期延长。③掌皮支病变，尺神经肘－腕 MCV 及腕－小指展肌末端潜伏期正常；而腕－第一骨间肌的末端潜伏期延长 CMAP 降低。小鱼际肌及第一骨间肌神经源性异常。

3）桡神经：神经传导检测为 MCV 及 SCV 减慢或 CMAP、SAP 减低或消失。

4）股神经：股神经潜伏期的延长或 CMAP 的降低或消失。股四头肌神经源性异常。

5）坐骨神经：神经传导检测为 MCV 及 SCV 减慢或 CMAPP、SAP 减低或消失。胫前肌、腓肠肌、股二头肌神经源性异常。

6）腓神经：神经传导检测为 MCV 及 SCV 减慢或 CMAP、SAP 减低或消失。跨越膝部的运动神经传导速度减慢，受压部位 CMAP 较远端降低；胫前肌、腓骨长短肌神经源性异常。

7）胫神经：肌电图显示胫神经所支配的足固有肌的失神经电位；胫神经潜伏期的延长或传导的减慢。

3. 肌病　电生理测定显示运动和感觉传导速度正常，重复神经电刺激正常，同心圆针极肌电图可见纤颤电位、正尖电位，MUP 平均时限缩短，波幅降低，多相波增多。

四、诱发电位

诱发电位（evoked potential，EP）是指神经系统在感受外在或内在刺激过程中产生的生物电活动。外界发生的事件，以不同形式刺激人体的感觉器官也可产生神经冲动，在神经冲动传导的不同节段上，有关的神经结构都会产生与刺激相关的电位活动，如果在头皮或身体其他部位放置电极，上述生物电活动就被记录下来，即诱发电位。分为感觉诱发电位、运动诱发电位、事件相关电位。临床诱发电位技术是一种方便而有效的研究感觉系统的电生理现象的临床检测手段，在感觉机能的中枢定位、连接及投射等方面做出了重要的贡献。目前正被临床普及使用的诱发电位技术，主要有视觉诱发电位（VEP），听觉诱发电位（AEP）、躯体感觉诱发电位（SEP）等。

（一）诱发电位的分类

1. 依受检神经分类

（1）感觉诱发电位：主要有躯体感觉、听觉和视觉三种。以电脉冲刺激诱发躯体感觉诱发电位（SEP）、以特定声音刺激诱发听觉诱发电位（AEP）、以闪光或图形翻转刺激诱发视觉诱发电位（VEP）。

（2）运动诱发电位：电流或磁场经颅骨或椎骨刺激人大脑运动皮质或脊髓所记录到的肌肉动作电位，称为运动诱发电位（MEP）。

（3）事件相关电位：人脑对某一刺激信息进行认知加工时，在头皮记录到的电位变化，称为事件相关电位（ERP）。

2. 依分析时间分类　可分为短潜伏期、中潜伏期、长潜伏期诱发电位。

（二）诱发电位临床应用

1. 短潜伏期躯体感觉诱发电位（SLSEP）的临床应用

（1）周围神经损伤：特别以感觉神经障碍为主者，表现为峰潜伏期延长，波幅降低，严重的波形消失。糖尿病或尿毒症 SEP 异常率增高。

（2）脊髓病变：脊髓空洞症常侵犯颈膨大，可见 N_{11} 波幅减低及其以后的波峰潜伏期延长，脊髓压迫症及其脊髓损伤可导致潜伏期延长、波形消失。

（3）多发性硬化：SEP 在诊断多发性硬化中占有重要的位置，其主要作用在于肯定临床上不确切的病灶和发现亚临床病灶。一般下肢的 SEP 阳性率高于上肢，这可能由于病变易侵犯胸髓之故。异常表现为潜伏期延长、波幅减低或波形消失。

肌电图一般应用：椎体系统、锥体外系统及骨骼肌的病变都可引起肌电图的变化协助临床做出定位诊断，为鉴别前角细胞病变或周围神经受损提供参考依据，亦对疾病的发展、转归和预后提供有价值的判断依据。最常用于定位诊断如：①锥体系统，上运动神经元病变包括脑血管病变、脊髓截瘫、大脑肿瘤或发育不全，侧索硬化等；下运动神经元病变，包括脊髓前角病变及神经根、神经干和神经丛病变等；②锥体外系病变，包括震颤麻痹、舞蹈病、手足多动等；③神经－肌肉接头疾患，重症肌无力；④肌肉病变，肌炎、皮肤炎、肌强血症、肌营养不良等。

正常人在肌肉完全放松时，几乎没有电活动，即使偶尔有也很少超过 25 μV，但大多数颈、肩、腰、腿痛的患者在放松状态下就有明显的电活动，随着时间的延长，电活动随之增多、增大，紧张性电活动多在 100～300 μV。若进行推拿按摩等治疗后，随着疼痛症状的减轻，紧张性电活动可减少或消失。

颈、肩、腰、腿痛的患者大多是做双侧同名肌肉对比检查，多数患者紧张性电活动和疼痛是同时存在于病变一侧，例如椎间盘突出部位与肌电图显示关系如表 7－1。

表 7－1　椎间盘突出部位与肌电图显示关系

椎间盘突出部位	受压神经根	股四头肌	胫骨前肌	腓骨长肌	腓骨长肌外侧头	腓骨内侧头
$L_{2\sim3}$	L_3	+	－	－	－	－
$L_{3\sim4}$	L_4	+	+	±	－	－
$L_{4\sim5}$	L_5	－	+	+	±	－
$L_5\sim S_1$	S_1	－	－	－	±	+

值得提出的是肌电图对颈、肩、腰、腿痛患者的检查有少数出现假阴性，其原因是受损神经的肌肉纤维未被查及。目前肌电图检查在疼痛诊疗中仅是一种辅助检查手段。

2. 视觉诱发电位（VEP）

（1）视神经炎和球后视神经炎：本病最突出的变化是 P100 潜伏期延长，其潜伏期延长可持续多年。

（2）多发性硬化（MS）：VEP 在本病的异常率较高，特别是球后视神经炎 MS 患者最常见和最有价值的是 P100 潜伏期延长。

（3）视神经或前视路的压迫性病变：VEP 对此敏感，以波幅降低为主。

（4）弥漫性神经系统病变：脊髓小脑变性如少年脊髓型遗传性共济失调症（Feied Reich 共济失调）阳性率大约在 2/3。

（5）腓骨肌萎缩症：P100 潜伏期延长，波幅降低。

3. 运动诱发电位（MEP）的临床应用　MEP 多用于：①脑血管病；②运动神经元病；③多发性硬化症；④脊髓病。

五、红外热像图

红外热像图（infrared thermogram）是利用红外热像仪摄取的机体功能温差显像图，它能够灵敏反映并精确记录人体生理病理过程中体表温度的变化和分布，是一项通过体温变化观察研究疾病的无创性功能检测技术。

（一）正常热图

1. 温区　为机体正常温度区，也是观察温差的基准区，如正常上臂中段的温度。

2. 热区　温度高于温区的部位。可为正常的生理热区，也可为高于该部位生理温度的异常区域。

3. 高温区　温度明显高于该部位生理温度的异常区域。

4. 凉区　温度低于温区的部位。可为正常的生理凉区，也可为低于该部位生理温度的异常区域。

5. 冷区　温度明显低于该部位生理温度的异常区域。

一般说来，正常人的皮肤温度从头面到四肢，左右两侧是对称的。头面部、躯干部温度最高，四肢近侧端要高于远侧端，但手指、足趾有时反比肢体温度更高，上肢温度比下肢温度高 2 ~ 3 ℃。胸部左侧比右侧皮肤温度略高，脊柱近中线部位比躯干两侧温度要高。皮下脂肪多的部位皮温较低，软组织少的骨突起部位皮温亦较低。女性体温变异较大，乳房温度受月经周期、妊娠、产褥期影响明显，有时因血管分布的差异左右不对称。毛发多的部位温度较低。因此，应用红外热图诊断疾病首先要了解正常热图变异规律。同时应清楚，所谓正常热图也是相对而言，由于不同人种、性别、年龄、地域和生理因素的影响，会有相应的变异。

（二）红外热像图特点

1. 损伤性　红外热像仪本身不发出任何射线，所以对人体没有任何损害，对周围环境也无污染。

2. 非接触性　人体与摄像点的距离在 0.3 ~ 3.0 m，不用接触被检查者的身体表面，因而不会遭受任何检查痛苦。

3. 应用范围广　从理论上讲，凡是能够引起人体组织热功能变化的疾病，都可以用红外热像仪进行检查，因而可用于健康查体、疾病提示、疗效观察和随访以及临床科研等。

（三）应用范围

1. 人群健康普查　由于大多数疾病都会引起人体组织的温度场变化，而且检查的成本低、无损害，所以可成其为体检和健康普查的仪器。

2. 临床辅助诊断　红外热像图临床上用于：①炎症与疼痛部位的确诊；②肿瘤的提示；③心脑血管及周围血管病变的提示。

3. 疗效观察和随访　用红外热像仪可以随时观察病变部位的温度变化，因而能够较早发现治疗效果的倾向，判断疗效并及时调整方案，指导医疗过程。如星状神经节阻滞时患侧头、颈、前胸及上肢的温度升高，是为阻滞成功的标志之一。又如腰腿痛伴有下肢发凉的患者，经腰交感神经阻滞治疗后，除了症状体征的改善外，红外热图的变化更能客观地反映疗效。

4. 临床科研　红外热像图直观地展示人体各部温度的二维分布场，这为生理学、病理学等研究提供了又一新的手段。

（四）常见疼痛性疾病热图

1. 肌筋膜疼痛综合征　肌筋膜疼痛综合征病因繁多，症状复杂，以往无一种仪器可以直接客观描记疼痛，这给正确的诊断、治疗和深入研究带来相当大的困难。有研究表明，肌筋膜疼痛综合征患者腰背部的温差及患侧与邻区温差明显高于正常人，红外热像为异常或明显异常。

2. 肩周炎　应用红外热像可以鉴别肩周炎急慢性期的病情变化：急性患者皮肤温度较正常人高出3～4 ℃，慢性患者皮肤温度较正常人低3～4 ℃，因此可为临床诊断和指导治疗提供影像学依据。

3. 强直性脊柱炎　强直性脊柱炎患者骶髂关节区与周围组织温差在0.3～2.2 ℃，平均温差1.2 ℃，并且发现其温差变化与血沉增快程度成正比，血沉愈快者，温差愈大。有研究表明，强直性脊柱炎的热图改变，比X射线平片、CT、ECT检查更为灵敏，对AS的早期诊断有指导意义。

4. 雷诺病　雷诺病是一种进行缓慢的肢体末端动脉痉挛导致的循环障碍性疾病。应用红外热图检查可见，手指温度差异特别明显。小动脉痉挛区呈暗黑色阴影或不显影；非痉挛区温度较高，辉度较亮，两者对比，反差强烈。有效治疗后，温差明显减小。因此，红外热图不但可以早期明确诊断，而且可以判断治疗效果。

（孙　涛　董章利　夏令杰）

第八章　药物疗法

第一节　概　述

药物治疗各种疼痛是疼痛治疗中的主要手段，也是最基本、最常用的方法。应用药物治疗疼痛，达到消除或控制疼痛病因与致痛因素，减轻或缓解患者的痛苦，维持机体内环境稳定的目的。用于疼痛治疗的药物，除镇痛药外，还需要根据病情、不同的原发病及致病因素，选用一些相关的药物，以达到最佳疗效。

一、药物的相互作用

药物相互作用不良反应的发生率与药物的合用有关，合用的种类越多，则发生率越高。药物间的相互作用主要表现在药动学和药效学两个方面。

1. 药动学方面的相互作用

（1）酶促作用：又叫酶诱导作用，即一些药物能增加肝药酶的合成，通过酶促作用而加速另一药物的代谢，从而使该药的作用减弱。具有酶促作用的药物称为酶诱导剂，如苯巴比妥、它们不仅加速自身的代谢，也加快其他药物的代谢。苯巴比妥与苯妥英钠、可的松、华法林等合用，可使这些药物的代谢加快、半衰期缩短、药效降低，因而需加大这些药物的剂量才能达到预期疗效，但当苯巴比妥撤去后，这些药物应适当减量。

（2）酶抑作用：某些药物可抑制肝药酶的活性，二药合用时，可使另一药物的代谢减少，使其作用加强或作用时间延长，甚至产生毒性反应。入血后药物与血浆蛋白大多呈可逆性结合。结合型的药物不易透过生物膜，暂时失去药理活性，在体内不代谢或代谢缓慢，不能经肾脏排出。不同药物有不同的蛋白结合率，大多数药物与蛋白呈非特异性、竞争性结合，结合力强者可以置换结合力弱者。被置换出来的药物，如分布容积大，则药效改变不大，如分布容积小，则血药浓度升高，作用大大加强，甚至出现毒性。一般认为蛋白结合率大于85%者，置换结果可造成不良反应，低于85%者，临床表现不明显。通常酸性药物，如阿司匹林、保泰松、水杨酸、利尿药、抗凝血药、口服降糖药等的蛋白结合率较高。阿司匹林如与肾上腺皮质激素合用，也可因蛋白结合置换作用而使激素抗炎作用增强，但诱发溃疡的作用也增强；阿司匹林还可妨碍甲氨蝶呤从肾小管分泌转运系统而使水杨酸排泄减少，造成蓄积中毒。

2. 药效学方面的相互作用　主要指二药合用时，一种药物改变了另一药物的生理作用或药理效应，使之增强或减弱，但对血药浓度的影响不明显。此种相互作用，主要是影响药物与受体或酶等结合的各种因素，其作用方式有以下几种。

（1）相加作用：指两种药物合用时作用于同一部位或同一受体，使药效增强，其特点为合用药物对受体作用的内在活性相同，因而发生相加作用。临床用药时，各药如不减量，由于相加作用，可出现毒性反应。如阿托品与氯丙嗪合用，在双方都不减量的情况下，就有可能发生胆碱能神经功能低下。

（2）协同作用：指两药合用时，分别作用于不同部位或受体，而产生协同的效应，使两药合用的效应大于单用时效应的总和。例如，镇静催眠药与抗精神病药合用，中枢抑制作用可互相加强；麻醉性镇痛药与安定合用，可加强中枢性的呼吸抑制。

（3）拮抗作用：指两种或两种以上的药物合用引起药效减低的现象。产生拮抗的机制，除上述药动学的机制以外，还有药效学的机制，主要通过药物与受体的作用而使药效降低，主要有两种形式：①竞争性拮抗，两种药合用在共同的作用部位与受体上，两者竞争同一部位或受体，如阿片类镇痛药与纳洛酮合用；②非竞争性拮抗，两种药物与受体的不同部分相结合，因此，任何一种药物的存在，不排除另一种药物的结合，但拮抗药物存在时，治疗用药就可能失去作用。

二、药物治疗的原则

1. 选择适当的药物和剂量　选择适当药物是基于每个患者的疼痛类型和疼痛强度与目前治疗药物的相互作用而定的。如癌痛，属长期治疗计划，应按 WHO 的三阶梯治疗方案来指导使用镇痛药。

2. 选择给药途径　口服给药，方法简单，易于掌握，患者愿意接受，是首选给药途径，而对于吞咽有困难的患者，可经舌下含化或经直肠给药。近年研究的经皮给药（如芬太尼透皮贴），也是有效、方便的方法。对于经口服或皮肤用药后疼痛无明显改善者，可肌内注射或静脉注射给药；对于全身镇痛产生难以控制的不良反应时，可选用椎管内给药或复合局部阻滞疗法。

3. 制定适当的给药间期　根据药物不同的药代动力学特点，制定合适的给药间期，不仅可以提高药物的镇痛疗效，还可减少不良反应。如各种盐酸或硫酸吗啡控释片的镇痛作用可在给药后 1 h 出现，2 ~3 h 达高峰，持续 12 h；而静脉给予吗啡，可在 5 min 内生效，持续 1 ~2 h。治疗持续性疼痛，定时给药是非常重要的。

4. 调整药物剂量　在疼痛治疗之初有一个药物剂量调整过程。暴发性疼痛反复发作需频繁追加药物剂量的患者，可能存在药物剂量不足，可适当增加剂量，增加幅度一般为原用药剂量25% ~50%，最多不超过 100%，以防各种不良反应造成的危害。

对于用其他辅助治疗，使疼痛已经减轻的患者，渐进性镇痛药物剂量下调是必要的，一般每天可减少25% ~50%，但首先应在保证镇痛良好的基础上调整。对于出现剧烈不良反应而需调整药物剂量时，应首先停药 1 ~2 次，再将剂量减 50% ~70%，然后加用其他种类的镇痛药，逐渐将有反应的药停掉。

5. 及时处理药物的不良反应　长期使用阿片类药物可因肠蠕动受抑制而出现便秘，可选取中药，软化和促进排便；阿片类所致的呕吐，可选用止吐药及氟哌啶镇静、镇吐；对阿片类药引起的呼吸抑制等并发症，可在进行生命支持的同时，采用阿片受体拮抗剂纳洛酮进行治疗。

6. 适当选择辅助药物　辅助治疗的方法和目的应依不同病种、不同类型的疼痛而定，进行药物治疗的同时，可以选择适当的辅助药物以加强某些镇痛药的镇痛效果，减少镇痛药的用量，减轻镇痛药的不良反应。比如长时间硬膜外置管治疗癌痛或某些神经根病变时，应该辅助抗生素、维生素的使用；在治疗癌痛时有人应用丝裂霉素取得较好效果；肿瘤颅脑转移，可应用甲氨蝶呤蛛网膜下隙注入；应用性激素或降钙素等治疗骨质疏松症等。

总之，在选择药物时避免盲目联合，要用最少的药、最小的剂量达到满意的镇痛。

三、老年人及小儿用药注意事项

60 岁以上的老年患者机体各系统均有退行性变，而导致体弱多病，如按一般剂量给予，加上药物品种多，剂量相对大，不良反应发生率会高，由此导致药源性疾病发生概率也高。

老年人用药与成人比，不仅存在量的差别，也有质的变化。故用药除按老幼剂量折算表和体重折算相应减少剂量外，还须考虑老年人机体的生理、生化和病理的特异情况。故对老年人，个体化的给药原则尤为重要。

小儿用药量比成人小，一般可根据年龄、体重或表面积计算。除此之外还须掌握用药特点。

四、药物的配伍禁忌

药物的配伍禁忌要注意以下两方面。

1. 药理性配伍禁忌　即配伍药物的疗效互相抵消或降低，或增加其毒性。除药理作用互相对抗的药物和中枢兴奋剂与中枢抑制剂、升压药与降压药、止血药与抗血凝药等一般不易配伍外，还须注意可能遇到的一些其他药理性配伍禁忌。

2. 理化性配伍禁忌　主要须注意酸碱性药物的配伍，阿司匹林与碱类药物配成散剂，在潮湿时易引起分解；生物碱盐如盐酸吗啡溶液，遇碱性的药物，可使生物碱析出；维生素C溶液与苯巴比妥钠配伍，能使苯巴比妥析出，同时维生素C部分分解。在混合静脉滴注的配伍禁忌上以及软组织、腔内注射等，主要问题也是酸碱的配伍。总之，在两种或两种以上药物要混合应用前，一定要参阅有关资料，做到心中有数，注意所用药物能否配伍。

总括以上所叙述，患者对于药物的需求有个体差异，所以用药一定做到个体化，以减少不良反应发生，才能做到安全、合理、有效的用药。在药物治疗过程中仔细观察镇痛效果，包括起效时间、维持时间、镇痛程度以及不良反应。

药物疗法的原则应是安全、合理、有效、经济、避免盲目联合用药，争取做到用最少的药物、最小的剂量，达到满意的镇痛效果。

第二节　镇痛药

镇痛药主要作用于中枢神经系统，又称为麻醉性镇痛药（narcotic analgesics），是指能够解除或减轻疼痛并能改变对疼痛的情绪反应的药物。随着阿片受体的发现和大量合成麻醉性镇痛药的问世，能与阿片受体结合并产生不同程度激动效应的天然的或合成的物质，通称为阿片类物质（opioids）。阿片受体按照其激动后产生的不同效应分为4型，即μ、κ、δ和α受体，其中μ受体又分为μ_1和μ_2两个亚型。阿片受体激动药主要激动μ受体，代表药物为吗啡和芬太尼；阿片受体激动－拮抗药主要激动κ和α受体，对μ受体有不同程度的拮抗作用，代表药物为喷他佐辛、纳布啡；阿片受体拮抗药主要拮抗μ受体，代表药物为纳洛酮。麻醉性镇痛药在临床麻醉和疼痛治疗中应用很广，用于复合全麻以及术后镇痛和癌痛以及慢性疼痛治疗。因为多数镇痛药在连续应用后可致依赖性（成瘾），故亦称成瘾性镇痛药。

一、阿片受体激动药

吗啡（morphine）

【镇痛相关药理作用】　本品作用于脊髓、延髓、中脑和丘脑等痛觉传导区的阿片受体而提高痛阈，在产生镇痛作用的同时，还作用于边缘系统的阿片受体，消除由疼痛引起的焦虑、紧张等情绪反应，甚至产生欣快感。本品抑制咳嗽中枢，激动催吐化学感受区，引起恶心、呕吐。

【疼痛临床应用】　急、慢性疼痛治疗，术后镇痛及癌痛镇痛。

【用法用量】　口服：5～15 mg/次，服用控释片时，必需完整吞服，如是初次用者可从10 mg/次开始，曾服用过此药的患者可30 mg/次，每12 h一次。皮下、肌内注射：5～15 mg/次。静脉注射：5～10 mg/次，小儿每次0.05～0.15 mg/kg。临床用药量应根据病情调整（吗啡无封顶效应），用于癌痛镇痛，除上述用法外，可持续输注，如硬膜外自控镇痛（PCEA）、静脉病人自控镇痛（PCIA）。术后镇痛硬膜外一次给药时，2～3 mg/次；蛛网膜下隙，0.5～2 mg/次。

【不良反应及配伍禁忌】

1. 一般不良反应　有眩晕、呕吐、便秘、排尿困难等。反复用药易产生耐受性，即需要逐渐增加剂量才能产生原来的效应，即依赖性，如果突然停药会发生一系列生理扰乱，如烦躁、失眠、肌肉震颤、呕吐、腹痛、散瞳、流涎、出汗等。吗啡过量造成急性中毒的表现为：昏迷，呼吸深度抑制，瞳孔缩小成针尖样，血压下降，体温下降。

2. 配伍禁忌　临床所用吗啡针剂为盐酸盐或硫酸盐，不能与氨茶碱、巴比妥类药钠盐、溴化物、碘化物、高锰酸钾、肝素钠、氯丙嗪、异丙嗪、哌替啶等接触或混合，以免发生浑浊甚至沉淀。

【禁忌证】 ①支气管哮喘；②上呼吸道梗阻；③颅内占位性病变或颅脑外伤；④严重肝功能障碍者；⑤诊断未明的急腹症；⑥待产妇及哺乳期妇女。

【制剂】 注射液：10 mg/支（1 ml）。片剂：5 mg/片、10 mg/片。控释片剂：硫酸吗啡控释片、10 mg/片、30 mg/片（美施康定、美菲康）；盐酸吗啡控释片，10 mg/片、30 mg/片、60 mg/片。

磷酸可待因（磷酸甲基吗啡，codeine）

【疼痛临床应用】 用于中等程度的疼痛及干咳。

【用法用量】 口服：15～30 mg/次，30～90 mg/d，极量为 100 mg/次。

【注意事项】 与解热镇痛药有协同作用。

【制剂】 片剂：15 mg/片。

路盖克（对乙酰氨基酚－双氢可得因，galake）

【疼痛临床应用】 用于中等强度以上的疼痛。

【用法用量】 口服：成人及 12 岁以上儿童 1～2 片/次，3 次/d，最大剂量为 8 片/d。

【不良反应及注意事项】 大剂量长期应用亦可产生依赖性。有过敏性疾病者应慎用，有呼吸抑制及呼吸道梗阻性疾病，尤其是哮喘发作者禁用。老年人应从成人剂量的 1/2 开始服用，13 岁以下儿童、孕妇、哺乳期妇女禁用。与乙醇和中枢神经系统抑制药有协同作用。慢性肝病或甲状腺功能减退的患者应减量。

【制剂】 片剂：每片含双氢可待因酒石酸盐 10 mg 和对乙酰氨基酚 500 mg。

哌替啶（度冷丁、唛啶，pethidine）

【镇痛相关药理作用】 本品的镇痛效价约为吗啡的 1/10，镇静作用较吗啡弱。

【疼痛临床应用】 用于各种剧烈疼痛。对慢性痛及癌性疼痛不推荐应用。

【用法用量】 皮下或肌内注射：25～100 mg/次，极量 600 mg/d，两次用药间隔不宜少于 4 h。

【不良反应及配伍禁忌】 不良反应：眩晕、出汗、恶心、呕吐等。反复应用也易产生耐受性和依赖性，成瘾者使用大剂量可出现中枢神经系统兴奋现象，表现为谵妄、瞳孔散大、抽搐等。本品注射液不能接触氨茶碱、巴比妥类药钠盐、肝素钠、碘化物、碳酸氢盐。接受单胺氧化酶抑制药治疗的患者使用哌替啶时可产生严重反应，表现为严重高血压、抽搐、呼吸抑制、长时间昏迷甚至死亡。

【制剂】 片剂：25 mg/片、50 mg/片。注射液：50 mg/支（1 ml）、100 mg/支（2 ml）。

芬太尼（fentanyl）、舒芬太尼（sufentanil）、阿芬太尼（alfentanil）和雷米芬太尼（remifentanil）

【镇痛相关药理作用】 芬太尼的镇痛效价为吗啡的 100～180 倍，静脉注射持续作用时间约30 min；舒芬太尼镇痛效价为芬太尼的 5～10 倍，作用持续时间约为其 2 倍；阿芬太尼镇痛效价为芬太尼的 1/4，作用持续时间约为其 1/3；雷米芬太尼镇痛效价是阿芬太尼的 15～30 倍，但恢复时间较阿芬太尼快。这四种药物对呼吸均有抑制作用，主要表现为呼吸频率减慢，雷米芬太尼抑制作用最轻，对心血管系统影响较轻，不抑制心肌收缩力，心率减慢，无组胺释放作用。

【疼痛临床应用】 用于各种疼痛（慢性疼痛及癌痛）及手术期间，手术后镇痛；用于分娩镇痛。

【用法用量】 静脉及硬膜外间隙注射，用于镇痛：芬太尼 0.05～0.1 mg/次。硬膜外间隙或静脉持续注射，用量：2～4 μg/min 持续输注，如果镇痛不完善可加病人自控镇痛（PCA）。慢性痛及癌症镇痛，用贴剂，每 3 d 用一贴，贴于锁骨下胸部皮肤。

【不良反应及注意事项】 ①可引起胸壁肌肉强直，静脉注射快时可抑制呼吸。②本品具有阿片受体类药物的典型不良反应。③支气管哮喘、重症肌无力及肝功能严重受损者禁用。心律失常慎用。④不宜与单胺氧化酶抑制剂合用。⑤中枢神经系统抑制剂可加强本品作用。⑥药物过量可引起呼吸抑制，用纳洛酮对抗。对芬太尼类药过敏者禁用。⑦应用贴剂时应从小剂量开始。

【制剂】 注射液：芬太尼，0.1 mg/支（2 ml）、0.5 mg/支（5 ml）；阿芬太尼，1 mg/支（2 ml）；舒芬太尼，50 μg/支（2 ml）、100 μg/支（2 ml）；雷米芬太尼，1 mg/支（粉剂）、2 mg/支（粉剂）。芬太尼透皮贴剂：2.5 mg/贴、5 mg/贴。

芬太尼透皮贴剂（多瑞吉）可以持续释放芬太尼进入血液循环达 72 h，适用于慢性疼痛、癌痛治疗。首次使用后，经 6～12 h 芬太尼血浆浓度可产生镇痛效应，经 12～24 h 血浆浓度达稳定状态，一旦到达峰值可维持 72 h，每 72 h 更换一次。取去后，芬太尼血浆浓度逐渐下降，经 17 h 下降约 50%。

芬太尼家族药代动力学比较见表 8－1。

表 8－1　芬太尼家族药代动力学比较

	阿芬太尼	芬太尼	舒芬太尼	雷米芬太尼（瑞芬太尼）
血脑平衡半衰期/min	1	6.6	6.2	1
持续输注后半衰期/min	58.5	262.5	33.9	3.7
非器官依赖性代谢	否	否	否	是
非特异性酯酶代谢	否	否	否	是

注：为持续输注后 4 h 停药，作用部位药物浓度下降一半的时间。

阿法罗定（安那度、安侬痛，alphaprodine、anadol、nisentil）

【疼痛临床应用】 阿法罗定为阿片受体激动剂，用于短时间镇痛，也可与阿托品合用于胃肠道、泌尿道平滑肌痉挛性疼痛的镇痛。

【用法用量】 皮下或肌内注射：10～20 mg/次，2 次/d。静脉注射：20 mg/次。每日极量 60 mg。

【注意事项】 本品有成瘾性，不宜久用。有轻度呼吸抑制，分娩前忌与巴比妥类同服，以免引起新生儿窒息。

【制剂】 注射液：10 mg/支（1 ml）、20 mg/支（1 ml）、40 mg/支（1 ml）。

二氢埃托啡（双氢乙烯啡，dihydroetorphine）

【镇痛相关药理作用】 本品为阿片受体激动剂，是当今作用最强、用量最小的镇痛药。镇痛作用比吗啡强约 1.2 万倍。口服无效，舌下含服起效快（10～15 min），肌内注射 10 min 起效，持续 3 h，连续多次用药可产生耐受性，且有个体差异，对呼吸有抑制作用，具有缩瞳、减慢心率等作用。

【疼痛临床应用】 用于外伤痛、诊断明确的急腹症疼痛、手术后镇痛以及晚期癌痛，包括对吗啡镇痛药无效者。有用于阿片类成瘾者的戒毒。

【不良反应及注意事项】 ①有类似吗啡的头晕、恶心、乏力、出汗、呕吐等不良反应，一般不需处理，偶见呼吸频率减慢，可吸氧或给予尼可刹米纠正，若用量不当引起呼吸停止可用纳洛酮拮抗。

②肝、肾功能不全应减量。

【用法用量】 镇痛：舌下含化，20～40 μg/次，5～20 min 起效，维持时间 2～4 h，最大剂量 60 μg/次。肌内注射，10～20 μg/次，2～3 次/d。连续用药不得超过 1 周。戒毒：可舌下含化片剂，也可肌内、静脉用药。

【制剂】 片剂：（舌下含）20 μg/片、40 μg/片。注射液：20 μg/支（1 ml）。

美沙酮（美散痛、非那酮，methadone）

【镇痛相关药理作用】 本品为阿片受体激动剂，作用机制与吗啡相似，镇痛效力与吗啡相等或略强，镇痛效果好。

【疼痛临床应用】 用于创伤性，癌症剧痛以及手术中及手术后镇痛，用于吗啡依赖性脱瘾治疗。

【不良反应及注意事项】 ①有头痛、眩晕、恶心、出汗、嗜睡，用量过大引起失明、下肢瘫痪。②由于药可透过胎盘，对胎儿呼吸有明显抑制作用，禁用于分娩镇痛。不宜做静脉注射，勿与碱性药物、氯甲酚、氧化剂、硫化物和汞盐等配伍。③呼吸功能不全者禁用。

【用法用量】 口服：成人，5～10 mg/次，3 次/d。注射：2.5～5 mg/次，2 次/d。极量 20 mg/d。

【制剂】 片剂：2.5 mg/片。注射剂：5 mg/支（1 ml）。

丁丙诺啡（叔丁啡、布诺啡，buprenorphine）

【镇痛相关药理作用】 本品为混合型阿片受体激动－拮抗剂，强效镇痛药，镇痛活性是吗啡的 25～40 倍，镇痛作用可持续 6～8 h。对呼吸抑制轻，持续时间也较吗啡短。一旦呼吸抑制可用多沙普伦对抗。

【疼痛临床应用】 用于癌症、各类手术后、烧伤后镇痛及各种中、重度疼痛（胆绞痛、坐骨神经痛、腰椎间盘突出、骨折等引起的痛）的镇痛。也用于脱毒治疗。

【不良反应及注意事项】 有头晕、嗜睡、恶心呕吐、出汗、头痛、皮疹等不良反应。在使用时要注意：①呼吸功能低下或紊乱者，已接受其他中枢神经抑制剂治疗者和高龄虚弱者慎用或禁用。②对本品有过敏史，重度肝及脑损害、意识模糊及颅内压升高者禁用。③6 岁以内小儿及孕妇、哺乳期妇女轻痛或不明原因的疼痛不宜使用。

【用法用量】 肌内注射或缓慢静脉注射：0.3～0.6 mg/次，每隔 6～8 h 一次。舌下含服：0.2～0.8 mg/次，每隔 6～8 h 一次。

【制剂】 片剂：0.2 mg/片、0.4 mg/片。注射液：0.15 mg/支（1 ml）、0.3 mg/支（1 ml）。

布托啡诺（环丁羟吗喃、丁啡喃，butorphanol）

【镇痛相关药理作用及临床应用】 本品为阿片受体部分激动剂，主要激动 $κ_1$ 受体，对 $μ_1$ 受体有弱阻断作用。主要用于手术后疼痛、外伤、中重度疼痛和癌痛。

【用法用量】 肌内注射：2 mg/次；静脉注射：1 mg/次。

【注意事项】 呼吸功能不良者、有呼吸抑制者以及心肌梗死患者禁用。

【制剂】 注射液：1 mg/支（1 ml）、2 mg/支（1 ml）。

布桂嗪（强痛定，bucinperazine，Ap－237）

【疼痛临床应用】 用于偏头痛，神经性、炎症性、外伤性疼痛，关节痛，痛经及癌痛等。镇痛作用是吗啡的 1/3。

【用法用量】 口服：60 mg/次，3～4 次/d，小儿每次 1 mg/kg。皮下、肌内注射：50～100 mg/次，1～2 次/d。

【注意事项】 连续应用有依赖性。用药后可有恶心、眩晕、头痛、黄视、全身发麻等，停药后即可消失。

【制剂】 片剂：30 mg/片、60 mg/片。注射液：50 mg/支（1 ml）、100 mg/支（2 ml）。

美普他酚（美他其诺、消痛定，meptazinol）

【疼痛临床应用】 用于术后疼痛、分娩后痛、中度疼痛、风湿疼痛及肌肉骨骼疼痛的短期治疗。

【用法用量】 口服：200 mg/次，每4 h一次。肌内注射：75～100 mg/次。静脉注射：50～100 mg/次，速度要慢。产科痛，2 mg/kg，需要时可2～4 h重复一次。

【不良反应及注意事项】 孕妇、哺乳期妇女禁用。禁与强碱性液体混合。可有头晕、恶心、呕吐等不良反应，过量可抑制呼吸，纳洛酮可对抗。

【制剂】 片剂：100 mg/片。注射液：50 mg/支、100 mg/支。

地佐辛（dezocine）

【镇痛相关药理作用及临床应用】 本品是β受体激动剂，拮抗μ受体。用于术后中度痛、内脏绞痛及癌症晚期疼痛。

【用法用量】 肌内注射：5～20 mg/次，每6 h或3 h一次；静脉注射：2.5～10 mg，每4 h或每2 h一次。

【不良反应及注意事项】 冠心病、对麻醉药品有依赖性的患者慎用。常见恶心、呕吐、镇静，还可见头晕、厌食、定向力障碍、幻觉、出汗、心动过速、呼吸抑制及注射部位皮肤反应。

【制剂】 注射液：5 mg/支、10 mg/支。

依他佐辛（酚甲唑辛，eptazocine）

【疼痛临床应用】 各种癌症和手术后的镇痛。

【用法用量】 皮下或肌内注射：15 mg/次，必要时用。口服：25～30 mg/次。

【不良反应及注意事项】 有恶心、呕吐、胃部不适、呃逆、眩晕、步态蹒跚、头重感、兴奋、失眠、手足麻木、胸部压迫感、呼吸轻度抑制、发热感、心悸、血压升高、注射部位肿痛以及过敏反应和依赖性。严重呼吸抑制、颅内压升高者禁用。有药物依赖性病史者、孕妇及从事机械操作者慎用。

【制剂】 注射液：15 mg/支（1 ml）、30 mg/支（1 ml）。片剂：25 mg/片、50 mg/片。

苯噻啶（新度美安，pizotifen）

【镇痛相关药理及疼痛临床应用】 本品为5-羟色胺对抗剂，有很强抗组胺及较弱抗乙酰胆碱作用。用于典型或非典型性偏头痛，也可用于红斑性肢痛症。

【用法用量】 口服：0.5～1 mg/次，1～3次/d。

【注意事项】 青光眼、前列腺肥大者及孕妇忌用。长期服用应注意血象变化。驾驶员、高空作业者慎用。

【制剂】 片剂：0.5 mg/片。

克痛宁（克痛灵、眼镜蛇毒，cobratoxin）

【疼痛临床应用】 用于血管性头痛、三叉神经痛、神经痛、关节痛及晚期癌痛等慢性疼痛。

【用法用量】 肌内注射：2 ml/次，1次/d，10 d为一疗程。每次注射时，先试注0.25 ml，无不良反应再注余量1.75 ml。每疗程后间隔3 d可进行第二疗程。

【注意事项】 过敏体质、孕妇、青光眼及高热患者禁用。严重肾病、高血压、冠心病者慎用。

【制剂】 注射液：70 μg/支（2 ml）。

二、阿片受体激动－拮抗药

喷他佐辛（镇痛新，pentazocine）

【镇痛相关药理作用】 本品主要激动β受体和γ受体，弱拮抗μ受体，镇痛效价一般较小，对呼吸抑制作用较轻，很少产生依赖性。

【疼痛临床应用】 中度疼痛的镇痛。

【用法用量】 口服：50 mg/次，每3～4 h一次。皮下或肌内注射：30 mg/次。

【不良反应及注意事项】 较大剂量可产生焦虑不安、血压升高、心率增快等症状。对大剂量引起的呼吸抑制，可用纳洛酮对抗。孕妇及肝、肾功能减退者慎用。

【制剂】 片剂：25 mg/片、50 mg/片。注射剂：5 mg/支、30 mg/支。

纳布啡（纳丁啡，nubain、nalbuphine）

【镇痛相关药理作用】 本品镇痛效价与吗啡相似，少产生不适感，不引起血压升高、心率增快，此药也可产生依赖性、呼吸抑制作用，但有封顶效应，即超过一定剂量，呼吸抑制不再加重。

【疼痛临床应用】 主要用于手术后镇痛。肌内注射后起效迅速，消除半衰期为3～6 h。

【制剂】 注射剂：10 mg/支（1 ml）、20 mg/支（2 ml）。

三、阿片受体拮抗药

纳洛酮（naloxone，商品名Narcan）

【镇痛相关药理作用】 本品拮抗纯粹阿片受体激动药，拮抗喷他佐辛等阿片受体激动－拮抗药。应用纳洛酮拮抗麻醉性镇痛药，由于痛觉突然恢复，可产生交感神经兴奋现象，表现为血压升高、心率增快、心律失常，甚至肺水肿和心室颤动。

【疼痛临床应用】 本品是目前临床上应用最广的阿片受体拮抗药。用于麻醉性镇痛药中毒治疗及因安定、氯丙嗪、氯氮平、苯巴比妥药的过量所致的症状。

【用法用量】 肌内或静脉注射：0.2～0.8 mg/次。

【不良反应及注意事项】 有恶心、呕吐、血压升高、心率增快、心律失常、肺水肿及心室颤动等不良反应。对于心血管疾病者采用小剂量分次给药。禁忌证有：①高血压者；②巨大肿瘤压迫大血管，使静脉回流受阻者；③心肺实质性病变患者。

【制剂】 注射液：0.4 mg/支（1 ml）。

四、其他镇痛药

曲马多（tramadol hydrochloride，商品名Tramal，TR）

【镇痛相关药理作用】 本品为中枢神经系统抑制药中的非成瘾类镇痛药。其结构与阿片类衍生物有相似之处。与吗啡结构不同的是TR分子显示高度的柔韧性，而吗啡的分子结构是刚性的。TR分子是不对称分子，具有旋光异构性，临床用其消旋体。TR对阿片受体的亲和力较弱，约是吗啡受体的1/6 000。左右旋体均可独立地发挥镇痛作用，但作用机制不同，一般认为，（＋）TR对映体作用于阿片受体，而（－）TR对映体则抑制神经元突触对去甲肾上腺素的再摄取，并增加神经元外5－羟色胺浓度，从而影响痛觉传递而产生镇痛作用。由于TR的这种弱阿片类因素和弱非阿片类因素的协同增效作用，TR的镇痛效价约为吗啡的1/10，接近于哌替啶，其镇痛作用可被纳洛酮部分拮抗。由于TR分子对阿片受体的低亲和力，治疗剂量的TR不具有因α受体激动所引起的典型的阿片类药物不良反应，如呼吸抑制、成瘾性、耐受性及依赖性。

【疼痛临床应用】

1. 各种急性或慢性疼痛　由于不引起括约肌痉挛，可用于急性胰腺炎、胆绞痛等。由于无呼吸抑制，适用于老年人、婴幼儿、产妇。

2. 手术后镇痛　广泛用于各类手术的术后镇痛。

3. 治疗癌痛　对癌痛的有效率达81.5%～87%。TR可作为一种安全有效的镇痛药，用于WHO三阶梯治疗癌痛的第二阶梯镇痛。

【用法用量】 口服或肌内注射：常用量为50～100 mg/次，2～3次/d，日剂量不超过400 mg。硬膜外自控镇痛（PCEA），可单用曲马多或辅以局麻药配制镇痛液，所用配方有很多。

【不良反应及注意事项】 不良反应较少，用药后少数病例可出现多汗、眩晕、恶心、呕吐、口干及疲倦；极少数病例影响心血管系统，特别是患者紧张时，可发生不适。①安眠药、镇痛药、精神药物或乙醇中毒者禁用；对阿片类药物过敏者慎用，孕妇及哺乳妇女不宜使用。②不得与单胺氧化酶（MAO）抑制剂合用；与巴比妥类合用，则可延长本品作用时间，如与安定合用，可增强其镇痛效果。③如静脉注射速度太快，可有面部潮红、多汗和一过性心动过速。④长期使用本品，产生依赖的可能性不能完全排除，若出现肝、肾功能弱受损，需调整剂量。

【制剂】 胶囊：50 mg/粒。注射剂：100 mg/支（2 ml）。栓剂：100 mg/粒。滴剂：100 mg/ml。缓释剂：奇曼丁胶囊，100 mg/粒。

可乐定（clonidine、catapreson）

【镇痛相关药理作用】 本品系中枢性α_2肾上腺素受体（α_2－AR）激动药。

1. 镇静作用　研究证实镇静效应的主要作用位点是蓝斑，Carla等在大鼠的蓝斑中发现，α_2－AR激动药可通过L型或P型Ca^{2+}通道抑制离子电导，通过电压依赖性K^+通道或Ca^{2+}激活K^+通道增加电导，引起神经元兴奋性降低和膜超极化。

2. 镇痛作用　研究发现，可乐定具有镇痛作用，且该作用可为α_2－AR拮抗药所阻断，脊髓用药比外周用药所需剂量少，这提示可乐定主要通过脊髓α_2－AR发挥镇痛作用。可乐定镇痛机制尚不十分清楚，目前大多数研究显示，其镇痛效应与阿片受体无关，无成瘾性。可能机制有：①作用于传至脊髓背角的初级传入神经末梢的突触与神经递质释放耦联的受体，抑制神经递质释放；②抑制脊髓广动力型神经元（wide－dynamic range neuron）和P物质及其他伤害感受性肽类释放，并增加脊髓阿片受体的镇痛效应；③作用于脊髓后角传入神经末梢的突触后受体，从而抑制二级传入神经元的兴奋。

目前已证实，可乐定可引起EEG同步化，减少阿片类药的用量。无论在动物或人体，无论是静脉注射、椎管内或硬膜外间隙给药，均可产生镇静及镇痛作用。

另外，可乐定有显著的抗呕吐、降低眼内压等作用。

【疼痛临床应用】

1. 术后镇痛　术后应用可乐定的镇痛效果取决于给药途径、剂量及疼痛的程度。硬膜外间隙给药镇痛效果最好，有报道，较大剂量（700～900 μg）的硬膜外间隙给药，可达到完全镇痛5 h，但往往伴有低血压和心动过缓。可乐定可产生迅速有效的术后镇痛，且可减少大手术后病人自控镇痛（PCA）对吗啡的需要量而无吗啡的不良反应，无成瘾性。

2. 治疗癌痛　癌症引起顽固性疼痛者多耐受阿片类药物，选用可乐定尤为适宜。用可乐定7～10 μg/kg硬膜外间隙注射，可出现明显镇痛效果，且无成瘾性及耐药性发生，并可加强麻醉性镇痛药的作用。

【用法用量】

1. 术后镇痛　每72 h硬膜外间隙注射450 μg，可增强吗啡镇痛作用。

2. 癌痛　6～15 μg/kg，硬膜外间隙注射。

【不良反应及注意事项】 口服可乐定可出现口干和便秘，但不会引起体位性低血压。突然停药，出现反跳性高血压和焦虑、出汗、心动过速、心律失常。椎管内应用，有出现低血压和心率减慢的危险，应选择合适剂量。对静息状态下有心动过缓、窦房结以及传导功能异常者应慎用或不用。偶有瘙痒、恶心和尿潴留，但发生率很低。

【制剂】 片剂：75 μg/片。注射剂：150 μg/支。

氟吡汀（flupirtine，katadolon）

【镇痛相关药理作用】 实验研究表明，本品浓度在 10^{-1} mol/L 和 10^{-5} mol/L 时不移除 μ 受体和 δ 受体的配体，也不与 κ 受体结合，其镇痛效应不被纳洛酮拮抗。因此，其作用机制不同于阿片类镇痛药，初步认为是作用于去甲肾上腺素下行性疼痛调控途径而产生镇痛作用。其镇痛效价大致与喷他佐辛相等，而较美沙酮弱，约为吗啡的 50%。由于其作用机制不同于阿片类镇痛药，故不产生呼吸抑制、便秘、耐受性和依赖性。

【疼痛临床应用】 主要用于术后痛和癌痛。

【用法用量】 口服：成人，100～200 mg/次，3 次/d，每日最大剂量为 600 mg。直肠给药：每次用栓剂 1 粒（150 mg），3～4 次/d，每日最大剂量为 900 mg。小儿：可用栓剂，75 mg/次，每日最大剂量 300 mg。

【不良反应及注意事项】 偶见恶心、胃部不适、腹泻、便秘、头晕、出汗、口干、血清氨基转移酶升高和视觉障碍等。对氟吡汀过敏者、孕妇、哺乳期妇女、肝性脑病、胆汁淤积者禁用；肾功能不全、低蛋白血症者禁用。本品尚能增强抗凝血药、镇静药和乙醇的作用，合并用药时应予注意。

【剂型】 胶囊：100 mg/粒。栓剂：150 mg/粒。

奈福泮（平痛新，nefopam、acupan）

【镇痛相关药理作用】 本品为非成瘾性镇痛剂，口服给药的镇痛强度约为乙酰水杨酸的 10 倍，但大剂量的镇痛效果不及吗啡和哌替啶，注射 20 mg 相当吗啡 12 mg 效应。本品对呼吸和循环系统的抑制作用较轻，但剂量过大时也可出现呼吸抑制。

【疼痛临床应用】 用于各种术后疼痛、癌痛、肌肉痛、骨骼痛，亦用于急性胃炎、胆道蛔虫症及输尿管结石等引起的内脏平滑肌绞痛。

【用法用量】 口服：20～40 mg/次，3 次/d，必要时每 3～4 h 一次。

【不良反应及注意事项】 常见的不良反应有恶心、出汗、头晕及镇静作用，偶见呕吐、口干、皮疹、欣快和癫痫发作。注射给药可有心率加快、注射局部疼痛等。合并有严重肝、肾功能不全者应慎用。心肌梗死等严重心血管疾病患者应禁用。

【制剂】 片剂：20 mg/片。胶囊：20 mg/粒。注射剂：20 mg/支（1 ml）、20 mg/支（2 ml）。

夫洛非宁（伊达拉克，floctafenine、idarac、idalon）

【疼痛临床应用】 各种原因引起的急性和慢性疼痛。

【用法用量】 口服：2～3 片/d。急性疼痛，即服 2 片，如需要可再服 1 片，平均 4 片/d。儿童 10～20 mg/(kg·d)。

【不良反应及注意事项】 不可与 β 受体阻滞药合用。如出现过敏反应，应给予激素或抗组胺药治疗。由于可能性的免疫过敏机制，还可能导致少尿的急性肾功能不全。

【制剂】 片剂：200 mg/片。

延胡索乙素（四氢帕马丁，tetrahydropalmatine）

【镇痛相关药理作用及临床应用】 本品镇痛作用比哌替啶弱，但较一般解热镇痛药强。对慢性持续性钝痛效果较好，对创伤或手术后疼痛或晚期癌痛的镇痛效果较差。可用于治疗内脏疾病所引起的钝痛、头痛以及脑震荡后头痛，也可用于痛经及分娩镇痛。

【不良反应及注意事项】 偶见眩晕、乏力、恶心。大剂量对呼吸中枢有一定抑制作用。偶可引起锥体外系兴奋症状。

【用法用量】 口服：100～150 mg/次，2～4 次/d。催眠，睡前服 60～100 mg。皮下或肌内注射：60～200 mg/次。

【制剂】 片剂：50 mg/片。注射剂：60 mg/支（1 ml）、100 mg/支(2 ml)。

雪莲（雪莲花，saussurea）

【镇痛相关药理作用及临床应用】 实验研究表明，雪莲注射液具有抗炎镇痛的药理作用。作用机制目前还不清楚。用于治疗风湿性关节炎、痛经、牙痛、外伤出血等。临床研究显示，还可用于治疗创伤性滑膜炎以及星状神经节阻滞治疗偏头痛。

高乌甲素（来欣、拉巴乌头碱，lappaconitine）

【镇痛相关药理作用及临床应用】 本品镇痛作用强，以不同途径给药均有镇痛作用，起效时间较慢，镇痛持续时间较长，且无依赖性，无致畸作用，不会蓄积中毒。另有局麻、降温、解热和消肿作用，部分恶性肿瘤患者应用过程中可改善全身状况。临床用于肿瘤镇痛及其他顽固性疼痛，如三叉神经痛、红斑性狼疮、带状疱疹及牙痛的治疗；用于术后镇痛。

【不良反应】 有荨麻疹、心悸、头晕、胸闷。

【用法用量】 口服：5 mg/次，1～3 次/d。肌内注射或静脉滴注：4 mg/次，1～2 次/d。用于术后镇痛，如 PECA、PCIA。

【制剂】 片剂：5 mg/片。注射剂：4 mg/支（2 ml）。

神经妥乐平（neurotropin）

【镇痛相关药理作用】

1. 镇痛作用及其机制　中枢镇痛机制为激活下行性疼痛抑制系统。外周镇痛机制为：抑制缓激肽释放。镇痛作用不受纳洛酮拮抗，也不影响前列腺素合成。所以，本品是不同于 NSAIDs 和阿片类的镇痛药物。研究证明，本品是通过增加延髓中缝核 5 – HT 的释放量，使后角神经元发生超极化，从而抑制疼痛的神经冲动向中枢传导。本品抑制缓激肽类物质的释放，从而起到镇痛和消除组织水肿作用，同时可以提高痛觉阈值。

2. 改善冷感、麻木等神经症状　本品抑制下丘脑腹内侧核神经元的异常放电，使感觉异常、运动异常及自主神经功能紊乱得到改善，并改善末梢循环使皮肤温度升高。

3. 神经修复作用　表现在保护缺氧下的神经元，促进神经轴突的形成，促进施旺细胞增殖，改善神经传导速度。

4. 免疫调节作用　本品可改善胸腺异常网状结构，抑制嗜酸性粒细胞的浸润，调节鼻黏膜副交感神经的受体数量。

本品的药理作用特点：①仅对病态组织具有修复作用，对正常组织几乎无影响；②对神经病理性疼痛以及冷感、麻木等神经症状有显著疗效；③虽然起效稍慢，但疗效持久；④安全性好，可用于高龄及长期用药的患者。

【疼痛临床应用】 用于病理性疼痛的治疗：①带状疱疹性神经痛；②三叉神经痛；③腰痛症；④颈肩腕综合征；⑤亚急性视神经脊髓病后遗症的冷感、疼痛及感觉异常；⑥肩周炎、变形性关节炎；⑦外伤后神经痛及糖尿病性神经病变；⑧中枢痛，包括丘脑痛。

【用法用量】 皮下、肌内或静脉注射：成人，3.6～7.2 U/次，1 次/d。根据年龄和症状可酌量增、减剂量。口服：2 片/次，分早、晚两次服用，可据年龄、症状增减剂量，维持 30 d。

【药物相互作用】 与麻醉性镇痛药、抗炎镇痛药、三环类抗抑郁药、镇静药、巴比妥类药等合用时有增强药效的报道。

【配伍禁忌】 不宜与安定、盐酸阿米替林注射剂混合配伍，因混合后会产生沉淀。

【不良反应及注意事项】 不良反应有嗜睡、头晕头痛、皮疹、胃部不适、恶心呕吐、腹泻便秘等。对本品过敏者禁用；孕妇及哺乳期妇女慎用；老年人在密切观察下慎用。详细注意事项参阅有关文献。

【制剂】 片剂：4 U/片。注射剂：3.6 U/支（3 ml）。

第三节　非甾体类抗炎镇痛药

非甾体类抗炎镇痛药是一类化学结构类别不同，具有解热、镇痛、抗炎及抗风湿等作用。由于这类药物与肾上腺皮质激素在抗炎、抗风湿等方面有相似的作用，但其化学结构和作用机制却完全不同，故称之为非甾体类抗炎镇痛药。

非甾体类抗炎镇痛药结构不同而有相似的药理作用。研究发现，这些药物均能抑制体内环氧化酶（COX）从而抑制前列腺素（PG）的合成。PG 是机体内重要的、具要高度生物活性的物质。PG 的前体是花生四烯酸，存在于细胞膜内，其通过环氧化酶和 5－酯氧酶途径生成 PG，血栓素 A_2（TXA_2）和白烯酸（LT）。而非甾体类抗炎药能够抑制环氧化酶的活性，从而影响到 PG 的生成。自从发现了这一点，对此类药作用机制的了解有了很大的发展。目前对该类药物的解热、镇痛、抗炎、抗风湿等治疗作用以及它们的一些较为共同的不良反应均可以此点做出解释。

环氧化酶有两种异构酶，称为环氧化酶－1（COX－1）和环氧化酶－2（COX－2），前者在胃肠壁、肾脏和血小板，后者在炎症组织。COX－1 属于正常组织成分，而保持组织的正常生理功能，如维持胃肠正常血流量，黏膜正常分泌，保护黏膜不受损害，维持肾血流量，水电解质平衡等，以及 COX－1 催化产生的血栓素 A_2（TAX_2）能使血小板聚集而有利于止血。一旦 COX－1 被药物抑制，这种正常生理功能受损，则会出现恶心、呕吐、胃溃疡和出血，胃和血小板功能障碍等不良反应。因此，一种较显著的解热、镇痛、抗炎药，应具有选择性的抑制 COX－2，而不抑制 COX－1 或抑制作用弱。

1. 解热作用　抗炎镇痛药由于能够抑制局部 PG 的生成和释放，使体温调节点回移，增加散热反应的过程，起到解热的作用。

2. 镇痛作用　由于局部受到刺激损伤使一些致痛的化学物质产生并释放出来。这些物质包括缓激肽、组胺、5－羟色胺以及 PG 等。目前认为 PG 本身的致痛作用较弱，但可引起局部组织对疼痛刺激的敏感性增加，痛阈下降。抗炎镇痛药由于能够抑制 PG 的生成，故可起到镇痛作用。

3. 抗炎、抗风湿作用　PG 也是一种重要的致炎物质，它可使局部血管扩张，使毛细血管的通透性增加，还对其他炎症介质产生增敏作用，并可促使白细胞外渗于局部。这些均说明 PG 与炎症过程有着密切的关系。抗炎镇痛药同样通过抑制 PG 的合成而发挥抗炎作用。而这类药物的抗风湿也主要通过其上述解热、镇痛、特别是抗炎作用来完成的。但具体到每种药物药理作用、特点则各有侧重。由于涉及的药物很多，在此将着重介绍与疼痛治疗关系密切的药物。该类药物按化学结构分为九类，其中第九类为其他类，一部分为目前尚无分类的非甾体类抗炎药和复方制剂，一部分为植物类的止痛药，还有一部分为辅助缓解疼痛的而不属于非甾体类抗炎药的药物如妙纳等。

一、水杨酸类

阿司匹林（乙酰水杨酸，aspirin）

【镇痛相关药理作用及临床应用】 本品具有解热、镇痛、抗炎、抗风湿的作用。其解热镇痛的作用和抗炎、抗风湿作用均较强。又能够减少体内血栓素 A_2 的形成，从而抑制血小板的凝集，延长出血时间，这种抗血小板凝集的作用对于防止血栓形成、降低血液黏度从而改善血流状况均十分有益。①解热镇痛：用于治疗头痛、牙痛、神经及肌肉痛，术后恢复期的伤口慢性钝痛。②抗炎、抗风湿：治疗急性风湿热、风湿及类风湿性关节炎。③抑制血小板凝集及抗血栓形成：临床用来预防和治疗冠状动脉及脑动脉栓塞性疾病等。

【用法用量】 口服：镇痛，0.3～0.6 g/次，3 次/d；抗风湿：0.5～1 g/次，2～5 次/d；抗凝：50～100 mg/次，1 次/d。

【不良反应及注意事项】 小量短期内应用较少引起不良反应，而长期大量用药则可出现恶心、呕吐、上腹部不适及疼痛。故尽量避免在空腹时服用。另外一些不良反应虽不多见，但应引起足够的重视。如：①消化道出血和溃疡；②过敏反应，对过敏体质及有哮喘史者应慎用或禁用；③肝、肾功能的损害，一般在停药后可恢复。肝功能减退或肾功能异常应慎用；④水杨酸反应（salicylism），为慢性水杨酸中毒的表现，应及时停药，碱化尿液，多饮水或输入葡萄糖溶液，加速药物的排除；⑤瑞氏综合征（Reye syndrome），患者表现为发热、惊厥、频繁呕吐、颅内压增高和昏迷等，该征很少见，但较危险，发生者多为 12 岁以下的儿童。孕妇及哺乳期妇女应慎用。

【制剂】 片剂：0.1 g/片、0.3 g/片、0.5 g/片。肠溶片：25 mg/片、40 mg/片、0.3 g/片。水溶片：0.5 g/片。栓剂：0.1 g/粒。

来比林（赖氨匹林、阿司匹林赖氨酸盐，Aspirin－DL－lysine）

【镇痛相关药理作用及临床应用】 本品作用同阿司匹林，强度为阿司匹林 4～5 倍，不良反应少，肌内注射后血药浓度可维持 36～120 min。临床用于治疗多种原因引起的发热和疼痛，手术后痛、癌痛、风湿痛、关节痛及神经痛等。有经硬膜外间隙给药术后镇痛及局部注射治疗软组织痛的报道。

【用法用量】 肌内或静脉注射：以 4 ml 注射用水或 0.9% 氯化钠注射液溶解后注射。成人，0.9～1.8 g/次，2 次/d；儿童，10～25 mg/kg，分 2 次给药。

【不良反应及注意事项】 胃肠道反应较易发生，偶有出汗。胃肠道溃疡及对阿司匹林过敏者禁用；血友病或血小板减少者禁用；年老体弱，体温 40 ℃以上者严格掌握剂量；肝功能损害、低凝血酶原血症、维生素 K 缺乏症禁用；本品不易与其他非甾体类抗炎药合用。

【制剂】 粉针剂：注射用阿司匹林赖氨酸盐，0.9 g/瓶、0.5 g/瓶。

水杨酸镁（magnesium salicylate）

【镇痛相关药理作用及临床应用】 本品抗炎镇痛和解热作用同阿司匹林，对血小板无影响。临床用于风湿病、类风湿关节炎、滑囊炎、结缔组织病，也用于高血压或心力衰竭伴活动性风湿病者。

【用法用量】 口服：0.5～1 g/次，3 次/d。

【不良反应及注意事项】 有上腹部不适、眩晕、耳鸣等不良反应。肝、肾功能受损及溃疡病者禁用。

【制剂】 片剂：250 mg/片。胶囊：250 mg/粒。

二氟尼柳（双氟尼酸、二氟苯水杨酸，diflunisal）

【镇痛相关药理作用】 本品为水杨酸的衍生物，较阿司匹林镇痛作用强，且作用时间更长，抗炎作用也强。对胃肠道刺激较小。

【疼痛临床应用】 用于各种轻、中度疼痛，如各种关节扭伤后疼痛，骨、关节部位的一些小手术术后疼痛及癌痛。也可用于风湿、类风湿关节炎的治疗。

【用法用量】 口服：镇痛，第一次 1 g，以后每 8 ~ 12 h 服 0.5 g；骨关节炎，0.5 ~ 1 g/d，分 2 次服，维持量不超过 1.5 g/d。

【不良反应及注意事项】 不良反应可见恶心、呕吐、腹痛、腹泻、头痛、头晕等。本品可损害肾功能，引起药物在体内蓄积，应引起注意。如与抗凝药合用，可延长凝血酶原时间。其他注意事项同阿司匹林。不能与抗凝药同服。

【制剂】 片剂：250 mg/片、500 mg/片。

二、吡啶类

非普拉宗（戊烯保泰松、戊烯松，feprazone、prenazone）

【镇痛相关药理作用及临床应用】 本品为吡唑酮类抗炎镇痛药，镇痛作用较强，也有一定的解热作用，镇痛效果优于阿司匹林和消炎痛，起效较快。胃肠道耐受性好。用于各种关节肿痛，主要是风湿、类风湿性关节炎、强直性脊柱炎、骨关节炎等。也适用于软组织损伤或炎症引起的疼痛。

【用法用量】 口服：2 ~ 3 次/d，2 ~ 3 片/次，疗程宜在 5 周以上，用药总量在 0.2 g/d 以上时，效果更显著。

【不良反应及注意事项】 不良反应较少而且轻微，有恶心、呕吐、纳差等胃肠道反应及头痛、皮肤瘙痒、皮疹，个别患者可能出现肝脏损害。有肝功能异常者应慎用。

【制剂】 片剂：50 mg/片、0.1 g/片。

三、苯胺类

对乙酰氨基酚（扑热息痛、百服宁、必理通、泰诺林，paracetamol）

【镇痛相关药理作用及临床应用】 主要通过中枢或外周而产生镇痛作用，通过作用于丘脑下部的体温调节中枢而产生解热作用。临床主要用于头痛、发热、痉挛及其他多种疼痛，如痛经、关节痛、神经痛、癌痛，以及手术后镇痛，还可用于对阿司匹林过敏者。

【用法用量】 口服：成人，0.5 ~ 1 g/d，3 次/d，日限量小于 2 g。6 岁以上儿童，0.25 ~ 0.5 g/次。疗程不超过 10 d。肌内注射：0.15 ~ 0.25 g/次。

【不良反应及注意事项】 偶见过敏反应，如皮疹；可引起恶心、呕吐、出汗、腹痛及苍白等；用剂量大可引起肝脏损伤及造血系统障碍。

【制剂】 片剂：0.3 g/片、0.5 g/片。注射剂：0.075 g/支（1 ml）、0.25 g/支（2 ml）。胶囊：0.3 g/粒。栓剂：0.15 g/粒、0.3 g/粒、0.6 g/粒。

贝诺酯（扑炎痛，benorilate、benasprate）

【镇痛相关药理作用及临床应用】 本品为阿司匹林与扑热息痛的酯化物，作用特点为在保留解热、镇痛、抗炎、抗风湿作用的同时，显著减少了胃肠道出血的发生。临床用于风湿痛或风湿、类风湿性关节炎急性期的抗炎镇痛治疗及感冒等发热性疾病的退热和头痛、神经痛、手术后疼痛等。

【用法用量】 ①治疗类风湿、风湿性关节炎：成人，8 g/d，分 2 次或分 3 ~ 4 次口服。②解热、镇痛：成人，0.5 ~ 1.5 g/次，3 ~ 4 次/d。儿童用量为：3 个月 ~ 1 岁，25 mg/（kg · 次），4 次/d；1 ~ 2 岁，250 mg/次，4 次/d；3 ~ 5 岁，500 mg/次，3 次/d；6 ~ 12 岁，每次 500 mg，4 次/d。

【不良反应及注意事项】 可出现轻度胃部不适、呕吐或便秘，少数出现嗜睡、头晕甚至耳鸣、定向力障碍，停药后症状可消失。肝、肾功能不全及对阿司匹林过敏者慎用。

【制剂】 片剂：0.2 g/片（适用于小儿）、0.5 g/片。

四、吲哚乙酸类

吲哚美辛（消炎痛，indometacin、indomethacin）

【镇痛相关药理作用】 本品的特点为抗炎作用强，也具有较强的解热、镇痛效应；但有人认为本品不具有内在的镇痛活性，其镇痛效应是继发于抗炎而出现的。

【疼痛临床应用】 用于急、慢性风湿、类风湿性关节炎的抗炎镇痛治疗，对于强直性脊柱炎和急性痛风性关节炎也有较好的疗效。用于治疗偏头痛、胆绞痛及肾绞痛、痛经等。

【用法用量】 口服：治疗风湿性关节炎，开始 25 mg/次，2～3 次/d，饭后服，可逐渐增至 100～150 mg/d。直肠给药：50 mg/次，2 次/d，连用 10 d 为一疗程。外用：乳膏剂涂擦患处，2～3 次/d。

【不良反应及注意事项】 不良反应的发生率相当高：①恶心、呕吐、腹痛、腹泻、纳差，严重者可出现溃疡并引起出血和穿孔等。饭后即服可减少发生率。②常见有头痛、头晕、乏力，偶有惊厥、精神错乱、晕厥等。应注意适时停药。③皮肤瘙痒、红斑、荨麻疹以及少有的哮喘发作、呼吸困难甚至呼吸、循环的抑制。④造血系统的抑制如粒细胞减少、再生障碍性贫血、血小板减少等。虽然罕见，但后果较为严重。其他还有一些反应与阿司匹林相似，注意事项也相同。孕妇、哺乳期妇女、儿童应禁用，老年人应慎用。有消化道溃疡、疑有肝肾功能异常、有出血倾向或出血性疾病的患者应禁用或慎用。服药时原则上应选用最小有效剂量，并注意与其他药物合用可能使不良反应增加或程度加重。随时观察患者变化，一旦发现明显的不良反应，应立即停药。

【制剂】 片剂：25 mg/片。胶囊：25 mg/粒、75 mg/粒。栓剂：25 mg/粒、50 mg/粒、100 mg/粒。乳膏剂：10 g/支。

阿西美辛（优妥，acemetacin）

【镇痛相关药理作用】 本品在体内转变为吲哚美辛而发挥作用，具有抗炎镇痛作用。其特点是对消化道的刺激小，可用较大剂量。

【疼痛临床应用】 用于类风湿性关节炎、强直性脊柱炎、骨关节炎、银屑病关节炎、急性痛风性关节炎、慢性多发性关节炎、腰痛、坐骨神经痛及关节、肌肉或肌腱的炎症、腱鞘炎、滑囊炎、手术后和钝性外伤后的炎症和肿胀、浅表静脉炎或其他血管炎症。

【用法用量】 口服：1 粒/次，病情严重时，可增至 2 粒/次，1 次/d。

【注意事项】 孕妇、儿童禁用。造血功能不全及对抗炎镇痛药过敏者禁用。与阿司匹林有拮抗作用。与激素及其他抗炎镇痛药合用可增加胃肠出血的危险。同青霉素合用时可延迟其清除。速尿可加快本品排出。本品可使利尿药和抗高血压药作用减弱。

【制剂】 片剂：30 mg/片。胶囊：40 mg/粒、90 mg/粒。

桂美辛（吲哚新、吲哚拉新，cinmetacin、indolacin）

【镇痛相关药理作用及临床应用】 本品抗炎作用稍弱于吲哚美辛，但其不良反应则很少。用于急、慢性风湿、类风湿性关节炎及肩周炎、骨性关节炎等的抗炎镇痛。其特点是治疗指数高，不良反应少，服用安全。

【用法用量】 口服：150～300 mg/次，3 次/d，饭后服，3～4 周为一疗程。

【制剂】 胶囊：150 mg/粒。

萘丁美酮（萘普酮、麦力通、瑞力芬，nabumetone）

【镇痛相关药理作用】 本品是一种非酸性、非离子性前提药物，吸收后经肝脏转化为 6－甲氧基-2-萘乙酸（6-MNA），该物质通过抑制前列腺素合成而具有抗炎、镇痛和解热作用。药物分布广，可进入滑囊、关节滑液、纤维囊和炎症组织。半衰期约24 h。抑制炎性渗出物某些水解酶活性。

【疼痛临床应用】 用于各种急慢性关节炎、运动性软组织损伤、扭伤、挫伤、牙痛、痛经、术后疼痛及类风湿性关节炎、强直性脊柱炎、痛风性关节炎、骨性关节炎、肩周炎、网球肘、肌腱炎等。

【用法用量】 口服：1 g/次，1次/d，睡前服用，可随食物同服，一日最大量为2 g（分2次服）。50 kg以内的成人，用药量从0.5 g/次开始，逐渐上调至有效量。

【不良反应及注意事项】 治疗剂量无明显消化道不良反应，对血小板和出血时间影响小；禁用于对阿司匹林过敏者、孕妇及哺乳妇女；急、慢性胃炎及溃疡病、肝功能不全、哮喘及过敏者慎用；高血压患者慎用；与抗凝剂并用时监测出血倾向。

【制剂】 片剂：0.5 g/片、0.25 g/片。胶囊：0.25 g/粒。

双氯芬酸钠（双氯灭痛、扶他林，diclofenac sodium）

【镇痛相关药理作用与临床应用】 本品具有显著的抗炎、解热镇痛、抗风湿作用。其作用较乙酰水杨酸强26~50倍。有作用强、不良反应少、个体差异小的特点。临床用于风湿、类风湿性关节炎、强直性脊柱炎、关节疼痛、各种神经痛、手术后及创伤后疼痛等。乳胶剂用于局部治疗扭伤、劳损、挫伤、局限性的软组织炎、局限性的四肢及脊柱的骨关节病。

【用法用量】 口服：50~75 mg/次，1~2次/d，饭后整片服用，剂量应个体化，依据临床症状决定。儿童0.5~2 mg/(kg·d)，分2~3次服用；青少年型类风湿关节炎，3 mg/(kg·d)，分次服用。外用：乳胶剂按需要涂患处，3~4次/d。

【不良反应及注意事项】 同其他抗炎药一样有类似的不良反应，包括相互间的交叉过敏反应等，但程度较轻，尽管如此，仍应注意患者本身其他疾病与本品不良反应之间的相互影响。

【制剂】 片剂：25 mg/片、50 mg/片。缓释片：50 mg/片、75 mg/片。栓剂：50 mg/粒。注射剂：75 mg/支。1%的乳胶剂：20 g/支。

五、邻氨基苯甲酸类

甲芬那酸（甲灭酸、扑湿痛，mefenamic acid、penstel）

【镇痛相关药理作用及临床应用】 本品抗炎镇痛作用强于乙酰水杨酸。用于风湿、类风湿性关节炎的镇痛与抗炎，对于其他原因引起的疼痛如炎性疼痛、神经痛、肌肉痛、头痛、外伤及手术后疼痛等均有较好的疗效。

【用法用量】 口服：首次服0.5 g，以后每6 h服0.25 g，用药时间不超过1周。

【不良反应及注意事项】 不良反应较少且轻，常见恶心、呕吐、上腹部不适，另有头晕、嗜睡等。注意事项可参阅阿司匹林。

【制剂】 片剂：250 mg/片。胶囊：250 mg/粒。

氨芬酸钠（amfenac sodium）

【疼痛临床应用】 用于慢性类风湿性关节炎、变形性关节炎、腰痛、肩周炎、颈肩腕综合征等。

【用法用量】 口服：50 mg/次，4次/d。

【不良反应】 用药后可出现消化道反应、嗜睡、头痛，也可发生皮疹以及肝肾损害。

【制剂】 片剂：50 mg/片。

六、异丁芬酸类

舒林酸（硫茚酸、奇诺力、炎必灵，sulindac）

【镇痛相关药理作用】 本品是前体亚砜的形式。摄入体内后代谢为活性的硫化物，该物可抑制环氧化酶的活性，从而抑制前列腺素的合成，故有抗炎、镇痛和解热的作用。

【疼痛临床应用】 适用于风湿及类风湿性关节炎、骨关节炎、强直性脊柱炎，关节周围疼痛、急性痛风性关节炎等的抗炎和镇痛治疗。

【用法用量】 口服：1～2片/次，2次/d，与食物同服，剂量可随病情和疗效调整。对幼儿类风湿性关节炎，开始剂量4.5 mg/(kg·d)，分2次服。若未控制，可增至6 mg/(kg·d)，分2次服。

【不良反应及注意事项】 本品不良反应较轻，可以耐受。常见的如上腹部不适、恶心、呕吐、纳差、腹胀或腹泻。也可出现如皮疹、瘙痒、头痛、头晕、感觉过敏。应注意下列问题：对于因服用其他抗炎、镇痛药物引起哮喘及过敏反应者、有出血性疾病活动期者、孕妇和哺乳期妇女禁用。有溃疡病及溃疡出血史者、肝功能有异常者应慎用。由于该药对个别患者偶可引起严重的、甚至致命的过敏综合征，有肝功能损害和肾功能损害、胰腺炎、肺炎和胸膜炎、血液系统的各种异常改变等，用药期间应警惕上述综合征的发生，一旦有怀疑，应及时停药。

【制剂】 片剂：150 mg/片、200 mg/片。奇诺力片（舒林酸、默沙东）：200 mg/片。炎必灵片：100 mg/片。

酮咯酸（痛力克，ketorolac）

【镇痛相关药理作用】 本品镇痛作用远强于阿司匹林，主要特点是有较强的全身镇痛作用，且无抑制呼吸及成瘾性。具有抗血小板凝集作用。

【疼痛临床应用】 主要用于各种疼痛的短期治疗包括各种手术后疼痛和各种原因引起的急性骨骼肌疼痛，如扭伤、错位、骨折和软组织损伤，以及其他疾病引起的疼痛如产后痛、牙痛、坐骨神经痛、晚期癌痛、胆绞痛等。

【用法用量】 口服：1～4次/d，1片/次。症状严重时可增至2片/次，3～4次/d。肌内注射：一般30 mg/次。给药间隔6～8 h，每日不超过120 mg。

【不良反应及注意事项】 本品不良反应的发生率较低，常见的如恶心、呕吐、头痛、头晕等。用量大时可出现胃痛。但如用时间长，则也可出现较严重胃肠道出血、肝肾功能的严重损害、严重过敏反应，甚至有死亡的病例报告，应引起高度的重视。应用本品时要掌握好适应证和用药的剂量，尽量避免长时间用药。小儿、老人和孕妇慎用；肝肾功能不良、有凝血功能障碍应慎用或禁用。

【制剂】 片剂：10 mg/片。针剂：15 mg/支（1 ml）、30 mg/支（1 ml）、60 mg/支（1 ml）。滴眼剂：0.5%溶液。软膏：2%。

七、丙酸类

萘普生（消痛灵、适洛特，naproxen）

【镇痛相关药理作用】 本品属苯甲酸类，与其他抗炎镇痛药的作用机制一致。具有较强的抗炎、抗风湿、镇痛、解热作用，镇痛与解热作用分别强于阿司匹林7倍和22倍，而不良反应发生率则相对较低，故有高效低毒的特点。

【疼痛临床应用】 用于风湿、类风湿性关节炎及骨关节炎、痛风、关节与肌肉软组织损伤等引起的疼痛和炎症的治疗。特别是一些对阿司匹林或消炎痛等药物不能耐受的患者。由于本品在体内的代谢特点，其治疗作用维持时间较长，疗效肯定。

【用法用量】 口服：1～3次/d，1～2片（0.25～0.5 g）/次，维持量1片（0.25 g）/d。抗痛风，首剂0.75 g，以后每8 h服0.25 g。

【不良反应及注意事项】 不良反应与其他抗炎药相类似，但发生率较低，程度较轻，患者易于耐受。需要注意的问题请参阅阿司匹林。

【制剂】 片剂：100 mg/片、250 mg/片。缓释片（适洛特）：0.5 g/片。栓剂：250 mg/粒。胶囊：125 mg/粒、200 mg/粒、250 mg/粒。注射液：270 mg/支（2 ml）。

布洛芬（异丁苯丙酸、拔怒风、异丁洛芬、芬必得，ibuprofen、brufen、fenbid）

【镇痛相关药理作用】 本品有较强的抗炎、解热、镇痛作用。作用强度类似于阿司匹林。其特点是不良反应较轻。

【疼痛临床应用】 本品适用于风湿及类风湿性关节炎、骨关节炎、痛风等的抗炎镇痛治疗和一些其他原因引起的轻、中度疼痛和发热的治疗。特别适于对阿司匹林不能耐受者。

【用法用量】 口服：0.2 g/次，1～3次/d，饭后服，每日最多不超过800 mg。缓释胶囊：早、晚各1次，300 mg/次。外用：乳剂、搽剂，3次/d；栓剂，1粒/次，塞入肛门，1～2次/d。

【不良反应及注意事项】 本品不良反应发生的程度或概率较低，如恶心、呕吐、上腹部疼痛不适，患者常可耐受。而消化道出血、肝肾损害、哮喘、精神症状的发生明显少于阿司匹林、消炎痛等。要注意该类药物的交叉过敏反应；哮喘患者、孕妇和哺乳期妇女禁用；有溃疡病史、肝肾功能已有损害、有血液病史、心功能不全者应慎用。

【制剂】 片剂：100 mg/片、200 mg/片。缓释胶囊（芬必得）：300 mg/粒。栓剂（福尔栓）：50 mg/粒、100 mg/粒。

酮洛芬（优布芬、优洛芬、酮基布洛芬，ketoprofen、profenid）

【镇痛相关药理作用】 本品具有解热、镇痛、抗炎作用。相当于消炎痛的强度，并且其不良反应较消炎痛和布洛芬轻而少。

【疼痛临床应用】 本品用于类风湿性关节炎、骨关节炎、强直性脊柱炎、急性关节和关节周围疾病、颈脊椎炎、下腰部疼痛（扭伤、腰痛、坐骨神经痛、纤维组织炎）、骨骼肌疼痛和痛经。

【用法用量】 口服：1片/次，3～4次/d。缓释片剂，1次/d，100～200 mg/次。

【不良反应及注意事项】 主要是胃肠道反应，但较轻，患者易于耐受。其注意事项与布洛芬相同。

【制剂】 肠溶片剂、胶囊：25 mg/片（粒）、50 mg/片（粒）。缓释片剂：75 mg/片。注射液：50 mg/支（2 ml）。控释胶囊：200 mg/粒。3%凝胶剂（洛恩）：10 g/支。基多托贴剂：30 mg/贴。

芬布芬（联苯丁酮酸、喜宁保，fenbufen）

【镇痛相关药理作用】 本品为一种较新型的长效抗炎镇痛药。其本身并无药理作用，而是通过其代谢物联苯乙酸发挥作用。而起到抗炎、镇痛等作用。其作用强度优于阿司匹林。由于本品避免了直接服用活性代谢物对消化道的刺激，使胃肠道不良反应明显减少。故本品具备长效、低毒的特点。

【疼痛临床应用】 用于风湿及类风湿性关节炎、骨关节炎、痛风等的抗炎镇痛治疗和一些其他原因引起的轻、中度疼痛的治疗。

【用法用量】 口服：0.6～0.9 g/d，分3次服用或晚上一次服0.6 g，但一日用量不超过0.9 g。

【不良反应及注意事项】 不良反应有恶心、上腹部不适、头晕、皮疹、白细胞轻度下降。其发生率与其他抗炎镇痛药相比较少，症状较轻，停药后易恢复。儿童、孕妇、哺乳期妇女及消化道溃疡患者应慎用或禁用。

【制剂】 片剂：150 mg/片、300 mg/片。胶囊：150 mg/粒。喜宁保胶囊：200 mg/粒。

氟比洛芬（苯氟布洛芬，flurbiprofen、froben）

【镇痛相关药理作用】 本品抗炎和镇痛作用分别强于阿司匹林250倍和50倍。且不良反应较少。

【疼痛临床应用】 用于风湿、类风湿性关节炎、骨关节炎、强直性脊柱炎。也适用于其他一些原因如外伤、扭伤、手术等引起的疼痛。

【用法用量】 口服：1片/次，1次/d，病情重时可增至2片/次。

【不良反应】 常见有消化不良、胃部不适等，偶可见皮疹。注意事项同布洛芬。

【制剂】 片剂：50 mg/片。

卡洛芬（卡比洛芬、卡布洛芬，carprofen、imadyl）

【镇痛相关药理作用】 本品对炎症及对炎性疼痛的作用效果显著，但不良反应则较少。而对运动系统的炎性病变的可靠疗效也是其重要特点。

【疼痛临床应用】 用于风湿及类风湿性关节炎、骨关节炎、痛风等的抗炎镇痛治疗和肌腱炎、滑囊炎、扭伤、拉伤及手术等引起的急、慢性疼痛。

【用法用量】 口服：150 mg/次，2次/d。

【不良反应及注意事项】 不良反应少且程度轻，患者容易耐受。偶尔出现的反应包括胃肠道、中枢神经系统、皮肤等，停药后均能在短期内消失。应注意对其他抗炎镇痛药有过敏者禁用。对有消化道病史者应慎用。孕妇与哺乳期妇女尽量不用。肝、肾功能损害者应慎用。

【制剂】 片剂：150 mg/片。

舒洛芬（噻丙芬，suprofen）

【疼痛临床应用】 用于轻至中度疼痛，包括肌肉骨骼疼痛，妇科、普外、口腔手术后的疼痛、骨关节炎和类风湿性关节疼痛。

【用法用量】 口服：1片/次，3次/d。

【不良反应】 可致胃肠道不适、消化性溃疡。

【制剂】 片剂：0.2 g/片。

普拉洛芬（pranoprofen）

【疼痛临床应用】 用于风湿性关节炎、关节变形症、腰痛、颈肩腕综合征、外伤及小手术后的抗炎镇痛。

【用法用量】 口服：1片/次，3次/d，视年龄、症状适当增减。

【不良反应及注意事项】 偶见食欲减退、恶心、呕吐、胃痛、腹泻、便秘、口炎等。消化性溃疡、血液病、严重肝肾功能不良及哮喘患者禁用。

【制剂】 胶囊：7.5 mg/粒。

吡洛芬（灵加消，pirprofen）

【疼痛临床应用】 用于风湿病及风湿性关节炎、类风湿性关节炎和关节粘连性脊椎炎、腰痛、坐骨神经痛及其他炎症性疼痛。

【用法用量】 口服，1粒/次，2次/d，症状改善后，维持量1粒/d；严重病例可1粒/次，3次/d，连服1~2周。

【不良反应及注意事项】 有出血倾向及孕妇、哺乳期妇女慎用。服药后可有消化道不适、皮肤过敏等，偶见氨基转移酶短暂升高。

【制剂】 片剂：200 mg/片。

阿明洛芬（阿尔氨基布洛芬，alminoprofen）

【疼痛临床应用】 用于慢性腰痛、风湿性关节炎、神经根炎、肌腱炎、牙痛、创伤、产后子宫绞痛等。

【用法用量】 口服：1片/次，2次/d。症状严重时，3次/d，最好进餐时同服。

【不良反应及注意事项】 与阿司匹林及其他化学结构类似的药物合用，可发生交叉过敏反应。偶有恶心、呕吐、肠胃不适、嗜睡、头痛、皮疹、瘙痒。消化道溃疡、肝功能不良及严重肾功能衰竭患者、孕妇禁用。

【制剂】 片剂：150 mg/片。

噻洛芬酸（异噻酮布洛芬、苯噻丙酸，tiaprofenic acid）

【疼痛临床应用】 用于各种术后疼痛、急性骨关节炎、风湿性关节炎、腰痛、坐骨神经痛、滑囊炎、肌腱炎、肩周炎、扭伤及软组织疼痛。

【用法用量】 肌内注射：0.2～0.4 g/次，根据病情最多可增至0.6 g/次。本药使用时，应溶于苯甲醇中。

【不良反应及注意事项】 可有消化道反应，偶见嗜睡、疲劳、头晕、头痛、耳鸣、水肿、口腔溃疡、皮肤发痒、白细胞增多。进行性胃溃疡、十二指肠溃疡者、对本品过敏或曾经因服阿司匹林和其他类抗炎镇痛药诱发急性哮喘发作或皮疹者、孕妇及哺乳期妇女禁用。本品粉针剂只允许肌内注射，且注射时注射部位会出现局部疼痛和局部反应，故不宜于同一部位多次注射。

【制剂】 片剂：0.1 g/片、0.2 g/片、0.3 g/片。缓释片（胶囊）：0.3 g/粒。栓剂：0.3 g/粒。注射粉针剂：0.2 g/支。

吡酮洛芬（piketoprofen）

【疼痛临床应用】 用于骨关节炎、肌肉等运动系统炎症、风湿及类风湿性关节炎。

【用法用量】 霜剂：局部涂敷，3次/d；气雾剂：每次对疼痛区域喷雾1～2下。

【制剂】 霜剂：1.8%。气雾剂：2%。

洛索洛芬钠（乐松，loxoprofen）

【镇痛相关药理作用】 本品有抗炎、镇痛和解热作用，尤其镇痛作用较强。本品为前体药物，作用机制为抑制前列腺素生物合成，作用点为COX，经消化道吸收（对胃黏膜刺激弱）后迅速转化成有强抑制PG生物合成作用的形式——羟基（RSR配位）活性代谢物发挥作用。

【疼痛临床应用】 用于类风湿性关节炎、骨关节炎、肩周炎、颈肩臂综合征、腰痛症的消炎和镇痛、外伤后、手术后镇痛。用于急性上呼吸道炎症。

【用法用量】 口服：60 mg/次，3次/d（成人）。用量随年龄及症状适宜增减。一日最大量不超过180 mg。

【不良反应及注意事项】 不良反应有腹部不适、食欲减退、恶心呕吐、皮疹、嗜睡等。心、肝、肾功能损伤者禁用，药物过敏史者禁用。孕妇、哺乳期、孕期、老年人慎用或不用。

【制剂】 片剂：60 mg/片。

八、昔康和昔布类

氯诺昔康（可塞风，lornoxicam、clolotenoxicam）

【镇痛相关药理作用】 本品作用与吡罗昔康相似，有解热、镇痛和抗炎作用。本品选择性抑制

COX－2，强度稍弱。

【疼痛临床应用】 用于急性坐骨神经痛和腰痛，还可用于妇产科与矫形手术后的镇痛，亦用于慢性腰腿痛、关节炎、类风湿性关节炎和强直性脊柱炎。

【用法用量】 各种疼痛（急、慢性），口服：4 mg/次，3 次/d 或 8 mg/次，2 次/d。术后镇痛：可口服或肌内注射 4～8 mg/次，现有经硬膜外间隙用药镇痛的报道。

【不良反应】 胃痛、消化不良、恶心、呕吐，偶见胃溃疡及溃疡穿孔。

【制剂】 片剂：4 mg/片。注射剂：4 mg/支。

吡罗昔康（炎痛喜康、络林，piroxicam、feldeen）

【镇痛相关药理作用】 本品属苯丙噻嗪类，对体内 PG 的合成酶有强大的抑制作用，并有抑制白细胞向炎症区域移动和溶酶体酶向外释放的作用，故具有很强的解热、镇痛、抗炎、抗风湿作用及一定的消肿作用。

【疼痛临床应用】 用于急、慢性风湿及类风湿性关节炎、强直性脊柱炎、骨关节炎、痛风等。

【用法用量】 口服：1 片/次，1 次/d；用于痛风，2 片/次，1 次/d 或分次服用。肌内注射：10～20 mg/d，连用 4～6 d，不宜长期服用。

【不良反应及注意事项】 不良反应较为多见和严重。最常见胃肠道症状，饭后服用或与食物或抗酸药同服可减轻。长期服药期间，应定期检查肝、肾功能，一旦发现肝、肾功能下降，应及时停药。由于可引起消化道溃疡和出血，有此类病史者应禁用。白细胞减少、血小板减少等虽较少见，但需重视，发现血象异常，应及时停药。与其他药物合用时，应注意这些药物是否可加重本品的不良反应。本品还可引起如头痛、头晕、紧张、失眠、乏力、皮疹、瘙痒和脱皮等，严重或不能耐受者应及时停药。

【制剂】 糖衣片：10 mg/片、20 mg/片。注射剂：10 mg/支、20 mg/支。

美洛昔康（莫比可，meloxicam、mobic）

【镇痛相关药理作用】 本品具有抗炎、镇痛和解热作用。选择性抑制环氧化酶－2（COX－2），对环氧化酶－1（COX－1）作用弱，因此消化系统不良反应少。

【疼痛临床应用】 用于类风湿性关节炎、风湿性关节炎、骨性关节炎、软组织损伤疼痛等。

【用法用量】 口服：成人 7.5～15 mg/次，1～2 次/d。

【不良反应及注意事项】 偶有消化道不良反应，可引起白细胞或红细胞减少、轻微头晕、瘙痒、皮疹、口炎。禁用于活动性消化性溃疡、肝功能不全、孕妇及哺乳期妇女，禁用于对抗炎镇痛药过敏者。慎用于有胃肠道疾病史和正在应用抗凝药者。与口服抗凝药、溶栓剂合用有增加出血的可能。本品可增加甲氨蝶呤的血液毒性。

【制剂】 片剂：7.5 mg/片。胶囊剂：7.5 mg/粒、15 mg/粒。栓剂：15 mg/粒。

替诺昔康（tenoxicam、tilcotil）

【疼痛临床应用】 用于类风湿性关节炎、退化性关节病、强直性脊椎炎、关节外病变，如肌腱炎、劳损、扭伤、急性痛风等。

【用法用量】 口服：1 片/d。痛风性关节炎急性发作时，2 片/d，连服 2 d 后改为 1 片/d，再服5 d。

【注意事项】 不宜与抗凝药、降糖药合用；肾功能衰竭、妊娠与哺乳期妇女、老年人及儿童慎用。长期服药应定期检查肝、肾功能。严重上消化道疾病和过敏者禁用。

【制剂】 片剂：20 mg/片。

伊索昔康（异噁噻酰胺，isoxicam、pacyl）

【疼痛临床应用】 用于类风湿性关节炎、强直性脊柱炎的疼痛及肩臂综合征、痛风发作、术后或创伤后疼痛、坐骨神经痛、滑囊炎、腱鞘炎等。

【用法用量】 口服：1次/d，200 mg/次，必要时300 mg/d。

【注意事项】 胃肠道溃疡和对本药过敏者禁用。肝肾功能不良者、孕妇、哺乳期妇女、儿童、驾驶员禁用。

【制剂】 胶囊：100 mg/粒。

塞来昔布（西乐葆，celecoxib、celebrex）

【镇痛相关药理作用】 本品为COX-2选择性抑制剂，阻断前列腺素的合成而发挥解热、抗炎、镇痛作用，对COX-2的选择性比对COX-1选择性强。镇痛效果与萘普生相当，半衰期为10 h。

【疼痛临床应用】 主要用于治疗骨性关节炎和类风湿性关节炎。

【用法用量】 口服：一般剂量100～200 mg/次，2次/d。

【不良反应及注意事项】 常见上腹疼痛、腹泻，偶见肝、肾功能损害及7%的胃十二指肠溃疡发生。禁用于对阿司匹林及磺胺类药过敏者。18岁以内及哺乳期妇女不宜使用，不宜与氟康唑及调脂药氟伐他汀合用。

【制剂】 胶囊：200 mg/粒。

九、其他

尼美舒利（普威、美舒宁，nimesulide）

【疼痛临床应用】 用于类风湿性及骨性关节炎、痛经、手术后疼痛和发热。

【用法用量】 口服：成人，0.1～0.2g/次，2次/d，餐后服；儿童，5 mg/(kg·d)，分2次服。

【注意事项】 本品与其他抗炎镇痛药有交叉过敏反应。有出血疾病、消化道疾病，接受抗炎治疗或抗血小板凝集药物患者慎用。肝、肾功能不全者禁用。

【制剂】 片剂：0.1 g/片。

青藤碱（风痛宁，sinomenine）

【镇痛相关药理作用】 本品具有抗炎、镇痛、解热和免疫调节作用。

【疼痛临床应用】 用于各种急、慢性关节炎、风湿及类风湿性关节炎、骨关节炎、滑膜炎、肩周炎、老年性腰腿痛、软组织损伤、各种神经性疼痛等。

【用法用量】 口服：成人20～40 mg/次，3次/d，若无不良反应，3 d后可增至60～80 mg/次，饭后30 min服用。

【不良反应及注意事项】 本品用后有组胺释放，故在用药初期可有瘙痒、出汗、潮红等。用药量可适当减少。偶见白细胞减少，停药后即可恢复。过敏性哮喘患者、孕妇及哺乳期妇女慎用。本品需避光、密闭、干燥处保存。

【制剂】 片剂：20 mg/片。

咪唑酯（imidazate）

【疼痛临床应用】 用于治疗关节炎、风湿病和关节病引起的疼痛、炎症、发热。凝胶剂局部外用于各种原因引起的肌肉、骨骼、韧带的急、慢性炎性疼痛。

【用法用量】 口服：0.5 g/次，2次/d，儿童减半。外用：凝胶剂局部少量涂敷，轻揉。

【注意事项】 可引起胃肠功能紊乱、眩晕和凝血时间延长。偶有出血现象，也可出现皮疹、哮喘、血管神经性水肿等过敏反应。上消化道溃疡、活动性胃肠道出血以及阿司匹林和咪唑衍生物过敏的患者、妊娠早期和后期禁用。胃炎和哮喘患者慎用。

【制剂】 片剂：500 mg/片。注射剂：500 mg/支（2 ml）。栓剂：100 mg/粒。凝胶剂：5%。

散利痛（saridon）

【疼痛临床应用】 用于头痛、发热、神经痛、牙痛、痛经、肌肉痛、风湿痛等。

【用法用量】 口服：1～2 片/次，3 次/d。6 岁以上儿童 0.5～1 片/次。

【注意事项】 严重肝、肾功能不全、贫血或对其中一种成分过敏者禁用，学龄前儿童不宜使用。不宜长期大量服用。服药期间禁酒。

【制剂】 片剂：每片含扑热息痛 250 mg、异丙安替西林 150 mg、咖啡因 50 mg。

奥湿克（arthrotec）

【镇痛相关药理作用】 本品为双氯芬酸钠的复方制剂，活性成分为双氯芬酸钠和米索前列醇，前者是具有消炎镇痛的抗炎镇痛药，作用机制与抑制 PG 合成有关，后者为具有胃、十二指肠黏膜保护作用的 PGE_1 类似物，可抑制胃酸分泌，保护黏膜，亦可维持胃黏膜血流量，增加重碳酸盐和黏液的分泌。

【疼痛临床应用】 用于类风湿性关节炎、急慢性骨关节炎、创伤后痛等。

【用法用量】 口服：1 片/次，2 次/d，视病情可增至 3～4 次/d。饭后服用，不能嚼碎。

【不良反应及注意事项】 胃肠道偶见腹痛、腹泻、腹胀、恶心、呕吐、便秘、嗳气。肝功能不全者可引起胆红素、丙氨酸氨基转移酶、碱性磷酸酶的显著增高，头痛、头晕、皮疹。孕妇、哺乳期妇女及 18 岁以下者禁用。对抗炎、镇痛药或 PG 过敏者禁用。胃肠道出血者禁用。本品不得与阿司匹林、保钾利尿剂、甲氨蝶呤、锂制剂、含镁抗酸剂合用，与地高辛、降糖药合用时应慎用，肾、心或肝损害者必须慎用。过敏者禁用。

【制剂】 片剂：每片含双氯芬酸钠 50 mg、米索前列醇 200 mg。

金诺芬（醋硫葡金、瑞得，auranofin、ridaura）

【疼痛临床应用】 用于治疗活动性类风湿性关节炎。

【用法用量】 口服：6 mg/d，分 1～2 次服用。

【注意事项】 妊娠、严重肝肾功能损害及血液病患者禁用。不得与青霉素同用。服本品前查血、尿常规及肝肾功能。

【制剂】 片剂：3 mg/片。胶囊：3 mg/粒。薄膜片：3 mg/片。

强筋松（强肌松，spantol）

【疼痛临床应用】 用于肩周炎、急性颈肌痛症、腰痛、扭挫伤、神经痛、风湿性关节炎、肌痉挛及肌强直等。

【用法用量】 口服：3 次/d，1～2 片/次。

【制剂】 片剂：200 mg/片。

妙纳（盐酸乙呱丙酮、盐酸乙哌立松，myonal）

【疼痛临床应用】 用于脑脊髓疾病、颈肩臂综合征、肩周炎、腰痛症等引起的肩酸、颈部疼痛、头痛、头晕、腰痛、手腿僵直和僵硬等肌紧张症状。

【用法用量】 口服：3 次/d，每次 1 片/次，饭后服。

【注意事项】 用药期间出现休克或肝功能、肾功能、红细胞数和血红蛋白异常时，应停药。孕妇、哺乳期妇女、儿童及驾驶员、机械操作者慎用，老年人减量。

【制剂】 片剂：50 mg/片。

复方氯唑沙宗片（composite chlorzoxazone）

本品为复方制剂，其组成为氯唑沙宗和对乙酰氨基酚，其化学名称分别为：5－氯－2－苯骈唑酮、N－4（－羟基苯基）乙酰胺。

【镇痛相关药理作用】 本品中氯唑沙宗为中枢性肌肉松弛剂。主要作用于中枢神经系统，在脊髓和大脑皮质区抑制多突反射弧，从而对痉挛性骨骼肌产生肌肉松弛作用而止痛。对乙酰氨基酚为非甾体类解热镇痛药，通过抑制前列腺素的合成起止痛作用。

【疼痛临床应用】 用于各种急慢性软组织（肌肉韧带、筋膜）扭伤、挫伤以及运动后肌肉劳损所引起的疼痛。

【用法用量】 口服：2片/次，3～4次/d，疗程10 d。

【不良反应及注意事项】 偶见轻度嗜睡、头晕、恶心、心悸、无力、上腹痛等反应，遇过敏反应应停药，上述不良反应一般较轻微，可自行消失或停药后缓解；本品与吩噻嗪类、巴比妥酸类衍生物等中枢抑制药及单胺氧化酶抑制药合用时，应减少本品用量；对氯唑沙宗或对乙酰氨基酚过敏者禁用。应用本品还应注意：①本品为对症治疗药，用药不得超过5 d，症状未缓解请咨询医师或药师。肝、肾功能不全慎用。②孕妇及哺乳期妇女慎用。③服用本品期间禁止饮酒或含有乙醇的饮料。④当本品性状发生改变时禁用。⑤儿童必须在成人监护下使用。⑥将此药品放在儿童不能接触的地方。

【制剂】 片剂：每片含氯唑沙宗125 mg，对乙酰氨基酚150 mg。

泰乐宁（羟考酮，oxycodone）

【镇痛相关药理作用】 本品为羟考酮乙酰氨基酚的复合制剂，主要成分羟考酮是一种与吗啡作用类似的半合成麻醉类镇痛药成分，为作用于中枢神经系统和器官平滑肌的止痛和镇静药，与可待因和美沙酮类似，口服时止痛效果减少一半。对乙酰氨基酚是苯胺类解热镇痛药成分。口服泰乐宁吸收快，羟考酮平均120 min血液浓度达高峰，对乙酰氨基酚65 min达高峰，6 h后，血液浓度依然保留19%和16%，主要由肝脏代谢，尿中排出。

【疼痛临床应用】 本品适用于各种原因引起的中、重度急、慢性疼痛。

【用法用量】 泰乐宁片口服药，成人常规剂量为每6 h服用1次，可根据疼痛程度调整。对于重度疼痛的患者或某些对麻醉类止痛药产生耐受性的患者可超过推荐剂量服用。

【不良反应及注意事项】 最常见的不良反应包括轻微头痛、头晕、嗜睡、恶心、呕吐，运动时加重，休息时减轻。偶见精神亢奋、烦躁不安、便秘、皮疹和皮肤瘙痒。大剂量应用时，会产生与吗啡类似的不良反应，包括呼吸抑制等。使用本品时还应注意：①泰乐宁与其他麻醉类止痛药、普通麻醉药、吩噻嗪类药、镇静催眠药或其他中枢神经系统的物质（如乙醇）同时服用，可能会导致中枢神经系统抑制加重。因此，泰乐宁与以上各类药物合用时应酌情减量。与具有拟副交感神经生理作用的药物合用时可能会导致肠梗阻。②因有加重麻醉药物导致的呼吸衰竭作用的可能，对于脑损伤和颅内压增高的患者，本品禁止与麻醉药物合用。③泰乐宁会掩盖急腹症患者的症状，因此，须诊断明确后方可给药。④用泰乐宁时应避免进行精细操作，如驾驶汽车、高空作业等。⑤不推荐用于孕妇及哺乳期妇女。即将分娩的孕妇大剂量应用泰乐宁，可能会导致新生儿及母亲的呼吸抑制。⑥对儿童的安全性尚未确立。⑦对于年老体弱、肝肾功能不全、甲状腺功能减退、前列腺肥大、尿道狭窄的患者慎用。⑧成人每日服用对乙酰氨基酚的剂量大于15 g时，最严重的不良反应是肝坏死，偶有肾坏死、低血糖昏迷和血小板减少症。对羟考酮、对乙酰氨基酚过敏者禁用。

【制剂】 片剂：每片含盐酸羟考酮5 mg和对乙酰氨基酚325 mg。

依托芬那酯（优迈，etofenamate、rheumon）

【疼痛临床应用】 用于骨骼肌系统及软组织风湿病，如肌肉风湿病、肩周炎、坐骨神经痛、腱鞘炎、各种慢性关节炎、脊柱和关节软组织劳损，挫、扭伤等。

【用法用量】 外用：疼痛部位涂 5 ~ 10 cm^2 范围，并轻轻按摩疼痛部位，3 ~ 4 次/d。

【不良反应及注意事项】 偶见皮肤潮红，停药后即消失。孕妇、哺乳期妇女、婴幼儿禁用。对抗炎镇痛药过敏者禁用。

【制剂】 霜膏剂：40 g/支

利百素（复方七叶皂苷）

【疼痛临床应用】 用于挫、扭、挤压伤引起的疼痛血肿、椎间盘损伤、颈僵直、腰痛、坐骨神经痛及腱鞘炎等。

【用法用量】 凝胶涂于损伤部位，1 ~ 4 次/d。

【不良反应及注意事项】 皮肤破损处、黏膜表面、放射治疗的放射区域不可涂抹。

【制剂】 凝胶膏剂：每 100 g 凝胶含七叶皂苷 1 g、二乙胺水杨酸 5 g。

辣椒碱软膏（capsaicin ointment）

【疼痛临床应用】 用于软组织、肌肉和关节的疼痛，病毒感染后的软组织疼痛（带状疱疹疼痛）。

【用法用量】 外用：成人和 2 岁以上儿童，每次 1 ~ 2 粒黄豆大小的用量，均匀涂抹于疼痛部位，3 ~ 4次/d。

【不良反应及注意事项】 涂药部位有烧灼感，反复用药会减轻或消失。皮肤破损处、眼睛及黏膜部位不可涂抹。孕妇和哺乳期妇女慎用。不宜加热使用。涂抹药后洗手。

【制剂】 软膏剂：10 g/支。

柳氮磺吡啶（salicylazosulfapyridine、sulfasalazine，SASP）

20 世纪 40 年代首次由 5 - 氨基水杨酸和磺胺吡啶通过偶氮键合成了 SASP，其抗肠道感染和治疗溃疡性结肠炎的作用早已为世人所公认。它对类风湿关节炎的治疗效果一度被否定，直至 1980 年 McConkey 报道了 74 例类风湿关节炎患者采用 SASP 治疗取得令人鼓舞的结果：4 周后临床症状明显改善，C 反应蛋白和血沉明显下降，且症状持续缓解 8 个多月。之后很多临床观察均证实了 SASP 的效果。英国用以治疗类风湿关节炎很普遍，美国虽在食品药物管理局尚未正式予以批准，但甲氨蝶呤（MTX）与本药联合治疗类风湿关节炎的研究日益增多。

【镇痛相关药理作用】 本药吸收性的个体差异较大，一般为 10% ~ 20%。被吸收的药物 95% 以上与血浆蛋白结合，在服药后 3 ~ 5 h 血浆达峰值，半衰期为 6 ~ 17 h。本药大部分在结肠中经细菌作用分解为磺胺吡啶和 5 - 氨基水杨酸。后者 50% 由大便中排出，33% 被吸收经乙酰化后由尿中排出。在肝内经乙酰化、羟基化和葡萄醛化为各样代谢物，然后由尿排出。本药受人体乙酰化速度影响，乙酰化作用快的个体疗效差，但在临床治疗关节炎时很难明确这样的差别。

SASP 的抗风湿作用机制尚不很清楚，可能是通过磺胺吡啶抑制肠道中的某些抗原性物质来达到，如它对强直性脊柱炎和类风湿关节炎的免疫过程的疗效。在服用本药 12 周后循环中的活化淋巴细胞下降，IgM 及 IgG RF 滴度水平亦下降。在体外试验观察到淋巴细胞对各种刺激原的反应在本药的作用下明显下降，因此认为本药有改变免疫过程的性能。其抗炎作用也可能是通过其水杨酸成分，清除氧自由基，抑制前列腺素、白三烯的合成。还可能与 MTX 一样，SASP 促进细胞中抗炎分腺苷的积累。用药后 4 个月，血中 IgA 及 IgG 下降并与 IL - 6 浓度减少平行。

【疼痛临床应用】 SASP 作为抗风湿药是目前治疗类风湿关节炎、强直性脊柱炎及其他血清阴性脊柱关节病的最常用的药物，也用于幼年型慢性关节炎。有报道认为它能延缓骨质破坏，比氯隆疗效更好。为取得较好的耐受性，可由 500 mg/d，分 2 次服开始，以后每周递增至全量 1.5 ~ 3 g/d，分 2 ~ 3 次口服。由于有报告 SASP 减少肠道炎症及由服 NSAIDs 引起的胃肠道血液丢失（内镜及活检研究，金、青霉胺和羟氯喹无此现象），故早期患者开始用 NSAIDs 时，即可以服用本药。

【用法用量】 服用剂量应根据患者对治疗的反应情况及对药物的耐受性来决定。片剂应在每日固定的时间服用，进餐时服用为佳。先前未曾用本片剂肠溶片治疗过的患者，建议其在最初几周内逐渐增加剂量。使用肠溶片能降低胃肠道副作用的发生率。肠溶片不可压碎及掰开服用。类风湿性关节炎根据经验，临床效果出现在治疗后 1～2 个月内。建议该肠溶片与止痛药和（或）非甾体类抗炎药一起服用，至少到柳氮磺吡啶肠溶片的疗效出现为止。已证实，使用柳氮磺吡啶肠溶片进行长期治疗是有效的且能被较好地耐受。成人：1 g（4 片）/次，2 次/d。开始治疗时建议按下述增加每天的剂量：第 1 周晚上 1 片；第 2 周早、晚各 1 片；第 3 周早上 1 片，晚上 2 片；第 4 周及以后早、晚各 2 片。若治疗 2 个月后未出现反应，可将剂量增至 3 g/d。每天超过 2 g 时，应进行监测。儿童：目前不主张对青少年慢性关节炎使用柳氮磺吡啶肠溶片。必须使用时参照如下用法用量：6 岁以上儿童 30～50 mg/(kg·d)，分 2 次口服，最大剂量为 2 g/d。

【不良反应】 本药的不良反应最初皆由治疗溃疡性结肠炎观察获得。类风湿关节炎虽用药剂量相对较小，但情况相似，不良反应一般分为两大类：一类是可以预期的，与剂量有关，如恶心、头痛、呕吐、乏力、溶血性贫血、正铁血红蛋白尿；另一类为变态反应性、不可预期的，如皮疹、再生障碍性贫血、自身免疫性溶血等。这些不可预期的不良反应多发生于用药后早期。用药后最初几周的密切监护、追随检查很为重要。

【注意事项】 葡萄糖－6－磷酸脱氢酶缺乏、肝功能不全、肾功能不全、血卟啉症、血小板和粒细胞减少、血紫质症、肠道或尿路阻塞患者应慎用。服用本品期间多饮水，保持高尿流量，以防结晶尿的发生，必要时服碱化尿液的药物。失水、休克和老年患者应用本品易导致损害，应慎用或避免应用本品。对呋塞米、噻嗪类利尿药、磺脲类、碳酸酐酶抑制药及其他磺胺类等药物过敏者慎用。治疗中须注意检查：①全血象检查，对接受较长疗程的患者尤为重要；②直肠镜与乙状结肠镜检查，观察用药效果及调整剂量；③定期尿液检查（每 2～3 d 查尿常规 1 次），以发现长疗程或高剂量治疗时可能发生的结晶尿；④肝、肾功能检查。遇有胃肠道刺激症状，除强调餐后服药外，也可分成小量多次服用，甚至1 次/h，使症状减轻。根据患者的反应与耐药性，随时调整剂量，部分患者可采用间歇治疗（用药2 周，停药 1 周）。腹泻症状无改善时，可加大剂量。夜间停药间隔不得超过 8 h。肾功能损害者应减小剂量。老年人用药更应注意，使用前应全面了解情况，用药后应严密观察病情变化，及时调整用量。

【禁忌证】 对磺胺及水杨酸盐过敏者、肠梗阻或泌尿系梗阻患者、孕妇及哺乳妇女、新生儿及 2 岁以下小儿、急性间歇性卟啉症患者禁用本品。

【规格】 片剂：250 mg/片。

奥沙普泰（诺松，oxaprozin、actirin）

【疼痛临床应用】 临床用于慢性风湿性关节炎、颈肩腕综合征、痛风发作以及外伤和手术后的抗炎、镇痛。

【用法用量】 口服：400 mg/次，1～2 次/d，饭后服用，每日最大剂量 600 mg。

【不良反应及注意事项】 主要不良反应有食欲减退、胃部不适、胃痛、恶心、腹泻或便秘，亦有头晕、头痛、困倦、耳鸣、抽搐及一过性肝功能受损。禁用于消化道溃疡、肝肾功能受损、血液病、小儿、孕妇及哺乳期妇女、对本品过敏者。慎用于老年人，与抗凝血药合用亦应慎用。

【制剂】 片剂：200 mg/片。

来氟米特（爱若华，leflunomide）

【镇痛相关药理作用】 本品有抗风湿活性作用，通过抑制嘧啶的全程生物合成，从而直接抑制淋巴细胞和 B 细胞的增殖。其为抗增殖活性的免疫抑制剂。

【疼痛临床应用】 主要用于成人风湿性关节炎、类风湿性关节炎、强直性脊柱炎等。

【用法用量】 口服：20 mg/次，3 次/d，每日最大剂量 100 mg，服 3 d 后改为维持剂量，10 ~ 20 mg/d。

【不良反应及注意事项】 有剂量依赖性皮疹、可逆性脱发；胃肠道反应，有厌食、呕吐、腹痛、腹泻等；氨基转移酶升高。由于本品半衰期长，在服药期间应仔细观察不良反应的发生。

【制剂】 片剂：10 mg/片、20 mg/片、100 mg/片。

第四节 局部麻醉药

局部麻醉药（简称局麻药）在疼痛治疗中占有一定的位置。国内外在局部镇痛的注射液中均加入低浓度局麻药。下面作简要叙述。

局麻药分为酯类和酰胺类。

一、局麻药中毒反应的防治

在疼痛治疗中，局麻药的用量小和浓度较低，未见中毒反应的报道。发生中毒的主要原因是局麻药误入血管，或短时间内重复用药。因此，预防中毒反应主要是确保不注入血管内和不在短时间内多次给药。合理选择局麻药与其他药物配伍，既可增强镇痛效果，又可降低中毒反应的发生率。

一旦发现有毒性反应的症状或体征，首先应立即停药，轻者不需要特殊处理。重者给予面罩氧或人工呼吸。控制惊厥发作可用安定 0. 1 ~0. 2 mg/kg 或咪唑安定 0. 1 mg/kg 静脉注射。合并循环抑制者，开放静脉输液，并加适量的血管活性药物，以维持循环稳定。

二、影响局麻药作用的因素

1. 体液的 pH　药物解离常数与体液 pH 决定着游离碱基和带电阳离子的比率。游离碱基亲脂性高，游离碱基越多，局部麻醉作用越强。pH 偏高时，游离碱基较多，局麻作用增强；反之，局麻作用减弱。

2. 药物浓度　在疼痛治疗中，浓度过高会阻滞运动神经，所以不可取。

3. 血管收缩药　局麻药中加微量的肾上腺素，可使局部血管收缩，减慢药物吸收，并可减少毒性反应。但在指趾等末梢部位，禁止加血管收缩药。

三、常用局麻药

在疼痛治疗中，常用局部麻醉药用量应相对减少，而且应是低浓度。

普鲁卡因（procaine、novocaine）

本品亲脂性低，不易穿透黏膜，只作注射用药。不宜与磺胺类药物同时使用。

在疼痛治疗中，主要用于痛点注射，用药过量会引起中毒反应，偶见过敏反应。成人一次最大剂量为 1 g。

丁卡因（tetracaine、dicaine）

本品为酯类长效局麻药。丁卡因在疼痛治疗中多与利多卡因混合使用，以便减少各自的用量，延长阻滞时间。常用浓度为 0. 1% ~0. 3%，成人一次最大用量不超过 100 mg。大剂量可致心脏传导系统和中枢神经系统抑制。

利多卡因（lidocaine、xylocaine、lignocaine）

本品为酰胺类中效局麻药。利多卡因的盐酸水溶液稳定，作用迅速，渗透力强。应用利多卡因应注意：①用于局部浸润和阻滞时，对组织无刺激，局部血管扩张作用不明显。②氨基脱烃后降解产物的局麻性能差，毒性加大，所以发生毒性反应比普鲁卡因机会多。一旦将极量（400 mg）误入血管内有发生心搏骤停的危险。中毒时可见先期的昏睡，继之出现惊厥、虚脱甚至休克。③应用时先从小剂量开始。④除另有原因，一般在注射液中加肾上腺素 2～10 mg/L。⑤禁用于 2～3 度房室传导阻滞患者。⑥心、肝功能不全应减量。

利多卡因软膏经皮镇痛用 2.5%～5% 浓度。利多卡因离子导入用 4% 浓度。痛点注射可用 0.2%～0.5% 浓度，神经阻滞用 0.5%～1%，最大安全剂量为 200～400 mg。

布比卡因（bupivacaine、marcaine）

本品属酰胺类长效局麻药，作用时间长达 2～3 h。使用该药时应注意：①要用刚启开安瓿内药液，剩下的废弃。②切忌误入静脉，因药液吸收后入心腔，导致心搏骤停。③药液浓度 <0.25% 时，没有肌肉松弛作用，0.75% 时肌肉松弛明显。骨骼肌张力下降。④布比卡因对心肌毒性较强，引起循环虚脱，循环复苏较困难。

布比卡因由于作用时效长，用于术后镇痛时，用 0.15%～0.25% 溶液，0.125%～0.25% 布比卡因可用于多种神经阻滞镇痛，起效时间为 5～7 min，15～30 min 作用达高峰，时效为 3～5 h。血浆浓度为 0.1～1.0 μg/ml 时，可产生毒性反应。

罗哌卡因（ropivacaine、naropin）

本品是布比卡因的同分异构体，为纯 S 镜像体。0.25%～0.75% 的罗哌卡因可用于神经阻滞。罗哌卡因扩血管作用小，使用时不加肾上腺素。0.1%～0.2% 罗哌卡因常用于疼痛的局部治疗，不影响运动，是较理想的疼痛治疗药物。血液浓度高时，对中枢神经系统有抑制和兴奋双相作用，对心血管系统有抑制心肌传导和心肌收缩力作用。严重肝功能不全慎用。

盐酸左布比卡因（levobupivacaine hydrochloride）

本品是酰胺类局部麻醉药，临床主要用于硬膜外阻滞术后镇痛。

第五节　激素类药物

激素按其作用原理分为两大类，含氮激素和甾体激素。在疼痛治疗中常用的是甾体激素（肾上腺皮质激素）中的糖皮质激素和性激素。

糖皮质激素在临床疼痛治疗中应用广泛，既可全身应用，又可局部注射，是常用药物之一。几十年来，在临床的疼痛治疗中取得了满意的效果。但是，糖皮质激素有好的治疗效果又有一定的甚至是严重的不良反应，特别是在疼痛治疗中，对局部注射的部位、用药时间的长短及全身的影响，并未取得系统的观察。但已得到重视。

在治疗绝经期和老年性骨质疏松症中，性激素有一定的疗效。但是，过量的性激素可引起癌肿，已在临床中得到证实。所以在疼痛治疗中，对激素的应用需要采取慎重态度。

一、糖皮质激素

1. 镇痛相关药理作用　糖皮质激素，有很强的抗炎镇痛作用和一定的免疫抑制作用，对糖、脂肪和蛋白质的代谢具有调节作用。通过其抗炎作用，减轻疼痛部位的充血、水肿，阻止炎性介质对组织的刺激，减少炎症引起的局部瘢痕和粘连，从而缓解疼痛。

（1）抗炎镇痛作用：具有很强的抗炎作用，能抑制因感染、免疫、化学、放射等物理、化学因素所引起的炎症反应，使局部充血减轻、水肿消退，阻止炎症介质如缓激肽、组胺、慢反应物质发生的反应，稳定溶酶体膜，阻止补体参与炎症反应，减少白细胞渗出和浸润，从而缓解红、肿、热、痛等症状。在慢性炎症或急性炎症后期，能抑制毛细血管和纤维母细胞增生，减少胶原沉积，抑制肉芽组织形成，减少炎症引起的瘢痕和粘连。

（2）免疫抑制作用：可影响免疫反应的多个环节：可抑制吞噬细胞的吞噬功能，降低网状内皮系统消除颗粒或细胞作用；使淋巴细胞溶解，以致使淋巴结、脾及胸腺淋巴细胞耗竭，使循环中T细胞，特别是辅助性T细胞减少；也可降低自身免疫性抗体水平。基于以上抗炎抗免疫作用，可缓解过敏反应与自身免疫性疾病的症状和对抗异体器官移植的排异反应。

（3）改善微循环及抗休克作用：药理剂量的糖皮质激素可降低血管对各种血管活性物质的敏感性，解除血管痉挛，使微循环血流动力学恢复正常。由于其能稳定溶酶体膜，防止溶酶体酶释放而损害组织，还由于其免疫抑制作用，阻止过敏介质释放及发挥作用，因此对中毒性休克、低血容量休克和心源性休克均有对抗作用。

（4）调节维持中枢神经系统的正常机能，同时提高或降低中枢神经系统兴奋性。

2. 疼痛临床应用　糖皮质激素主要用于治疗自身免疫性疾病、系统性红斑狼疮、类风湿性关节炎、神经病理性疼痛和慢性疼痛（配合其他镇痛药或辅合维生素 B_{12} 配成镇痛液做局部注射）。

在选择糖皮质激素之前要做到：①熟悉相关药理知识；②准确选择适应证；③正确选择药物剂量及给药途径；④合理配伍。

3. 用法用量

（1）全身用药：口服、肌内注射、静脉注射。

1）大剂量冲击疗法：时间一般不超过3 d。

2）一般剂量长期疗法：用于结缔组织病，神经病理性疼痛等。一般开始用泼尼松10～20 mg/次或等效的其他糖皮质激素，3次/d，生效后，逐渐减至最小维持量，维持数日或1～3个月。

（2）局部用药：常与镇痛药物或局麻药、维生素 B_{12} 配成镇痛液，进行痛点注射、关节腔内及椎管内用药等。详细用法及用量参阅药物学相关书籍。

常用抗炎免疫药比较见表8－2。

表8－2　常用抗炎免疫药比较

类别药物	糖代谢（比值）	水盐代谢（比值）	抗炎作用（比值）	等效量/mg	半衰期/min	作用持续时间/h
短效						
氢化可的松	1	1	1	20	90	8～12
可的松	0.8	0.8	0.8	25	90	8～12
中效						
泼尼松	3.5	0.6	35	5	>200	12～36
氢化泼尼松	4.0	0.6	40	5	>200	12～36
甲基泼尼松龙	5.0	0.5	5.0	4	>200	12～36
去炎松	5.0	0	5.0	4	>200	12～36
长效						
地塞米松	30	0	30	0.75	>300	36～53
倍他米松（得宝松）	30～35	0	25～35	0.60	>300	36～54

4. 不良反应及注意事项　不良反应有：①药源性类皮质醇增多症。②肌萎缩和骨质疏松。③诱发和加重感染。④诱发和加重溃疡。⑤诱发精神症状。⑥对眼的影响，全身或局部应用糖皮质激素可致眼内压升高，严重的可引起青光眼、白内障、霉菌性角膜炎。因此，角膜溃疡者禁用，单纯疱疹病毒角膜炎者慎用。⑦对胎儿的影响，妊娠早期使用糖皮质激素可能引起胎儿腭裂畸形。⑧停药反应，长期应用突然停药可引起急性肾上腺皮质功能不全。因此，应逐渐减量直至停药。另外，突然停药还可发生反跳现象。

5. 禁忌证　主要禁忌证为活动性消化性溃疡、严重高血压、精神病、糖尿病、骨质疏松、青光眼、库欣综合征、水痘、麻疹、霉菌感染等。

6. 药物相互作用

（1）苯巴比妥、苯妥英钠及利福平等肝酶诱导剂与糖皮质激素合用　可增加激素在体内的代谢和消除，使作用降低。应适当增加药的用量。

（2）酮康唑与泼尼松及甲泼尼龙合用　可降低后两者在体内的代谢和消除，使作用增强。合用时应减少这两种药的用量。

（3）与噻嗪类排钾利尿剂合用　可增加钾的排泄。合用时应注意补钾。

（4）与抗炎镇痛药合用　可增加消化道出血、胃溃疡的发生。吲哚美辛和萘普生还具有“甾醇节约效应”。因此，维持治疗期间，则应相应减少激素的剂量。

（5）糖皮质激素与抗凝药合用　可使口服抗凝药的作用降低，合用时应加大抗凝药剂量。

（6）地塞米松与卡马西平合用　可加快地塞米松在体内的消除速度，需增加激素的剂量。

（7）糖皮质激素与降糖药或胰岛素合用　糖皮质激素可升高血糖，减弱口服降糖药物或胰岛素的作用。合用时应增加降血糖药剂量。

临床常用的甾体类药如下。

泼尼松醋酸脂（醋酸泼尼松，prednisone acetate）

【疼痛临床应用】　主要用于严重的变态反应性疾病、胶原性疾病（如结节动脉周围炎、红斑狼疮）、风湿病。

【注意事项】　长期应用本品的患者，在手术时及术后3～4 d内，常需增加剂量。肝功能不全者不宜用。不适用于肾上腺皮质功能不全者。

【制剂】　醋酸泼尼松片：5 mg/片。醋酸泼尼松眼膏：0.5%。

泼尼松龙（氢化泼尼松醋酸脂、氢化泼尼松、泼尼松龙，hydroprednisone acetate）

【疼痛临床应用】　本品抗炎作用较强，为氢化可的松的4倍，水盐代谢作用较弱。用于风湿病、类风湿性关节炎、红斑狼疮等。

【用法用量】　口服：成人开始10～40 mg/d，分2～3次服用，维持量5～10 mg/d。关节腔或软组织内注射：5～25 mg/次。用量依关节大小而定。

【制剂】　醋酸氢化泼尼松片：5 mg/片。注射用氢化泼尼松醋酸脂混悬液：125 mg/支（5 ml）。泼尼松龙磷酸钠注射液20 mg/支（1 ml）。

甲基泼尼松龙（甲基泼尼松龙、甲强龙、甲泼尼龙，methylprednisolone、medrol）

【疼痛临床应用】　用于治疗慢性软组织痛及滑囊炎、骨关节炎、类风湿性关节炎等。

【用法用量】　口服：开始16～24 mg/d，分2次。维持量4～8 mg/d。注射：关节腔及肌内注射10～40 mg/次。混悬液制剂供肌内、关节腔内注射，水溶性制剂，可肌内注射，或溶于葡萄糖液内静脉滴注。

【注意事项】　除注射液应避光外，混悬液不宜静脉注射。储藏温度不应超过30 ℃，避免冰冻。其他注意事项同泼尼松。

【制剂】 醋酸甲泼尼龙混悬液注射剂：20 mg/支（1 ml）、40 mg/支（1 ml）。片剂：2 mg/片、4 mg/片。粉针剂：40 mg/支、50 mg/支。

曲安西龙（去炎松、氟羟氢化泼尼松，triamcinolone）

【疼痛临床应用】 用于类风湿性关节炎、结缔组织病，尤其适用于对皮质激素禁忌的伴有高血压和水肿的关节炎患者。

【用法用量】 口服：开始 4 mg/次，2 ~4 次/d，维持量 1 ~4 mg/d，1 ~2 次/d。肌内注射：每 1 ~4 周一次，40 ~80 mg/次。皮下注射：5 ~20 mg/次。关节腔内注射：5 ~40 mg/次，1 ~2 周 1 次。

【不良反应及注意事项】 ①长期使用可引起皮质醇增多综合征；②结核病、消化道疾病、糖尿病等孕妇禁用或慎用；③可引起厌食、眩晕、头痛、嗜睡等。

【制剂】 片剂：1 mg/片、2 mg/片、4 mg/片。去炎松双醋酸混悬注射液：125 mg/支（5 ml）、200 mg/支（5 ml）。

曲安奈德（曲安缩松、去炎松 –A、去炎舒松、康宁克通 –A，triamcinolone acetonide）

【疼痛临床应用】 用于各种关节痛、肩周炎、腱鞘炎、滑膜炎、急性扭伤病。

【用法用量】 局部注射：10 ~20 mg，加入 0.25% 利多卡因 10 ~20 ml，每周 1 次，症状好转后每 2 周一次，4 ~5 次为一疗程。

【不良反应及注意事项】 可有全身荨麻疹、支气管痉挛、月经紊乱、视力障碍等。本品不能静脉输注。用本品前应充分摇匀。关节腔内注射可致关节损害等。

【制剂】 康宁克通 –A 注射剂：40 mg/支（1 ml）、5 mg/支（1 ml）、10 mg/支（1 ml）、50 mg/支（5 ml）。康宁克通 –A 喷剂：50 g/支。

地塞米松磷酸钠（dexamethasone sodium phosphate）

【疼痛临床应用及用法用量】 用于急症，如危重患者的抢救，应用范围同氟美松。供肌内注射、静脉滴注。肌内注射或静脉滴注，每次 2 ~6 mg。严重病例，该剂量可 2 ~6 h 一次。

【药理相互作用】 与盐酸万古霉素有配伍禁忌。

【制剂】 地塞米松磷酸钠注射剂：1 mg/支（1ml）、2 mg/支（1 ml）、50 mg/支（1 ml）。

利美达松（limethason）

【镇痛相关药理作用】 本品为地塞米松棕榈酸酯的脂质体制剂，在体内经酯酶的作用，缓慢地水解生成具有活性的代谢产物地塞米松，从而发挥持久的抗炎作用和免疫抑制作用，其抗炎作用比水溶性地塞米松持久。在炎性关节局部药物浓度高。

【疼痛临床应用】 应用范围与地塞米松相同，主要用于慢性疼痛治疗。包括风湿性关节炎、急性滑囊炎、肌腱炎、肩周炎、急性扭伤、慢性腰痛等。

【用法用量】 局部注射：按病情定，0.5 ~2 ml/次，1 次/周，必要时可隔 3 ~4 周注射一次。多与局麻药、维生素配伍用。

【注意事项】 长期较大剂量应用可诱发感染或加重感染，继发肾上腺皮质功能不全、糖尿病、月经异常、消化性溃疡、骨质疏松等。停药时，应逐渐减量，以避免撤药反应。感染症、糖尿病、骨质疏松症、肾功能不全、甲状腺功能低下、肝硬化、脂肪栓塞、重症肌无力，以及老年和儿童患者慎用。糖尿病患者可用。

【制剂】 注射剂：每支 1 ml，含地塞米松棕榈酸酯 4 mg（相当于地塞米松 2.5 mg）。

倍他米松（betamethasone）与得宝松（复方倍他米松，diprospan）

【镇痛相关药理作用及临床应用】 本品是地塞米松的差向异构体，其药物作用同地塞米松，抗炎作用较地塞米松强。临床多用于活动性风湿病、类风湿性关节炎及危急患者抢救。得宝松用于急慢性滑囊炎、骨性关节炎、肩周炎、慢性肌筋膜疼痛综合征等。

【用法用量】 口服：开始0.5～2 mg/d，分2次用。维持量0.5～1 mg/d，肌内或静脉注射（醋酸酯）6～12 mg/d，分次给。加局麻药及维生素B_{12}。局部注射，用法请详细参考有关文献。

【不良反应及注意事项】 不良反应同地塞米松。由于本品有弱的水钠潴留作用，不宜用于肾上腺功能不全的治疗。全身真菌感染，对倍他米松或其他皮质激素类药物过敏者禁用。

【制剂】 片剂：0.5 mg/片。注射剂：得宝松每支（1 ml）（复方倍他米松注射液）含二丙酸倍他米松5 mg，倍他米松磷酸二钠2 mg；倍他米松磷酸钠注射剂：1.5 mg/支（1 ml）。

二、性激素

乙烯雌酚（乙底酚，diethylstilbestrol）

【镇痛相关药理作用】 本品为人工合成的雌激素药。口服作用为雌二醇的2～3倍。主要作用：能增加钙在骨中的沉着，有促使骨质致密的作用；可预防绝经期妇女的骨质疏松症。

【疼痛临床应用】 临床用于绝经期综合征、骨质疏松症等。

【用法用量】 口服，用于绝经期综合征，0.25 mg/d。

【不良反应及注意事项】 有恶心、呕吐、头晕、头痛，偶可出现皮炎、子宫出血和乳房胀痛。治疗过程中多有水肿发生。治疗中同时应用维生素B_6、环戊甲噻嗪可避免或减少不良反应。孕妇及严重肝、肾功能不全者禁用，绝经前妇女、乳腺癌、有乳腺癌家族史而现有乳腺结节者、糖尿病、动脉粥样硬化、高血压、心功能不全者及产后妇女慎用。

【制剂】 片剂：0.5 mg/片、1 mg/片、2 mg/片。注射液：0.5 mg/支（1 ml）、1 mg/支（1 ml）、2 mg/支（1 ml）。

雌二醇（求偶二醇、爱斯妥，estradiol）

【镇痛相关药理作用】 能增加钙在骨中的沉积。

【疼痛临床应用】 临床用于绝经期综合征、骨质疏松症等。

【用法用量】 肌内注射：0.5～1 mg/次，2～3次/周。

【不良反应及注意事项】 有恶心、呕吐、乳房肿胀、子宫内膜过度增生等。严重肝、肾功能不全者及孕妇禁用，其他同乙底酚。

【制剂】 注射液：2 mg/支（1 ml）。透皮贴片剂：2 mg/片、4 mg/片、8 mg/片。凝胶剂：80 g/支。

尼尔雌醇（维尼安、戊炔雌三醇、E_3醚、nilestriol）

【镇痛相关药理作用及临床应用】 本品为雌三醇衍生物，为口服长效雌激素。其特点是能选择性作用于阴道和子宫颈管，对子宫实体内膜作用很小。临床用于绝经期或更年期综合征以及骨质疏松症。

【用法用量】 口服：每次5 mg，每月1次。症状改善后维持量为1～2 mg/次，1～2次/月，3个月为一疗程。

【不良反应及注意事项】 少数有白带增多，乳房胀痛及恶心、呕吐、头痛、腹胀等。除出血量多时停药外，一般不需停药。乳腺增生、乳房硬块、妇科肿瘤、再生障碍性贫血、肝病患者禁用。

【制剂】 片剂：1 mg/片、2 mg/片、5 mg/片。

7－甲异炔诺酮（利维爱，tibolone、livial）

【镇痛相关药理作用及临床应用】 抑制绝经期妇女的骨丢失，本品作用可能与其能明显减低骨的重吸收有关。对更年期综合征，尤其对血管舒缩功能不稳定的症状，如潮红、出汗、头痛等能起缓解作用。此外，亦有增进性欲和稳定情绪的作用，机制与提高血浆内啡肽水平有关。临床用于绝经后引起的各种症状。

【用法用量】 口服：2.5 mg/d，最好固定在同一时间服用。症状消失后改为 1.25 mg/d，连服 3 个月或半年。

【不良反应及注意事项】 较少，偶见体重增加、胃肠道不适、阴道出血、面部汗毛增生、胫骨前水肿等。妊娠、心脑血管病史者、不明原因阴道出血者或怀疑有激素依赖性肿瘤者禁用。严重肝、肾功能障碍、癫痫、偏头痛者慎用。

【制剂】 片剂：2.5 mg/片。

甲睾酮（甲基睾丸素，methyltestosterone）

【镇痛相关药理作用及临床应用】 促进蛋白质合成和骨质形成；有促进肾小管对水、钠的再吸收和保留钙、磷的作用；临床用于老年性骨质疏松症。

【用法用量】 口服或舌下含服：常用量，5～10 mg/次，1～2 次/周。

【不良反应及注意事项】 大剂量或长期应用可有女性男性化、水肿、头晕、痤疮、胆汁淤积性黄疸和肝损害等。长期大剂量应用可诱发肝癌。肝病、前列腺癌及孕妇、哺乳期妇女禁用。高血压、心脏病、肾病及高血钙者慎用。小儿不宜长期应用，以免影响生长和发育。舌下含服应为口服剂量的 1/2。

【制剂】 片剂：5 mg/片、10 mg/片。

丙酸睾酮（丙酸睾丸素，testosterone propionate）

【镇痛相关药理作用及临床应用】 作用与甲睾酮相似，但作用较后者略强。临床用于老年性骨质疏松症等。

【用法用量】 肌内注射：老年性骨质疏松症，25 mg/次，2～3 次/周。

【不良反应及注意事项】 同甲睾酮。肝、肾功能不全及前列腺癌、孕妇、哺乳期妇女禁用。

【制剂】 注射油溶液：10 mg/支(1 ml)、25 mg/支(1 ml)、50 mg/支(1 ml)。

苯丙酸诺龙（苯丙酸去甲睾酮、多乐宝灵，durabolin）

【镇痛相关药理作用及临床应用】 本品蛋白同化作用较丙酸睾酮强而持久，为后者的 12 倍，且雄激素活性较小，能促进蛋白质合成和抑制蛋白质异生，并有使钙磷沉积和促进骨组织生长等作用。临床用于手术前后、骨折不易愈合、骨质疏松症等。

【用法用量】 肌内注射：25～50 mg/次，1 次/周；儿童 10 mg/次，婴儿 5 mg/次。

【不良反应及注意事项】 有轻微的男性化作用，如发生应立即停药。长期应用可引起黄疸及肝功能障碍，也可引起水肿。前列腺癌、高血压患者及孕妇和哺乳期妇女禁用。肝、肾疾病及充血性心力衰竭患者慎用。

【制剂】 注射油溶液：10 mg/支（1 ml）、25 mg/支（1 ml）。

康力龙（司坦唑醇、吡唑甲睾酮，stanozolol）

【镇痛相关药理作用及临床应用】 本品具有促进蛋白质合成，抑制蛋白质异生，降低血清胆固醇和三酰甘油，促进钙、磷沉积和减轻骨髓抑制等作用。能使体力增强，食欲增进，体重增加。临床用于重病及手术后体弱消瘦者，年老体弱者以及各种慢性消耗性疾病、骨质疏松症等。

【用法用量】 口服：4~6 mg/d，分2~3次服。小儿1~4 mg/d，分1~3次服。

【不良反应及注意事项】 服药初期可出现下肢、颜面水肿；长期应用可出现黄疸及肝功能损害，有可能导致肝癌；有月经推迟及女性男性化反应等。严重肝病、心脏病、前列腺肥大、前列腺癌及孕妇禁用。为提高疗效，应同服适量蛋白质、糖、维生素等。

【制剂】 片剂：2 mg/片。

第六节 镇静、催眠及抗惊厥类药物

某些镇静、催眠药尚有肌肉松弛和抗惊厥作用。对治疗肌肉紧张性疼痛有一定的效果。抗惊厥药物用于治疗神经病理性疼痛及复杂性局部疼痛综合征也有一定疗效。

一、镇静、催眠药

地西泮（安定，diazepam、valium）

【镇痛相关药理作用】 ①抗焦虑作用：抗焦虑作用选择性强，此与其选择性地作用于大脑边缘系统，与中枢苯二氮䓬受体结合而促进γ-GABA的释放或促进突触传递功能有关。②镇静、催眠作用，它的镇静催眠作用与其对中脑网状结构的影响有关，地西泮还可抑制边缘系统诱发电位的后发放，阻滞对网状结构的激活，从而起镇静催眠作用。③中枢性肌肉松弛：对因局部病变或锥体系神经元病变引起的肌痉挛也有缓解作用。促进脊髓中的突触前抑制，抑制多突触反射，引起肌肉松弛。④抗惊厥、抗癫痫作用。⑤其他：可产生短时镇痛、记忆丧失、减少夜间胃酸分泌及一定抗心律失常作用。

【疼痛临床应用】 ①治疗焦虑症及各种神经症，可用于伴有焦虑的疼痛患者及神经源性的各种疼痛患者。②镇静、催眠，尤其对焦虑性失眠疗效更佳。可缓解神经症，但对高血压患者应用不太合适。

【用法用量】 口服：①抗焦虑，2.5~5 mg/次，3次/d。②催眠，5~10 mg/次，睡眠前服用。肌内或静脉注射：治偏头痛，10~20 mg/次。

【不良反应及注意事项】 ①常用量连续用药可引起嗜睡、轻度头昏、乏力，老年患者更易有以上反应。②偶见低血压、心率慢，大剂量偶致头痛、运动失调、视力模糊、皮疹、尿潴留、精神紊乱。③静脉滴注快可引起呼吸抑制，严重者致呼吸、心跳停止。④粒细胞减少。⑤长期服用，可致耐药和依赖性，突然停药有戒断症状出现。⑥青光眼、重症肌无力患者慎用，孕妇（妊娠3个月内及分娩前3个月）及哺乳期妇女忌用。粒细胞少及肝功能不良患者慎用，老年人用量减半。⑦与阿米替林合用易造成肝损害。

【药物相互作用】 ①能增强其他中枢抑制药的作用，表现为相加或增强。若同时应用注意减少剂量。②若与巴比妥类、吩噻嗪类、抗组胺药及麻醉性镇痛药合用，可产生嗜睡、昏睡、木僵、呼吸强度抑制、昏迷，严重者致死。③地西泮与三环类抗抑郁药合用，可增强后者的镇静作用及产生阿托品样不良反应。④与苯妥英钠合用，可减慢苯妥英钠的代谢，作用增强。

【制剂】 片剂：2.5 mg/片、5 mg/片。注射液：10 mg/支（2 ml）。

劳拉西泮（氯羟安定、氯羟二氮䓬，lorazepam，ativan）

【镇痛相关药理作用及临床应用】 本品有很强的抗焦虑、镇静、催眠作用。有顺行性遗忘、中枢性肌肉松弛和加强其他中枢神经抑制药的作用。用于焦虑症。

【用法用量】 口服：焦虑症，2～6 mg/d，分2～4次服用。失眠，2～4 mg/次，睡前服。

【制剂】 片剂：1 mg/片、2.5 mg/片。注射剂：2 mg/支（1 ml）。

氟硝西泮（氟硝安定，flunitrazepam）

【镇痛相关药理作用及临床应用】 本品作用与地西泮相似，效力较地西泮强。无镇痛作用，但可增强镇痛药的效应；除催眠作用外，有解痉、肌肉松弛和抗惊厥作用。其毒性小。可用于抗焦虑、治疗失眠、控制痉挛等。

【用法用量】 口服：催眠，1～2 mg/次，睡前服。静脉注射：麻醉诱导，1～2 mg/次。

【制剂】 片剂：1 mg/片、2 mg/片。注射液：2 mg/支。

苯巴比妥（鲁米那、迦地那，phenobarbital、luminal、cardinal）

【疼痛临床应用】 本品可加强解热镇痛药的效果，缓解焦虑。临床主要用于镇静、治疗癫痫、抗惊厥，可用于小儿高热。

【用法用量】 ①催眠：口服，15～150 mg/次，极量500 mg/d；皮下、肌内或静脉注射：0.1～0.2 g/d。②镇静：口服，0.015～0.03 g/次。③抗惊厥：口服，0.1～0.2 g/次。

【不良反应】 长期应用可引起神经系统、血液系统并发症。可出现步态不稳、共济失调、眼球震颤、眼肌麻痹、睡眠紊乱等慢性中毒表现，过大剂量可引起中枢神经系统抑制，呼吸、心血管系统紊乱，血压下降、呼吸抑制而死亡。长期应用可产生依赖性，突然停药可出现戒断症状。癫痫孕妇服用本品其胎儿畸形危险性增加。

【制剂】 片剂：10 mg/片、15 mg/片、30 mg/片、60 mg/片、100 mg/片。注射剂：0.1 g/支(1 ml)、0.2 g/支（2 ml）。

二、抗惊厥类药

苯妥英钠及卡马西平为第一代药物。后者为第一代钠通道阻滞作用的抗惊厥药。且具有治疗神经病理性疼痛的作用。第二代抗惊厥药加巴喷丁不阻滞钠通道，而是对N－甲基－D－天冬氨酸（NMDA）受体具有抑制作用。对神经病理性疼痛疗效好于卡马西平，不良反应少，对复杂性局部疼痛综合征也有一定疗效。

苯妥英钠（大仑丁，phenytoin sodium）

【镇痛相关药理作用】 本品对大脑皮质运动区有高度选择性的抑制作用，可稳定神经细胞膜电位，提高脑内抑制性递质γ－氨基丁酸（GABA）的含量，增强GABA能神经的功能。

【疼痛临床应用】 用于治疗三叉神经痛，坐骨神经痛。

【用法用量】 口服：三叉神经痛和坐骨神经痛：100～200 mg/次，2～3次/d。

【不良反应及注意事项】 ①失眠、头痛、眩晕、运动失调、眼震、视物不清、精神错乱。②恶心、呕吐、便秘。③偶有粒细胞、血小板减少等，应定期查血象。④常见皮疹，可见肝功受损等。⑤心、肝功能不全、孕妇、哺乳妇女禁用，要定期查肝肾功能。⑥与某些抗生素、异烟肼、甲氰咪胍、磺胺类药物合用可使本品血药浓度增高、毒性增强。⑦与利多卡因、心得安合用时，可加强对心脏的抑制。⑧长期用本品可导致叶酸缺乏。⑨本品为强碱性药物，对胃有刺激性，故应饭后服用。

【制剂】 片剂：50 mg/片、100 mg/片。粉针剂：100 mg/支、250 mg/支。

卡马西平（酰胺咪嗪、痛惊宁、得理多，carbamazepine）

【药理作用】 本品对癫痫发作有效，可减轻精神异常，对抗焦虑和忧郁症状有明确的作用。

【疼痛临床应用】 用于三叉神经痛、舌咽神经痛。用于糖尿病神经病变引起的疼痛及戒酒综合征。

【用法用量】 口服：治疗三叉神经痛和舌咽神经痛，100 mg/次，3 次/d，渐递增至 200 mg/次，3～4 次/d。

【不良反应及注意事项】 常见头晕、嗜睡、疲劳、恶心、呕吐、血象异常（粒细胞减少，血小板减少等）、复视。偶见过敏，甲状腺功能减退。孕妇、哺乳期妇女及心肝肾功能不全者禁用。青光眼、老年患者慎用。服药期间定期查血象、肝肾功能。服用卡马西平之前，停服单胺氧化酶抑制剂至少2周。

【禁忌证】 ①对卡马西平和相关药物，如三环类抗抑郁药过敏者。②房室传导阻滞。③血清铁严重异常，有骨髓抑制史或急性间歇性卟啉症者。④严重肝功能不全。

【制剂】 片剂：100 mg/片、200 mg/片。

奥卡西平（确乐多，oxcarbazepine、trileptal）

【镇痛相关药理作用及临床应用】 本品与卡马西平相同。主要用于对卡马西平过敏患者。

【用法用量】 口服：开始剂量为 900～3 000 mg/d，以达到疗效。小儿可从 30 mg/(kg · d) 开始，每日递增 1～10 mg/kg。

【不良反应】 ①可有轻度不良反应，如乏力、头晕、头痛等，继续用药表现会消失。②皮肤潮红，粒细胞减少，偶见胃肠动力障碍等。

【制剂】 片剂：300 mg/片、600 mg/片。

加巴喷丁（迭力，gabapentin）

【镇痛相关药理作用】 本品有明显的抗惊厥作用，小剂量时有镇静作用，可改善精神运动性功能。加巴喷丁的抗惊厥机制尚不明确。本品可抑制癫痫发作，它在结构上与神经递质 GABA 相关，但不与 GABA 受体产生相互作用，对常见受体位点无亲和力，包括 NMDA 受体，对受损外周神经的异常放电有抑制作用。

【疼痛临床应用】 用于：①慢性疼痛；②带状疱疹及带状疱疹后神经痛；③其他神经病理性疼痛等。

【用法用量】 口服：一般是初始低剂量渐递增至有效剂量。成人，200～600 mg/次，3 次/d。12 岁以上者，给药第一天，300 mg/次，1 次/d；第二天，300 mg/次，2 次/d；第三天，300 mg/次，3 次/d，之后维持此剂量服用。可根据疼痛控制情况及患者的耐受性再逐渐增量，最大剂量可达 3 600 mg/d。第一天服药可在睡前服用。肾脏功能不良者应减量或停用。

【不良反应及注意事项】 常见有头晕、困倦、嗜睡、头痛、共济失调、恶心、便秘、消化不良等。另可使某些癫痫发作加重。如换药或停药应逐渐减量，至少在 1 周内逐渐进行。最好不与抗酸药合用。

【药物的相互作用】 本品不抑制也不诱导肝脏的药物代谢酶，而且本品的药动学也不受其他具有酶诱导作用或肝酶抑制作用的药物的影响。由于抗酸药物能降低本品的生物利用度，在应用本品时应与抗酸药物分开使用，至少应该在停用抗酸药物后 2 h 方可服用加巴喷丁。

【制剂】 胶囊剂：100 mg/粒、300 mg/粒、400 mg/粒。

第七节 抗精神病、抗焦虑与抗抑郁药物

抗精神失常药是一类影响人的精神活动的药物，药物种类较多，本节重点介绍与解除疼痛有关的药物。

一、抗精神病药

抗精神病药又称强安定药，此类药物对精神活动有较大的选择性抑制作用，能治疗多种精神病和多种精神症状。在治疗疼痛中也可用到此类药物。

氟哌啶醇（氟哌丁苯、氟哌醇、卤吡醇，haloperidol）

【镇痛相关药理作用】 本品为强的抗精神病、抗焦虑药，有很强的安定作用和镇吐作用。其作用特点是抗焦虑、抗精神病作用见效快，毒性低，镇吐作用亦较强，镇静作用弱。

【疼痛临床应用】 用于：①焦虑性神经症；②镇吐，治疗顽固性呃逆。

【用法用量】 口服：用于镇吐和抗焦虑，0.5～1.5 mg/d。肌内注射：1～10 mg/次，2～3 次/d。静脉注射：用于镇痛，5 mg 氟哌啶醇以 10% 葡萄糖液或生理盐水稀释至 5 ml 静脉滴注，或与哌替啶 50 mg 组合后静脉滴注。

【不良反应及注意事项】 ①易产生锥体外系症状，还可引起抑郁、失眠、头痛、口干和消化道症状；②有长期用药引起致畸的报道；③对肝功能有影响；④宜小剂量开始用药；⑤心功能不全者禁用；⑥有报道引起呼吸运动障碍、呼吸功能不全的报道，宜慎用；⑦孕妇禁用；⑧基底神经节病变者禁用。

【制剂】 片剂：2 mg/片、4 mg/片。注射剂：5 mg/支（1 ml）。

氯普噻吨（泰尔登、氯丙硫蒽，chlorprothixene）

【镇痛相关药理作用】 本品有较强的镇静、抗抑郁、抗焦虑作用。

【疼痛临床应用】 用于焦虑性神经功能症、更年期抑郁症，对改善焦虑、紧张、抑郁、消极和睡眠障碍效果明显。

【用法用量】 口服：治疗神经症，5～25 mg/次，3 次/d。肌内注射：90～150 mg/d，分次给予。

【不良反应及注意事项】 ①体位性低血压，但锥体外系反应较少见。②偶尔可见肝功能损伤，粒细胞减少及皮疹产生。③大剂量时可引起癫痫大发作。④休克患者和用中枢抑制药如安眠药、吗啡等所致急性中毒患者忌用该药。⑤与抗高血压药合用时，可增强降压效果。

【制剂】 片剂：12.5 mg/片、15 mg/片、25 mg/片、50 mg/片。注射剂：30 mg/支（1 ml）。

舒比利（硫苯酰胺、舒宁、止吐灵、消呕宁，sulpiride）

【镇痛相关药理作用】 ①有极强的止吐作用，为中枢性止吐药；②抗抑郁作用，无催眠作用。

【疼痛临床应用】 用于呕吐、偏头痛、眩晕。

【用法用量】 口服：治疗呕吐，600～1 200 mg/d。肌内注射：100～300 mg/次，2 次/d。静脉滴注：300～600 mg/d，并需用葡萄糖盐水稀释，一日量 4 h 滴完。一般以口服药为主。

【不良反应及注意事项】 ①在治疗过程中增量过快，可引起一过性心电图改变，胸闷、血压升高或降低，脉搏增快。②偶尔引起锥体外系反应。③可引起月经失调、泌乳、失眠、焦虑、不安、兴奋、困倦、头痛、发热、出汗、口渴、排尿困难、消化道反应等。④引起过敏反应，如皮疹、瘙痒，一旦发生应停药。⑤孕妇、新生儿、幼儿禁用，严重心血管疾病、休克、肝肾功能不全慎用，嗜铬细胞瘤患者禁用。

【制剂】 片剂：100 mg/片。注射剂：50 mg/支（2 ml）、100 mg/支（2 ml）。

硫必利（泰必利、泰必乐、胺甲磺回胺，tiapride）

【镇痛相关药理作用】 本品对感觉运动方面神经系统疾病及精神运动行为障碍具有良好效果。①有抗精神病、镇静作用。②有镇痛作用，对顽固性头痛，痛性痉挛、关节疼痛及肩关节周围炎均有明显疗效。动物实验证实本药可阻滞疼痛冲动经脊髓丘脑束向网状结构的传导，并与丘脑的中枢整合作用有关。③有镇吐和兴奋胃肠道平滑肌的作用。

【疼痛临床应用】 用于头痛、痛性痉挛及其他疼痛。

【用法用量】 治疗头痛、痛性痉挛、关节及神经肌肉痛等，开始200～400 mg/d，连服3 d。严重患者肌内注射200～400 mg/d，维持量50 mg/d，分3次服用。

【不良反应及注意事项】 ①嗜睡、溢乳、闭经、恶心、头晕、乏力、胸闷等，偶有患者出现兴奋、荨麻疹等。②能增强中枢抑制药的作用。所以复合用药时，应减少中枢抑制的剂量。

【制剂】 片剂：100 mg/片。注射剂：100 mg/支（2 ml）。

二、抗焦虑药

抗焦虑药原称"弱安定药"用于消除慢性疼痛及神经症的焦虑症，以及紧张状态。

奥沙西泮（去甲羟基安定、氯羟氧二氮䓬、舒宁，oxazepam）

【镇痛相关药理作用及临床应用】 本品药理作用与地西泮相似，有显著的抗焦虑、抗惊厥作用。用于治疗情绪紧张、焦虑、失眠、头晕及神经症。

【用法用量】 口服：7.5 mg/次，3～4次/d。

【不良反应及注意事项】 参见地西泮。另外，偶见恶心、头昏等反应，停药后即可自行消失。肝、肾功能不全者慎用。

【制剂】 片剂：15 mg/片、30 mg/片。

去甲西泮（nordazepam）

【镇痛相关药理作用及临床应用】 有抗焦虑、镇静、肌肉松弛及抗惊厥等作用。用于治疗各种类型焦虑症。

【用法用量】 口服：每晚服7.5～15 mg。维持量3.75 mg/次。

【不良反应及注意事项】 ①偶有嗜睡、乏力、近事遗忘、恶心、呕吐、震颤等。②长期服用本药勿突然停药，以免发生戒断症状。③孕妇3个月内及临产前3个月不要服用本药。④治疗期不能饮酒。⑤哺乳期妇女禁用，肌无力患者不用。⑥中枢性肌肉松弛药可增加本药的镇静作用，应避免合用。

【制剂】 片剂：7.5 mg/片。

三唑仑（三唑苯二氮䓬、海乐神，triazolam）

【镇痛相关药理作用】 本品有显著的镇静催眠作用，作用机制与地西泮相似。三唑仑在缩短入睡时间、延长睡眠持续时间、减少夜间觉醒及睡眠强度上均优于氟西泮。

【临床应用】 用于催眠，也用于焦虑性失眠及慢性痛患者神经紧张。

【用法用量】 口服：催眠，0.25～0.5 mg/次，睡前服。年老、体弱减半。

【不良反应及注意事项】 不良反应较地西泮少，50%患者有嗜睡。注意事项：①有过敏史，青光眼、重症肌无力患者禁用。②呼吸功能不全、肝肾功能不全及急性脑血管病、孕妇、哺乳期妇女、抑郁症、儿童慎用。

【制剂】 片剂：0.25 mg/片。

氟地西泮（fludiazepam）

【镇痛相关药理作用及临床应用】 本品具有较强的抗焦虑作用，比地西泮强，很小剂量（7.5 mg/d）即有效，但镇静、催眠作用较弱。用于心身疾病、自主神经功能紊乱、脑性麻痹等疾病所致的焦虑、紧张、抑郁及失眠焦虑状态和焦虑症。

【用法用量】 口服：2.5 mg/次，3 次/d。

【不良反应及注意事项】 ①困倦、步态不稳、头痛、健忘、体位性低血压、乏力、口干、便秘，偶见黄疸。②可产生依赖性。注意事项与地西泮同。

【制剂】 片剂：0.25 mg/片。颗粒剂：1 mg/粒。

艾司唑仑（舒乐安定、三唑氯安定、三唑氮䓬、忧虑定，estazolam）

【镇痛相关药理作用】 本品有较强抗焦虑、抗惊厥作用，镇静、催眠作用较硝西泮强 2.4 ~4倍，肌肉松弛作用较弱。毒性作用小，对肝、肾功能及骨髓、血均无影响，治疗安全范围大。

【疼痛临床应用】 用于：①各种类型失眠；②焦虑、紧张、恐惧等。

【用法用量】 口服：催眠，1 ~2 mg/次，睡前服。

【不良反应及注意事项】 ①个别患者可有轻度乏力、嗜睡、口干等，无须处理，1 ~2 h 可自行消失。②老年人、幼儿及体弱者减量，老年高血压患者慎用。③避光保存。

【制剂】 片剂：1 mg/片、2 mg/片。

依替唑仑（乙噻二氮䓬、乙替唑仑，etizolam）

【镇痛相关药理作用】 ①有较强的抗焦虑作用，比地西泮强 3 ~5 倍。②可抑制脑内去甲肾上腺素的周转率和肌挛缩（Ⅱ型），作用机制主要是通过对大脑边缘系统尤其扁桃核，抑制网状结构激活系统而产生镇静和催眠作用。有很强的中枢肌肉松弛作用。

【疼痛临床应用】 用于：①各种原因引起的焦虑、紧张、抑郁、失眠等；②颈椎病、腰痛、头痛。

【用法用量】 口服：1 mg/次，3 次/d。①颈椎病、腰痛及肌收缩头痛，0.5 mg/次，3 次/d；②催眠，1 ~3 mg/次，睡前服，老年人减量。

【不良反应及注意事项】 ①长时间服用可出现依赖性。②偶见谵妄、震颤、不安、兴奋、头昏、妄想、焦躁、视力模糊、呼吸困难、心悸、直立眩晕、乏力、出汗、恶心、呕吐、便秘、排尿困难等。③罕见过敏反应。④停药时应逐渐减量。

【制剂】 片剂：0.5 mg/片、1 mg/片。颗粒剂：10 mg/粒。

阿普唑仑（甲基三唑安定、佳静安定，alprazolam）

【镇痛相关药理作用】 本品药理作用与地西泮相似，有抗焦虑、抗惊厥、抗抑郁、镇静、催眠及中枢性肌肉松弛作用，并且抗焦虑作用比地西泮强 10 倍。

【疼痛临床应用】 用于焦虑症及疼痛患者伴焦虑状态或抑郁、抑郁症以及顽固性失眠。

【用法用量】 口服：①抗焦虑，0.5 mg/次，3 次/d，继之根据情况酌增量，最大剂量 4 mg/次，老年人减量；②抗抑郁，1 mg/次，3 次/d，最大剂量 10 mg/d；③催眠，0.4 ~0.8 mg/次，睡前一次服。

【不良反应及注意事项】 不良反应与地西泮相似。①少数患者可有倦乏、头晕、精神不集中、视力模糊、口干、恶心、便秘等。有报道长期服用后停药有戒断症状。②有地西泮过敏史、青光眼、孕妇及哺乳期妇女禁用。③应逐渐停药避免出现药物反跳及戒断症状。④18 岁以内儿童慎用。驾驶车及操作机器人员不宜服用。⑤H_2 受体阻断剂西米替林可延长本品的半衰期，与中枢抑制药、酒类等合用时能增强中枢抑制作用，合用时应减量。

【制剂】 片剂：0.25 mg/片、0.4 mg/片、0.5 mg/片。

氯美扎酮（芬那露、氯甲噻酮、氯苯甲酮，chlormezanone、fenarol、rexan、chlormethazanone）

【镇痛相关药理作用及临床应用】 本品有弱安定及肌肉松弛作用，镇静作用较弱。用于：①精神紧张、恐惧、精神性神经痛、慢性疲劳；②因焦虑、激动和某些疾病引起的烦躁、失眠。配合镇痛药治疗颈、背、腰及四肢酸痛、风湿性关节痛。

【用法用量】 口服：成人200～800 mg/d，分3次服；老年人、儿童酌减量。

【不良反应及注意事项】 有嗜睡、潮红、药疹、厌食、抑郁等不良反应。不宜与氯丙嗪类、单胺氧化酶抑制剂合用。

【制剂】 片剂：0.2 g/片。

谷维素（oryzanol）

【镇痛相关药理作用】 本品能调整自主神经功能，减少内分泌平衡障碍，改善精神神经失调症状。

【疼痛临床应用】 用于：①自主神经功能失调（包括心血管及胃肠神经症）；②更年期综合征、月经前期紧张症等。

【用法、用量】 口服：10 mg/次，3次/d，一疗程3个月。

【不良反应及注意事项】 用药后偶有胃不适、恶心、呕吐、口干、皮疹、瘙痒、乳房肿胀、油脂分泌多、体重迅速增加等，停药即可消失。

【制剂】 片剂：10 mg/片。

依替福辛（etifoxine）

【镇痛相关药理作用及临床应用】 本品具有抗焦虑作用，不良反应小。对自主神经系统有调节功能。特别是该药不仅对焦虑引起的行为反常有拮抗作用，对生理和生化方面的异常现象也有作用。适用于焦虑症引起的各种身心障碍、自主神经功能紊乱。

【用法用量】 口服：通常150 mg/d，连服7～30 d。

【不良反应及注意事项】 不良反应轻微，可有轻度嗜睡。注意事项：①禁用于休克状态；②肝肾功能不全；③呼吸功能严重障碍；④孕妇、哺乳期妇女慎用；⑤慎与中枢抑制药和乙醇合用；⑥用本药后不宜驾车和操作机器；⑦肌无力患者，服该药后可加剧肌肉疲劳，故不宜应用。

【制剂】 胶囊：50 mg/粒。

美沙唑仑（mexazolam）

【镇痛相关药理作用及临床应用】 本品具有镇静、抗痉挛作用。用于：①神经症的不安、紧张、抑郁、易疲劳、强迫症、恐怖及失眠；②身心疾病；③自主神经功能失调等。

【用法用量】 口服：1.5～3 mg/次，分3次服。老年人减量。

【不良反应及注意事项】 服药后可引起困倦、注意力、集中力、反射能力等降低。注意事项：①服药期间不能驾驶汽车等；②青光眼及重症肌无力患者禁用；③老弱、孕妇及哺乳期妇女慎用；④不与催眠药和单胺氧化酶抑制剂并用。

【制剂】 片剂：0.5 mg/片、1 mg/片。

三、抗抑郁药

阿米替林（阿密替林、依拉维、氨三环庚素，amitriptyline）

【镇痛相关药理作用】 本品为临床最常用的三环类抗抑郁药，能选择性地抑制中枢突触部位去甲肾上腺素的再摄取，其抗抑郁作用与丙咪嗪相似，提高抑郁者的情绪，对思考缓慢、行动迟缓及食欲减退焦虑不安者有效。镇静及抗胆碱作用比丙咪嗪强。

【疼痛临床应用】 用于治疗各型抑郁症或抑郁状态。对内因性及更年期抑郁症疗效较好，对反应性及神经症的抑郁状态亦有效，对兼有焦虑的疼痛患者疗效优。

【用法用量】 口服：25 mg/次，2～4次/d，渐增至150～300 mg/d，分次服。维持量50～150 mg/d

（老年人适当减量）。

【不良反应及注意事项】①常见有口干，嗜睡、便秘、视力模糊、排尿困难、眩晕、心悸、癫痫样发作、体位性低血压、肝损伤及迟发性运动障碍。②严重心脏病、青光眼及排尿困难禁用。③不得与单胺氧化酶抑制剂合用，如正在用单胺氧化酶抑制剂者，至少停药14 d后才能用本品。④本品可增强中枢抑制药的作用，阻断胍乙啶的降压作用，增强抗胆碱药作用。⑤甲状腺素、吩噻嗪类可增强本品的作用。

【制剂】 片剂：10 mg/片、25 mg/片。

丙米嗪（米帕明，imipramine）

【镇痛相关药理作用及临床应用】 本品为三环类抗抑郁药，有较强的抗抑郁作用，镇静作用弱。有阻断中枢突触后膜5－HT与去甲肾上腺素作用。临床用于各种类型抑郁症的治疗。对内源性抑郁症，反应性更年期抑郁症均有效，但疗效慢。

【用法用量】 口服：成人25～50 mg/次，3次/d，可渐增量至200～300 m/次。

【不良反应及注意事项】 有弱阿托品样作用。①口干、心动过速、出汗、眩晕、便秘、皮疹、心肌损伤，大剂量可引起癫痫发作。②高血压、心脏病、肝肾功能不全、青光眼、孕妇、甲状腺功能亢进、尿潴留、癫痫、前列腺炎和膀胱炎等禁用。③大剂量应用时，宜定期查白细胞计数。④用本品期间禁用升压药。⑤禁与单胺氧化酶抑制剂合用。

【制剂】 片剂：12.5 mg/片、25 mg/片、50 mg/片。

氟西汀（百优解、氟苯氧丙胺、优克，fluoxeline）

【镇痛相关药理作用及临床应用】 本品为非三环类新一代抗抑郁药，可选择性地抑制中枢神经系统5－HT的再摄取，延长和增加5－HT的作用，从而产生抗抑郁作用。临床用于治疗伴有焦虑的各种抑郁症。用于慢性疼痛患者伴抑郁者。

【用法用量】 口服：20 mg/次，1次/d，病情需要时可增加至60～80 mg/d，老年人应减量。

【不良反应及注意事项】 常见不良反应有失眠、恶心、易激动、头痛、运动性焦虑、精神紧张、震颤、皮疹等。长期使用可有食欲减退。

【制剂】 胶囊：20 mg/粒。

帕罗西汀（赛乐特、氟苯哌苯醚，paroxil、paroxetine）

【镇痛相关药理作用及临床应用】 本品具有很强的阻止5－HT再吸收的作用，临床常用剂量对其他递质无明显影响。由于5－HT的再吸收被阻止，神经突触间隙内5－HT浓度增高，从而产生抗抑郁作用。临床上用于治疗伴有焦虑症的疼痛患者，作用比三环类抗抑郁药快，而且远期疗效比丙咪嗪好。

【用法用量】 口服：20～50 mg/d，1次/d，饭时服用，连续用药3周。维持量根据临床反应增减。

【不良反应及注意事项】 反应轻，常有恶心，可有轻的心率减慢，血压波动。肝、肾功能不全者应减量。服药期间不用单胺氧化酶制剂。孕妇及哺乳期不宜用；有癫痫或躁狂史者慎用。

【制剂】 片剂：20 mg/片。

马普替林（麦普替林、路滴美，maprotiline）

【镇痛相关药理作用】 本品为四环类抗抑郁药，能阻断中枢神经突触前膜去甲肾上腺素的再摄取，但不能阻断5－HT的再摄取。

【疼痛临床应用】 主要用于治疗内因性、反射性及更年期抑郁症。亦用于疾病或疼痛精神因素引起焦虑、抑郁（产后抑郁、脑动脉硬化）的患者等。

【用法用量】 口服：25 mg/次，3 次/d。以后可据病情增量，有效剂量一般为150 mg/d。老年人减量。

【不良反应及注意事项】 ①不良反应与三环类药相似，但症状轻。以胆碱能阻断症状为常见。②偶可诱发躁狂症，癫痫患者禁用。③青光眼、前列腺肥大、心肝肾功能不全者慎用。④不宜与单氧化酶抑制剂合用。

【制剂】 片剂：10 mg/片、25 mg/片、50 mg/片、75 mg/片。注射剂：25 mg/支（2 ml）。滴剂：2%（50 ml）。

多虑平（多塞平，doxepin）

【镇痛相关药理作用及临床应用】 本品为三环类中镇静作用较强的抗抑郁药之一，作用机制同阿米替林。抗抑郁作用较弱，有一定的抗焦虑作用。临床用于治疗焦虑性抑郁症或神经性抑郁症，也用于镇静、催眠及晚期癌痛患者。

【用法用量】 口服：轻症 25 mg/次，1～3 次/d；重症 25～50 mg/次，2～3 次/d，或按病情增减；最大量 200 mg/d。肌内注射：用于严重焦虑抑郁状态、有自杀倾向或拒药患者的初期，12.5～25 mg/次，2～3 次/d。

【注意事项】 青光眼、严重排尿困难患者和孕妇禁用，儿童慎用。单胺氧化酶抑制剂停用 2 周后，方可服用本品。肝功能不全、心脏疾患、对三环类抗抑郁药过敏者禁用。

【制剂】 片剂：25 mg/片、50 mg/片、100 mg/片。注射剂：25 mg/支（1 ml）。

氯米帕明（安舒芬尼、氯丙米嗪，clomipramine、chlorimipramine）

【镇痛相关药理作用】 本品主要作用为抑制突触前膜对 5－HT 再摄取。

【疼痛临床应用】 适用于各种抑郁症和抑郁状态，对强迫性神经症为当前首选药物。亦可用于治疗慢性疼痛。

【用法用量】 口服：25～75 mg/d，分 3 次服，2～4 d 后，如无反应，可渐增量，最大剂量 300 mg/d，症状改善后，调整维持量。一般 6～8 周为一疗程。重症可用 50～75 mg 溶于 5% 葡萄糖液 250～500 ml 内静脉滴注，1 次/d。

【不良反应及注意事项】 ①出汗、口干、细微震颤、视力模糊、排尿困难、体位性低血压，偶见过敏及粒细胞减少。②大剂量用可出现心律紊乱、焦虑和短暂意识模糊。③偶见肝功能受损、发热。④避免突然停药。⑤本品与抗焦虑药、镇静、催眠药合用疗效更理想。⑥本品用于高血压患者时注意药物的相互作用。⑦用药期间禁饮酒。

【制剂】 片剂：10 mg/片、25 mg/片。注射剂：25 mg/支（2 ml）。

舍曲林（左乐复，sertraline）

【镇痛相关药理作用及临床应用】 本品为一种转型抗抑郁药，抑制 5－HT 的再摄取，而发挥抗抑郁作用。此外，本品还抑制缝际区 5－HT 神经元放电，而增强了蓝斑区的活动，形成了突触后膜 β 受体与突触药膜 α_2 受体的低敏感化。主要用于治疗抑郁症或预防其发作。

【用法用量】 口服：开始 50 mg/次，1 次/d，与食物同服用。逐渐增量至 100 mg/d，一般不长期服用（切勿超过 8 周）。

【不良反应与注意事项】 偶见恶心、呕吐、口干、射精困难等。对本品过敏、肝紧功能损伤、孕妇、哺乳期妇女禁用。不宜与单胺氧化酶抑制药合用。有癫痫史者慎用，服用本品者不宜行机器操作。

【制剂】 片剂：50 mg/片、100 mg/片。

黛力新（deanxit）

【镇痛相关药理作用】 本品是二盐酸三氟噻吨与盐酸四甲蒽丙胺的合剂，属新型三环类抗抑郁类药。大剂量三氟噻吨主要拮抗突触后膜的多巴胺受体，降低多巴胺能活性，小剂量主要作用于突触前膜多巴胺自身调节受体（D_2 受体），促进多巴胺的合成和释放，使突触间隙中多巴胺含量增加。四甲蒽丙胺抑制突触前膜对去甲肾上腺素及 5-HT 的再摄取，提高突触间隙内单胺类递质的含量。

【疼痛临床应用】 用于治疗各种神经症（焦虑性、抑郁性、疑病性），自主神经功能紊乱，多种焦虑抑郁状态，多种顽固性和慢性疼痛（偏头痛、紧张性头痛、三叉神经痛）。

【用法用量】 口服：成人，2 片/d，早晨顿服或早晨、中午各 1 片。老年人早晨 1 片服用，维持量 1 片/d。

【不良反应与注意事项】 偶见不良反应有口干，如夜间服药可能影响睡眠，服用大剂量时可出现不安或轻微震颤，不需处理，多可自行消失。注意本品与中枢抑制药物的互相作用。本品与单胺氧化酶抑制剂合用，可导致高血压危象，但又可降低胍乙啶及类似药物的升压作用。

【制剂】 片剂：每片含三氟噻吨 0.5 mg，四甲蒽丙胺 10 mg。

盐酸曲唑酮（美抒玉，trazodone hydrochloride tablets）

【疼痛临床应用】 用于抑郁症和伴随抑郁症状的焦虑症，以及药物依赖者戒断后的精神障碍。

【用法用量】 成人：初始剂量 50~100 mg/d，1 次/d。每 3~4 d 剂量可增加 50 mg/d，最大剂量不超过 400 mg/d，长期维持量应为最低有效剂量，持续数月；有疗效后，可逐渐减量。餐后服药。

【不良反应与注意事项】 可出现低血压和头晕，餐后用药可改善。还有嗜睡、疲乏、头痛、失眠、紧张和震颤等不良反应。严重心脏病、心律失常、意识障碍者禁用。要注意药物之间的相互作用。

【制剂】 片剂：50 mg/片。

喜普妙（西酞普兰，cipramil）

【镇痛相关药理作用】 本品是一种很强的、具有选择性的 5-HT 摄取抑制剂，具有抗抑郁作用。而对胆碱能、毒蕈碱受体、组胺受体和 α 肾上腺能受体无抑制作用。其抗抑郁作用通常在 24 周后建立，对内源性和非内源性抑郁患者同样有效，不影响心脏传导系统和血压。也不影响肝、肾功能，具有最轻度镇静作用，无强化乙醇作用。

【临床应用】 用于抑郁性精神障碍。

【用法用量】 口服：1 次/d，开始量 20 mg/d，无特殊不适时，可增加至 40 mg/d，老年人减量。本药属对症治疗，故必须适当延长用药时间，并坚持连续用药。

【不良反应及注意事项】 常见有恶心、出汗增多、头痛和睡眠时间缩短，偶见癫痫发作。在服用单胺氧化酶抑制剂的患者不可同时使用喜普妙。孕妇及哺乳期妇女禁用。

【制剂】 片剂：10 mg/片、20 mg/片。

氟伏沙明（马来酸氟伏沙明，fluvoxamine maleate）

【镇痛相关药理作用及临床应用】 本品是作用于脑神经细胞的 5-HT 再摄取抑制剂。主要用于抑郁症及相关症状的治疗，也用于强迫症治疗。

【用法用量】 口服。①抑郁症，50~100 mg/d，晚上一次服用，可逐渐增量至有效。可根据个体调节剂量。个别病例日用量 600 mg。若日用量 150 mg，则可分 3 次服用。症状缓解后，应继续用本品至少 6 个月。②强迫症，开始阶段，50 mg/d，服用 3~4 d 后可渐增量，通常有效量 100~300 mg。成人日极限量 <300 mg。儿童应减量。一般 100 mg 以内剂量，可在睡前一次服用。取得良好效果后，可继续用药 10 周。注意用药个体化，用最低有效量。

【不良反应及注意事项】 常见有恶心、呕吐，但用药 2 周后会消失，其次有嗜睡、眩晕、头痛、失眠、焦虑、震颤、口干、多汗、无力、心动过速等。禁与单胺氧化酶抑制剂合用。禁用于对本品过敏者。肝、肾功能受损者慎用，有癫痫病史者禁用。有出血史者慎用，孕妇及哺乳期妇女禁用。不推荐儿童使用。

可使经肝脏代谢的药物分解速度减慢。当与华法林、苯妥英钠、卡马西平和氨茶碱等合用时，会产生明显的临床效应，故应调节这些药物的剂量。本品不与三环类抗抑郁药同时应用。用药期间避免摄入乙醇。

【制剂】 片剂：50 mg/片。

常用抗抑郁药比较见表8－3。

表8－3 常用抗抑郁药比较

	治疗剂量/（mg/d）	不良反应	疗效	半衰期
三环或四环类				
丙米嗪	25～150			
马普替林	25～150			
阿米替林	25～150			
氯丙米嗪	25～150			
多虑平	25～150			
5－HT再摄取抑制剂（SSRIs）				
氟西汀（百优解）	10～60	少	好	长（1～3 d）
帕罗西汀（赛乐特）	20～40	较多	差	短
氟伏沙明（兰释）	50～150	多	差	太短
舍曲林（左乐复）	50～100	少	好	短
西酞普兰（喜普妙）	20～40	少	好	短
曲唑酮（美抒玉）	50～200			
单胺氧化酶抑制剂（MAOIs）				
吗氯贝胺	150～600			
苯乙肼	15～90			
其他				
黛力新	10.5～21			

第八节 维生素类药物

通常按其溶解性将维生素分为两类：水溶性维生素和脂溶性维生素。与治疗疼痛相关的为水溶性B族维生素、维生素C及脂溶性维生素E。维生素类用于辅助治疗疼痛，也确实能增强镇痛效果和促使患者早日康复。经动物试验及临床研究证实：维生素B_1镇痛作用与中枢和外周的阿片受体结合有关。在维生素缺乏时，易引起疾病。如周围神经炎就与维生素的缺乏有关。特别是疼痛患者常处于应激状态或亚应激状态，使机体对维生素的消耗和需求都相应增多，需要及时补充。

维生素B_1（盐酸硫胺，vitamin B_1、thiamine hydrochlorde）

【镇痛相关药理作用】 维生素B_1对神经系统的影响尤为突出，维生素B_1缺乏时，出现感觉神经与运动神经均受影响的多种神经症状，如感觉异常、神经痛、四肢肌肉无力以及肌肉酸痛和萎缩等。

【疼痛临床应用】 用于：①各种神经痛、多发性神经炎、周围神经炎、乙醇性周围神经炎；②自主神经功能紊乱及维生素B_1缺乏的神经系统症候群及脱髓鞘疾病。

【用法用量】 口服：10～30 mg/次，1～3次/d。肌内注射：50～100 mg/次，1～2次/d。

【不良反应及注意事项】 ①注射时偶见过敏反应，严重时可致过敏性休克，有静脉注射引起过敏反应致死的报道。②与碱性药物同服如苯巴比妥钠等可引起变质失效。③维生素B_1注射时可致痛。④临床以口服为宜，剂量宜适当。呋喃硫胺为维生素 B_1 新衍生物，疗效较好、特别对神经系统疾病疗效好。⑤不可静脉注射。⑥服呋喃硫胺后有头昏、乏力、恶心感。

【制剂】 片剂：5 mg/片、10 mg/片。注射剂：10 mg/支（1 ml）、50 mg/支（1 ml）、100 mg/支（2 ml）。

维生素 B_2（核黄素，vitamin B_2、riboflavin）

【疼痛临床应用】 用于：①痛风患者服用丙磺舒治疗时，应肌内注射维生素 B_2；②晚期癌痛中辅助应用阿米替林等三环类抗抑郁药的患者；③偏头痛或肌痉挛。

【用法用量】 口服：5～10 mg/次，3 次/d。肌内或皮下注射：10～30 mg/d。疗程视病情而定。

【不良反应及注意事项】 ①服用后尿呈黄色；②干扰诊断疾病，服维生素 B_2 后尿中光测定儿茶酚胺浓度可呈假性增高，尿胆原测定呈假阳性；③应用吩噻嗪，三环类抗抑郁药、丙磺舒等药，维生素 B_2 需要量增加；④饮酒影响维生素 B_2 的吸收；⑤不宜与甲氧氯普胺合用；⑥宜饭后立即服用；⑦同服丙磺舒可减少维生素 B_2 的吸收。

【制剂】 片剂：5 mg/片、10 mg/片。注射剂：1 mg/支（2 ml）、5 mg/支（2 ml）、10 mg/支（2 ml）。

维生素 B_5（泛酸钙、本多生酸钙，calcium pantothenate）

【疼痛临床应用】 用于维生素 B 缺乏症的辅助治疗，糖尿病四肢疼痛的神经病变，预防关节炎引起的疼痛，与维生素 C 合用治疗系统性红斑狼疮。

【用法用量】 口服：10～20 mg/次，3 次/d。肌内或皮下注射：50 mg/次，1～3 次/d。

【不良反应】 水溶性泛酸盐在肾功能正常时几乎无毒性，无不良反应。

【制剂】 片剂：10 mg/片、30 mg/片。

维生素 B_6（吡多辛、吡多醇，vitamine B_6、pyridoxime）

【镇痛相关药理作用】 本品作为辅酶，作用于蛋白、糖类、脂肪的各种代谢。参与色氨酸转化，将烟酸转化为 5-HT。参与脑内谷氨酸脱羧成 γ-氨基丁酸，以调节大脑兴奋性。与维生素 B_{12} 合用，可促进维生素 B_{12} 的吸收。能防治恶心、呕吐，可能与促进氨基酸的代谢、降低血中氨基酸浓度、减轻对催吐化学感受区的刺激作用有关。对维持细胞免疫功能有一定作用。

【疼痛临床应用】 广泛用于各种疼痛性疾病的治疗，如各种神经系统疾病、周围神经炎、各种软组织病变，有促进修复的作用。动物实验发现，补充维生素 B_6 有助于恢复免疫功能。

【用法用量】 口服：10～20 mg/次，3 次/d。皮下、肌内、静脉注射：50～100 mg/次，1 次/d。

【不良反应及注意事项】 过敏反应罕见，偶有静脉注射致过敏性休克并严重心律失常的报道。长期持续几个月服用可引起严重神经感觉异常，进行性步态不稳至足麻木、手不灵活，停药后可缓解。服用雌激素时应增加维生素 B_6 的用量。

【制剂】 片剂：10 mg/片。缓释片：50 mg/片。霜剂：12 mg/支。注射剂：25 mg/支（1 ml），50 mg/支（1 ml）、100 mg/支（2 ml）。

维生素 B_{12}（氰钴胺素，钴胺素，vitamin B_{12}、cobalamine）

【镇痛相关药理作用】 本品为一种含钴的红色化合物，需转化为甲基钴胺和辅酶 B_{12} 后才具有活性。维生素 B_{12} 作为辅酶参与体内许多生化代谢反应，具有广泛的生理作用。维生素 B_{12} 能促使甲基丙二酸变成琥珀酸，从而对神经髓鞘中脂蛋白的形成，保护中枢和外周的有髓神经纤维的功能完整性起重要作用。维生素 B_{12} 缺乏时可引起脑、脊髓和外周神经变性，脂肪酸代谢障碍。维生素 B_{12} 的缺乏可以导致蛋氨酸 8-腺苷蛋氨酸的合成障碍，很可能是神经系统病变的原因之一。有研究报道，维生素 B_{12} 对交感神经有麻醉性阻滞作用，可解除血管痉挛，增加局部血流，从而阻断疼痛的恶性循环，产生镇痛作用。维

生素 B_{12}对神经亲和力强，有修复神经髓鞘、促进再生作用。

【疼痛临床应用】 维生素 B_{12}对神经亲和力强，具有修复神经髓鞘及促进再生等药理作用，因此广泛用于各种疼痛性疾病的阻滞治疗，尤其用于各种神经痛、神经炎及神经萎缩。目前已将维生素 B_{12}作为镇痛液的常规配方药物之一。

【用法用量】 肌内注射：各种神经疼痛，0.5～1 mg/次，1 次/d。神经性疾病，可适当增加剂量。疼痛治疗：镇痛液中加入 B_{12} 0.5～1 mg。

【不良反应及注意事项】 肌内注射偶可引起皮疹、瘙痒、腹泻及过敏性哮喘，极个别发生过敏性休克。可引起低血钾及高尿酸血症。痛风患者如用维生素 B_{12}，由于加速核酸降解，血尿酸升高，可诱发痛风发作，应予注意。神经系统疾病患者，在诊断未明确前，不宜应用维生素 B_{12}，以免掩盖亚急性综合变性的临床表现。维生素 B_{12}不能做静脉注射。抗生素可影响血清和红细胞内维生素 B_{12}测定。

【药物相互作用】 ①应避免与氯霉素合用，否则抵消维生素 B_{12}的造血作用。②与抗癌药、秋水仙碱及新霉素、对氨基水杨酸钠、苯巴比妥钠、苯妥英钠等合并应用，可减少维生素 B_{12}从肠道吸收。③在试管中试验维生素 C 可破坏维生素 B_{12}。临床上也有报道长期大量服用（3 g/d）维生素 C 的志愿者，血中维生素 B_{12}浓度降低。

【制剂】 注射剂：50 μg/支（1 ml）、100 μg/支（1 ml）、500 μg/支（1 ml）、1 000 μg/支（1 ml）。甲钴胺制剂（弥可保）：糖衣片，500 μg/片；注射剂，500 μg/支。

维生素 C（抗坏血酸，vitamine C、ascorbic acid）

【镇痛相关药理作用】 本品在体内处于氧化型和还原型的动态平衡中，它是强还原剂，参与体内多种氧化还原反应，在物质代谢和细胞呼吸中发挥重要作用。参与氨基酸的代谢及神经递质的合成。维生素 C 对于容易被氧化破坏的维生素 A、E 及部分 B 族维生素有保护作用。维生素 C 可清除体内产生的自由基，表现为强的抗氧化作用。参与儿茶酚胺和 5－HT 的合成，参与胆汁酸的生成和生物转化作用。

【疼痛临床应用】 ①镇痛：长期服用阿司匹林及巴比妥类药治疗疼痛的患者，补充维生素 C 可加快阿司匹林的吸收，提前达到治疗浓度；针刀治疗的患者，应补充维生素 C，增强机体抗感染能力及促进组织修复能力。②用于传染病患者：增强抗病能力，增加机体免疫功能。

【用法用量】 口服：50～100 mg/次，2～3 次/d。

【不良反应及注意事项】 ①可出现过敏反应。②大剂量可产生腹泻、皮疹、胃酸过多，促使泌尿系草酸盐结石形成、深静脉血栓形成和引起突然死亡。③应避光保存，变色则不能使用。④长期服用阿司匹林可使尿中维生素 C 的排泄增加，同时阻碍维生素 C 在体内贮存，故应补充维生素 C，防止缺乏。⑤同时服用巴比妥类及四环素等药物时能使维生素 C 从尿排泄显著增快。

【制剂】 片剂：25 mg/片、50 mg/片、100 mg/片。泡腾片：0.5 mg/片、1 g/片。注射剂：0.1 g/支（2 ml）、0.25 mg/支（2 ml）、0.5 g/支（5 ml）、2.5 g/支（20 ml）。

腺苷钴胺（辅酶维生素 B_{12}，cobamamide）

【镇痛相关药理作用及疼痛临床应用】 本品是体内维生素 B_{12}的两种活性辅酶形式之一，参与体内核酸的合成及胆碱、氨基酸、蛋白质、脂肪的代谢，是细胞生长繁殖和维持神经系统髓鞘完整所必需的物质。其优点是利用率高、活性强、排泄慢。临床用于神经系统性疾患，如多发性神经炎、三叉神经痛、坐骨神经痛、神经麻痹、营养性神经疾患。

【用法用量】 口服：0.25～0.50 mg/次，3 次/d。肌内注射：0.5～1 mg/次，1 次/d。

【不良反应】 偶有过敏反应，包括过敏性休克。

【制剂】 片剂：0.25 mg/片。注射剂：0.5 mg/支（1 ml）。

维生素 E（生育酚、产妊酚，vitamin E）

【镇痛相关药理作用】 ①具有强大的抗氧化作用，其本身对氧敏感，易被氧化，故在体内可保持其他物质免被氧化。②可消除由于过氧化脂质与蛋白结合而形成的类脂褐色素，而该物质在细胞中的沉积可影响细胞的正常功能，加速组织细胞的凋亡，故维生素 E 有抗衰老作用。③维生素 E 促进小血管及毛细胞增生，改善外周循环。④改变糖尿病的代谢异常。

【疼痛临床应用】 用于镇痛，是治疗骨质疏松症的辅助药物以及进行性肌营养不良引起疼痛的辅助药物。亦用于治疗进行性肌营养不良症、小腿痉挛、间歇性跛行；用于延缓衰老。

【用法用量】 口服：10～100 mg/次，2～3 次/d；肌内注射：5～10 mg/次。

【不良反应及注意事项】 ①长期服用易引起血小板聚集和血栓形成及免疫功能降低。②大剂量长时间服用，有患者发生恶心、头痛、眩晕、视力模糊、疲劳、月经过多、闭经。③偶有患者皮肤皲裂、唇炎、口角炎、胃肠功能紊乱、肌无力，停药后上述反应可逐渐消失。④偶可引起低血糖、凝血酶原降低。若每日量超过 400 mg，疗程 1 年，特别是与雌激素并用时，诱发血栓性静脉炎的机会增加。⑤如食物中硒、维生素 A、含硫氨基酸不足时，或含有大量不饱和脂肪酸时，应补充维生素 E。

【制剂】 片剂：10 mg/片、50 mg/片。胶囊剂：50 mg/丸、100 mg/丸。注射剂：50 mg/支（1 ml）。

第九节　酶类药物

酶是构成生物机体细胞与组织成分的一类具有催化能力的特殊蛋白质，是机体内的重要活性物质，生物体内的一切代谢过程几乎都在酶的催化下进行，其作用具有高度的特异性。近年来各种酶类药物的临床应用扩大到疼痛治疗领域内，从主要用于助消化和诊断扩大到抗炎、抗凝血及其他许多范围。

玻璃酸酶（透明质酸酶，hyaluronidase ronidase）

【镇痛相关药理作用】 本品是从哺乳动物睾丸中提取的一种能水解玻璃酸黏多糖的酶，属内切糖苷酶，能催化透明质酸等酸性黏多糖水解产生丁糖为主的寡糖，其黏滞性明显下降。透明质酸是组织基质的主要成分，可限制水分和其他细胞外物质的扩散。本品解聚透明质酸后，可提高毛细血管和组织通透性，从而使注入药液以及局部渗出或漏出液易于扩散和吸收，是一种药物扩散剂。动物实验证明，可使成纤维三成减少，有预防和治疗粘连作用。

【疼痛临床应用及用法用量】 用于：①促进外伤或手术后水肿或血肿的吸收；②治疗椎间盘突出症、膝关节退变性关节炎；③软组织损伤后疼痛。常用量 50～150 U 溶于生理盐水，配成 0.7、1.5、2.0 U 的注射液，事先注射于灌注部位。

【注意事项及不良反应】 ①过敏反应，用前做皮试（试验液 15 U/ml）。②禁用于感染区和肿瘤部位，以防扩散。③本品不能静脉注射。④应现用现配制，防止效价降低。⑤水杨酸类能抑制本品作用。

【制剂】 粉针剂：150 U/支、1 500 U/支。

胶原酶（collagenase）

【镇痛相关药理作用】 本品是从组织梭状芽孢杆菌发酵而得到的蛋白酶，具有独特的消化天然胶原蛋白和变性胶原的能力。由于对坏死组织有较强的消化作用，故可促进上皮细胞生长，加快创口愈合，同时不影响人体正常神经血管和肌肉组织。

【疼痛临床应用】 用于经保守疗法无效的腰椎间盘突出症溶盘。

【用法用量】 注射方法：患者侧卧，定准进针部位，在 X 射线引导下，针进入椎间孔或硬膜外间隙或椎间盘内。在注射本品前，先用生理盐水 2 ml，将胶原酶 1 200 U 溶解。椎间孔内硬膜外间隙或椎间盘内注射，1 200 U/次。

【不良反应及注意事项】 ①少数患者注入本品后可有疼痛加剧，必要时以镇痛药缓解。②为防止过敏反应发生，在注入本品前应先用 5% 葡萄糖液 20 ml 加地塞米松 5 mg 静脉注射。③做椎间盘溶盘治疗必须是经过专门培训的医师，操作应严格无菌，严禁损伤脊神经根及周围组织。④肝肾功能不全、心血管疾病、孕妇及对本品过敏者禁用。

【制剂】 注射用胶原酶粉针剂：600 U/瓶、1 200 U/瓶。外用软膏剂：每 100 g 含胶原酶 0.5 g (50 U/mg)，新霉素 1 g，凡士林 9.85 g（含液体石蜡 1.5～2.0 g）。

第十节　神经破坏药物

目前《中华人民共和国药典》及相关药理学书籍未专门列出神经破坏药（neurolytic drugs），但临床治疗疼痛惯于将神经毁损的常用药苯酚（phenol，carbolic acid）、乙醇（ethyl，alcohol）称为神经破坏药。利用其对周围神经的破坏作用，产生较长时间的痛觉消失。神经细胞脱水、变性，导致神经组织的传导功能中断，从而达到长期镇痛，或阻断传导传出信息之功能。临床主要用于癌性疼痛与某些顽固性疼痛的治疗，也可用于运动神经的破坏，如面肌痉挛的治疗等。常用的主要是苯酚和乙醇。

【物理化学性能】

1. 乙醇（酒精，CH_3CH_2OH） 普通乙醇含乙醇量为 95.57%，相对密度 0.816。无水乙醇，含乙醇在 99.5% 以上，又称为分析醇。乙醇为无色透明液体，沸点 78.5 ℃，易燃，相对分子质量为 46.05。无水乙醇对水有很强的亲和力，能迅速从空气中吸收水分，故必须在致密容器内保存。乙醇容易氧化，一旦与空气接触，便会缓慢形成乙醛。乙醇于胃肠道内很快吸收，在体内氧化成二氧化碳和水，除少量经肺、汗腺和其他分泌方式排泄外，约 20% 无改变地从尿中排出。

2. 苯酚（酚，石炭酸，C_6H_5OH） 沸点 182 ℃，易溶于乙醚、乙醇、苯、氯仿等有机溶剂中，在 25 ℃时 100 g 水能溶解苯酚 6.7 g，68 ℃以上时可完全溶于水，故苯酚水溶液难以配成高浓度。如果需要强效制剂应以 50% 水和甘油合剂（体积分数）作为溶媒。临床制剂有 5% 或 8% 的苯酚水溶液，还有 10% 苯酚水甘油溶液。苯酚在甘油内溶解缓慢，需加温以加速溶解。为延缓其吸收，亦可配制成 5%、10%、15% 苯酚甘油溶液，其效果也相应增强。注药后苯酚从甘油中逐渐释放出来，然后发挥作用。苯酚易氧化，应贮存于棕色瓶内，并注意避光。

【镇痛相关药理作用】 神经破坏药是一种强蛋白凝固药，可使神经纤维脱髓鞘，并出现退行性改变，也可使神经纤维脱水、变性，染色质溶解，从而使神经纤维失去传递功能。不仅可使神经纤维变性，也可损伤周围组织，甚至造成周围血管的损伤。神经破坏药对周围神经的破坏是可逆的，经过一定时间，神经可以再生，功能仍可恢复，破坏程度及恢复时间，可因药物的性质、浓度、剂量、个体差异而不同。

【临床应用及用法用量】

1. 临床应用指征 神经破坏药的并发症多，有的很严重，且难免对正常组织造成损伤，故应严格掌握其适应证。一般只用于以下几种情况：①癌性疼痛，包括良性肿瘤侵及神经根或神经干受压，用药物及其他方法无法控制的剧痛；②顽固性或反复发作的剧烈痛用各种方法难以控制者，如三叉神经痛；③某些需反复多次进行神经阻滞治疗的疾病，如反射性交感神经萎缩症、面肌痉挛等。

2. 应用方法 ①蛛网膜下隙脊神经破坏时，多选用乙醇。95%～99% 浓度的为轻密度液。使需阻滞侧向上 45°，目的在于阻滞脊神经后根。一般用量 2 ml，注药速度 0.1 ml/min，镇痛作用可持续 2 个月至 1 年。②硬膜外腔脊神经破坏术，多选用 5%～10% 的苯酚甘油，尤其是高位镇痛、双侧镇痛，并发症较少，一般注射 5～10 min 后疼痛消失，持续时间 3～12 个月不等。③三叉神经节阻滞，常选用无水乙醇，效果较好，一般用量 0.2～0.4 ml，镇痛持续时间 3～24 个月，有报道镇痛时间长达 9 年。

【注意事项】 ①神经破坏药用前一定要和患者家属讲明利弊，签订同意书，以免造成不必要的纠纷。②因神经破坏药对神经有强烈的刺激性，注射前应先用局麻药，可减轻疼痛症状，又可了解阻滞范围。③双侧顽固性疼痛治疗时，应先阻滞一侧，隔 3～5 d 后，待药效与身体反应稳定后，再做另一侧。尤其是腹腔神经丛与交感神经节阻滞，因对循环系统影响大，更应注意。④椎管内脊神经破坏时，应慎重，如应用不当，可致截瘫，为了安全，可首选硬膜外阻滞，先从低浓度、小剂量开始，视效果可隔一定时间再加大浓度。

【制剂】 ①5%苯酚水溶液较易配制：8%或 10%苯酚甘油，可按甘油与水各 50%（体积分数）配成，再配制苯酚甘油水溶液。用多孔玻璃滤器过滤后装成安瓿，每安瓿 2 ml，115 ℃高压消毒30 min，宜避光低温处保存，有效期 1 年。5%、7.5%、10%、15%苯酚甘油溶液：甘油需先在 120 ℃时干燥，冷却后将苯酚结晶溶于甘油中，在未冷却前，以多孔玻璃滤器滤过，干热 150 ℃消毒 1 h，每安瓿 2 ml 或 5 ml，避光保存，低温贮存，有效期 1 年。②注射用无水乙醇，为避免分装时吸水，最好在正压下用溶媒惰性膜滤器过滤，高压 155 ℃，消毒 30 min，安瓿打开后应立即使用。有效期 2 年。

第十一节　抗代谢药物

一、抗痛风药

抗代谢药物无直接镇痛作用，但在疼痛治疗中常需配合应用，才达有效的镇痛效果。

别嘌醇（别嘌呤醇、痛风宁、羟吡唑嘧啶，allopurinol）

【镇痛相关药理作用及临床应用】 本品为黄嘌呤氧化酶抑制剂，阻断黄嘌呤和次黄嘌呤，通过黄嘌呤氧化酶氧化成尿酸的过程而减少尿酸的生成，使血中尿酸浓度降低，减少尿酸盐在骨、关节及肾脏的沉着。临床用于痛风、痛风性肾病。

【用法用量】 口服：常用量 0.1 g/次，2～3 次/d；或 0.2～0.4 g/d，分 3 次口服。痛风：初量 50 mg/次，2～3 次/d，逐渐增至 0.2～0.4 g/d。严重痛风，必要时可用至 0.6 g/d，小儿 8 mg/(kg·d)。高尿酸血症伴有白血病：初量 0.2 g/次，3 次/d，维持量 0.3～0.4 g/d，分次服或视血尿酸下降情况而定。尿酸结石：0.1～0.2 g/次，1～4 次/d 或 0.3 g/次，1 次/d。

【不良反应】 较少，偶有胃肠道反应，如消化不良、恶心、呕吐、腹泻及皮疹、周围神经炎、对肝脏和造血器官的损害等。

【注意事项】 孕妇、哺乳期妇女不宜用。肾功能减退者慎用或减量使用。本品使用初期可诱发痛风，故于开始 4～8 周内，可与小剂量秋水仙碱合用。服药期间多饮水，并使尿液呈中性或碱性。不可与铁盐、氯化钙、磷酸钾（钠）、地塞米松、吡嗪酰胺、美加明、布美他尼同用，否则可增加血中尿酸浓度。

【制剂】 片剂：0.1 g/片。

秋水仙碱（colchicine）

【镇痛相关药理作用及临床应用】 本品为抗痛风药。但无降血尿酸作用。可用于急性痛风发作，对痛风预防也有一定疗效。

【用法用量】 口服：急性痛风发作，初量 1 mg/次，以后每 2 h 一次，0.5 mg/次，服至剧痛缓解或有胃肠道反应时为止，24 h 内总量不得超过 3 mg。症状 24～48 h 内减轻。此后 0.5 mg/次，2～3 次/d，共7 d。预防痛风发作，0.5～1 mg/次，睡前服。

【不良反应及注意事项】 有恶心、呕吐、腹泻、腹痛、便秘等。长期用药可致粒细胞减少，再生障碍性贫血、脱发、多发性神经炎等。大剂量服用引起血性腹泻，并伴有血尿和少尿的肾功能损害症状，以及休克、神经肌肉接头抑制、喉和皮肤烧灼感。孕妇禁用。年老体弱、心血管及胃肠道疾病或肝、肾功能不全及哺乳期妇女不用。服药期间应密切观察患者情况，如果出现毒性反应，应立即停药。血液透析无效。

【制剂】 片剂：0.5 mg/片、1 mg/片。

苯溴马隆（痛风利仙、苯溴香豆素、溴酚呋酮，benzbromarone）

【镇痛相关药理作用及临床应用】 本品具有抑制肾小管对尿酸的重吸收作用，从而降低血中尿酸浓度，使高尿酸血症或痛风患者的血清与尿中尿酸值于数天内恢复正常，并稳定保持在持续服药期间尿酸的正常排泄，使治疗后所降低的血尿酸值甚至比基础值低，以避免突发性的促尿酸排泄及早期尿酸性肾病。临床用于原发、继发性或反复发作高尿酸血症和痛风性关节炎及痛风患者。

【用法用量】 口服：早饭后25～100 mg/d，1次/d，剂量逐渐增加，最高达100 mg，连用3～6个月。

【不良反应】 较少，少数患者有腹泻和粒细胞减少。

【注意事项】 孕妇及肾功能不良者禁用。阿司匹林及水杨酸制剂、吡嗪酰胺可使本品疗效下降。用药期间多饮水，并将尿酸调整至6.2～6.8 mmol/24 h最好，定期检查血象。

【制剂】 片剂：50 mg/片。痛风利仙片：每片含别嘌醇100 mg，苯溴马隆20 mg。

丙磺舒（羧苯磺胺，probenecid）

【镇痛相关药理作用及临床应用】 本品能抑制尿酸盐在近曲肾小管的主动再吸收，增加尿酸盐的排泄而减少尿酸盐在组织中的沉积，亦可竞争性抑制弱有机酸如青霉素类、头孢菌素类等在肾小管的排泄，提高和延长这些抗生素的血浆浓度，起到增强和延长药效的作用。临床用于慢性痛风治疗。

【用法用量】 口服：治疗慢性痛风，开始时0.25 g/次，2次/d，1周后可增至0.5～1 g/次，2次/d。

【不良反应】 偶有恶心、呕吐、胃肠不适、皮疹、药热。少数患者在治疗慢性痛风时可出现急性痛风发作，此时可服用秋水仙碱加以抑制。

【注意事项】 肾功能不良者，对磺胺类药物过敏者禁用。有溃疡病者、孕妇、哺乳期妇女慎用。本品能抑制水杨酸盐的排泄，故二者不能同服。服用时应加服碳酸氢钠，并大量饮水以防尿酸盐在泌尿道中沉积形成结石。本品无镇痛与消炎作用，故不适用急性痛风。

【制剂】 片剂：0.25 g/片。

二、抗骨质疏松药

防治骨质疏松的药物分为抑制骨吸收和刺激骨形成两类。

密钙息（降钙素，miacalcic、salcalcitonin）

【镇痛相关药理作用及临床应用】 本品是参与钙及骨质代谢的一种多肽类激素，其作用是通过骨骼、胃肠道和肾脏的调节使血钙降低，主要作用有：①能抑制骨骼中破骨细胞的溶骨作用，抑制骨钙再吸收而防止骨骼破坏；还可抑制骨盐的溶解和转移，抑制骨质分解，提高骨的更新率，增加尿钙、尿磷的排泄。本品还能对抗甲状旁腺激素对骨骼的作用。②可抑制肠道转运钙，抑制胃酸、胃泌素和胰岛素的分泌。还可抑制促甲状腺激素、黄体生成激素和生长激素的分泌。③减少肾小管重吸收，使尿钙、磷、钠排出量增加，但不会使血钙降至正常范围以下，对钾和氢离子的影响很小。④镇痛作用与抑制PG的合成、内啡肽作用及中枢镇痛有关。临床用于老年性骨质疏松症伴有骨痛、变形性骨炎、高钙血症及高磷酸血症、神经营养不良疾病、癌症骨转移所致骨痛等。

【用法用量】 骨质疏松症：50～100 U，每日或隔日1次，皮下或肌内注射。骨痛伴骨质溶解者，100～200 U/d，1～2次/d静脉注射或肌内、皮下注射。绝经后骨质疏松症：皮下或肌内注射，100 U/d。变形性骨炎，每日或隔日1次，100 U/次，皮下或肌内注射。神经营养不良性疾病，开始2～4周内100 U/d，6周后改为100 U/次，3次/周，皮下或肌内注射。高钙血症危象的急症治疗：5～10 U/(kg·d)加入生理盐水500 ml内缓慢静脉滴注，6 h滴完或分2～4次缓慢静脉注射。慢性高钙血症的长期治疗：5～10 U/d，分2次用，皮下或肌内注射。

【不良反应】 脸和手潮红伴有热感，偶有恶心、呕吐、腹泻、尿频、寒战。用动物来源的降钙素时，可引起过敏反应。

【注意事项】 本品为人工合成的蛙鱼降钙素制剂。过敏反应有喘息、眩晕、耳鸣等，应立即停药。孕妇和哺乳期妇女不宜用。

【制剂】 注射液：10 U/支、50 U/支、50 U/支、100 U/支。喷鼻剂：50 U/支、100 U/支。

益钙宁（依降钙素，elcatonin）

【镇痛相关药理作用及临床应用】 本品能显著地降低血清钙，具有抑制骨吸收、促进骨形成、对骨组织学、力学、生化学有改善作用，能提高肌肉收缩功能，具有抗炎和中枢性镇痛作用。临床用于骨质疏松引起的疼痛、变形性骨炎、高钙血症。

【用法用量】 皮下、肌内注射：骨质疏松引起的疼痛，10 U/次，2次/周。高钙血症，40 U/次，2次/d，可根据年龄及血钙浓度适当增减。变形性骨炎，40 U/次，1次/d。

【不良反应及注意事项】 偶可引起休克，应停药。出现皮疹、荨麻疹等过敏性疾病，应停药。有时出现恶心、呕吐、腹泻、食欲减退、胃灼热、脸潮红、胸部压迫感、水肿、全身乏力，偶有哮喘发作、出汗、指端麻木、尿频、视物模糊、腹痛、耳鸣、口渴等。对本品过敏者及支气管哮喘者慎用或禁用。孕妇、哺乳期妇女和小儿使用的安全性尚未确立，应慎用。老年患者应适当减量。

【制剂】 注射液：10 U/支（1 ml）、20 U/支（1 ml）、40 U/支（1 ml）、50 U/支（1 ml）、100 U/支（1 ml）。喷鼻剂：10 U/支、100 U/支。

依替膦酸二钠（羟乙膦酸钠、依膦，etidronate disodium）

【镇痛相关药理作用及临床应用】 本品对骨代谢具有调节作用，5 mg/d能抑制骨的吸收，防止骨质的丢失，20 mg/d抑制骨形成。临床适用于原发骨质疏松症和绝经后骨质疏松症。

【用法用量】 口服：1片/次，2次/d，两餐间服，或遵医嘱。

【不良反应及注意事项】 偶有腹部不适、腹泻、便秘、呕吐、口炎、头痛、咽喉灼热感、皮肤瘙痒、皮疹等症状。服药2 h内避免食用高钙食品，如牛奶或奶制品以及含矿物质的维生素或抗酸药，肾功能损害者、孕妇及哺乳期妇女慎用。若出现皮肤过敏症状应停止用药。长期大剂量应用，可引起骨矿化障碍，导致骨软化和骨化。

【制剂】 片剂：200 mg/片。

氯屈膦酸二钠（骨膦、氯甲双膦酸二钠，clodronate disodium）

【镇痛相关药理作用及临床应用】 本品具有强力的破骨细胞活性抑制作用从而抑制骨吸收。本品可导致破骨细胞形态学改变。对消除溶骨性骨转移及高钙血症导致的剧痛十分有效，可避免或延迟骨骼性骨转移的继续恶化，亦可防止高钙血症及保持血清钙浓度的正常水平。用于癌症引起的溶骨性骨转移，老年性骨质疏松症引起疼痛、高钙血症等。

【用法用量】 口服：2次/d，3粒/次，或3次/d，2粒/次。对正常血清钙水平患者，4粒/d。伴有高钙血症者，8粒/d。必须在饭前1 h空腹服用。静脉滴注：3～5 mg/(kg·d)，用生理盐水500 ml稀释，每次滴注时间控制在3～4 h，可连续用3～5 d，一般不应连续输注超过7 d。

【不良反应及注意事项】 有可能出现腹痛、气胀和腹泻，少数情况下有眩晕和疲劳症状。严重肾功能不全者禁用。高血钙患者输注前必须先达到体液平衡。本品不可与含钙或二价阳离子的药物合用，用药期间避免服用奶类食品以及抗酸剂。对二磷酸盐过敏者禁用。

【制剂】 片剂：200 mg/片。胶囊剂：300 mg/粒。注射剂：300 mg/支。

维生素D_2（骨化醇、麦角钙化醇，vitamin D_2）

【镇痛相关药理作用及临床应用】 本品能促进钙、磷在肠内的吸收，维持血钙、磷的平衡，有利于促进钙、磷在骨中的沉着，促进骨组织钙化。临床用于防治钙、磷代谢功能不全而致的佝偻病、骨质疏松症、婴儿手足抽搐症，也用于治疗癫痫病、关节炎、肾性骨病、腕骨综合征等。

【用法用量】 口服：预防400～800 U/d。佝偻病、骨质疏松症，5 000～10 000 U/d。甲状旁腺功能低下症，2.5万～20万U/d，同时口服钙剂，症状被控制后，改为维持量2.5万～10万U/d。儿童1万～2.5万U/d。肌内注射：30万～60万U/次。

【不良反应及注意事项】 大剂量连续应用数周可引起中毒症状，表现为高血钙症、疲劳、头痛、口腔金属味、恶心、呕吐、腹泻、多尿、蛋白尿、肾功能减退等。儿童则有智力和生理的迟滞发育、线性生长抑制。使用本品前应先口服钙剂数日。对维生素D过敏者及维生素D过多综合征、高钙血症、高磷酸盐症、肾性骨营养不良合并高磷酸盐血症、营养吸收障碍综合征、肾功能减退、冠心病、哺乳期妇女、动脉粥样硬化患者、老年人、有肾结石者慎用。

【制剂】 维生素D_2胶性钙注射液：1 ml/支、10 ml/支。维生素D_2胶丸：1万U/粒。维生素D_2片：5万U/片。维生素D_3注射液：15万U/支（0.5 ml）、30万U/支（1 ml）、60万U/支（1 ml）。

阿法骨化醇（1－α－羟化维生素D_3、阿法D_3，alfacalcidol）

【镇痛相关药理作用及临床应用】 本品经肝脏转化成1，25－二羟维生素D_3，在体内起钙和磷平衡调节作用。由于增进了体内循环中的1，25－二羟维生素D_3水平，从而增加钙和磷的肠道吸收，促进骨骼钙化作用，降低血浆中甲状旁腺激素水平和减少骨钙消融，解除骨骼、肌肉疼痛以及改善绝经、衰老和类固醇引起的骨质疏松有关的肠道钙吸收不良。临床用于骨质疏松症、肾性骨病等。

【用法用量】 口服：骨质疏松症，0.25 μg/次，2次/d，维持量为0.25～0.5 μg/d；其他病症初始剂量为成人及体重在20 kg以上的儿童1 μg/(kg·d)，老年人0.5 μg/d，维持量为0.25～1 μg/d。

【不良反应及注意事项】 长期大剂量服用或患有肾损伤的患者可能出现恶心、头昏、皮疹、便秘、厌食、呕吐、腹痛等高血钙征象，停药后即可恢复正常。孕妇不宜用。高磷酸盐血症患者慎用。应定期检查血钙。服用本品时，应补钙剂。不宜与镁剂同用。

【制剂】 胶囊剂：0.25 μg/粒。片剂：0.25 μg/片、0.5 μg/片、1.0 μg/片。

骨化三醇（罗钙全、钙三醇，calcitriol）

【镇痛相关药理作用】 本品为人体内维生素D_3最重要的代谢活性产物之一，正常情况下，骨化三醇由其前体25－羟胆固化醇在肾脏合成，骨化三醇能促进肠道对钙、磷的吸收，并且调节骨质的钙化。使用本品可恢复肠道对钙的正常吸收，纠正低血钙，延缓肌肉骨骼疼痛，并助于恢复或降低过高的血清碱性磷酸酶和甲状旁腺激素的水平。

【疼痛临床应用】 临床用于绝经后及老年性骨质疏松症，肾性骨营养不良症等。

【用法用量】 口服：①绝经后及老年骨质疏松症，推荐剂量，0.25 μg/次，2次/d。用药后3～6个月应监测血钙、磷及血肌酐。如果正常，可6个月监测一次；②肾性骨营养不良，最初剂量，每次0.25 μg/次，1次/d，连服2～4周。注射：剂量，开始0.5 μg/次，3次/周。用药4周后，测血钙无变化，可每隔2～4周将用量增高0.25 μg/d。在此期间，每周查血钙2次。

【不良反应及注意事项】 ①偶有注射部位痛、红肿和过敏反应。剂量大可出现软弱无力、头痛、嗜睡、恶心、骨痛、多尿、烦躁、厌食，甚至高血压、心率失常等。②儿童、孕妇、哺乳期间避免使用本品。③注意本品与消胆胺、含镁制剂之间的相互作用。④使用期间停用维生素 D 制剂及其衍生物，并注意饮食。

【制剂】 胶囊：0.25 μg/粒、0.5 μg/粒。注射剂：1 μg/支、2 μg/支。

阿仑膦酸钠（福善美、固邦，alendronate sodium、fosamax）

【镇痛相关药理作用及临床应用】 本品为第三代氨基二磷酸盐类骨吸收抑制剂。通过抑制破骨细胞的活性而发挥抗骨吸收作用。没有骨矿化抑制作用。使用本品治疗的患者 96% 脊椎的骨量增加。绝经后又骨质疏松的妇女椎体畸变、身高缩短、骨折发病率等均获得改善。主要用于绝经后女性的骨质疏松症及男性骨质疏松症。

【用法用量】 口服：推荐剂量，10 mg/d，早餐前 30 min 整片次吞服。

【不良反应及注意事项】 少数人有胃肠道反应，偶有头痛、肌肉痛，罕见皮疹等。服药前、后 30 min内不宜服奶制品，服药后 30 min 内不要躺卧。妊娠、哺乳妇女及儿童不宜使用。胃肠道功能紊乱者慎用。用本品前必须先治疗矿物质代谢紊乱。如果同时服用抗酸药物、补钙剂，会干扰本品吸收。

【制剂】 片剂：10 mg/片。

碳酸钙（calcium carbonate）

【临床应用】 用于预防骨质疏松症，钙的补充药物。

【用法用量】 口服：1 ~2 片/次，3 次/d。

【注意事项】 血钙及尿钙过高、肾功能损伤、服用洋地黄药物期间禁用本品。

【制剂】 片剂：①钙尔奇 D_3，每片含维生素 D_3 125 g、碳酸钙 600 mg；②凯思立，每片含维生素 D_3 200 g、碳酸钙 1 250 mg；③逸得乐，每片含维生素 D_3 400 g、碳酸钙 1 250 mg。

骨肽（西若非）

“强骨胶囊”及“仙灵骨藻胶囊”亦是治疗骨质疏松症的常用药物。

第十二节　其他相关药物

一、抗酸药、抗消化性溃疡药、胃肠动力药和止吐药

作用于消化系统的药物与疼痛治疗无关，但是在治疗疼痛的过程中，往往出现一些消化道的不良反应，而必须使用这些药物，即为疼痛治疗的辅助药物，故简短介绍常用药物。①中和胃酸及抑制胃酸分泌药：如氢氧化铝凝胶、雷尼替丁、西咪替丁、奥美拉唑等。②胃黏膜保护药：如胃膜素、枸橼酸铋钾。③胃肠动力药及止吐药：如西沙必利、甲氧氯普胺、昂丹司琼、格拉司琼等。

雷尼替丁（善胃得、甲硝呋胍，ranitidine）

【疼痛临床应用】 本品为选择性的 H_2 受体拮抗剂。临床主要用于治疗十二指肠溃疡、术后溃疡、反流性食管炎服抗炎镇痛药后引起恶心等。

【用法用量】 口服：150 mg/次，2 次/d。肌内注射或静脉注射：50 mg/次，6 ~8 h 一次。静脉注射

应缓慢。静脉滴注：50 mg/次，2～3 次/d，滴速 25 mg/h。

【注意事项】 孕妇、哺乳期妇女和 8 岁以下小儿禁用；肝、肾功能不全者慎用。本品主要经肾排泄，肾病患者应定期检查肾功能及调整剂量。与其他药物相互作用不明显，无抗雄激素作用。本品可降低维生素 B_{12} 的吸收，长期使用可使维生素 B_{12} 缺乏。

奥美拉唑（洛赛克、渥米哌唑、奥克，omeprazole）

【疼痛临床应用】 本品特异性地作用于胃黏膜壁细胞，降低壁细胞中的 H^+，K^+ – ATP 酶（称为“质子泵”）的活性，从而抑制基础胃酸和刺激引起的胃酸分泌。临床用于胃及十二指肠溃疡、反流性食管炎、急性胃黏膜出血及药物引起的消化道反应等。本品能较快的缓解胃灼热和疼痛。

【用法用量】 口服：治疗溃疡，20 mg/次，1 次/d，疗程 2～4 周。静脉注射：治疗溃疡出血，40 mg/次，每 12 h 一次，连用 3 d。

【不良反应及注意事项】 ①消化道反应，如恶心、上腹痛、腹胀等。②长期用本品可引起高胃泌素血症。③妊娠、哺乳期妇女和儿童不宜用，疑为癌性溃疡患者，排除后再用药。对本品过敏者、严重肾功能不全及幼儿禁用。本品具有酶抑制作用，所以在用地西泮、苯妥英钠等药时应注意。

【制剂】 胶囊剂：20 mg/粒。肠溶片：20 mg/片。注射粉针剂，40 mg/支。

米索前列醇（喜克溃、米索普特，misoprostol）

【疼痛临床应用】 本品抑制胃酸分泌的作用机制尚未阐明。主要用于胃及十二指肠溃疡。在保护胃黏膜不受损伤方面比西咪替丁更有效。

【用法用量】 口服：200 μg/次，4 次/d，餐前和睡前用药，4～8 周为一疗程。

【不良反应及注意事项】 主要有稀便或腹泻。孕妇及对前列腺素过敏者禁用。脑血管或冠状动脉病变者慎用。

【制剂】 片剂：200 μg/片。

甲氧氯普胺（胃复安、灭吐灵，metoclopramide）

【镇痛相关药理作用及临床应用】 本品可阻滞多巴胺受体而作用于延脑催吐化学感应区，具有强大的中枢性镇吐作用。又可促进胃肠蠕动和排空。本品能刺激催乳素的分泌。临床用于：脑手术、肿瘤放、化疗及药物所引起的呕吐；消化不良及服抗炎镇痛药引起的恶心、呕吐；偏头痛引起的恶心、呕吐等。

【用法用量】 口服：5～10 mg/次，2～3 次/d。饭前 30 min 服用。肌内注射：10～20 mg/次，每日剂量应小于 0.5 mg/kg。

【不良反应及注意事项】 ①本品有镇静作用，可有嗜睡、头晕等。②有便秘、腹泻、皮疹、男性乳房发育。③注射给药可引起直立性低血压。孕妇禁用。④禁用于嗜铬细胞瘤、癫痫、放疗或化疗的乳腺癌患者，亦禁用于急腹痛（胃肠道活动强或梗阻者）。⑤不宜长期或大剂量使用，否则可出现锥体外系症状等。⑥注意本品与其他药的相互作用。

【制剂】 片剂：5 mg/片。注射剂：10 mg/支（1 ml）。

昂丹司琼（枢复宁，奥丹西龙，ondansetron）

【镇痛相关药理作用及临床应用】 本品为一种高选择性的 5 – 羟色胺（5 – HT_3）受体拮抗剂，能抑制由放疗和化疗引起的恶心、呕吐。但对晕动病及多巴胺激动剂去水吗啡引起呕吐无效。临床用于治疗由放疗和化疗以及药物引起的恶心、呕吐，也用于预防和治疗手术后引起的恶心、呕吐。

【用法用量】 ①化疗和放疗患者：成人，用于放疗或化疗前 1 h，口服 8 mg/次，之后间隔 12 h 服 8 mg。静脉注射：在治疗前，8 mg/次，之后间隔 2～4 h 再静脉注射 8 mg/次。也可以将本品加入生理盐水 100 ml 中静脉注射，为加强止吐疗效还可复合地塞米松，一般 2 次/d，连用 5 d。②预防或治疗手术后患者：成人，于麻醉前 1 h，口服 8 mg，之后每隔 8 h 再给药 1 次，共 2 次。静脉滴注：可在麻醉诱导时给 4 mg，同样 8 h 后再给 1 次。

【不良反应及注意事项】 常见有头痛、头和上腹部发热感、不能静坐、腹泻或便秘、皮疹，可有氨基转移酶升高，偶见心率增加、胸痛、低血钾、心电图改变、支气管痉挛、癫痫及过敏。注意孕妇禁用，儿童及肝、肾功能损伤者应减量或慎用。

【制剂】 注射剂：4 mg/支（1 ml）、8 mg/支（2 ml）。片剂：4 mg/片、8 mg/片。

格拉司琼（格雷西龙、达芬可泉，granisetron）

【镇痛相关药理作用及临床应用】 本品为一种强效高选择性外周和中枢神经系统 5 - HT_3 受体拮抗剂。抑制抗肿瘤药物和放疗引起的恶心和呕吐。不抑制由吗啡引起的呕吐（动物试验）。止吐效力较昂丹司琼强 5 ~ 11 倍。临床主要用于治疗放疗和化疗以及药物所致的恶心和呕吐。

【用法用量】 静脉滴注：成人，于放疗和化疗前，将 3 mg 本品以生理盐水 20 ml 稀释后静脉滴注，或 40 μg/kg，如症状无好转可再增加 3 mg 静脉滴注。每一疗程可连用 5 d。

【不良反应及注意事项】 ①本品主要不良反应有头痛，发生率 10% ~ 15%，偶见便秘、嗜睡、氨基转移酶升高。②小儿、孕妇、哺乳期妇女及过敏者禁用。③本品宜临时配制，不宜把稀释的药液放置时间超过 24 h，亦不可与其他药物混合于同一溶液中使用。

【制剂】 注射剂：3 mg/支（3 ml）。片剂及胶囊：1 mg/片（粒）。

二、抗肿瘤药物

肿瘤的治疗是一项综合工程，接受化学治疗或放射治疗的癌症患者出现疼痛症状时，其机体抵抗力下降，生活质量也下降，甚至要中断放、化疗。在这种情况下，就需做疼痛治疗，使疼痛缓解，患者的生活质量得以部分恢复，就可以继续进行放、化疗。为此，从事临床疼痛诊断和治疗的医务工作者亦应了解一些抗肿瘤的药物。

临床将常用药物分为六类：烷化剂、抗代谢药、抗肿瘤植物类药、抗肿瘤抗生素、激素类及杂类。在此只介绍疼痛治疗用的药物。

甲氨蝶呤（氨甲蝶呤、氨甲叶酸，MTX、methotrexate）

【疼痛临床应用】 主要用于治疗类风湿、强直性脊柱炎、脑转移癌。

【用法用量】 类风湿或强直性脊柱炎：肌内注射或静脉注射，5 mg/次，1 ~ 2 次/周，4 周后改为口服，2.5 mg/次，1 次/周。椎管内注射。

【不良反应及注意事项】 不良反应有骨髓抑制、恶心、呕吐、口腔炎、腹泻、皮疹、脱发、肝肾功能损伤、肺炎、骨质疏松等。肝肾功能不全的患者、孕妇禁用。定期检查血象。在静脉滴注前后，必须大量补给水分并使尿液碱化，以防止肾中毒的发生。

【制剂】 片剂：2.5 mg/片、5 mg/片、10 mg/片。注射剂：5 mg/瓶、10 mg/瓶、25 mg/瓶、50 mg/瓶、100 mg/瓶、1 000 mg/瓶。

阿糖胞苷（Ara - C，cytarabine）

【疼痛临床应用】 主要用于如带状疱疹、单纯疱疹性角膜炎。

【用法用量】 静脉注射：1 ~ 2 mg/(kg · 次)，或 100 mg/次，1 次/d，10 ~ 14 d 为一疗程。或 4 ~ 6 mg/(kg · 次)，每周 2 次。静脉滴注：5 ~ 7.5 mg/(kg · d)，滴注 8 ~ 12 h，连续 4 ~ 5 d。皮下注射：多用于维持治疗，1 ~ 3 mg/kg，1 ~ 2 次/周。鞘内注射：25 ~ 75 mg/次溶于生理盐水 5 ~ 10 ml 中，隔日 1 次，共3 次。

【不良反应及注意事项】 有骨髓抑制、肝肾功能不全、发热、皮疹等。孕妇不宜用，哺乳期妇女慎用，用药期间应严格定期查血象。

【制剂】 注射液：50 mg/支、100 mg/支。

阿霉素（多柔比星，adriamycin，ADM）

【疼痛临床应用】 本品为广谱抗肿瘤药，用于多种实体肿瘤有效。与阿糖胞苷、长春新碱、氟尿嘧啶等合用可增加疗效。用于神经病理性疼痛。

【用法用量】 静脉间断给药：40～50 mg/m^2，每3周1次，或20～30 mg/m^2，1次/周，连用2次。目前认为总量不宜超过450 mg/m^2，以免发生心脏毒性。

【不良反应及注意事项】 有骨髓抑制，轻度胃肠道反应，常见有口腔炎与脱发。对心脏有毒性，如心律失常、充血性心力衰竭、严重心肌病等。尚有静脉炎、皮肤色素沉着、肝功能损害。老年患者、2岁以下幼儿和心脏病患者慎用，肝功能不全者应减量用药。

【制剂】 注射用阿霉素：10 mg/瓶、20 mg/瓶。

（唐　哲　马君志　傅志勤　董铁立）

第九章　神经阻滞疗法

神经阻滞疗法是利用神经阻滞技术达到解除疼痛、改善血液循环、治疗疾病目的的一种常用治疗方法。神经阻滞疗法不同于配合手术的神经阻滞，后者的作用目的是在一定的局麻药效时间内阻断痛觉传导，消除疼痛，以便于手术的施行，而且局麻药物的作用是完全可逆的；而神经阻滞疗法虽然源于临床麻醉的神经阻滞，但其药物构成、作用机制、临床目的则完全不同，该疗法采用较低浓度、较小剂量的局麻药和糖皮质激素等药物（消炎镇痛液常用配方：2% 利多卡因 5 ml、复方倍他米松 7 mg、维生素 B_6 200 mg、弥可保 1 mg，加生理盐水至 20 ml），经多次阻滞产生超过局麻药效时间的镇痛作用，并可获得消除炎症、改善功能等其他疗效，药物的作用是长时间存在的。

神经阻滞疗法除用上述药物外，还包括使用化学性神经破坏药物，如用不同浓度的乙醇、酚甘油制剂等；或用物理性神经破坏方法如射频热凝术、冷冻术等，以及用阻滞针压榨神经的机械性神经破坏方法。化学性神经阻滞疗法具有见效快、费用低、效果确切等优点，在顽固性疼痛如神经病理性疼痛、癌痛的治疗中发挥了不可替代的作用，尤其是在没有施行物理性神经破坏条件的基层医疗单位，该方法"针到痛除"，为许多患者解除了痛苦。但由于使用的化学性破坏药物在我国现行的"药典"中均无记载，致使该方法的临床应用缺乏法律保障，目前已淡出临床，在多数医院继以物理性神经破坏方法取而代之。物理性神经破坏方法将在下述相关章节中叙述。

第一节　脑神经阻滞

自脑发出和传入的脑神经有 12 对。其中，在疼痛临床较常应用的治疗对象有三叉神经、舌咽神经和面神经，副神经、滑车神经等也时有涉及。脑神经损害的临床表现虽多具典型性，但仍需与邻近组织器官的病变进行鉴别，以便在正确诊断的基础上，有针对性地进行治疗。

一、三叉神经阻滞

三叉神经阻滞（trige minal nerve block）临床应用较多，故重点介绍。

（一）应用解剖

三叉神经属于混合性神经，含有较大的感觉部分和较小的运动部分，并且与自主神经有着广泛联系。

1. 颅底解剖　颅底内面观可见前、中、后三个颅窝。颅中窝有许多孔道与颅底外相通，三叉神经节后所在的三叉神经切迹即在于此。眶上裂有眼神经、动眼神经、滑车神经、展神经和眼动脉通过；其后的圆孔有上颌神经通过；再向后外侧的卵圆孔有下颌神经通过；位于卵圆孔后内侧的破裂孔是颈动脉管的内口，在活体上有软骨封闭；其后外侧的棘孔内有脑膜中动脉通过，脑膜中动脉也可随下颌神经经卵圆孔走行；破裂孔、卵圆孔和棘孔围绕半月神经节的三叉神经压迹；再向后方的颈静脉孔有颈静脉、迷走神经、舌咽神经和副神经穿过（图9－1）。

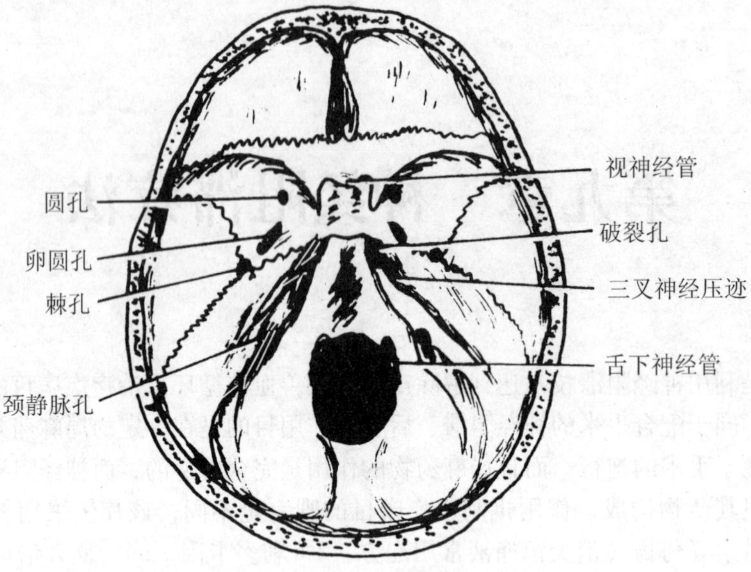

图9－1　颅底内面观

颅底外面观可见卵圆孔位于翼突内、外板之间的后方，棘孔位于卵圆孔的后外方，颈动脉管外口在该两孔之后方（图9－2）。

熟悉以上颅底解剖结构特别是颅中窝一些重要孔道，对于三叉神经痛的治疗及并发症的预防有实际意义。

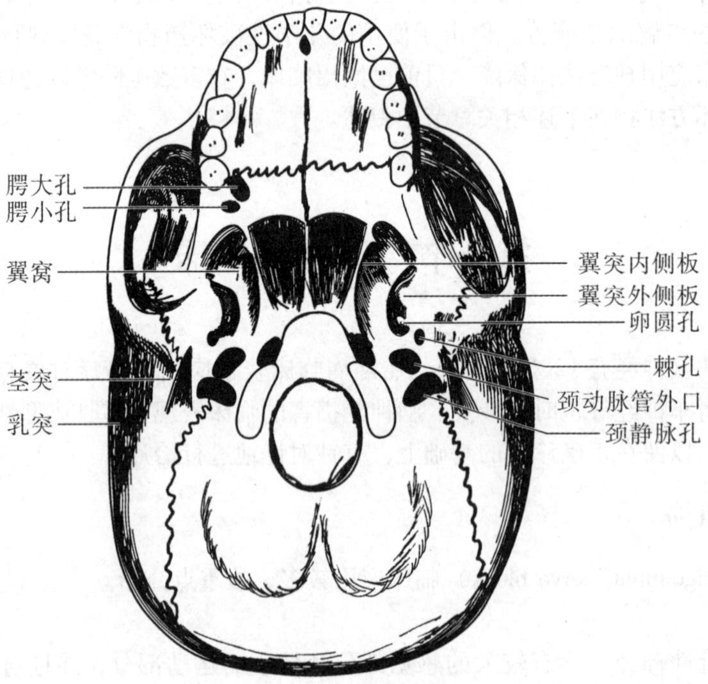

图9－2　颅底外面观

2. 三叉神经解剖　三叉神经的第Ⅰ支（眼支）由眶上裂入颅；第Ⅱ支（上颌支）由圆孔入颅，经海绵窦外侧壁走行；第Ⅲ支（下颌支）由卵圆孔入颅。以上三支在颞骨岩尖部前外方，颅中凹底的麦克尔（Meckel）囊中汇合成三叉神经节（又称半月神经节），即Gasserian节。该节扁平呈半月形，横径为14～18 mm，纵径仅为横径的1/3。半月神经节的节后神经根经脑桥终止于脑干三叉神经主核。其二级

神经元的纤维经交叉后组成背侧三叉丘系，终止于丘脑的弓状核。其三级神经元的纤维达顶叶的皮层。（图9-3）

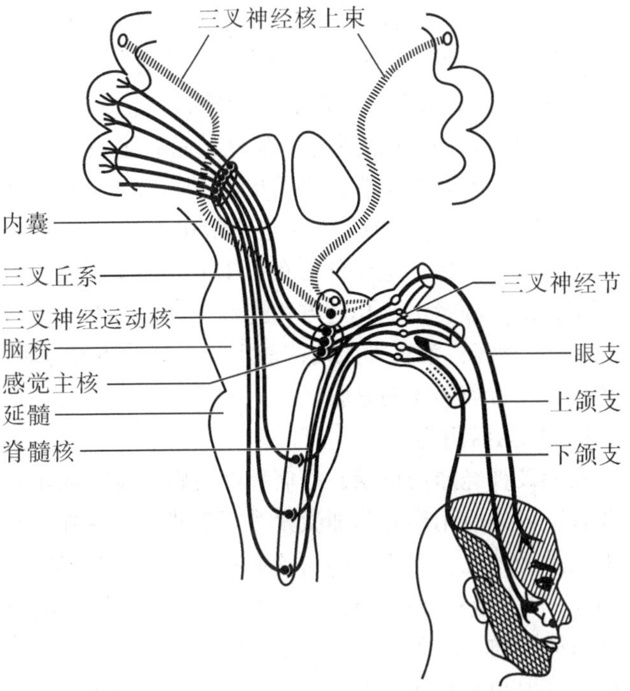

图9-3　三叉神经的中枢通路和分布

在临床上还应注意三叉神经与脑膜的关系，二者的关系酷似脊神经根与脊膜鞘和根袖的关系，其外面也覆盖着硬脑膜和蛛网膜，并形成麦克尔囊。囊腔（即三叉神经池）内含脑脊液，并与后颅窝的蛛网膜下隙相连通。三叉神经池终止于半月神经节，但硬脑膜仍向前伸延，紧包半月神经节及其分支的近端，即脑膜袖。在圆孔、卵圆孔处，脑膜袖的外层直接过渡到颅骨膜，而其内层则与三叉神经干的外鞘相融合。

（1）眼神经及其分支：眼神经自半月神经节的内上份分出，与动眼神经、滑车神经和展神经相伴前行，最后经眶上裂而入眼眶。眼神经共分出3个分支，即鼻睫支、额支和泪腺支。其分布区为眼结膜、角膜、眼内结构和泪腺，额窦及部分蝶窦和筛窦的黏膜，鼻中隔上部、前部和鼻腔上部黏膜，以及上眼睑和额部的皮肤。

1）鼻睫神经：位于眼眶的内侧。主要分支有睫状神经节长根、长睫神经、筛后神经、筛前神经和滑车下神经，后者分布于眼内侧结膜、泪囊及鼻根外侧皮肤。

2）额神经：沿眼眶上壁骨膜与上睑肌之间前行。主要分支有眶上神经、额支和滑车上神经。眶上神经经眶上切迹至额部及上眼睑皮肤，额支分布于额部内侧的皮肤，滑车上神经经眶上切迹内侧而出眼眶内上缘，分布于眼睑内侧、鼻根部及其邻近的额部皮肤。

3）泪神经：经上、外直肌之间，达眼眶外上角的泪腺及上眼睑外侧的皮肤。

（2）上颌神经及其分支：离开半月神经节后穿圆孔出颅腔而入翼腭窝，发出颧神经、蝶腭神经及后上牙槽神经分支后，继续前行经眶下裂入眼眶而称为眶下神经。后者沿眶下沟前行，并发出中、前上牙槽神经，最后穿出眶下孔，分成下眼睑、鼻外侧及上唇等皮肤支。其感觉神经分布区为上颌窦及部分蝶窦和筛窦的黏膜，部分鼻咽部黏膜，上齿和齿龈及口腔顶部和软腭，下眼睑、鼻旁和上唇之间的皮肤。

1）颧神经：与眶下神经一起经眶下裂入眼眶，并分出颧面神经和颧颞神经两支。前者分布于面颊上部及下眼睑外侧皮肤，后者分布于颞中部皮肤。

2）蝶腭神经及蝶腭神经节：主要分支有以下四支。①眼眶神经：由蝶腭窝经眶下裂入眼眶。②后上鼻神经：经蝶腭孔入鼻腔，分内、外两支。外支分布于上、中鼻甲后部的黏膜，内支至鼻中隔及筛窦末支为鼻腭神经，穿过门齿孔分布于硬腭前部的黏膜。③腭神经：经翼腭管向下并穿过腭大孔及腭小孔而入口腔。其主要分支有腭前（大）神经出腭大孔，分布于一部分软腭、硬腭及附近的齿龈黏膜；腭中神经出腭小孔，分布于软腭后部及扁桃体黏膜；腭后（小）神经亦出腭小孔，分布于软腭肌肉及其后部的黏膜。④咽神经：经翼腭管向后至咽上部，分布于咽鼓管附近的黏膜。

3）后上牙槽神经：经翼上颌裂至上颌粗隆，然后出上颌骨的后牙槽孔，分布于上臼齿。

4）中上牙槽神经：于眶下管后部分出，经上颌窦的外侧，分布于上颌前的臼齿。

5）前上牙槽神经：于眶下管前部分出，经上颌窦的前内侧，分布于上颌的门齿与犬齿。

（3）下颌神经及分支：属于混合性神经。自半月神经节分出后穿过卵圆孔出颅腔而入颞下窝。首先分出一些短支和返支构成耳神经节。随后下颌神经便分成前、后两股，前股较小，以运动纤维为主，感觉神经仅有颊神经；而后股则较大，除翼内神经为运动神经外，大部分为感觉神经纤维构成，耳颞神经、下牙槽神经及舌神经为其终末支。其感觉分布区为腮腺和颌下腺，口腔底部和舌部的黏膜；下齿和齿龈以及下颌关节，下唇以下、颞部、耳前和部分外耳道的皮肤。

1）颊神经：分布至颊部黏膜和皮肤。

2）耳颞神经：除含感觉纤维外，尚有来自耳神经节的交感和副交感纤维加入，分布至下颌关节、外耳道、腮腺及颞部至头顶部的皮肤。

3）下牙槽神经：为下颌神经中最粗大的一个分支，沿翼内、外肌下行，经下颌孔入下颌管，最后出颏孔分布于面部。主要分支有：①下牙槽支，又分出下牙支和下牙龈支；②颏神经，为下牙槽神经的终末支，由下颌管出颏孔后方称为颏神经，分布于下颏皮肤、下唇皮肤及黏膜。

4）舌神经：沿翼外肌内侧面下行，达颌下腺下颌舌骨肌上，分布于颌下神经节、舌下腺、口腔底部黏膜以及舌前2/3的黏膜。

（二）阻滞用药

在三叉神经痛的早期，疼痛程度较轻，发作尚不频繁而口服用药效果不好或不良反应太大难以坚持服药者，可先应用局麻药加激素进行阻滞，或者在进行神经毁损治疗前，穿刺到位后应用局麻药观察阻滞平面是否理想。阻滞用药可选择2%利多卡因或0.75%布比卡因1 ml加利美达松0.5～1 ml，每隔3～5 d一次，连续4～6次。试验用局麻药多用2%利多卡因0.5 ml。如果穿刺准确，注射局麻药后立即出现阻滞平面，约5 min后，阻滞作用完善，平面固定。继续观察30 min后，待阻滞作用消退，感觉恢复即可注射神经破坏剂（酚或乙醇）。试验用局麻药的药量不可过大，否则易出现阻滞假象，遮盖阻滞不到位的缺陷，而且感觉恢复延迟，易使神经破坏剂稀释而造成止痛不完善。

（三）操作方法及并发症

1. 眶上神经　在眶上切迹（或孔）处阻滞或毁损三叉神经眼支的眶上神经，可治疗三叉神经第Ⅰ支痛。因额神经和滑车上神经紧邻其内侧，故治疗时往往同时累及。

（1）眶上孔的解剖和定位：眶上孔多位于眼眶上缘中、内1/3交界或中点附近。切迹宽5～6 mm，一般可从表皮摸到，但骨孔不能触及（图9－4）。

（2）操作步骤：患者取坐位或仰卧位。在眼眶上缘中、内1/3交界处向中点触压，找到放射性压痛点，进行标记。皮肤消毒后，不用局麻，用细短针头快速刺入皮肤直达眶缘，小心改变针头方向寻找异感。如刺入眶上孔，深度不超过1 cm，回抽无血，注入2%利多卡因0.3～0.5 ml，3 min后检查阻滞区域，如果满意，待局麻作用消退（约20 min），再缓慢注射神经破坏剂0.3～0.5 ml。注射时注意用手指压迫周围软组织，以减少药物扩散和对周围组织的刺激。

（3）并发症：几乎所有患者均出现上眼睑水肿，数日内可自行消退，不需特殊处理，但治疗前要向患者讲明，以免引起恐惧。

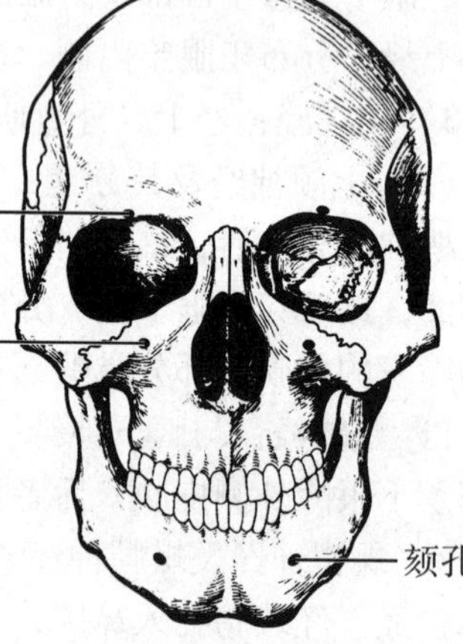

图9－4　三孔的位置关系

2. 眶下神经　在眶下孔处阻滞和毁损眶下神经及前、中、上牙槽神经，可治疗三叉神经第Ⅱ支痛，其痛区分布在下眼睑、鼻旁、上唇和上颌门齿、尖齿等部位。

（1）眶下孔的解剖和定位：眶下孔位于上颌骨的前面，是眶下管的外口，其内口在眶底面与眶下沟相接，眶下神经即通过此管及眶下孔而达表面。眶下孔多呈半月形，凸边朝外上方，孔口开向前、下、内方，由此决定了进针方向。眶下孔距眶下缘约1 cm，一般从表皮可摸到。眶下管的轴向多由眶下孔走向上、后、外方，与矢状面呈40°～45°角，其长度男性平均约为1.45 cm，女性平均约为1.31 cm。

（2）操作步骤：患者取仰卧位。自患侧眼外角至上唇中点做一连线，再经瞳孔中点做一垂线，两线的交叉点即为进针点（图9－5）。做好标记，局部皮肤消毒，在标记的内下方以5号球后针头快速刺入皮肤，同时用另一手示指压住眶下缘，以防针尖滑入眼眶误伤眼球。依眶下孔的开口方向进针，即针尖向上、后、外方倾斜，缓慢进针，在眶下孔附近仔细寻找，当针尖进孔有落空感时，患者即出现放射痛。针尖与矢状面呈40°～45°角按原方向继续缓慢进针，深度不得超过1 cm。回抽无血，先注入2%利多卡因0.5 ml，观察眶下神经分布区阻滞完善且无眼神经阻滞征象。待20 min局麻药消退后，再注射神经破坏剂0.5～1 ml。

（3）并发症：与眶上神经阻滞相同，注射后几乎全部发生局部水肿，也不必做特殊处理，但注射前应向患者讲明，以免发生误会或恐惧。眼部并发症为比较严重的并发症，多因穿刺过深，将药物注入眼眶发生眼肌麻痹或直接损伤所致。局麻药为一过性麻痹，神经破坏药则需数月方能恢复。因此，操作务必谨慎，进入眶下管的深度不宜超过1 cm，神经破坏剂剂量不可过大。在注射局麻药后留有足够的时间，注意眼球活动情况，没有复视方可注射神经破坏剂。

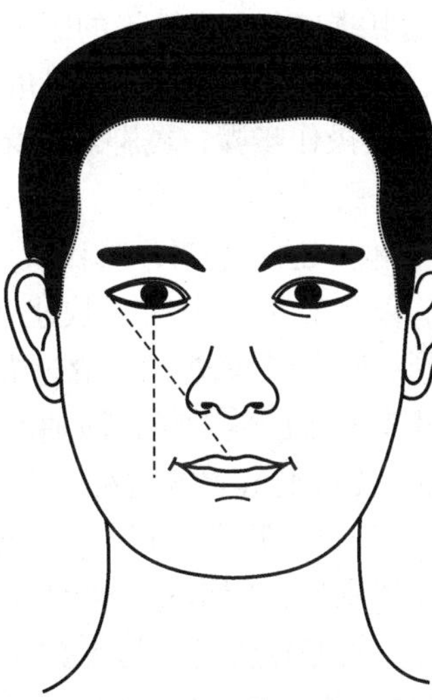
图9－5　眶下孔定位

3. 后上牙槽神经　当不完全性三叉神经第Ⅱ支痛，其触发点及痛区仅局限于上臼齿及其外侧黏膜处，或三叉神经痛治疗后残留上述区域痛者，可在后上牙槽孔处阻滞或毁损后上牙槽神经，后者在临床上更为多见。

（1）后上牙槽孔的解剖和定位：上颌骨的后侧，即颞下面的最突出部分是上颌结节，后上牙槽孔即位于此结节上。该孔是后上牙槽神经进入颌骨而达臼齿的通道。

（2）操作步骤：后上牙槽神经阻滞有两条入路。①经皮入路：患者取坐位或仰卧位，头转向健侧。经眼眶外缘做垂线，与颧骨下缘相交处即为穿刺点。做好标记，皮肤消毒，用一手指将穿刺点附近皮肤向下前方拉紧（有利于针尖向内侧倾斜），用5号球后针头自穿刺点向后、上、内方快速刺入，直达牙槽嵴的后侧骨面，紧贴骨面缓慢进针2～2.5 cm，达后上牙槽孔附近，一般很少出现异感。回抽无血，注入2%利多卡因1～2 ml，臼齿麻木说明阻滞准确。待局麻药作用消退再注射神经破坏剂1 ml。②经口腔入路：患者取坐位或仰卧位。口腔内严格消毒后，将10 cm长穿刺针弯曲成约150°角。在第2、3臼齿间隙上的黏膜皱襞处做45°角向后上方刺入，并紧贴骨面深入至2.5～3 cm即达上颌结节。后面的操作同经皮入路。有人认为此法较易感染，有并发脓肿的病例报道。为预防感染，注射后可用漱口液或淡盐水漱口。

（3）并发症：除局部肿胀外，多无其他严重并发症。

4. 上颌神经　上颌神经阻滞或毁损适合于三叉神经第Ⅱ支痛，经眶下神经等分支治疗无效或效果不满意者。

上颌神经主干经圆孔穿出颅腔而至翼腭窝。由于穿刺圆孔很难，且易发生严重并发症，故上颌神经阻滞通常在翼腭窝处进行而不必穿刺圆孔。

（1）翼腭窝的解剖和定位：翼腭窝位于颅底下面，眼眶之后，颞下窝的内侧，内有上颌神经、蝶腭神经节、上颌内动静脉及充填的脂肪组织。此窝是一个宽0.3～0.4 cm、深约1 cm的裂缝，呈漏斗状，尖端朝下。其前壁由上颌骨后面的内缘与腭骨眶突构成，经此处的眶下裂向前通眼眶；后壁为蝶骨翼突及大翼，上端有圆孔向后通颅腔，另有翼管通破裂孔；内壁是腭骨垂直板，借上面的蝶腭孔向内通鼻腔；外侧乃空隙，即翼上颌裂，经此向外与颞下窝相通；顶盖是蝶骨体和大翼根部；而翼腭窝的下端则缩窄成翼腭管，向下经腭大孔和腭小孔通口腔。上颌神经即位于翼腭窝的上部深处。

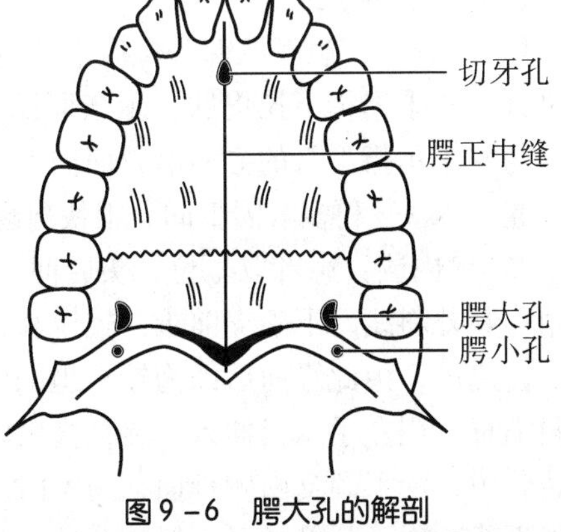

图9－6　腭大孔的解剖

翼上颌裂又称镰状裂，乃翼腭窝外侧的开口，此裂距离颧弓下缘中点（侧入法进针点）约4 cm。

腭大孔位于硬腭后部，上颌骨牙槽突与腭骨之间，在最后一个臼齿的内侧（图9－6）。该孔距硬腭的后缘约0.5 cm，距腭正中缝和上臼齿外缘的距离大约相等。由腭大孔经翼腭管至圆孔的距离约为3 cm，翼腭管长0.8～2 cm，其轴向与上臼咬合面成角135°。

（2）操作步骤：翼腭窝的穿刺主要有两条途径：一是经翼腭窝外侧的翼上颌裂，另一是由口内的腭大孔经翼腭管刺入。

1）侧入法：患者取仰卧位，头转向健侧。穿刺点在颧弓下缘中点的乙状切迹处。做好标记，皮肤消毒。以7号8 cm长针头快速垂直刺入，直至触及翼突外板，然后退针约2 cm，调整针的方向，针尖朝向同侧瞳孔继续进针，滑过翼突外板前缘，再继续向前约0.5 cm即达翼腭窝。此时可出现三叉神经第Ⅱ支分布区放射痛，回抽无血，先注入2%利多卡因0.5～1 ml，3 min后出现上颌区麻木，观察20 min，无眼肌麻痹或复视，方可注射神经破坏剂0.5～1 ml。

2）经口腔腭大孔刺入法：患者取坐位或仰卧位，头后仰，张大口。穿刺点在腭大孔的稍前方。口腔黏膜消毒后，用事先折弯的7号8 cm长针自穿刺点由前下向后上方快速刺入，如遇阻力可在附近试探进针，直至针尖进入腭大孔，在翼腭管内缓慢进针约2 cm有异感出现。局麻药试验及注药剂量同前。

3）前侧入法：患者取仰卧位，穿刺点同后上牙槽神经阻滞，只是所用穿刺针不同。该穿刺应用7号8 cm长针头。皮肤消毒后，快速刺入，其进针方向亦同后上牙槽神经，只是进针深度不同。进针2～2.5 cm时可达上颌结节，继续沿骨面推进约4 cm后，可突然有落空感即达翼腭窝而出现异感。局麻药试验及注药剂量同前。

（3）注意事项：翼腭窝的穿刺不宜过深（翼腭窝的深度仅为1 cm左右），以免刺入鼻腔或眶下裂而伤及眼球。口腔腭大孔进针同样如此。针在翼腭管内不可超过3 cm。另外，注意口腔内严格消毒，并预防性应用抗生素。

5. 颏神经　在颏孔处进行颏神经阻滞，可治疗三叉神经第Ⅲ支痛时其痛区及触发点位于颏部、下唇及周围者。

（1）颏孔的解剖和定位：成人的颏孔位于第2前臼齿或第1～2前臼齿中间的下方，下颌骨上、下缘之间，咬肌前缘与颏正中线之间的中点。该孔呈椭圆形或圆形，孔口开向后上方。

（2）操作步骤：患者取坐位或仰卧位，头转向健侧。皮肤消毒，经穿刺点与皮肤呈45°角向前下方刺入直达骨面，沿骨面继续进针直至滑入颏孔出现异感。回抽无血，先注入2%利多卡因0.5 ml，立即出现下唇及颏部麻木。待局麻作用消失后，再注入神经破坏剂0.5～1 ml。注射时用另一手指紧压颏孔表面的软组织，以减少药物的扩散。

6. 下牙槽神经　在下颌孔处阻滞或毁损下牙槽神经，可用于治疗三叉神经第Ⅲ支痛，其痛区和触发点位于下臼齿及其附近黏膜，或经颏孔阻滞失败或无效者。

（1）下颌孔的解剖和定位：下颌孔是下牙槽神经进入下颌管的入口，有同名动、静脉伴随。该孔位于下颌支内侧面中央稍偏后处，相当于下臼齿嚼面水平。该孔呈漏斗状，孔口开向上后方，故不管经口外进针还是口内进针，进入下颌孔几乎不可能，只能在孔的上方周围注药。

（2）操作步骤：

1）口外法：患者取仰卧位肩下垫枕，头向后仰并转向健侧。皮肤消毒，取下颌角前方1.5～2 cm处进针。左手拇指下拉皮肤，示指紧贴下颌骨后缘以指示进针方向。穿刺针快速进针直达下颌骨内侧面，与左手示指平行的方向沿骨面向上缓慢深入3.5～4 cm，出现异感则表示针达下颌孔附近。回抽无血，先注入2%利多卡因1 ml，很快出现下颌区麻木，待局麻作用消退后再注射神经毁损剂1 ml。

2）口内法：患者取坐位，头后仰，张大口。在臼齿之后，可见一尖端朝上、面向前内方的臼齿后三角。其外斜线乃下颌支前缘，较锐利，位于第3臼齿外侧；其内斜线则是下颌支另一骨缘，较圆钝。在臼齿之后，由此缘向后即为较平坦的下颌支内侧面。穿刺点取臼齿咬面之上1 cm的内斜线处。口腔黏膜消毒，用左手示指伸入口腔，摸出内斜线骨缘并固定之，右手持针自穿刺点黏膜由前向后外方刺入直达骨膜，沿下颌支内侧骨面，与下臼齿面平行的方向缓慢进针1.5～2 cm，出现异感，表示针达下颌孔附近或刺中下牙槽神经。局麻药试验及注药剂量同前。

（3）并发症：偶发反射性下颌挛缩，不需特殊处理，多可自行缓解。

7. 下颌神经　在颅底卵圆孔处进行阻滞及毁损，可治疗三叉神经第Ⅲ支痛，其痛区分布在下颌、颞部和舌部等，或经颏神经及下牙槽神经阻滞失败者。

（1）卵圆孔的解剖和定位：卵圆孔位于蝶骨大翼的后部，大多在蝶骨翼突外板后缘或后内侧，少数在其后外侧，该孔呈卵圆形，长轴6~8 mm，短轴3~4 mm，其长轴为前内后外走向，该孔外口多开向前外方。卵圆孔的后外侧为棘孔，脑膜中动脉经此孔入颅腔；其后内侧有破裂孔，此乃颈内动脉进颅腔的通道。因此，该部位的操作危险性很大，操作者必须熟悉其解剖关系，手法准确轻柔，以避免重要结构的损伤。

卵圆孔的穿刺可由其侧方或前侧方经颞下窝途径进行，临床上多取侧方入路，经侧方投射，卵圆孔位于颞骨颧突根结节（关节结节）的基底部即下颌关节的前方，颧弓中点向后约1 cm处。卵圆孔的深度为3.8~4.6 cm，平均4.4 cm，即经颧弓下缘中点向内后约4 cm即为卵圆孔所在，该孔向前距关节结节（颧骨颊面最隆起部）约5 cm。

（2）操作步骤：患者取仰卧位，头转向健侧。穿刺点取颧弓下缘中点，即眼眶外缘与外耳道距离的中点（图9-7）。做好标记，皮肤消毒，用7号8 cm长针垂直刺入皮肤，直达骨面，即翼突外侧板根部，测量深度，然后退针至皮下，调整进针角度，向后15°~20°，向上5°~15°进针到原深度或稍深，出现下颌区异感，即表明已达卵圆孔附近或刺中下颌神经。回抽无血、无脑脊液，先注入2%利多卡因1 ml，观察阻滞范围确在下颌及舌部（后者更确切），而没有第Ⅰ、Ⅱ支的阻滞征象，待局麻作用消退后再注射神经破坏剂1 ml。

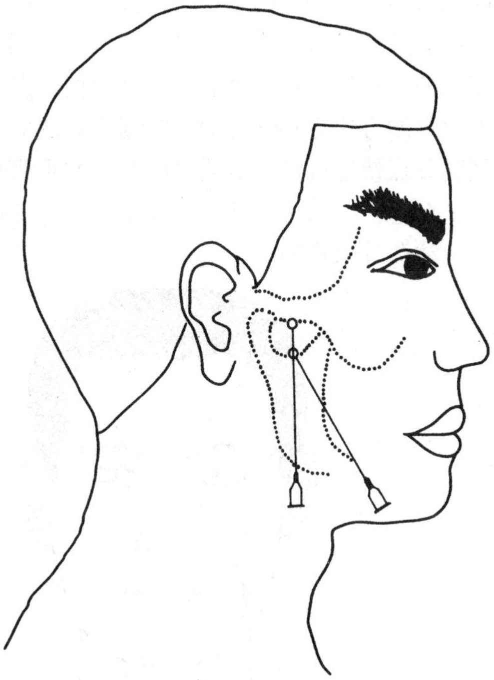

图9-7　下颌神经阻滞的穿刺点

（3）并发症：因卵圆孔周围的棘孔、破裂孔等有脑膜中动脉、颈内动脉进入颅腔，另有4.5%的人棘孔缺如，脑膜中动脉与下颌神经一同经过卵圆孔，故操作不慎可起上述血管损伤，致出血或血肿。另有穿刺时突然张口可折断针头。

8. 半月神经节　半月神经节阻滞及毁损是治疗三叉神经痛最靠近中枢部位的操作。本法适用于同时患三叉神经第Ⅱ、Ⅲ支或整个三支痛，并经颅外三叉神经各周围支治疗无效者。

（1）卵圆孔的解剖和定位：卵圆孔的解剖关系前已述及。下颌神经阻滞及半月神经节阻滞虽都向卵圆孔穿刺，但后者要进孔，位置深在。由于穿刺时要寻找进孔的感觉，因此就有误进周围其他孔的可能，即使穿刺进了卵圆孔，也会因其位置的深浅不同，出现不同的阻滞平面甚至出现并发症。进针过深，可能损伤脑膜袖甚至麦克尔囊，可有脑脊液流出，也可刺伤血管形成颅内血肿。因穿刺入路不同，针头进孔后由浅入深，其进针方向不同，穿刺阻滞的部位也不同。经侧方穿刺进孔，阻滞的神经顺序为第Ⅲ、Ⅱ、Ⅰ支，经前侧方穿刺进孔的阻滞顺序是不固定的，有时倒置，有时混乱，这是因为穿刺针直接进入节后的感觉根所致。半月神经节阻滞及毁损的侧方进路，因其穿刺路径短，相对安全。但前侧方进路穿刺成功率高，容易进孔，只要掌握好操作技巧，仍不失为一种安全可靠的治疗途径。

（2）操作步骤：

1）侧方进路：患者体位及穿刺方法大致同下颌神经阻滞，只是穿刺点较偏下方，即取颧弓下缘中点之下，紧贴下颌切迹上缘。做好标记，皮肤消毒，用7号8 cm长针经穿刺点向后15°~20°、向上15°~30°角的方向快速进皮，缓慢推进4 cm可达卵圆孔附近而出现下颌区异感。也可按下颌神经穿刺的顺序，先垂直进针至翼突外板，退针至皮下再按上述角度进针至原深度或稍深。穿刺针在卵圆孔周围仔细寻找，当针进孔时，有一种针头被吸住的感觉，同时出现较强烈的异感，沿孔壁缓缓滑入 0.1 ~ 0.3 cm，固定好针头，回抽无血、无脑脊液，即可注入2%利多卡因0.5 ml（有一定阻力），很快出现阻滞平面。若阻滞范围波及第Ⅰ支，出现视物模糊或复视，需待局麻作用消退后退针 0.1 cm，再注入2%利多卡因0.5 ml 观察。有时注药后即刻出现的阻滞平面满意，但 15 min 后扩大到第Ⅰ支范围。因此，在此过程中，需不断测试阻滞平面，若范围过大，退针后重复注射，并仔细测定阻滞范围直至与病变发作时的痛区吻合，待末次注射药的局麻作用消失后，再缓慢注射神经破坏剂0.3 ~0.5 ml。

2）前侧方进路：患者取仰卧位，眼睛平视前方（即操作者上方）。穿刺点位于经眶外缘的垂直线与同侧口角的水平线的交点。进针的角度由两条线所在的两个平面的交线所决定。一条是经穿刺点向同侧直视的瞳孔所做的直线，另一条是经穿刺点向同侧颞骨的关节结节前缘所做的直线（图9 –8）。这种穿刺点的定位和进针角度的确定是依据患者的骨性标志而定的，比较准确而且个体化，比传统的距某点多少厘米的方法更科学合理。穿刺点和决定进针角度的两条线均做好标记，皮肤消毒，用7 号 8 cm 长针经穿刺点快速进皮，沿通过两条线的垂直面的交线向后、上、内方缓慢进针，直至颅底卵圆孔附近，轻轻试探进孔。若定位准确，操作熟练，常可直接进孔。进孔的感觉及放射痛同侧方进路。以后局麻药试验及注药等操作同前。

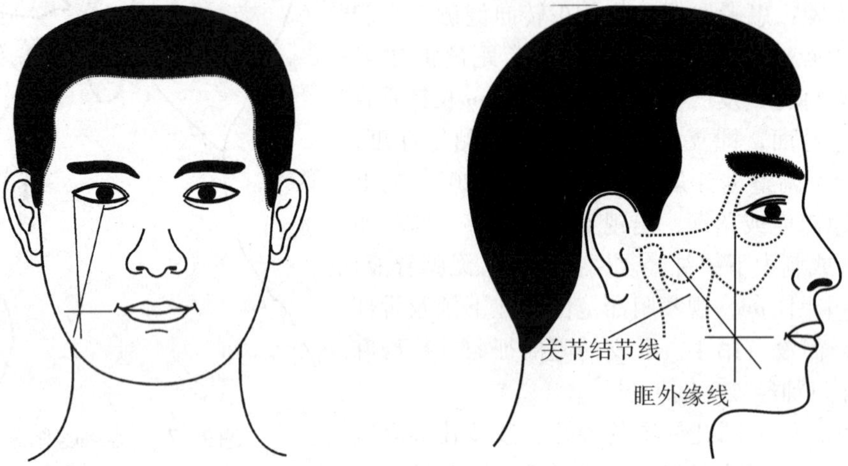

A. 定左右位置　　B. 定前后位置

图9 –8　半月神经节阻滞前侧方进入法

(3) 并发症：半月神经节阻滞及毁损是三叉神经痛注射疗法中部位最靠近中枢的操作，稍有不慎，就有可能发生比较严重的并发症。因此，我们治疗的原则和顺序是先外周后中枢，从最小的分支开始，逐步向中枢进行。病程较短，病情较轻者，可先试行长效局麻药阻滞。当然就诊时疼痛面积广泛，疼痛程度较重，特别是手术或射频治疗后复发，或已做过多次外周阻滞效果不佳者，可以直接行半月神经节阻滞及毁损。另有部分患者进行半月神经节毁损后，大部分痛区疼痛缓解，仅残留有某些分支的区域疼痛，这种情况可以再进行外周的分支阻滞，即先中枢后外周的治疗，而且外周的分支治疗有时需要反复几次。不管哪一种治疗顺序，只要病情需要进行半月神经节阻滞及毁损，一定要在治疗前向患者家属交代治疗方法、预期效果和可能发生的并发症，征得其同意并签字后方可进行。并发症见有关章节。

二、舌咽神经阻滞

（一）应用解剖

舌咽神经系混合性神经，内含运动、感觉和副交感神经纤维。

舌咽神经（第Ⅸ对脑神经）起自延髓，呈4 ~6 支根丝由橄榄体外侧伸出，并斜向外前方，与迷走神经、副神经一起经颈静脉孔穿出颅腔。在分出鼓室神经后，其主干自颅底向下通过颈内动脉和静脉之间、茎突及其附着肌内侧，并绕茎突咽肌下缘弯向前行而达舌咽部。

舌咽神经的大部分纤维是感觉纤维，其外周部分包括：①舌咽部（咽支、舌支、扁桃体支），传导咽壁、软腭、悬雍垂、舌后部、扁桃体的内脏感觉及舌后1/3的味觉；②鼓室神经，传导鼓室、鼓膜内侧面、乳突气泡及咽鼓管的内脏感觉；③参与迷走神经耳支，传导外耳道和鼓膜后侧的痛觉、温觉；④窦神经，传导颈动脉窦和颈动脉体的特殊感受器冲动，参与调节心脏、血压和呼吸的活动；⑤参与鼓室丛，其副交感纤维在鼓室与交感神经共同组成鼓室丛，由此经岩浅小神经达耳神经节，其节后纤维经耳颞神经至腮腺。

由舌咽神经的分布和功能可知，当该神经受刺激时可产生舌咽部和耳部疼痛、舌后部味觉异常、唾液分泌增多及心动过缓等症状。

（二）阻滞药物

舌咽神经阻滞（dossophageal nerve block）所用药物与三叉神经阻滞相似，包括局麻药、激素等。一般来讲，因顾虑舌咽神经中的迷走神经纤维的作用，通常不进行舌咽神经干的毁损，可以应用长效局麻药加适量激素间断、反复进行舌咽神经干或周围支的阻滞。

（三）操作方法

舌咽神经阻滞在茎突尖后内侧施行。患者取仰卧位，头转向健侧。穿刺点位于乳突尖端与下颌角之间连线的中点（图9－9）。做好标记，皮肤消毒。用眼科球后针头自穿刺点垂直刺入皮肤，缓慢进针1.5～2 cm，可触及茎突，然后沿茎突后缘滑过0.5 cm，回抽无血，即可注入2%多利多卡因1 ml。如果位置正确，出现相应部位的疼痛消失，则可注入0.75%布比卡因5 ml及适量激素。

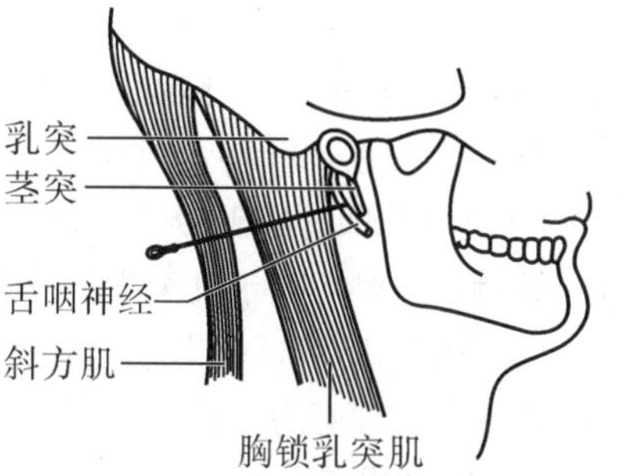

图9－9　舌咽神经阻滞穿刺点

舌咽神经支阻滞可在舌咽部施行。患者取仰卧位或坐位，张大口，口腔黏膜消毒。用7号8 cm长针头分别刺入前腭弓外下方至扁桃体下极后外侧壁和舌外侧表面至舌根部，注射2%利多卡因1 ml。判断阻滞范围是否满意，如不满意可调整针头位置、方向和深浅，直至满意。

（四）并发症

舌咽神经支阻滞比较安全，舌咽神经干阻滞时因其与迷走神经、舌下神经、副神经、交感神经及面神经解剖位置较近，易被一并阻滞或刺激出现相应症状，损伤颈部血管可形成局部血肿，操作时要特别慎重并做好各种准备工作，包括患者的心理准备和抢救准备。

三、面神经阻滞

（一）应用解剖

面神经由一个较粗的运动根和一个线样细的感觉根（中间神经）组成。运动根纤维起于面神经核，位于脑桥下部，司理面部一切表情肌、颈阔肌、镫骨肌、二腹肌后腹和茎舌骨肌。感觉根由两部分组成，内脏传入神经又称味觉神经，胞体位于膝状神经节内，司理舌前2/3及腭部的味蕾；内脏传出神经起于脑桥泌涎核，属副交感神经，其节后纤维控制泪腺、颌下腺、舌下腺和鼻腭黏液腺的分泌。

面神经自脑桥下部向外侧出脑，与听神经伴行，经内耳门进入内耳道。穿过内耳道底进入面神经管。面神经在此管内由前外向后外转折变粗大成膝状神经节，然后向下经茎乳孔出颅。此处面神经只含有运动纤维，穿过腮腺从茎突外侧达下颌颈的浅面，然后分为5个分支。这5个分支可用5个手指的位置关系，粗略表明其位置（图9－10）。

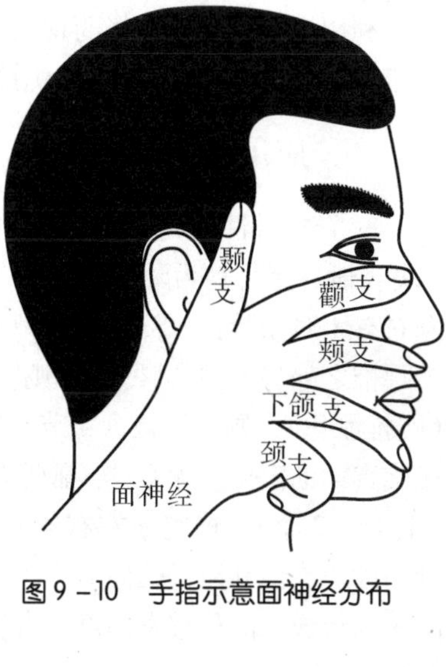

图9－10　手指示意面神经分布

1. 颞支　支配耳前肌、耳上肌和部分额肌。

2. 颧支　支配额肌、眼轮匝肌和眶下的肌肉。

3. 颊支　支配提上唇肌和提口角肌、颊肌和口轮匝肌以及口角部的浅层肌。

4. 下颌支　支配下唇之肌肉。

5. 颈支　支配颈阔肌。

其中，颧支、颊支和下颌支均与三叉神经的分支之间有交通。

（二）阻滞药物

面神经阻滞（facial nerve block）药物同前，但是面神经的毁损治疗须十分慎重。应用神经破坏剂治疗面肌痉挛，尤其是在茎乳孔处注射，不可避免地会出现或长或短时间的面神经麻痹。这一点在治疗前要向患者讲清楚，要根据患者的年龄、职业、面肌痉挛发作时伴随症状的轻重等因素全面考虑。决定采用面神经干毁损治疗时，也应注意小剂量、低浓度的原则，尽量减轻不良反应的程度。

（三）操作方法

1. 耳前面神经阻滞　面神经多在横过下颌颈时分支，故可在此处注射进行阻滞。患者取仰卧位，头偏向健侧。在耳前用手指摸清下颌骨的髁状突，其下方约 1 cm 处即为下颌颈。或先找到下颌切迹再向后约1 cm处即可。做好标记，皮肤消毒。用 5 号眼科球后针头垂直刺入，直达骨膜，回抽无血，注入 2% 利多卡因 1 ml，数分钟后可出现同侧程度不等的面神经麻痹表现，如眼睑松弛、口角下移、抽搐减轻或停止。观察 20 min，可再注入 0.75% 布比卡因 2 ~ 4 ml（加适量激素）或神经破坏剂 0.1 ~ 0.5 ml。

2. 茎乳孔面神经阻滞　将药物注于茎乳孔下方，可造成面神经干不同程度的阻滞。患者取仰卧位，头转向健侧。穿刺点位于乳突尖下前方 1.5 cm 处。做好标记，皮肤消毒。用 5 号眼科球后针头穿刺，针尖向上、后、内推进约 2 cm 即达茎乳孔下方。回抽无血，先注入 2% 利多卡因 0.5 ml，观察同侧面肌，一般 1 ~ 3 min 内出现麻痹。若不出现则可改变针尖位置寻找茎乳孔，直到出现满意的面肌麻痹为止。

（四）并发症

耳前面神经阻滞后，局部可出现轻重不等的肿痛，一般不需特殊处理。茎乳孔面神经阻滞时，可出现眩晕、恶心、呕吐，持续数小时，可给予对症处理。注射神经破坏剂后，有些患者出现严重面肌瘫痪，眼睑不能闭合、流泪、口角下垂、流涎、语言及进食均受影响，可持续数月，十分痛苦。一旦发生，可全身应用大量维生素及神经营养制剂，局部进行神经刺激，再配合按摩、针灸等治疗，促进面瘫的恢复。

第二节　椎管内神经阻滞

利用椎管穿刺技术将药物注入椎管腔内以获得短暂或长时间的某一区域神经阻滞，称之为椎管内神经阻滞。根据操作技术及药物作用部位的不同，其分为蛛网膜下隙阻滞和硬膜外阻滞，后者还包括骶管阻滞。

一、应用解剖

1. 脊柱骨性构成　成人脊柱共有 26 节椎骨，即颈椎 7 节、胸椎 12 节、腰椎 5 节、骶骨数块、尾骨 1 块（骶、尾骨均为融合而成）。骶骨前面是骨盆腔，左右有 4 对骶前孔，后面正中稍隆起，形成骶中嵴，左右有 4 对骶后孔。S_5 一般无骶前孔，骶后孔则左右融合成为骶裂孔。有时成人 $S_{1,2}$ 未能融合，S_1 有移行为腰椎之趋势（骶椎腰化），则腰椎增为 6 节；若 L_5 一侧或双侧横突与 S_1 相连结，有移行为骶椎之趋势（腰椎骶化），则腰椎减为 4 节。这一解剖特点在临床椎管内治疗穿刺定位时应加以注意，必要时借助 X 射线检查辅助定位。除 $C_{1,2}$、骶骨及尾骨外，其余各椎骨之解剖结构大同小异，均由椎体、椎弓、关节突（上下各 2 个）、横突（左右各 1 个）及棘突等组成（图 9 - 11）。正常脊柱各段均具有一定弧度，称为生理曲度。胸段和骶段凸向后方，出生时即存在，故称原发曲度。颈段和腰段凸向前方，为幼儿抬头及站立时逐渐形成，故称继发曲度。脊柱的生理曲度使不同部位的棘突倾斜度不同。上胸段的倾斜度最大，腰段则呈水平位。

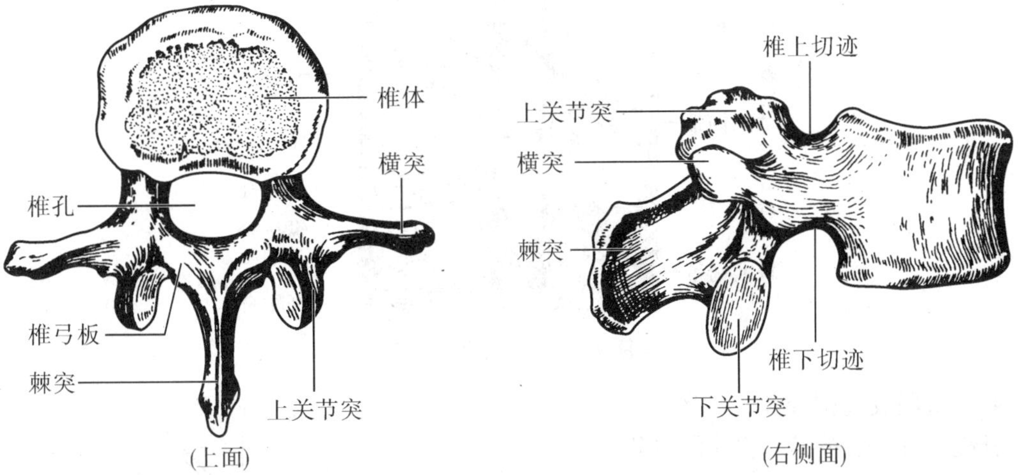

图9－11　腰椎

此解剖特点决定了生理情况下穿刺进针的角度因部位而异（图9－12）。在病理情况下，若破坏了脊柱的生理曲度，则进针的角度因病变而异。

2. 椎骨的韧带　如图9－13所示，连接椎骨的韧带主要有前纵韧带、后纵韧带、棘上韧带、棘间韧带、横突间韧带和黄韧带。

（1）棘上韧带：起于枕外隆凸，终于骶中嵴。此韧带在颈部最为粗厚，称为项韧带。棘上韧带为质地坚实的纤维束，与黄韧带一起可保护脊柱，避免过度屈曲。但在腰骶交界处，此韧带较薄，有时甚至缺如，是解剖上的薄弱点。

（2）棘间韧带及横突间韧带：分别位于相邻两棘突或横突间的较薄弱的韧带。棘间韧带的前方为黄韧带，后方为棘上韧带。

（3）黄韧带：为连接各椎板间的韧带，由弹性结缔组织构成。黄韧带起自上位椎板的前缘下方，止于下位椎板之上缘，外侧止于关节突，此韧带颈部较薄，向下渐增厚，在腰部最为发达。因弹性强，当脊柱前、后向运动时不变形。但黄韧带发生变性肥厚时，其弹性减弱，脊柱背伸时，可发生皱褶，产生脊髓压迫症状。穿刺时，针抵黄韧带，有韧性感，突破黄韧带时，有阻力消失感，即进入硬膜外间隙。如继续向前，突破硬脊膜或蛛网膜，则分别进入硬膜下隙或蛛网膜下隙。临床上并不容易进入硬膜下隙，但确有鉴别之意义。

3. 脊髓和脊神经　脊髓为细长、前后稍扁平的圆柱状结构，位于椎管中央，全长42～54 cm。其上端平枕骨大孔与延髓相接，下端平L_1呈倒置圆锥而终，故名脊髓圆锥。圆锥向下延续为细长的终丝，止于尾骨背面。脊髓全长粗细不等，有颈、腰两处膨大。颈膨大相当于C_8～T_2脊髓节段，其最大周径3.8 cm，约平C_6脊髓节段；腰膨大相当于L_1～S_3脊髓节段，其最大周径3.5 cm，约平T_{12}平面高度。

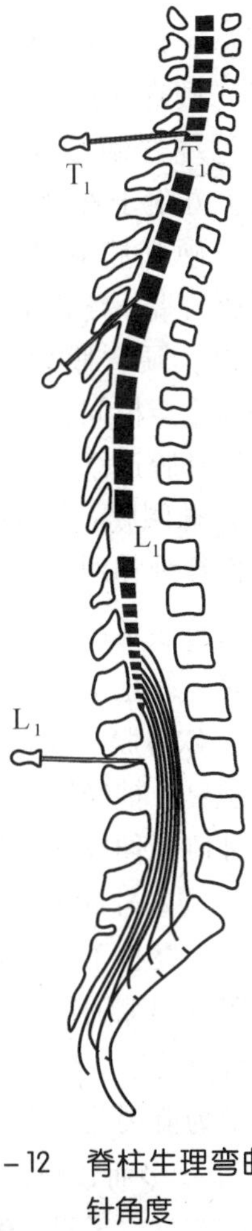

图9－12　脊柱生理弯曲与进针角度

脊神经共有31对，包括颈神经8对、胸神经12对、腰神经5对、骶神经5对和尾神经1对。每对脊神经前、后根在相应的椎间孔相遇，合成脊神经，出椎间孔，按节段分布于躯体各部。因脊髓比脊柱长度短得多，脊髓节段的位置并不与其相同序数的椎骨相对应，愈向下方愈远离相应的椎骨高度，L_2以下的脊神经根聚集成束，围绕终丝，形成马尾。

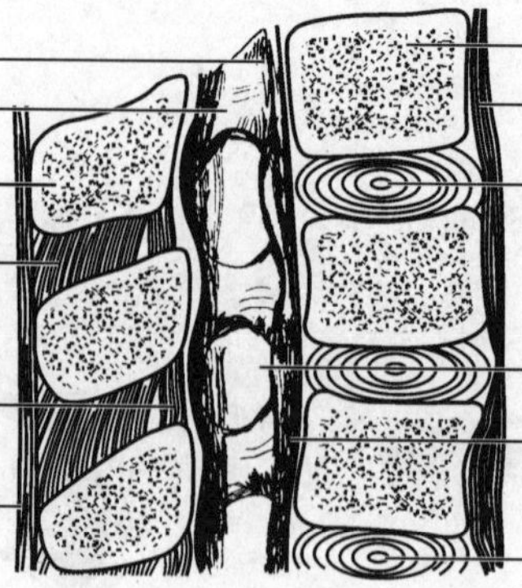

图 9－13　腰椎间的连接

4. 脊髓的被膜及周围腔隙　如图 9－14 所示，脊髓包有三层被膜，从外向内分别为硬脊膜、蛛网膜和软脊膜。三层被膜之间与椎管骨膜之间又分别构成硬膜外间隙、硬膜下隙和蛛网膜下隙。

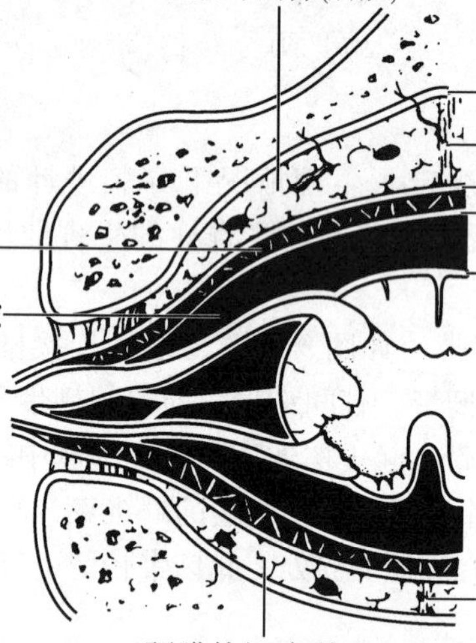

图 9－14　脊髓的被膜及周围腔隙

（1）硬脊膜：硬脊膜由致密结缔组织构成，包绕脊髓形成长圆筒状的硬脊膜囊。其上方附于枕骨大孔边缘及 $C_{2,3}$ 的后面，并与硬脑膜延续。下端紧裹脊髓终丝，形成盲端，终止于 S_2 下缘平面，并与骨膜融合，硬脊膜包裹脊神经和脊神经根，并随之至椎间孔之外，形成“根袖”，并与神经外膜连续。

（2）蛛网膜：蛛网膜由松散的胶原纤维、弹性纤维和网状纤维组成。其上方与脑蛛网膜直接延续，其内面（尤其是脊髓背面）有许多小梁跨过蛛网膜下隙与软脊膜相连。蛛网膜下端包裹马尾，终止于 S_2。蛛网膜也包裹脊神经和脊神经根，并随之外延至椎间孔附近。

（3）软脊膜：软脊膜柔软而富于血管，紧覆于脊髓表面，并随表面的沟裂深陷其中，供给其营养。软脊膜包裹脊神经根，与神经根共同通过蛛网膜下隙与硬脊膜相接。在脊神经前、后根之间，软脊膜折褶并向外侧延伸成锯齿状，故名齿状韧带。齿状韧带贯通脊髓全长，具有固定脊髓的作用。

（4）硬膜外间隙：硬膜外间隙是硬脊膜和椎管骨膜、韧带之间的腔隙，上起自颅脑的枕骨大孔，下连于骶管，终止于骶裂孔，内含疏松结缔组织、脂肪组织、淋巴管和静脉丛，脊神经前、后根从中穿过。硬膜外间隙随同脊神经根向外，直至椎间孔内口。硬膜外间隙呈负压，负压消失是针尖进入硬膜外间隙的证据之一。骶管是硬膜外间隙的连续，两者的交界一般呈 40°角。骶管腔的上缘在 S_1～S_2 交界处，下端为骶裂孔。①硬膜外前间隙：该腔隙位于后纵韧带与硬脊膜之间，尤其是从上颈段开始直至 $T_{10\sim12}$，小梁多而致密，将前间隙分为左、右两部分。两侧基本互不相通。②硬膜外后间隙：位于黄韧带之前，左、右于脊神经后根的硬膜为界。在颈段和上胸段的后间隙中线部，可见束状的纤维性中隔连于硬膜与黄韧带和椎板骨膜间。$T_{3\sim4}$ 以下由于小梁结构较疏松，因此可以部分相通。③硬膜外侧间隙：硬膜外间隙在左、右两侧脊神经前、后根之间仅存在有十分狭小的组织间隙。

（5）硬膜下隙：硬膜下隙是硬脊膜与蛛网膜之间的间隙。此间隙较窄，仅含有少量浆液，一些部位有小静脉、齿状韧带的突起和脊神经根。

（6）蛛网膜下隙：蛛网膜下隙是蛛网膜和软脊膜之间的腔隙，较为宽阔，内含透明的脑脊液，并有脊髓血管通过。蛛网膜下隙的下部，即脊髓圆锥至 S_2 间的蛛网膜下隙特别宽大，称为终池。此处无脊髓，只有马尾浸泡在脑脊液中。

5. 脊髓的血液供应

（1）动脉：脊髓的动脉有三组。

1）脊髓前动脉：左、右椎动脉的各自分支在近髓腹侧汇合成一干，沿脊髓前正中裂向下纵行，沿途与前根动脉相连，形成前正中动脉，供应脊髓前2/3的血液。

2）脊髓后动脉：左、右支不汇合，并分别在同侧后根的前、后方下降，与后根动脉相连，沿后外侧沟走行，供应后索和侧索的浅部及灰质后的大部。

3）根动脉：分前、后根动脉，分别沿前、后根至脊髓表面，与脊髓前、后动脉吻合，并与双侧同名动脉联合成围绕脊髓的环状动脉冠，前根动脉多细小，终止于前根内。颈下部、胸下部和腰上部的前根动脉较粗大，称为大根动脉，它到达前正中裂，发出上升支和下降支，并与邻近分支及脊髓前动脉彼此吻合。

（2）静脉：脊髓的静脉分布大致与动脉相似。前根静脉和后根静脉接收脊髓表面静脉丛的血液回流，形成6条静脉通道。前面3条为前正中静脉和2条前外侧静脉，收纳脊髓前、内、外侧的血液，后面3条为后正中静脉和2条后外侧静脉，收纳后索、后柱及后柱附近侧索的血液。这6条静脉又都收纳根静脉，所有的根静脉都开口于硬膜外静脉丛，脊髓静脉向上集合通过椎间静脉进入椎静脉。

二、蛛网膜下隙阻滞

蛛网膜下隙阻滞（subarachnoid space block）系指将局部麻醉药注入蛛网膜下隙，使脊神经根、背根神经节及脊髓表面产生暂时性的不同程度阻滞。自从1898年Bier把蛛网膜下隙阻滞成功地应用于临床以来，至今已有百余年历史，这项技术不但为下肢及下腹部手术提供了一种简单易行、行之有效的麻醉方法，同时也被广泛应用于疼痛治疗。

（一）操作方法

1. 体位　可取侧卧位、坐位或俯卧位。采用无水乙醇破坏时，取45°半俯卧位。采用酚甘油破坏时取45°半仰卧位。

2. 穿刺点的选择　用局麻药时，一般选用 $L_{3\sim4}$ 棘间隙；用神经破坏药时，则根据病变区域的神经支配，选择相应的脊神经根及侧别。注意勿伤及脊髓。

3. 穿刺方法　常规皮肤消毒铺巾，穿刺点用0.25%～0.5%利多卡因做逐层浸润，穿刺方法依是否穿过棘上韧带分为直入法和旁入法，后者适用于韧带钙化的老年人或脊柱畸形患者。不管直入法还是旁入法，均应缓慢进针，仔细体会各组织层次的差别和针尖阻力的变化。若体会细腻，则有两次“落空”感，即硬脊膜和蛛网膜穿透时的阻力消失所致。拔出针芯，应有脑脊液流出。如无脑脊液流出时，可旋转针体，缓慢回抽，或采取压迫颈静脉、让患者屏气等增加颅内压的措施，促使脑脊液流出。经上述处理仍无脑脊液流出，应重新穿刺。

（二）药物选择

脑脊液的相对密度在37℃时为1.0010±0.0003。以脑脊液的相对密度为标准，将注入蛛网膜下隙的药物分为轻相对密度液和重相对密度液。这样通过调整患者的体位，可以比较容易地控制阻滞平面，最大限度地发挥治疗作用，避免或减轻不必要的阻滞，以及由此带来的不良反应。

与脑脊液等相对密度的局麻药有1%的卡因、0.5%布比卡因。临床上多习惯用重相对密度液，通常加入10%葡萄糖液，使混合液中的葡萄糖浓度为5%～8%，其相对密度增加到1.018～1.035，而轻相对密度液很少采用。

（三）适用范围

1. 椎管内药物输注系统　蛛网膜下隙穿刺置管后连接药物输注系统，药物通过脑脊液在中枢发挥作用。阿片类药物主要用于癌痛、幻肢痛等顽固性疼痛，GABA受体激动剂巴氯芬主要用于中枢痉挛性疼痛的治疗。

2. 脊神经后根毁损　因其并发症常见且较严重，现主要用于晚期癌痛、中枢痛、带状疱疹后神经痛等顽固性慢性疼痛。

3. 全脊髓麻醉　主要用于中枢痛、幻肢痛等顽固性疼痛。用1.5%布比卡因10～20 ml于30～60 s内注完。观察呼吸及神志变化，很快呼吸消失，瞳孔散大，对光反射消失，全身肌肉松弛，经气管插管后行人工呼吸。无呼吸状态持续约1 h，注意维持血压、脉搏稳定。待呼吸复现后，神志很快随之恢复。但有时主诉耳鸣、头痛、恶心，可用安定、氟哌啶处理。

（四）禁忌证

（1）肿瘤发生脊柱转移或椎管破坏者。

（2）全身性严重感染或穿刺部位周围有感染者。

（3）全身状况差，无法耐受蛛网膜下隙阻滞者。

（4）精神病患者以及小儿不能合作者。

（五）并发症

1. 头痛　常见并发症，发生率为3%～30%，多由过早活动使颅内压进一步降低所致。大部分患者可自然好转，不需特殊处理。

2. 粘连性蛛网膜炎　为无菌性炎症，使第二次穿刺时确认蛛网膜下隙感到困难。

3. 膀胱、直肠功能障碍　由于支配膀胱、肛门括约肌神经麻痹而引起，多在腰骶部用药时发生。可应用理疗、针灸等治疗，待数天至1周后恢复。

4. 运动麻痹　在颈、腰、骶部用药时，上、下肢可发生运动麻痹。穿刺针损伤也可引起。一般局麻药所致者恢复较快，神经破坏药所致者约需数月，故操作前应明确告诉患者及家属。

5. 化脓性脑脊膜炎　多因违反无菌操作技术要求而引起。典型表现为起病急骤、剧烈头痛、体温升高、颈项强直、抽搐、意识消失。腰椎穿刺可见脑脊液浑浊，脑脊液检查白细胞增多、细菌培养阳性，病情严重者可致死亡。

（六）注意事项

蛛网膜下隙神经阻滞是一项技术含量较高的治疗手段。如果操作娴熟，管理得当，可为多数疼痛患者，尤其是晚期癌痛等顽固性疼痛患者解除痛苦。但该技术本身可引起患者的生理紊乱，治疗前应备好急救用品和药品，注药完毕应保持适宜体位1 h，密切观察阻滞效果和患者生命指征变化。特别是神经毁损有发生严重并发症的可能，因此在治疗前一定要向患者家属解释清楚，并采取协议书方式，征得同意方可操作，避免不必要的医疗纠纷。

三、硬膜外阻滞

硬膜外阻滞（epidural block）系指将局麻药注入硬膜外间隙，透过脊神经根处硬膜暂时性地阻断脊神经根的传导。若将局麻药经骶裂孔注入骶管，则称之为骶管阻滞。1933年，Dogliotti首次应用阻力消失法进行硬膜外间隙阻滞，1949年，Curbelo首先应用硬膜外间隙置管术。经过数十年的不断改进，该技术已成为我国临床麻醉最常用的方法之一，也是临床疼痛治疗的主要方法之一，尤其是1997年宋文阁研究提出的硬膜外间隙侧隐窝入路，为疼痛临床微创技术的开展奠定了基础并起到了桥梁作用。

（一）操作方法

1. 体位　硬膜外间隙穿刺时的体位，临床上主要采用侧卧位和俯卧位，取后者体位行腰段穿刺时，腹下垫一8～10 cm高软枕。

2. 穿刺点的选择　主要根据病变区域的神经支配，选择相应的棘突间隙及侧别。但晚期癌痛行硬膜外吗啡治疗的患者，可不受疼痛部位的限制，一律采用腰段间隙。遇有肥胖或有移行椎及脊柱畸形患者，为准确定位，可借助X射线检查，并应用多种方法反复核实病变间隙。

3. 穿刺进路及方法　穿刺方法依病变部位、患者情况及操作者的习惯不同而异。传统的方法有直入法和侧入法。一般颈椎、胸椎上段及腰椎多用直入法，胸椎的中下段、老年人、棘上韧带钙化者、脊柱弯曲受限等多采用侧入法。也有操作者为了不损伤棘上韧带，任何部位都采用侧入法。近年随着疼痛临床的业务发展，一些新的穿刺入路相继问世，如椎间孔入路、小关节内缘入路、椎板外切迹入路等，大大增加了进入硬膜外间隙的选择余地，使操作者能根据患者情况及病变部位确定最合适的穿刺路径。

（1）直入法和侧入法：基本同蛛网膜下隙穿刺，但只有一次“落空”感，即黄韧带的阻力消失所致。此时应停止进针，应用以下方法确定穿刺针是否进入硬膜外间隙：①抽吸试验；②气泡外溢试验；③负压现象；④气泡压缩；⑤置管试验。

（2）椎间孔入路：腰椎的椎弓根较厚，从 $T_{12}\sim L_5$ 间的椎间孔实际上是一个短管，它由上、下、前、后四壁和内、外两口构成。其内口因含有神经袖和神经根，故又称神经根管。穿越椎间管的血管神经束的走行规律提示，在其内口神经根靠近上壁，在其外口神经根靠近前下壁。椎间孔外口注药，其穿刺点定在腰椎棘间隙中点外侧 3～3.5 cm 处。先与皮肤垂直穿刺直达横突（3～4 cm），然后退针少许，向内侧倾斜 20°～25°角，沿横突上缘（腰椎）或下缘（颈椎）进针 1～1.5 cm，到达椎间孔外口附近常出现异感，回抽无血、无脑脊液，可注药。而椎间孔内口注药方法同小关节内缘进路。值得注意的是，L_5 横突粗大伸向后外上方接近髂嵴后部，两者间又有强大的髂腰韧带相连接（常有钙化和骨化）。这样在 L_5 椎间管外口的后外方形成一个三角形的骨纤维性屏障，上外方为横突，下外方为髂嵴后部和髂骨翼，因此从侧后方无法进针，由此椎间孔入路只适用于 L_4 以上的腰椎间隙。

（3）小关节内缘进路：传统的直入或侧入进路，均是将药物注入硬膜外后间隙，间隙较大，药物扩散范围较广，而在疼痛临床常见的腰腿痛患者，多为单侧病变，仅涉及几条脊神经根。治疗时需要将药物集中注射到病变局部，而不需要扩散较广甚至到双侧，以免降低疗效。椎间孔入路虽可将药物注射于单侧，但椎间孔入路的穿刺点远离后正中线，穿刺路径长，组织损伤多，而且穿刺难度较大，往往需要在 X 射线引导下进行，使医患双方增加了射线损伤。另外，椎间孔入路在 L_5 间隙的限制也影响了相当一部分腰椎疾患的治疗。

小关节内缘穿刺点的定位需借助 X 射线平片进行个体化测量，这样消除了个体差异，使穿刺准确率大大提高。首先要准确确定病变间隙，这是穿刺成功并保证疗效的第一步。病变间隙的确定可通过几个方面进行：①观察 X 射线平片上髂嵴的高度与腰椎水平的关系。如 X 射线平片上髂嵴平 L_5 椎体上缘，则在患者身上触诊髂嵴可能平 $L_{4\sim5}$ 间隙。②测量等比例 X 射线平片上骶角连线中点至病变间隙的距离，再在患者的骶角连线中点测量该距离，找到病变间隙。③由尾端向头端连续触摸骶中嵴，第一个明显的凹陷为 $L_5\sim S_1$ 间隙，据此确定病变间隙。④确定最明显压痛点。腰椎病变有时可以有多个间隙的压痛，但病变间隙的压痛最明显。如 $L_{4\sim5}$ 间隙病变，可以表现 $L_{3\sim4}$、$L_{4\sim5}$ 和 $L_5\sim S_1$ 三个间隙均有压痛，但 $L_{4\sim5}$ 棘间及病变侧棘旁压痛最著。根据以上几种方法反复验证确定病变间隙后，依据 X 射线平片或 CT 片测量的后正中线距小关节内缘的距离或小关节内缘间距，在患者身上测量标出穿刺点。经穿刺点向外倾斜 5°进针，遇骨质即达小关节突，退针至皮下再垂直进针达原深度，贴着小关节内侧缘缓慢进针，遇韧质阻力即黄韧带，继续进针突破阻力，有“落空”感即进入硬膜外间隙侧隐窝，回抽无血、无液，注入局麻药试验量，确定阻滞区域与病变区域吻合且无腰麻征象，方可注药。

小关节内缘进路主要适合于下腰椎病变（$L_{4\sim5}$、$L_5\sim S_1$ 间隙）。因为小关节内缘间距从上腰椎到下腰椎逐渐加大，而硬膜囊横径逐渐减小，在下腰椎部位二者之间至少有 4 mm 的距离，这为小关节内缘进路侧隐窝注射的安全性提供了保障，但另一方面，这也是小关节内缘进路在上腰椎病变应用受限的原因之一。

（4）椎板外切迹进路：椎板外切迹进路是针对上腰椎单侧病变设计的一条进路。其定位也需借助 X 射线平片。将 X 射线平片上近病变间隙的椎板外切迹中点定为 A 点，将经 A 点的水平线与棘突的交点定为 B 点，棘突上缘定为 C 点，测量 AB 及 BC 长度。在患者身上准确确定病变间隙，其方法同小关节内缘进路。首先在病变间隙的棘突上缘找到 C 点的投影点，根据 BC 长度确定 B 点，根据 AB 长度在患侧测量出 A 点，即进针点。经 A 点向内倾斜 5°进针，遇骨质即达椎板外缘，退针至皮下再垂直进针达原深度，贴着椎板外切迹中点缓慢进针，遇韧质阻力即黄韧带，继续进针突破阻力，有落空感即进入硬膜外间隙侧隐窝。以后的操作同其他进路。

（5）骶裂孔入路：经骶裂孔入路可将药物直接注入骶管进行阻滞，也可置管到硬膜外间隙行下腰段阻滞。取侧卧或俯卧位依操作者的习惯而定。若不置管，用普通7号针均可。于骶裂孔处垂直皮面或稍朝向头端快速进针，进皮后缓慢进针，当遇韧质阻力时，为骶尾韧带，继续进针越过骶尾韧带时有阻力消失感，注气通畅且无皮下气囊感，说明针尖位于骶管腔内。注入局麻药试验量，证实针尖确实在骶管腔而非皮下或蛛网膜下隙，方可注药。若要置管，则需选用 Touhy 针，穿刺方法及步骤同单次注射，只是因针粗且尖端呈勺状，通过骶尾韧带时的阻力消失感更明显，穿刺相对容易。注意硬膜束终止于 S_2 间隙，此入路进针不可超过 4 cm，以免损伤硬膜。

（二）常用药物

1. 局部麻醉药　简称局麻药。其作用可使细胞兴奋阈升高，动作电位降低，传导速度减慢，不应期延长，直至完全丧失其传导性，因此对任何神经，包括外周及中枢、传入及传出、轴突及胞体、末梢及突触，都有阻断作用。由于平滑肌和骨骼肌具有类似的兴奋过程，局麻药在较高浓度时也能抑制其活动直至瘫痪。

临床上常用的局麻药可分为脂类（如丁卡因等）和酰胺类（如利多卡因、布比卡因等）两大类。后一类因其过敏反应较少，故被作为硬膜外间隙阻滞的首选药物。交感神经阻滞时，可选用 0.5% 利多卡因或 0.125% 布比卡因；感觉神经阻滞时，可选用 1% 利多卡因或 0.25% 布比卡因；运动神经阻滞时，可选用 1.5% 以上的利多卡因或 0.5% 以上的布比卡因。但是应注意局麻药存在着个体间差异。笔者曾遇一男性患者，硬膜外间隙应用 0.25% 布比卡因 3 ml 后双腿不能站立，1 h 后恢复。因此，应用局麻药时，除考虑患者的年龄、性别、体重及一般状况外，还应注意其个体差异，尤其在首次用药时，更应密切观察用药后的反应，防止不良反应的发生。

2. 糖皮质激素类药　糖皮质激素具有抗炎、抗毒素、抗休克和免疫抑制作用。将其注入硬膜外间隙主要是取其较强的抗炎作用。在炎症早期，糖皮质激素可减轻渗出、水肿、毛细血管扩张、白细胞浸润及吞噬反应，从而缓解红、肿、热、痛等症状。在炎症后期，可抑制毛细血管和纤维母细胞的增生，延缓肉芽组织的形成，防止粘连及瘢痕形成。在颈、腰部病变使脊神经受压发生炎症时，硬膜外间隙注入糖皮质激素或局麻药与糖皮质激素的混合液，可以有效地缓解神经根性疼痛。临床常用的激素制剂有氟美松、甲基泼尼松龙、得宝松、利美达松等注射制剂。对于激素的应用，应掌握短期小量、合理应用的原则，防止两个极端。既要防止为取得短期的高疗效而滥用的做法，也要避免因惧怕不良反应而一概禁用的倾向。因此，合理应用糖皮质激素确实能起到事半功倍的效果，关键是用药目的明确，剂量疗程适宜，就可最大限度地避免大剂量激素的弊端。

（三）适用范围

硬膜外间隙阻滞是疼痛临床最常用的方法之一。凡脊神经分布区域的急、慢性疼痛均适于应用硬膜外间隙阻滞。尤其是硬膜外间隙阻滞，既可用于诊断，又广泛用于治疗。根据病情需要可选择单次间断注药、置管连续注药或病人自控镇痛（PCA）治疗。

1. 术后痛　胸、腹、下肢等手术后，经硬膜外间隙导管注射局麻药和阿片类药物，是术后镇痛的有效方法。

2. 晚期癌痛　经硬膜外间隙导管注射以阿片制剂为主的混合制剂，可以缓解晚期癌症患者的顽固性疼痛，提高生存质量。硬膜外导管需长期留置，因此可采用皮下隧道技术防止脱管，外接口加过滤装置或全封闭导管系统防止感染，甚至接皮下埋藏装置。硬膜外间隙应用阿片制剂治疗晚期癌痛，用药剂量小，不良反应少而轻微，耐受发生迟缓，是“三阶梯”以外最常用而有效的方法之一。

3. 部位性疼痛　硬膜外阻滞可用于治疗颈、上肢、胸、腹、腰、背及下肢疼痛。颈椎病可根据其分型和疼痛程度及病程，选择不同的阻滞方法。如单侧根型颈椎病，若病程不长，中度疼痛时，可考虑单侧硬膜外间隙注射消炎镇痛液；如症状较重的颈型颈椎病，病程迁延，可考虑硬膜外间隙置管 PCA 治疗。又如胸部大面积带状疱疹后神经痛，可先选择硬膜外间隙置管 PCA 治疗，待病变面积缩小后，再行肋间神经阻滞。腰腿痛的治疗更是灵活多样。对急、慢性肌筋膜疼痛综合征，可根据病变侧别和范围，选择各种进路的硬膜外间隙注射消炎镇痛液；腰椎间盘突出症，可选择小关节内缘或椎板外切迹进路侧隐窝注射消炎镇痛液治疗神经根炎，也可选择不同进路进行各种适宜的微创治疗。总之，治疗方法和进路的选择，要依据病变部位、侧别、患者的全身状况及医生的技术水平和操作习惯综合考虑。

（四）禁忌证

硬膜外阻滞的禁忌证基本同蛛网膜下隙阻滞。另外，严重凝血机制障碍有出血倾向者，也属绝对禁忌。

（五）并发症

1. 损伤　包括硬脊膜、蛛网膜的损伤以及脊髓或脊神经的损伤。前者主要因穿刺技术不熟练或操作不慎引起，也可因导管过硬或先天性硬膜菲薄所致。穿刺时或置管后见脑脊液外流是其依据。大多病例出现头痛、恶心，可给予输液处理。后者的发生则主要因操作粗暴所致。脊神经的损伤常引起该神经分布区的疼痛，脊髓损伤后果严重，如不采取早期有效的治疗措施，难免出现截瘫。

2. 全脊髓麻醉　穿破硬脊膜、蛛网膜而未能及时发现，致使大剂量局麻药进入蛛网膜下隙，出现异常广泛的阻滞。主要表现为全身无痛、意识消失、呼吸停止、血压下降等。一旦发生，应按心肺脑复苏原则处理。

3. 局麻药中毒　穿刺针或导管误入血管，或静脉丛损伤后，过量局麻药透入血液循环致使出现全身抽搐等中毒表现。可在注药前轻轻缓慢回抽进行预防。治疗主要是保持呼吸道通畅、辅助呼吸和镇静止惊。

4. 硬膜外间隙感染　硬膜外间隙感染是最为严重的并发症之一。穿刺器具的污染、无菌技术不过关及患者有感染病灶等，均可导致硬膜外间隙的感染。感染初期症状多隐匿。待出现典型症状和体征后，诊断并不困难，但治疗尚嫌延迟，效果较差。在疼痛治疗中因硬膜外间隙感染致残、致死的病例均有报道，是为惨痛教训。因此，应强调预防，严格无菌操作。

5. 硬膜外间隙血肿　主要发生于凝血机制障碍、有出血倾向者。治疗前应仔细询问有无血友病史及全身肝素化史。一旦发生，应尽早手术清除血肿。

第三节　神经丛阻滞

一、颈丛阻滞

（一）应用解剖

颈丛是由 $C_{1\sim4}$ 脊神经的前支组成。C_1 脊神经又名枕下神经，在寰椎后弓与枕骨之间，行于椎动脉下。其他几对脊神经离开椎间孔后，从椎动脉和椎静脉后面横过，到达横突尖端的结节间沟分为升支和降支，这些分支与相邻的颈脊神经分支相连接，形成一系列的环状神经，称为颈丛。颈丛位于胸锁乳突肌深面，中斜角肌和肩胛提肌的浅面。颈神经丛分为浅丛和深丛。浅丛（图 9－15）沿胸锁乳突肌的后缘中点穿出深筋膜并分为四支：①枕小神经（$C_{2\sim3}$），经胸锁乳突肌后缘向后上方行走，分布于枕部及耳郭背面上部的皮肤；②耳大神经（$C_{2\sim3}$），经胸锁乳突肌表面向前行，分布于耳郭及其附近的皮肤；③颈横神经（$C_{2\sim3}$），横过胸锁乳突肌的浅面向前，分布于颈部皮肤；④锁骨上神经（$C_{3\sim4}$），有 2～4 条，行向外下方，分布于颈侧部、胸壁上部及肩部的皮肤。深丛（图 9－16）分支支配颈部深层的肌肉，并发出膈神经支配膈肌的运动。

（二）操作方法

1. 解剖标志　触摸乳突，乳突尖下方一横指（约 1.5 cm）处为 C_2 横突所在。胸锁乳突肌后缘与颈外静脉的交叉点（相当于甲状软骨上缘水平）为 C_4 横突所在，二者之间为 C_3 横突的位置。C_6 横突为诸颈椎横突中最突出者，相当于胸锁乳突肌后缘环状软骨水平，一般可用手扪到。

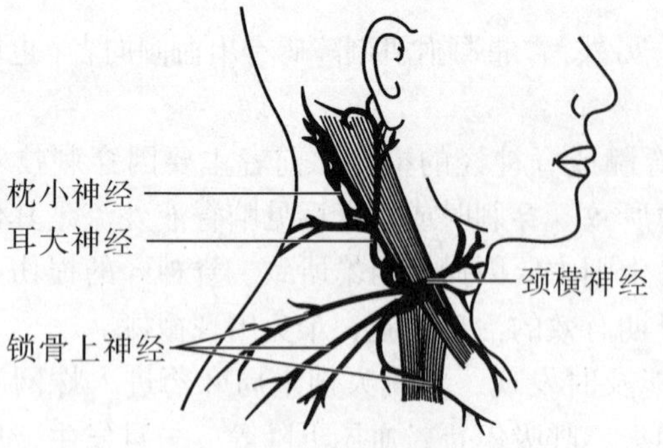

图9-15 颈浅丛

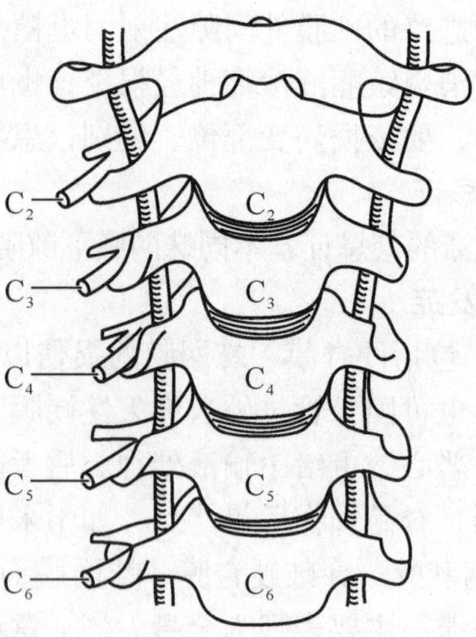

图9-16 颈深丛

2. 三点法阻滞 患者去枕取仰卧位，头偏向对侧，充分暴露胸锁乳突肌。常规消毒皮肤，在胸锁乳突肌后缘标定的 $C_{2\sim4}$ 横突位置，用7号针头从颈侧面与皮肤垂直刺入，进针2~3 cm时触及骨质即为横突结节，回吸无血和脑脊液，即可缓慢注入局麻药或阻滞液3~5 ml，使整个颈深丛阻滞。然后将针从胸锁乳突肌后缘中点（相当于 C_6 水平）刺入，至颈阔肌深面，回吸无血后注入局麻药或阻滞液3~5 ml，也可将药物在皮下呈扇形浸润，以阻滞颈浅丛。

3. 一点法阻滞 体位同三点法。常规消毒皮肤，在胸锁乳突肌后缘、甲状软骨上缘水平，触及前斜角肌和中斜角肌之间的肌间沟，针头垂直皮肤向肌间沟方向刺入，遇异感时停止进针，若无异感可再行穿刺，但进针深度不能超过横突，出现异感后，回吸无血和脑脊液，注入局麻药或阻滞液10~15 ml，注药的同时压迫针下方的肌间沟，使药物沿肌间沟上行，从而阻滞颈深丛。颈浅丛阻滞同三点法。

（三）适应证和禁忌证

1. 适应证 颈丛阻滞的范围是颈部的前面和侧面、头后枕部、肩及上胸部。颈丛阻滞适用于咽部恶性肿瘤所致的疼痛、枕后部神经痛、颈部外伤后疼痛、颈及上胸部疱疹后神经痛等。

2. 禁忌证 颈部有炎症、结核及颈部畸形的患者禁用。

（四）并发症及防治

1. 局麻药毒性反应 多因局麻药误入血管所致，椎动脉在其附近，容易被误伤。穿刺时针尖深度应不超过横突，注药时要反复回吸。此外，颈部血管丰富，局麻药吸收较快，故应严格控制用药量。

2. 药物误入硬膜外间隙或蛛网膜下隙 药物一旦误入硬膜外间隙或蛛网膜下隙，会导致高位硬膜外阻滞或蛛网膜下隙阻滞，呼吸、循环抑制，甚至呼吸、心跳停止。其原因是由于穿刺进针过深，进针方向偏内、偏后。穿刺时应防止进针过深，进针方向应向前下方，避免与椎间孔方向平行或由下而上穿刺。另外，注药前应回吸，确认无脑脊液后再注药。

3. 膈神经阻滞 膈神经主要由 C_4 脊神经组成，同时接受 C_3 和 C_5 脊神经的部分纤维。颈丛阻滞时常累及膈神经，表现为胸闷和呼吸困难，应及时吸氧或辅助呼吸。双侧膈神经同时阻滞时，会出现严重的呼吸困难，故禁用双侧颈深丛阻滞。

4. 喉返神经阻滞 颈丛阻滞后部分患者出现声音嘶哑、失音或呼吸困难。原因是进针太深，阻滞了喉返神经。应注意进针不宜太深，同时应避免双侧颈深丛阻滞，以免两侧喉返神经同时受到阻滞，出现严重的呼吸困难。

5. Horner综合征 表现为阻滞侧眼睑下垂、瞳孔缩小、眼结合膜充血、面部无汗，系由于穿刺偏内、过深，颈交感神经受累所致。

6. 椎动脉损伤 穿刺过深或位置不准确，可损伤椎动脉，引起出血，有时可出现眩晕等症状。

二、臂丛阻滞

（一）应用解剖

臂丛是由 $C_{5\sim8}$ 脊神经的前支组成，有时 C_4 和 T_1 脊神经的前支也分支加入其中（图 9-17）。根据其走行与锁骨的关系，将臂丛分为锁骨上部和锁骨下部。在锁骨上部，组成臂丛的脊神经出椎间孔后，位于前、中斜角肌间隙内，向外下行走，形成上、中、下三干，上干由 $C_{5\sim6}$ 脊神经的前支组成，下干由 C_8 和 T_1 脊神经的前支组成，C_7 脊神经的前支单独组成中干。三支神经干在锁骨平面上方，穿过前、中斜角肌间隙，每干分为两股，伴锁骨下动脉向前、向外、向下延伸，通过锁骨中点和第 1 肋骨之间，经腋窝顶部进入腋窝，再汇合成外、内、后三束，与腋血管伴行，并分支至肩、上臂、前臂及手部，支配上肢绝大部分的感觉和运动。其主要分支如下。

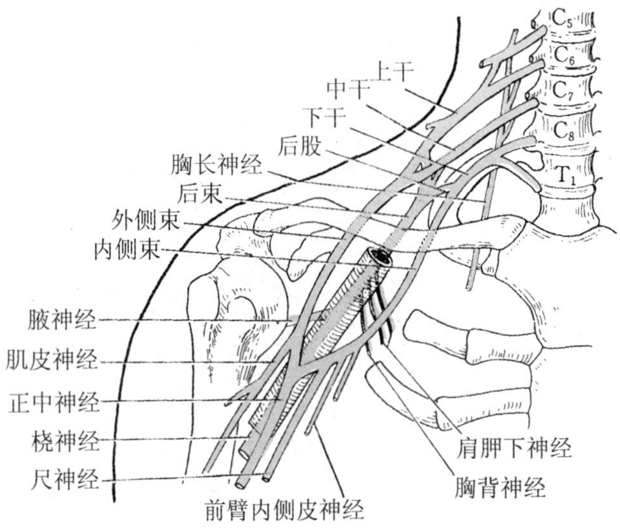

图 9-17　臂丛组成

1. 胸长神经（$C_{5\sim7}$）　起自脊神经根，自臂丛进入腋窝后，沿前锯肌表面下降，支配此肌。

2. 肩胛背神经（$C_{4\sim5}$）　起自脊神经根，穿中斜角肌，在肩胛骨与脊柱之间下行，支配菱形肌和肩胛提肌。

3. 肩胛上神经（$C_{5\sim6}$）　起自臂丛上干，向后经肩胛骨上缘入冈上窝，绕至肩峰与肩胛颈之间入冈下窝，支配冈上肌和冈下肌。

4. 肩胛下神经（$C_{5\sim7}$）　起自后束，支配肩胛下肌和大圆肌。

5. 胸内外侧神经（$C_{5\sim7}$）　起自内侧束和外侧束，支配胸大肌和胸小肌。

6. 胸背神经（$C_{6\sim8}$）　起自后束，沿肩胛骨外侧缘伴肩胛下血管下降至背阔肌，支配此肌。

7. 腋神经（$C_{5\sim6}$）　起自后束，穿四边孔，绕肱骨外科颈的后方至三角肌深面，支配三角肌和小圆肌，皮支分布于肩及臂外侧上部的皮肤。

8. 肌皮神经（$C_{5\sim7}$）　起自外侧束，斜穿喙肱肌，经肱二头肌和肱肌之间下降，并发出肌支支配这 3 块肌肉，皮支则分布于前臂外侧的皮肤。

9. 尺神经（$C_8\sim T_1$）、桡神经（$C_7\sim T_1$）和正中神经（$C_6\sim T_1$）　分别起自内侧束、外侧束和内外侧束共同发出。下行分布于前臂、上臂及手部的皮肤和诸肌肉。

（二）操作方法

1. 肌间沟法　患者去枕取仰卧位，头略后仰并转向对侧，手臂贴在体侧。嘱患者做抬头动作，以显露胸锁乳突肌及其后缘的前、中斜角肌，在前、中斜角肌之间触及肌间沟，沿此沟在相当于 C_6 横突水平（环状软骨水平）处作为穿刺进针点（图 9-18）。常规消毒皮肤后，用 7 号穿刺针朝对侧腋窝（即向内、向后、向下）或对侧脚跟方向穿刺，出现异感或触及 C_6 横突，回吸无血和脑脊液，注入局麻药或阻滞液。

2. 锁骨上法　患者去枕取仰卧位，肩下垫一薄垫，头偏向对侧，肩下垂。于锁骨中点上方 1.5 cm 处，扪及锁骨下动脉搏动的外缘为穿刺点。常规消毒皮肤，用 7 号穿刺针，针尖向内、后、下方向穿刺，触及第 1 肋骨时在其上寻找异感，当出现异感时，回吸无血即可注药。如找不到异感，不必勉强反复寻找异感，将药物沿第 1 肋骨表面呈扇形注射即可。

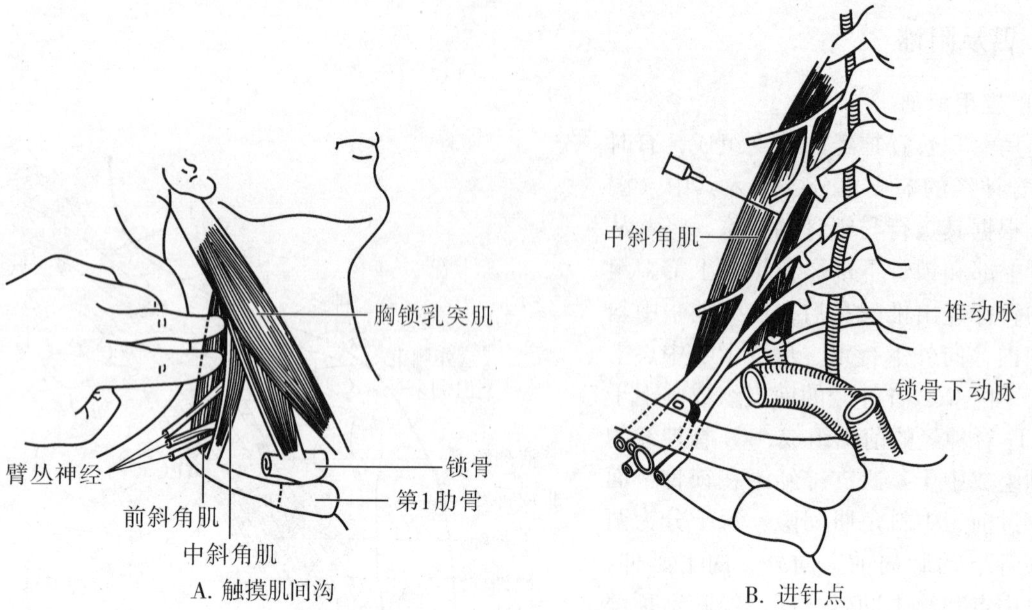

图9－18 臂丛阻滞（肌间沟法）

3. 腋路法 患者取仰卧位，头偏向对侧，被阻滞侧上肢呈举手行礼状。先在腋窝处触及腋动脉搏动，沿动脉向上至胸大肌下缘动脉搏动消失处稍向下，取动脉搏动最高点处为穿刺点。常规消毒皮肤，持7号针由穿刺点刺入，穿刺针与动脉呈20°夹角，缓慢推进至出现刺破纸样的落空感时，表明针尖已刺入腋血管鞘内，松开针头，此时针头应随动脉搏动而摆动，回吸无血即可注入阻滞液。

（三）适应证与禁忌证

1. 适应证 适用于上肢血管性疾病、肿瘤、外伤、骨折等原因引起的上肢疼痛、颈肩部软组织痛、肩周炎的治疗以及手、上肢手术的麻醉。也可用于中枢性或周围性上肢疼痛的鉴别诊断。

2. 禁忌证 穿刺部位有感染或肿瘤的患者禁用。

（四）并发症及防治

1. 阻滞液误注硬膜外或蛛网膜下隙 多见于肌间沟法。

2. 局麻药毒性反应 腋路法多于肌间沟法和锁骨上法。因局麻药直接注入血管或局麻药用量过大所致，注药前及注药过程中应反复回吸。

3. 气胸或血气胸 多见于锁骨上法。因进针方向不正确、进针过深超过第1肋骨或穿刺过程中患者突然咳嗽所致。锁骨上法穿刺不必过分强调寻找异感。穿刺过程中或穿刺后患者主诉咳嗽、胸痛时应引起注意，仔细听诊、叩诊，密切观察，必要时行透视或拍胸片以明确诊断。单纯性气胸一般无明显不适，张力性气胸时可出现呼吸困难、缺氧等症状，严重者须行胸腔穿刺或置管引流，经1～3 d一般可治愈。

4. 出血和局部血肿 穿刺中损伤血管可导致出血及局部血肿，局部加压一般可以止血。

5. 膈神经阻滞 多见于肌间沟法和锁骨上法。表现为腹式呼吸减弱、胸闷、气短、缺氧及呼吸困难，一旦发生应给予吸氧或辅助呼吸。

6. 喉返神经阻滞 可发生于肌间沟法和锁骨上法。表现为声音嘶哑，一侧喉返神经阻滞一般不会发生明显的呼吸困难，两侧同时阻滞时可发生上呼吸道梗阻。

7. Horner综合征 多见于肌间沟法。表现为同侧眼睑下垂、瞳孔缩小、面部无汗、眼结膜充血，一般不需特殊处理。

三、腹腔神经丛阻滞

（一）应用解剖

腹腔神经丛（图9－19）位于膈肌下的后腹膜内，围绕在从腹主动脉上部发出的肾动脉及肠系膜上动脉的起始部。腹腔神经丛的主要组成部分是位于腹主动脉起始部两侧的左、右腹腔神经节，各由形态、大小各异的 1～4 个扁平的神经节构成。神经节之间有许多交通支相联络，它们进入腹腔神经丛而终止。腹腔神经丛向周围发出许多分支，形如太阳的光芒，因而腹腔神经丛也称太阳丛。

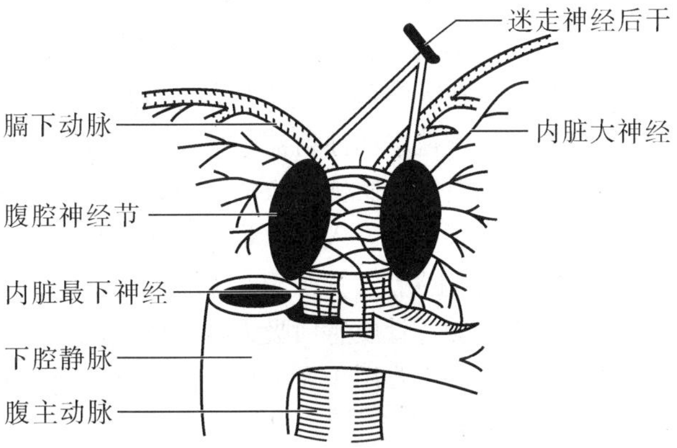

图 9－19　腹腔交感神经丛

腹腔神经丛接受来自内脏大、小神经，即下胸（$T_{5\sim12}$）及上腰（$L_{1\sim2}$）段的椎旁交感神经纤维，同时也有迷走神经的纤维加入。起自肝、胃肠、脾、大网膜等上腹部脏器的向心性交感神经纤维，也经腹腔神经丛进入脊髓后根。腹腔神经丛发出的分支经许多副丛如膈神经丛、肝神经丛、胃神经丛、肾神经丛、肾上腺神经丛、腹主动脉神经丛、肠系膜上动脉神经丛、肠系膜下动脉神经丛等与大部分腹腔脏器相连系。因而腹腔神经丛与内脏痛和血管痉挛有关，阻断腹腔神经丛可以消除这些器官的疼痛。

腹腔神经丛上端始于 T_{12}，覆盖 L_1 前面，下端止于 L_2 上缘，其中心部位是 L_1。由于它位于疏松结缔组织内，容易被局麻药阻滞。

（二）操作方法

自 1901 年 Jouboulay 首次试图为一脊髓痨患者行腹腔神经丛阻滞（celiac plexus block）以缓解疼痛，以及 Kappis 于 1919 年报道首例背侧入路经皮腹腔神经丛阻滞以来，这项技术已做了许多改进。目前常用的方法是以手术的方式开腹后行腹腔神经丛阻滞和在背部经皮穿刺行腹腔神经丛阻滞。在疼痛治疗中，后者更常用。

1. 后方入路阻滞法

（1）术前通过 CT 片明确腹腔神经丛与周围脏器的关系，确定穿刺的体位、穿刺点的位置、途径、角度及深度等。术前禁食 6～8 h，术前 3～4 h 最好不用任何镇痛药或镇痛措施，以利于判断阻滞效果。操作前建立输液通道。

（2）患者侧卧位或俯卧位，俯卧位时腹下垫一薄枕。取 L_1 棘突上缘向外旁开 5～6 cm 处为穿刺点。常规消毒皮肤，局麻，用长 10～12 cm 的7～9 号穿刺针，从穿刺点稍向内斜刺进针 3～4 cm，触及 L_1 横突，然后退针至皮下，再把针尖向内侧、向上方（10°～15°）重新刺入，紧靠 L_1 横突上缘滑过直达 L_1 椎体侧面，将针尖朝向内侧，使针沿椎体骨面滑过，如滑过椎体时阻力过大，则将针稍向外侧重新穿刺至滑动感消失，再进针 1～1.5 cm即到达腹腔神经丛，成人的距离一般为 7～8 cm（图 9－20）回吸无血和脑脊液，即可注入局麻药 10～15 ml。若阻滞效果良好，数分钟后原有的疼痛应减轻，腹部出现温暖感及血压下降等。血压下降是判断阻滞效果的重要指标。若注药时阻力过大或注入局麻药后血压下降不明显，说明针尖仍在腰肌或膈肌角内，可再进针少许到达腹膜后间隙内。晚期癌痛患者为获得较长时间的阻滞效果，常用乙醇等使腹腔神经丛毁损（神经变性）。由于乙醇对周围组织也有损害，因而穿刺最好在 X 射线监视下进行。穿刺成功后先注入造影剂，观察造影剂有无进入血管或向脏器内扩散，造影剂在腹膜后间隙扩散呈头尾方向的条索状阴影，证明针的位置正确，注入局麻药 3.5 ml，出现满意的阻滞效果后再注入 75% 乙醇每侧 15 ml 或 95% 的乙醇每侧 8～10 ml，拔针前注入生理盐水少许以防拔针过程中针内残留的乙醇泄露，引起周围组织损伤或神经炎。

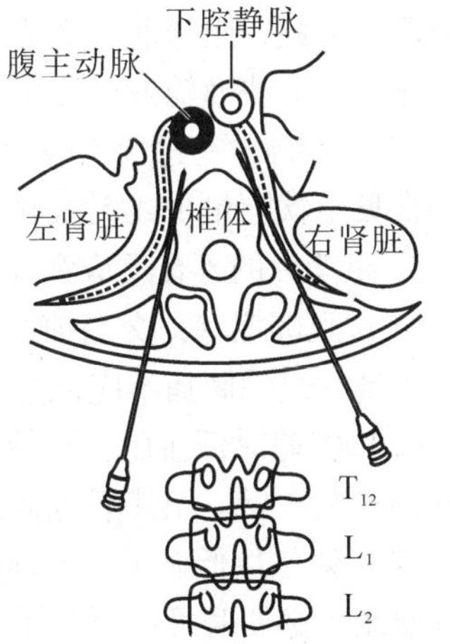

图 9－20　腹腔神经丛阻滞入路

2. 经椎间盘入路阻滞法

（1）此操作应在X射线监视下进行。体位同后方入路阻滞法。

（2）取$L_{1\sim2}$椎体间隙水平、正中线旁开3～4 cm处为穿刺点。常规消毒皮肤，用10～12 cm长的7～9号穿刺针，在X射线透视引导下，先将穿刺针刺入椎间盘，然后向椎间盘前缘推进，到达椎间盘前缘时，将装有生理盐水的注射器与穿刺针相连，边推注射器边进针，至注水时阻力消失，注入少量造影剂，可见造影剂沿椎体腹侧扩散的阴影，注入试验量局麻药阻滞效果满意后，再注入局麻药或神经破坏剂。此方法适用于从后方入路困难或无法明确腹腔神经丛与周围脏器关系的患者。

3. 前方入路阻滞法　手术开腹后切开小网膜，触及L_1椎体，用10～12 cm长的7～9号穿刺针，穿刺到椎体前方，触及骨质感回吸无血，注入试验量局麻药，出现血压下降等征象后，再注入局麻药或神经破坏剂。此方法主要用于无法从背侧入路进行穿刺的患者。

（三）适应证

腹腔神经丛阻滞适用于胃、胰腺、肝、胆等上腹部脏器引起的疼痛。也有学者指出，凡硬膜外阻滞范围在$T_{5\sim10}$范围内能消失或明显减轻的疼痛，均可用腹腔神经丛阻滞。据文献报道，腹腔神经丛阻滞使用最多、效果最好的是胰腺癌引起的腹痛。

近年来有学者认为，硬膜外阻滞效果确切是确定实施腹腔神经丛阻滞的必要条件，硬膜外间隙注入局麻药后，腹部产生温暖感时疼痛消失的患者最适于应用腹腔神经丛阻滞。而硬膜外阻滞镇痛无效的患者，腹腔神经丛阻滞的效果也不佳。此外，与内脏神经纤维（向心性纤维）无关的疼痛，如食管、胸壁、腹壁、肠系膜根部、宫颈、膀胱等处产生的疼痛，腹腔神经丛阻滞的镇痛效果不佳或无效。

（四）并发症及防治

1. 穿刺过程中的不良反应和并发症

（1）出血：常因穿刺方向不正确刺破腹主动脉或肾血管所致，除非有出血倾向或应用抗凝药物者，一般不导致严重的出血。

（2）损伤内脏：最常见为肾脏损伤。表现为穿刺后血尿。

（3）局麻药毒性反应：多见于局麻药用量过大、注入血管或由于恶病质、低蛋白血症、局麻药耐量降低的患者。注药时注意回吸并根据患者的具体情况选择局麻药的用量。

（4）低血压：注入局麻药后即可出现血压降低，注入乙醇时更明显，一般在注药后15～20 min血压最低。因此，阻滞前一定要建立输液通道并予以补液，阻滞中常规监测血压，一旦出现血压降低或低血压休克，应快速输液，应用升压药。术毕1 h内密切观察心率、血压等生命体征的变化。

（5）醉酒（一过性乙醇中毒）：表现为注入乙醇后心率加快、面色潮红、呼吸急促、恶心、呕吐等，常见于饮酒量少或无饮酒经历者。

2. 阻滞后的不良反应和并发症

（1）腹部症状：交感神经阻滞后肠蠕动增强，可出现腹痛、腹泻、腹胀等。一般持续数日能自行消失。出现一过性腹痛不应认为阻滞无效。

（2）安静时低血压：有的患者阻滞后出现安静时持续性低血压，一般经输液、使用升压药后，在24 h内恢复正常。阻滞后低血压应与出血和低血糖相鉴别。

（3）体位性低血压：安静时低血压恢复后，有的患者在阻滞后2～3 d，甚至1周内出现坐位或立位时低血压，必要时可口服升压药治疗。

（4）胸痛、气胸：膈肌根部胸膜腔受乙醇浸润，可出现胸痛或气胸。

（5）非治疗目的的神经阻滞：局麻药或乙醇扩散引起其他神经阻滞时，会出现相应的症状，如腰交感神经阻滞时出现下肢温暖感。也有出现硬膜外及蛛网膜下隙阻滞的报道。因此，有条件者，应在X射线监视下进行操作并行造影，根据造影及局麻药阻滞的征象，判断穿刺针的位置，对于预防并发症的发生是非常必要的。

（6）截瘫：是腹腔神经丛乙醇毁损术最严重的并发症。原因可能是乙醇损害了向腰段脊髓供血的动脉。尽管发生率极低（各国学者25年中报道600例腹腔神经丛阻滞中仅发生4例），但也应注意预防。

（7）其他：有文献报道，腹腔神经丛阻滞后出现排尿困难、性功能障碍和急性胃扩张的病例。此外，行腹腔神经丛阻滞后 1 年内，接受全麻或硬膜外麻醉时应警惕严重低血压的发生。治疗前严格检查，复习 CT 片，掌握腹腔神经丛与周围脏器的解剖关系，对预防并发症的发生极其有益。

四、腰骶丛阻滞

（一）应用解剖

腰骶部脊神经穿出椎间孔后即分为前支、后支和脊膜支。其前支组成腰骶丛（图 9－21），然后再分支支配腰骶部及下肢的相应部位。

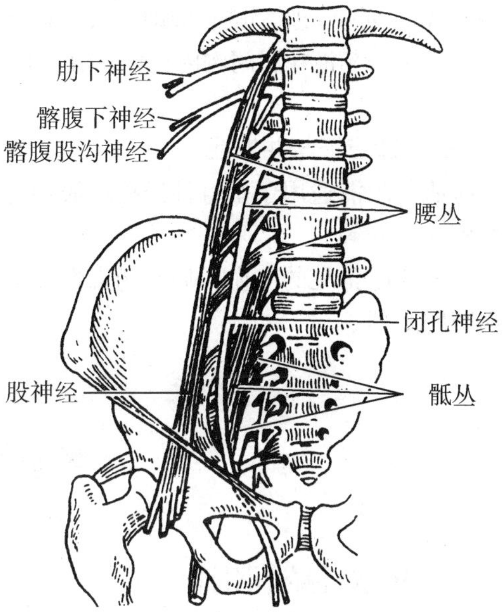

图 9－21　腰骶丛

腰丛由 $L_{1\sim3}$ 脊神经的前支和 L_4 脊神经前支的大部组成，有时也接受 T_{12} 脊神经的部分纤维。L_4 脊神经的余部和 L_5 脊神经的前支合为腰骶干。腰丛除分出肌支支配髂腰肌和腰方肌外，还有分支分布于腹股沟区及大腿的前部和内侧。其主要分支有髂腹下神经（$T_{12}\sim L_1$）、髂腹股沟神经（L_1）、股外侧皮神经（$L_{2\sim3}$）、股神经（$L_{2\sim4}$）、闭孔神经（$L_{2\sim4}$）、生殖股神经（$L_{1\sim2}$）。

骶丛由腰骶干（$L_{4\sim5}$）、骶神经（$S_{1\sim5}$）及尾神经的前支组成。骶丛分支分布于盆壁、臀部、会阴部、股后部、小腿及足部皮肤，除直接发出肌支支配梨状肌、闭孔内肌、股方肌外，还发出下列分支：坐骨神经（$L_{4\sim5}$，$S_{1\sim3}$）、臀上神经（$S_4\sim S_1$）、臀下神经（L_5，$S_{1\sim2}$）、阴部神经（$S_{2\sim4}$）、股后皮神经（$S_{1\sim3}$）等。

腰大肌间沟是位于腰大肌后方的肌筋膜间隙，其前面是腰大肌及其筋膜，后面为腰椎横突、横突间肌及横突间韧带，外侧为腰大肌及腰方肌。该肌间沟上达第 12 肋水平，下至盆腔的骶前间隙，从此沟注入局麻药后药物沿该沟扩散，可以阻滞腰骶丛。

（二）操作方法

（1）患者侧卧位，患侧在上并屈膝屈髋。取 $L_{3\sim4}$ 棘突间隙向骶部 3 cm 再向患侧旁开 5 cm 处为穿刺点（图 9－22）。

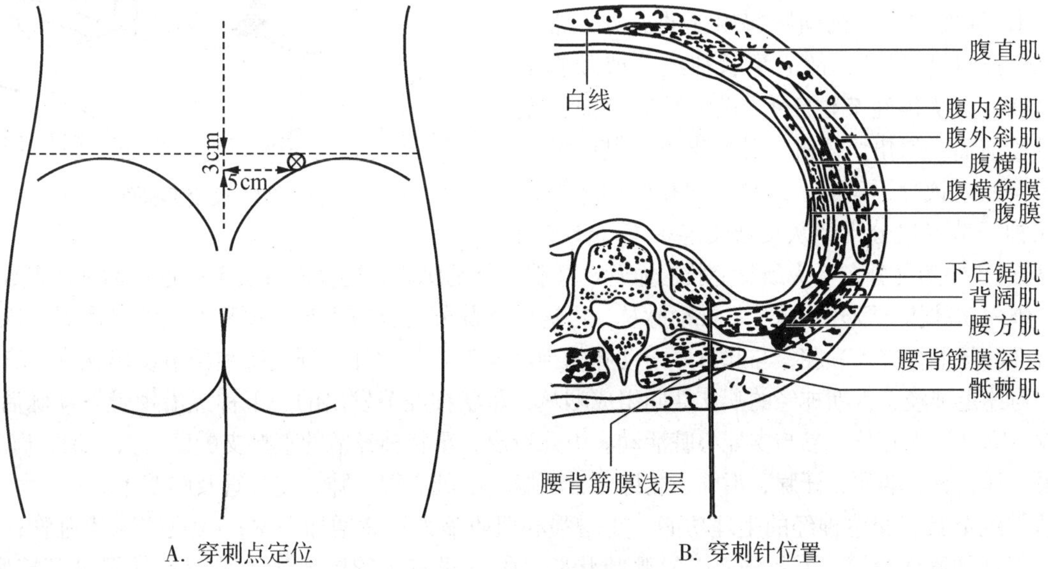

A. 穿刺点定位　　B. 穿刺针位置

图 9－22　腰大肌间沟穿刺

（2）常规消毒皮肤，用 10 cm 长 7 号穿刺针垂直刺入皮肤，然后稍偏向头端进针至横突后，退针少许，向头端倾斜 25°进针，从横突上缘滑过后再进针 1～2 cm，有抵抗感时即达腰方肌及其筋膜，接装有空气的注射器，再向前推进 1 cm，抵抗感消失，说明针尖已达腰大肌间沟。一般从皮肤至腰大肌间沟的距离为5～7 cm，回吸无血和脑脊液即注入局麻药 15～20 ml。注药后保持侧卧位 15～20 min，然后改平卧位。

（3）为使药液在肌间沟内充分扩散，注药前可先注入 10 ml 空气；也可用粗的穿刺针穿刺置管连续注药。

（三）适应证与并发症

腰骶丛阻滞适用于坐骨神经痛、股神经痛、股外侧皮神经痛、腰肌劳损、腰椎骨质增生等，以及下肢血管性疾病等。

并发症除常见的出血、局麻药毒性反应、椎管内阻滞等并发症外，应注意防止穿刺过深进入腹腔，损伤腹腔脏器。

第四节　神经节阻滞

一、星状神经节阻滞

1883 年，Liverpool 和 Alexander 在结扎椎动脉治疗癌痛时误伤颈部交感神经，取得明显治疗效果。在以后的许多年中，一直采用外科手术的方法切断交感神经以止痛。从 1920 年开始应用非手术的方式经皮星状神经节阻滞（stellate ganglion block，SGB），以后随着对星状神经节的研究不断深入，星状神经节阻滞已成为一种适应证广泛、治疗效果确切的疼痛治疗方法。据 1992 年日本学者的调查，在疼痛治疗的方法中，70%～84%是应用星状神经节阻滞。

（一）应用解剖

颈部交感神经干位于颈血管鞘的后方，颈椎横突的前方。一般每侧有 3 个交感节，分别称颈上、中、下节。颈上神经节最大，呈梭形，位于 $C_{2,3}$ 横突的前方。颈中神经节位于 C_6 横突处，有时缺如。颈下神经节位于 C_7 横突前方，椎动脉起始处的后方，常与 T_1 交感神经合并呈星状，故名星状神经节或颈胸节（图 9－23）。星状神经节位于 C_7 横突基底部前面至第 1 肋骨颈前面，斜角肌内侧，肺尖上方。其毗邻有肺尖、斜角肌、锁骨下动脉、颈总动脉和椎动脉等。

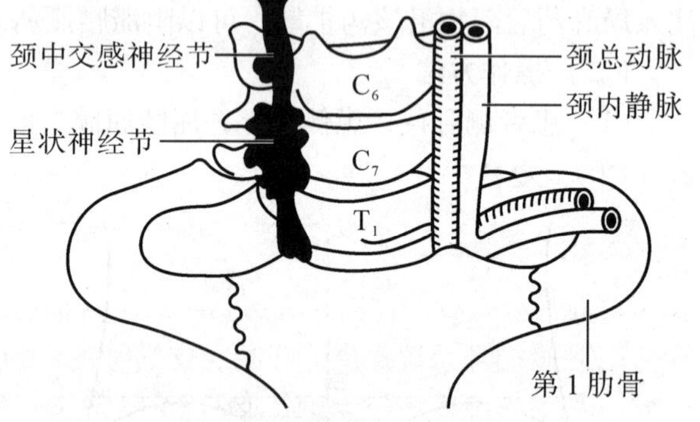

图 9－23　颈交感神经节

星状神经节发出分支经灰交通支连接 $C_{7,8}$ 脊神经和 T_1 脊神经，并随之分布至头颈及上肢的血管、汗腺、竖毛肌等，还发出分支至邻近的动脉，形成锁骨上动脉丛、颈内动脉丛、颈外动脉丛、椎动脉丛，沿这些动脉分支分布于头、颈和上肢的平滑肌及腺体，椎动脉丛沿椎动脉上行进入颅腔，与起自颈内动脉的神经丛汇合。此外，颈交感神经节发出咽支，直接进入咽后壁，与迷走神经、舌咽神经的咽支共同组成咽丛；星状神经节发出的心下神经沿锁骨下动脉后方、气管的前方下降，加入心丛，参与支配心脏活动。由此看出，星状神经节的直接支配区有头、颈、肩、上肢、脑膜、眼、耳、鼻、咽喉、汗腺、泪腺、腮腺、舌下腺、心脏血管、肺、支气管及胸壁等。

星状神经节具有交感神经的生理功能：①增强心肌收缩力；②增加心率；③收缩冠状血管；④扩张支气管；⑤增加腺体分泌；⑥扩瞳；⑦松弛睫状肌；⑧促进肾上腺髓质激素分泌；⑨促进肝糖原分解，使血糖升高；⑩增加红细胞等。

星状神经节阻滞由于阻滞部位的节前和节后神经纤维功能受到抑制，分布区内的交感神经纤维支配的心血管运动、腺体分泌、肌肉紧张、支气管收缩及痛觉传导也受到抑制，这些外周作用一直被用来治疗头、颈、上肢、肩、心脏和肺部的一些疾病。近年来，对星状神经节阻滞机制的研究结果表明，除以上外周作用外，星状神经节阻滞还通过下丘脑机制对机体的自主神经系统、内分泌系统和免疫系统的功能发挥调节作用，从而有助于维持机体内环境的稳定。因而星状神经节阻滞已广泛应用于许多自主神经功能失调性疾病的治疗。

（二）操作方法（以右侧为例）

患者取仰卧位，肩下垫一薄枕或不垫，稍伸展颈部。令患者微张口，以消除肌紧张。在胸锁关节上方2.5 cm（即两横指）处，正中线外侧1.5 cm处，相当于C_6横突或C_7横突为穿刺点（图9－24）。常规消毒皮肤，先用左手示指或中指在胸锁乳突肌内缘把颈总动脉和胸锁乳突肌推向外侧，与气管分开，在穿刺点处用5号或7号穿刺针垂直刺入2～3 cm，触及骨质，表明针尖已达C_6或C_7横突基底部，退针0.2～0.4 cm后固定针头，回吸无血和脑脊液即可注入1%利多卡因或阻滞液5～10 ml。穿刺时不必勉强寻找异感，如未触及骨质而出现上肢放散感，说明进针过深，已经从横突间穿入，应调整针的方向后再行穿刺。

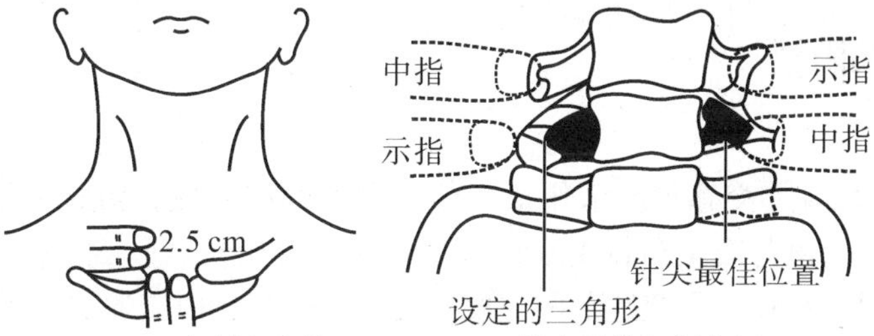

A. 穿刺点定位　B. 针尖最佳解剖位置

图9－24　星状神经节阻滞（右侧）

星状神经节阻滞成功的标志为阻滞侧出现Horner综合征的表现。

（三）适应证

1. 头面部　偏头痛、紧张性头痛、丛集性头痛、脑血管疾病（如脑血管痉挛、栓塞及脑外伤后遗症等）、视网膜血管栓塞、视神经炎、角膜溃疡、青光眼、面神经麻痹、不典型面神经痛、三叉神经痛、带状疱疹后神经痛、颞下颌关节症候群、咀嚼肌痉挛、突发性耳聋、过敏性鼻炎、萎缩性鼻炎、鼻窦炎、耳鸣等。

2. 颈、肩、上肢疾患　颈椎病、肩周炎、胸廓出口综合征、上肢血管性疾病、臂丛神经病变、幻肢痛、带状疱疹后神经痛、乳房切除后综合征等。

3. 呼吸循环系统疾患　哮喘、支气管炎、肺水肿、心绞痛、心神经症等。

4. 妇科疾患　痛经、更年期综合征、经前紧张征、子宫或卵巢切除术后自主神经功能紊乱、女性不孕症等。

5. 消化、泌尿系疾病　过敏性结肠炎、溃疡性结肠炎、胃肠功能紊乱、阳痿、神经性尿频、男性不育症等。

6. 全身性疾病　不定陈诉、复杂性区域疼痛综合征、原发性高血压、原发性低血压、体位性低血压、甲状腺功能亢进、甲状腺功能低下、皮肤瘙痒、慢性疲劳综合征、失眠、多汗症、冻伤等。

（四）并发症及其防治

1. 与局麻药有关的并发症　药物误入血管会引起局麻药毒性反应，少数出现过敏或超敏反应。

2. 出血、局部血肿　穿刺过程中误伤邻近血管，可引起出血或局部血肿，尤其是损伤颈部大血管时，应立即拔针压迫止血。

3. 气胸或血气胸　穿刺位置过低或方向不正确，可误伤胸膜或肺，引起气胸或血气胸，尤其是右侧胸膜顶较左侧高，更容易损伤。穿刺过程中一旦出现咳嗽、胸痛，应警惕误伤肺或胸膜的可能，出现缺氧或呼吸困难者，应给予对症处理。

4. 硬膜外间隙或蛛网膜下隙阻滞　是一种较严重的并发症，应注意预防。

5. 喉返神经阻滞　表现为患者声音嘶哑，针尖靠近内侧或过浅时容易发生，一般不需特殊处理即可自行恢复。

6. 上肢麻痹　系臂丛神经受阻滞所致。

7. 星状神经节损伤　有报道多次接受星状神经节阻滞后，发生持续不能恢复的病例，分析原因可能与操作不熟练、反复穿刺损伤交感神经链有关。

星状神经节阻滞是常用的疼痛治疗手段之一，报道的并发症发生率差异较大，显然与操作者的熟练程度有关。对于经验不足的初学者，穿刺过程中反复寻找骨质感会增加并发症的发生率。注药前和注药过程中反复回吸防止药物误入血管和椎管内，可以减少局麻药毒性反应和全脊髓麻醉等严重并发症的发生。一般不应两侧同时进行阻滞。行星状神经节阻滞时，局麻药是最主要的和最常用的药物。近年来，不少研究者为提高治疗效果，在阻滞液中加入维生素、激素、吗啡，甚至中药制剂等，但目前其作用尚未得到证实。

有出血倾向及严重心肺功能障碍者慎用星状神经节阻滞。

二、腰交感神经节阻滞

（一）应用解剖

腰交感神经干由 3 ~ 5 对腰交感神经节组成，位于腰椎的前外侧，沿腰大肌的内侧缘和脊柱走行。右侧被下腔静脉所掩盖，左侧与腹主动脉相毗邻。腰交感节上与胸交感干相连，向下延伸至盆腔。左右腰交感干之间以横的交通支相连。腰交感节的主要分支有：①灰、白交通支，见于 $L_{3\sim4}$交感节，灰交通支进入腰神经。②腰内脏神经，是起自腰段脊髓侧角的节前神经纤维，穿过腰神经节后主要终于腹主动脉丛和肠系膜丛，并在这些神经丛中换元，其节后纤维分布于结肠左曲以下的消化道器官及盆腔脏器，并有纤维伴随血管分布至下肢，$L_{1\sim4}$交感神经节主要分支支配下肢的交感神经。腰交感神经节的位置和数目变异较大，但位于 $L_{2\sim4}$水平的两个节比较恒定，其中腰神经节起重要作用。因此，下肢血管性疾病进行腰交感神经节阻滞（lumbar sympathetic ganglion block）或切断 L_2 神经节常可以缓解。

（二）操作方法

取侧卧位或俯卧位，下腹部垫枕。取 L_2 或 L_3 棘突上缘外侧 3.5 ~5 cm 处为穿刺点（图 9 –25）。常规皮肤消毒局麻后，用 10 cm 长 7 号带标尺的穿刺针垂直皮肤刺入，然后使针与皮肤呈 20°，向内侧推进，寻找横突，一般进针 3.5 ~5 cm 时触及横突，将标记后移 5 cm，以防刺入过深，然后退针至皮下，稍偏内侧再进针，使针从横突上缘穿过，进针 2 ~2.5 cm 到达椎体的后外侧面，退针少许，将针尖斜面对准椎体侧面，针尖比刚才略偏外方向刺入，试探针尖已滑过椎体侧面，抽吸无血和脑脊液，注入局麻药 5 ~10 ml。拟注入神经破坏剂时，可先注入试验量局麻药 3 ~5 ml，观察有无下肢皮温逐渐升高、皮肤潮红等血管扩张的征象，以确定针尖是否在交感神经节处，确定后再注入神经破坏剂。

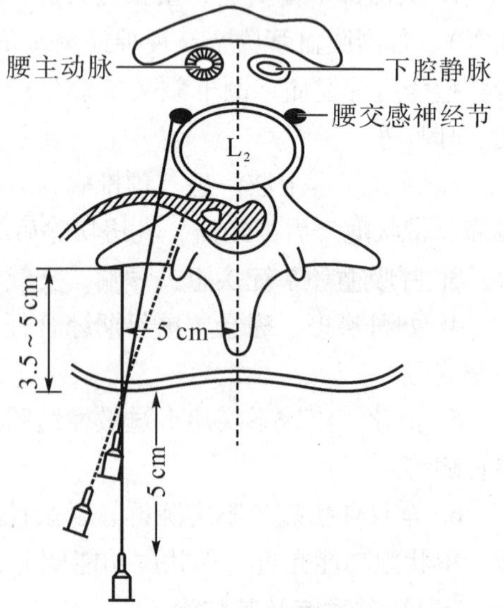

图 9 –25　腰交感神经节阻滞穿刺位置

（三）适应证

1. 下肢血管疾病及伴发的疼痛　血栓闭塞性脉管炎、下肢静脉栓塞、下肢难治性溃疡、下肢雷诺病、多汗症及肢端发绀症等。

2. 外伤、手术后下肢疼痛　手术、外伤后下肢幻肢痛、灼痛、神经炎、下肢水肿等。

3. 其他　也可用来预测腰交感神经节切断术的治疗效果。

(四)并发症及防治

除了局麻药毒性反应外，还有以下并发症。

1. 局部出血、血肿　因腰交感神经节邻近大血管，穿刺过深有刺破大血管出血的危险。穿刺中，应注意寻找骨性标志，穿刺不宜过深，一旦出血，应注意观察生命体征的变化，一般不需特殊处理。

2. 蛛网膜下隙阻滞　多因穿刺方向不准确药物注入蛛网膜下隙或药物通过损伤的神经根袖进入蛛网膜下隙所致。注药前一定要回吸，观察有无脑脊液，注药后观察15~30 min，以防蛛网膜下隙阻滞。

3. 腰神经阻滞　表现为单侧下肢暂时性麻痹，原因是由于药物注射到椎间孔附近而未注射到椎体前方所致。

第五节　神经干与神经支阻滞

一、枕大、枕小神经阻滞

枕大、枕小神经阻滞适用于枕大、枕小神经痛和枕部肌筋膜疼痛综合征。

(一)应用解剖

枕大神经由 C_2 脊神经后支的主支和 C_3 脊神经部分后支的分支组成。该神经在上项线水平、胸锁乳突肌和斜方肌之间穿出深筋膜，分布于枕后及顶部的皮肤。枕小神经由 $C_{2,3}$ 脊神经前支构成，是颈丛的分支，沿胸锁乳突肌上段后缘上升至头部，穿出深筋膜，越过胸锁乳突肌止点到头部的侧后方，分布于耳后枕部皮肤。

(二)操作方法

1. 体位　患者骑跨于治疗椅上，头前屈位，额部放在重叠于治疗椅背板的双臂上或取俯卧位，胸部垫一薄枕。

2. 穿刺方法

(1)枕大神经阻滞(larger occipital nerve block)：在枕后结节与乳突尖连线中点，用拇指尖按压，找出向头顶及前额的放射性痛点，即为穿刺点。常规皮肤消毒，用5号球后针头垂直皮肤进针，达枕骨或出现放射感后，回抽无血，注入镇痛液3~5 ml。

(2)枕小神经阻滞(lesser occipital nerve block)：在乳突后胸锁乳突肌附着点后缘处定点，其余同枕大神经阻滞。

(三)注意事项

寻找异感时，避免损伤神经。

二、颈部脊神经后支阻滞

颈部脊神经后支阻滞适用于无明显神经体征的枕部及项背部疼痛患者。

(一)应用解剖

1. C_1　C_1 脊神经根穿过寰椎后弓上缘时发出，内侧支行于寰椎与椎动脉间，呈弓状向上进入枕下三角，其终末支支配枕下肌群并发出交通支与 C_2 脊神经上交通支成襻，无皮支。

2. C_2　起于 C_2 脊神经根寰枢关节处。内侧支：即枕大神经，接受 C_3 脊神经的交通支，行于斜方肌的深面，穿过其筋膜后成终末支支配枕部皮肤。外侧支：背侧分支支配头最长肌，内侧分支于此肌深面支配颈夹肌及头半棘肌。关节支：外侧支一支与 C_3 脊神经分支成襻，即Hirschfeld丛。上交通支可来自背支、内侧支或外侧支，与 C_1 脊神经分支交通成襻，支配下斜肌。下交通支来自背支，向头、背侧支配 $C_{2\sim3}$ 关节突关节，并与 C_3 脊神经分支交通。

3. C_3　C_3 脊神经自 $C_{2\sim3}$ 椎间孔发出。内侧支：C_3 脊神经主要分支，横形穿过下斜肌下纤维脂肪组织至 C_2 椎板背面，发出交通支至枕大神经。于 C_2 水平穿出头半棘肌、颈夹肌、斜方肌至上颈部皮下，支配上颈部皮肤，乳突附近与枕大神经和枕小神经交通。外侧支：单根，于背侧跨过 C_3 横突，绕过头半棘肌的背侧面，支配头最长肌、颈夹肌、头半棘肌。交通支：分支可与 C_2 或 C_4 脊神经成襻。关节支来自主干或交通支，支配 $C_{2\sim3}$ 关节突关节。

4. $C_{4\sim8}$　于椎间孔发出各自脊神经，跨过横突时分为内、外侧支。内侧支：$C_{4,5}$ 脊神经分为浅支和深支，$C_{6\sim8}$ 脊神经仅有深支。深支穿多裂肌后呈节段性支配棘间肌。C_4 水平，浅支穿出颈半棘肌内侧，再穿过颈夹肌及斜方肌腱性起点成皮支。外侧支：向后、向下走行，$C_{4\sim7}$ 脊神经支配颈最长肌和颈夹肌，C_8 脊神经支配颈髂肋肌。关节支来源于内侧支或深内侧支，各有上、下两分支分别支配上、下两个关节突，均穿过关节囊背面，行于头半棘肌深面的关节囊周围纤维组织。

（二）操作方法

1. 体位　俯卧位。

2. 穿刺方法　有以下两种阻滞方法。

（1）脊神经后内侧支阻滞：在 X 射线透视监视下将药物注入关节突腰部，此处为内侧支支配关节突关节经过处（图 9－26）。

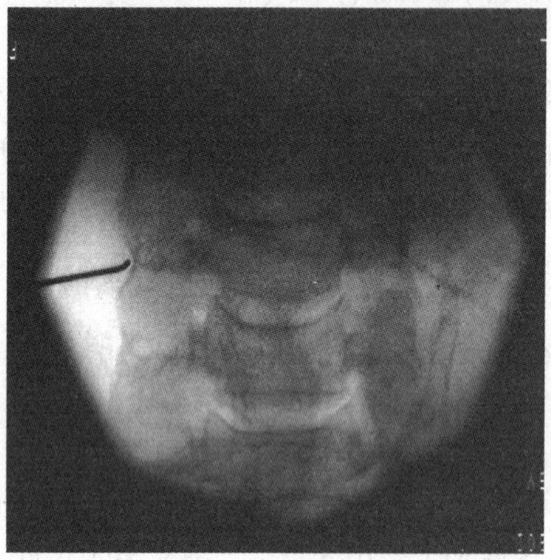

A. 正位

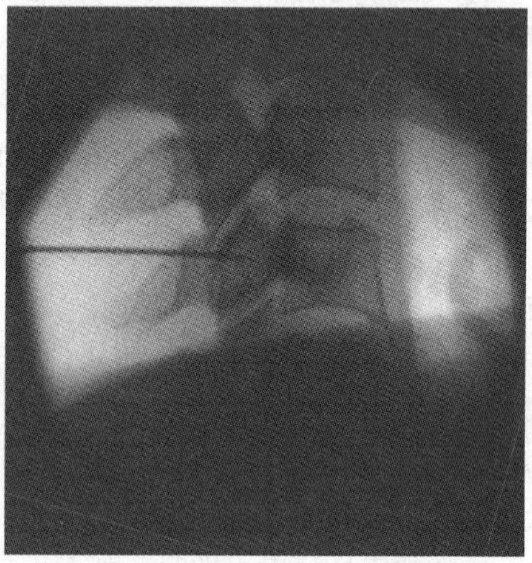

B. 侧位

图 9－26　C_4 脊神经后内侧支阻滞

（2）关节突关节阻滞：现认为颈脊神经后支疾患主要影响关节突关节而致颈肩痛。方法：在 X 射线透视监视下将药物注入关节突关节间隙（图 9－27）。

（三）注意事项

操作必须在 X 射线监测下进行，并且要避免损伤椎动脉及误入蛛网膜下隙。

三、膈神经阻滞

膈神经阻滞（phrenic nerve block）适用于顽固性呃逆、膈神经痛。

（一）应用解剖

膈神经由感觉、运动神经纤维组成，主要是 C_4 脊神经的前支，也接受 C_3 和 C_5 脊神经前支的分支。膈神经在颈部，自前斜角肌上部外缘向下斜跨前斜角肌的前面，在胸锁乳突肌的深面，经锁骨下动、静脉之间，由胸锁关节的后方

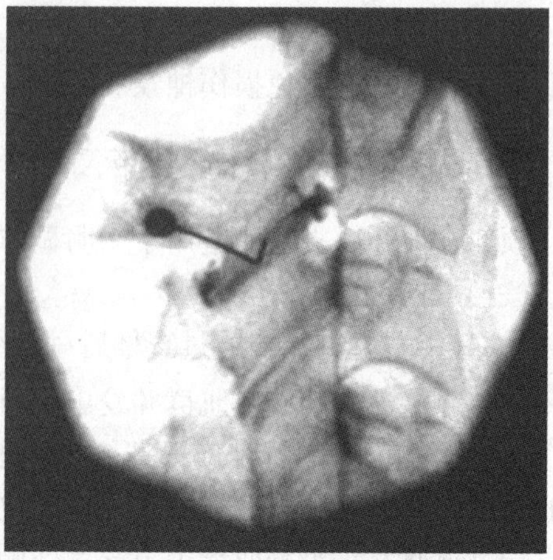

图 9－27　$C_{2,3}$ 小关节阻滞

进入胸腔，然后经纵隔垂直下行到达膈肌。

（二）操作方法

1. 体位　患者平卧，去枕，头转向对侧，抬头显露胸锁乳突肌。

2. 穿刺方法　常规皮肤消毒，术者左手拇、示指贴在患者胸锁关节上缘，相对捏住并上提胸锁乳突肌，右手持接5号球后针头的注射器，沿外侧指甲背侧平行向内刺入，进针深度达内侧手指尖，针尖恰位于前斜角肌浅面的膈神经处，回抽无血、无气，注入1%利多卡因10 ml或0.375%布比卡因5～8 ml。

（三）注意事项

局麻药应注射到胸锁乳突肌和前斜角肌之间。该神经阻滞可出现暂时性喉返神经阻滞，禁忌两侧同时阻滞，以免发生呼吸抑制。

四、肋间神经阻滞

肋间神经阻滞（intercostal nerve block）适用于肋间神经痛、带状疱疹及疱疹后神经痛、肋骨骨折、胸部或腹部手术后疼痛，以及鉴别腹部痛是否来自内脏或腹壁等。

（一）应用解剖

胸神经前支有12对，除第12对走行于第12肋的下侧外，上11对都行经于肋间。胸神经的前支与后支分离后，伴随动、静脉走行于相应肋骨的下缘。肋间神经和血管的排列从上而下依次为静脉、动脉、神经，上6对胸神经的前支分布于胸部，下6对分布于胸、腹部。

（二）操作方法

1. 体位　患者取侧卧位，患侧向上，患侧上肢上举。

2. 穿刺方法　穿刺点选在肋骨角处。常规皮肤消毒，左手拇、示指固定肋骨，右手持接5号球后针头的注射器，在拇、示指间垂直皮肤刺入直达肋骨后，固定肋骨的拇、示指及穿刺针一起向肋骨下缘滑动，穿刺针头在滑动过程中始终不离开骨面。当穿刺针有落空感时，表明针到达肋下缘。再进针2～3 mm，即达肋下沟内。回抽无气、无血，注射镇痛液2～3 ml。

（三）注意事项

操作时，穿刺针切勿过深，以免损伤胸膜或肺组织，造成气胸。

五、腰神经后支阻滞

腰神经后支阻滞（posterior ramus of lumbar spinal nerve block）适用于腰神经后支综合征、腰部肌筋膜疼痛综合征。

（一）应用解剖

腰部脊神经后支较细，于椎间管外口处脊神经节的外侧发出，向后经骨纤维孔，在下位上关节与横突根部上缘交界处，至横突间肌内缘分为后内侧支和后外侧支。腰部脊神经后支的长度以L_5最长，L_1最短，平均6 mm左右，脊神经后支间有吻合。

（二）操作方法

1. 体位　俯卧位，腹下垫枕。

2. 穿刺方法　在患者近期腰椎正位X射线平片上找到构成病变椎间隙下位腰椎上关节突的外缘与横突基底部上缘的交点，定为*A*点，自*A*点画一条水平线与棘突连线相交，该交点定为*B*点，测量*AB*长度。若所用X射线片不是等比例片，则按比例换算成等比例的*AB*长度。在患者腰部准确标定出*B*点位置，自*B*点向患侧画棘突连线的垂直线，根据*AB*长度在该垂直线上标出*A*点，即进针点（图9－28）。常规皮肤消毒，经*A*点用7号长针垂直穿刺，遇骨质即为横突基底部。稍退针，再稍向头端倾斜进针，达原深度遇不到骨质，或有自骨面滑下的感觉，则证明针恰在横突上缘；稍退针，再压低针尾斜向内侧进针，遇到骨质，即为上关节突外缘。稍提插穿刺针，并将针尖刺向上关节突外缘与横突上缘交界点，患者主诉该区有麻木感，证明针尖已准确触到脊神经后支出骨纤维孔处，回抽无血、无液，注射镇痛液3～5 ml。

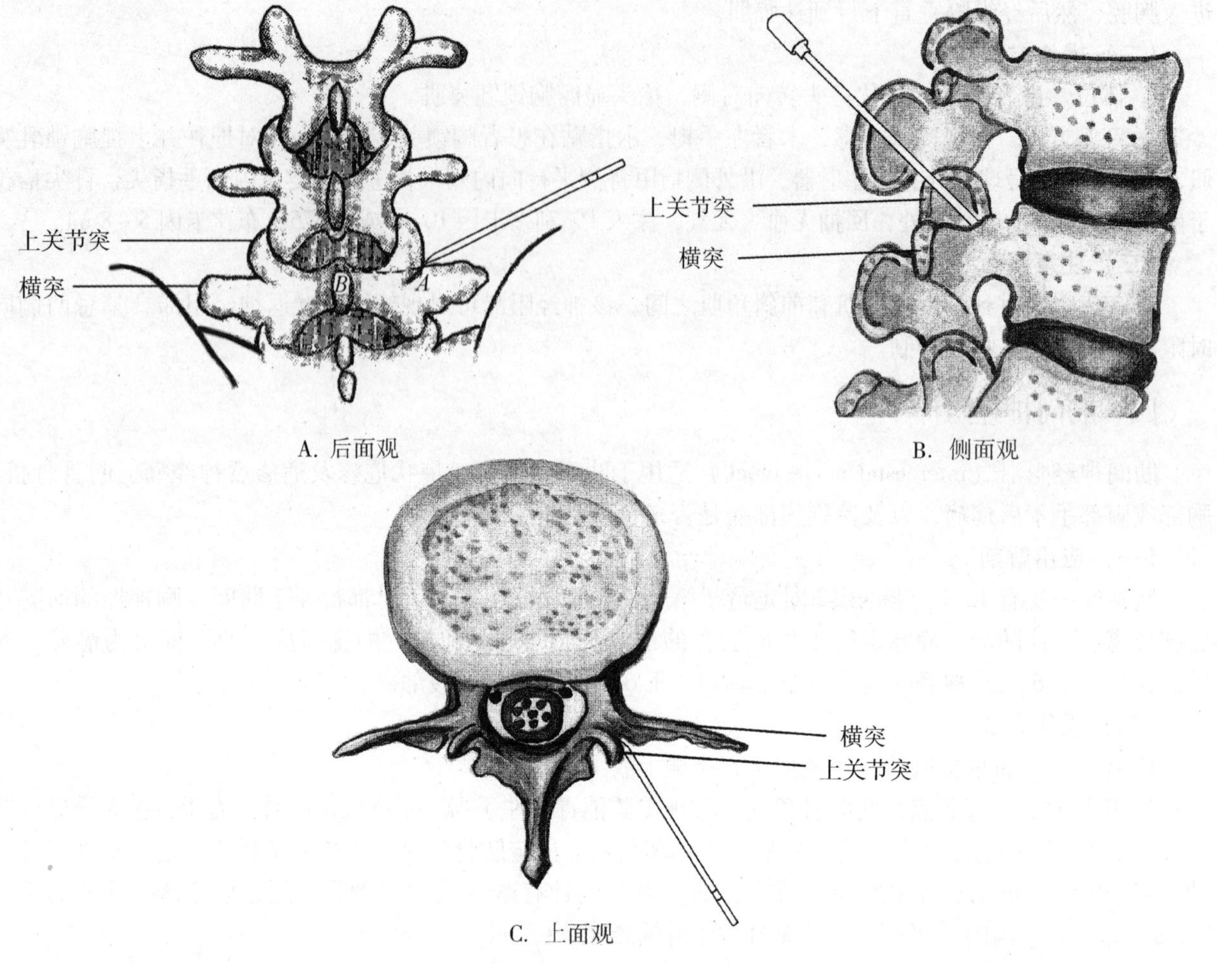

A. 后面观　B. 侧面观　C. 上面观

图9－28　腰神经支阻滞穿刺位置

（三）注意事项

腰部脊神经后支及内外侧支间存在上下阶段及左右两侧的广泛吻合，每支神经所含的纤维成分不限于一个脊髓节段。可能含邻近2～3个脊髓节段。因此，治疗须同时涉及邻近2～3根神经效果才能更好。

六、选择性腰神经根阻滞

选择性腰神经根阻滞（selective spinal nerve root block，SNRB）适用于确定引起疼痛的某一具体神经根。

（一）应用解剖

腰部脊神经共5对，通常于$L_{1\sim2}$水平脊髓圆锥处形成马尾走行于硬膜内，并在各自的水平出硬膜，经椎间孔的上1/3向外下走出椎管。神经根走行于椎管内及椎间孔时，可因多种病变压迫而致损伤。

（二）操作方法

1. 体位　患者取俯卧位，用枕头垫高腹部。

2. 穿刺方法　在X射线透视下确定目标椎体，并把透视球管调整到使椎间盘的前后相齐位。以上位椎弓根下缘距正中线外侧旁开4～5 cm处为进针点。消毒、铺巾、局麻后，将穿刺针经同一水平横突起始部下缘，在椎弓根下向内下方进针使针到达神经根（图9－29A）。当针尖刺到神经根时，该神经支配区将出现强烈的放散痛。这时注入造影剂0.2～0.4 ml，若针尖在神经鞘内，可显示清晰的神经根造影像（图9－29B）；若针尖未在神经鞘内，可以重新刺入。当注入造影剂出现放散痛增强时，立即注入1%～2%利多卡因0.5～1 ml。因为药液不会接触背根神经节或其他炎症区域，所以不需添加皮质激素。

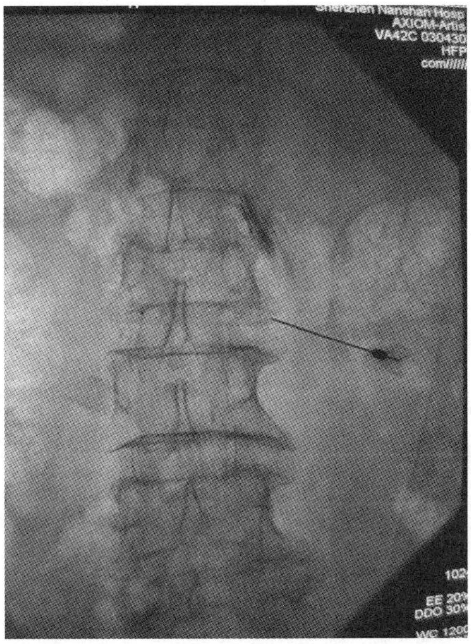

A. 穿刺针到位

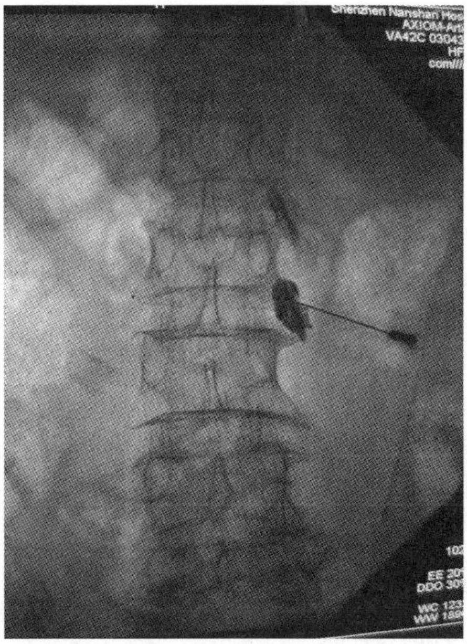

B. 注入造影剂后

图9－29　选择性腰神经根阻滞

（三）注意事项

操作必须在X射线监测下进行，并且要避免反复多次穿刺损伤神经根。该方法必须将穿刺针置于椎间孔外侧而不进入神经根管，若进入神经根管后注入局麻药，则不只阻滞了目标神经根，也阻滞了窦椎神经、交通支等，并造成这些神经分布区域的麻醉，从而失去其特异的诊断意义。

七、肩胛上神经阻滞

肩胛上神经阻滞（suprascpular nerve block）适用于肩周炎、肩背部肌筋膜疼痛综合征。

（一）应用解剖

肩胛上神经来源于$C_{4\sim6}$脊神经前支，起自臂丛上干，经斜方肌和肩胛舌骨肌的深层至肩胛切迹处，穿过肩胛横韧带和肩胛切迹间的骨纤维管到达冈上窝，继而绕过肩胛颈至冈下窝，分布于肩关节、肩锁关节、冈上肌及冈下肌。

（二）操作方法

1. 体位　患者取坐位，手臂自然下垂放在大腿上。

2. 穿刺方法　从肩胛冈内端至肩胛冈外端分别取*A*、*B*两点，两点连一条直线，在*AB*线上取中点*O*，在*O*点上画一条后正中线的平行线*OD*，*AB*与*OD*两线形成一个外上角，做该角平分线，在平分线上距离*O*点2～2.5 cm处定为穿刺点（图9－30）。常规皮肤消毒，选7号8 cm长针头，自穿刺点垂直皮肤进针达冈上窝（骨质感）。提插、调向、探测肩胛切迹，一旦无骨质并有坚韧感，此时患者可出现异感，即说明针已达肩胛切迹。回抽无血、无气，注射镇痛液5～8 ml。

（三）注意事项

进针不宜过深，达切迹处即可，不一定出现异感。过深可导致血胸、气胸。

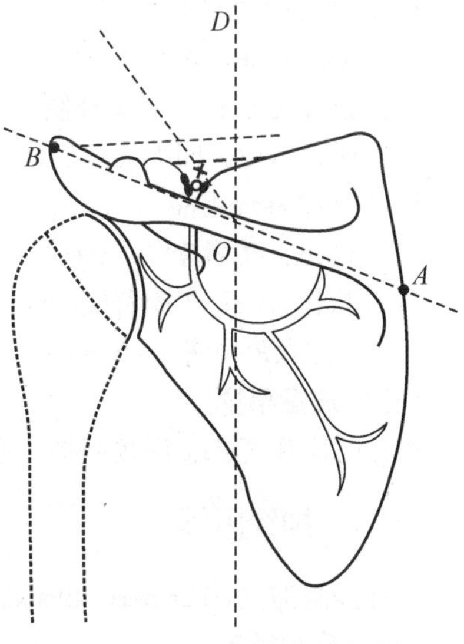

图9－30　肩胛上神经阻滞穿刺定位

八、腋神经阻滞

腋神经阻滞（axillary nerve block）适用于肩周炎、肩背部肌筋膜疼痛综合征。

（一）应用解剖

腋神经由 $C_{4\sim6}$ 脊神经纤维组成，起自臂丛后束，初位于桡神经外侧、腋动脉后侧、肩胛下肌之前侧，伴随旋肱后动脉，穿过四边孔，绕肱骨外科颈，向后至三角肌深面。

（二）操作方法

1. 体位　患者取坐位，患侧上臂外展45°。

2. 穿刺方法　于肩峰背侧下方约4.0 cm的凹陷处做标记，常规皮肤消毒，用5号5 cm球后针头在标记处快速进皮，针头方向对准同侧喙突，进针约4 cm，即达四边孔。如遇骨质即肱骨外科颈，应退针少许，回抽无血、无气，可注入镇痛液5～8 ml。

（三）注意事项

穿刺过程中避免损伤胸膜及腋动、静脉。

九、桡神经阻滞

桡神经阻滞（redial nerve block）适用于桡侧肘以下的骨和软组织痛。

（一）应用解剖

桡神经由 $C_5\sim T_1$ 脊神经前支组成，起自臂丛后束，至上臂与肱深动脉伴行，沿桡神经沟至上臂外侧，穿过臂外侧肌间隔至肘前外侧沟下行，在肱骨外上髁前分为浅、深两终支。①浅支：分出后于肘关节前方桡动脉外侧下行，至前臂中、下1/3交界处，经肱桡肌腱的深面，转向背侧至手背，支配手腕、手背及桡侧三手指皮肤。②深支：在肘关节及桡侧肱动脉的前方经过，绕桡骨的外侧向后，在深、浅伸肌之间下行至腕部，分布于前臂伸肌和腕关节处。

（二）操作方法

1. 上臂桡神经阻滞

（1）体位：患者取平卧或坐位。

（2）操作方法：于肱骨外上髁上方10～12 cm处，常规皮肤消毒，用5号5 cm球后针头垂直进针，达肱骨，出现异感后，回抽无血，注入镇痛液8～10 ml。

2. 肘部桡神经阻滞

（1）体位：患者骑跨于治疗椅上，前臂掌面向上置于治疗椅背板。

（2）操作方法：于肘窝外侧，肱骨外上髁上方做标记，常规皮肤消毒，用5号5 cm球后针头直刺肱骨，出现异感后，回抽无血，注入镇痛液6～8 ml。

3. 腕部桡神经阻滞

（1）体位：患者坐位，屈肘，手中间位，拇指外展。

（2）操作方法：于腕背桡凹处做标记，常规皮肤消毒，用5号5 cm球后针头直刺，进针0.8～1.2 cm，回抽无血，注入镇痛液4～6 ml。

（三）注意事项

操作时应注意：①反复回抽，避免注入血管。②操作轻柔，避免损伤神经。

十、尺神经阻滞

尺神经阻滞（ulnar nerve block）适用于肘管综合征和腕部损伤。

（一）应用解剖

尺神经由 $C_7\sim T_1$ 脊神经前支组成，起自臂丛内侧束，自胸小肌下缘发出后，沿肱二、三头肌间隔下行，在臂中部穿间隔下行，至尺神经沟，转至前臂内侧，于尺侧屈腕肌两头之间下降至腕部，在尺动脉尺侧进入手掌，分布于尺侧掌背面、小指、无名指掌侧的一半及无名指与中指背侧的一部分皮肤。

（二）操作方法

1. 肘部尺神经阻滞

（1）体位：患者取坐位，屈肘90°，置于治疗台上。

（2）穿刺方法：在尺神经沟触及的痛点做标记，常规皮肤消毒，用5号5 cm的球后针头，直刺尺神经沟下缘，深达1～2 cm，出现异感，回抽无血，注入镇痛液3～5 ml。

2. 腕部尺神经阻滞

（1）体位：患者取坐位，前臂外旋，掌面向上，置于治疗台上。

（2）穿刺方法：在尺骨茎突上方尺动脉尺侧做标记，常规皮肤消毒，左手示指将尺侧屈腕肌腱及尺动脉压向桡侧，用5号5 cm球后针头贴示指指甲快速进皮，刺入0.5～1.0 cm，回抽无血，注入镇痛液2～4 ml。

（三）注意事项

无须寻找异感；操作轻柔，回抽无血后方可注药。

十一、正中神经阻滞

正中神经阻滞（median nerve block）适用于腕管综合征。

（一）应用解剖

正中神经由C_6～T_1脊神经前支组成，初行于胸小肌下缘，肱动脉外侧，在喙肱肌止点处斜过肱动脉的浅面达其内侧，并沿该动脉下行至肘部，继而穿旋前圆肌两头间，下行于指浅屈肌与指深屈肌之间进入腕管，穿过腕管于掌筋膜深面达手掌，分布于手掌、示指、中指及无名指背侧一部分皮肤。

（二）操作方法

1. 肘部正中神经阻滞

（1）体位：患者取仰卧，患臂外展，手掌面向上置于治疗台上。

（2）穿刺方法：穿刺点于肱骨内、外上髁连线与肱动脉交点内侧0.5～0.8 cm处做标记，常规皮肤消毒，用5号针垂直皮肤进针，出现异感，回抽无血，注射镇痛液5～8 ml。

2. 腕部正中神经阻滞

（1）体位：同肘部。

（2）穿刺方法：于桡侧腕屈肌与掌长肌两肌腱之间相当于尺骨茎突水平做标记，穿刺同上。

（三）注意事项

同尺神经阻滞。

十二、指总神经阻滞

指总神经阻滞（total finger nerve block）适用于类风湿性关节炎、腱鞘炎。

（一）应用解剖

正中神经、尺神经在腕部屈肌支持带远端处各分出一条指掌侧总神经，指掌侧总神经在手指侧缘又分别分出指掌侧固有神经，支配桡侧3个半指掌面和1个半指掌面感觉。

（二）操作方法

1. 体位　将患者手掌向上平放于治疗台上。

2. 穿刺方法　术者左手从患肢桡侧向尺侧依次可触到桡侧腕屈肌、掌长肌、尺侧腕屈肌的肌腱、尺骨茎突、第二腕横纹处，常规皮肤消毒，在上述三条肌腱之间垂直皮肤进针，出现异感后，回抽无血，注射消炎镇痛液3～5 ml，在手指掌侧缘可分别行指掌侧固有神经阻滞。

（三）注意事项

同尺神经阻滞。

十三、坐骨神经阻滞

坐骨神经阻滞（sciatic nerve block）多在梨状肌下孔处进行，适用于坐骨神经痛的诊断与治疗。

（一）应用解剖

坐骨神经是全身最大的神经，由 $L_4 \sim S_3$ 的大部分脊神经的后支组成，起始处横宽约 2 cm。坐骨神经总干多数情况下（66.3%）从梨状肌下缘穿出坐骨大孔，于从骨结节与股骨大转子之间经上孖肌、闭孔内肌腱、下孖肌及股方肌的后方下行，在股部行于大收肌与股二头肌长头之间，降至腘窝上角处分为胫神经和腓总神经。坐骨神经分布于大腿后侧及膝关节以下的小腿和足。

（二）操作方法

1. 体位　患者取患侧在上侧卧位，对侧下肢伸直。

2. 穿刺方法　患侧髋、膝关节略屈曲，亦称半俯卧位。触到股骨大转子上缘 *B* 和髂后上棘 *A*，在这两点连线中点 *C* 做一垂线，垂线向下 5 cm *D* 为穿刺点（图 9－31）。常规消毒后注射局麻皮丘，用一 8 cm 长7 号针垂直刺入皮肤，直至下肢或足部出现放射性异感，进针深度常为 5 ~ 7 cm。如果穿刺针触及坐骨大切迹的骨质，则将针调整稍向外侧重新刺入，出现异感后回抽无血，注入镇痛液 10 ~ 12 ml。

或从股骨大转子上缘至髂后上棘连线中点向内下方做一垂直线，此线与股骨大转子至骶骨裂孔 *E* 的连线交点，即为进针点（图 9－31）。

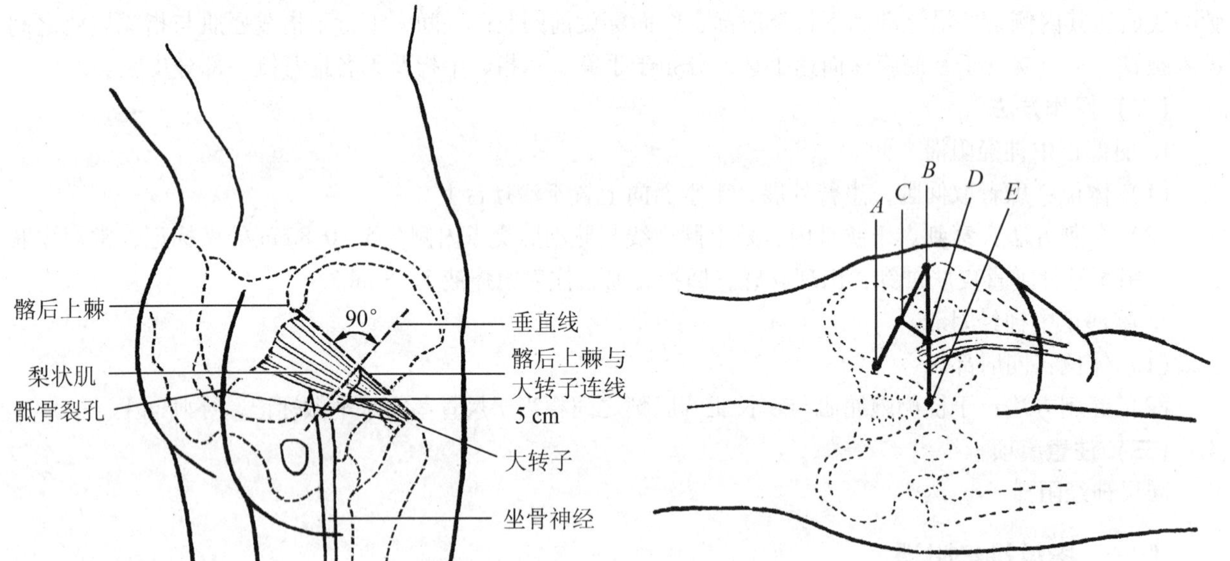

图 9－31　臀部坐骨神经阻滞定位方法

（三）注意事项

不宜反复寻找异感，以免损伤血管、神经。反复回抽，以免将药液注入血管。

十四、臀上皮神经阻滞

臀上皮神经阻滞（superior gluteal cutaneous nerve block）适用于臀上皮神经炎、腰臀部肌筋膜疼痛综合征。

（一）应用解剖

臀上皮神经来自 $L_{1\sim3}$ 脊神经后支的外侧支，分出后分别移行于骶棘肌内，并在髂骨嵴上方穿出骶棘肌和腰筋膜下行，跨过髂骨中部至臀部，分布于臀上外侧皮肤。该神经受压及损伤的部位以入臀点较常见。

（二）操作方法

1. 体位　患者取腹下垫软枕俯卧位。

2. 穿刺方法　于 $L_{3\sim4}$ 棘突间隙外侧 3～4 cm 确定穿刺点（图 9－32）。常规消毒后，局麻下用 7 号 8 cm 长针垂直刺入 4～5 cm，针尖触及横突，回吸无血，注入消炎镇痛液 8～12 ml。退针后压迫局部 1～3 min。用上述方法可以在 L_2 和 L_4 横突背侧同时阻滞 L_2 和 L_4 后外侧支神经。

（三）注意事项

注药过程中要不断回抽，以免注入血管。

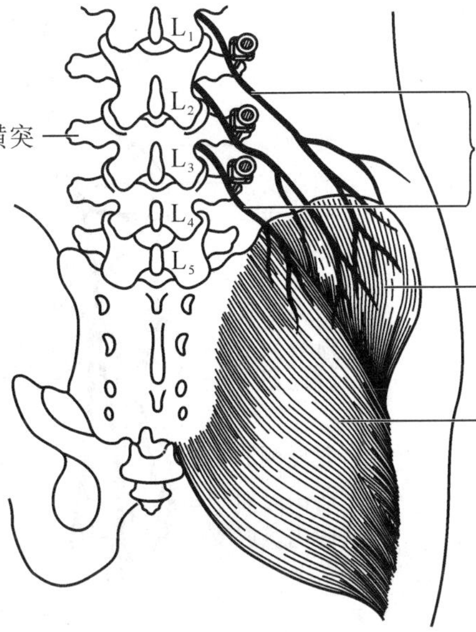

图 9－32　臀上皮神经阻滞穿刺部位与进针方向

十五、股神经阻滞

股神经阻滞（femoral nerve block）适用于股神经痛、股部前侧痛。

（一）应用解剖

股神经由 $L_{2\sim4}$ 脊神经前支组成，自腰大肌下部外侧缘穿出，沿髂肌前下降，经腹股沟韧带中点稍外侧进入股三角，先分成前后两股，再各分为肌支和皮支，肌支支配缝匠肌。

（二）操作方法

1. 体位　患者仰卧位，患肢稍外展、外旋。

2. 穿刺方法　于腹股沟韧带中点下方 1 cm、股动脉搏动点外侧 0.5 cm 处做标记（图 9－33），常规皮肤消毒，左手示指触及股动脉搏动，用 7 号针头于标记处，快速进针，出现异感，回抽无血，注入消炎镇痛液 5～8 ml。

（三）注意事项

回抽无血方可注药。

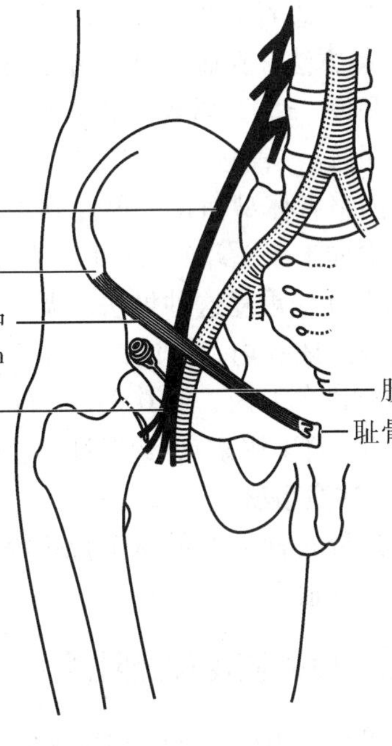

图 9－33　股神经阻滞穿刺部位与进针方向前面观

十六、闭孔神经阻滞

闭孔神经阻滞（obturator nerve block）适用于髋及大腿内侧痛、膝部内侧痛、股骨头缺血性坏死的治疗，以及髋部痛的鉴别诊断。

（一）应用解剖

闭孔神经由 $L_{2\sim4}$ 脊神经前支组成，在 $L_{3\sim5}$ 横突前方、腰大肌肌沟内下降入骨盆，与同名血管伴行，于耻骨上支下面斜行向前内方的闭孔沟内，在闭孔的上部出骨盆到大腿并分成前、后两支。前支又分出关节支到髋关节，股支到长收肌、股薄肌、短收肌，有时也到耻骨肌；有的前支也可分出到膝部及小腿 1/3 内侧的皮支。后支分出肌支闭孔外肌、大收肌和短收肌，分出关节支到膝关节。（图 9－34）

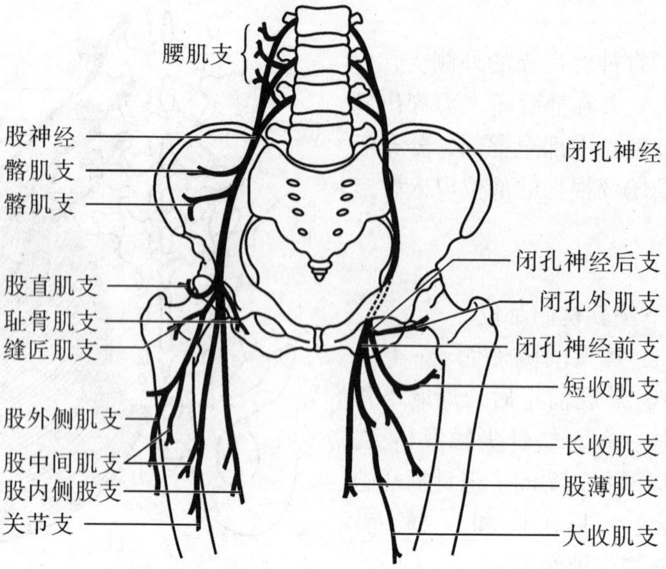

图 9－34　闭孔神经

（二）操作方法

1. 体位　患者取仰卧位，大腿稍外展。

2. 穿刺方法　在耻骨结节外下方 1.3～2.0 cm 处做标记（图 9－35），常规皮肤消毒，用 7 号 8 cm 长针垂直皮肤进针，直达耻骨下支，进针深度为 3.5～6.3 cm，因患者体型而定。退针到皮下，调整进针方向，使针尖向上（头端）、向外，使针体与皮肤呈 80°角，继续进针。重复这种做法，调整进针角度，直至感到针头滑入闭孔内，再进针1～1.5 cm，注入消炎镇痛液或 1% 利多卡因、或 0.375% 布比卡因 8～10 ml（可含1∶1 000肾上腺素），边退针边注药。

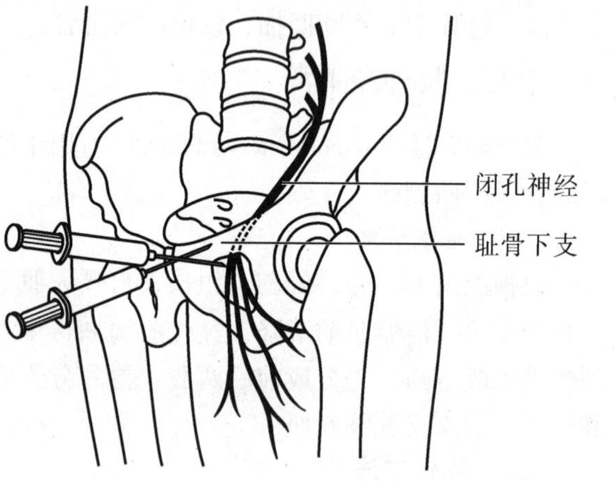

图 9－35　闭孔神经阻滞穿刺位置

（三）注意事项

不宜进针过深，以免损伤膀胱等器官，注药前回抽，以免误入血管。

十七、股外侧皮神经阻滞

股外侧神经阻滞（lateral femoral cutaneous nerve block）适用于股外侧皮神经炎等的治疗。

（一）应用解剖

股外侧皮神经由 $L_{2\sim3}$ 脊神经前支的后股组成，自腰大肌外缘伸出后，斜越髂肌前面至髂前上棘，并在其内侧通过腹股沟韧带下方，越过缝匠肌，并在其外侧下行，在距髂前上棘 5～10 cm 处穿出大腿阔筋膜，并分成前、后支到股前外侧皮肤，司理该区皮肤感觉。

（二）操作方法

1. 体位　患者平卧位。

2. 穿刺方法　穿刺点在髂前上棘内、下（*AB*）2～3 cm 处（图 9－36），常规皮肤消毒，用 7 号针垂直皮肤刺入，进针深度一

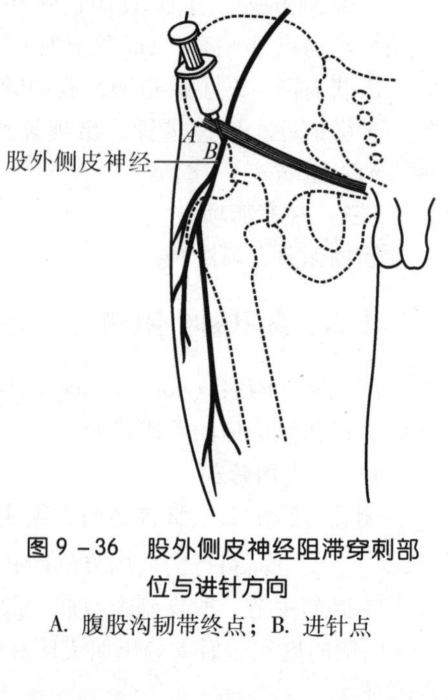

图 9－36　股外侧皮神经阻滞穿刺部位与进针方向

A. 腹股沟韧带终点；B. 进针点

般为 2 ~ 3 cm，如果没有诱出异感而针尖已触及骨质，经将针退至皮下组织，并以扇形方法重新穿刺。针到位时，出现异感，回抽无血，注射消炎镇痛液 5 ~ 10 ml。

（三）注意事项

操作应轻柔，避免反复寻找异感，损伤神经。

十八、阴部神经阻滞

阴部神经阻滞常用于会阴损伤后阴部神经炎症或卡压引起的持续疼痛，如骑跨伤、产钳助产伤等，以及恶性肿瘤侵及阴唇或阴囊，或阴部神经本身所致的疼痛；阴部神经毁损适用于创伤所致盆部持续疼痛、产后或经阴术后阴部神经所致持续疼痛、癌痛等。

（一）应用解剖

阴部神经起自骶丛（$S_{2\sim4}$），与阴部内动、静脉伴行，共同绕过坐骨棘。

（二）操作方法

1. 体位　患者取截石位。

2. 穿刺方法

（1）经阴道阴部神经阻滞（图 9 -37）：术者左手示指与中指经阴道触及坐骨棘，将穿刺针置于两指之间，尖端抵住坐骨棘前面的阴道黏膜，然后进针，穿过骶棘韧带时有落空感，针尖紧贴坐骨棘，回抽无血，注入消炎镇痛液 10 ml，退针时继续注入 3 ~4 ml 以确保直肠下神经的阻滞。

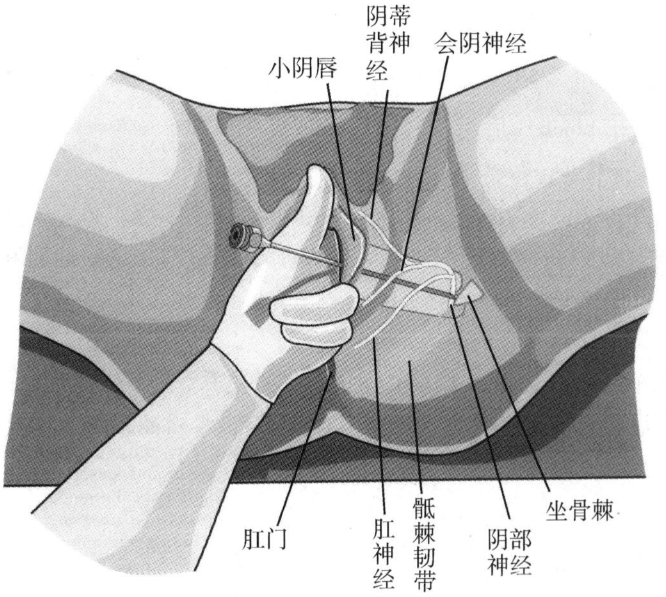

图 9 -37　经阴道阴部神经阻滞

（2）经直肠阴部神经阻滞（图 9 -38）：标记坐骨结节内侧 2. 5 cm、后侧 2. 5 cm 处为穿刺点，术者左手示指经直肠触及坐骨棘，穿刺针从穿刺点进针，在左手示指帮助下向坐骨棘进针，针尖紧贴坐骨棘，回抽无血，注入消炎镇痛液 10 ml。退针时继续注入 3 ~4 ml，以确保直肠下神经的阻滞。

（三）注意事项

阴部神经靠近阴部动静脉，因此穿刺可能误入血管。操作靠近直肠，理论上可能出现感染及形成瘘管，但临床少见。

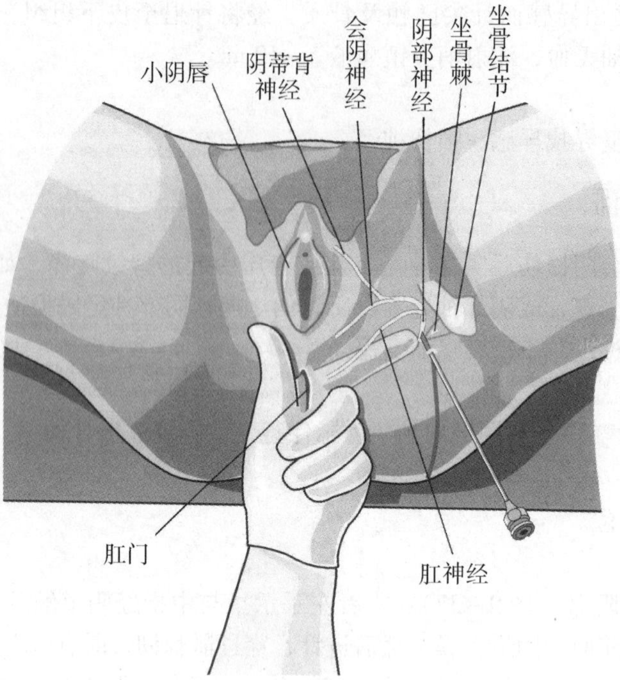

图 9－38　经直肠阴部神经阻滞

十九、胫神经阻滞

胫神经阻滞（tibial nerve block）适用于胫前区及足底部疼痛。

（一）应用解剖

胫神经在腘窝上角由坐骨神经分出，经腘窝中间与动、静脉伴行，垂直下降，于腓肠肌及比目鱼肌的深面下行，在内髁后侧穿过分裂韧带进入足底，分布于小腿后侧、足底诸肌和皮肤。

（二）操作方法

1. 体位　患者俯卧位。

2. 操作方法　于腘窝皱褶上方 5 cm、腘动脉搏动点的外侧 0.5～0.8 cm 处做标记，常规皮肤消毒，用 5 号 5 cm 长针垂直快速进皮，进针深度 1.5～3.0 cm，出现异感，回抽无血，注入消炎镇痛液 5～8 ml。

（三）注意事项

同股外侧皮神经阻滞。

二十、腓总神经阻滞

腓总神经阻滞（common peroneal nerve block）适用于腓总神经炎、小腿外侧及足背区疼痛。

（一）应用解剖

腓总神经是坐骨神经在腘窝部的分支，此神经发出后在股二头肌内缘下行至腓骨小头后方，绕过腓骨颈向前穿腓骨长肌起始部，在此分成腓浅、深神经。①腓深神经：支配小腿前群肌、足背肌，皮支分布于第 1、2 趾背侧皮肤。②腓浅神经：背支支配腓骨长、短肌至小腿前外侧及足背趾间的皮肤。

（二）操作方法

1. 体位　患者俯卧位。

2. 穿刺方法　于腓骨小头内下侧 1 cm 处做标记，常规皮肤消毒，用 5 号 5 cm 长针快速进针，然后针尖向外下方刺入，出现异感或达骨面后，退针 0.2 cm，回抽无血，注射消炎镇痛液 3～5 ml。

（三）注意事项

同股外侧皮神经阻滞。

第六节　治疗性诊断

治疗性诊断（therapeutic diagnosis）是临床上比较常用的诊断手段，但尚无明确的定义。一般认为，采用特异性的激动剂或阻断（拮抗）剂进行试验性的治疗，根据治疗的反应来确立或辅助诊断，这种方法称为治疗性诊断。它兼有诊断和治疗的双重作用。药物试验性诊断是治疗性诊断的一种，例如 M 受体阻断剂注射诊断神经性毒剂和秋水仙碱试验性治疗痛风等。疼痛临床上，治疗性诊断通常是指采用神经阻滞的方法所进行的诊断，为准确的治疗提供依据，还可对疼痛治疗的预后做出判断。

引起疼痛症状的疾病很多，确诊需要依靠询问病史和详细查体及必要的辅助检查。有时虽高度怀疑某一疾病，但经上述方法仍无法确立诊断，则可考虑采用包括神经阻滞在内的治疗性诊断手段。疼痛疾病的发病原因有交感性、躯体性、中枢性和心理性机制，用神经阻滞疗法可以鉴别诊断疼痛的来源、性质和定位。诊断性神经阻滞是对疼痛的来源进行区别，其根本目的是为了选择合理的神经阻滞疗法，从而获得良好的疗效。

一、治疗性诊断的理论基础

该方法是根据神经纤维的直径不同，则局麻药阻滞其传导所需浓度不同而设计的。交感神经纤维节前有髓鞘 B 纤维直径较细，蛛网膜下隙或硬膜外间隙分别注入 0.5% 利多卡因可阻断其传导；阻断感觉神经传导需用 1% 利多卡因；而采用 2% 利多卡因才可阻断躯体运动神经的传导。

二、头部痛的治疗性诊断

临床上常见头痛的种类，从诊疗上考虑，分为头痛为主要症状的原发性头痛和头痛为原发疾病伴随症状的继发性头痛。采用神经阻滞疗法可以鉴别某些头痛的种类。继发性头痛在原发病未得到有效治疗之前行神经阻滞，临床效果多不理想；原发性头痛采用星状神经节阻滞、枕神经阻滞或三叉神经阻滞等可缓解或解除头痛。

（一）星状神经节阻滞

星状神经节阻滞后，交感性机制引起的头痛会缓解。偏头痛是颅内动脉的舒缩功能异常，可能由脑血管痉挛引起；脑血管扩张可引起丛集性头痛。星状神经节阻滞有很大的鉴别诊断价值，如系脑血管痉挛所致，星状神经节阻滞后疼痛立即解除。

（二）枕大、枕小神经阻滞

枕后痛行星状神经节阻滞不能缓解者，可行枕大、枕小神经阻滞。若枕大神经、枕小神经阻滞后，枕后痛消失，则枕后痛为两支神经均有病变所致。某一神经被阻滞，相应的神经分布区疼痛消失，可用来鉴别枕后痛是由枕大神经痛还是枕小神经痛引起的。

三、颌面部痛的治疗性诊断

颌面部疼痛的病因较为复杂，涉及诸多的神经支配。颌面部疼痛主要由以下神经传导：三叉神经（Ⅴ）、面神经（Ⅶ）、舌咽神经（Ⅸ）、迷走神经（Ⅹ）、颈神经（$C_{1,2,3}$）和交感神经。在上述神经中，最主要的是三叉神经，有时其他神经尤其是交感神经和颈神经也参与疼痛的传导，相应的神经阻滞后，对鉴别颌面部疼痛有一定的意义。

（一）星状神经节阻滞

不典型的面神经痛可能是交感神经性疼痛，进行诊断性星状神经节阻滞，如疼痛缓解即可确诊。有部分缓解也可证明有交感神经性的因素参与其中。

（二）三叉神经阻滞

1. 末梢神经阻滞 包括眶上神经阻滞、眶下神经阻滞、上颌神经阻滞、颏神经阻滞、下颌神经阻滞、下牙槽神经阻滞、舌神经阻滞。上述神经分别被阻滞后，可确定三叉神经痛为哪一分支或几个分支病变引起的疼痛。

2. 半月神经节阻滞 涉及三叉神经多个分支的疼痛，则需进行半月神经节阻滞。其适用于三叉神经的全部分支均有疼痛的情况，也可为进行半月神经节毁损提供指导。

需要指出的是，对于继发性三叉神经痛，其治疗的首要问题是病因治疗，如果病因未解除，单行神经阻滞临床效果不佳。

3. 舌咽神经阻滞 舌咽神经痛极易和三叉神经痛相混淆，可行舌咽神经阻滞或下颌神经阻滞以助诊断。如系舌咽神经痛，舌咽神经阻滞后疼痛立即解除；而若为舌神经痛，在施行下颌神经阻滞后疼痛应得到缓解。

星状神经节内含有面神经的特殊内脏感觉纤维，与面神经各分支存在一定联系，而舌咽神经的分支有鼓室神经，支配鼓室、咽鼓管的黏膜，因此耳型舌咽神经痛极易和星状神经节痛的不典型病例（仅表现为耳痛者）相混淆，经舌咽神经阻滞后疼痛立即缓解者，应确诊为舌咽神经痛。

4. 喉上神经阻滞 喉上神经痛与舌咽神经痛颇相似，发作性疼痛亦位于一侧的咽喉部，有时且向耳部放射，并常由吞咽动作所引起。行喉上神经阻滞后如疼痛缓解，即可诊断为喉上神经痛，否则为舌咽神经痛。

四、颈、肩、上肢痛的治疗性诊断

颈、肩、上肢疼痛由颈神经、臂丛神经（$C_{5\sim8}$，T_1）及交感神经传递。进行不同水平的神经阻滞有助于诊断疼痛的部位和性质。一般来讲，于疼痛存在的肌肉、筋膜等部位上做局麻药浸润后疼痛消失，则表示该疼痛是局部肌肉、骨骼所致的疼痛。前斜角肌综合征时，在该肌内注入局麻药，则疼痛消失。臂丛阻滞后疼痛消失时，可以诊断疼痛的原因在于臂丛以下的末梢端。进行颈部硬膜外阻滞后疼痛仍不消失，提示疼痛的原因在于脊髓周围或其以上的中枢侧。

五、胸、背、腹部痛的治疗性诊断

胸、背、腹部痛的刺激传导主要与以下神经有关：胸神经前支（$T_{1\sim11}$的肋间神经和肋下神经）、交感神经（大、中、小内脏神经）、副交感神经（迷走神经，$S_{2、3、4}$）。根据神经支配的范围不同，采用神经阻滞可诊断某些疾病。

（一）肋间神经阻滞

肋间神经阻滞可诊断肋间神经痛。行不同肋间神经阻滞，可精确定位哪一支或几支肋间神经受损。心脏的痛觉纤维由$T_{1\sim5}$脊神经进入脊髓，故心绞痛易与肋间神经痛相混淆，经肋间神经阻滞后疼痛立即解除者，应确诊为肋间神经痛。因腹壁肌肉是由$T_{6\sim12}$脊神经前支支配，而腹部内脏痛是由$T_{5\sim12}$脊神经传导进入脊髓，这些胸神经纤维的神经细胞存在于背根神经节，神经纤维与交感神经的内脏神经一同走行，故行$T_{6\sim12}$肋间神经阻滞可用于诊断腹部疼痛是否来自内脏或腹壁。当腹部肌肉疼痛时，行$T_{6\sim12}$肋间神经阻滞疼痛消失。

（二）椎旁胸神经阻滞

椎旁胸神经阻滞可用于肋间神经痛的定位诊断、内脏痛或胸壁病变所致胸腹痛的诊断。为鉴别右下腹部的疼痛是来自肾脏疾病还是阑尾炎，施行右侧胸椎旁神经根阻滞可使疼痛缓解者为肾性痛；如需双侧阻滞方能止痛，可诊断为阑尾炎。

（三）腹腔神经丛阻滞

腹腔神经丛是脊柱前最大的交感神经丛。$T_{5\sim9}$脊神经发出的内脏大神经，$T_{10\sim12}$脊神经发出的内脏小神经，T_{12}脊神经发出的最小内脏神经以及上腰（$L_{1\sim2}$）段的椎旁交感神经纤维和迷走神经纤维分别进入腹腔神经丛。行腹腔神经丛阻滞可用于诊断腹部内脏痛的原因，如急性或慢性胰腺炎、胆石症绞痛发作、胆管系统疾病所致疼痛等，与腹壁疼痛进行鉴别诊断。对难以判定为腹痛还是胸痛的情况，行腹腔神经丛阻滞，如疼痛缓解则为腹部内脏痛。

六、腰、下肢痛的治疗性诊断

（一）腰大肌肌沟阻滞

腰大肌肌沟阻滞可阻滞股外侧皮神经（$L_{2\sim3}$）、股神经（$L_{2\sim4}$）、闭孔神经（$L_{2\sim4}$）和生殖股神经（$L_{1\sim2}$）及腰骶丛，可进行坐骨神经痛及股神经痛、股内收肌管综合征、下肢肌筋膜痛的鉴别诊断。

（二）椎旁腰神经阻滞

腰神经有5对（$L_{1\sim5}$）。腰神经出椎间孔后分为前支和后支，后支支配腰下部的肌肉和皮肤。$L_{1\sim4}$脊神经前支与T_{12}脊神经一起构成腰神经丛，从腰神经丛分出的神经有6条：髂腹下神经（$T_{12}\sim L_1$）、髂腹股沟神经（L_1）、生殖股神经（$L_{1\sim2}$）、股外侧皮神经（$L_{2\sim3}$）、闭孔神经和股神经。行椎旁腰神经阻滞可以明确下列诊断：①弄清腰部疼痛与哪一个腰神经关系最大；②鉴别一侧或两侧性腰痛，因腰痛剧烈时可反射性引起两侧腰痛；③下肢神经痛的节段性诊断，如下肢神经炎与神经痛的节段性诊断。蛛网膜下隙与硬膜外间隙应用神经破坏药前，若施行椎旁腰神经阻滞，对决定椎管内穿刺部位有重要参考价值。

（三）椎旁腰交感神经阻滞

椎旁腰交感神经阻滞可用来诊断下肢疼痛是由交感性疼痛引起的还是由其他原因所致的。交感性原因引起的疼痛经椎旁腰交感神经阻滞疼痛缓解，如下肢血管异常及伴发的疼痛如Burger病、雷诺病、静脉炎、静脉血栓、幻肢痛、灼痛和下肢溃疡等。

（四）坐骨神经阻滞

坐骨神经阻滞可用于：①坐骨神经痛的诊断；②与其他原因引起下肢痛如股神经痛、股外侧皮神经炎等做鉴别诊断。

（五）闭孔神经阻滞

闭孔神经阻滞可用于：①闭孔神经痛（髋及大腿内侧、膝部内侧疼痛）的诊断；②髋部、臀部、股部其他神经痛、肌筋膜炎的鉴别诊断。

（六）股神经阻滞

股神经阻滞可用于：①股神经痛的诊断；②股部肌筋膜炎、股部其他原因引起神经痛的鉴别诊断。

（七）股外侧皮神经阻滞

股外侧皮神经阻滞可用于：①股外侧皮神经炎疼痛的诊断；②臀部、腹部及其他神经炎疼痛、肌筋膜炎如臀上皮神经痛、股神经痛、股内收肌群综合征的鉴别诊断。

（八）臀上皮神经阻滞

臀上皮神经阻滞可用于：①臀上皮神经痛的诊断；②坐骨神经痛、股外侧皮神经痛等臀部、股部疼痛性疾病的鉴别诊断。

（九）膝部神经阻滞

胫神经阻滞、腓总神经阻滞可用于膝关节及膝部以下部位疼痛的定位诊断及其他原因引起疼痛的鉴别诊断。

（十）足部神经阻滞

足部神经阻滞包括胫神经阻滞、腓神经阻滞、腓浅神经阻滞、腓深神经阻滞、隐神经阻滞、跖神经阻滞，可用于足部疼痛的定位及鉴别诊断。

七、蛛网膜下隙阻滞、硬膜外阻滞在治疗性诊断中的应用

（一）蛛网膜下隙阻滞

蛛网膜下隙穿刺成功后，首先注入生理盐水10 ml，若疼痛症状缓解且持续时间较长，提示为心理

性疼痛，有时此安慰剂也能暂时缓解疼痛，须加以鉴别。反之，继续注射0.25%利多卡因10 ml，若疼痛立即缓解属交感性疼痛，如反射性交感神经萎缩症；若疼痛仍不缓解，再注射0.5%利多卡因10 ml，疼痛即刻缓解则证明属躯体性疼痛；如果交感、感觉和运动神经均被阻断，但疼痛症状仍不缓解，提示属中枢性疼痛。个别患者长期患疼痛性疾病后，在中枢形成一个疼痛兴奋灶，即使原发病治愈，在特定条件下，仍会感觉疼痛，这亦属中枢性疼痛。

（二）硬膜外阻滞

硬膜外间隙穿刺成功后，依次注入0.5%利多卡因（硬膜外阻滞交感神经传导的平均浓度）及2%利多卡因（阻滞所有神经传导的平均浓度）各10～15 ml，观察疼痛症状是否缓解并做出相应的判断。

上述两种鉴别诊断性脊神经阻滞均需相当长的时间，尤其硬膜外阻滞起效慢，患者难以接受。另外，蛛网膜下隙阻滞穿刺点不能高于$L_{1\sim2}$椎间隙，只能依靠体位调节阻滞平面，且麻醉平面过高有抑制呼吸和循环的危险。

应强调指出，上述治疗性诊断仅仅是对疼痛的发生机制进行鉴别，并非对疼痛症状的病因进行诊断。由于疼痛症状与多学科、多种疾病有关，在治疗前应采用多种手段，包括详细询问病史、体格检查、X射线、CT、超声、MRI和ECT等，方可能明确诊断。治疗性诊断只有和上述检查相结合，才能对疼痛的病因做出正确的判断。

（傅志俭　赵学军　刘甬民　马　玲　梁立双　王振元　王春亭）

第十章　超前镇痛、术后镇痛与病人自控镇痛

第一节　超前镇痛

超前镇痛（preemptive analgesia）也称预先镇痛、预防性镇痛，即在伤害性刺激发生前给予镇痛治疗，通过阻断中枢敏化的发生，而消除或减轻伤害后疼痛的一种预先干预措施。1988 年，Wall 报道手术前镇痛可以减轻术后疼痛，减少术后镇痛药物的需要量。

一、超前镇痛的机制

收到伤害性冲动的传导信号，脊髓背角神经元和高位中枢神经元中 C－fos 蛋白迅速表达。C－fos 蛋白的表达是伤害性传导通路中细胞活化的一种标志。C－fos 蛋白表达后继之发生中枢敏化（central sensitization）。中枢敏化使外周伤害性感受器痛阈降低，产生痛觉过敏（hyperanalgesia）；甚至通常情况下的非伤害性刺激可以激活伤害性冲动传导，产生异常性疼痛（allodynia）。电生理试验显示：对 C 类神经纤维进行持续低频的刺激（0.2～2 Hz），可以降低脊髓神经元的活化阈值，延长脊髓神经元对短暂刺激的放电时程（即 wind－up 现象）。中枢敏化和 wind－up 现象的产生均有赖于 N－甲基－D－天冬氨酸（NMDA）受体的活化，可增强患者的疼痛感。从理论上讲，术前采用预先干预阻断中枢敏化可以预防手术后的疼痛的产生。动物实验也证实：在伤害性刺激发生前给予镇痛治疗，阻断伤害性传导，可以阻止中枢敏化和 wind－up 的现象的发生，能减轻伤害后疼痛，并减少伤害后镇痛药的用量，从而支持超前镇痛理论。

二、超前镇痛的临床应用

（一）超前镇痛的必备原则

超前镇痛的实质是防止中枢敏化的发生。超前镇痛的临床研究多集中在术后镇痛的治疗中，以术后镇痛为例，要想获得“完全镇痛”成功的超前镇痛是非常具有挑战性的，因为术中十分微弱的伤害性冲动就会引发中枢敏化的发生。成功的超前镇痛必须具备的三个关键性原则是：①超前镇痛的深度必须足够阻断所有的伤害性传导；②镇痛范围必须包含整个手术区域；③超前镇痛的时间必须覆盖可能引起中枢敏化的整个阶段，包括术中和术后阶段。手术仅是激发中枢敏化的第一阶段，手术后刀口疼痛及损伤组织化学物质和酶的释放则是第二阶段。后者能重新激发中枢敏化，抵消超前镇痛的效果。例如，开胸手术后反复的呼吸运动、咳嗽、喷嚏都会刺激皮肤、肌肉、胸膜等组织，激发术后中枢敏化。因此，有效的术后镇痛是超前镇痛的重要组成部分。

（二）动物实验与临床研究在镇痛方面存在差异的原因

动物实验证实了超前镇痛的可能性，而临床研究却不尽如人意。Daniel 博士认为动物实验与临床研究在镇痛方面存在的差异主要有以下几个原因。

（1）实验动物都不存在术前疼痛，而临床患者往往存在术前疼痛。超前疼痛的实质是防止中枢敏化的发生，术前疼痛已经激发中枢敏化，中枢敏化一旦发生，很难将其抑制，因为临床患者的超前镇痛效果往往不如动物实验中理想。

（2）在动物实验中刺激部位一般在四肢和尾部，这些区域只接受脊髓节段性神经纤维支配；而临床刺激部位复杂，常接受膈神经、迷走神经、内脏神经和（或）脊髓节段性神经等多种神经纤维支配，超前镇痛很难阻断该区域内所有神经支配。

（3）动物实验中伤害性刺激的作用时间明显短于临床研究。伤害性刺激的持续时间越长，镇痛不全、产生中枢敏化的概率就越大，超前镇痛失败的可能性也越大。

（三）超前镇痛的临床应用

若手术部位仅有脊髓节段性神经支配（如四肢），可采用硬膜外阻滞/麻醉进行超前镇痛，如硬膜外间隙注入吗啡，初始剂量 3 mg，维持剂量 1 ~2 mg/h。

若手术部位有迷走神经、内脏神经和节段性神经等多种神经支配，超前镇痛可采用全身运用大剂量阿片类药物，阻断多种神经支配。但因阿片类药物术后并发症较多，如镇静、便秘、尿潴留和呼吸抑制等，限制了其临床应用。

氯胺酮是 NMDA 受体拮抗剂，可直接作用于高级中枢神经系统阻断中枢敏化，有效治疗中枢痛；而不阻断初级传入冲动，不作用于脊髓神经元，但可以阻断内脏神经和迷走神经的传导。在多种神经支配的手术区域可采用静脉低剂量氯胺酮和硬膜外阻滞联合的镇痛方法，如静脉注射氯胺酮，初始剂量 1 mg/kg，维持剂量 0.5 mg/(kg · h)，加上硬膜外间隙注射吗啡，初始剂量 3 mg，维持剂量 1 ~2 mg/h，既可取得良好的超前镇痛效果，又避免了不良反应的发生。

超前镇痛对减少慢性疼痛的发生也有重要作用。Bach 等研究发现，下肢截肢手术的患者预先硬膜外阻滞与单纯术中硬膜外阻滞相比，前者术后 6、12 个月幻肢痛（phantom limb pain）的发生率降低，说明超前镇痛有潜力防止慢性疼痛状态的发生和发展。

（王珺楠　傅志俭）

第二节　术后镇痛

术后痛属于急性痛，持续时间短，但较剧烈，尤其是创伤大的手术，易给患者造成精神上的打击。疼痛还影响全身各系统的功能，可引起一些严重的并发症，特别对伴有心、脑、肺等重要器官病变者及代谢紊乱者，直接妨碍术后的顺利康复，甚至造成意外。术后镇痛是提高围术期患者生活质量的重要环节，应该受到重视。

一、术后疼痛的分类

手术创伤引起的疼痛临床上分为两类：一是手术后躯体痛（伤口痛）；二是手术后内脏痛（牵涉痛）。

躯体疼痛（伤口痛）为手术时所用的器械直接损伤和波及的部位，如皮肤、皮下、肌肉、筋膜、关节、韧带、骨骼及神经等组织引起的疼痛，表现为局限性、表浅性的体表伤口痛。特点为疼痛定位准确，疼痛程度与组织损伤程度密切相关。

内脏疼痛（牵涉痛）为胸腔或腹腔手术或手术涉及内脏而损伤组织所引起的疼痛，表现为深部钝痛，定位不明确，呈弥散性，程度与内脏的敏感性有关。由于内脏神经和躯体神经的传入纤维在脊髓水平汇合，因此，内脏痛可引起皮肤牵涉痛。

二、影响术后疼痛的因素

根据对术后患者的临床观察，证实术后疼痛的强度（程度）和持续时间，一般受以下三个因素影响。

（一）患者主观因素

患者主观因素主要是心理因素。术后疼痛的程度和持续时间常受人的性别、年龄、社会文化背景、教育程度、道德修养等因素影响。如男性对疼痛耐受性较强，一般老年人和小儿对疼痛反应较迟钝。此外，患者的心理因素，包括性格、经历、注意力（集中与分散）、情绪（焦虑、烦躁可使疼痛加剧）、对疼痛的认识、周围环境以及参与手术的医务人员在患者心中的威望等均与术后疼痛密切相关。

（二）手术因素

术后疼痛与手术种类、手术创伤的大小和手术部位有关。如胸臂、胸腔及上腹部、腹腔内的手术，切口一般较大，组织损伤涉及范围广、深。患者的呼吸或咳嗽动作均牵涉胸腹肌的活动，而使疼痛加重。因此，伤口疼痛使患者不敢做深呼吸甚至正常呼吸，更不愿咳嗽排痰，结果导致术后肺部感染等并发症。四肢、头颅和体表手术后疼痛，患者只要能安静，一般疼痛较轻。

（三）麻醉因素

术后疼痛的程度和持续时间与麻醉方法（局麻或全麻）、麻醉药的种类及剂量以及辅助药物等有关。如手术是在硬膜外阻滞、蛛网膜下隙阻滞、神经干（丛）阻滞下完成，应用利多卡因时，术后疼痛感觉出现比选用罗哌卡因早。罗哌卡因的患者术后伤口痛出现晚，并且轻，能耐受。全身麻醉有静脉复合全麻或静吸复合全麻，术后疼痛主要与麻醉诱导及维持期间所用镇痛药和镇静药的种类及剂量有关。一般复合吸入全麻的患者术后出现疼痛的时间较静脉复合全麻较晚。

三、术后疼痛产生的机制

术后疼痛属急性疼痛（acute pain）。术后疼痛是因为手术创伤激活了外周伤害性感受器，而形成中枢敏化和外周敏化，这些伤害性感受器是一些感觉神经末梢的分支。传递痛觉的感觉神经包括有髓的 Aδ 纤维和无髓的 C 纤维，后者参与损伤等刺激信号的传递。损伤和炎症激活了局部组织中的伤害性感受器，使其敏化，导致阈值降低和对超阈值的反应性增强即痛觉过敏；另一方面，组织损伤引起疼痛性介质产生、释放、聚集。致痛介质（物质）包括前列腺素（PG）、缓激肽（BK）和其他一些细胞因子，这些化学介质作用于外周伤害性感受器，在末端痛觉过敏时起重要作用。

外周痛觉过敏可分为原发性和继发性。原发性痛觉过敏产生在损伤组织局部，而继发性痛觉过敏产生于损伤组织周围未受损伤的皮肤。内脏伤害性感受器是初级感受传入纤维的神经末梢，此纤维和交感神经的传出纤维并行。这些内脏伤害性感受器有多种类型，分别对平滑肌痉挛、组织缺血、内脏牵拉和炎症产生反应。通过这些伤害性感受器的作用，手术后可产生不同程度的躯体疼痛和内脏疼痛。

在脊髓水平的研究发现：持续伤害性刺激可能导致神经元的基因改变，使脊髓后角细胞的自发性冲动增加，痛阈降低，末梢过敏范围扩大。动物痉挛模型研究表明：疼痛刺激会引起脊髓和脑内的疼痛传递增强，最终导致对疼痛的感知提高。这种“上调”和“中枢敏化”现象在脊髓中也同样存在，将导致术后疼痛加剧，甚至形成慢性疼痛综合征。

四、疼痛对机体的影响

手术创伤后疼痛，对一个人来讲，可能是终生难忘。既往认为“术后痛是难免的”，“开刀哪有不疼的”。但是，手术会损伤组织和器官，对机体确实带来不良影响。因为疼痛是机体受到创伤时产生的一种复杂感觉，并且伴有情绪反应，长久引起机体的心理和全身各器官系统的病理生理改变，主要包括以下几个方面。

（一）精神－心理状态

神经系统的过度兴奋使中枢神经系统呈现抑制状态，表现为精神紧张、烦躁不安、焦虑。重者可发生虚脱、神志消失。

（二）神经内分泌系统

疼痛可引起多种激素释放，包括：①交感神经末梢和肾上腺髓质释放儿茶酚胺；②肾上腺皮质释放醛固酮和皮质醇，同时激活肾素-血管紧张素系统使血糖升高和负氮平衡，不利于机体康复；③创伤刺激促使肾上腺皮质激素（ACTH）及β-内啡肽、中枢及外周前列腺素 E_2（PGE_2）含量上升；④疼痛的应激反应可使胰岛素和性激素水平降低。醛固酮和皮质醇等激素使机体排钾，影响体内电解质平衡。此外，内源性儿茶酚胺使外周伤害性感觉神经末梢敏化，使患者处于疼痛的恶性循环中。

（三）心血管系统

疼痛使交感神经紧张性增强，血管外周阻力增加，心肌耗氧量增加，可引起血压升高，心律增快。甚至心律失常，心电图可见T波及S-T段的变化。尤应注意冠心患者，脉搏变化与疼痛程度有关，剧痛可引起心搏骤停，而强烈的深部疼痛可出现血压下降甚者发生休克。

（四）呼吸系统

剧痛可引起快而浅的呼吸及肌张力增加，结果肺顺应性下降，通气功能下降，导致术后肺不张或呼吸功能障碍，患者可有缺氧和二氧化碳蓄积，此种情况早期可刺激分钟通气量代偿性增加，长时间则可导致呼吸衰竭。

（五）消化系统及泌尿系统

疼痛引起的交感神经兴奋可反射性地抑制胃肠道功能，使之紊乱（平滑肌张力降低，而括约肌张力增高），临床表现为术后胃肠疼痛、腹胀、恶心呕吐等。膀胱平滑肌的张力同样在手术后也降低，可导致术后尿潴留。

（六）免疫系统

疼痛的应激反应使机体的细胞免疫处于抑制状态，体液免疫也如此。而与免疫功能有关的细胞因子同样也有改变。这些因素使得术后患者对病原体的抵抗力减弱，术后感染和并发症的发生率增加。肿瘤患者术后痛导致免疫功能减弱以及原发性儿茶酚胺、皮质醇和前列腺素等的增加，可造成机体免疫机制的改变，甚至导致残余的肿瘤细胞术后扩散。

（七）凝血功能

疼痛的应激对机体凝血功能的影响包括使血小板黏附功能增强，纤溶活性降低，使机体处于高凝状态。这对老年及心血管病患者术后极为不利，易形成血栓，影响手术效果及患者康复。

（八）对精神状态及躯体活动

疼痛可使手术部位的肌张力增加，怕痛不愿意早期下床活动及肢体活动，则会影响机体的恢复过程。同时疼痛刺激可使患者失眠、焦虑、恐惧，甚至产生一种无援的感觉，这种心理上、精神上的创伤，无疑延缓了患者术后的康复过程。

因此，及时有效的术后镇痛是不可缺少的治疗措施。

五、术后镇痛的原则

（1）根据手术部位，确定痛刺激来源，估计疼痛的程度，选择镇痛药物及给药途径。

（2）要明确刺激强度和术后其他痛苦之间的内在关系，在镇痛的同时也要进行相应的治疗，如在镇痛同时需要防治恶心、呕吐、焦虑等。

（3）根据年龄、体重、重要脏器的功能，慎重选择镇痛药物。术后镇痛必须注意个体差异，所用镇痛药物应从最小有效量开始。

（4）根据患者个体需要，定时评估镇痛效果，调整镇痛方案，确保患者镇痛期间安全。

六、术后镇痛的方法

术后镇痛的方法较多，临床上应用不同的镇痛药物（麻醉性镇痛药和非甾体类镇痛药），采用不同的给药途径，如全身麻醉、口服、皮下、肌内、静脉、椎管内、神经周围（干、丛）、皮肤贴剂及肛门栓剂等途径；还有物理疗法、电刺激及心理疗法等。

（一）口服

一般认为术后中、重度疼痛的患者不宜采用口服镇痛药，因为绝大多数患者术后胃肠道功能尚未恢复前，因为口服给药起效较慢，习惯上多采用注射疗法。术后轻度疼痛、又可即时进饮的患者，可口服非甾体类镇痛药或麻醉性镇痛药物。

（二）皮下注射

术后皮下注射药物镇痛，能起到良好的镇痛效果。但具有注射局部痛的缺点，同时药物吸收不可靠，所以临床上采用此方法较少，尤其对需要反复给予镇痛药的患者应避免。

（三）肌内注射

肌内注射，药物起效快，易迅速产生峰作用。但注射部位疼痛，药物吸收也不可靠，所以目前临床上也较少采用。肌内注射药物的吸收取决于药物的脂溶性以及局部组织的血液灌注量。如肌内注射吗啡，患者血浆药物浓度的差别可达 3 ~ 5 倍，药物的峰作用时间 4 ~ 108 min 不等。这些因素可导致某些患者镇痛不全或发生并发症。

（四）静脉注射

单次间断静脉注射给药是术后镇痛常用的方法之一，药物起效快，然而与肌内注射相比，由于药物在体内快速重新分布，单次静脉注射后药效时间较短，需多次给药，血药浓度有波动。为了使血药浓度恒定，目前多采用连续静脉给药法（包括 PCA）。采用此方法时需要严密监测。

（五）神经阻滞

常用方法有肋间神经阻滞、臂丛神经阻滞、股神经和坐骨神经、腰大肌及椎旁阻滞等。

1. 肋间神经阻滞　胸腹部（体表）手术后的疼痛可以通过阻滞支配切口区域及相邻的上下各一条肋间神经而达到有效的镇痛。一般每天注射可卡因一次，持续 2 d。亦有人在胸科手术中用无水乙醇做肋间神经阻滞，每根神经注射 1 ~ 2 ml，使神经变性而获得长时间镇痛。但术后有相当时间神经支配区域麻木，因而目前很少采用此方法。

胸膜外间隙注药阻滞肋间神经适用于胸腔手术后镇痛。此间隙有肋间神经通过，一般在手术中可将此间隙内放入一根多孔硬膜外导管，将导管另一端接上接头，引出皮肤外（沿切口）固定。一般每天注射布比卡因（或丁卡因或罗哌卡因）一次，持续 2 d。临床有报道，镇痛效果很好，同时只阻滞手术侧肋间神经支配区域，患者可早期下床，并能有效地咳嗽、排痰。

2. 臂丛神经阻滞　适用于上肢手术后镇痛。尤其在断肢再植手术的应用，此种方法既可镇痛又可解除血管痉挛，效果满意，操作方便。一般采用留置导管分次注药或连续注药镇痛。

3. 股神经、坐骨神经阻滞及腰大肌阻滞　下肢（髋关节、膝关节）手术后镇痛，尤其适用于老年、脏器功能受损患者下肢手术及术后镇痛。临床上多采用置管分次或连续注药。药物多采用镇痛药加局麻药（罗哌卡因）复合液，镇痛效果满意，同时对血流动力学影响甚小。

4. 椎旁阻滞　理论上讲，除头颅之外，全身各部位的术后痛采用此方法均可解除。但是，若采用椎旁阻滞，必须严格按照操作规程进行，否则将局麻药误入蛛网膜下隙可导致全脊麻或胸段操作可发生气胸的危险。一般术后痛很少采用此种方法镇痛。

（六）椎管内注射

1989 年，Bier 和 Tuffler 首先描述了脊髓镇痛技术。1901 年，Eicard 和 Cathelin 发明了骶管硬膜外阻滞镇痛。1949 年，Clelang 进一步完善了连续硬膜外阻滞技术，并应用于术后镇痛。1979 年，Wang 和 Behar 分别报道了蛛网膜下隙和硬膜外间隙注入阿片类镇痛药物镇痛，取得满意效果。当今硬膜外间隙注药镇痛已非常普遍，并取得肯定效果。

1. 硬膜外间隙注射　硬膜外间隙的给药方式有间断分次和连续注药。当今又多采用 PCEA 的方法。间断分次给药法的优点是：易于操作，不需要连续给药设备（注射泵）；缺点是：需每间隔 8 ~ 12 h 给药一次，给药剂量不易控制等。连续给药法，由于血药浓度恒定，镇痛作用持久，感染发生率极低。一般在连续给药时，镇痛药配方内有低浓度局麻药和阿片类药混合，所用阿片类药量少，不良反应较少。

2. 骶管注射　在成人术后的疼痛治疗中，经骶管给药镇痛应用较少，而在小儿手术后较为常用。由于骶管阻滞的留置导管难以保留，故很少采用连续骶管注药镇痛，有采用术后单次注药的报道。

3. 蛛网膜下隙注射　单次蛛网膜下隙注射阿片类镇痛药可提供长时间的镇痛作用。镇痛的起效时间与所给药的脂溶性成正相关，而作用时间长短取决于药物的亲水成分。临床上多采用单次注药，而缺点是用药剂量难以筛选，并且反复给药增加了感染的发生率，同时需长时监测。近期有连续给药镇痛的报道，则需要特殊设备。

采用蛛网膜下隙注射阿片类药物镇痛，在术后患者可能引起延迟的呼吸抑制。另外，接受蛛网膜下隙注射药物镇痛的患者如在 24 h 内另经肌内注射常规剂量的阿片类镇痛药，则呼吸抑制的危险性增加。由于该种方法镇痛并发症发生率较高，故临床上术后镇痛多采用硬膜外间隙注药镇痛。

（七）经皮神经电刺激镇痛

经皮神经电刺激（transcutaneous electrical nerve stimulation，TENS）可以用于某些术后患者的镇痛，多用于慢性疼痛镇痛。TENS 的原理基础和依据是 Melzack 和 Wall 的疼痛闸门控制理论。临床随机对照研究已经证实，使用 TENS 的患者镇痛效果明显优于未采用 TENS 的对照组。

（八）吸入麻醉

50% 笑气和 50% 氧气混合供患者面罩吸入 10 min，约相当于吗啡 10 mg 肌内注射，可明显减轻术后疼痛，如临床用于术后换药、导尿等有疼痛感觉的医疗操作。采用此种方法时，应严密注意笑气和氧气的比例，防止缺氧事故的发生。同时仅限术后 24 h 内应用，每次吸入时间 <30 s。

（九）透皮给药

透皮（transdermal therapeutic system，TTS）给药用于术后镇痛的药物只有芬太尼透皮贴剂。临床已有报道，其用于术后镇痛可缓解疼痛，只是贴剂置于皮肤最初 6 h 内血清芬太尼浓度低，难以测出，8 h升至稳态浓度，才产生镇痛效果。另外，若在 24 h 撤除贴剂，血清药物浓度缓慢降低，半衰期为 5～20 h。

（十）口、鼻黏膜给药

药物经口、鼻黏膜吸收后可直接入血液循环，生物利用度高。临床报道芬太尼、丁丙诺啡、氯胺酮等，起效迅速，味道宜人，效力强。经鼻黏膜给舒芬太尼后，10 min 内产生镇痛作用，但应注意可能的不良反应。

（十一）心理疗法

手术后患者可能存在与手术创伤本身无关的伤害，如术后胃管、各种引流管和静脉输液等产生的不适。此外，患者可能常常存在心理上的异常，如焦虑、害怕或失眠等，以上这些情况均可加重患者自诉疼痛。所以，术后除采取必要的镇痛措施外，还要注意心理护理。心理支持疗法可有效地减轻患者的焦虑、减少患者术后对阿片类镇痛药的需求，缩短住院时间。临床工作中往往忽视了患者的心理需求，甚至导致患者产生无助的感觉。因此，医护工作者应重视心理疗法，这将有助于患者早日康复。

七、术后镇痛的常用药物

临床上常用的术后镇痛药物有局部麻醉药、非甾体抗炎药（NSAIDs）和阿片类药物等。

（一）非甾体抗炎药

NSAIDs 可用于轻度至中度术后疼痛的治疗，还可以辅助阿片类药物镇痛。NSAIDs 有特殊的镇痛机制，镇痛作用主要是抑制体内的环氧合酶。环氧合酶又分为两种，即环氧合酶 -1（COX -1）和环氧合酶 -2（COX -2）。COX -1 参与产生的前列腺素（PG）对胃和肾有保护作用；COX -2 是炎性因子，产生于炎症部位，是导致炎症反应的介质。因此得出：对 COX -1 抑制越强的 NSAIDs，胃肠道反应越大。选择性或特异性抑制 COX -2 强的药物抗炎作用强，镇痛作用确切。NSAIDs 对 COX -2 的抑制作用是治疗疼痛的基础，而对 COX -1 的作用则成为不良反应的原因。鉴于以上原因，在肾脏手术、肝脏手术、器官移植术、体外循环手术、肌肉皮瓣拉入术或接骨术的早期不建议使用NSAIDs。

临床上常用的NSAIDs按化学结构分为：水杨酸类（阿司匹林、吲哚美辛——抗炎作用强）、苯胺类（对乙酰氨基酚——几乎无抗炎作用）、吡唑酮类（保泰松）等（见相关章节）。

目前用于临床术后镇痛的NSAIDs，可供硬膜外间隙和静脉输注的药物有：来比林（阿司匹林赖氨酸）、酮洛酸、氯洛西康（可赛风）等。而新研制的COX－2抑制类药物，现今只有口服药物，尚无供注射用药。

（二）阿片类药物

阿片类药物是治疗中度至重度疼痛的药物。手术后全身应用阿片类药物要维持血药浓度稳定在治疗范围内。治疗范围的血药浓度是指从药物挥发镇痛作用至出现药物毒性作用之间的浓度。全身应用阿片类药物的原则：首先给予足量的阿片类药物，以达到有效镇痛的血药浓度；然后间断规律小剂量给药，以维持稳定的最低有效镇痛血药浓度。

阿片类药物的镇痛机制是激动中枢神经系统的阿片受体而产生镇痛作用。阿片类药用于全身镇痛的给药途径有：口服给药、直肠给药、透皮给药、舌下黏膜给药及皮下、肌内、静脉注射或连续输注。传统的给药方法多采用肌内注射间断给药。目前多在监测疼痛程度、呼吸频率和幅度及意识的情况下，采用小剂量单次静脉注射给药，既安全，又易被术后患者接受（患者术后多保留静脉通路）。术后采用阿片类药镇痛最多采用的方法还是PCIA，亦有PCSA、PCEA、PCNA。

（三）其他镇痛药（包括中药制剂）

NSAIDs及阿片类药物在术后镇痛中应用较多，尤其后者，但是两类药物也存在各自的不良反应，这就必须研制新的镇痛药物，所以近年来术后镇痛的药物如曲马多、可乐定和高乌甲素等，多有报道（药物作用见有关章节）。

（四）辅助药物

术后镇痛常用的辅助药物有：防止恶心、呕吐、便秘的药物，抗组胺药物，以及缓释药物，如甲氧氯普胺、昂丹司琼、氟哌利多、地塞米松和番泻叶等。

（唐　哲　马君志　李廷坤）

第三节　病人自控镇痛

20世纪70年代Sechzer首次提出“按需镇痛”的概念，1976年第一个病人自控镇痛（patient－controlled analgesia，PCA）泵问世，并逐渐得到广泛应用。当时PCA主要应用于术后疼痛和癌性疼痛的治疗。随着PCA设备的改进和适应证的扩大，在疼痛临床已逐步形成了以PCA为主的一套治疗体系。这种PCA治疗系统打破了传统的治疗模式，更符合患者的心理和生理需要，减少了医护人员的操作，提高了疼痛治疗质量。

由于个体间对疼痛的反应及其对各种镇痛药物的敏感程度不同，不同患者对阿片药剂量需求存在着很大的个体差异，PCA是在患者感觉疼痛时按压启动键，通过由计算机控制的微量泵向体内注射定量的药物。其特点是在医生设置的范围内，患者自己按需要调控注射药物的时机和剂量，达到不同患者、不同时刻、不同疼痛强度下的不同镇痛要求。PCA技术简化了镇痛的给药途径，增加了患者的主动参与感，提高镇痛治疗的敏感性和临床效果。PCA技术已经被医护工作者广泛接受，成为麻醉和疼痛临床常用的一种镇痛方法。

不同个体在不同的条件下，所需最低有效镇痛浓度不同，维持稳定的最低有效镇痛浓度是安全有效镇痛的保证，也是PCA设计应用的原理基础。PCA采用将恒定的低浓度背景剂量与患者根据需要自行间断给药相结合的方式，最大限度降低了血药浓度的波动，维持较平稳的最低有效镇痛浓度，达到满意镇痛，消除个体差异，避免剂量不足和用药过量的危险。

一、PCA 的分类

根据给药途径和参数设置的不同，PCA 可分为硬膜外 PCA、静脉 PCA、皮下 PCA 或神经干 PCA 等。其中以前二者在临床最为常用。

1. 硬膜外 PCA（PCEA） 适用于脊神经支配区域的疼痛和疾病。如颈椎病、胸部带状疱疹神经痛、心绞痛以及术后痛、分娩痛和癌性疼痛等。特别指出的是，经全身应用阿片类药物镇痛不满意者，改用 PCEA 仍有 76.2% 的患者可获满意的镇痛效果。

PCEA 除应用阿片类制剂外，还常应用低浓度局麻药如布比卡因、罗哌卡因、利多卡因、α_2 受体激动剂可乐定、NMDA 受体拮抗剂氯胺酮、辅助药氟哌啶等。硬膜外间隙用药兼具节段作用和全身作用，使 PCEA 药物的选择余地大大增加，尤其是上述药物的联合应用，明显增强了镇痛效能，降低各药物的剂量，减少药物过量的不良反应，延缓药物耐受的发生。PCEA 是 PCA 治疗中应用最广、优越性最突出的一种途径。

2. 静脉 PCA（PCIA） 适用于急性疼痛和非脊神经分布区的疼痛，如术后痛及晚期癌痛。

PCIA 主要应用阿片类药物，也可联合应用辅助药如氟哌啶和中药制剂如高乌甲素等。PCIA 起效快，效果可靠。但 PCIA 药物作用的选择性不强，全身的影响较大，并发症发生率较高，一般不用于长期疼痛的治疗。

3. 皮下 PCA（PCSA） 适用于硬膜外和静脉穿刺受限的疼痛患者，如创伤或烧伤后疼痛患者，以及在家治疗的疼痛患者。

PCSA 皮下穿刺操作简单，可供穿刺的部位广泛，胸、腹壁及四肢均可，固定牢靠且不妨碍患者活动。由于穿刺部位浅，感染等并发症易于早期发现和处理，故特别适用于在家治疗的癌痛患者或其他长期治疗的慢性疼痛患者。PCSA 用药以吗啡最为多见。

4. 周围神经 PCA（PCNA） 经外周神经丛或神经干行 PCA 治疗如臂丛神经阻滞后连接 PCA 装置，适用于慢性单侧上肢痛、雷诺病或坐骨神经痛及下肢神经营养性障碍性疾病等单侧肢体疼痛的治疗。

PCNA 主要应用局麻药、皮质类固醇类药及维生素类药。进行 PCNA 治疗时，穿刺针的固定很重要，固定不好，直接影响治疗效果或损伤神经。局麻药的浓度不宜过高，以便及时发现神经损伤的征兆。

二、PCA 的参数设置

使用 PCA 时，首先要对 PCA 的各项参数及其意义有所了解，才能进行恰当的选择和设置。不同的 PCA 设备，其参数略不同，使用时应加以注意。

1. 负荷剂量 是指 PCA 开始首次用药剂量。给予负荷剂量旨在迅速达到镇痛所需的血药浓度，缩短起效时间，使患者迅速达到无痛状态。负荷剂量的设置应根据患者的全身情况、疼痛程度、PCA 途径、选用药物种类或浓度及对实验量的反应来综合确定。如胸壁带状疱疹后神经痛的老年患者，可选用 0.125% 布比卡因 4 ml 的负荷剂量进行 PCEA。

2. 单次给药剂量 指 PCA 开始后，患者疼痛未能缓解或疼痛复发时，通过按压 PCA 装置上的按钮来完成一次给药的剂量。因为不同患者的痛阈和痛耐受阈不同，对镇痛药的敏感程度也不同，因此，PCA 宜采用小剂量多次给药的方式，以达到维持最低有效镇痛浓度。要根据患者的按压次数与实际进药次数和剂量的比例关系来调整 PCA 剂量，增减幅度一般不超 30%。

3. 锁定时间 指患者两次按压用药有效的时间间隔，即在该时间内患者按压指令无效。这是一种保护措施，可防止在前次所用药物完全起效之前重复用药而造成过量中毒。锁定时间的长短需要根据不同的药物起效速度以及不同的 PCA 途径而定，并与药物在作用部位达到足够的止痛浓度的时间有关，此外还受单次给药剂量大小的影响。一般来讲，局麻药的锁定时间短于吗啡，静脉途径短于硬膜外途径，起效迅速的药物短于起效缓慢的药物。PCA剂量越小，锁定时间越短。因此，要根据上述不同条件设定最佳锁定时间。

4. 单位时间最大限制量　分为1 h限制量和4 h限制量，是PCA装置的另一保护措施。其目的在于防止药物过量，对超过设定的时间平均用量加以限制。有研究表明，不同患者之间的吗啡剂量范围为0.4～5.25 mg/h，而芬太尼从0.15～1.8 mg/h不等。因此，设定PCA的单位时间最大限制量应做到因人而异。

5. 持续注药或背景输注　严格地讲，这是PCA以外的另一种给药方式，其目的是为了维持稳定的血药浓度，减少患者的操作次数，即在持续注药的基础上由患者根据个人的需要自行追加给药。背景输注的速度应选择更接近群体最小浓度而不是平均有效镇痛浓度，以确保其安全性。

有人认为背景输注能维持稳定的血药浓度，减少PCA需要量，改善镇痛效果；也有人认为背景输注并不能减少PCA用量，而易引起镇痛药过量，尤其对睡眠状态的患者，使呼吸抑制的发生率增加。我们的经验，硬膜外PCA背景输注选用0.01%吗啡溶液从0.5 ml/h开始，根据镇痛满意程度再进行调整。

在PCA管理中，患者的年龄、体重、身高、体表面积、性别、抽烟、嗜酒及以往阿片类药物应用对PCA阿片镇痛有显著性影响。患者的特殊因素导致PCA镇痛剂量的多样化。PCA治疗中要综合多方相关因素，选择恰当的给药剂量。

三、与PCA有关的不良反应及其防治

（一）与PCA用药有关的不良反应及其防治

1. 恶心、呕吐　发生率很高，主要由阿片类药物引起，严重者使PCA用药难以继续。可采用小剂量氟哌啶或枢复灵进行预防，这已在许多医疗单位成为常规。

2. 尿潴留　也是比较多见的不良反应之一，尤其好发于老年男性患者。除可由阿片类药物引起外，腰骶部硬膜外用局麻药也可引起。尿潴留发生后，可采用局部按摩、针灸进行处理，必要时给予导尿，注意预防感染。老年患者PCEA局麻药时，浓度不可过高。

3. 便秘　是阿片类药物PCEA常见的并发症之一。轻者多食水果、蔬菜，增加食物中纤维素含量，重者可服用番泻叶、果导片和芦荟胶囊等药物治疗。

4. 皮肤瘙痒　比较多见，主要由吗啡引起，其发生是剂量依赖型的，即剂量越大，发生率越高。轻度瘙痒者，可用抗组胺药治疗；重者需减量或停药更换其他镇痛药物。

5. 下肢无力、活力受限　多由腰段PCEA局麻药引起。动物实验表明，椎管内布比卡因能显著增强小剂量吗啡的镇痛作用，延长镇痛时间，因此PCEA一般多复合应用局麻药。另有动物实验报告，长期应用局麻药的严重神经毒性与剂量和持续时间有关，但动物毒性实验和人体尸检报告，小剂量布比卡因鞘内长期应用在临床上是安全的。尽管如此，选用PCEA局麻药时，还应重视试验量的反应，避免敏感者出现意外，长期应用者注意观察神经毒性反应。

6. 呼吸抑制　多由阿片类药物引起，不管采用何种途径PCA，均有可能发生，特别是背景输注剂量较大者。多在夜间睡眠时发生。阿片类药物引起的呼吸抑制表现为呼吸频率降低，而局麻药引起的呼吸抑制表现为潮气量减少，呼吸表浅。呼吸抑制应重点预防。阿片类药物有效血药浓度的个体差异很大，应根据患者的疼痛程度和原用药情况进行PCA参数的设定，尤其是背景输注剂量要从小剂量开始，镇痛不全需调整剂量时增幅以30%左右为宜。一旦发生呼吸抑制，应立即终止阿片类用药，给氧并用纳洛酮对抗。上述由阿片类药物引起的不良反应均可用纳洛酮对抗，但值得注意的是，经纳洛酮对抗后，在不良反应消失的同时，疼痛会明显加重，给下一步的处理带来困难。因此，重点在于预防，从小剂量开始，避免严重不良反应的发生和拮抗剂的应用。

（二）与PCA装置有关的不良反应及其防治

在应用PCA技术时，除药物引起的不良反应外，还有一部分是由于机械问题或使用不当引起的不

良反应，如按钮失灵、电源中断、注射泵意外破裂等。

PCA机械泵均设有报警装置，当遇有管道内有气泡时，PCA泵会发出警报，输注会自动停止。当故障排除、警报取消后，输注又重新启动。有的产品有空气报警取消设置，这样在进行PCEA时，不必顾虑管道内的空气输入，可避免患者因报警引起的紧张，也减少了操作者的工作量。在PCA使用中出现的问题多是由使用不当或操作错误所造成的。因此，已掌握PCA技术的医务工作者，在操作过程中要认真进行各项参数的选择、计算和设置，反复核对所选药物及剂量，仔细检查PCA装置的工作状态、电脑程序系统和管道连接顺序，密切观察PCA应用中患者的反应，及时调整不合适的参数或排除故障。

四、PCA的临床应用

PCA疗法最初应用于癌痛的治疗，随着PCA设备的改进和疼痛临床业务的开展，PCA的应用范围逐渐扩大，适应证涉及内、外、妇、儿等多种学科，包括急性疼痛如术后疼痛、分娩痛和产后痛等，慢性疼痛如癌痛、神经痛、骨关节病变疼痛、心绞痛等。从局部病变到全身病变，从疼痛性疾病到非疼痛性疾病，从医疗单位到家庭病房，PCA技术已成为疼痛临床医生手中的“尚方宝剑”，在多种疾病的治疗中发挥着独特而重要的作用。随着疼痛临床的深入开展，PCA的应用还会继续开发，范围继续扩大，这一技术必将对疼痛临床做出应有的贡献。

（王珺楠　傅志俭）

第十一章　微创疗法

“微创”意为最微小的创伤，本章微创治疗均是采用穿刺方法实施，故创伤微小。穿刺到达病变部位后，退出针芯，置入不同的器具或注入不同的药物，就可实施不同的微创技术。如置入电极就可实施射频术，置入光导纤维就可实施核激光汽化减压术，置入刀头就可实施等离子髓核成形术，置入旋刀就可实施旋切减压术，注入胶原蛋白酶或 O_3 就是化学溶盘术……介入治疗，是在影像引导下实施的各种微创技术。

微创治疗的特点是创伤小，疗效确切，术后恢复快，患者痛苦少。微创技术在医学领域的应用，是医学发展和进步的一个标志。微创技术在慢性疼痛治疗中的应用，明显提高了疼痛治疗效果。但如此多的微创技术，如何正确选择和安全有效的应用是目前疼痛科医生最为关注和亟待解决的问题。

把各种微创技术的生物效应和作用特点与疼痛疾病的病变特点、致痛机制紧密结合是选择微创技术的基本原则。如脉冲射频，温度不高于 42 ℃，无热凝毁损作用，只起神经调节作用，复杂性区域疼痛综合征（CRPS）是创伤愈合后残留的神经功能紊乱状态所致的顽固性疼痛，故脉冲射频是治疗 CRPS 的最适宜技术，CRPS 又是脉冲射频的最佳适应证，而连续射频，可设定多种温度和持续时间，60 ℃以上对组织即有热凝毁损作用。可利用这一作用特点，设定合适的温度、时间，毁损不同的病变组织，如半月神经节或突出的间盘髓核组织，使其达到手术切断或切除的效果。又如在激光作用点中心髓核组织发生坏死、汽化、压力降低，而外周温度可改善局部循环，抑制交感神经兴奋性。这一作用特点适用于治疗交感型颈椎病和膨出型或伴有下肢发凉的腰椎间盘突出症。

选定微创技术后，为最大限度地发挥疗效，最大限度地降低不良反应发生率，必须掌握以下两个关键技术。

1. 确保针达病处　根据病变的确切位置选择最佳穿刺进路，确保穿刺针抵达病变组织，以利于对病变组织进行微创治疗，而不损伤周围正常组织。只有这样，才能确保治疗安全、有效。

2. 正确使用各种微创技术的参数　操作医生必须熟悉每种微创技术的各种参数，并在实施中严密观察患者的反应，根据患者的反应进行即时的调整。在进行微创治疗时，还必须注意采用综合治疗的方法，即两种或两种以上微创技术和微创技术与无创疗法的科学匹配。

第一节　射频热凝疗法

在医学史上，有许多技术被应用于选择性损伤机体的病变部位，从而达到治疗的目的，如化学毁损疗法、激光疗法、冷冻疗法及放射频率加热损伤疗法等。后者又简称射频热凝疗法（radiofrequency treatment，RF)，是目前在疼痛临床应用较广泛的一种微创治疗技术。

射频热凝疗法即利用电极之间的电压差，产生高频电流，使组织中离子往返运动而产热，热量作用于邻近的神经节、根、干以及筋膜和肌肉等组织，使蛋白质凝固变性，阻断痛觉传导的一种微创技术。

其通过阻断感觉神经支配，使疼痛达到长期或永久性缓解。20 世纪 60 年代，Letcher 证实，射频可以优先破坏无髓鞘的 C 纤维和有髓鞘的 A_{δ} 纤维，而不破坏本体感觉纤维和运动纤维。1977 年，Vematsu 对这一观点提出挑战，他证实在经射频电热凝固术后，神经干、神经节及神经根的所有纤维均无区别地受到了破坏。

射频仪一般包括振荡器、温控仪、刺激器和毁损针（电极）四部分。其工作原理是在温差电偶电极间产生一束非常高频的电流（射频电流），该电流由电极针经病变组织构成回路产生热量，通过毁损病灶或靶点达到治疗目的。温差电偶电极除了尖端，整个是绝缘的，因此对于周围的正常组织不会损伤。电极针内装有热传感器，可测出被毁损部位的温度。当电流通过电极时，电极周围的组织被加热至预定温度和时间，电流即自动断开。

根据放射频率方式将射频分为两类：连续射频（continuous radiofrequency，CRF）和脉冲射频（pulse radiofrequency，PRF）。根据电极数量分为单极射频和双极射频。连续射频即调节射频仪输出功率，将周围神经组织局部加热到 70～75 ℃时，传导痛、温觉的 A_{δ} 和 C 纤维遭到破坏，而传导触觉的 A_{α} 和 A_{β} 纤维的功能得以保留，为传统射频热凝毁损术。因高温效应由电流连续式产生，故亦称为连续射频。一般来讲，在相同温度下电极裸露端越长毁损范围越大，在相同的电极裸露端长度下，温度越高毁损范围越大（图 11－1）。CRF 不适用于中枢神经性疼痛治疗。脉冲射频是利用脉冲射频仪在神经组织附近形成高频率的脉冲电流，干扰或阻断疼痛信号的传导，从而对脊髓产生长时间的抑制；或通过刺激背根神经节（DRG），激活脊髓背角浅层神经元，抑制伤害性疼痛信号的传入，达到镇痛的目的。而射频针尖的温度控制在 38～42 ℃，不仅避免了高温对神经的热损伤，而且不影响神经信号的传导，具有更安全的优点，为疼痛治疗开辟了广阔的应用前景。

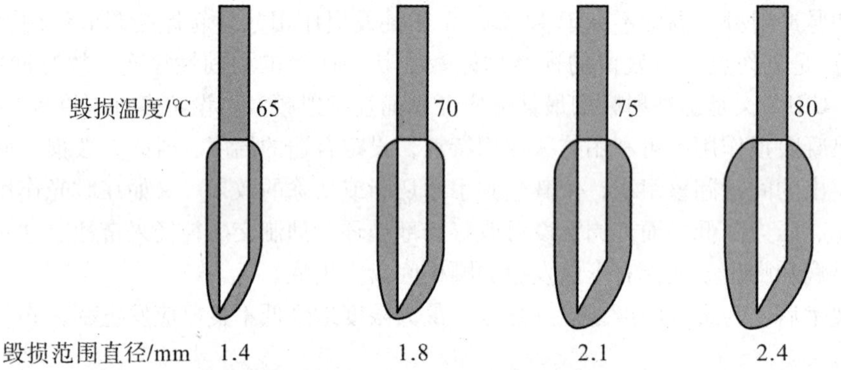

图 11－1　尖端长度 5 mm 的 22 G 穿刺针不同温度的损毁范围

射频热凝疗法与其他微创治疗技术相比有如下突出特点。

1. 温度可控　射频电流可以记录毁损组织的温度。根据毁损组织和部位的不同，可从温度计（0～100 ℃）选择不同的毁损温度。

2. 时间可控　在一个特定的温度下，毁损的范围取决于毁损的时间。在毁损的初始阶段，其毁损范围与时间呈线性关系，之后即达到一个稳定的平台状态。所以要产生一个温度调控的损伤，应该先把电压逐步提高，到达预期的温度时再保持 60 s。这样就可以保证在该温度下所形成的损伤达到最大的范围。一般认为没有必要超过 60 s。

3. 阻抗显示　大多数射频仪内设有一个电阻表，其电阻读数指示电极达到组织的阻抗，可用来协助定位。如硬膜外组织的电阻为 400～600 Ω，脑脊液的电阻为 200 Ω，神经组织的电阻为 400～550 Ω，纤维环内髓核的电阻为 150～300 Ω，接近骨膜时的电阻升至 700～800 Ω 或以上。另外，电阻信号可以转换成声音信号，在治疗过程中，操作者可以凭音调的改变“听出”不同的组织界面，用于指导穿刺。

4. 神经辨别　射频治疗的目的是选择性损伤感觉神经，因此应确保不会损伤感觉神经附近的任何运动神经。射频仪可以通过产生不同频率的刺激，来分辨感觉神经和运动神经。如低频（2 Hz）刺激，电压升至高频刺激量的 2 倍时还未见支配区肌肉颤动，则可以推测针头 3 mm 以内没有运动神经经过，或运动神经有髓鞘保护不会被损伤。而高频（100 Hz）刺激，电压增加时能复制出原来的疼痛，结合病变阻抗的显示，即可得到精确的定位。

总之，射频技术最显著的优势是可控性好，安全性高。

射频热凝技术的治疗原则：①经保守治疗无效，且诊断性注射有效，能改善症状，缓解疼痛，但无法长期维持者；②有强烈治疗欲望，且理解射频治疗可能发生风险者。

射频热凝技术的禁忌证包括：①活动性肺结核；②各种原因的出血；③心力衰竭；④急性感染性疾病；⑤安装有心脏起搏器的患者。

射频热凝技术的常见并发症有：①出血；②脑脊液外流；③治疗部位广泛性疼痛或防卫性肌痉挛（持续2周左右，可自行缓解）；④感染；⑤神经分布区感觉障碍等。

射频热凝技术在疼痛治疗领域发展很快，应用范围越来越广泛，包括三叉神经痛、间盘源性疼痛、腰椎手术失败综合征、脊神经后支卡压综合征、癌痛、肌筋膜疼痛综合征及肌性斜颈等许多疼痛性和非疼痛性疾病。

一、神经病理性疼痛的射频治疗

（一）半月神经节的射频毁损术

1931年，Kirsher借助立体定向技术，经卵圆孔行半月神经节射频毁损术治疗三叉神经痛，但受当时设备条件及治疗经验的限制，疗效欠佳。至今由于技术条件的改善，半月神经节的射频毁损已经普遍应用并收到良好的治疗效果。

1. 适应证

（1）保守治疗方法未能缓解的三叉神经痛。

（2）顽固的丛集性头痛（clusterheadache）可先试用蝶腭神经节的损伤治疗，如果无效，可以选择性地损伤三叉神经的第Ⅰ分支治疗。

（3）恶性肿瘤引起的面部疼痛。

2. 操作技术　以临床常用的前入路为例介绍半月神经节射频毁损的操作方法。

（1）定位标志：患者仰卧位，颈仰伸，瞳孔向上方直视。用甲紫标记穿刺点及穿刺方向。穿刺点由两线决定，一条为穿过口裂的水平线，另一条为经过同侧眶外缘的垂直线，两线交点即为穿刺点。穿刺方向由两面的交界延长线决定，一面为穿刺点与同侧瞳孔连线所构成，另一面为穿刺点与同侧颧骨关节结节连线所构成（图11－2）。

（2）操作步骤：

1）半月神经节射频毁损术的操作中，最重要的是在适当角度的X射线透视下确定卵圆孔。X射线透视角度：一般将X射线增强器向尾端旋转30°～40°，向患侧旋转20°～25°即可清楚地显露患侧卵圆孔，由此角度可以较清晰地看见卵圆孔紧贴下颌骨升支的内侧，上颌窦的外侧，下颌切迹与上齿根连线的上方（图11－3）。

2）选用长度为10 cm、裸露端长度为5 mm的射频穿刺针。

3）局麻后，经穿刺点，沿穿刺方向进针5～6 cm，针尖达到颅底卵圆孔前方较平坦的骨面，凭针感沿骨面继续滑行少许，针尖滑入卵圆孔，可能会刺中下颌神经或半月神经节，出现下颌及面颊部放射痛。也可在C型臂X射线透视下确定射频穿刺针位置，正位时可见针尖位于卵圆孔内；侧位X射线透视调整穿刺针深度，针尖位于蝶鞍后斜坡与颞骨岩部交界处（图11－4）。根据患者诱发痛的程度和三叉神经Ⅲ、Ⅱ、Ⅰ支排列特点，依次增加穿刺针的深度：第Ⅲ支三叉神经痛的患者针尖前端不穿过颅底骨板，即针尖不进入颅内；第Ⅱ、Ⅰ支三叉神经痛的患者针尖前端穿过颅底骨板，进入颅内0.5～1 cm。此时抽出射频针芯有时可以看见脑脊液慢慢溢出，说明美克耳囊的硬膜已被刺穿。

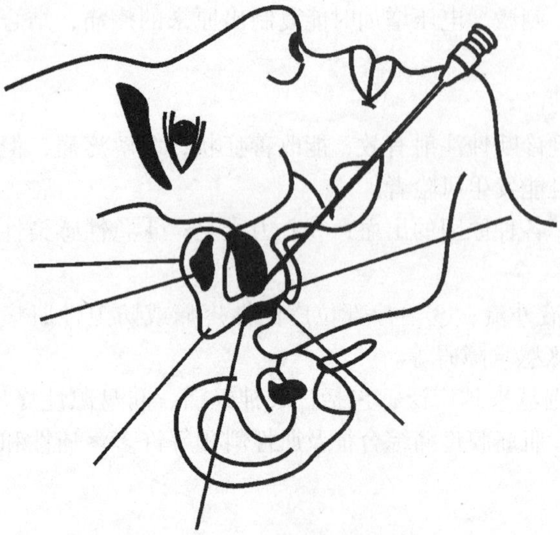

图 11－2　三叉神经射频穿刺

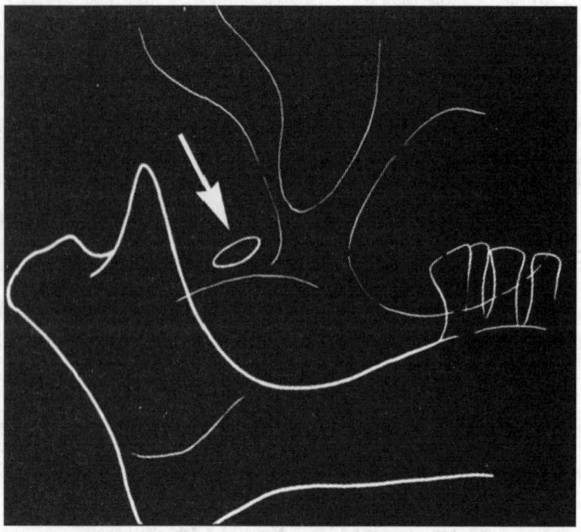

图 11－3　卵圆孔位置

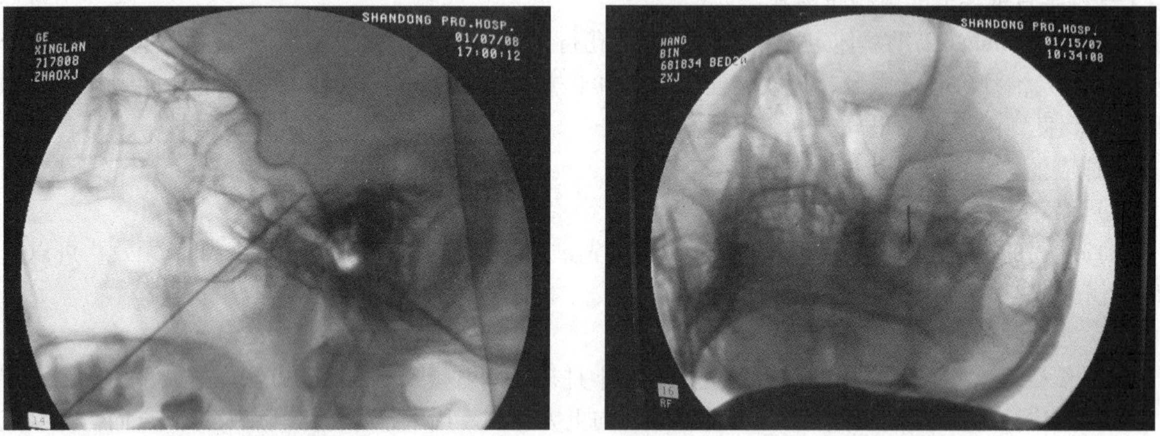

A. 正位　　B. 侧位

图 11－4　卵圆孔穿刺到位

4）测试阻抗为 200～300 Ω，用 100 Hz、0. 3 mA 的电刺激引起三叉神经相应分支支配区的剧痛；用 2 Hz、2 V 电刺激运动神经，应该没有咬肌的颤动。（在毁损三叉神经第Ⅲ支时，咬肌的刺激反应有时不能避免，会造成轻微的咬肌松弛。）

5）刺激探查符合要求后，行静脉异丙酚麻醉。

6）以 70～85 ℃的温度做毁损治疗，每次维持 60 s，毁损 2～3 次。（若患者患有多发性硬化症，应考虑采用更低温度进行毁损治疗）。可采用温度递增式毁损如 70、80、85 ℃，这种方式安全，耐受性好，效果理想。

7）待患者意识恢复后针刺测试病变神经支配区域的痛觉及触觉变化，直至痛觉消失，触觉迟钝。若痛觉仍存在，应寻找原因，调整穿刺针位置后再酌情射频热凝。

3. 注意事项

（1）熟悉三叉神经和半月神经节的解剖，卵圆孔穿刺到位非常重要。不正确的穿刺可能进入非治疗部位，如位置偏上，插入眶下裂，损伤眼球；位置偏后偏内，进入破裂孔（颈动脉）；位置偏后偏下，进入颈静脉孔或颈动脉管，造成颅内出血及其他严重并发症。

（2）射频毁损术后 3 d，应酌情进行脱水以减轻水肿和抗感染治疗。

（3）三叉神经第Ⅰ支毁损时，要防止角膜炎的发生。日间应用生理盐水滴眼湿润角膜，夜间应用抗生素眼膏预防感染。术后不适可能持续 2～4 周。

（二）蝶腭神经节的射频毁损术

1. 适应证　蝶腭神经节的射频毁损可以用于保守治疗无效的丛集性头痛、某些类型的偏头痛以及蝶腭神经节的炎症。

2. 蝶腭神经节的解剖结构　蝶腭窝位于岩骨顶部，刚好在蝶窦的下方。蝶腭神经节位于蝶腭“沟”，蝶腭“沟”连接着蝶腭窝与鼻腔（11－5）。蝶腭窝在侧位X射线透视时，呈现为一个楔形的结构，位于岩骨顶及蝶窦前部的正下方（图11－6）。

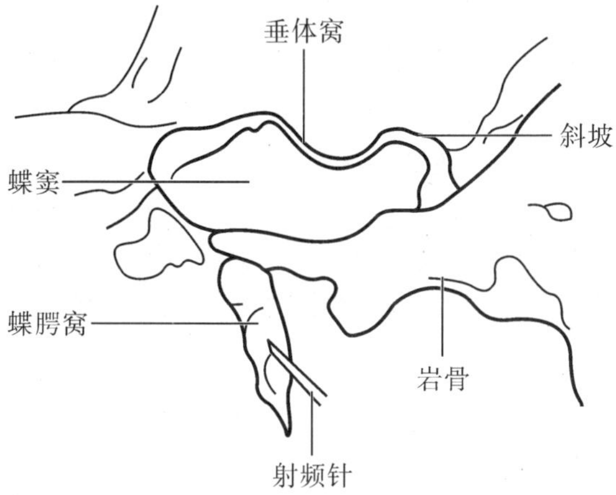

图11－5　颅底（侧位）

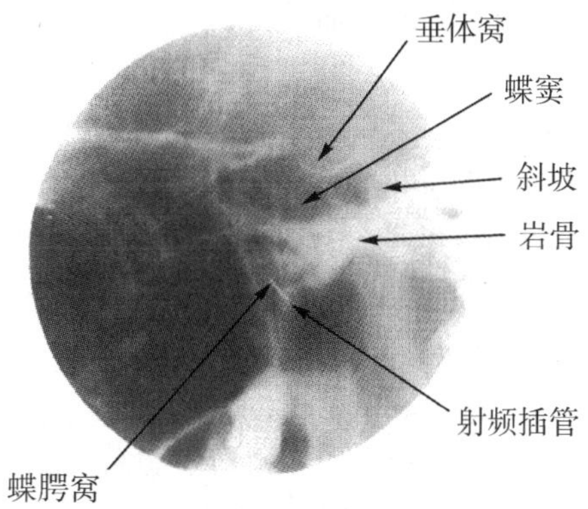

图11－6　颅底侧位X射线片

3. 操作技术

（1）患者仰卧位，头自然平放，并缚带固定。

（2）X射线机放在侧位透视的位置。透视时，放一标记物于蝶腭窝的体表投射部位，并在该点的皮肤上做一标记。

（3）采用5 mm裸露端、10 cm长的射频穿刺针，从下颌骨的下颌切迹间垂直穿刺，在侧位透视下进入蝶腭窝中央部位。

（4）缓慢向内侧推进，直至到达蝶腭窝。穿刺过程中，可能会触及上颌神经，引起上颌神经区域感觉异常。

（5）在正位X射线透视下，继续向内侧推进，直至贴近鼻腔的外侧壁，再向原方向推进1～2 mm，使针尖落入蝶腭沟（图11－7）。如果针尖触及骨组织而不是落入蝶腭沟，可稍改变一下位置（通常是向上向前，直至进入蝶腭沟）。

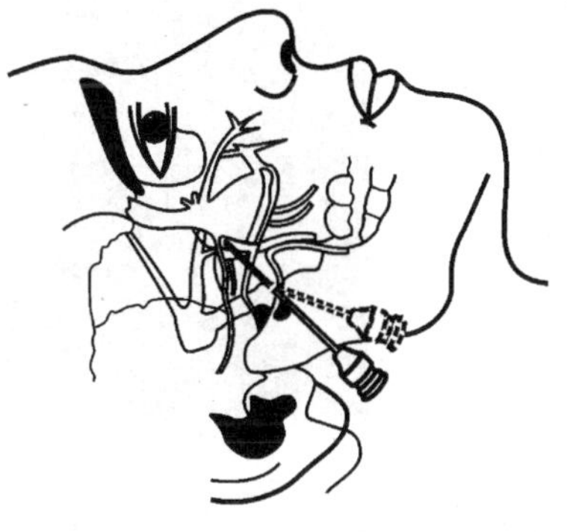
图11－7　蝶腭神经节射频穿刺示意图

（6）如穿刺到位，即开始进行刺激。50 Hz、1.0 V的电刺激会引起鼻内的刺痛感觉。如刺痛的感觉出现在软腭（这种情况并不少见），插管应再向内推进少许，再次做刺激，直至刺激反应主要集中在鼻区。若腭区还有一些异常感觉，针尖的位置仍较正确。

（7）射频毁损，调节温度为80 ℃，持续作用60 s，毁损3次，每次毁损后射频针向内推进1 mm，再进行下次毁损。

4. 注意事项

（1）10%～20%的患者在术后可出现鼻出血，这种情况没有危险性，但要密切观察。

（2）部分患者术后会有轻微的上腭感觉缺失。术后的不适感觉约持续2周。

二、脊柱源性疼痛的射频治疗

（一）椎间盘内射频毁损技术

椎间盘内射频毁损技术是一种损伤极小的椎间盘侵入性的治疗方法，其治疗机制是使椎间盘纤维环后部胶原变性、凝固，从而使有伤害性感受功能的椎间盘纤维环后部被破坏，内生血管凝固，撕裂环愈合。其适应证为疼痛持续6个月以上，非手术综合治疗无改善，神经系统检查正常，MRI检查无压迫性改变者。

1. 颈椎间盘射频毁损术

（1）操作技术：

1）患者术前给予镇静药如安定10 mg，肌内注射。仰卧位，颈肩部垫薄枕使头颈部稍后仰。结合体表标志和X射线透视，确定病变椎间隙位置。

2）颈前皮肤消毒铺巾，于正常侧推开气管、食管和颈动脉鞘，触及颈椎体前缘，持长度为10 cm、裸露端为3 mm的射频穿刺针，于穿刺点经皮肤由下而上穿过纤维环进入椎间盘内。

3）X射线透视确定穿刺针位置，正位时射频针针尖位于间盘中央，侧位时针尖位于间盘中、后1/3交界处（图11－8）。

4）测阻抗为150～300 Ω，以2 Hz低频电流刺激未见所支配区肌肉颤动，100 Hz高频电流（0.1～0.5 mA）刺激可基本复制出原疼痛，说明穿刺针位置正确。椎间盘射频治疗时也可不进行电刺激。

5）射频毁损，调节温度为80～85 ℃、持续作用60 s，毁损2～3次。

（2）注意事项：

1）颈部血管神经较多，应熟悉解剖位置，避免反复穿刺，以免损伤血管、气管、食管、喉返神经等，引起出血、哮喘、声音嘶哑，甚至呼吸困难、窒息等危险。

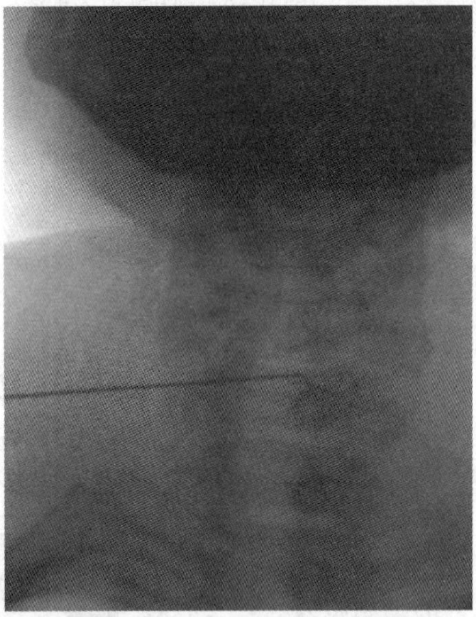

A. 正位

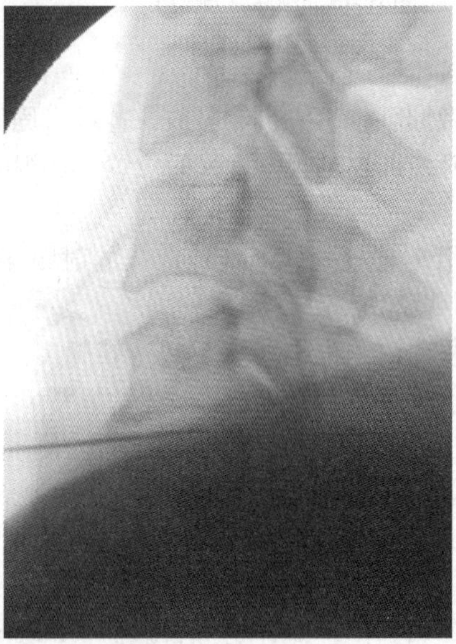

B. 侧位

图11－8　颈椎间盘射频穿刺

2）术后常规脱水、抗感染治疗3 d。

3）术后颈领固定，以防颈部过度活动影响治疗效果。

2. 腰椎间盘射频毁损术

（1）操作技术：

1）术前肌内注射安定10 mg。采用长度为15 cm、裸露端为3 mm的射频穿刺针。

2）患者俯卧位，腹下垫一薄枕。根据体表标志和X射线透视，确定病变椎间隙位置，以病变椎间隙中点患侧旁开8 cm为穿刺点。

3）局麻浸润，经穿刺点进皮，触及病变间盘下位椎体的横突顶部，沿横突滑行至横突与上关节突夹角处，紧贴骨面，经安全三角达椎间孔，进入盘内。应在X射线监视下进行操作。

4）X射线下调整针尖位置，正位针尖位于病变椎间隙中央或偏患侧，侧位针尖位于椎间隙中后

1/3 交界处（图 11－9、图 11－10）。

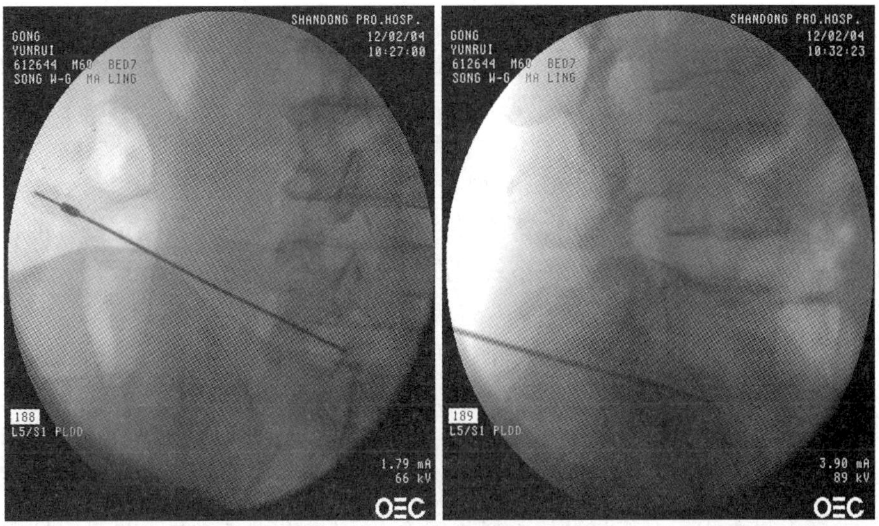

图 11－9　L_5、S_1 安全三角穿刺入路

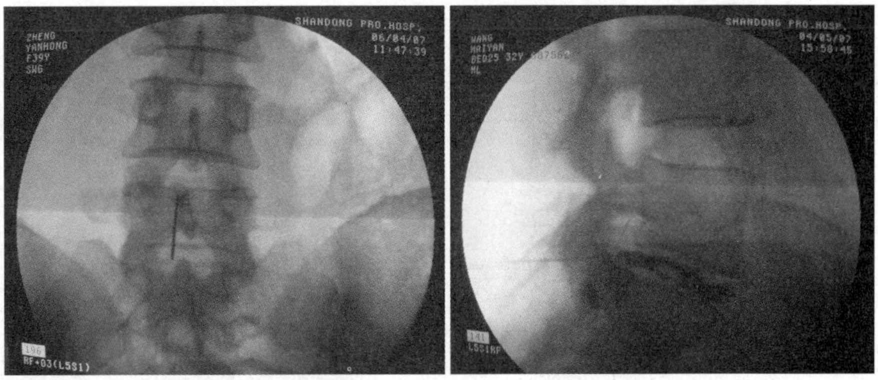

图 11－10　L_5、S_1 小关节内缘穿刺入路

5）固定射频穿刺针，放入射频电极，测阻抗为 150～300 Ω。先以高频电流刺激复制原有疼痛，再以低频电流刺激，如无支配肌肉颤动或波动，说明位置正确，针尖向远离运动神经。

6）射频热凝，调节温度为 80～85 ℃，持续作用 60 s，毁损 2～3 次。

7）退至椎间孔处时，可注入消炎镇痛液 10～15 ml，减轻穿刺造成的水肿和疼痛。

8）若因肥胖等原因，无法采用此进路时，可应用小关节内缘入路行盘内射频（详见溶盘穿刺入路）。

（2）注意事项：

1）经安全三角穿刺时，应沿横突与上关节突夹角即椎间孔下份进针，以免刺激或损伤神经根。

2）术后腰围固定，以防过度活动影响治疗效果。

（二）小关节的射频毁损术

1. 颈椎小关节的射频毁损术

（1）术前肌内注射安定 10 mg。采用长度为 10 cm、裸露端为 3 mm 的射频穿刺针。

（2）$C_{2\sim3}$、$C_{3\sim4}$、$C_{4\sim5}$ 及 $C_{5\sim6}$ 水平的射频治疗时，患者仰卧位，采用斜向入路。

（3）$C_{5\sim6}$ 以下的关节治疗时，患者为俯卧位，其入路与腰椎射频治疗所用入路相似，即穿刺针经过横突的内上方沿横突前缘（大约向前推进 2 mm）直至小关节神经可以被刺激的位置。如果患者的颈部比较粗短，$C_{5\sim6}$ 小关节的治疗可能需要从后方进入。

（4）C_2 脊神经的后主支比前支粗，并延续为枕大神经。发出支配 $C_{2\sim3}$ 小关节的交通支，射频穿刺针到达 C_2 椎弓，位于 $C_{2\sim3}$ 小关节的头侧和 C_3 椎孔水平的位置。同时，C_3 支配 $C_{2\sim3}$ 小关节的分支也可能被损伤，因为这些分支横过 $C_{2\sim3}$ 小关节的中央。C_3 损伤治疗从 $C_{2\sim3}$ 小关节的中央开始，再向头侧和脚侧延伸。

（5）下颈部的小关节损伤，治疗采用后入路，患者俯卧，在 C_7、C_8 和 T_1 的位置，穿刺达横突的内上缘，再推进超过横突前缘 2 mm。

（6）切记要避开节段神经，所以一旦到位后，就应该尝试刺激，上肢肌肉没有颤动，颈部周围的肌肉颤动可视为正常现象。用 80 ℃、维持 60 s 做毁损治疗。

（7）在颈椎小关节的射频损伤治疗中，最好 X 射线透视能从两个方向确定进针的正确位置。上颈区治疗时，正面透视应看见射频针位于小关节线中部的外侧。下颈区小关节治疗时，侧面透视应看见射频针尖端位于椎孔开口的后方。

（8）正确的 X 射线定位，再结合理想的刺激反应，是小关节损伤治疗中最重要的原则。

2. 腰椎小关节射频毁损术

（1）术前肌内注射安定 10 mg。患者俯卧位。

（2）定位标志：定位方法有两种。①以正中患侧旁开 5 cm 为穿刺点，即病变小关节下位椎体的横突顶端，沿横突上缘滑行至小关节夹角处；②以正中旁开 1 cm 处为穿刺点，进针方向略外斜，向外触及横突基底部，向内触及小关节外缘，略提针，垂直进针即为小关节与横突夹角处。均需结合 X 射线确定针尖位置（图 11－11、图 11－12）。

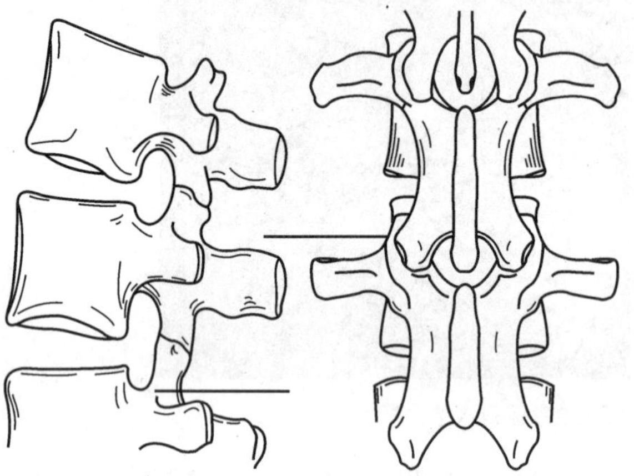

图 11－11　腰椎小关节射频毁损术

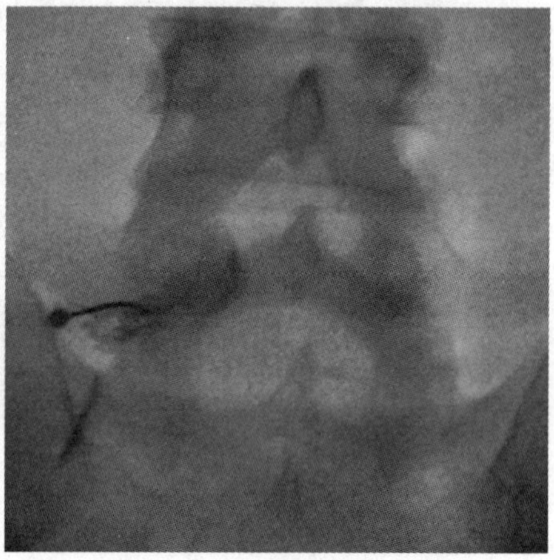

图 11－12　腰椎小关节及脊神经后支射频（正位）

（3）X 射线透视下确定穿刺的正确位置，C 型臂应摆在患侧垂直线外偏 45°的斜位，此角度可以看见针尖插入经典“苏格兰狗眼”（The eye of the Scotch dog）的位置。

（4）采用 15 cm 长、裸露端为 3 mm 的射频穿刺针。用射频治疗仪的“刺激”方式，以 100 Hz、0.5 V或以下的电刺激，复制出疼痛、感觉异常的反应。然后把频率调至 2 Hz，用获得感觉刺激所需电压的 2 倍，来确定该平面神经根的运动神经分支没有受刺激而使下肢收缩。以 80～85 ℃、维持 60 s 进行毁损治疗。

（5）腰椎间盘、小关节、脊神经后支和脊神经根射频毁损治疗的穿刺方法基本相同。

（三）骶髂关节的射频毁损术

骶髂关节的射频毁损术适用于骶髂关节疼痛，并由诊断性注射确诊。其操作步骤为：①患者俯卧位。②先进行 $L_{4\sim5}$ 和 L_5、S_1 的小关节射频治疗。③经骶髂关节的后方穿刺，引入多个相连的线状排列毁损，治疗毁损范围的边缘要互相重叠（图 11－13）。④射频毁损的温度为 80 ℃、持续作用时间 60 s，毁损 2～3 次。⑤由于骶髂

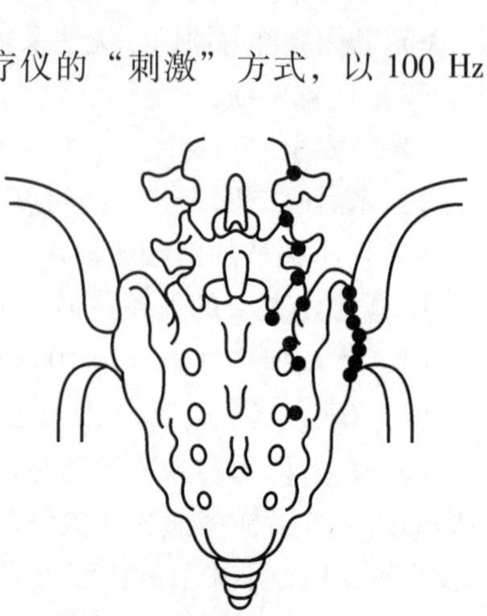

图 11－13　骶髂关节常用射频靶点

关节有丰富的神经支配。所以可能需要重复射频治疗才能取得较好疗效。

（四）腰椎手术失败综合征

腰椎手术失败综合征（failed back surgery syndrome，FBSS），广义上指在行椎板切除术后或腰椎间盘摘除术后，患者仍有腰部、臀部或下肢的顽固性疼痛或其他不适症状；狭义上仅指多次手术后症状没有任何改善。发生率高达10% ~40%，且临床治疗效果较差。

FBSS的射频毁损治疗与腰椎间盘射频毁损治疗的操作技术基本相同。但行射频治疗前，应先行椎间盘造影术，若能复制出疼痛，则确诊为FBSS，行病变间盘射频毁损；若不能复制出疼痛，则为周围软组织或瘢痕等原因造成，行软组织射频治疗（图11－14）。

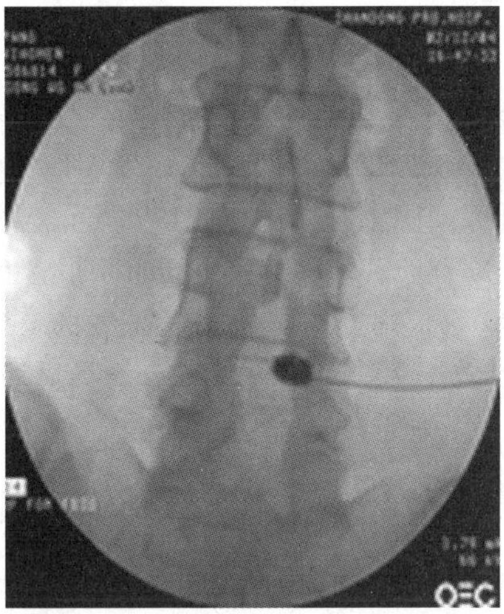

A. 正位

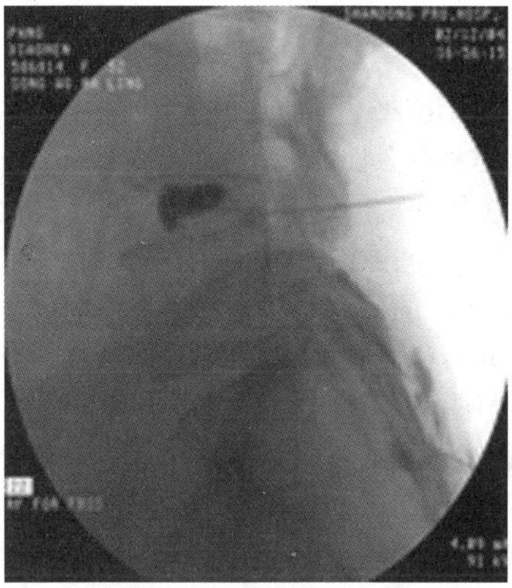

B. 侧位

图11－14　FBSS射频穿刺造影

三、其他疼痛的射频治疗

（一）软组织疼痛

软组织压痛点经阻滞、针刀治疗效果不佳者可改用射频治疗。肌筋膜疼痛综合征，根据症状和体征选择痛点、结节和条索，穿刺射频，以改善局部血液循环，减轻炎症反应，降低肌张力，从而缓解症状。对强直性脊柱炎，可根据疼痛部位行痛点射频和（或）棘间韧带、棘上韧带射频毁损等，缓解疼痛，改善脊柱功能。射频温度为60 ~80 ℃、持续作用时间60 s，毁损2 ~3次。

（二）癌痛

治疗癌痛的方法很多，对于大多数癌痛患者，采用药物治疗是首选。规范的药物治疗，特别是口服药物治疗，可以使80% ~90%的癌症患者疼痛缓解。对于经过规范的药物治疗后仍不缓解的顽固性癌痛，可以采用射频神经毁损疗法等微创介入治疗。

根据癌症侵犯及疼痛部位的不同，选择性地进行神经节、干、丛、根等部位的毁损治疗。脑部恶性肿瘤及转移瘤引起的头痛可以进行蝶腭神经节射频毁损治疗。源于面部结构如脑神经、关节、肌肉、口腔、颌下腺、唾液腺、鼻窦的癌肿都可以累及三叉神经，引起面部疼痛，面部癌痛经药物治疗不缓解时，可行半月神经节射频毁损治疗。颈枕部癌症可引起颈部、枕部和眼眶后疼痛，可在颈$_2$背根神经节处进行射频电毁损。枕骨下、耳后和下颌骨疼痛，可在C_3背根神经节处进行射频电毁损。如果疼痛由$C_{4\sim7}$神经引起，都可在相应神经节处进行毁损。

癌症侵犯肺和内脏胸膜累及相应的交感神经，可以用射频毁损胸交感神经，以缓解来自深部位的灼痛和来自胸、上肢和头颈部位的剧烈疼痛。射频毁损胸交感神经通常在T_2和T_3进行。T_2和T_3接受上肢的交感神经，影响其血管舒缩，这些部位的恶性疼痛也可通过经前入路的星状神经节阻滞来治疗。

癌肿引起的骨盆脏器疼痛可用下腹部神经丛的射频毁损来缓解。

在颈髓射频毁损前外侧脊髓丘脑束是控制癌痛的有效方法。这种方法可用来治疗多个皮区的单侧癌痛。该技术可首选用于治疗累及多个皮区、包括肺脏的进行性、复杂的难治性癌痛。

（赵学军　傅志俭　宋文阁）

第二节　臭氧疗法

1839 年，德国化学家 Sehonbein（1799—1868）在巴塞尔发表的论文中描述了“电解水过程中阳极的气味”，并将这种刺激性的气体命名为臭氧（ozone）。1857 年，von Siemens 发明了第一台臭氧发生器。1988 年，意大利医生 Verga 将臭氧注入腰大肌及椎旁间隙治疗腰腿痛。1998 年，Muto 等报道将臭氧注入椎间盘及椎旁间隙治疗腰椎间盘突出症，有效率为 78%。2002 年，Leonardi 报告 6 665 例多中心治疗腰椎间盘突出症的研究结果，优良率 80.9%。2000 年，南方医院何晓峰医生将该技术引入国内，至 2004 年 6 月共治疗腰椎间盘突出症患者 450 多例，有效率 75.9%。除此之外，臭氧还用于治疗关节痛、肩周炎、糖尿病性溃疡、病毒性肝炎等。

【臭氧的理化性质】　臭氧是一种淡蓝色有浓烈特殊臭味的气体，极不稳定，在空气和人体组织中易分解为氧。与氧气相比，臭氧具有密度大、有味、有色、易溶于水、易分解等特点，常温下半衰期约 20 min。由于氧原子非常活跃，因而臭氧具有很强的氧化能力，该作用在瞬间完成，没有永久性残留。

【治疗原理】

1. 氧化髓核内蛋白多糖　髓核内的主要成分之一蛋白多糖带有负电荷，可吸引正电荷至髓核基质内，即具有固定电荷密度的特性。这一特性决定了髓核基质内离子的分布，使髓核基质产生高渗透压，是髓核能保持含水量高达 85% 的主要原因。

臭氧注入椎间盘后能迅速氧化髓核内的蛋白多糖，髓核细胞膜和细胞内结构破坏，造成细胞变性坏死、细胞合成和分泌蛋白多糖的功能下降或丧失，使髓核渗透压降低，从而导致水分丢失，髓核体积缩小。因此，有人将臭氧治疗椎间盘突出症这一方法称为臭氧溶核术（ozone chemonucleolysis）。

2. 抗炎作用　突出的髓核及纤维环压迫硬脊膜、神经根及周围静脉，引起回流障碍，出现渗出和组织水肿。纤维环断裂后释放的糖蛋白和 β 蛋白等作为抗原物质，使机体产生免疫反应，形成无菌性炎症。臭氧可刺激氧化酶过度表达，中和炎症反应中过量产生的反应性氧化产物，拮抗炎症反应中的免疫因子释放，扩张血管，改善回流，减轻神经根周围的水肿。

3. 镇痛作用　突出的椎间盘组织可压迫神经根，刺激椎间小关节突、邻近韧带和椎间盘表面存在的神经末梢释放致痛物质（如 P 物质、磷脂酶 A_2 等）产生疼痛。

臭氧注射后可直接作用于神经末梢，并刺激抑制性中间神经元释放脑啡肽等物质，从而达到镇痛作用，这是臭氧治疗软组织痛的依据。

【相关动物实验研究】　俞志坚等将不同浓度的臭氧（50 μg/ml、30 μg/ml）在 X 射线透视下注入成年家犬的腰椎间盘中心部和椎间孔，观察 2 个月，发现髓核缓慢萎缩，无不良反应发生。

张维等研究发现，给新西兰大白兔鞘内注射 30 μg/ml、50 μg/ml 和 80 μg/ml 的臭氧 2 ml，虽然行为学未见异常变化，但注射后脑脊液中 SOD 和 MDA 发生显著变化，电镜显示大脑皮质及颈脊髓均有不同程度的损害，并随着臭氧浓度的升高，损害逐渐加重。

马志坤等人研究医用臭氧对兔骨关节炎模型关节软骨的作用发现，浓度为 40 μg/ml 的医用臭氧能显著改善模型兔膝关节活动度，抑制滑膜组织炎症，减轻关节软骨退变，而浓度为 80 μg/ml 的医用臭氧对关节软骨有轻度破坏作用。

【适应证与禁忌证】

1. 适应证 ①椎间盘突出症；②腰椎手术失败综合征（failed back surgery syndrome，FBSS）；③软组织痛，如肩周炎、肌筋膜疼痛综合征、第3腰椎横突综合征、梨状肌综合征等；④关节炎，注射臭氧可以治疗各种风湿病、股骨头缺血性坏死、骨性膝关节炎等并发的骶髂关节、髋关节和膝关节腔的无菌性炎症；⑤神经病理性疼痛，如对于胸背部的带状疱疹后神经痛（postherpetic neuralgia，PHN），在肋间神经局麻、射频后注射臭氧可以作为一种辅助治疗方法。

2. 禁忌证 ①臭氧过敏；②穿刺部位感染；③体温升高；④严重心理障碍；⑤月经期、哺乳期；⑥颈椎间盘突出压迫脊髓致脊髓水肿变性；⑦游离型腰椎间盘突出症；⑧腰椎间盘突出钙化、合并椎管狭窄或马尾神经综合征。

【操作要领】

1. 颈椎间盘穿刺

（1）穿刺入路：颈椎间盘突出症常采用病变椎间隙健侧前侧方入路（图11－15）。

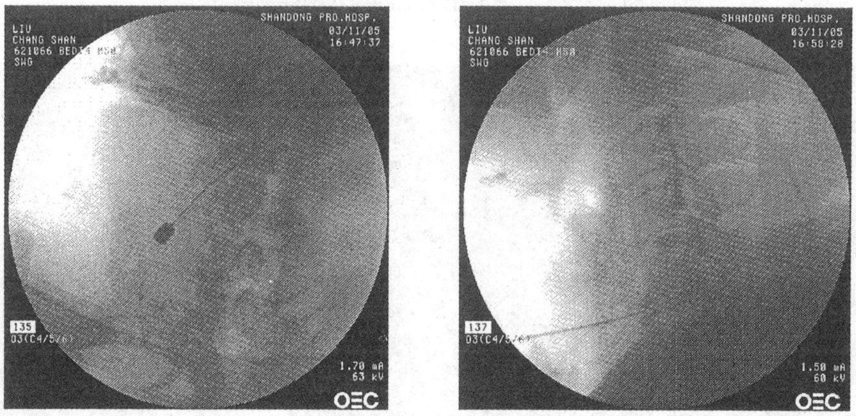

A. 正位　　B. 侧位

图11－15 C_5～C_6间盘穿刺到位

（2）臭氧浓度：30～40 μg/ml。

（3）臭氧用量：颈椎盘内3～5 ml。

（4）注射次数和间隔时间：一般注射1～2次，间隔3～5 d。

2. 腰椎间盘穿刺

（1）穿刺入路：腰椎间盘突出症和FBSS一般采用后外侧安全三角进路（图11－16）；对于L_5～S_1间盘穿刺若因髂嵴过高穿刺困难时，可采取小关节内缘入路，较易成功（图11－17至图11－19）。

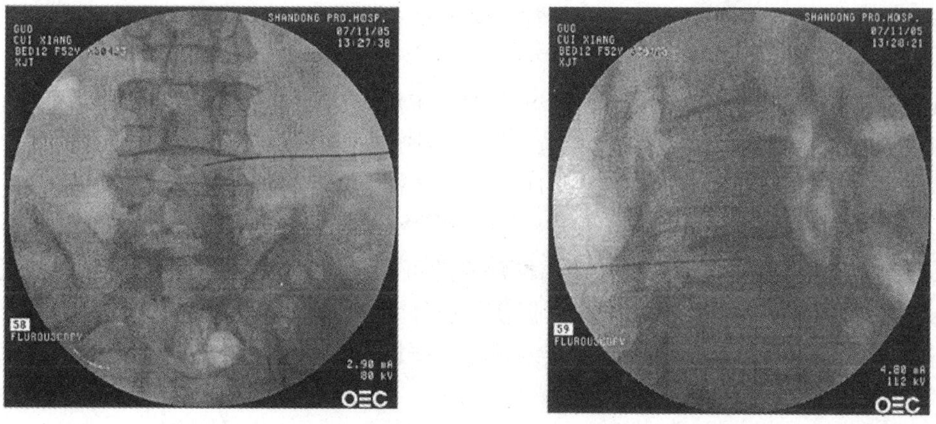

A. 正位　　B. 侧位

图11－16 L_4～L_5间盘穿刺到位

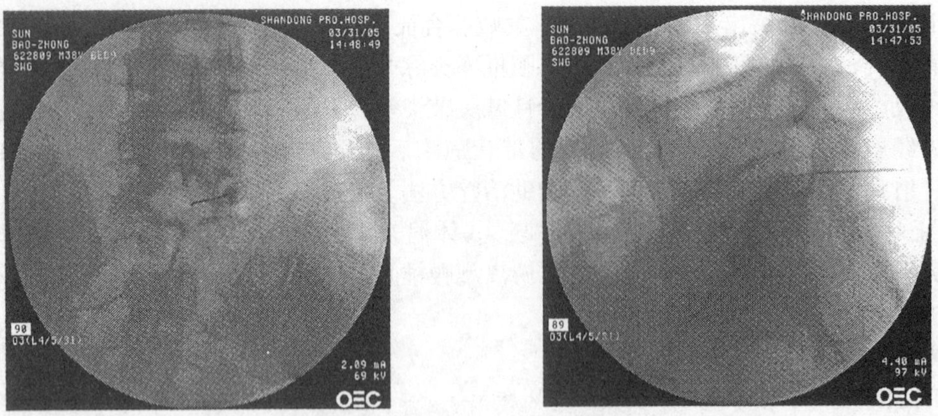

A. 正位　　B. 侧位

图 11－17　$L_5 \sim S_1$ 小关节内缘入路穿刺到位

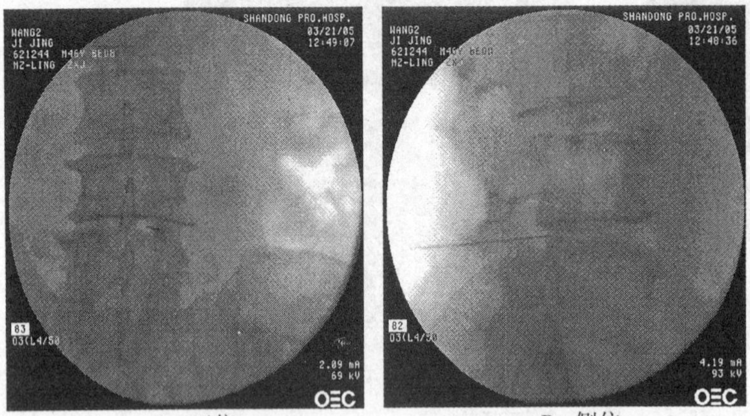

A. 正位　　B. 侧位

图 11－18　FBSS 穿刺到位

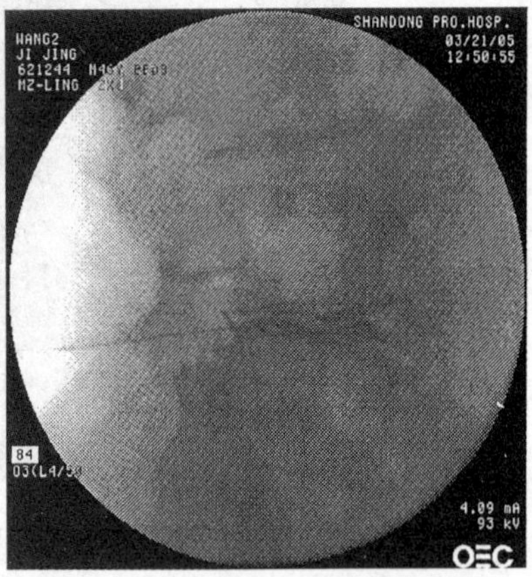

图 11－19　FBSS 穿刺到位造影

（2）臭氧浓度：30～40 μg/ml。

（3）臭氧用量：腰椎盘内注射 6～10 ml；退针至盘外，注射 2% 利多卡因 2 ml，观察 15 min，无蛛网膜下隙麻醉征象后于椎间管外口或椎管内注射 10 ml。

（4）注射次数和间隔时间：一般注射 1～2 次，间隔 3～5 d。

3. 软组织痛、关节炎和肋间神经分布区的 PHN　0.5% 利多卡因局部麻醉、穿刺到位后回抽无血、无气，每一痛点注射臭氧 5～10 ml，每根肋间神经注射臭氧 5 ml，每个关节腔注射臭氧 10～20 ml。臭氧浓度均为 30 μg/ml。

【术后康复】　颈、腰椎间盘突出症和 FBSS 患者，术后卧床 1 d，下床后活动应循序渐进，注意应用颈领或腰围保护。1 个月内以卧床休息为主，避免颈椎或腰椎剧烈运动；术后 2～3 个月，逐渐锻炼颈、腰部肌肉，逐渐增加脊柱的活动度；3 个月后，达臭氧治疗最佳恢复状态，疗效优、良者恢复日常工作和生活，疗效欠佳者回医院复查。

【不良反应及并发症】　臭氧治疗慢性疼痛性疾病的可能不良反应及并发症包括：过敏反应、神经损伤、感染、出血、头痛、头晕、腹胀、硬膜囊损伤、肢体无力及肌萎缩等。

迄今为止，尚未见严重不良反应及并发症的报道，严格掌握适应证、控制禁忌证、谨慎操作、加强术后监护是避免严重并发症发生的关键。

医用臭氧用于疼痛临床虽然只有短短十几年的时间，但因其操作简便、安全、有效、经济、不良反应少等优点逐步得到医生和患者的欢迎。

然而，由于这项技术开展时间不长，其远期疗效尚待进一步观察，鞘内注射的安全性也有待于进一步研究。因此，应该强调在应用时必须严格掌握适应证，控制禁忌证。

（赵学军　傅志俭　宋文阁）

第三节　化学溶盘术

化学溶盘术（Discolysis）是指应用药物溶解突出椎间盘的髓核或纤维环，解除椎间盘对神经根的压迫而治疗椎间盘突出症的方法。该方法于20世纪60年代应用于临床治疗腰椎间盘突出症，具有疗效确切、创伤小、并发症少的优点，已被临床认可；至20世纪90年代，用于治疗颈椎间盘突出症，取得满意疗效。

鉴于椎间盘髓核组织主要由黏多糖、胶原蛋白构成，瑞典学者CarlHirsch于1959年提出设想用某种酶注入椎间盘内，来消化溶解退变突出的椎间盘组织，以减轻对神经根的压迫，达到治疗目的，并于同年进行了木瓜酶溶解髓核的试验，试验结果表明，木瓜酶能使髓核组织脱水萎缩。1963年，Smith在综合他人和自己动物实验的基础上，首次将木瓜酶注入人体的腰椎间盘内，开创了使用化学方法溶解治疗椎间盘突出症的先河，并将这一疗法命名为“化学溶核术”。综合国内外有关文献报道，该疗法的治疗效果优良率为49%～91%，大多数为70%～80%，故此方法在临床被逐步介绍并普及应用。

【酶的选择】　目前，可用于腰椎间盘内及盘外注射治疗椎间盘突出症的药物有木瓜凝乳蛋白酶、胶原酶、多糖酶、糜蛋白酶、透明质酸酶和软骨素酶ABC等。国外常用木瓜酶，但国内常用的是胶原酶。木瓜酶和胶原酶药理作用不同，这里将这两种酶分别做一介绍。

1. 木瓜酶　1937年，Balls和Linewearer从番木瓜的果实和汁中分离出了木瓜素，在此基础上，Jansen于1941年又从木瓜素中成功地提取了木瓜凝乳蛋白酶。用于溶解髓核的是木瓜酶的非结晶形式。许多学者研究证明，木瓜酶具有较窄的特异性，在pH 7.4以下对髓核中的非胶原成分——软骨黏多糖蛋白进行解聚，从而破坏了髓核的吸水性。这样就使椎间盘的内压降低，减轻了对神经组织的压迫，但对椎间盘中胶原成分无溶解作用，对硬脊膜、脊神经根、韧带、骨和大血管无损害。所以，木瓜酶的作用底物是髓核中的蛋白黏多糖而并非胶原组织。Konings报道了28例接受木瓜酶治疗的患者在手术后12个月的CT影像等复查结果，其中有23例患者在CT上显示广泛的纤维环膨出而较治疗前增大。究其原因是由于髓核溶解后椎间盘厚度变薄，而胶原纤维则不受木瓜酶的影响，纤维环的纤维仍保持原有的长度。

综合文献报道，使用木瓜酶的过敏反应为1%～11.8%，椎间隙感染为0.2%～0.3%，截瘫和蛛网膜炎为0.4%～2.9%，死亡率为0.5%。治疗常用量为2～4 mg，人体蛛网膜下隙最大耐受量为8 mg，致死量为治疗量的100倍。

2. 胶原酶　早在1916年，法国巴斯德研究所的学者们就发现了胶原酶。胶原酶在自然界中广泛存在，许多微生物都能产生胶原酶。目前各国生产的胶原酶主要是从溶组织的梭状芽胞杆菌中提取的。鉴于木瓜酶本身的毒性反应，同时考虑到椎间盘的主要成分是胶原纤维，1968年，美国学者Sussman使用胶原酶进行了椎间盘组织的体外溶解试验。在动物实验成功的基础上，于1969首次使用胶原酶治疗腰椎间盘突出症。他在体外实验中用胶原酶作用于从腰椎间盘突出症患者身上摘除的椎间盘组织、尸检中获得的正常的椎间盘和邻近组织，证明胶原酶能迅速地、选择性地溶解髓核和纤维环，而不损伤邻近的血管和其他组织。他从小剂量、大剂量的胶原酶注入狗的椎间盘内、硬膜外间隙内的各种试验中获知，在注入胶原酶7～10 d内，实验狗的血细胞计数、血常规、尿分析、体温及肌力、行动均正常。在注射后2、7、10 d时，分别处死实验狗进行解剖和镜下观察，发现髓核和纤维环几乎全部溶解，而透明软骨、前纵韧带、后纵韧带及邻近的骨、骨膜均无损伤。由此可见，胶原酶是一种主要溶解胶原蛋白的酶，它能有效地溶解髓核和纤维环中的Ⅰ、Ⅱ型胶原。与人体组织渗透压相等的胶原酶溶液不破坏组织细胞和神经细胞，对血红蛋白、乳酪蛋白、硫酸角质素等蛋白无损害，能在正常的生理环境和酸碱度下分解胶原纤维，使其降解为相关的氨基酸并被吸收。

山东省立医院也进行了胶原酶溶解手术切除椎间盘的体外试验，间盘溶解后呈泥沙状，震荡后呈混悬液（图 11－20）。胶原酶溶解椎间盘的临床应用经 CT 随访，也证实了该方法的有效性（图 11－21、图 11－22）。

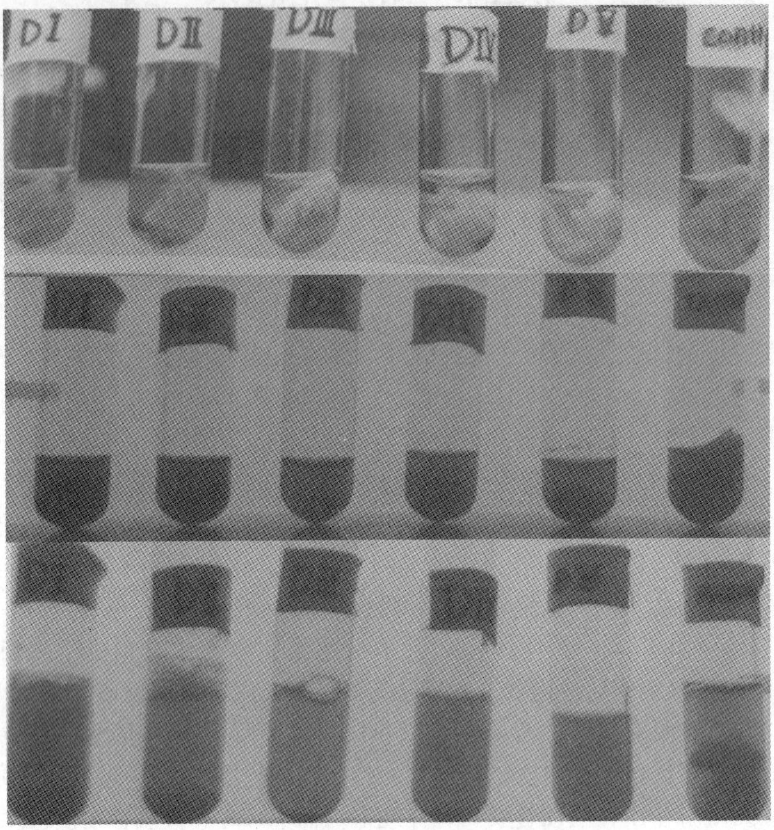

图 11－20　胶原酶溶解手术切除椎间盘的体外试验

第一排：手术切除的椎间盘立即置于胶原酶（75 U/ml）中；第二排：96 h 后见椎间盘溶解呈泥沙状；第三排：96 h 后经震荡呈混悬液。（左起第 6 管为盐对照）

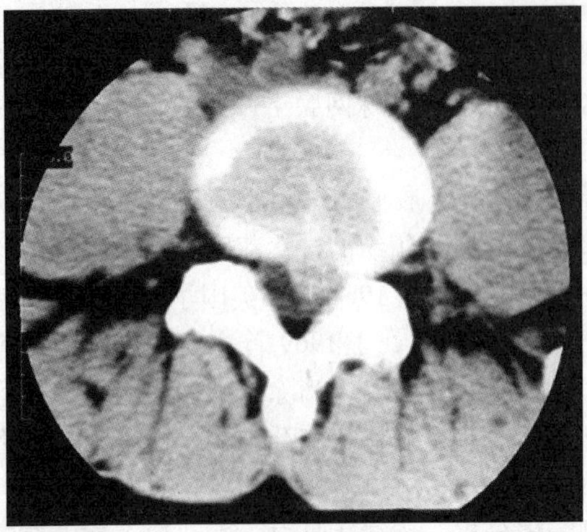

图 11－21　溶盘前：椎间盘向左后方突出

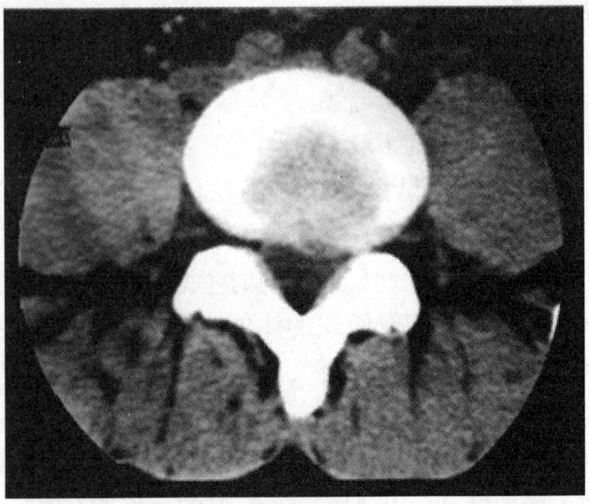

图 11－22　溶盘后：突出的椎间盘显著缩小

美国于1981年批准了胶原酶的Ⅲ期临床试验。1983年在西德召开的胶原酶溶解术国际学术会议上，报道了双盲法的临床研究结果，疗效达到80%以上。我国上海医药工业研究院从1972年开始进行胶原酶的研究，于1975年首先由上海市徐汇区中心医院应用于临床。目前国内使用的胶原酶注射剂所用的菌株SIP1.7是上海医药工业研究院经物理和化学方法处理后得到的诱变菌，酶活性稳定在250 U/ml，相对分子质量约80 000；作用于底物的时间为18～24 h；对胶原纤维的溶解度为65%～90%；治疗量，用于腰椎间盘内为400～600 U/1～2 ml，用于腰椎间盘外（硬膜外间隙、椎间孔内）为1 200 U/3～5 ml；半数致死量为7 000～9 000 U/kg。

【适应证与禁忌证】 适应证的选择正确与否，将直接影响治疗效果。因为该疗法作用机制是将胶原酶注入病变的椎间盘内或突出物的周围，依靠胶原酶分解胶原纤维的药理作用来溶解胶原组织，从而使突出物减小或消失，对神经组织的压迫得以缓解或消除，从而使临床症状得到改善。由此可见，对于突出物游离于腰椎管内者胶原酶很难达到溶解效果，所以这一类型的椎间盘突出症就不适用于胶原酶盘内注射。利用体位变动来得到溶解似乎又成为适应证。胶原酶对已钙化的突出物疗效也差，因为胶原酶只能溶解胶原纤维、髓核及纤维环，对结晶钙盐无溶解作用。对于骨性椎管狭窄症胶原酶注射也不适用。因为椎间盘中的胶原纤维被溶解后，椎间盘高度下降，导致椎小关节过度重叠，神经根通道变窄，原有的狭窄进一步加重。

1. 适应证 ①临床症状、体征与影像学表现相一致的颈、腰椎间盘突出症；②经过其他非手术治疗2个月以上无效，突出较大，症状较重；③能充分理解溶盘术，求治心情迫切。

2. 禁忌证 ①突出间盘钙化，伴有骨性椎管狭窄；②已出现运动障碍和马尾神经综合征；③脊椎滑脱；④突出物游离于椎管内；⑤合并感染或重要脏器功能不全者；⑥有严重过敏史者；⑦孕妇、精神疾病者及16岁以下青少年。

【操作方法】

1. 术前准备 做好术前常规检查，包括血常规、凝血四项、肝肾功能、血糖、心电图等；与患者及家属谈话，并签署知情同意书；术前2 d训练床上排便；术前1 d口服开瑞坦，以预防过敏；术前禁食4～6 h，以免术后腹胀。

2. 操作方法 现在溶盘术的方法主要有盘内和盘外两种，国外主要采用盘内溶盘，而国内多采用盘外溶盘。盘内溶盘适合于纤维环膨出型或纤维环未破裂的突出型；而盘外溶盘适用于纤维环破裂的突出型。

（1）盘内溶盘：因椎间盘内注射可增加盘内压力，术后疼痛发生率较高，故盘内注射容量应限于1ml之内。

1）颈椎：采用颈椎侧前方入路，于气管旁推开气管与颈部血管神经鞘，用手触及两椎体间高起的椎间隙由外下向内上穿刺，X射线下正位示针尖位于椎间隙中央，侧位示针尖位于椎间隙中后1/3处，先将50%葡萄糖20 ml（糖尿病患者用生理盐水代替）加地塞米松5 mg静脉缓慢注射，再将胶原酶溶于生理盐水内缓慢注入患者椎间盘内。

2）腰椎：适合于纤维环膨出型或纤维环未破裂的突出型。多采用安全三角入路，在病变椎间盘水平旁开8 cm穿刺，沿横突上缘滑入，经椎间孔下1/3刺入椎间盘内，在X射线透视下确定进针位置（图11－23），穿刺针刺入椎间盘内有沙砾样感，阻力增大，注射器注气有阻力。确定穿刺成功后，将50%葡萄糖20 ml（糖尿病患者用生理盐水代替）加地塞米松5 mg静脉缓慢注射，再注入胶原酶。

（2）盘外溶盘：目前国内采用盘外注射方法较多且得到广泛应用。

1）颈椎：①后正中进路侧方置管，常规硬膜外腔穿刺后调整穿刺针针尖方向，使之朝向患侧侧隐窝置管。②侧隐窝入路，穿刺间隙可于病变间隙下移1～2个节段。先利用影像资料测量病变间隙患侧小关节内缘至后正中线的距离，再在患者身上确定病变间隙，然后根据测量距离从后正中线向患侧标定出小关节内缘处即穿刺进针点。经该点用7号8 cm长穿刺针进针达小关节突，注射1%利多卡因

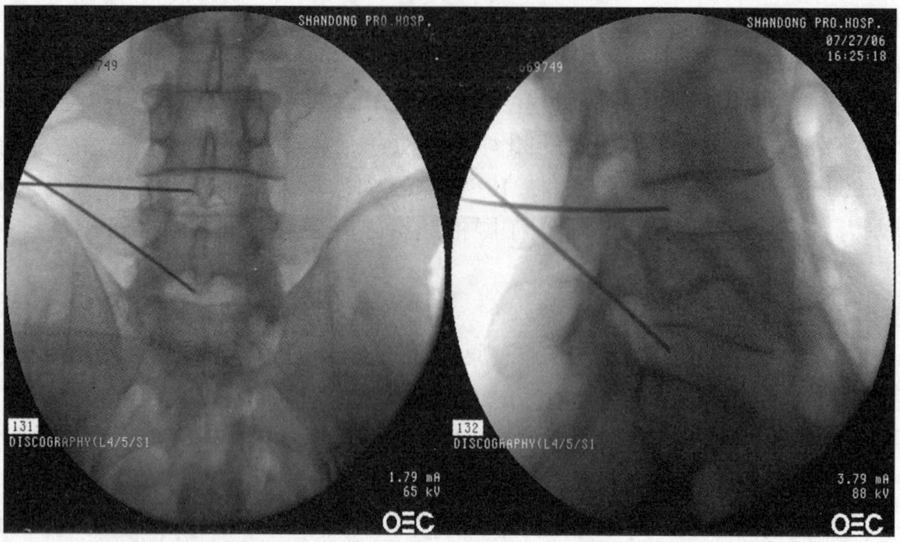

图11－23　$L_4 \sim L_5$、$L_5 \sim S_1$ 后外侧安全三角入路盘内溶盘穿刺到位

1～2 ml,沿小关节内缘垂直进针达黄韧带，边加压边进针，一旦阻力消失有落空感时，便进入病变侧隐窝。回抽无血无脑脊液，快速注入局麻药试验量 3 ml（试验量配制：2% 利多卡因 2 ml + 生理盐水 2 ml + 地塞米松 5 mg）观察 15 min 以上，患肢出现痛觉减退但无运动障碍，证实针尖到达病变侧隐窝而无硬脊膜损伤。先静脉注射抗过敏药物，再将胶原酶 600 U 溶于生理盐水 2～3 ml 中缓慢注入突出物处。

2）腰椎：①后正中进路侧方置管，常规硬膜外腔穿刺后调整穿刺针针尖方向，使之朝向患侧侧隐窝置管。②侧隐窝进路，有 3 种进路。a. 小关节内缘进路：同颈椎侧隐窝入路但进针间隙必须是病变间隙（图 11－24）；b. 小关节间隙进路：先利用影像资料测量病变间隙患侧小关节间隙至后正中线的距离，再在患者身上确定病变间隙，然后根据测量距离从后正中线的患侧标定出小关节间隙处即穿刺进针点。经该点注射 1% 利多卡因 1～2 ml，用穿刺针确定上、下关节突构成的关节间隙并沿该间隙进针达黄韧带，以后操作同小关节内缘进路（图 11－25）；c. 椎板外切迹进路：椎板外切迹是椎板外缘向中线凹陷的部位。由此处进针穿透黄韧带可直达椎间孔内口。先利用影像资料测量病变间隙（患侧椎板外切迹至后正中线的距离），再在患者身上确定病变间隙，然后根据测量距离从后正中线向患侧标定出椎板外切迹处，即穿刺进针点。穿刺方法与前两种进路相似（图 11－26）穿刺到位后，回抽无血、无脑脊液。注入试验量 3 ml（试验量配制：2% 利多卡因 4 ml + 地塞米松 5 mg），观察 15 min 以上，患肢出现痛觉减退但无运动障碍，证实针尖到达病变侧隐窝而无硬脊膜损伤。先静脉推注抗过敏药物，再根据突出间盘大小，将胶原酶 600～1 200 U 溶于生理盐水 2～4 ml 中，缓慢注入突出物处。

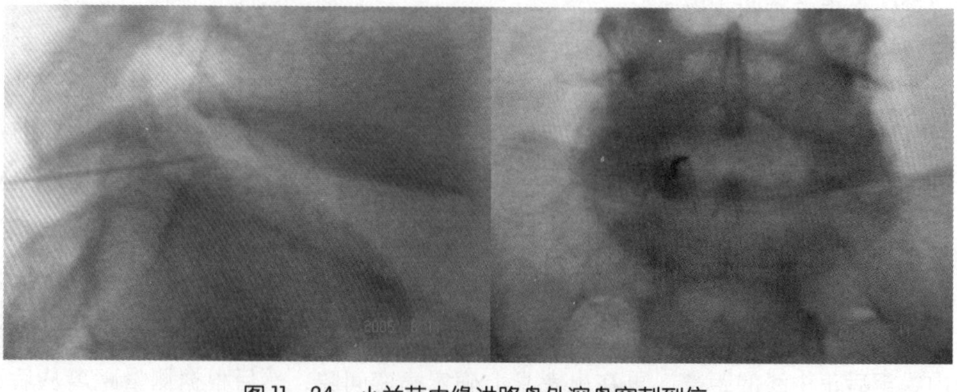

图11－24　小关节内缘进路盘外溶盘穿刺到位

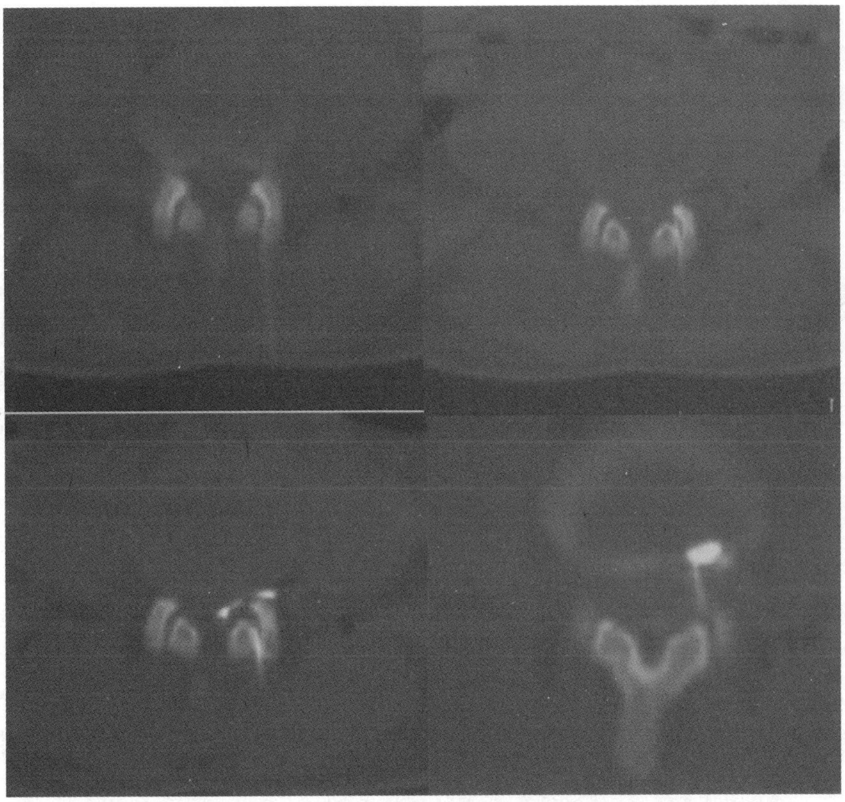

图 11－25　小关节间隙进路盘外溶盘穿刺到位

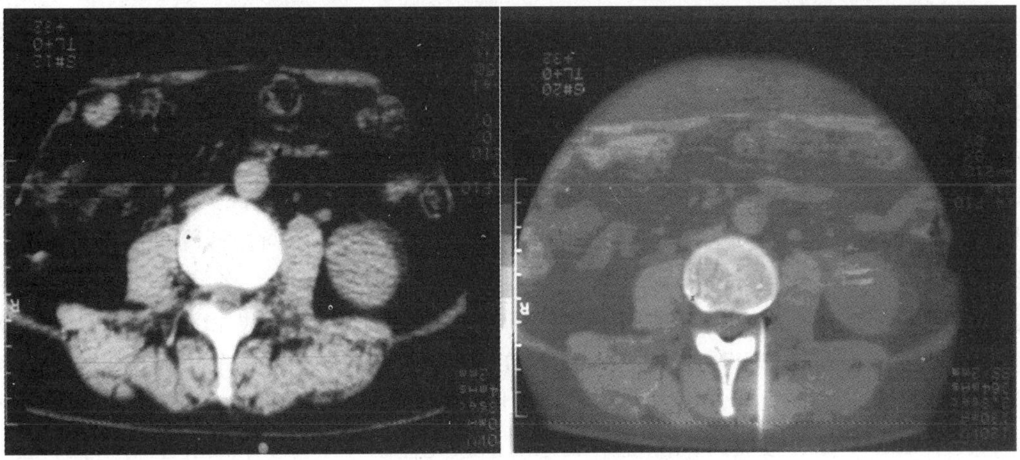

图 11－26　椎板外切迹进路盘外溶盘穿刺到位

3. 注入胶原酶　盘内溶盘时胶原酶溶液应缓慢注入，最好在 3 min 以上，以防止注药过快引起腰痛加剧。注完药液后留针 5 min 后拔出，以防药液从椎间盘内高压外溢致疗效不良，也防止药液沿穿刺途径反流灼伤神经根。盘外溶盘时术中需行局麻药试验以确保安全和疗效，防止严重并发症发生。局麻药试验中要与溶盘前的患者感觉、肌力和反射进行对比（图 11－27），如病变区域的疼痛减轻或消失，并出现温热或（和）麻木感，但远端肢体的运动不受影响，可进一步证实穿刺针定位于病变侧隐窝而没有硬膜的损伤。15 min 后，将胶原酶溶液缓慢注入病变侧隐窝。注射过程中及结束后应严密观察有无过敏反应等不良反应并及时做出相应处理。

4. 术后处理　术后保持俯卧位 4～6 h（腰椎），平卧位 2～4 h（颈椎）；腰椎间盘突出症患者卧床 4 d；注意观察患者的生命体征和意识状态，有无疼痛、麻木加重，有无肌力、运动的变化，以及排便

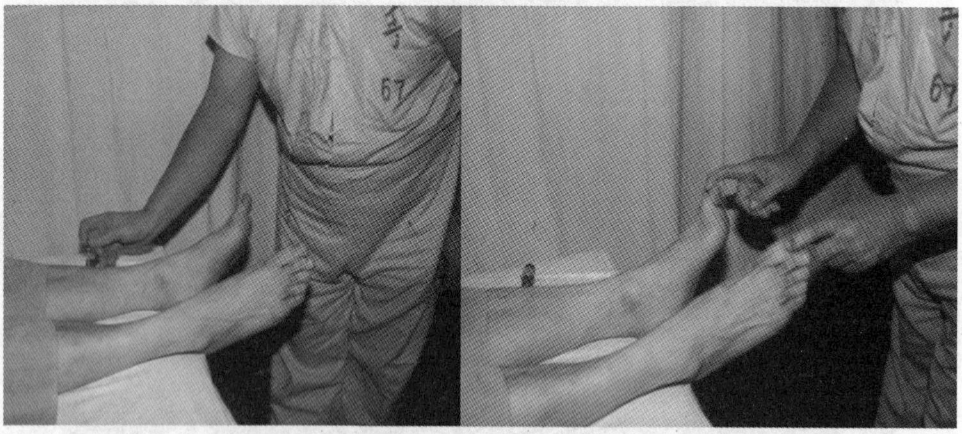

图11－27　盘外溶盘前测定患者感觉、肌力与反射

功能障碍；直立位时戴颈领、腰围固定。

【不良反应与并发症】

1. 化学性脑脊膜炎　胶原酶注入或渗入蛛网膜下隙可发生严重的化学性脑脊膜炎，导致截瘫甚至死亡。因此应严格进行局麻药试验，如有脑脊液回流或出现蛛网膜下隙阻滞麻醉征象，应果断放弃治疗，不可心存侥幸。术后严密观察患者有无头痛、呕吐、脑膜刺激征，一旦出现异常，应立即给予神经脱水和神经营养药物，并根据情况决定是否行脑脊液置换，同时密切注意生命体征和意识变化。

2. 过敏反应　胶原酶是一种异体蛋白生物制剂，有发生过敏反应的可能，如发生全身荨麻疹、严重低血压及支气管痉挛等。因此应术前采取抗过敏措施，如口服氯雷他定、阿司咪唑等脱敏药，术中注射胶原酶前静脉注射地塞米松，术后严密观察，保持静脉通路通畅，一旦发生意外及时抢救。

3. 疼痛加剧　盘内注射较易发生，究其机制，椎间盘容积有限，胶原纤维在胶原酶作用下出现降解，导致椎间盘内容物增加，使椎间盘内压增高，椎管内窦椎神经受到激惹后出现；疼痛持续时间较长是由于椎间盘是机体中最大的无血供组织，其物质代谢完全依靠软骨板的渗透或经纤维环弥散，代谢速度较慢。而且这种疼痛反应多呈单波峰曲线，即注药后基本无痛，伴随溶解物的增加，疼痛反应逐渐加重直至达到高峰。随着溶解物的吸收，椎间盘内压逐渐减低，疼痛反应也逐渐减轻直至消失。同时，这种疼痛反应还与患者的纤维环破裂程度、注入胶原酶的浓度和液体量以及患者对疼痛的耐受程度有直接关系。通过临床观察，以400～600 U/ml注入者疼痛反应轻，1 200 U/2 ml注入者疼痛反应重。为避免疼痛加剧的发生，盘内注射时应用最小有效剂量和体积的胶原酶。建议每个间盘胶原酶用量不大于600 U/ml，硬膜外间隙注射胶原酶前预先注射2%利多卡因和地塞米松，也可减轻术后疼痛。

4. 尿潴留与肠麻痹　此两种不良反应偶见于盘内注射后的患者。其机制是由于椎间盘内压增加后椎管内窦神经受到刺激引起自主神经系统功能紊乱所致。口服缓泻剂并多食用粗纤维食物，可增加肠蠕动，改善肠麻痹症状。

5. 脊柱失稳性腰背痛　此种情况在盘内注射的患者可以出现，与胶原酶剂量和浓度有直接关系。人体腰椎间隙（椎间盘厚度）大约9 mm，椎间盘被溶解后椎间隙变窄，椎小关节出现重叠，椎间关节的关节囊有窦返神经分布，而窦返神经对牵拉反应较为敏感，可出现反射性腰背部不适感和疼痛，预防的方法主要是依据临床体征并结合影像学特点，确定合适的胶原酶用量。

6. 继发性腰椎管狭窄　通常认为此种狭窄是由于纤维环溶解椎间隙高度下降所致，以术后1～2个月时最为明显，3～6个月时椎间隙又有不同程度的增宽，6个月以后椎间隙不再有变化。Sussman在动物实验时观察到，在溶盘术3周至2年内，将实验动物分批处死后，可见被胶原酶溶解的椎间盘组织被透明纤维软骨替代充填。据此推测，椎间隙高度在溶盘术后先是变窄、后有所恢复，是由于透明纤维软骨充填所致。所以，施行溶盘术后的患者应有3个月左右的恢复和适应时间。在此期间可以循序渐进地进行腰背肌功能锻炼，逐渐适应生活和工作。

7. 神经损伤　穿刺过程中直接损伤神经根、脱落物卡压可造成神经根损伤。为避免穿刺损伤，操作者应熟悉解剖，操作轻柔、规范，如有严重神经根刺激，应放弃治疗。术后严密观察患者下肢运动、感觉等神经功能以及大小便情况，一旦出现神经系统损害，应立即给予神经脱水和神经营养药物，并配合电刺激等辅助治疗，必要时急诊手术解除神经根卡压。

8. 椎间隙感染　严格无菌操作，预防应用抗生素。一旦发生椎间隙感染，应全身注射足量、敏感抗生素，腰部制动，配合应用中药、理疗等。

【胶原酶溶盘术后残余症状的分析和处理】

胶原酶溶盘术后一定时间内有些患者仍残留一些症状，包括不同程度及不同范围的腰腿部疼痛、麻木等，据统计占溶盘患者的40%～50%。对此，应分析其产生的原因并进行相应的神经阻滞、针刀、理疗等处理。

1. 残余症状产生的原因及表现

（1）腰脊神经后支卡压综合征：由于脊神经后支及其分支行程中周围组织结构坚韧且缺乏弹性，局部的炎性反应容易使其充血、水肿、粘连及卡压。常表现为腰骶部疼痛及不适，相应椎旁及小关节处压痛并向臀及股后侧放射，但不过膝关节。其发生率约为15%。

（2）神经根粘连：神经根粘连主要是由于突出椎间盘的压迫，引起神经根充血水肿而和周围组织粘连。虽然胶原酶溶解突出椎间盘，解除了对神经根的压迫，但其与周围组织的粘连却未解除。主要表现为根性神经痛，棘间及椎旁压痛并向下肢放射，常见沿坐骨神经走行处压痛，直腿抬高试验阳性。其发生率约为30%。

（3）伴发或继发软组织损伤：伴发的软组织损伤主要是由于患者有外伤病史，腰部软组织损伤和椎间盘突出同时发生。当胶原酶溶解突出椎间盘解除压迫缓解症状后，软组织损伤引起的症状得以显现。继发者是由于疼痛致患者体位改变，腰背部肌肉用力不平衡，肌肉痉挛并局部血管收缩，血流变慢，致痛物质增加造成的。表现为腰骶部广泛的酸、胀、疼痛、不适感，压痛不明显。其发生率约占30%。

2. 处理方法

（1）侧隐窝硬膜外腔阻滞：对根性症状明显、直腿抬高低于60°的患者，可行侧隐窝硬膜外间隙阻滞。可根据患者具体情况选择小关节内缘、关节间隙及椎板外切迹等不同进路。

（2）脊神经后支阻滞：阻滞脊神经后支可明显改善其引起的疼痛、麻木等症状。操作要领是将穿刺针置于上关节突外缘与横突上缘交界处，即脊神经后支出骨纤维孔处，注药后患者有主诉区麻痛感。

（3）痛点阻滞：对外周痛点明确，压痛范围局限者可采用局部痛点阻滞。

（4）针刀疗法：针刀椎间孔内外口松解术可明显缓解神经根粘连造成的各种症状，具体操作见本章第十一节。

【疗效评价】　对胶原酶溶盘术的疗效评价，目前临床多依据Macnab疗效改良标准评定。具体标准如下。

优：疼痛消失，无运动功能障碍，恢复正常工作与活动。

良：疼痛消失，能做轻工作。

可：症状有所改善，仍存疼痛，不能工作。

差：有神经受压表现，需行手术治疗。

根据上述标准，目前国内外溶盘术的报道优良率在60%～84%。

对胶原酶溶盘术后的疗效评价应在术后2～3周进行。因胶原酶的作用时间为18～24 h，溶解物的吸收约需2周。从术后一般情况看，以脊椎侧弯的改善、直腿抬高角度的增加、椎旁压痛的减轻出现较早，肌力恢复则稍次之，神经功能恢复相对较慢，一般需3～10个月的时间。部分病程较长、神经组织因长时间受压而变性的患者，会不同程度地遗留浅感觉麻木等后遗症。

溶解术失败后再行手术时并无特殊困难，因为该疗法对椎管内无明显干扰。通常认为形成粘连改变的病理基础是胶原分子变性，形成明胶并相互融合所致，胶原酶能有效地降解胶原纤维，使其降解为相关的氨基酸并被血浆中和吸收。所以，使用胶原酶不会对椎管内造成粘连改变。

（魏广福　傅志俭）

第四节　经皮激光间盘减压术

1984年，美国医生Choy首先提出经皮激光间盘减压术（percutaneous laser disc decompression，PLDD）治疗椎间盘突出症的设想。1989年，Choy与Ascher报道了采用Nd：YAG激光进行腰椎间盘减压"切除"术治疗腰椎间盘突出症患者420例，随访3年半，无一例发生严重并发症，且效果较佳。1994年，Hellinger首次将PLDD应用于颈椎。目前，在美、英、法、德、日、韩等发达国家PLDD已成为治疗椎间盘突出症的一种微创治疗方法。

近几年来，国内也开始了对这项技术的研究和应用。1993年北京医科大学第三医院进行了PLDD的动物实验及临床应用研究，治疗10例腰椎间盘突出症患者，按Macnab疗效评定标准，优7例，良3例，近期效果较佳。此后，国内多家医院相继开展了这一技术，取得了较好的治疗效果。山东省立医院疼痛科于2003年7月至2006年2月采用PLDD术治疗颈、腰椎间盘突出症患者276例，间盘385个，优良率为91.42%。经过数十年的临床实践检验，这种经皮穿刺介入手术疗效已得到公认。本节主要介绍这种方法在治疗颈椎及腰椎间盘突出症中的应用。

【作用机制】 激光（light amplification by stimulated emission of radiation，LASER）从广义上讲属于电磁波，波长10^{-6} m，与红外线接近，为不可见光。临床常用的激光发射机有四种：①Nd：YAG激光治疗仪；②Ho：YAG激光治疗仪；③半导体激光治疗仪；④KTP激光治疗仪。

经皮激光间盘减压术是利用激光的高能量局部生物效应，即燃烧、汽化、变性和凝固的作用将部分髓核组织"切除掉"，从而达到减低病变椎间盘的内部压力，回缩突出的颈、腰椎间盘，解除其对脊髓和（或）神经的压迫，消除患者由于椎间盘突出而引起的上下肢疼痛、麻木及感觉和（或）运动功能障碍的临床症状（图11－28）。

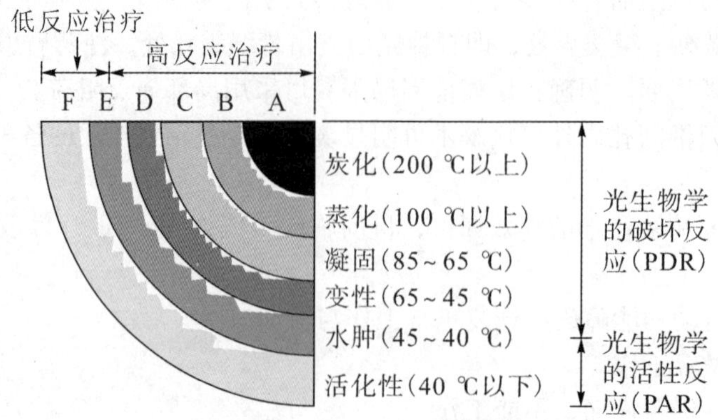

图11－28　PLDD治疗原理图

下面以Nd：YAG激光为例简介PLDD的治疗原理。Nd：YAG激光（Nd—Neodymium钕，Y—Yttrium钇，A—Aluminium铝，G—Garnet石榴石），波长为1 064 nm，特点是水的吸收率低，在被照射的组织内大部分变成了热能，有利于组织的蒸发、减压，而且能形成广泛的凝固层，亦有利于止血。椎间盘髓核等组织被激光燃烧、汽化后变成水和二氧化碳。1～7 d髓核局部产生气腔和炭化的边缘，周边为变性的蛋白和空泡样组织；2～4周后可见软骨细胞和纤维组织生长；8周以后，汽化及其周边的受累髓核组织全部被纤维和软骨组织所取代。

White与Panjabi指出，椎间盘内容积的少量变化（1～2 cm^2）可以导致较大的内压改变，这是因为容积模量作用的缘故。Yonezaw进行了兔椎间盘压力变化的研究，发现正常无负载时椎间盘压力约为4 kg/ cm^2，当汽化后压力降至0～2 kg/ cm^2。Choy在新鲜人尸体标本上对椎间盘的压力进行了研究，发现激光汽化后压力下降了（156.09±168.78）kPa。无论是实验研究还是临床研究，结果均表明激光汽化后椎间盘内压是显著下降的。

【操作方法】

1. 器械准备

（1）医用激光器。

（2）光导纤维1根，直径为200～1 500 μm，双接口光纤（图11－29）。

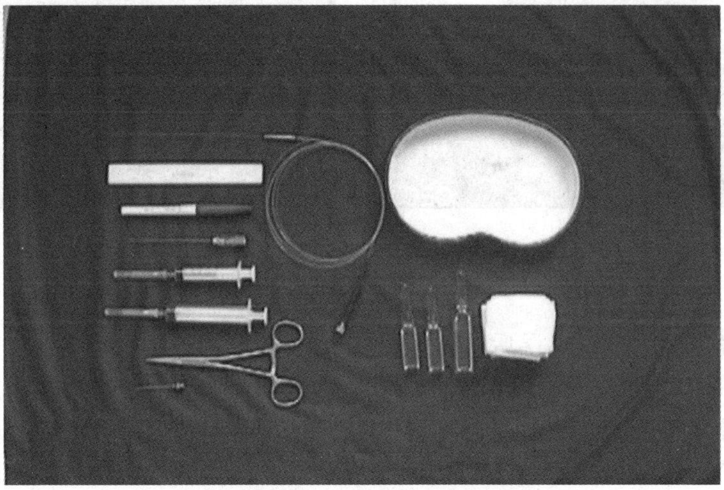

图11－29 PLDD常用器械

（3）16 G、18 G长15 cm腰椎穿刺针或18 G、22 G长10 cm颈椎穿刺针1根。

（4）C型臂X射线机或CT等影像设备1台。

（5）“Y”形三通管1个。

（6）观察镜1个，监视激光器发光。

2. 术前准备

（1）仔细询问病史，进行详细的体格检查；完善血常规、凝血功能、肝肾功能、心电图等检查，了解患者重要脏器功能和全身情况。

（2）对患者及亲属说明病情及PLDD的作用、不良反应、风险、转归等，让患者充分理解并在知情同意书上签字。

（3）术前4～6 h禁饮食。

（4）术前2 h开放静脉，预防性应用抗生素。

（5）对情绪紧张的患者，治疗前可给予适当的镇静剂。

3. 操作方法

（1）颈椎间盘PLDD的操作方法：

1）确定穿刺入路及进针点：颈椎间盘治疗采取病变椎间隙健侧前侧方入路，椎间隙健侧前侧方为进针点。

2）进针穿刺：颈椎间盘周围结构复杂，穿刺较为危险，应熟悉颈部解剖和操作要领。患者采取仰卧位，颈肩部垫薄枕使头稍后伸。皮肤常规消毒，铺无菌洞巾。在0.5%利多卡因局麻下，于颈部健侧用中、示指沿胸锁乳突肌内缘触及颈椎椎体侧前缘，指腹将血管鞘推向外侧，穿刺针经皮肤从胸锁乳突肌及血管鞘内缘与甲状腺、气管及食管之间的安全间隙刺入病变椎间盘。X射线显示正位穿刺针尖达患侧小关节内缘或椎间隙中点（图11－30A），侧位穿刺针尖位于椎间隙中后1/3交界处，上下居于椎间隙中点（图11－30B）。

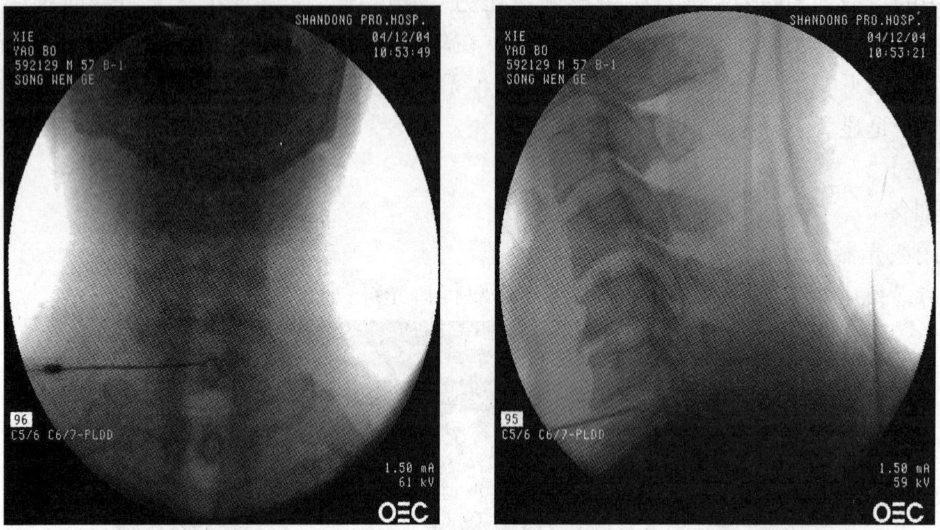

A. 正位　　B. 侧位

图11－30　C_6～C_7 穿刺到位时X射线表现

3）激光治疗：确定针尖位置无误后，拔出针芯，插入光导纤维（光导纤维尖端超出穿刺针尖端3～5 mm），光导纤维一端连接三通听筒管，另一端连接激光发射机。设定激光发射频率为15 bps，功率为800 mJ。颈椎间盘治疗时累计激光能量可达400 J左右，具体数值应结合治疗过程中的各种征象而定，包括三通听筒管闻及气泡声的响度、穿刺针内及光导纤维上的水分、光导纤维前端及抽出气体的焦煳味、患者的反应等。

4）退针：激光治疗结束后，拔出激光穿刺针，指压穿刺部位3～5 min，防止血肿形成，小敷贴覆盖穿刺点，观察15～20 min患者无不适，生命体征平稳后送回病房。

5）术后康复：术后3 d常规给予抗生素、脱水药物、神经营养药物等治疗。建议患者术后避免颈椎过度屈伸旋转活动，应用颈领保护。

（2）腰椎间盘PLDD的操作方法：

1）确定穿刺入路及进针点：腰椎 L_4～L_5 间盘水平以上，采用横突上安全三角进路，进针点定在病变椎间隙后正中线旁开8～10 cm处（依据患者体格情况而定）；L_5～S_1 间盘的穿刺困难时可采取经小关节内缘侧隐窝入路穿刺，可避免髂嵴的阻挡，显著缩短穿刺距离，便于调整进针角度及深度。

2）进针穿刺：患者侧卧位，患侧在上，腰椎屈曲；也可取俯卧位，腹部垫枕，以减少生理前凸对穿刺的不利影响。常规消毒铺巾，局麻下，将穿刺针经患侧椎间孔安全三角或小关节内缘刺入间盘并调整至正确位置。穿刺到位时X射线正位示穿刺针尖达病变椎间隙中点，侧位示针尖位于椎间隙中后1/3交界处（图11－31）。穿刺针在侧隐窝神经根周围行进过程中如产生放射痛，应略退针，稍微调整进针方向再缓慢刺入，避免粗暴操作，以免造成神经根严重损伤。

3）激光治疗：确定针尖位置无误后，拔出针芯，插入光导纤维（光纤尖端超出穿刺针尖端3～5 mm），连接三通听筒管和激光发射器。设定激光发射频率为15 bps，功率为800 mJ，腰椎间盘治疗时累计激光能量可达800 J左右。具体数值应结合治疗过程中的各种征象而定（同颈椎治疗过程）。

4）退针：穿刺针退出间盘达侧隐窝或椎间孔时可注射5～10 ml消炎镇痛液（2%利多卡因＋复方

倍他米松 7 mg + 甲钴胺 1 mg），以起到预防间盘炎及避免术后痛的作用。激光治疗结束后，拔出激光穿刺针，指压穿刺部位 3 ~ 5 min，防止血肿形成，小敷贴覆盖穿刺点。观察 15 ~ 20 min，患者无不适，生命体征平稳后送回病房。

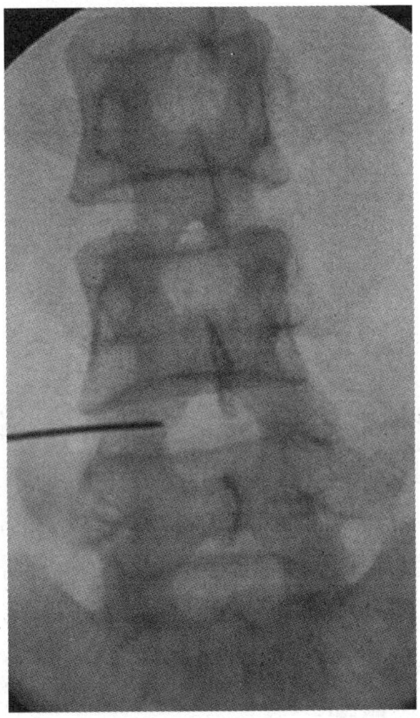

A. 正位

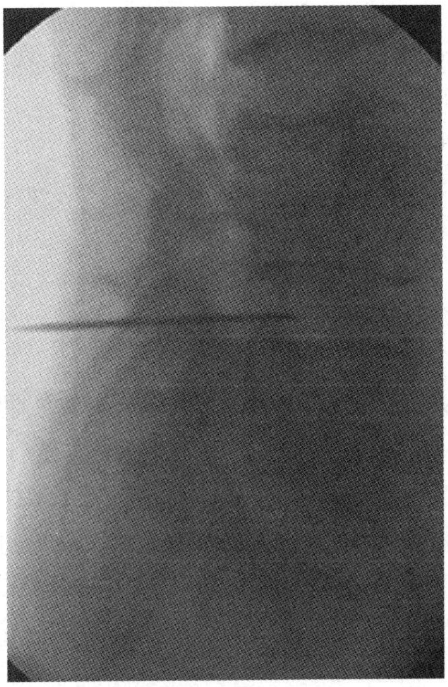

B. 侧位

图 11－31 $L_4 \sim L_5$ 穿刺到位时 X 射线

5）术后康复：术后不严格限制卧床，但建议多休息，避免腰椎的过度屈伸旋转，活动应循序渐进，应用腰围保护；术后 3 d 常规给予抗生素、脱水药物、神经营养药物等，5 ~ 7 d 后可恢复轻体力劳动。

6）术后残余症状的处理：PLDD 术后常见残余症状包括：①脊神经后支卡压综合征；②神经根粘连；③小关节病变；④伴发或继发软组织损伤。对此可根据不同情况给予理疗、阻滞、针刀等治疗。

（3）注意事项：

1）激光治疗前应检查光导纤维尖端是否超出穿刺针前端 3 mm 以上，以免激光导致金属穿刺针发热而灼伤针尖周围组织。

2）局麻注射时要反复回抽，避免将药物注入血管及硬膜囊；椎管内不要注射局麻药，以免因失去保护反应而损伤神经根。

3）颈椎穿刺进针时，用中指在胸锁乳突肌和气管之间向椎体表面压紧，使气管和食管移向内侧，颈动脉鞘移向外侧，可避免损伤血管、食管和气管。

4）激光治疗过程中，如患者出现四肢或肩背部、腰骶部发热或疼痛时，可暂停治疗，拔出光导纤维，使椎间盘内热量散发，或用注射器抽吸间盘内液体及气体，或稍移动针尖位置再进行治疗。

5）每次调整针尖方向、位置前，必须先拔出光导纤维，调整穿刺针并确认针尖位置满意后再插入光导纤维，以免折断光导纤维前端。

6）当注视激光时，激光可通过眼球屈光系统聚焦在视网膜上，使得视网膜上激光能量密度比入射光大得多，视网膜细胞发生热损伤而失去感光功能。激光也可以引起角膜晶状体、玻璃体的损伤。因此，手术中应佩带激光保护眼镜；不要正视激光；激光发射点应尽可能远离眼睛；指示光应尽可能小；光导纤维在体外时，要确保光导纤维前端的方向始终朝向地面，以免误照射时激光直射眼球造成医务人员的伤害。

【适应证】

（1）临床症状、体征和影像学检查在侧别、水平和程度上一致的颈、腰椎间盘突出症，经 3 个月正规保守治疗无效者。

（2）椎间隙高度 > 正常的 70%。

（3）伴有交感症状的膨出型或包容型颈、腰椎间盘突出症效果更佳。

【禁忌证】

（1）有严重脊髓受压如脊髓变性、水肿或出现马尾神经综合征者。

（2）有骨性椎管狭窄或脊柱不稳者。

（3）有出血倾向者。

（4）有感染倾向者。

（5）有严重心脑血管等内脏疾病者。

（6）有精神障碍者。

（7）拒绝接受 PLDD 治疗者。

【并发症】

1. 椎体终板损伤与椎间盘炎　终板损伤的主要原因是光导纤维位置太靠近终板，多发生于 $L_5 \sim S_1$ 椎间盘穿刺中。因 $L_5 \sim S_1$ 椎间盘平面低，又有髂骨翼阻挡，穿刺针不易平行于椎间隙进入椎间盘，针尖易达 S_1 上终板，较难到达椎间盘中央。椎间盘炎病因不清。有学者认为 PLDD 引起的椎间盘炎多为无菌性炎症常合并邻近椎体改变。也有学者认为椎间盘炎与椎体终板损伤有关。穿刺过程中应用 X 射线确认针尖位置，尽量使穿刺针平行进入椎间隙以免损伤终板。若一旦发生，术后患者多疼痛剧烈，应绝对卧床，给予抗生素预防感染，并加强止痛药物和全身支持治疗。疗程较长时，可结合中医中药治疗和理疗。

2. 腰痛　PLDD 术后一过性腰痛发生率较高，原因不明，推测可能与以下几种原因有关：①髓核汽化过程中未及时抽气，椎间盘内的气体集聚过多，导致盘内压力增加；②髓核内气体通过破裂的纤维环进入椎管，压迫和刺激神经根和硬膜囊；③未完全汽化的变性的或炭化的胶原蛋白通过纤维环裂缝对神经根产生化学刺激。有人认为汽化后用生理盐水冲洗有助于减轻腰痛，但这样做有可能增加感染等并发症的发生机会。此外，椎间盘过度汽化引起脊柱不稳及小关节综合征也可能是腰痛的原因之一。PLDD 术后腰痛主要采用对症治疗。

3. 神经热损伤　发生率较低，主要与光导纤维位置接近神经根有关。对神经激光热损伤重在预防，穿刺中同时要避免神经损伤。若怀疑神经热损伤时应给予糖皮质激素、维生素 B_{12}、高压氧及对症治疗并加强功能锻炼。

4. 椎间盘感染　PLDD 为高温环境，细菌性感染概率极小。预防措施包括手术中注意无菌操作，术前 1 d、术后 3 d 常规静脉给予抗生素预防感染。一旦出现盘内感染应绝对卧床，大剂量给予抗生素，并加强止痛药物和全身支持治疗。疗程较长时，可结合中医中药治疗和理疗。必要时也可穿刺引流冲洗或外科手术切除坏死组织。

5. 血管损伤　PLDD 引起血管损伤文献未见报道，理论上说，激光作用于血管是否引起出血，与血流速度、血管大小、激光种类有关。治疗中只要穿刺定位较准，一般不会损伤周围器官和组织。椎旁血管损伤引起椎旁血肿多可自动吸收，大血管损伤后果凶险，应立即外科手术止血。

【疗效与风险评估】 Ohnmeiss 对 PLDD 患者行平均 13.2 个月的随访，认为在正确选择病例的前提下成功率为 70.7%，如病例选择不当则成功率大为降低。Bossaco 等应用 KTP 激光治疗患者 63 例，平均随访 31.75 个月，72% 的病例根性疼痛缓解，54% 的病例腰痛缓解，59% 的病例到术后 4 周时已恢复正常工作。Choy 在 12 年间对 518 例患者施行 752 个节段的 PLDD，总成功率为 75% ~89%，长期疗效达 73%。日本丸茂仁的临床经验证明，椎间盘突出伴脊柱退行性变者，其治疗效果优 8%，良 48%，可 33%，差 16%。

PLDD 并发症比较少见。Casper 等报告的 100 例无一例并发症发生。1992 年 Choy 报道有 1 例发生椎间盘炎，总结 518 位患者 752 个间盘 PLDD 治疗后并发症发生率不足 1%。除间盘炎外，其他并发症如神经损伤、下肢屈肌萎缩、感觉减退、术后发热、感染、椎体炎、头痛、颈背痛等亦均少见。

（谢珺田）

第五节　经皮等离子消融椎间盘减压术

经皮等离子消融椎间盘减压术（coblation）是利用低温射频电流消融突出髓核达到间盘减压效果，同时以热凝作用使间盘变性固缩解除压迫的一种治疗方法。因而等离子消融包括两个过程，低温消融和热凝。鉴于其两方面的治疗作用，国外学者也将其称之为射频消融髓核成形术（nucleoplasty）。其理论基础是：容积的很小改变可产生压力的很大变化。它运用 40 ℃低温射频能量在髓核内切开多个隧道，配合 70 ℃热凝，使胶原纤维汽化、收缩和固化，移除部分髓核组织（约 1 cm^3），使突出的椎间盘压力降低，缓解对神经根的压迫，减轻疼痛和麻木等症状。

Arthro Care 2000 型等离子体手术系统于 2000 年首先由美国康复治疗医师 J. S. Saal 和 J. A. Saal 应用于关节镜下手术及治疗腰椎间盘突出症；2001—2002 年，国内几家医院相继引进等离子消融术治疗颈、腰椎间盘突出症，取得满意疗效。

【治疗原理】 低温消融技术也称为控制性组织切除（controlled ablation）或冷融切（coblation）。低温消融的基本原理是：利用射频电流（100 Hz）施加于生理盐水（Na^+），吸引大量 Na^+ 于电极周围，形成等离子颗粒区，并使其获得足够能量将组织细胞间的分子链（肽键）撞击断裂而形成元素分子和低分子气体（O_2、H_2、CO_2 等），这些气体从穿刺通道逸出，从而达到减压的目的，因此消融电极又称为等离子刀。此消融过程可在 40 ℃温度下切断细胞分子连接，移除部分髓核形成孔道。当射频电场的能量作用于组织（包括血液）时，组织的阻抗会导致热效应，从而产生组织皱缩和止血作用。

热凝过程即以精确加温（70 ℃）技术使髓核内的胶原纤维汽化、收缩和固化，使椎间盘总体积缩小。两个操作过程如图 11－32 所示。

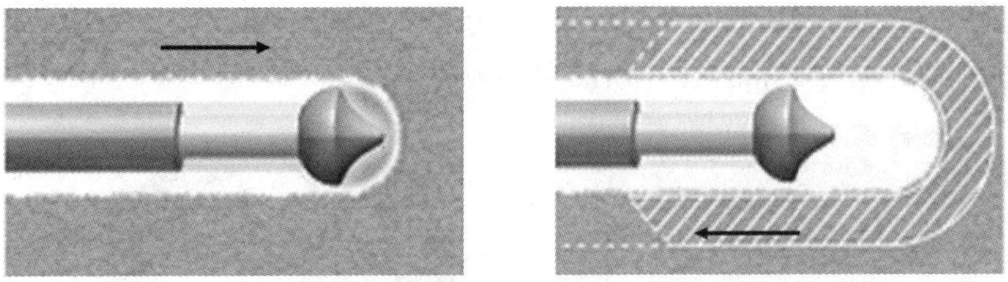

图 11－32　消融电极进入髓核（消融切除）和退出髓核（热凝）

动物实验证实，低温等离子消融技术具有精确去除软组织的功能：利用低温等离子消融技术在髓核中打孔消融后，髓核内仅产生一个直径约 2 mm 的坏死带孔道，无炭化颗粒，孔道周围组织受到的热损伤极其轻微（图 11－33、图 11－34）。当探头尖部温度为 70 ℃时，11 mm 以外的组织温度低于 42 ℃（引起神经损伤的临界值）。同时实验还表明，髓核成形术并不使椎间盘直接受热变性，而是改变了椎间盘的生化状态。Chen 等在尸体研究中发现，髓核成形术使髓核减压而不导致坏死，且组织汽化凝固仅局限于髓核内，终板和椎体不受影响，热量引起的温度变化不超过 3～4 ℃。Chen 等用猪进行髓核成形术，发现消融通道有明显的消融和热凝表现，热凝边界明显，周围组织未见直接的机械或热损害。提示髓核成形术达到了对椎间盘的容积性消融而对周围组织没有显著的热或结构性损伤。

Nau 等在人类尸体模拟研究中，在椎间盘内记录到 80～90 ℃的短暂温度峰值，离治疗电极 3～4 mm，温度可达 60～65 ℃。离电极 6 mm 处产生累积热效应剂量。提示髓核成形术具有低温消融和热凝两种效果。

【适应证】 等离子消融术的适应证包括：①影像学检查示椎间盘膨出或“包容型”突出，纤维环和后纵韧带无破裂，髓核未脱出纤维环，且与临床表现相符；②保守治疗2个月无效；③椎间盘造影可以复制疼痛，局麻药注入椎间盘有较满意的镇痛效果。

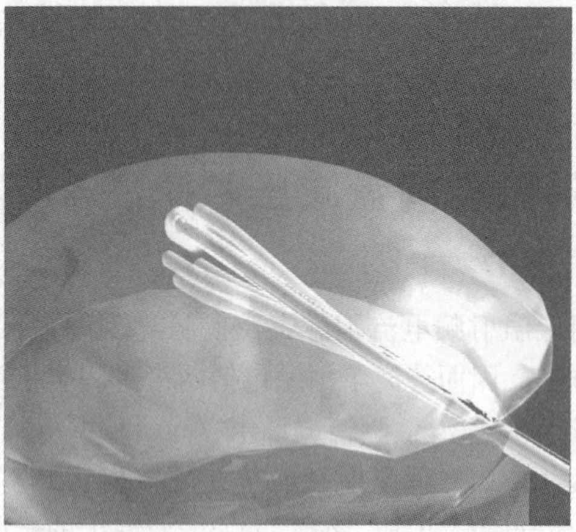

图11-33 腰椎间盘髓核内多孔道操作

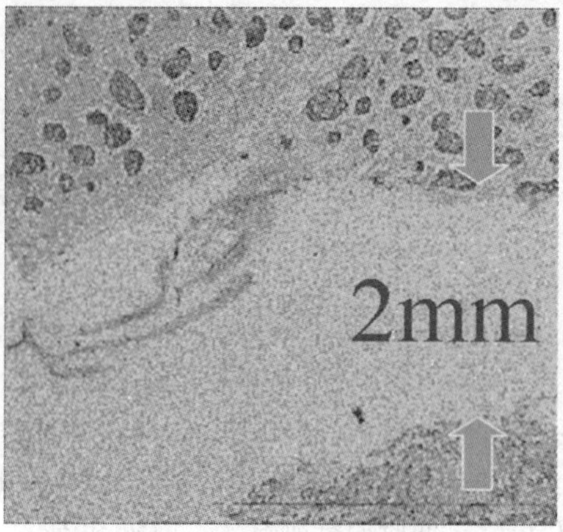

图11-34 治疗后2周髓核组织学表现

【禁忌证】 等离子消融术的禁忌证包括：椎间盘脱出、髓核游离、骨性椎管狭窄、侧隐窝狭窄、椎间隙狭窄、椎体明显唇样增生或钙化、脊椎不稳定、症状迅速进展、出现高位肌麻痹或马尾神经症状及有精神疾患者。

【操作方法】 常用仪器为Athro Care 2000型治疗仪。

1. 腰椎　患者取俯卧位，腹部垫枕。腰椎间盘采用横突上安全三角进路，进针点定在椎间隙正中旁开8～12 cm（依据患者体格情况而定）；C型臂X射线机透视下定位椎间隙，穿刺针与皮肤约成45°，与椎间隙平行沿横突上缘向内侧穿刺进针，在上关节突侧前方进入椎间隙，并调整至正确位置。穿刺针触及神经根产生放射痛时，应略退针，稍微调整进针方向再缓慢进针。颈椎穿刺采取前健侧气管旁入路。不可向椎管内注射局麻药，以免因失去保护反应而损伤神经根。

穿刺深度以针尖刚刚透过纤维环内层进入髓核为宜，可经正、侧位X射线显像及造影证实位置正确（图11-35）。拔出针芯，插入特制成末端弯曲的等离子刀头，测电阻抗应在200～350 Ω，如超过350 Ω则提示针尖在纤维环内。先使刀头刚好露出针尖，在刀头柄部做标记，再将刀头缓缓推进到达对侧纤维环内层，固定刀头柄部标记夹做标记，两标记之间即为消融深度，如图11-36、图11-37所示。

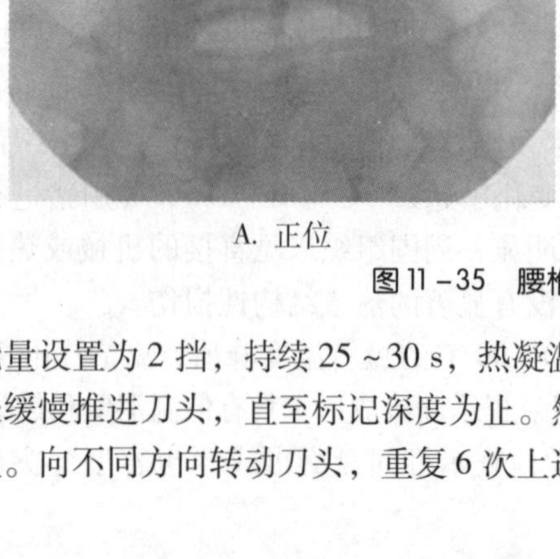

A. 正位

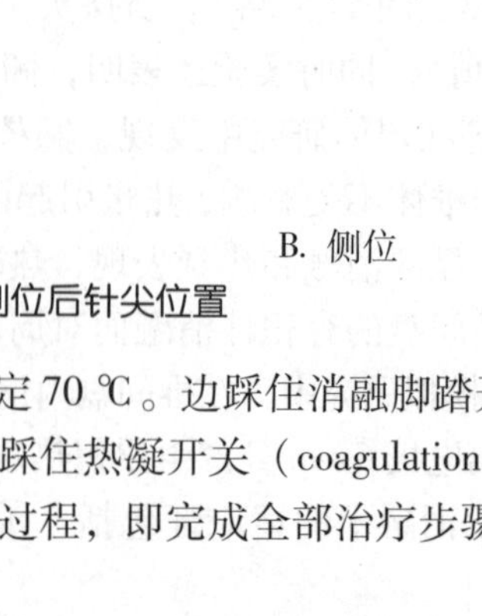

B. 侧位

图11-35 腰椎穿刺到位后针尖位置

消融能量设置为2挡，持续25～30 s，热凝温度设定70 ℃。边踩住消融脚踏开关（ablation），边自前端标记处缓慢推进刀头，直至标记深度为止。然后边踩住热凝开关（coagulation），边退回刀头至前端标记处为止。向不同方向转动刀头，重复6次上述操作过程，即完成全部治疗步骤。

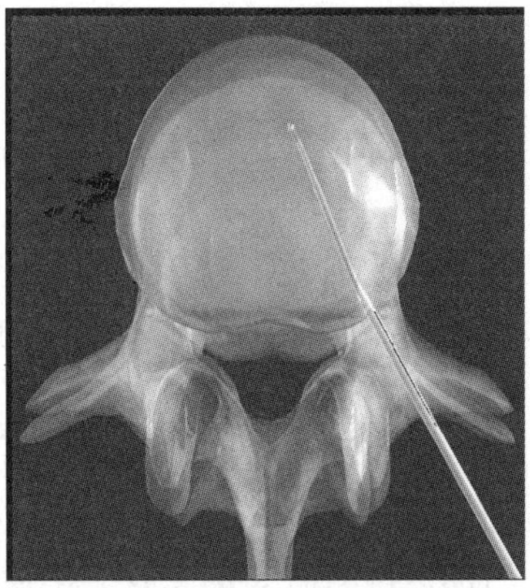

图 11－36　消融电极操作止点

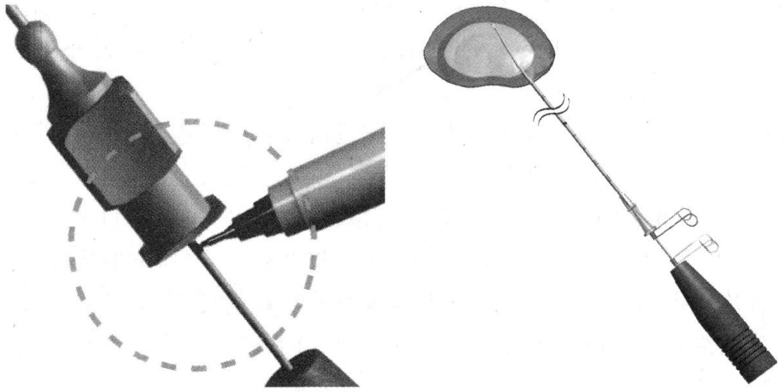

A. 最近点　　B. 最远点

图 11－37　标记消融过程的起止点

2. 颈椎　仰卧位，颈部轻度过伸。透视下定位病变间隙并标记，如图 11－38 所示。0.5% 利多卡因局麻，C 型臂引导下前外侧入路于动脉鞘和气管旁将穿刺针置入椎间盘正中，正侧位透视均位于中点。穿刺针定位后，拔出针芯，插入颈椎专用等离子刀头（图 11－39）。刀头尖部不要穿出穿刺针的顶端，留置于穿刺针内。将穿刺针从刀尖往回抽，透视下监测穿刺针远端等离子刀尖环状电极的膨胀锁定颈椎专用等离子刀头，证实刀头位置。（图 11－40）。

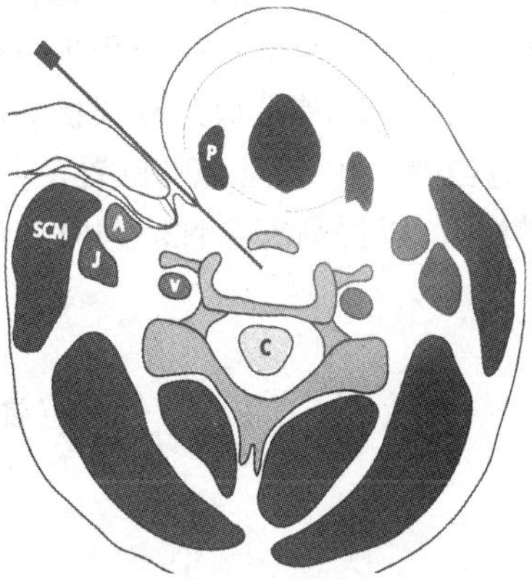

图 11－38　颈椎间盘穿刺定位定向

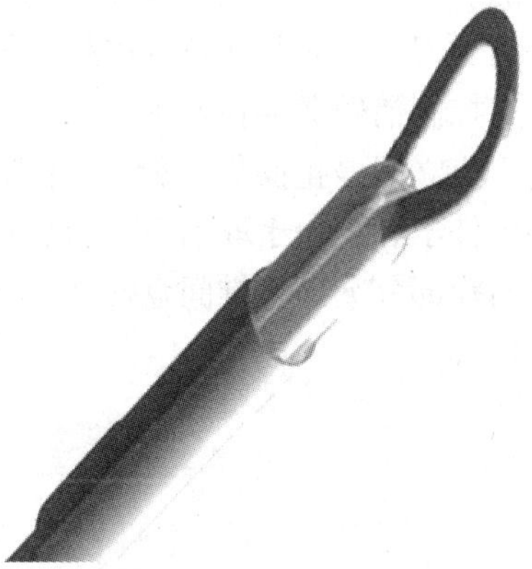

图 11－39　末端弯曲颈椎专用等离子刀头

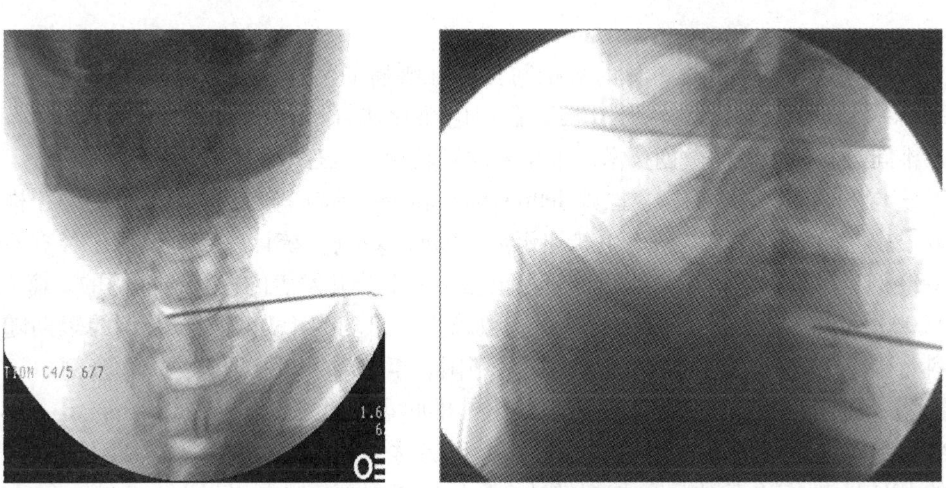

A. 正位　　B. 侧位

图 11－40　电极在远点时透视显像

能量设为2挡（125 V/ms），踩压热凝脚踏（C键）0.5 s。如出现刺激症状，应重新放置刀头。踩压消融脚踏，持续大约8 s。同时前后旋转180°。如果需要另外的消融程序，退出1~2 mm，重复以上步骤，共消融3次。

操作完成后拔出穿刺针，以小敷贴覆盖穿刺点。应用颈领或腰围固定治疗部位，送回病房。术后常规给予抗感染、脱水治疗3 d。

【治疗效果】 Lewis Sharps报道，以此技术治疗间盘源性腰痛患者45例，总有效率为78%，2例随访1年仍能维持满意疗效。Alexandre等回顾报道了2001—2003年1 390例接受等离子消融技术治疗的住院患者均取得满意的疗效。郭卫平等报道的疗效优良率为80%，共28例患者，成功率达82.1%，1例对治疗结果评价为可，出院时VAS评分平均下降3以上，部分患者在术中或术后腰痛立即缓解。平均住院时间7.6 d，出院时平均VAS评分为2.9分。平均随访26个月，最近随访平均VAS评分为4.4分，Prolo平均评分为7.6分，虽然随时间推移，VAS评分下降而Prolo评分增加，但只有3例复发。李展振等以此技术治疗16例腰椎间盘突出症患者，优良率为93.8%，有效率为100%。山东省立医院疼痛科自2005年5月至2006年5月用该技术治疗颈、腰椎间盘突出症患者共28例（其中颈椎7例，腰椎21例），优良率为95%，有效率为100%。

【并发症】 等离子消融髓核成形术见诸报道的并发症有神经根损伤、腰椎血肿、血管损伤、椎间盘炎等。谢珺田等治疗22例患者无明显不良反应发生。

【注意事项】 ①仔细阅读每个间隙在矢状面和横断面的突出部位、方向、压迫程度，选择与症状、体征相一致的一个主要病变间隙（少数为两个间隙）进行治疗，尽量避免一次过多节段操作。②治疗前仔细检查等离子刀头，尤其注意双电极之间的绝缘层有无破损，如有破损，需更换刀头再行操作。③操作过程中，应控制消融深度在两标记之间，一旦超出标定深度范围，则可能造成意外损伤。④若患者突感剧烈疼痛，应立即停止操作，行C型臂X射线仪检查，并适当调节电极至正确位置，再继续治疗。⑤近年来，国外学者倾向于取消70 ℃热凝，仅保留低温消融操作，以提高安全性。同时适应证可适当拓宽，用于治疗部分突出型椎间盘病变。

（谢珺田）

第六节　椎间盘内电热疗法

慢性腰痛约40%为椎间盘源性，目前对椎间盘源性腰痛的治疗存在较大争议，保守治疗失败后通常采取椎间融合术或长期止痛药物治疗。椎间盘内电热疗法（intradiscal electrothermal therapy，IDET）作为一种治疗椎间盘源性腰痛的微创技术，近年来发展较快，且疗效确切。

1997年，美国Stanford大学的康复医师Jeffrey Saal和Joel Saal等首次采用IDET治疗椎间盘源性慢性腰痛，并取得较好的临床效果。据《下腰通讯》（Back Letter）统计，在全美国已经有640名医生用该方法对11 000例患者进行了治疗，但到目前为止在杂志上公开发表的仅有Saal等的2篇文章。此方法在1999年和2000年北美脊柱大会（NASS）上有数篇报告，均为十几例至数十例的短期随访。上海瑞金医院放射科童国海于2003年11月将该技术引入中国，至2004年底已开展了40余例。

【基本原理】 椎间盘源性腰痛的主要病理变化是椎间盘内裂征（internal disruption，IDD），即髓核退变伴放射状裂隙向纤维环周围延伸至纤维环外1/3层时，刺激此处的窦椎神经纤维末梢引起腰痛。20%~30%的IDD患者MRI表现为T_2加权像纤维环后方出现高信号区（high intensity zone，HIZ）。

IDET治疗间盘源性腰痛的原理：①局部热疗使产生裂隙的纤维环组织中的胶原纤维收缩发生再塑形使撕裂处愈合；②加热灭活椎间盘内炎症因子及降解酶，从而消除化学性致痛因素；③热能使分布在纤维环外层的痛觉神经（窦椎神经）末梢灭活而失去接收和传递疼痛信号的能力；④深部热疗作用，改善椎管内的微循环。

【适应证与禁忌证】

1. 适应证　①慢性持续性腰痛6个月以上；②保守治疗无效；③神经系统体检无异常发现；④直腿抬高试验阴性；⑤MR检查无脊髓受压表现，但提示椎间盘内有高信号区（HIZ）；⑥病变节段椎间盘造影能诱发（复制）出典型的下腰痛，相邻节段诱痛试验阴性。

刘保卫等认为IDET治疗腰痛，除应严格掌握上述适应证外，存在以下情况时将能获得更好的疗效：①年龄<40岁；②非吸烟者；③病程<4年；④椎间盘轻度退变；⑤加热探针在椎间盘内的位置佳者。

2. 禁忌证　①椎间盘感染；②有脊柱手术史；③严重椎管狭窄；④MRI检查提示脊髓或神经根受压；⑤椎体滑脱；⑥椎间盘高度小于正常的50%以上。

【操作方法】　术前禁饮食6～8 h，适量应用镇静剂。患者取俯卧位，局部麻醉后在X射线透视引导下将17 G穿刺针经后外侧安全三角入路自健侧或疼痛较轻侧刺入病变椎间盘，直达椎间盘髓核中央或纤维环内层与髓核交界处（图11－41）。经穿刺针置入具可屈性、可转向的带温控热阻线圈的导管，继续插入该导管至椎间盘前方纤维环内层，并沿其表面转向对侧纤维环的后外侧区。在明确电热丝位置无误的情况下（尤其要明确其未接触硬膜囊和神经根）可进行加热。具体的加热温度及持续时间各家报道不一。有研究表明，在有效温度范围内，相对长时间的低温加热与短时间内的高温加热治疗效果无显著差别。一般加热时间为15～17 min，从65 ℃逐渐升温，并密切注意患者反应，通常在75 ℃时患者自诉疼痛症状减轻或消失，最高温度不超过90 ℃，并持续4 min。治疗过程中如患者出现剧烈腰腿痛等神经根症状或其他不适，应立即停止加热并检查电热丝位置是否准确，在重新定位并确保无其他不当操作的情况下方可继续治疗，必要时中止治疗。童国海等认为：由于国人和西方人解剖上的差异，加热温度控制在80～85 ℃更为安全。

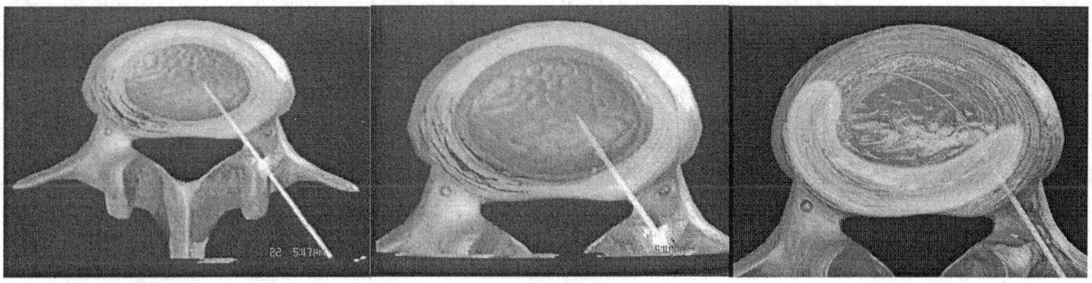

穿刺到位　　置入导管　　加热

图11－41　椎间盘内电热疗法

【疗效与并发症】　文献报道接受IDET治疗的600余例患者中，身体机能及疼痛有改善者占72%～75%，久坐耐受性及行走能力有改善者占60%。

目前资料显示，IDET的并发症极少见。Hsiu报道1例56岁女性患者L_4～L_5与L_5～S_1间盘接受IDET治疗时，术中出现放射性左下肢烧灼样疼痛，透视发现导管置入椎管内，拔管后疼痛好转，但术后出现马尾神经综合征，随访6个月无好转。

IDET治疗难治性间盘源性腰痛的初期临床疗效确切，具有微创、费用低、疗效显著且并发症少等特点。但IDET毕竟起步较晚，目前尚缺乏长期的临床随访资料，临床疗效尚需进行更严格的评价。此外，IDET后胶原、神经及血管组织的转归尚缺乏组织学证据，对IDET治疗过程中盘内温度分布尚有不同意见，有必要进行深入的动物实验观察及生物力学研究。

（赵学军）

第七节　经皮旋切间盘减压术

经皮椎间盘减压术是当今临床上一类用于治疗椎间盘突出症的主要微创介入技术。这类方法主要以治疗包容性椎间盘突出症为主，通过化学（胶原酶、臭氧溶解术等）物理（激光汽化减压、等离子消融等）或机械（间盘旋切术）等方式，消减椎间盘部分容积，降低椎间盘内压力，促进突出间盘的回纳，以减轻或消除对脊神经根或硬膜囊的刺激和压迫。介入手术过程在影像介导下，经皮穿刺达病变部位，采用上述技术进行微创治疗。介入手术本身对患者的创伤较小，手术时间较短，并发症较少、术后恢复较快。

在众多的经皮微创椎间盘减压术中，虽多数具有上述一些共同特点，但在治疗机制、疗效、并发症等方面有一定的差异。

经皮旋切间盘减压术（decompressor）是使用17 G匙形钻切除髓核组织以降低盘内和神经根周围压力，来治疗腰椎间盘突出症引起的腰腿痛的一种微创手术。DEKOMPRESSOR™经皮腰椎间盘旋切器是美国史赛克公司研制的新一代椎间盘减压设备，2001 年美国 FDA 批准该技术用于临床。该设备由一个装有电池的电动手柄、一根特制的旋切钻头（探针）、一个可连接螺旋钻头的组件（髓核组织收集仓）、一个专用刮片等组成。与其他各种经皮椎间盘减压设备相比，具有创伤小、精确度高、治疗直观、患者易接受等优点，适用于由于椎间盘突出所引致的长期慢性疼痛。该技术可以定量地、选择性地切除突出的髓核而又不会造成纤维环和髓核组织的过度破坏。

DEKOMPRESSOR™除有多数椎间盘微创减压术所具备的特点外，还有以下几个独特优点：①穿刺针外径小，穿刺灵活，大大提高了穿刺的成功率，减少了对穿刺路径正常组织的损伤；②可对被旋切出的椎间盘髓核组织进行定量分析（称重）和定性分析（病理学检查、化学成分分析及细菌培养等）。

有研究报道对50名旋切减压术后患者的功能恢复、疼痛分级（VAS）及患者对治疗的满意程度进行为期1年的随访，治疗总的满意度为88.1%，同时进行的为期1年的MRI随访已经证实，术后患者的手术间盘具有明显的缩小而不存在椎间盘退行性变的加速、钻头的断裂及组织损伤等情况，并且术后无纤维环破裂的情况。国内已经有人从2005 年开始从事这方面的工作，目前已有相关报道，总体效果良好，但是缺乏有效的长期随访数据。

【适应证与禁忌证】

1. 适应证

（1）临床症状、体征和影像学检查（包括 X 射线、MRI、CT、椎间盘造影）结果一致的腰椎间盘突出症，特别是膨出型腰椎间盘突出症。

（2）经规范保守治疗（如药物治疗、物理治疗或硬膜外腔注射治疗等）效果不佳者。

2. 禁忌证

（1）未经保守治疗的腰椎间盘突出症患者。

（2）仅有腰椎间盘突出的影像学表现而无相应的症状和体征者。

（3）有严重的下肢感觉和运动神经功能障碍而不伴有疼痛者。

（4）游离的椎间盘脱出者。

（5）伴有严重椎管狭窄者。

（6）病变椎间隙高度低于正常椎间盘高度50%者。

（7）脊柱感染、骨折和肿瘤患者。

（8）出、凝血功能异常者。

【操作方法】

1. 体位　采取俯卧位，腹下垫枕（图11－42）。

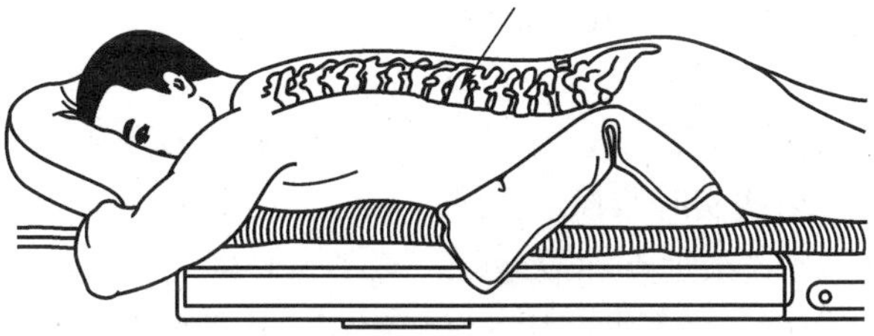

图11－42　腹下垫枕的俯卧位

2. 穿刺定点与入路　在X射线仪透视下确定要穿刺的病变椎间隙，在体表做一横向标记线，在标记线上，脊柱后正中线向患侧旁开8～12 cm处为穿刺点。一般选取患侧的侧后方入路：穿刺方向与躯体矢状面呈40°～50°夹角进针，经安全三角区进入椎间盘。L_5～S_1椎间盘穿刺时则应向患侧头端方向旋转C型臂，直到出现最大三角形的穿刺窗（由L_5下缘、S_1上关节突外缘及髂骨翼的内缘所构成的三角区），沿平行于X射线束方向缓慢进针至椎间盘。

3. 操作过程　局部常规消毒、铺巾，局麻后将穿刺针沿标记穿刺点进针，针尖达目标椎间盘时稍用力以便突破纤维环。在进针的过程中如发生下肢疼痛麻木等神经根刺激症状，要重新调整进针方向。突破纤维环时能感受到柔韧感，随之阻力明显减少，标志穿刺针的尖端已进入髓核（纤维环和髓核的交界处）。此时理想的针尖影像位置应是：正位片上在椎间隙的中点、平椎弓根的内缘，侧位片上位于椎间隙中点，不超过椎体后1/4。注入造影剂做椎间盘激发试验，以明确责任间盘。当穿刺成功后，拔出针芯，通过穿刺针置入DEKOMPRESSOR™钻头，穿刺针与旋切器轻轻拧紧相连，在X射线的实时监控下，缓慢推进带有钻头的穿刺针，直至刀头尖端触到对侧纤维环内缘（有明显的阻力），停止前进，将穿刺针上的深度标志卡移至皮肤处，此点即为旋切的最远点（图11－43）。此时，理想的钻头尖端影像位置应在：正位片上接近但不超过对侧椎弓根的内缘，侧位片上不超过椎体前1/4。退钻头至纤维环内缘，正位片上显示钻头位于同侧椎弓根的内缘，此点为旋切的最近点（图11－44）。然后打开旋切器把手上的电源开关，以0.3～0.5 cm/s的速度推进钻头进行髓核旋切，直到最远点，至此完成一个旋切通道。退出旋切器，刮除切下的髓核组织。可以改变旋切方向后再次进行旋切，根据突出的大小和类型可行不同方向上的旋切。该方法可切除1 cm^3的髓核组织，从而降低盘内压力，缓解疼痛，整个手术时间一般不超过30 min。旋切的通道数取决于：①突出物的大小；②旋切的容易程度；③一般单侧旋切2～4个通道；④可以双侧进针旋切。

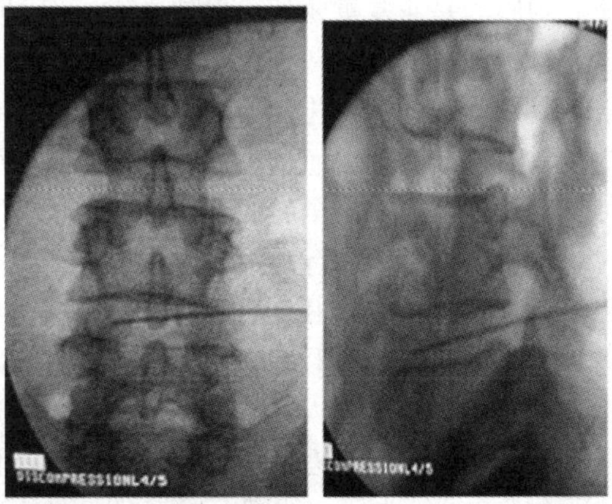

图11－43　旋切的最远点

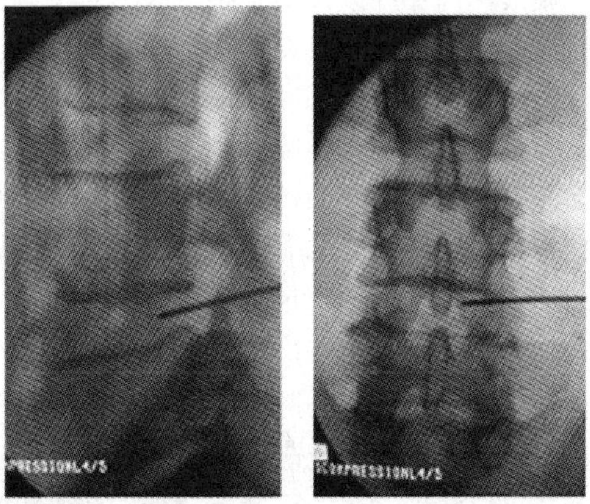

图11－44　旋切的最近点

【注意事项】

1. 术前注意事项

（1）术前签署手术同意书。

（2）术前6 h禁饮食，开放静脉通道。

(3) 适当给予安定镇静类药物以缓解患者的紧张情绪。

2. 术中注意事项

(1) 进针速度控制均匀。

(2) 旋切过程一定要在 X 射线实时监控下完成。

(3) 严格控制旋切范围不超过最远点和最近点。

(4) 如经 2~4 个通道旋切后，仍不见旋切的髓核组织，应调整穿刺针或放弃操作；

(5) 旋切时刀头一定要和椎间隙保持水平关系，不要伤及软骨板。

3. 术后注意事项

(1) 建议患者术后休息 1 周。

(2) 术后如有腰痛，可给予非甾体类消炎镇痛药治疗。

(3) 术后 2 周内尽量避免如按摩、腰牵引等治疗。

(4) 术后 1 周鼓励患者开始行走并可以做一些轻微的工作。

(5) 术后 1 月佩戴腰围有助于患者康复。

【并发症】

该操作是在影像学引导下进行的，只要严格掌握适应证，准确轻柔操作，并发症很少发生，目前尚未见有关报道。但如果操作不慎，也有可能发生神经或血管损伤、椎间盘内感染等并发症。术后穿刺局部出现的疼痛或压痛，多数患者可 1 周后自然消失。

（孙　涛）

第八节　硬膜外腔镜技术

硬膜外腔镜技术（epiduroscopy）是一项较新颖的、以微创的影像手段来进行诊断和治疗硬膜外疾患引起的腰腿痛的内镜操作技术。

在慢性脊柱源性疼痛综合征的诊断和治疗中，了解硬膜外腔存在的不同病变如粘连和纤维变、神经根压迫、瘢痕、肉芽肿以及椎管狭窄等，对于判断腰腿痛的原因是非常重要的。也就是说，识别这些病变为腰腿痛的潜在病因，具有可观的诊断治疗价值。

应用该项技术使硬膜外腔结构的理想三维彩色可视性以及椎管的可视化操作得以实现。利用硬膜外腔镜技术，可以直接观察硬膜外腔的解剖结构和动态变化，病理结构也可通过其进行识别并进行针对性处理。因此该技术在脊柱源性疼痛的诊治上提供了一种具有发展潜力的、全新的选择。

1931 年，Michael Burman 采用当时的关节内镜，对制备的尸体脊柱进行观察，由于椎管内径小于带普通光源的内镜套管，故仅可进行截面检查。1936 年 Stem 发明了第一个用于活体的椎管内镜，尽管它从未用于临床。次年，Pool 进行了第一例椎管内镜的临床应用，并于 1942 年检查了 400 例患者，诊断辨认出神经炎、髓核脱垂、肿瘤、粘连和静脉淤滞等病理改变，取得了令人鼓舞的结果，并发表在 Surgery 杂志上。然而由于脊髓造影术的引进和推广应用，以及椎管内镜不能进行照相记录等缺陷，使该技术“沉寂”了 25 年。从 1967 年起，Ooi 的研究兴趣又开始转向椎管内镜。1967—1977 年，他采用弯曲光源带硬质透镜的仪器，检查了 208 例患者。然而，硬质镜易致损伤出血从而妨碍内镜观察的“硬伤”仍是阻碍该技术推广的瓶颈。

真正的临床活体应用的展开是在光导纤维和可弯曲透镜的出现之后。20 世纪 90 年代早期才开始有可弯曲透镜的内镜检查术。1991 年，Shimoji 首次应用可弯曲的光纤内镜，检查了 10 例患者的硬膜外腔，Leu 在 1993 年报道从骶管途径进行硬膜外腔的内镜检查。以后，欧洲、美国和亚洲的许多学者相继开展了硬膜外腔镜技术的相关动物实验和临床研究，使这项技术不断发展，逐步完善。

近20年硬膜外腔镜的不断改进和临床应用，使人们不但直接“看”到了彩色硬膜外腔及其动态结构，并打开了经硬膜外腔途径诊断和治疗疾病的大门。

【作用原理】 硬膜外腔镜的定义为：经硬膜外腔能够看到椎管内彩色的解剖结构的一种经皮微创内镜技术。这些结构包括硬膜、血管、结缔组织、神经、脂肪和病理结构如粘连（纤维化）、炎症和狭窄性变化等。

作为一种重要的诊断工具，硬膜外腔镜能够通过辨别引起下腰痛、放射性腰腿痛和其他疼痛综合征的可能原因进行确切的诊断。除此之外，硬膜外腔镜可以通过松解硬膜外腔的粘连，冲洗硬膜外腔的炎性致痛物质、放置某些治疗仪器以及靶向注射药物达到治疗上述病理原因造成的腰腿痛的目的。

经硬膜外腔镜粘连松解术显然是整个手术操作中最重要的组成部分。该技术所带来的疼痛缓解和功能改善的积极作用已在有关的报道中得到证实。最近Manchi和他的同事们进行的一项随机双盲前瞻性研究显示，经硬膜外腔镜粘连松解术对大多数患者能够减轻疼痛并改善功能和心理行为状态，且无不良反应。

Dashfield等人的研究显示，对于病史长的患者，尤其是MRI扫描显示硬膜外间隙纤维化并伴随相应侧别和部位的症状者，经硬膜外腔镜病变神经根的靶向给药比经骶管或椎板间的非靶向给药更有效。在这种情况下，一般称之为“直视下硬膜外靶向给药”。它对于慢性严重的神经根病理症状的缓解是无可争议的，特别是与硬膜外腔纤维化相关的症状，如FBSS和椎管狭窄症中的症状。

应用硬膜外腔镜诊治慢性腰腿痛的机制目前知之不多，但硬膜外腔纤维化粘连是造成腰腿痛不可或缺的原因之一。而造成纤维化可能的原因包括：间盘物质从破裂的髓核泄露到硬膜外腔或纤维环撕裂后的炎性反应。已有动物实验证据，存在于破裂髓核的细胞因子可引起损伤神经的神经病理性疼痛。这些抗原性的间盘内容物持续刺激病变区域的炎性过程，造成了化学性神经根炎的延续。椎间盘突出后可能成为持续性神经根痛的原因是由于压迫或硬膜外腔粘连和纤维化引起的牵拉所致。神经根周围的这些瘢痕也引起了神经根微循环的减少，导致神经根缺血和神经传导功能的异常。上述神经根病理学能够解释这种神经病理性疼痛的产生和维持。目前的诊断技术像CT、MRI、椎管造影和肌电图均不能发现这种硬膜外腔的软组织病理性变化。虽然硬膜外腔粘连最常发生于脊柱外科手术后，但也可能出现于没有手术史的患者，这一点已被硬膜外腔镜所证实。过去没有接受过手术的慢性神经根病患者，显示了大量的硬膜外腔粘连和纤维化。

【适应证】 硬膜外腔镜的适应证是随着该项技术的不断更新和人们对其认识的不断丰富而发展变化的。总体来看，应用硬膜外腔镜技术主要是为了：①病理-解剖关系的分析；②药物的特殊应用；③粘连组织的分离（药物，扩张或激光技术）；④导管系统的安置（硬膜外腔，蛛网膜下隙）；⑤刺激电极的安放（脊髓刺激）；⑥微创手术操作的支持。

因此，硬膜外腔镜检查的主要适应证是慢性疼痛综合征，包括：①难治性腰痛；②难治性腰腿痛；③与缺血性神经炎有关的硬膜外腔粘连；④背部手术失败综合征。

硬膜外腔镜还可用于：取标本活检；精确放置某些装置；实施靶向给药，包括甾体类药物、局麻药、透明质酸酶和可乐定以及生理盐水等。

【禁忌证】 硬膜外阻滞的禁忌证也是经皮硬膜外腔镜检查术的禁忌证，较重要的禁忌证包括：①凝血障碍（包括抗凝治疗：小剂量肝素化，阿司匹林停用4 d后进行硬膜外腔镜检查术）；②穿刺部位及其周围有感染/肿瘤；③青光眼和视网膜病变；④尚未控制的高血压、心血管危象；⑤脑血管占位病变、颅内压增高、神经病变；⑥明显的膀胱功能障碍；⑦骶裂孔狭小或闭锁畸形；⑧患者不接受硬膜外腔镜检查术。

此外，妊娠期、重要脏器功能衰竭以及不能配合手术者均应视为禁忌。

【操作技术和步骤】

1. 术前准备　在进行硬膜外腔镜操作前，必须对患者进行全面体格检查，尤其是神经系统检查，包括肌电图和神经传导功能检查。另外，应回顾阅读患者的影像资料包括腰骶部功能位X射线片和MRI资料。

操作前应终止非甾体消炎镇痛药和抗凝药物的应用，并常规检查患者的凝血功能。

患者应术前晚清洁腰骶区，术前禁食8 h。

操作前检查所有的仪器设备以及一次性用品，包括C型臂X射线仪及术后恢复室的仪器设备。

术前应同麻醉医生讨论术中体位和术中监护问题。硬膜外腔镜检查术应在局麻下而不是全麻下进行。这样可与患者保持沟通，以便尽早识别任何可能发生的并发症，并在必要时做出迅速的治疗反应。

术前应向患者解释手术过程及风险并同患者签署知情同意书。

2. 操作技术

（1）患者取俯卧位，腹下垫枕。操作过程需在严格无菌条件下进行。

（2）经骶尾韧带做一个皮肤和皮下组织的小切口，直达骶管。

（3）用一17 G Tuohy针经骶裂孔穿刺（图11－45A）。阻力消失感和侧位X射线证实针位于骶管腔后（图11－45B），放置导引丝（图11－45C），正位X射线证实导引丝向头端直行，置入扩张骶尾韧带的扩张管不可过深，以免损伤马尾神经甚至脊髓（图11－45D）。退出扩张管，沿导引丝放置导引管（图11－45E）。

（4）经导引管注射造影剂（非离子型）5～15 ml，观察造影剂在硬膜外腔的分布（图11－45F）。

（5）连接硬膜外腔镜光导纤维（图11－45G），调节硬膜外腔镜操作柄和焦距，连接加压生理盐水通道（图11－45H），经导引管放置硬膜外腔镜（图11－45I）。

（6）操作过程中，应经常结合C型臂X射线透视和造影，确定硬膜外腔镜的位置和协助诊断。通过硬膜外腔镜，了解其结构和病理改变（图11－45J）。

全部操作应在硬膜外腔镜置入后的45分钟内结束，以防止因静水压升高而可能发生的脊髓受压。退出硬膜外腔镜，小敷贴覆盖穿刺口，不必缝合，但应注意穿刺口周围干燥清洁。

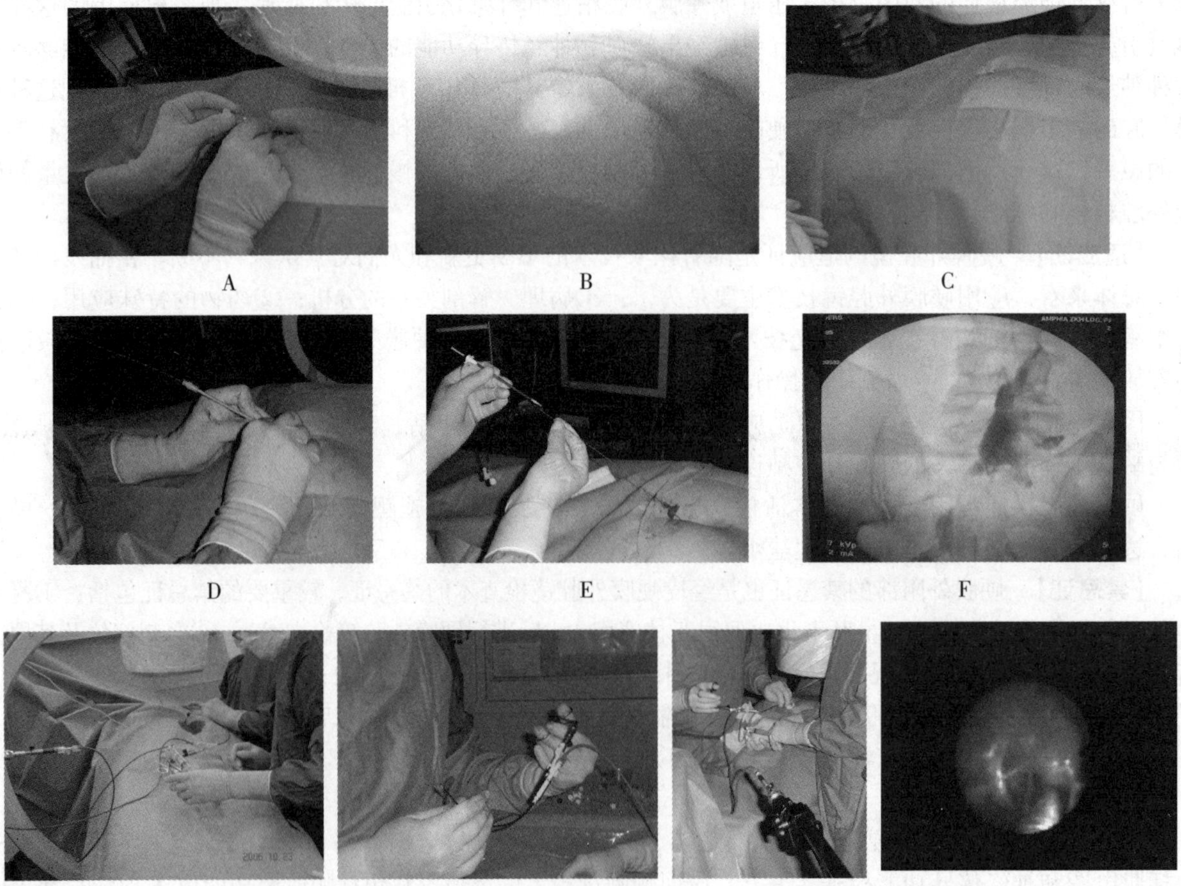

A B C D E F G H I J

图11－45 硬膜外腔镜操作步骤

3. 术后处理　操作结束后将患者送至术后恢复室进行严密观察，尤其是神经系统观察。任何新的异常情况一经发现，应寻找原因并密切随访，必要时进行 MRI 检查并及时请神经外科专家会诊。术后 3 d 内可酌情应用非甾体消炎镇痛药或短效阿片制剂。术后 5 d 内禁止洗浴。

【并发症及注意事项】　作为微创技术，硬膜外腔镜同样存在潜在的风险和并发症。

在硬膜外腔镜检查中，为确保得到高质量的内镜图像，需要 0.9% 氯化钠的连续冲洗。一般用100～250 ml（平均 150 ml）生理盐水持续灌注，而灌注的速度和容量可不同程度地影响硬膜外腔内的压力，其压力的上升可通过脑脊液的传递导致颅内压的升高，从而引起患者头、颈部疼痛。手术者必须尽可能地保持硬膜外腔低流量灌注。一旦患者出现头颈部疼痛，应根据临床情况做出调整或终止操作的决定。这也是为什么要让患者术中保持清醒的原因。除了临床判断，血管内测压装置也可用于硬膜外腔压力的测量和记录。有人测定的硬膜外腔压力（50 例患者）波动于 22～85 mmHg。

其他的并发症还包括疼痛、一过性感觉障碍、轻瘫、麻痹、视觉缺失（失明）、其他视觉改变、腰穿后头痛、局部出血、感染和过敏反应等。局部疼痛往往是自限性的。严重头痛、感觉障碍和急性背痛需进行观察和评价。这些症状有可能是硬膜外血肿、脊髓缺血和颅内压升高的预兆，轻瘫和麻痹有可能混淆穿刺损伤、硬膜外血肿、颅内压升高、缺血或神经损伤。视觉损伤甚至失明已有报道。穿刺局部出血因其位于尾骨之上，一般不会引起神经系统并发症。虽然感染非常罕见，但还是建议患者术前清洁、预防性应用抗生素、严格无菌技术以及术后保持穿刺部位的干燥清洁等。

（傅志俭　宋文阁）

第九节　脊髓电刺激疗法

脊髓电刺激疗法（spinal cord stimulation，简称 SCS 疗法）是将电极植入椎管内，以脉冲电流刺激脊髓神经，一方面阻断疼痛的传导，另一方面激活内在疼痛控制系统，以达到长时间甚至永久镇痛的一种方法。

早在 1943 年 Martin 就对脊髓直流电刺激效应进行了观察。Shealy 等学者受 1965 年“闸门控制学说”的启示，发现对猫的脊髓后索给以 50 Hz 方波的脉冲电刺激后，疼痛被抑制。1967 年 Shealy 对 6 名患者进行 0.3 ms、50～275 Hz、0.3～3.0 V 的脊髓电刺激试验，发现镇痛效果十分显著。20 世纪 70 年代脊髓电刺激疗法应用于临床。虽然脊髓电刺激疗法应用于临床 30 余年，但只在近年来才被广泛接受，并成功应用于各种顽固性疼痛疾病的治疗。

【作用机制】　早期对 SCS 的研究主要集中于 P 物质以及 5－HT 和阿片肽等内源性镇痛物质的作用。近十年，研究方向逐渐广泛。Chandler 认为，SCS 降低了脊髓丘脑束中与细神经纤维相关联的神经元的活动，但对痛觉过敏或痛觉异常的皮肤，SCS 可使其痛阈正常化；对触诱发痛，SCS 可使增强的 WDR 神经元的兴奋性恢复正常。Stiller 和 Cui 的研究显示，SCS 使 γ－氨基丁酸（GABA）释放增多，谷氨酸和天冬氨酸释放减少。Meyerson 等研究小鼠的单神经病变模型，发现脊髓电刺激 10～20 min 后，A_β 纤维的阈值明显升高并持续到刺激停止后 30～60 min，而 C 纤维的阈值无明显变化。

现认为，SCS 的镇痛机制主要有以下几个方面：①刺激脊髓后索产生逆行性冲动与顺行性痛觉冲动发生冲突；②逆行性冲动激活了脊髓后角的闸门控制系统，阻止痛觉冲动上传；③刺激脊髓后索产生上行冲动，干扰丘脑和皮质的痛处理过程；④激活高级中枢下行抑制通路；⑤内源性镇痛物质的参与。

【适应证】　近数十年，SCS 疗法的应用越来越广泛。疼痛病症的治疗是脊髓电刺激最为广泛的应用，除此之外，结合此项技术刺激脊髓、神经根和周围神经可治疗冠心病、心绞痛和尿失禁等病症，还能预防和治疗脑缺血性疾病。

1. 腰背痛　其中以腰椎手术失败综合征（failed back surgery syndrome，FBSS，主要是腰椎间盘突出症术后疼痛）为主，占 SCS 治疗疼痛性疾病的 45% ~61.4%，国内外众多学者对其疗效的观察显示，SCS 对慢性顽固性腰背痛的早期效果优于手术，但长期效果不够理想。

2. 癌性疼痛的干预性治疗　对大多数癌痛患者，WHO 癌痛治疗原则及三阶梯疗法能够缓解大多数患者的疼痛；但有一部分癌痛患者因药物不良反应等而无法有效缓解疼痛。脊髓电刺激疗法可以缓解这部分患者的疼痛或作为一种辅助手段有效地减少麻醉性镇痛药的用量。

3. 糖尿病神经病变所致的疼痛　SCS 对此类疼痛效果较好。有效率达 50% ~75%。SCS 可提高糖尿病患者肢体微循环的血流量，缓解神经性及缺血性疼痛，降低截肢率。

4. 顽固性心绞痛　在 SCS 应用之初，人们认为 SCS 可能掩盖心肌缺血的危险症状。但最近研究表明，SCS 治疗心绞痛是安全、有效的，但其并发症的发生率与未用 SCS 并无区别。

5. 其他疼痛　SCS 对带状疱疹后神经痛、幻肢痛、复杂性区域疼痛综合征、臂丛损伤所致疼痛和外周血管疾病引起的疼痛均有不错的疗效。

【禁忌证】

（1）装有心脏起搏器者禁用。

（2）急性传染病、感染性疾病、发热、出血倾向的患者禁用。

（3）癫痫患者及精神意识不清者禁用。

（4）局部穿刺点皮肤溃烂、感染者禁用。

（5）不愿意接受 SCS 的患者及诊断不明者禁用。

【不良反应及并发症】　SCS 的不良反应未见文献上有明确报道，但在操作和刺激强度的掌握上必须严格把握。Kemler 报道溃疡性结肠炎的患者可以因脊髓电刺激诱发，因此对既往有溃疡性结肠炎病史的患者应慎用。

SCS 的并发症主要有：植入部分感染甚至硬膜外脓肿；电极移动；导线断裂；植入接收器部位异物感及疼痛，神经根刺激性疼痛等。

SCS 对多种疼痛性疾病有较好的疗效，但由于 SCS 是一种有创的治疗方法，且价格昂贵，尚不属于首选治疗方法，只有在其他保守治疗无效，患者经济条件允许，患者能够接受的情况下，才可以采用 SCS。

【刺激参数的选择】

1. 波型　不对称双向波。

2. 频率　对疼痛和周围血管性疾病频率为 80 ~100 Hz，也可采用 1.6 ~8.0 Hz 的低频刺激；对神经源性膀胱，频率可为 10 ~50 Hz。直视下蛛网膜下隙安置电极，可采用高频刺激。100 Hz 以上的高频刺激虽能产生良好的镇痛效果，但可使肌张力亢进并产生下肢抬举现象，因此难以广泛应用。Long、Shimoji 及刘小立、张立生等学者研究均认为硬膜外低频率和低电压刺激能更有效地减轻实验性和慢性疼痛。

3. 波宽　为 0.1 ~0.5 ms。对疼痛和周围血管性疾病为 0.1 ~0.2 ms，对神经源性膀胱，波宽为 0.2 ~0.5 ms。

4. 强度　为 1 ~10 V。De Jongste 等将 SCS 的治疗剂量分为感觉阈、设置阈、运动阈。感觉阈指患者刚刚出现异常感觉时的电流强度；运动阈指可引发新疼痛的电流强度；设置阈是所需要的治疗强度，在原疼痛部位相应的皮肤区产生舒适的异常感觉、麻木感（协调性麻木），并掩盖原疼痛，其强度一般为运动阈的 2/3。电流强度的选择应尽量兴奋 A_α（Ⅱ类）纤维，而不兴奋 A_δ 和 C 类纤维，激活粗神经纤维，开启闸门控制系统，并释放内源性阿片肽类物质。

5. 刺激时间　至少持续 20 ~30 min。

【操作方法】　1967 年 Shealy 首次发表了刺激脊髓后索使疼痛减轻的临床报告，最初的手术方法是将电极板置于蛛网膜下隙脊髓背侧，但创伤性较大。后又有学者采用硬膜下隙电刺激疗法。1971 年日本学者下地恒毅，1977 年我国学者郝健英采用硬膜外腔电刺激法治疗疼痛，取得较好疗效。从此硬膜外腔脊髓电刺激法取代了蛛网膜下隙和硬膜下隙电刺激法。国内学者也对硬膜外脊髓电刺激镇痛效果及操作方法进行了动物实验和临床验证。近年出现用于治疗慢性顽固性疼痛的植入式脊髓电刺激疗法按SCS的操作过程包括：谨慎地将临时电极及导联线置入硬膜外腔；试验期一般不超过10 d；永久电极、脉冲发放器（IPG）或射频接收器（RF）的置入和固定；调频以及相应导联线的连接。

1. 电极　早期电极体积大，多为单极电极（monopolar electrode），须行椎板切开术才能植入。目前电极多种多样，如导管电极（catheter electrode）、双极电极（bipolar electrode）、三极电极（tripolar electrode）等。电极的位置、排列方式对疗效有很大影响，如大电极、单极电极对背根神经纤维的刺激强；而小电极、多极电极对脊髓的刺激强；双极电极纵向排列，三极电极横向排列可增强输出范围，改善疗效。近年出现了多电极组合电极（arrays of multiple electrodes），可构成不同的电极组合和极性选择。也可将电极分为导管型（或称经皮型）和翼型（或称外科型），导管型又分四触点和八触点电极。

2. 穿刺点　选择高于疼痛平面之上2~3个脊髓节段所对应的背部正中皮肤。一般下肢定位于$L_1 \sim L_2$，较高位疼痛定位于$T_{12} \sim L_1$，颈部疼痛定位于$C_7 \sim T_1$。

3. 植入方法　分为“直接经皮”植入法和“外科手术”植入法两种。

“直接经皮”植入法：患者俯卧位或侧卧位，在C型臂X射线机下，局麻后经穿刺点将Touhy针或18号硬膜外穿刺针刺入至硬膜外间隙，再将刺激电极及导联线沿穿刺针到达硬膜外间隙的预定解剖位置在X线透视下确定刺激电极的精确位置（图11-46）。进行电刺激，观察所诱发的感觉异常区域是否能“覆盖”患者日常的疼痛区域，以调整导联线位置或增加导联线数量。（穿刺时应注意勿垂直刺入硬膜外腔，此时电极和导联线呈90°，易折断刺激电极与导联线；应使穿刺针与皮肤呈一钝角，使刺激电极和导联线呈一钝角进入硬膜外腔，这样不易出现折断现象。）经电刺激达到理想效果后拔出穿刺针，缝合穿刺点皮肤，敷贴覆盖。

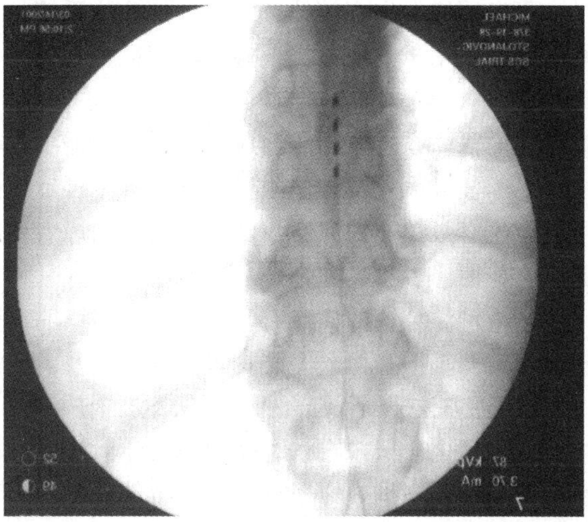

图11-46　电极放置到位

“外科手术”植入法：经外科手术切开，在相应部位做一小的椎板切除术，暴露硬膜外间隙，置入翼状电极于相应位置（位置与“直接经皮”植入法相似）。

患者经历5~7 d的试验刺激，试验期主要为排除初期接受SCS效果好但长期效果不佳者。若疼痛缓解率>50%，则符合永久性植入SCS的要求。永久电极的植入也有两种方法：①无论试验是否成功，均去除电极与导联线；患者符合条件且要求植入刺激装置时，按试验导联的位置置入新导联并与植入式脉冲发放器相连接。②试验刺激完成后，若要植入永久电极，则在穿刺点周围行局麻浸润后，做一长约3 cm的手术切口达棘上韧带，使用非可吸收线牢固固定韧带与导联线，将棘上韧带外导联线去除，取一新导联线，一端与缝合于棘上韧带的永久导联线连接，另一端经体内隧道与植入式IPG连接。其优势在于：植入刺激装置时，免去了使用新电极组的花费；导联组的位置未变，治疗效果得到保证。其缺点是需两度进入手术室，要承受手术和术后疼痛，且术后疼痛可能干扰患者对刺激试验的感受。

4. 脉冲发放器（IPG）或射频接收器（RF）　通常被植入于下腹部或臀外上部，颈部可植入侧胸壁，便于患者用其优势上肢操作遥控器靠近植入装置并调整其参数。在刺激试验中，若要达到满意镇痛效果需放置多个电极或较高能量设置，则优先选择RF。新一代IPG中的电池在中等能量设置下能维持数年之久。

5. 注意事项　术后卧床24 h；术后应用抗生素48 h；术后防止突然运动，防止过度悬吊，防止提重物；术后不能接受透热治疗或接近磁场。

（王珺楠　傅志俭）

第十节　鞘内输注疗法

1979年，椎管内应用阿片类药物治疗疼痛开始应用于临床，Wang等学者首先报道椎管内注射负荷量吗啡能缓解疼痛。此后该方法在临床上受到广泛认可和欢迎。

鞘内给药是椎管内给药的一种，已成为疾病整体治疗方案中的一部分，在阶梯镇痛疗法中占有特殊地位。其突出优点是药物用量小，可在不影响运动、感觉和交感神经功能的情况下产生明确的镇痛效果，不良反应发生率较低。随着鞘内输注系统的不断发展，它不仅仅作为临床镇痛方法，也被其他相关科室广泛应用于其他各类疾病的治疗；鞘内药物也已不再是最初的单一的阿片类药物，而是向多元化纵深发展。

鞘内输注系统应用的适应证包括：①需要提高生活质量的晚期癌痛患者；②全身应用强效阿片类药物效果不佳或无效及无法耐受全身用药不良反应的慢性顽固性疼痛患者；③椎管内应用试验剂量巴氯酚可以产生有效镇痛的患者。对鞘内治疗的患者要给予适当的引导和教育，使其了解鞘内用药的方法和不良反应，使患者积极配合。

鞘内输注系统的优点有：①感染发生率明显降低；②输注泵一旦植入，发生系统故障的概率显著低于单次给药。但其植入安装技术难度较大及价格昂贵的缺点影响了其在临床中的广泛使用。

【输注方法】 鞘内给药的方法主要有三种，即鞘内单次注射、持续输注及植入泵装置。其中以单次注射应用最广，但现在认为鞘内单次注射难以准确计算患者所需的最佳剂量，无法在日常活动中进行测试，且易被安慰剂效应干扰，因此持续输注更为可靠。

1. 鞘内单次给药与持续输注　鞘内单次给药使用麻醉中常用的蛛网膜下隙穿刺技术，一次性注入药物。持续输注即在蛛网膜下隙穿刺技术基础之上，置入导管，采用外置注药泵，持续给药。

2. 体内泵植入技术　内植泵或外置泵可以根据患者的意愿、经济条件、疼痛程度和治疗时间来选择。在进行体内泵植入方面，主要研究集中于脊髓电刺激装置，对鞘内泵的研究较少，泵的装置技术与脊髓电刺激相似。根据注药方式的不同，还可以分为持续输注系统和间断输注系统。持续输注系统即植入系统完成之后将药物注入内植或外置泵中，根据泵中的微电脑控制系统按一定速度持续输入，一般一次给药可以维持3个月左右。间断输注系统是每次根据需要将药物注入泵中从而发挥作用。

（1）麻醉方法与体位：可在镇静加局麻、全麻或椎管内麻醉下进行泵植入，但麻醉方法的选择及优劣仍存在较大争议，未达成统一。坐位、俯卧位、侧卧位均可采用，这主要是根据患者对所选体位的耐受能力，植入需要25～45 min。在国外鞘内输注系统多在门诊完成，因此采用患者的最适宜体位尽量减少麻醉性或镇静性药物的使用就显得十分重要。

（2）植入技术：摆好体位，备皮消毒，行L_3～L_4或L_4～L_5间隙穿刺，穿刺针的勺状面朝向头端，有脑脊液流出后，在C型臂监视下植入导管，导管的前端至穿刺间隙上方2.5～3个椎体水平。在置管完成之后注入1.5%利多卡因5～6 ml，通过患者感觉消失平面判断导管前端的位置。有学者认为导管末端应置到疼痛分布区域的椎体水平，也有学者认为导管末端的位置应根据药物的脂溶性和水溶性的程度来决定，以免过高发生中枢神经系统的不良反应。Eugene在临床实践中发现应用阿片类药物能取得良好效果，而无需调节导管位置。植入方法与腰麻穿刺相似。

穿刺成功后，在穿刺部位根据皮下脂肪的厚度做一2～5 cm长的纵行切口，达棘上韧带和椎旁肌筋膜，用2-0型丝线在穿刺针周围行荷包缝合，以防导管周围脑脊液漏。拔出穿刺针后必须有脑脊液由导管流出，再将导管固定于肌上筋膜，彻底止血，层层缝合切口。此处缝合时要彻底止血，防止渗血或血肿的发生；导管固定时缝针过多增加导管穿孔的危险，Eugene认为缝针不应超过5针。在选择埋泵部位切开皮肤，埋泵部位受解剖因素影响，还应考虑患者要求，多选择腰部或侧腹壁。切口略小于泵直径，钝性分离形成与泵大小相当的“泵袋”，依靠皮肤弹性将充满药物的镇痛泵植入，通过皮下隧道将导管与泵连接，用丝线牢固固定（图 11－47）。术中应多次检查导管中有无脑脊液流出，确保导管通畅。

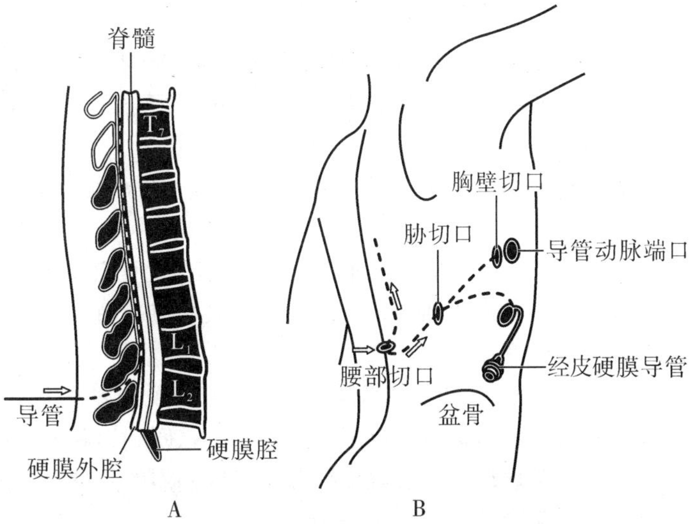

图 11－47　鞘内输注系统操作示意图

抗生素的应用意见尚不统一。多采用术前 30 min 预防性应用抗生素，术中和术后不再预防性使用抗生素。

3. 给药　泵植入后，首次注药量应与试验量相同。若患者手术前用药剂量较大，可以辅以口服药物预防停药综合征，缓解术后疼痛和突发性疼痛。Eugene 认为在治疗早期每次增加 10% ～20% 的剂量是安全恰当的。

【输注药物】

1. 阿片类药物　鞘内应用阿片类药物可以产生快速完全的镇痛效果。

吗啡是被 FDA 批准的唯一可用于经植入泵行椎管内镇痛的阿片类药物。胃肠外吗啡用量和鞘内吗啡用量之比为 100∶1。鞘内吗啡常用的初始剂量为每天 1～2 mg，最大剂量因人而异，有人认为应限在 20 mg 以内，但也有学者认为可高达 55～60 mg，大剂量的吗啡不会产生毒性作用。一般认为鞘内吗啡需要量 >18～20 mg/d 时，应该尝试其他的方法以求安全。羟基吗啡酮是一种最常用的最有效的阿片类替代药物。早在 20 世纪 80 年代已有鞘内注射羟基吗啡酮成功治疗顽固性癌痛及顽固性非恶性疼痛的报道。其鞘内给药的初始剂量是吗啡的 1/10～1/2，作用强度是吗啡的 2～3 倍。芬太尼、舒芬太尼等药物也常应用于鞘内，鞘内应用的初始剂量分别为 50 μg、10 μg，作用强度分别是吗啡的 10～15 倍、82～100 倍。

2. 局部麻醉药　鞘内应用局部麻醉药进行临床麻醉和镇痛已有多年历史，局麻药是鞘内镇痛泵中最常用的辅助用药。常用药物是布比卡因，适宜的初始剂量为 3 mg，有学者认为布比卡因用量小于 15 mg/d 就不会引起不良反应。近年罗哌卡因也应用于临床麻醉与镇痛。

3. NMDA 受体拮抗剂　NMDA 受体参与了持续性疼痛的形成和慢性痛引发的脊髓敏感化现象的产生和维持。美沙酮属于NMDA 受体拮抗剂，可抑制去甲肾上腺素（NE）和 5－HT 的再摄取，在疼痛临床和脱瘾治疗中得到广泛应用。动物实验和临床研究证实美沙酮能够治疗神经源性疼痛，认为鞘内应用美沙酮是一种很有前景的治疗方法。但也有学者认为美沙酮镇痛持续时间短，所需剂量大，不适合鞘内应用。

实验已证实，实鞘内应用氯胺酮具有抗伤害性疼痛和神经病理性疼痛的作用，并认为此效应与氯胺酮的 NMDA 受体阻滞作用相关。

4. 其他　Ca^{2+}通道阻滞剂（如维拉帕米）、胆碱酯酶抑制剂（如新斯的明）、α_2 肾上腺素受体激动剂（可乐定）、GABA 受体激动剂（巴氯芬）、加巴喷丁、氯苯胺丁酸、酮咯酸等鞘内给药在多项动物实验和临床研究中均显示有抗伤害、缓解疼痛的作用。

【不良反应及并发症】

1. 手术并发症

（1）出血及血肿：术前应检查患者的凝血机制，若怀疑有鞘内出血或血肿应及时行神经学及影像学检查并手术处理。泵植入部位出血多采用压迫止血即可显效；若形成血肿，多数可自行吸收，或应用加压腹带促进其吸收过程，多不主张穿刺吸引；若仍不奏效，可再次手术调整“泵袋”大小，减小组织与泵之间空隙。

（2）感染：若埋泵部位出现局限性感染、蜂窝织炎，没有波及全身，可积极给予抗生素控制感染。若疑有椎管内感染、脓肿或感染沿椎管扩散，应尽快手术取出植入物。若发展致脑膜炎应积极抗感染，留置脑脊液标本，与神经科联合处理。

（3）脑脊液漏：置管后脑脊液漏很常见，但多为自限性。穿刺后头痛，补液镇痛镇静等保守治疗后多可治愈。

（4）泵移位：由于体位变化或体重的迅速变化会增加泵的活动度，使泵位置下移，出现不适感或影响治疗效果，甚至无法加药，需调整泵袋大小重新植泵。因此埋泵部位应在患者站立位确定，防止卧位与站立位体位改变使泵的位置也发生改变；“泵袋”大小应尽可能地与泵的大小相当。

（5）导管闭合、脱开、移位：导管闭合和脱开多发生于鞘内导管与连接管之间的金属连接部位扭曲或断开、破裂。针对金属连接部这一弱点，已研制出新的一体导管，大大减少了导管闭合和脱开的发生率。导管移位常表现为导管脱出鞘内，导致剧烈的急性疼痛或逐渐敏感的疼痛，可经导管注入造影剂行X射线平片来确诊。

2. 药物不良反应　由于许多鞘内药物仍处于实验阶段，未投入临床使用，因此主要介绍阿片类药物鞘内应用的不良反应与并发症。

（1）胃肠道症状：常见为便秘和恶心呕吐。尽管鞘内应用阿片类药物便秘的发生率明显低于全身用药，但便秘仍是常见不良反应。可加大水和纤维食品的摄入，使用粪便软化剂或通便剂，或减少药量来治疗便秘。恶心呕吐使用止吐剂多可控制。最近研究，氟哌啶醇可减轻鞘内输注吗啡后恶心和呕吐的发生率。

（2）尿潴留：易发生在泵植入术后的前24～48 h，多可随治疗自行缓解。已证实羟吗啡酮和美沙酮引起的尿潴留发生率明显低于吗啡。

（3）皮肤瘙痒：羟吗啡酮的瘙痒发生率低于吗啡，因此可用羟吗啡酮代替吗啡鞘内应用。也可用阿片类拮抗剂与阿片类药物混合使用治疗皮肤瘙痒。近年研制了新的专一性外周阿片受体拮抗剂，甲基纳洛酮（methylnaltrexone）治疗阿片类药物引起的外周不良反应。

（4）中枢神经系统症状　如镇静、头痛、记忆障碍和呼吸抑制等。阿片类药物滴定过快，浓度过大时均易发生此类不良反应。另外如钙通道阻滞剂SNX－111也易发生头痛、头晕等不良反应。NMDA－受体拮抗剂氯胺酮有神经毒性，易发生幻觉和记忆障碍。α_2肾上腺素受体激动剂可乐定易致嗜睡和头晕。

（5）内分泌功能及性功能障碍：近年研究显示鞘内应用阿片类药物可对内分泌系统产生相当大的影响，出现肾上腺皮质功能减退、生长激素缺乏、血浆睾丸酮下降、性腺功能减退等症状。

（6）下肢水肿：全身应用阿片类药物常出现下肢水肿，鞘内给药后下肢水肿发生率增加，但原因不清，一直未引起临床和研究的重视。Eugene在临床实践中发现口服安体舒通等利尿剂有不错效果。

（7）耐受性：长期应用阿片类药物产生耐受性，使镇痛效果减弱。早期可加快滴注速度来解决，当此法无效时，可应用替代阿片类药物或非阿片类药物。实验证实，右旋美沙酮可以延缓鞘内吗啡的耐受性。

（8）撤药症状：是鞘内应用巴氯芬极少见的一种致命并发症。主要表现为高热、DIC、横纹肌溶解、急性肾功能衰竭和多系统器官衰竭等。主要由于人为因素和泵的程序错误引起。口服巴氯芬对鞘内巴氯芬所致的撤退症状无治疗和预防作用。治疗主要依赖于快速诊断、恰当的监护措施、大剂量的苯二氮䓬类药物及巴氯芬鞘内泵的迅速调整。

鞘内药物的应用趋于广泛化和多样化，但许多药物仍在试验阶段尚未应用于临床。临床使用时必须注意药物的不良反应，并积极预防和治疗之。

（王珺楠　傅志俭）

第十一节　针刀疗法

针刀疗法是现在疼痛治疗的常用方法之一，它是在中医针灸理论和现代医学理论的基础上，根据生物力学的观点，用于治疗因慢性软组织损伤等原因所引起疼痛性疾病的一种方法，即针与刀相结合形成的一种闭合性微创伤性手术疗法。具有见效快、方法简单、经济实用等特点。不仅具有现代医学微创技术的特点，同时也是与中医治疗技术即中医针刺疗法的完美结合。针刀主要通过手术效应、针刺效应以及综合效应等来发挥其功效。

【治疗原理】

1. 针刀的器具及消毒维护　针刀主要有^{13}Cr和^{14}Cr等金属材料构成，有针体和针柄两部分组成，其中在针体的远端有刀刃，刀刃和针柄处于同一平面。由于材料的特殊性，使针刀富有弹性、韧性、耐磨损的特点。根据临床用途不同，可分为Ⅰ型、Ⅱ型、Ⅲ型三种型号（图11－48）。Ⅰ型比较细，常在疼痛科使用。由于针体长度的不同，又可分为Ⅰ－1型、Ⅰ－2型、Ⅰ－3型、Ⅰ－4型四种型号，Ⅰ－1型最长约15 cm，Ⅰ－4型最短约5 cm。Ⅰ型的刀口宽度为0.8 mm，刀柄长20 mm，主要用于浅表的软组织病变。Ⅱ型、Ⅲ型针体较粗，常在骨科使用。

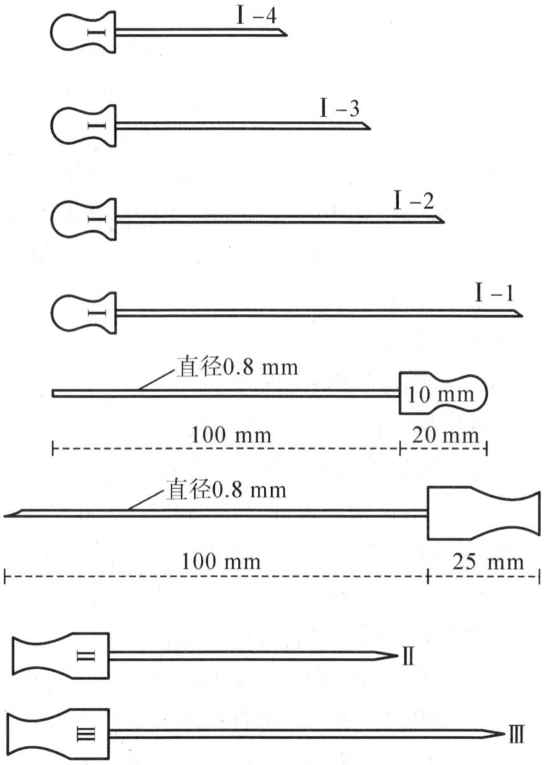

图11－48　针刀

针刀有生锈或裂纹应丢弃。在使用前应清洗干净，检查弹性及韧性，用纱布包裹进行高压消毒，置于干燥处保存。放置时间超过一周时，应重新消毒。没有高压消毒条件时，可用器械消毒液进行浸泡30 min，生理盐水冲洗后擦干，方可使用。使用后应及时清洗，擦干血迹等。

2. 治疗原理

（1）静态平衡与失调：人体在静止状态时，其所有组织器官都有相对稳定的位置关系，以维持人体各部位的正常的力学状态，谓之静态平衡。如果组织器官相对稳定的位置状态在某一部分遭到破坏，不能维持这一部分的力学状态，谓之静态平衡失调。

（2）动态平横与失调：人体在活动状态下，其所有组织器官在体内有不同的活动方向、范围，以维持各种活动状态下各组织器官的正常力学状态，谓之动态平衡。如果某一组织器官的正常活动方向、范围遭到破坏或限制，人体在活动状态下不能维持某一组织器官在体内的正常力学状态，谓之动态平衡失调。

（3）病理变化：根据针刀医学的研究，慢性软组织损伤性疾病的主要病理变化是黏连、挛缩、结瘢、堵塞，可使肌肉、韧带、筋膜、腱鞘、滑囊的静态位置和运动时的方向以及范围发生变化，局部静态与动态平衡被破坏，卡压、牵拉血管、神经产生疼痛。对病灶行针刀切割松解，可解除压迫、松解紧张挛缩的肌肉、恢复力学的动静态平衡、改善局部血液循环、消除无菌性炎症；对骨纤维管狭窄压迫管内容物的病例，应用针刀松解可解除对管内容物的压迫，明显缓解相应的症状和体征；脊柱四肢关节微小移位可导致关节周围软组织尤其是关节囊的损伤变性，用针刀切割松解变性软组织，有利于手法复位，并能防止再移位；针刀疗法是颈椎病综合治疗中的关键步骤，通过切碎颈项部软组织痛性硬结（如项韧带钙化），切割肥厚的黄韧带，扩大椎管，切开小关节囊，实施关节腔减压并扩大椎间孔，甚至直接经前路椎间孔进针刀松解粘连的神经根。

【适应证】

1. 顽固性疼痛点　各种因慢性软组织损伤而引起四肢、躯干各处的一些顽固性疼痛点

2. 滑囊炎　滑液囊受到急、慢性损伤之后，就会引起滑液囊闭锁，而使囊内的滑液排泄障碍，造成滑囊膨胀而出现酸、胀、疼痛、运动障碍等症状。或由于过度膨胀而挤压周围的神经、血管，出现麻木、肌肉萎缩等症状。此种病变用常规的治疗方法，难以奏效，应用针刀闭合性将滑囊从深面十字切开，针刀术后用手指迅速将滑液囊压扁，往往可速见成效。

3. 骨化性肌炎初期（包括肌肉韧带钙化）　对于骨化性肌炎，针刀治疗适应在骨化还没有完全僵硬之前，就是说肌肉还有弹性的情况下，才适应针刀治疗，不过疗程比较长，一般要60 d左右。骨化性肌炎的病因和骨质增生一样，是肌肉和韧带拉应力过高引起，限制了人体的正常功能。

4. 各种腱鞘炎或韧带挛缩引起的疼痛　针刀治疗各种腱鞘炎，有时疗效极快，尤其对狭窄性腱鞘炎、跖管综合征、腕管综合征之类，有特殊的疗效，但有时也必须配合一些药物。

5. 肌肉和韧带积累性损伤　针刀治疗肌肉和韧带积累性损伤，对病损较久的疗效显著，对病损时间较短的疗效较差。

6. 外伤性肌痉挛和肌紧张（非脑源性的）　外伤性肌痉挛和肌紧张在临床上表现极为复杂。有的单独构成一种疾病，有的夹杂在其他疾病当中表现为一种症状，有的表现比较隐蔽。而由于肌痉挛和肌紧张继发出一种突出的临床症状。但只要搞清原因，是肌肉痉挛和肌紧张者，应用针刀治疗，都能取得立竿见影的效果。

7. 手术损伤后遗症　做切开手术如在四肢施行，特别是在关节附近容易造成腱鞘狭窄，筋膜、肌肉韧带、关节囊挛缩，结疤粘连，导致功能障碍。针刀对此施行闭合性松解术，有很理想的疗效。

8. 骨干骨折畸形愈合　骨干骨折畸形愈合影响功能或有肿胀不消，肌肉萎缩麻木疼痛无法解除者，必须在愈合处折断，再行复位，重新固定，纠正畸形。通常要做切开手术，创伤大，软组织损伤重，容易造成肢体无力等后遗症。传统中医治法用三角木垫于畸形愈合处，手法将其强行折断，再复位治疗。此法亦易损伤软组织，更易将健骨折断，不易在需要折断的部位截断而造成新的骨折创伤，应用针刀闭合性折骨，可完全避免上述两种方法的不足，准确无误地在需要折断的地方折断，又不损伤周围的软组织，保证这些软组织形态的完整性，有利于功能的恢复。关节附近骨折及关节内骨折畸形愈合不列为适应证。

【禁忌证】

（1）病变部位或全身有感染、发热。

（2）病变部位有重要的血管、神经或脏器等难以避开。

（3）出血、凝血功能异常。

（4）重要脏器疾病的发作期，如心肌梗死。

（5）诊断不明确以及不能合作者。

（6）医生未掌握局部解剖和针刀技术要领者。

（7）体质虚弱、高血压、冠心病、晚期肿瘤患者等。

（8）定性、定位诊断不明确者。

此外，对于老年患者、极度恐惧的患者以及对治疗效果怀有疑虑的患者均应慎用针刀治疗。糖尿病等易感染患者，术后可预防性地给予抗生素治疗。

【操作方法】

1. 常规操作步骤

（1）常规物品准备：无菌包、针刀。

（2）药品准备：布比卡因、利多卡因、生理盐水、复方倍他米松、维生素 B_{12} 等。

（3）操作：根据施术部位，选择合适的体位，如颈部、背部取俯卧位，上肢取坐位或卧位，足跟取

俯卧位；常规消毒、铺巾，可先做局麻或注射消炎镇痛液，同时探测进针深度，并在针刀上做深度标记，左手定点、定向，加压分离（或捏起），右手持针刀刺入，刺入时应迅捷、快速、准确，刺入一定深度或抵骨质达靶目标后，行疏通剥离（纵行、横向）等手法。治疗结束后出针时，应注意按压针孔、消毒、贴无菌贴，并平卧位观察。

2. 进针步骤和方法

（1）针刀的进针步骤：如图 11－49 所示。

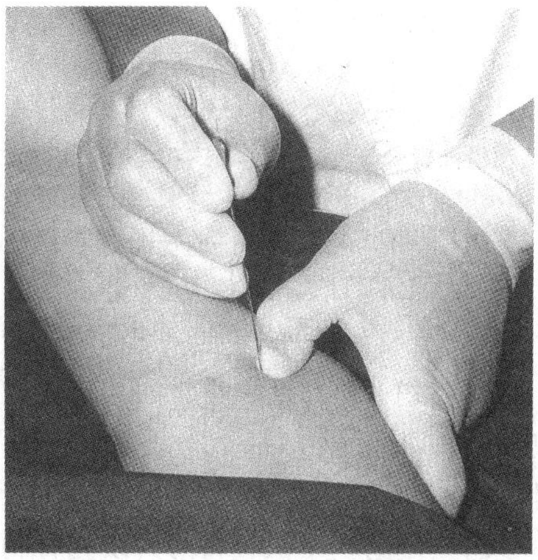

图 11－49　肱二头肌腱桡骨滑囊进针（刀）手法

1）定点：首先找准进针点，弄清病变层次及局部组织解剖关系。适宜的进针点有敏感的压痛点；牵拉该处肌肉而引起的明显痛点；使该处肌肉完成某一特定动作而引发的痛点。定点后标记并消毒。

2）定向：使针刀的刃线与大血管、神经及肌纤维走向相平行，若肌纤维走向与神经、血管方向不一致，则应与神经、血管方向平行进针刀。

3）加压分离：右手拇、食指捏住针柄，其余三指托住针体，稍加压力而不刺破皮肤，使进针点处形成一个长形凹陷，将刀口下的血管、神经分离到刀口两侧。

4）刺入：继续垂直加压，有坚韧感时表明已接近骨质，再稍加压即可刺破皮肤至所需深度，施行各种操作措施。

（2）针刀针的运行：针刀针的运行实际上是以中医针灸理论为基础，以针灸协调阴阳、扶正祛邪、疏通经络、调理气血等的作用，通过各种手法的运用，来达到止痛的目的。由于针刀相对于针灸针来说较粗，同样的手法作用，针刀的刺激强度也就大很多；因此针刀在发挥针灸针的功效作用时，效能也同样大很多。

1）提插法：针刀在穴位由皮肤进入体内后，达到靶目标时由深层组织提到浅层，再由浅层插向深层，这样来回重复操作的手法被称作提插法。提插法所产生刺激强度的大小取决于提插的频率、幅度和力度；对于体质较好的实证患者，提插的频率、幅度和力度均应大一点，对于体质较差的虚症患者，提插的频率、幅度和力度均应小一点。

2）纵运法：在针刀进行提插的同时，按经络走行的方向平行运行针刀数次，这样可增强针感及刺激强度。

3）横运法：在针刀进行提插的同时，按经络走行的方向垂直运行针刀数次，常用于留针前和出针前，以增强刺激效果。

4）留针：在进行不同针法的运行后，将针刀留置于相应的穴位内，持续一段时间后再将针刀拔出，以加强治疗的效果。

3. 手术方法　针刀的手术方法实际上是以解剖学、外科学等现代医学为理论基础，根据病变性质、部位的不同而选用不同的操作方法，主要包括以下几种。

（1）纵行疏通剥离法：进针时，刀刃的方向与肌纤维等方向平行，刀口达到靶目标时沿着肌纤维的方向疏通剥离（图 11－50）。若病变组织较宽，可分几次进行疏通剥离。不可横行疏通剥离，以免使肌腱附着点以及周围正常组织、解剖结构等受损。主要适用于组织粘连，肌腱周围软组织的疤瘢挛缩。

（2）横行剥离法：进针时使刀刃的方向与肌纤维等方向平行，刀口达到靶目标时与肌纤维的方向垂直铲剥，将粘连在骨面上的软组织铲起，刀下感到松动即可（图 11－51）。主要适用于肌肉与韧带和骨面等周围组织发生的粘连。

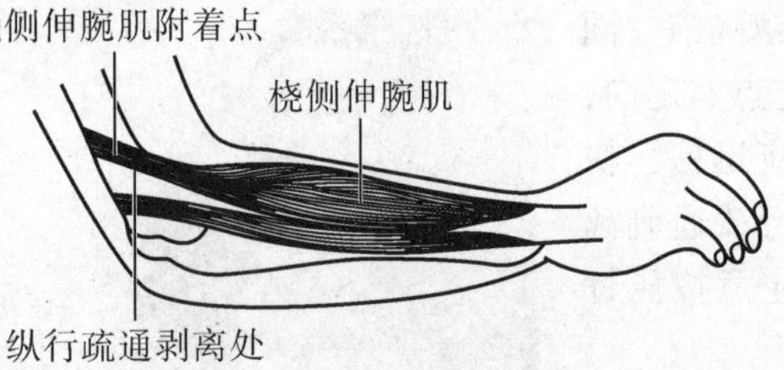

图 11-50　纵行疏通剥离法

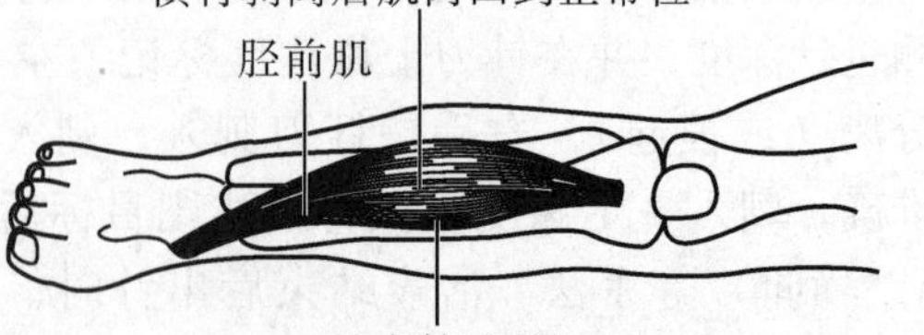

图 11-51　横行剥离法

（3）切开剥离法：进针时使刀刃的方向与肌纤维等方向平行，刀口达到靶目标时将相互间粘连的组织或瘢痕切开（图 11-52）。主要适用于不同软组织间的粘连，瘢痕挛缩；小的结节切开或切碎后便于组织吸收。

（4）削磨铲平法：将刀刃线和骨刺的轴线垂直刺入，刀刃接触骨刺后，将骨刺尖部或锐边削磨铲平（图 11-53）。主要适用于骨刺长于关节边缘，骨干并且较大，影响周围软组织的运动。

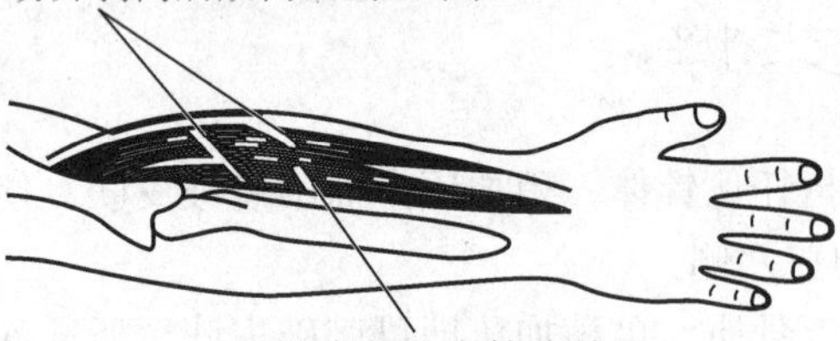

图 11-52　切开剥离法

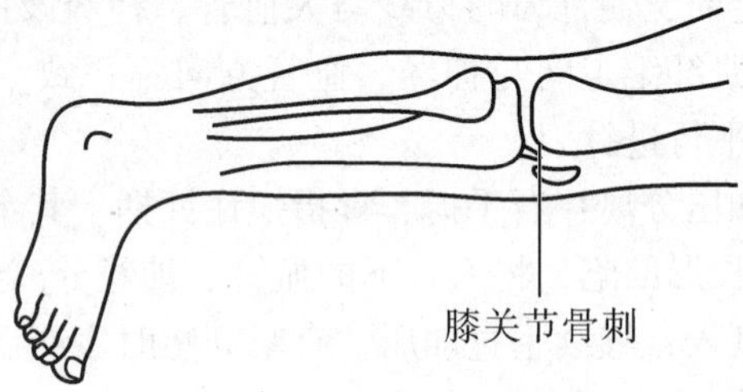

图 11-53　削磨铲平法

（5）瘢痕刮除法：瘢痕位于肌腱、肌腹或肌肉的附着点处时，可采用针刀将瘢痕刮除。操作时先沿着肌纤维等的纵轴切开数条切口，然后在每个切口处反复疏剥两三次，刀下柔韧无明显阻力时，说明已达到目的（图 11-54）。

（6）肌纤维切割法：如引起顽固性疼痛、功能障碍的原因是由于部分肌肉纤维紧张或痉挛而造成的，可将针刀的刀刃垂直刺入肌纤维，切断少量紧张或痉挛的肌纤维，这样可收到立竿见影的效果（图 11-55）。此法适用于四肢及腰背部的疼痛治疗。

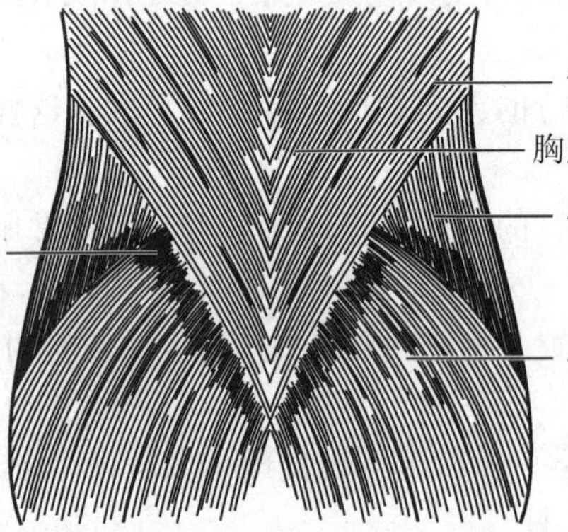

图 11-54　瘢痕刮除法

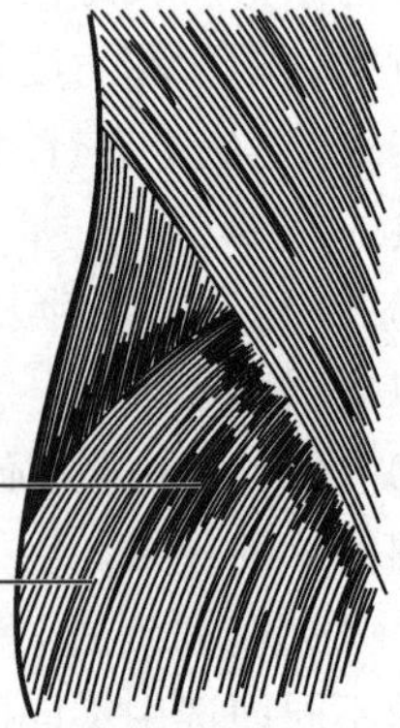

图 11-55　切割肌纤维法

（7）骨痂凿开法：骨干骨折后，因畸形愈合而影响功能者，可用针刀在患处即骨痂处穿凿数孔，将其手法折断再行复位（图 11-56）。骨痂处穿凿的孔数可根据骨痂的大小来决定。这样可保证在需要的位置让其折断，而达到重新愈合的目标。此法主要用于骨科患者。

（8）通透剥离法：范围较大的软组织粘连板结，因无法行逐点疏剥松解，在患处可取多点进针，进针点一般都选在肌肉与肌肉、肌肉与其他软组织的间隙处，当针刀抵达骨面时，除软组织与骨骼的附着点外，其他与骨骼粘连的软组织均应被铲除剥离，并尽可能将软组织之间的粘连疏剥开，同时将瘢痕、结节切开（图 11-57）。

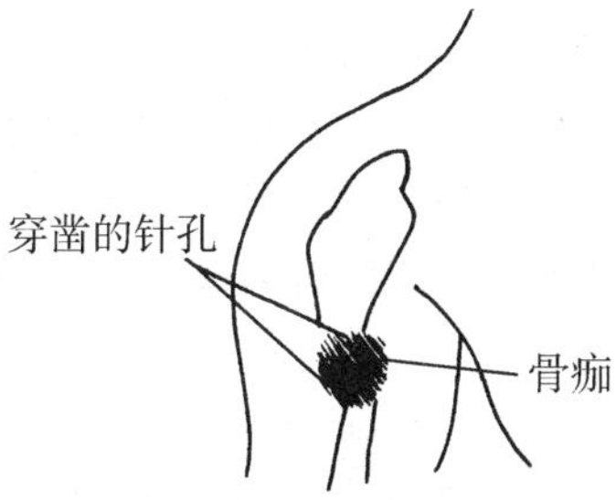

图11－56 骨痂凿开法

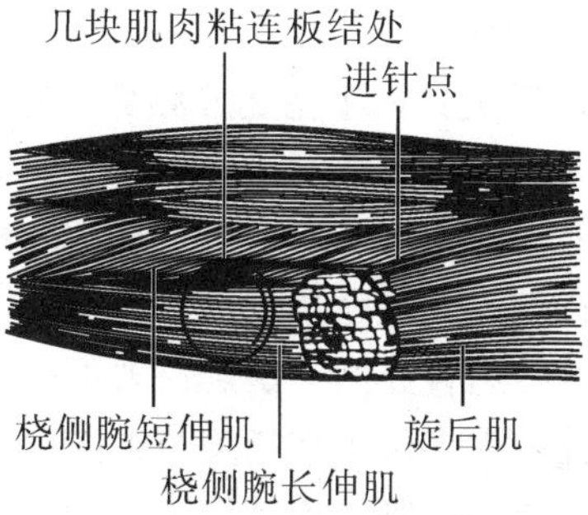

图11－57 通透剥离法

针刀在使用过程中一般不使用局部麻醉。一方面针刀在治疗软组织损伤时，大多数患者均能忍受酸、胀等不适感觉；另一方面针刀治疗是一种闭合性手术，为了确保安全，进针除靠特殊的方法以外，还要依靠针感来帮助判断。针刀刀口所碰到的组织若在组织间隙，患者可没有任何异样感觉，但若碰到血管或正常肌肉组织时，患者可诉疼痛，若碰到神经时，患者可诉麻木或触电感，此时应迅速调整针刀的刀口位置，直至到达靶目标为止。到达病变部位后，患者会有酸、胀、酥麻等针感，这是正常反应，但若出现剧痛、麻木甚至触电感均为异常情况，一定要给予高度重视，且不能进针，更不能进行剥离、松解等手术操作。

4. 手术入路 针刀在使用中常规按照定位、定向、加压、刺入四个步骤进行。这样做一方面可使针刀运行于组织间隙，分散患者的注意力，减少患者的痛苦；另一方面可达到良好的治疗效果，减少对正常组织的损伤，避免引起由神经、血管等损伤而导致的并发症。

（1）浅表组织的手术入路：如治疗腱鞘炎、滑囊炎等，按常规四个步骤进针，刺入皮肤，刺穿腱鞘的外侧壁，穿过肌腱到达腱鞘内侧壁，然后进行手术，行纵行疏剥粘连，切碎硬结，切开挛缩的瘢痕组织。

（2）深层组织的手术入路：在明确诊断后，首先应该掌握病变部位及其周围组织的解剖结构；然后根据体表投影进针。按常规四个步骤进针到达病变部位后，刀刃平行于神经血管和肌肉纤维的走向，以针刀的各种运行方法进行手术治疗。

（3）根据骨性标志的手术入路：人体体表有很多可以精确触及的骨性突起，如椎骨的棘突、横突，肩胛骨的喙突，肱骨外上髁，桡骨茎突等。依据这些骨性突起，除了给病变组织定位外，还可作为手术入路的重要参考。骨性突起一般都是肌肉和韧带的起止点，同时也是软组织损伤的好发部位。在做治疗的同时，减少对正常组织的损伤并同时降低并发症的发生。

（4）闭合性截骨的手术入路：治疗陈旧性骨折畸形愈合的手术，一方面要使用针体较粗Ⅱ型、Ⅲ型的针刀，另一方面手术入路也有其特殊性。按常规四个步骤进针到达骨面后，采用一点多孔的手术入路方法，即可达到截骨的目的。此法可避免软组织结构的损伤，最大限度地维护组织结构的完整性，有利于骨质的愈合及功能的恢复。

（5）特殊的手术入路：特殊手术入路是治疗特殊个别种类疾病手术入路的方法，它不适用于多数疾病。如治疗腕管综合征的手术入路，由于腕管有九条肌腱以及神经和血管通过，掌面有腕横韧带覆盖，且腕横韧带厚而坚韧。要想达到治疗目的，不减弱腕横韧带的强度及对屈肌腱的支持功能，就必须采用特殊的手术入路方法。使患者用力握拳屈腕，腕部有三条肌腱隆起，桡侧的一条就是桡侧屈腕肌腱，尺侧的一条就是尺侧屈腕肌腱，这两条肌腱的内侧缘和远侧腕横纹的两个交点，正是腕横韧带近侧边缘的两端。沿着桡侧和尺侧屈腕肌腱内侧缘和远侧腕横纹的两个交点向远端移2.5 cm左右，正是腕横韧带远侧边缘两端的内侧，这四点即为腕横韧带上的手术位置，同时深面又没有神经、血管等重要组织。这样既可达到治疗目的，又可避免损伤血管神经等组织。这些手术入路的方法只是概括性的叙述，在对待不同疾病或同一疾病的不同患者时，均应该因人而异；此外在使用针刀治疗某些特殊部位疾病时，施术者也应根据自身情况量力而行。

5. 常见病的针刀治疗

(1) 屈指肌腱腱鞘炎：因手指屈伸频繁，肌腱和腱鞘摩擦劳损而发病，特别常见。以拇指和食指腱鞘炎最为常见。针刀治疗时患者的患侧手掌掌心向上平放于治疗台上，在患指掌侧指横纹触到索状、块状结节或压痛点处即为针刀进针点。可行局部麻醉经严格消毒后，在进针点处针体和掌面成90°角，刀口线与屈指肌腱平行刺入，深度达骨面。先行切开剥离，再做纵或横行剥离。若有硬结或条索可将其切开。术后将手指过度掌屈背屈两三次。一般1～2次即可治愈。

注意事项：进针点大多位于掌指关节的掌面横纹处，刀刃可移动到指骨两边缘，但不可刺入手指两边的软组织中，因手指的血管、神经均位于指骨两侧。术后为预防感染可适当辅以口服抗生素。

(2) 肱骨外上髁炎：肱骨外上髁炎俗称网球肘，是长期从事需用力做手和腕部活动职业者的常见病和多发病，发生部位在伸肌总腱附着处。主要诊断依据为肱骨外上髁处及其前下方可有局限性压痛，压痛可向前臂或肩部放射。酸胀不适，旋臂屈腕试验（Mill 征）和腕背伸抗阻试验（Cozen 征）多为阳性。不能做握拳、旋转前臂等动作，如端水、拧毛巾等，严重者握在手中的物品会自行滑落。在行针刀治疗时，患者取坐位，将肘关节屈曲90°，平放于治疗桌面上，前臂置于中立位，便于肱骨外上髁的显露（图11－58）。常规消毒后铺巾，可先行阻滞，阻滞时进针要快速准确，达肱骨外上髁或其前下方，患者有酸胀感，并可放射到前臂外侧甚至手指，注入镇痛液。针刀刀刃线平行于肌纤维刺入，先行纵行疏通剥离，再用切开剥离法数次，刀下粘连组织有疏松感即可出针。出针后压迫针孔数分钟，待不出血为止。1周后未愈可再做一次治疗，一般一次可治愈，最多不超过3次。此外，还可使用痛点阻滞、非甾体类药物口服、外用红花油、理疗等方法协助治疗。病情严重者亦可采用手术治疗。

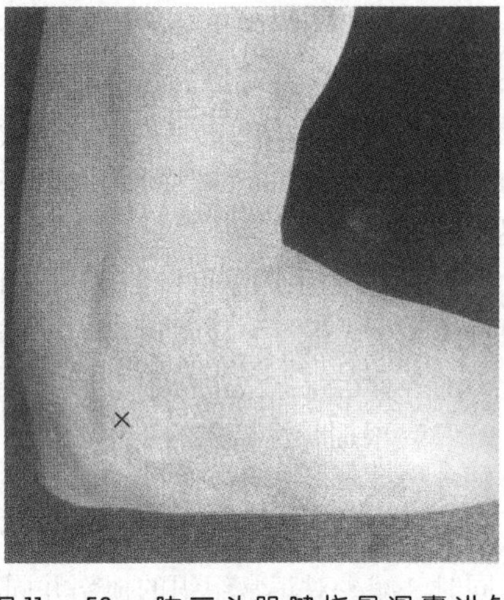
图11－58　肱二头肌腱桡骨滑囊进针（刀）手法（进针）

注意事项：肱骨外上髁炎在治疗的同时，一定强调要注意休息，避免患臂的伸屈动作，必要时可采用小夹板固定。避免受凉受潮等。术后为预防感染可适当辅以口服抗生素。

(3) 项韧带劳损：项韧带劳损大多数为长期由于颈项部不良姿势工作、生活的人积累性劳损所引起，有长期低头工作、高枕睡眠等不良姿势引起的劳损史等。项韧带分布区或附着点处有压痛点，过度前屈、后伸均可引起颈项部疼痛加剧。病变部位处项韧带紧张，可有条索感，有钙化者可触及硬块，拇指触诊常有弹响声，也有项韧带上虽有钙化点但无症状者；项韧带损伤严重者也可引起部分颈椎的骨质增生。X射线片可显示为正常颈椎平片，有钙化者可见钙化影。针刀治疗时使患者采用坐位，颈部前屈，头部固定，寻找敏感的压痛点并做好标记，常规消毒后可注射局麻药或消炎镇痛液，针刀的刀刃与棘突的连线平行，垂直颈部皮肤快速刺入，达到靶目标即项韧带时，纵行剥离数刀，然后再横行铲剥数刀。有项韧带钙化应将钙化灶切碎。如病变部位在枕骨隆凸下缘时，针刀进针时一定要使针体与枕骨下缘骨平面垂直，以免刺入枕骨大孔。

注意事项：在用针刀治疗项韧带疾病时，由于颈部解剖复杂且危险，切记要具有熟练的解剖知识及一定的针刀使用经验。注意剃除手术部位的毛发，以免引起感染。

(4) 肩关节周围炎：肩关节周围炎简称肩周炎，多发生于50岁左右的中年人，故又称“五十肩”。病因主要是由于肩部软组织退行性变，肩关节周围软组织的慢性炎症、粘连，引起以肩关节周围疼痛、活动受限为主要症状的症候群。疼痛夜间加重，影响睡眠。肩关节活动受限，周围的压痛点较为固定，大小结节、结节间沟、喙突等处压痛最为明显，其次为肩峰下、三角肌止点、肩胛上神经投影处、四边孔投影处（图11－59）等。疼痛可向前臂或颈项部放射。疼痛亦可累及肱桡滑囊。压痛明显处可触及结节或条索。肩周炎采用针刀治疗时，患者采用坐位，暴露患侧肩部，上肢自然下垂，另外一侧上肢可支撑住身体，定位痛点，分别行常规消毒、铺巾，可先行痛点阻滞，行针刀治疗，疏剥粘连，切碎结节或条索等。在行大小结节、结节间沟处针刀治疗时，针刀刃一定要平行于肌腱；冈上肌治疗时注意勿损伤肩胛上神经及臂丛神经，四边孔治疗时注意勿损伤腋神经和臂丛神经，进针较深时更应避免损伤胸膜等。

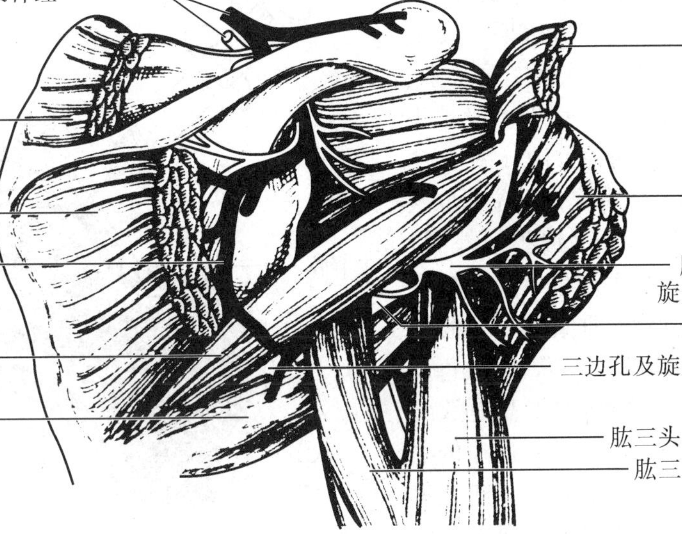

图 11－59　四边孔

注意事项：肩周炎在行针刀治疗时，结节、挛缩的肌纤维不可一次切断太多，以免造成术后疼痛加剧，患者难以忍受甚至恐慌。因此，在术前应向患者做必要的解释，并辅以适当的镇痛药物。此外，肩周炎患者在针刀治疗的同时，也应该加强体育锻炼和保暖。

（5）第三腰椎横突综合征：第三腰椎横突综合征是比较常见的腰痛病。解剖上由于 L_3 横突过长，活动幅度大引起。疾病开始时腰部感到酸胀、疼痛，不能弯腰工作，站立不能持久，休息可缓解；痛重者，腰部疼痛可扩散至臀部、大腿内侧甚至小腿。疼痛程度也受温度、湿度甚至气候等因素影响。在发作期和缓解期均可用针刀治疗。采用针刀治疗时患者取俯卧位，腹下垫薄枕，常规消毒后铺巾，左手拇指定位在 L_3 横突尖部（即压痛点处，图 11－60），右手握持针刀。以刀刃线和人体纵轴线平行刺入（图 11－61），当针刀刀刃达骨面时，用横行剥离法，感觉肌肉和骨尖之间有松动感就出针，以棉球压迫针孔片刻。为减轻疼痛增强治疗效果，有些患者在使用针刀前可给予局麻或消炎镇痛液。此外，还可给予物理治疗、非甾体类药物及肌松药物治疗等。

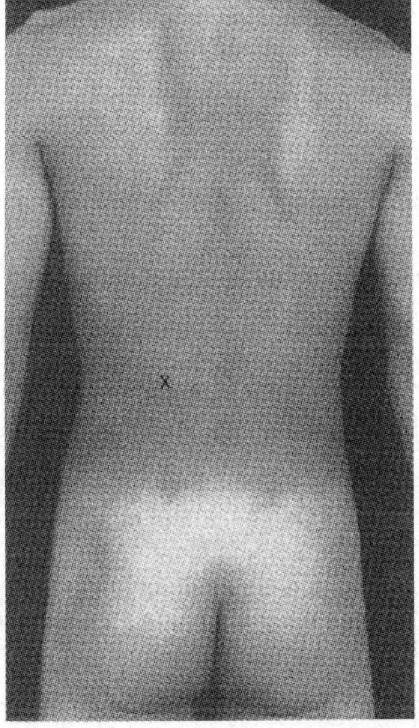

图 11－60　L_3 横突注射穿刺点定位

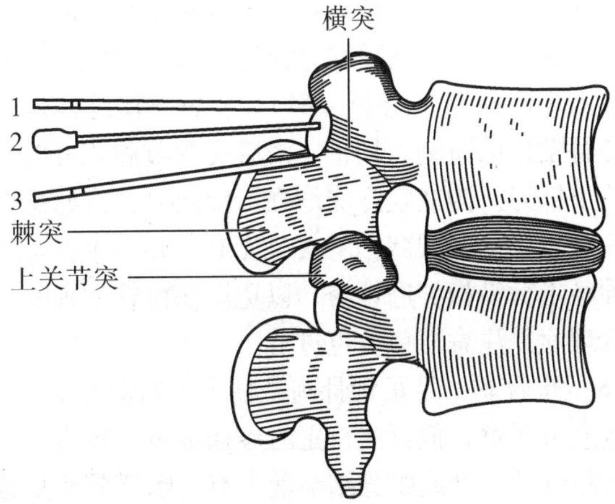

图 11－61　L_3 横突针刀治疗

注意事项：治疗时应注意针刀刀刃不能离开骨面，以免误入腹腔，损伤周围神经、血管甚至脏器等。症状轻者也可不使用消炎镇痛液，疗效一般可靠。术后告诉患者适当活动、注意保暖等。

（6）股骨头无菌坏死：股骨头无菌坏死又称股骨头骨软骨炎，病因研究表明主要由创伤、感染、酗酒、长期应用糖皮质激素、先天缺陷、遗传和自身免疫等引起。股骨头无菌坏死采用针刀治疗有两种方法（图11－62）。①髋关节腔减压：患者取仰卧位，取腹股沟韧带中点下、外各2 cm（股神经外侧）处，常规消毒后铺巾，左手定位，右手持针刀，刀刃平行于神经血管，垂直刺入达髋关节腔，将关节腔的后壁切2～3刀，一般每周1次。②骨髓腔减压：骨内压的增高是股骨头无菌坏死的病理过程，也是引起疼痛的主要原因，降低髓内压，改善血运，重建微循环，可促进骨质的再生。患者取仰卧位，常规消毒铺巾，取大转子下1 cm处垂直进针达骨面，稍退后向股骨头方向刺入，使针刀穿透骨皮质达骨髓腔，根据病情改换位置后可刺入骨髓腔2～3针。此外，在行髋关节腔减压和骨髓腔减压时，应该根据骨质情况减压，避免引起骨折。术后避免下肢负重，对合并有小腿疼痛者可给予痛点阻滞和理疗等。

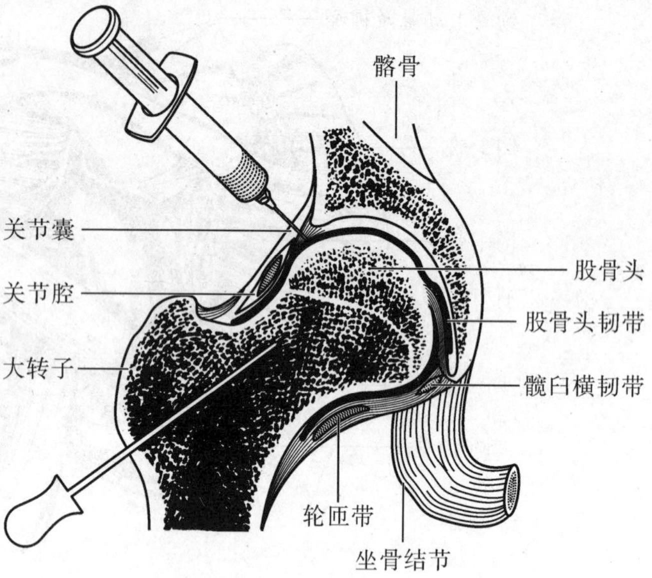

图11－62 髋关节针刀治疗定位

注意事项：术后应注意病因治疗，如停止酗酒、停用糖皮质激素、避免负重并注意休息，此外应该经静脉或口服中、西药物，活血化淤，改善全身循环状况，增加局部血运和氧供，如口服非甾体类消炎止痛药、静脉注射丹参，同时给予营养支持并补充钙剂等，并应该坚持2～3个疗程等。

（7）骨性膝关节炎：膝关节骨性关节炎是中老年人易患的一种慢性关节疾病，临床以关节疼痛和关节活动障碍为主要表现。由于退行性病变、创伤及过度负重等因素，导致膝关节周围组织慢性损伤，形成局部瘢痕、粘连、肌肉痉挛，使得肌腱、韧带、脂肪垫、筋膜等之间的力平衡失调。由于膝关节生物力学的改变，正常负重力线发生微细变化，关节软骨面有效负重面积减少，单位面积内的骨小梁内压力增高，引起微小骨折，渐而形成骨质塌陷，与此同时，也出现软骨下骨的硬化现象。破坏软骨区下的血管增生，软骨下微小骨折愈合，及骨内静脉淤血，骨压力增高，出现软骨破坏区的周围骨赘增生。

采用针刀治疗时患者取仰卧位，膝下垫薄枕（膝后区治疗时则采用俯卧位），常规消毒后铺巾，根据不同的病变选取，如膝前区取侧副韧带止点附着部、内外膝眼、髌上滑囊、脂肪垫、内外关节间隙等（图11－63），膝后区取股二头肌止点即腓骨头、半膜肌止点即胫骨内侧髁下缘、腓肠肌内外侧头止点即股骨内外侧髁等（图11－64）。平行于肌腱韧带走行方向快速进针刀，到达病变部位或切开滑囊，或分离松解粘连的肌腱、韧带。滑膜炎关节腔积液时，可用针刀刺激血海穴，并留置针刀，再行其他痛点治疗后出针刀。为减轻疼痛增强治疗效果，有些患者在使用针刀前可给予局麻或消炎镇痛液。

注意事项：经腘窝松解关节囊时，要一手指扪清腘动脉并用指尖拉开腘动脉和胫神经，针刀平行血管、神经走行沿指尖进针刀，以免误伤血管和神经。另外，膝关节治疗后可进行关节屈伸被动活动，也可配合理疗并注意避免负重过劳。

（8）跟骨刺：足跟骨骨刺是临床上的常见病、多发病，又是治疗上的疑难病。主要诊断依据为足跟痛，休息可缓解，但再次行走时疼痛加重，行走一段时间后疼痛可减轻。劳累、受凉后可加重疼痛。X射线示跟骨结节处或跟骨结节前方有鸟嘴样骨刺形成。使用针刀治疗时，让患者取俯卧位，踝关节前缘垫一枕头，足跟向上，垫稳。在压痛最明显处亦即骨刺的尖部可先行局部阻滞，进针刀时刀口线与足纵轴垂直，针体和足跟底的平面大约呈60°角，进针刀深度达骨刺尖部，做横行切开剥离三四次即可出针（图11－65）。出针后再用手法使足部过度背伸数次以达到增强治疗效果的目的。

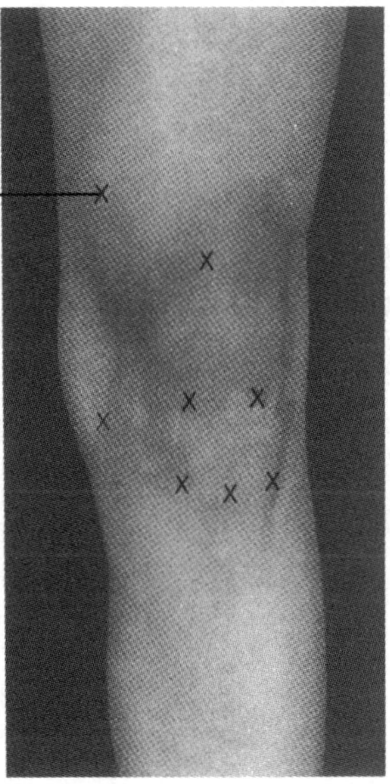

图11－63 膝前痛点

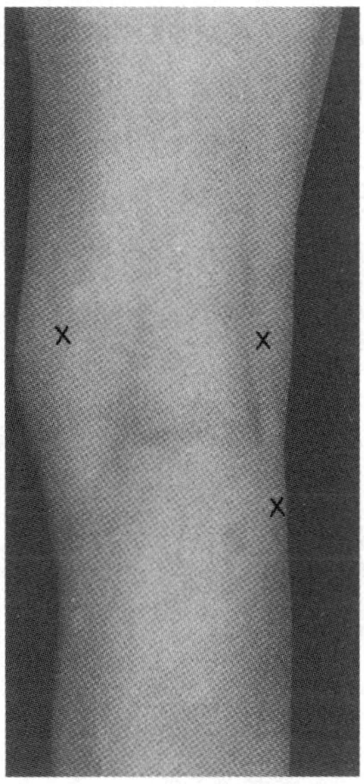

图11－64 膝后痛点

注意事项：切开剥离的位置一定要在骨刺尖部，并尽可能将骨刺尖部的顶部磨平，但不可将骨刺铲掉，以免损伤韧带、血管、神经等。同时也应该预防感染。

（9）腰神经根粘连：

1）椎间管内口松解术：患者取俯卧位，下腹部垫一薄枕，根据腰椎X射线及CT片标定病变间隙、侧别及相应的腰椎小关节内侧缘体表投影处。常规消毒后于小关节内侧缘体表投影处稍内侧1～2 mm垂直皮肤而平行身体纵轴快速进针刀。穿透皮肤后，稍向外倾斜5°～10°继续缓慢进入针刀，遇到骨质即为关节突，再稍抬针柄，使针刀紧贴上关节突前内缘滑进约2 mm，紧贴骨面，提插切割一两下，手下有松动感时，退出。（图11－66）

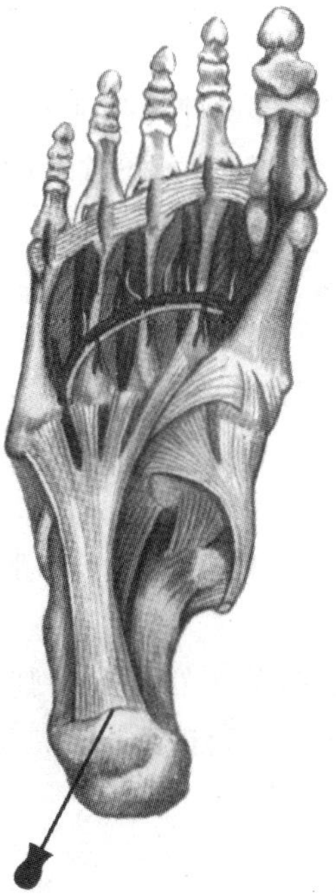

图11－65 跟痛治疗

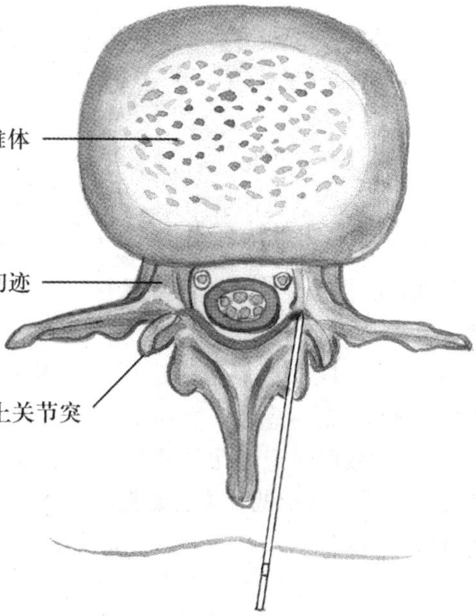

图11－66 椎间管内口松解（上面观）

2）椎间管外口松解术：患者取俯卧位，下腹部垫一薄枕，根据腰椎X射线及CT片标定病变间隙、侧别及相应的下位腰椎横突上缘顶点的体表投影处。常规消毒后于标定处垂直皮肤而平行身体纵轴快速进入针刀，穿透皮肤后，稍向内侧及足端倾斜5°～10°继续缓慢进入，遇到骨质即为横突，稍退针后压低针尾沿横突上缘向内进针，遇骨质即为上关节突，刀刃平行于上关节突前缘紧贴骨面切割松解一两下，针刀原位旋转90°平行椎上切迹紧贴骨面切割松解一两下。手下有松动感后退出。（图11－67）

3）腰神经后支松解术：患者取俯卧位，下腹部垫一薄枕，根据腰椎X射线及CT片标定病变间隙、侧别及相应的下位腰椎上关节突外缘与横突基底部上缘的交点体表投影处。常规消毒后于标定处垂直皮肤而平行身体纵轴快速进针刀，穿透皮肤后，缓慢进针，遇到骨质即为横突基底部，稍退针刀，向头段稍倾斜，进针刀有自骨面滑下的感觉者为横突上缘，再稍退针刀，压低针尾斜向内侧进针刀，遇到骨质即为上关节突外缘。将针刀自横突上缘沿上关节外缘上、下方向切割剥离两三下，手下有松动感时退出。（图11－68）

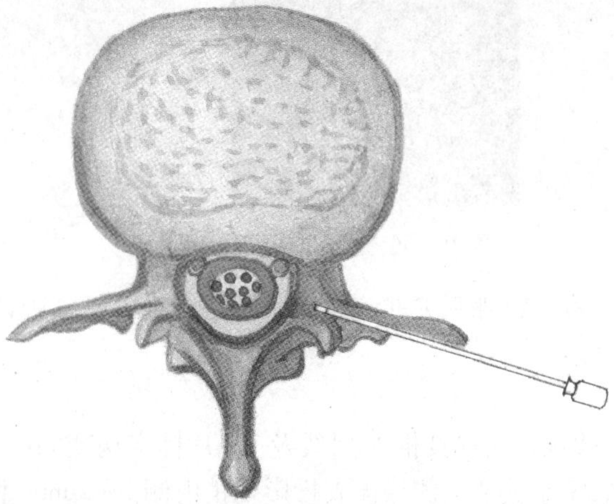

图11－67　椎间管外口松解（上面观）

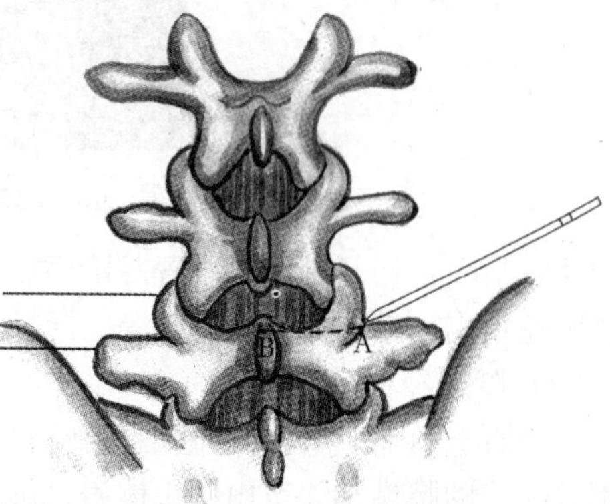

图11－68　腰神经后支松解（后面观）及定点

【并发症】

1. 晕针

（1）发生原因：

1）体质因素：有些患者，特别是女性患者，属于过敏性体质，血管、神经功能不稳定，易于发生晕针现象。另外在饥饿、过度疲劳、过度紧张和恐惧、大汗、腹泻、大出血后接受针刀治疗也容易发生晕针现象。

2）体位因素：坐位状态下接受针刀治疗晕针发生率高，卧位治疗时晕针发生率低。

3）刺激部位：在颈背部、四肢末端部位治疗时，针刀剥离刺激量大，针感强，容易发生晕针。

（2）临床表现：针刀治疗过程中或治疗后半小时左右，患者出现的头晕、心悸、面色苍白、出冷汗、欲吐、心率加快、血压下降等临床症状。

（3）处理：

1）晕针一旦发生，应立即停止治疗，让患者平卧在治疗床上，头低足高位，口服温开水一杯或50%葡萄糖20 ml静脉注射，患者一般在2～3 min即可恢复。

2）经上述处理无效时，患者出现昏迷虚脱，医生立即掐人中、内关、外关或针刺合谷、涌泉穴，使患者尽快恢复。必要时给予低分子右旋糖酐500 ml快速滴入，同时心电监护，根据情况给予肾上腺素等心肺复苏和抗休克急救。

2. 断针

（1）发生原因：

1）刀具质量较差。

2）针刀反复使用，在应力集中处易发生疲劳性断裂。

3）患者精神过于紧张，肌肉强烈收缩，或针刀松解过程中针感过于强烈，患者不能耐受而突然大幅度改变体位。

4）发生滞针：针刀刺入骨间隙，刺入较硬较大的变性软组织中，治疗部位肌肉紧张痉挛时仍强行大幅度摆动针体或猛拔强抽。

（2）临床表现：针体折断，残端留在患者体内。

（3）处理：嘱患者不要紧张，保持原有体位，若有残端外露，则可用手或镊子将其拔除，否则应行手术切开探查取出。手术宜就地进行，不宜搬动移位。必要时可借助 X 射线定位。

3. 神经损伤

（1）发生原因：

1）解剖知识不全面，立体概念差，没有充分考虑人体的生理变异。

2）手术中采用局麻，特别是在肌肉丰厚处，如在腰臀部治疗时针刀刺中神经干，患者没有避让反应或避让反应不明显而被忽视。

3）盲目追求快、强刺激，手法过于粗暴。

（2）临床表现：

1）受损神经支配区域剧痛，感觉与运动功能有不同程度的减退甚至暂时性丧失，臂丛神经损伤临床表现较为复杂，主要表现为三角肌麻痹、肩不能外展、眼睑下垂、Horner 征等；桡神经损伤主要表现为腕下垂；正中神经损伤出现“猿掌”；坐骨神经损伤表现为小腿运动障碍、足下垂、跛行。

2）臂丛神经损伤：臂丛神经主要位于锁骨深面的上、下方，各神经根、干、股、束及分支集中。肩周炎手法复位常作臂丛麻醉，如将药物直接注入神经干，则可造成臂丛神经损伤。颈肩部组织松解时，尤其胸廓出口综合征针刀松解治疗时，对周围组织解剖结构不清楚或松解范围广、进针深度大时，亦可造成臂丛神经的损伤。

3）正中神经损伤：正中神经位居肘窝正中，位置表浅。肘正中静脉常斜跨其浅层。作网球肘针刀松解或旋前圆肌松解时，若针刺神经可致正中神经损伤。

4）桡神经损伤：三角肌中、下 1/3 区的后部肌层较薄，桡神经在该区的深面由内上向外下走行，在此区作深部组织松解时，极易造成神经损伤。

5）坐骨神经损伤：坐骨神经自梨状肌下孔进入臀部，经股骨大转子与坐骨结节之间至股后部。在臀部作梨状肌松解或进行神经组织注射时，可造成坐骨神经损伤。

（3）处理：

1）及时诊断：凡治疗中或治疗后 12 h 内出现不能解释的肢体剧痛、放射性疼痛、麻木、运动障碍等症状，应高度怀疑针刀治疗后神经损伤的发生，应立即停止在该部位继续治疗。

2）药物治疗：全身应用神经营养药物如激素、多种 B 族维生素、细胞色素 C、能量合剂、神经生长因子等治疗。

3）物理治疗：局部可给予红外线照射、电磁波按摩、活血化淤、舒筋活络药液离子导入等治疗。

4）治疗重点：疼痛剧烈者可给予镇痛药；预防腕下垂、足下垂、足内翻等畸形，应使用石膏托、木鞋等进行肢体功能位固定；为防止关节挛缩和肌肉失用萎缩，对肢体应给予定时按摩、被动活动，鼓励患者多做主动活动。注意观察受损神经恢复情况，若神经损伤逐渐加重，应进行早期手术松解或晚期病损段神经切除、自体神经移植或神经移位。

4. 感染：

（1）发生原因：①器械消毒不完全；②医务人员忽视无菌操作或违反操作治疗原则；③术后针孔未得到很好的保护，如过早接触污物、污水等；④患者免疫力低下。

（2）临床表现：①局部症状，红、肿、热、痛和功能障碍是化脓性感染的五个典型症状。但这些症状不一定全部出现，而随病程迟早、病变范围和位置深浅而异。病变范围小或位置较深的，局部症状可不明显。②全身症状，轻重不一。感染轻微的可无全身症状。感染较重的常有发热、头痛、全身不适、乏力、食欲减退等，一般均有白细胞计数增加。

（3）处理：

1）患部制动、休息 可减轻疼痛，而且有利于炎症局限化和消肿。

2）合理应用抗生素。

3）必要时手术治疗，包括脓肿的切开引流等。

5. 出血

（1）发生原因：

1）解剖知识不全面，对实施部位血管分布情况不了解，没有充分考虑人体的生理变异。

2）血管本身病变，如动脉硬化使血管壁弹性下降，管壁变脆，受到意外突然的刺激容易破裂。

3）出凝血机制障碍

（2）临床表现：

1）浅表血管：针孔处出血，有时血液不流出针孔而淤积在皮下形成青色瘀斑，或局部肿胀。

2）肢体血管：肢体主要血管断裂或破裂均有较大量出血。开放性动脉伤出血呈鲜红色，多为喷射性或搏动性出血；如损伤的血管位置较深，可见大量鲜红色血液从创口涌出。闭合性主要血管损伤时，损伤部位肢体常因内出血而显著肿胀，时间稍长者有广泛皮下淤血，有时形成张力性搏动性大血肿。

3）胸腹部血管：如刺破胸腹部血管，血液可以流入胸腹腔，引起胸闷、咳嗽、腹痛等症状。失血过多可以引起休克。

4）椎管内出血：针刀行椎管内操作，可导致椎管内血管破裂，易在椎管内形成血肿压迫脊髓。因压迫部位不同而表现不同的脊髓节段压迫的症状。严重者可致截瘫，甚至危及生命。

（3）处理方法：

1）表浅血管出血：用消毒纱布压迫止血。手足、头面、后枕部等小血管丰富处，针刀松解后，无论出血与否，都应常规按压针孔。少量出血导致皮下青紫淤斑，一般都可自行消退。

2）较深部血肿：四肢血管伤大多可用加压包扎止血。对股动脉、腘动脉和肱动脉引起的大出血，不能用加压包扎止血时，应立即使用止血带。局部肿胀疼痛明显者，或仍继续加重，可先做局部冷敷止血或肌内注射止血药物。24 h 后，局部热敷、理疗等加速淤血的消退和吸收。

3）有重要脏器的部位出血，需立即进行外科手术。

【注意事项】

（1）严格掌握适应证、禁忌证。

（2）严防损伤神经、血管、内脏等重要组织和脏器。

（3）预防晕针，尽可能采用卧位，术后应观察。

（4）避免空腹，治疗前可给予相关说明及心理暗示治疗。

（5）严格无菌操作，预防感染。

（6）注意针刀的消毒和保养。

（宋文阁　傅志俭）

第十二节　银质针疗法

针刺治疗疼痛历史悠久。在宣蛰人教授软组织疼痛理论的指导下，应用银质针做密集型针刺治疗软组织疼痛取得了良好的疗效并在国内迅速推广。由于银质针治疗有即时的镇痛作用、远期的镇痛效果和持久的肌肉松弛效应，因而银质针疗法（silver needle therapy）在慢性疼痛的治疗中有广阔的应用空间。

银质针由85%的白银掺杂铜、铬熔合而成，针粗1.0~1.1 mm不等，针端尖而不锐，针柄长度为5~6 cm，针体的长度分为6、8、10、12和15 cm五种规格，适应于人体各种不同部位。治疗时依肌肉厚薄程度、进针方向穿过肌肉深度选取不同规格的银质针。

银质针有良好的导热性，热能经针体传到组织深部，使骨骼肌细胞出现炎性改变、细胞凋零、再生修复的病理，通过消除软组织损伤性炎症，减轻或解除肌肉痉挛，增加血供。

【适应证】 银质针疗法的适应证有：①头面部痛、颈肩臂痛、肩周炎、腰臀腿痛、骶髂关节痛、股骨头缺血性坏死、膝关节痛、跟底痛等疾病，以及腰椎手术失败综合征；②半身麻木、发凉、多汗，上肢或下肢发凉、麻木、肌萎缩，以及头晕、眩晕、耳鸣、视物模糊、猝倒、头部发木、眼胀、张口困难等症状；③痛经、阳痿、生殖器痛、胸闷、气短、心悸、腹胀、腹痛、便秘、尿频、尿急、排尿无力等。

【禁忌证】 银质针疗法的禁忌证有：①合并严重的心脑血管疾病、肾功能衰竭者；②月经期、妊娠或贫血衰弱者；③合并血小板减少等血液疾病或有出血倾向者；④治疗局部有皮损者。

【操作步骤】

1. 体位　头、颈、肩、背部治疗采用坐位颈部前屈或俯卧位，腰臀部治疗则采取俯卧、侧卧位，股内侧、膝、踝关节部治疗取仰卧位。

2. 针刺点　依据病情的需要确定针刺部位与范围，在软组织疼痛的特定病变组织中选取压痛点，一般针距为1.0~2.0 cm。

3. 麻醉　常规消毒皮肤后，每个进针点各做0.5%利多卡因皮内注射，形成直径约5 mm的皮丘。

4. 进针　选择高压消毒的、长度合适的银质针分别刺入皮丘，对准深层病变区域方向做直刺或斜刺，直达骨膜附着处，引出较强烈的酸、沉、胀、麻针感为止。

5. 加热　采用温热巡检仪或艾灸加热。在每一枚银质针的针尾上装一直径约1.5 cm的艾球或与巡检仪连接加热20 min。

6. 起针　加热结束后针体的余热仍有治疗作用，须待冷却后方可起针。让其暴露（夏秋季）或无菌纱布覆盖（冬春季），3 d内不接触水。

【注意事项】

（1）同一个病变区域通常仅做一次治疗，其他病变区域的治疗间隔时间以2~3周为宜。

（2）颈椎和胸椎病变伸肌群、肩胛骨脊柱缘附着点的软组织针刺应特别谨慎，勿刺伤胸膜或脊髓神经。颈椎、胸椎的其他部位及锁骨上窝软组织病变区域禁忌做银质针治疗。

（3）银质针治疗不需用针刺手法产生补泻作用，也不需用强刺激手法产生镇痛作用。因为密集型的针刺方法能够产生显著的镇痛作用和肌肉松弛效应。

（4）加热过程中不能离开患者，如患者感灼痛难忍，应及时调整温度。可用备好的20 ml无菌注射用水喷向高热的针柄，瞬间即可降温而消除灼痛。但切勿使用乙醇代替，以免引燃乙醇发生烫伤。

【不同部位软组织疼痛的银质针治疗要点】

1. 头痛　小号针在斜方肌肌起和椎枕肌肌起、肌止处，距枕外粗隆下及两侧上项线下3.0 cm平行进针达骨膜，约用针6枚；在头夹肌、头半棘肌肌止处，距乳突后3 cm布针3枚；$C_{2\sim5}$双侧棘突旁0.5 cm各布针1枚。

2. 颈痛　用中号针颈部沿$C_4 \sim T_1$棘突旁0.5 cm和1.0 cm分两行直刺穿入肌肉抵达骨膜。

3. 肩痛　用中号针，在提肩胛肌止点处布针4枚，冈上窝3枚，冈下窝6枚，小、大菱形肌5枚，小、大圆肌4枚，肩峰下滑囊、肌腱袖于肱骨大结节附着处4枚，肱二头肌长腱于肱骨结节间沟处1枚，肱二头肌短腱于肩胛骨喙突附着处1枚。

4. 背痛　用中号针沿$T_1 \sim T_6$棘突旁0.5 cm和1.0 cm分两行直刺穿入肌肉抵达骨膜。

5. 腰痛　长针沿髂后上棘内侧缘与髂嵴后1/3肌附着处沿骨盆髂嵴缘弧形布针2行，每行6～8枚，L_3～S_2棘突旁及骶骨背面沿棘突旁1.0～2.0 cm布针两行，每行5～6枚垂直进针，$L_{2\sim4}$横突处每处布针2枚。

6. 臀部痛　臀中小肌、髂胫束髂骨翼附着处分3行直刺，每行4枚。坐骨大孔内上缘分2行向前上斜刺，每行4枚。股骨转子间窝分2行向前下斜刺达关节囊，每行4枚。髂后下棘与骶髂关节外缘分2行内前方斜刺达骨膜，每行4枚。坐骨结节上部分2行呈弧形直刺达骨膜，每行3枚。大粗隆尖端部4枚直刺达骨膜。

7. 髋痛　耻骨上支（6枚）、耻骨下支（4枚）分2行沿股内收肌走行向内后方斜刺，小粗隆（6枚）分2行于腹股沟韧带中点下3 cm外侧向后上方斜刺。髂前上棘外下沿阔筋膜张肌与髂胫束8枚。

8. 膝关节痛　膝前从髌骨下缘髌韧带内外两侧横向2行刺入髌骨深部粗面，每行2～3枚。膝后在腓肠肌内、外侧头于股骨内、外髁后侧附着处布针，每处分两行布6～8枚针，一般在膝前方髌下脂肪垫治疗后2周施行。

（赵序利）

第十二章　物理疗法

物理治疗是应用各种自然界或人工的物理因素如光、电、热、声、气、水等作用于人体，达到治疗和预防疾病目的的治疗方法，也是疼痛综合治疗的重要手段。物理治疗的作用机制是利用物理因素对机体的刺激作用，引起机体各种反应，如细胞膜通透性、生物电活动、局部血管扩张、血流加快、组织温度上升、组织内物质代谢改变、红斑反应、肌肉松弛、血液中有形成分的集中或游离等，或通过神经反射作用和体液调节机制，产生全身的继发反应，利用这些反应来调整生理功能，提高机体非特异性免疫防御功能，促进局部病理过程的好转，促使功能状态的正常化，从而起到镇痛、解痉、消炎、恢复功能等治疗作用。

然而不能将物理治疗从综合性的治疗中单独提出作为万能的治疗方法，也不能因其他病因性治疗技术的发展而忽视其作用。大部分物理治疗程序产生的效果比较相似，但各有优势和适用条件。正确理解和应用物理治疗，才能有效地实施疼痛综合治疗。

物理治疗的主要种类有：①光疗法，有红外线疗法、可见光疗法、紫外线疗法、激光疗法。②电疗法，有静电疗法、直流电疗法、低频电疗法、中频电疗法（包括“音频电疗”）、高频电疗法、超高频电疗法（超短波电疗）、特高频电疗法（微波电疗）、离子导入疗法等。③磁疗法，有敷磁疗法、脉动磁场疗法和低、中、高频电磁场疗法。④超声波疗法，包括超声疗法、超声－间动电疗法、超声雾化吸入和超声药物透入等。⑤水疗法。⑥传导热疗法，如蜡疗、泥疗等。⑦冷冻和按摩疗法。⑧运动疗法，有机械疗法和医疗体育疗法等。⑨其他，如中药熏蒸汽疗。

为了使物理治疗对患者真正有益，操作者必须遵守以下准则：①在实施物理治疗前，首先应熟悉所用仪器的特点、性能及注意事项，检查仪器的电源、连接和各个按键是否工作良好，注意治疗过程中仪器的运行状态，治疗结束及时关闭仪器、检查使用情况，防止出现伤害患者和仪器损坏甚至报废等严重后果。②不要压抑疼痛信号，尤其是具有保护性的疼痛信号（特别是对于急性疼痛），即首先应当知晓疼痛反映的问题，确诊症状或至少做出相应的假设，而后再进行镇痛治疗。疼痛在接受物理治疗后将会在很大程度上失去其特性，以后将不能弄清疼痛的原因。③在利用物理治疗进行镇痛的同时，应当显著减少镇痛药物的用量。由于物理治疗具有相对准确的镇痛作用，而药物产生的是无目的的镇痛作用，这两种镇痛手段之间可能会出现操作者所不期望的相互作用。④在选择进行物理治疗的种类时，应当考虑需要达到的预期效果。⑤对于慢性或反复出现的疼痛，不要坚持使用各种物理治疗手段进行镇痛，而应当检查运动系统，通常疾病的根源远离产生疼痛的区域（连锁反应）。

第一节　光疗法

凡是用日光或人工光源治疗疾病的统称为光疗法。光疗法的治疗作用是通过对光线波长及能量的调节，实现热、光化学等刺激作用，使组织发生物理和化学变化，从而刺激和调节有关系统的生命活动。

在分子水平上，调节蛋白质合成，影响DNA复制，调节酶的功能；在细胞水平上，动员代偿、营养、免疫和其他再生防御机制来消除病理过程，使机体恢复健康。

人体有关组织吸收适当参量的光能量，可引起不同类型和不同反应水平的热、电磁场、光化学或生物刺激的生物作用，其作用取决于光的波长、功率、面积、工作方式与吸收。波长<600 nm，皮肤有强烈的散射与吸收；波长>1 300 nm，皮肤中的水分有强吸收；波长600~1 300 nm为人体透射窗口。目前临床常用于光疗法的有红外线、超激光和其他激光等可见光线和紫外线。

一、疼痛的激光疗法

激光的英文缩写是LASER，即Light Amplification by Stimulated Emission of Radiation（受激辐射放大产生的光）。第一个激光束理论是爱因斯坦于20世纪初提出的，第一台激光仪器是20世纪60年代诞生的，而低强度激光的刺激作用是匈牙利人E. Mester（1968年）所介绍的，用于疼痛治疗的就是低强度激光。加拿大Plog（1973年）用激光刺激神经干缓解疼痛，德国Kroy研制激光针灸治疗仪，而日本大成（1980年）发明了镓铝砷半导体激光并用于临床。

（一）概述

1. 激光器的基本结构　常用医用激光器基本结构大致相同，均由激光工作物质、激励源（光泵）和光学谐振腔组成。激光工作物质是一种可以用来实现粒子数反转和产生激光的受激辐射作用的物质体系，是激光器的核心部分，可以是固体（晶体和玻璃）、气体、液体和半导体。激励源是用来激发激光的，固体激光器采用由气体放电形成的高强度辐射源——脉冲氙灯作激励源，气体激光器采用电激励方法，半导体激光器则采用光激励、电子泵激发和电注入激励。光学谐振腔由两块有一定曲率半径的反射镜组成，提供光学反馈能力以形成受激辐射的持续振荡，同时对振荡光束的方向和频率加以限制，以保证输出激光的单色性和定向性。

2. 激光器的分类

（1）按辐射源分类：有固体激光器（红宝石Ruby激光器和钕钇铝石榴石Nd：YAG激光器）、液态激光器、气体激光器（氦氖激光器、氩激光器和二氧化碳激光器）和半导体激光器（砷化镓激光器、镓铝砷激光器和锑化铟激光器）。目前最重要的非侵入性治疗用的主要是半导体激光器。

（2）按波长（主要指半导体激光）分类：有蓝激光（400~500 nm）、绿激光（500~550 nm）、红激光（600~700 nm）和红外线激光（700~950 nm）。临床上主要采用后两种波长。红激光穿透活组织2~3 mm后，强度减半，专门用于黏膜和皮肤疾病的治疗；红外线激光穿透组织5~10 mm后，强度减半，特别适用更深层组织（关节、肌肉和附着物）的治疗。

3. 激光的性质　激光具有平行性和单色性，单色性有单一颜色和单一波长两种含义；还具有连贯性，可被聚焦于极小范围内的极强光束，能聚合并瞄准靶区，可以随意调控。

4. 激光光束模式　有聚焦光束（点光束）、发散光束和激光扫描器等模式，其光束的操作模式有脉冲式、连续式和调制式。

5. 激光能量　激光照射时产生的生物刺激作用，是发挥临床疗效的基础，其前提是提供组织足够的激光能量。激光能量用输出功率和功率密度表示，功率密度（W/cm^2）＝输出功率（W）/光束照射面积（cm^2）。其中，光束照射面积$=\pi \times r^2$，r为光斑半径（cm）。总能量（J）＝功率（W）×照射时间（s）。如设定条件为功率300 mW（0.3 W）、光斑直径3 mm、照射时间3 min，则功率密度是4.25 W/cm^2，总能量是54 J。

6. 激光镇痛的机制　激光可使疼痛刺激减弱。研究发现，激光照射后神经细胞膜电位超极化，具有膜稳定作用，血管扩张致局部血流改善，白细胞游走和吞噬功能增强，达到消炎镇痛作用。

激光可使刺激的传导抑制。家兔颈交感神经节切除灌流模型中，激光照射神经节可抑制电刺激节前神经的突触传导，且与照射时间有相关关系。

激光可激活下行性抑制系统。于家兔下肢注入福尔马林，疼痛刺激所致的脊髓后角放电频率被激光照射所抑制。

另外，实验证实激光有“机体活性化”作用，即根据机体受照射的状态不同，呈现兴奋或抑制，使机体趋向内环境平衡，由此使疼痛治愈。

7. 低强度激光的生物效应　低强度激光治疗的作用有止痛、消炎、抗水肿、生物刺激和血管舒张。低强度激光照射可加快微循环；增加多种酶的细胞内活性，尤其是克雷白循环（柠檬酸循环）中的活性；促进氧循环增加，葡萄糖利用率提高；有 DNA 合成刺激作用；纤维原细胞活性增强（对于瘢痕瘤，已激活的纤维原细胞可重新吸收纤维蛋白）；激活噬菌作用；激活细胞膜上的钠－钾泵；激活细胞内代谢过程，部分通过钠－钾泵和钙传送，部分通过直接激活的线粒体系统；重要介质局部水平出现变化——发炎（组胺、前列腺素降低或内啡肽增加）。

低强度激光照射有时又称为激光针灸，有非侵入性、无痛苦和节省时间（不超过数十秒）的优势。

8. 激光引起的损害

（1）电击：激光源内电压可高达 10 kV，易发生触电、电击事故。

（2）释放有毒气体：主要是紫外线和染料激光器，前者还可释放臭氧，故操作场所应有废气排泄装置。

（3）电离辐射：激光器内高压下可产生 X 射线，但能量低易于防护。

（4）光脉冲损伤：在极短的脉冲波内积聚较大能量，可导致组织细胞损伤和变性，以及角膜和皮肤灼伤。

（5）燃烧和爆炸：高功率激光器和激励源可引起燃烧与爆炸。

9. 人体的激光防护　操作人员应熟悉激光器的特点、功率类型和操作方法，遵守使用安全条例。用于疼痛治疗的激光器多属低功率激光器，工作人员只需戴普通防护眼镜。可用湿纱布敷盖激光束靶区以外的周围组织，对孕妇无特殊损害。尽可能避免在激光束辐照的射程内放置物品，特别是可燃物品。

（二）超激光疗法

超激光的全名为直线偏振光近红外线，由激光发生器、光波过滤器、光导纤维、透镜组等组成。其波长为 600～1 600 nm，输出功率高达 1 000 mW，透射人体组织 5 cm 以上。超激光吸取并改进和发展了针灸的原理，适用范围广，无创伤和痛苦，疗效高，复发率低，有效地用于疼痛及其他治疗。

1. 光学原理　红外线偏振光具有散射损失小、穿透力强的特点，能达到机体较深部位进行治疗，对机体穴位和神经节生理刺激效应大。红外线偏振光可通过两种方式获得：一是在红外线偏振光治疗仪内装置了偏振元件，从自然光束中滤出部分偏振光；二是从半导体激光发射器获得线性偏振光。

应用偏振光治疗疾病，除了需要偏振光自身较强的穿透力外，还须选择易于穿透机体的波段。在机体中，对光的吸收影响最大的是水和血液，波长范围在 700～1 300 nm 的近红外线难以被水和血液吸收，生物医学称这一光谱段为“人体光学窗口”，可穿透机体组织 5～7 cm，从而形成“光针”效应。

2. 超激光的治疗作用　偏振光照射人体后可具有光电、光磁、光压、光化学、光免疫和光酶作用等。其治疗作用主要体现在热效应、压强和光化学效应，阻断疼痛的恶性循环，维持机体内环境稳定等。

超激光的治疗作用有：①降低神经兴奋性，减弱肌张力，达到解除肌肉痉挛、缓解疼痛的目的。②促进加速组织活性物质的生成和疼痛物质的代谢，尽快消除炎症。③扩张血管，增加血流量，改善局部微循环，加强组织营养，促进创伤愈合。④调节自主神经系统，促进淋巴系统循环，稳定机体的内环境，增加机体免疫力。⑤星状神经节的照射可“代替”星状神经节阻滞，避免不良反应的发生。

3. 适应证

（1）骨科适应证：①疼痛性疾患，如各种慢性肌肉痛和关节痛、神经痛、肌腱炎、腱鞘炎、腰痛、颈肩腕综合征、肩关节周围炎、关节炎、风湿性关节炎、上肢外侧髁炎、膝关节韧带炎、踝骨骨骺炎和鹅足炎等；②创伤恢复过程中疾患，如术后切口不愈合及慢性皮肤溃疡、褥疮、坏死；③腰、颈椎间盘突出及增生引起的疼痛。

（2）疼痛科适应证：如颜面神经痛、三叉神经痛、带状疱疹后神经痛、雷诺病、术后神经痛等。

（3）其他适应证：如脑出血后遗症和各种外伤后遗症，颜面神经麻痹、血管性头痛和紧张性头痛，带状疱疹、秃发、过敏性皮炎和湿疹，过敏性鼻炎、突发性耳聋、扁桃体炎、下颌关节紊乱症、牙龈炎、复发性口腔溃疡、中耳炎、外耳道炎、不定陈诉综合征、失眠、盆腔炎和神经功能紊乱等。

4. 禁忌证及注意事项　眼睛及性腺部位、带有心脏起搏器的心脏病患者、出血性疾病及新生儿等均禁用超激光治疗。超激光照射中应注意根据每位患者的耐受能力而随时调整输出功率，以免造成局部烫伤。

5. 照射方法　超激光照射方法可分为穴位照射、局部照射、星状神经节照射、痛点照射和特殊照射法。紧贴皮肤使用。

（1）星状神经节照射：使用SG型透镜组，选择70%～80%的输出功率，照射2 s、停2 s或照射1 s、停2 s，每侧8～10 min，1次/d，10～15 d为一疗程。头痛、三叉神经痛等再配合穴位照射效果更好。

（2）穴位照射：每个病症每次选3～4个穴位，使用A型透镜组，选择80%～100%的输出功率，照射2 s、停3 s，每个穴位5 min，1次/d。

（3）痛点照射：根据病情找出4～5处明显的压痛点，用B型透镜组，选择60%～100%的输出功率，照射2 s、停2 s，每点5 min，1次/d。

（4）局部照射：主要用于皮肤溃疡、切口不愈合。用C型照射镜组，选择100%的输出功率，照射3 s、停1 s，5～10 min/次，1次/d。

（5）特殊照射：①过敏性鼻炎，选SG型透镜组，直接插在鼻孔内，深度因人而异，用80%输出功率，每个鼻孔10 min，照射2 s、停3 s，15 d为一疗程。②外耳道炎，选SG型透镜组直接插入耳道，照射前要清洗耳道。③口腔溃疡，使用A型透镜组，手持法连续照射。④脂溢性脱发和斑秃，除照射星状神经节外，在脱发处扫描式手持法照射。每位患者照射后，镜头要用1%戊二醛浸泡消毒。

（三）其他激光疗法

1. 氦氖激光　工作物质是氦氖原子，用高频高压场激发，辐射出波长为632.8 nm的红色激光，连续式发射，功率1～100 mW，理疗中常用输出功率为2～20 mW。其作用主要是效应和光化作用，能使血管扩张，促进代谢过程，可改善循环，增强免疫力，消炎止痛，促进伤口愈合等。临床上用于伤口及其感染，皮肤黏膜溃疡、褥疮、挫扭伤、冻伤、眼外伤、附件炎等，但治疗过程有不适感应停止使用。操作方法：将光斑对准治疗部位和穴位进行照射，距离皮肤3～70 cm，光束垂直，5～10 min/次。

2. 二氧化碳激光　工作物质为二氧化碳分子，输出波长为10 600 nm，属远红外线激光，有连续和脉冲输出两种，功率可达200 W以上。其作用主要是热效应，使组织温度升高，小功率的可使皮肤温度上升几度，大功率的可使被照射组织在几毫秒的瞬间温度升高到200～1 000 ℃，致使组织烧灼、凝固、炭化，甚至汽化。临床上多用于挫扭伤、烧伤、皮肤溃疡等。操作方法：用散焦光束照射，与皮肤距离一般为100～150 cm，以局部有舒适的热感为度，10～15 min/次。治疗中切勿过热，防止发生烫伤。

3. 氮激光　工作物质为氮分子，输出波长为337.1 nm，属紫外线激光，连续输出功率可达100 mW。其主要是光化学效应，能激发一些酶的活性，使血液中的吞噬细胞、红细胞的数目和血红蛋白的含量增加，能增加抗体非特异性免疫。如同紫外线一样，具有较明显的消炎止痛、促进伤口愈合等作用。多用于皮肤黏膜溃疡、皮肤癣病、白癜风等。操作方法：病灶区照射，选择低功率（10 mW），10～15 min/次。

二、红外线疗法

红外线是太阳光谱中波长为760～400 000 nm的不可见光。根据波长的不同分为：近红外线，波长760～1 500 nm，透入组织5～10 mm；远红外线，波长1 500～400 000 nm，透入组织能力较弱，大部分被皮肤表层组织所吸收。凡是高于绝对零度（－273 ℃）的物体均可辐射出红外线，对视网膜不产生光感，但有强烈的热效应。

（一）治疗作用

1. 温热作用　红外线对机体的主要作用是温热作用，能使局部毛细血管扩张，血流加速，促进血液及淋巴循环，加强局部组织营养，加速代谢产物的吸收，使细胞活力加强，促进代谢。

2. 消炎、消肿作用　在红外线作用下，局部周围白细胞浸润，促进局部渗出物吸收，网状内皮细胞吞噬能力增强，使生物免疫过程加强、细胞再生加快，有明显的消炎、消肿作用。

3. 镇痛作用　温和热量使肌肉松弛，解除肌肉痉挛，降低感觉神经兴奋性，消除炎症性疼痛时局部肿胀和排出致痛物质，发挥镇痛作用。

（二）适应证

红外线疗法可用于胃痉挛、慢性胃肠炎，各种类型的关节炎，神经痛及末梢神经炎，软组织损伤和肌肉劳损，腱鞘炎，皮肤溃疡或伤口愈合延迟，气管炎，面神经麻痹后遗症等。

（三）照射方法

红外线辐射器可选择红外线灯、白炽灯、石英红外线灯和光浴箱。照射功率，小部位治疗时选择功率 <300 W，大部位治疗时选择功率 >500 W。照射剂量的大小可通过灯与皮肤间的距离来调整，照射距离一般为 30 ~ 60 cm，照射时间 15 ~ 30 min，使患者有舒适热感，皮肤出现绯红色红斑为宜。

照射疗程，一般病症 1 次/d，急性病可 2 次/d，6 ~ 12 次为一疗程；慢性病 12 ~ 24 次为一疗程。

（四）禁忌证及注意事项

（1）恶性肿瘤、有出血倾向、肝硬化、心功能不全、活动性肺结核及任何原因引起的高热患者禁用。

（2）防止烫伤或烧伤，对皮肤知觉迟钝、陈旧性瘢痕或肢体缺血者，应严密注意局部情况，必要时调整距离。

（3）治疗过程中如有疲乏无力、睡眠不好及头晕现象应停止治疗。

（4）红外线照射对眼睛有损害作用，可引起视力障碍，因此进行治疗时必须保护眼睛。

三、紫外线疗法

紫外线是一种光化学辐射线，为不可见光，其波长可分为三个波段：①长波紫外线（UVA）波长为 320 ~ 400 nm，其生物学作用弱，但有明显的色素沉着作用，引起红斑反应的作用很弱，能产生荧光反应，适合于过敏性疾病及佝偻病。②中波紫外线（UVB）波长为 280 ~ 320 nm，其生物学效应最活跃，红斑反应作用很强，能调节机体代谢，增强免疫，刺激组织再生和上皮愈合过程。③短波紫外线（UVC）波长为 200 ~ 280 nm，此波段可引起蛋白质和类脂体结构的变化，特别可作用于染色体，破坏其叶酸代谢，故对病毒与细菌有明显的杀灭或抑制其生长繁殖的作用。

（一）治疗作用

紫外线波长短、能量大，其化学作用很强，照射人体皮肤后一部分被反射，其余几乎全被表皮吸收，深度只有 0.2 ~ 0.5 cm。短波和中波紫外线大部分被角质层和棘细胞层吸收，光化学效应主要在这些浅层组织中发生。紫外线被吸收后，在人体可使组织内组氨酸变成组胺；溶酶体膜破裂，释放出溶酶体酶；促使前列腺素合成等；最后导致血管扩张、毛细血管通透性增加，皮肤充血，轻度水肿，红斑形成。

1. 消炎、杀菌作用　紫外线照射皮肤出现红斑反应后，能加速局部的血液及淋巴循环，改善组织营养状况，新陈代谢旺盛，提高网状内皮细胞功能，加强机体防御功能，有明显的消炎作用。一定强度的紫外线照射后，还能抑制甚至杀死细菌与病毒的生长。

2. 止痛作用　对神经系统有直接及反射作用，干扰疼痛在皮质形成兴奋灶；还因红斑区血液循环加强，致痛物质清除加快；红斑反应可降低感觉神经的兴奋性，提高痛阈。

3. 刺激生长作用　紫外线红斑所产生的细胞分解产物（类组胺物质）是一种刺激生物的活性物质，

能加强组织再生能力，促进伤口及溃疡面愈合；还可使皮肤内 7－脱氢胆固醇变成维生素 D_3，经肝肾的羟化形成二羟维生素 D_3，从而促进肠道对钙、磷的吸收。

4. 免疫与脱敏作用　照射后能使中枢神经的活动功能增强，机体的代谢功能提高，提高机体对毒性物质的抵抗能力以及组织的防御能力。多次照射后组织中产生少量组胺进入血液后，刺激组胺酶的形成，组胺酶可中和、分解和破坏过敏时血中过量的组胺，达到脱敏作用，因此对变态反应性疾病如荨麻疹有治疗作用。

（二）适应证

1. 外科疾病　如急慢性炎症、软组织损伤与溃疡、冻伤、烫伤、骨关节结核、结核性淋巴腺炎、褥疮等。

2. 内科疾病　如慢性支气管炎、哮喘、慢性风湿性关节炎、骨软化、肌炎、肌痛等。

3. 神经科疾病　如神经性疼痛、外科手术后末梢神经损伤、风湿性和外伤性神经炎、神经性皮炎等。

（三）照射方法

用紫外线灯，有全身照射、局部照射和体腔照射三种方法。根据不同方法及照射部位，确定照射距离与剂量。

1. 全身照射法　成人分四区照射，中心点分别在胸前、双膝、肩胛间及双胸和双腘窝；儿童分前后两区照射，中心点分别在腹部和腰部。灯距 50 cm。剂量从小到大递增，1 次/d，10～20 次为一疗程。

2. 局部照射法　按灯距 30 cm 时测得的平均生物剂量值计算治疗剂量。一般应待红斑反应基本消退后再行第二次照射，第二次剂量比第一次增加 1/3～1/2。照射时，灯要垂直对准治疗部位，不需要照射的部位必须用布巾遮盖严密。

3. 体腔照射法　用体腔紫外线灯进行。治疗时，根据治疗部位选用合适的石英玻璃照射头，放置到体腔内或窦道内进行照射治疗，照射剂量一般以皮肤照射生物剂量加 1～1.5 倍来计算。

（四）禁忌证及注意事项

（1）活动性肺结核，重症心、肝、肾功能障碍者，甲状腺功能亢进者，有出血倾向者和恶性肿瘤禁用。

（2）光敏性疾病（如红斑狼疮、光敏性皮炎）、急性泛发性湿疹、急性牛皮癣和应用药物光敏者，放疗后 1～3 d 内不宜做紫外线治疗者，应慎用。

（3）照射时，患者及工作人员必须戴护目镜，以免发生电光性眼炎。经常接触须戴手套，室内要通风良好。非照射部位应遮盖，防止超范围、超剂量照射。

第二节　电疗法

电疗法是应用电能治疗疾病的一种方法，在物理治疗中应用最广泛。由于不同电能的物理性质不同，当它们作用于人体时，在组织中产生不同的物理化学过程，使机体产生特有的生理反应。现用于医疗上的电能有直流电、静电和交流电三种。

电疗的主要效果有镇痛、肌肉松弛、营养以及消除水肿的功能。

1. 镇痛作用　疼痛是多种因素导致的现象，实践证明多种疼痛都会或多或少对物理治疗产生反应，其中包括电疗。对于电疗的镇痛作用存在几种不同的解释理论，除了疼痛闸门控制理论，还有多种理论。电疗时，内生镇痛物质增加、局部血流加快使得疼痛减轻，并使肌肉放松，祛除肌肉的紧张痉挛，故也能减轻肌筋膜疼痛。

电疗的频率效应是产生镇痛作用的主要因素。对于厚的、且已形成髓鞘的 A_β 及 A_δ 类神经纤维，适于使用频率为50～60 Hz的低频电流，这种方法对于急性或局部疼痛非常有效。对于慢性疼痛，应采用2～8 Hz的低频电流，强度应当达到患者所能忍受的最大电流（疼痛阈值），从而较细的C类神经纤维可以得到刺激，同时使机体产生内啡肽。如果要达到同时利用以上两种原理进行镇痛，可使用“短脉冲群调制”，载波频率大约为100 Hz，短脉冲群频率为10 Hz左右。

电疗中的极性不同也影响电疗法的治疗方式。阳极和阴极都有止痛作用，但各有一定的条件，且止痛的机制不同。临床应用时，认为：①因阳极下有脱水作用，故渗出肿胀引起的疼痛用阳极止痛。②阴极下局部血管扩张比阳极更明显，且可通过节段反射加强相应节段深部脏器的血液循环，从而改善局部供氧、代谢，增强防御免疫物质向局部的输入，使细胞间的淋巴流动增加，加速病理致痛化学介质的排出，有利于炎症的消散，所以对慢性炎症或久不愈合的溃疡和神经营养性血管痉挛引起的疼痛用阴极止痛。③各种神经痛、肌痛选用阳极或大剂量阴极抑制法止痛。

2. 肌肉松弛及解痉作用　电疗最有价值的优点在于它能精确地瞄准过分紧张的肌肉，使其松弛，缓解痉挛。具有肌肉松弛作用的治疗方法有治疗性超声波和双极干扰（调制频率100～200 Hz）、四极干扰电流的电疗法。

3. 营养作用　电疗过程中会产生组织充血现象，而组织充血具有营养作用。

4. 消除水肿作用　与电疗时组织充血、脉管紧张和毛细血管通透性提高有关。

一、直流电疗法

在电场作用下，自由电荷按一定方向有规律地移动，便形成了电流。金属导体内的自由电荷就是自由电子；液体内的自由电荷是阳、阴离子；气体在特殊情况下亦能成为导体，其自由电荷是阳、阴离子和电子。电子运动方向不变的电流是直流电。

直流电疗法是使用低电压的平稳直流电通过人体一定部位以治疗疾病的方法，是最早应用的电疗法之一。

（一）主要作用

1. 改变离子浓度　通电后体内同时进行电解、电泳和电渗。在阴极下，由于一价金属离子的移动速度比二价金属离子的要快，Na^+、K^+浓度相对比Ca^{2+}、Mg^{2+}大，而Na^+、K^+是兴奋性离子，Ca^{2+}、Mg^{2+}是镇静性离子，并由于离子的移动使阴极下有碱性电解产物积聚，导致蛋白质不易聚集而使细胞膜疏松，通透性增加。另外，由于K^+能抑制胆碱酯酶的活性，致使乙酰胆碱含量相对升高，阴极下组织兴奋性增强，传导性增加；阳极下则相反。当组织功能活动降低时，不强的直流电阴极能使之增高；相反，不强的直流电阳极有降低兴奋性、达到镇静和减少渗出的作用。在感觉神经，则表现为镇痛作用。所以，直流电对神经炎、神经痛和肌痛有较好的疗效。

2. 改善末梢循环　在阴极下Na^+、K^+浓度相对比Ca^{2+}、Mg^{2+}大，能使皮肤或末梢血管扩张，促进血液循环。直流电经汗腺导管排泄孔进入，沿着淋巴管和血管扩散，同时作用于感觉神经末梢和管壁上的许多感受器，经自主神经中枢反射（轴突反射和节段反射）到局部，使得毛细血管扩张。直流电引起血管扩张，还和皮肤受刺激后可释放组胺有关。另外，由于电解作用，体内的微量蛋白质分解引起组胺及血管活性肽等物质的释放。实验证明，在直流电作用后，皮肤中的组胺含量增加，阴极下升高更为明显。组胺要直接或通过轴突反射使小动脉舒张，并作用于毛细血管，使内皮细胞间隙加宽，血管通透性增高。由于直流电使血管舒张，促进血液循环，因而可加速代谢产物的排除，这有利于促使慢性炎症消散，疼痛减轻。直流电还可以通过节段反射，使相应节段深部脏器的血液循环加强，从而达到治疗目的。还发现直流电对静脉血栓形成后的再通有一定的作用。

3. 对组织营养和代谢的影响　直流电能促进局部血液循环和改变细胞膜的通透性，从而使局部组织营养改善，代谢过程加强。由于电解和电渗的作用，阴极下蛋白质易于分解，水分增加，细胞膜变疏松，通透性增加，致使物质经膜的交换增快，代谢加强。这有利于改善局部营养，加速代谢产物的排除。因此，直流电可治疗营养不良性溃疡，促进神经再生、骨折愈合等。

4. 对神经系统的影响

（1）对中枢神经系统的影响：直流电对神经系统的作用是多方面的，因极性、刺激强度、持续时间以及机体功能状态的不同，可引起兴奋或抑制甚至组织的功能完全停顿。实验证明，直流电作用于中枢神经时，可使机体内某些器官和组织的功能发生改变。

（2）对自主神经的影响：直流电能调节自主神经功能，使之趋于平衡；同时，刺激皮肤感受器，经相应节段，到达自主神经高级中枢，并影响大脑皮质以及内分泌系统的功能，引起全身性反应。或通过节段反射机制而使远隔部位内脏组织发生功能改变，如促使血液循环加强，提高代谢，改善组织营养。

（3）对运动神经的影响：应用连续平稳的直流电刺激，运动神经并无明显的反应，但在通、断电时则可引起所支配的骨骼肌收缩，直流电强度改变的速度越快，受刺激的部分离子变化越大，则神经越易兴奋。故运动神经和肌肉组织的反应因直流电极性、电流强弱、通断电等变化而异。

（4）对感觉神经的影响：直流电对皮肤感觉神经末梢有刺激作用，其密度和强度增加的速度不同，所发生的感觉在性质上和强度上亦各不相同。电流强度由弱到强，可出现蚁走感、针刺感、刺痛、灼痛等感觉。若变化过快，可引起明显的灼痛感，反之不然。随通电时间的延长，所引起的针刺感逐渐减弱，而出现轻微的温热感。身体不同部位的皮肤对直流电刺激的敏感程度并不相同，这与皮肤的电阻、神经末梢的丰富与否有关。

（二）适应证

（1）末梢神经炎、臂丛神经炎、神经根炎、关节炎、周围神经炎等慢性炎症。

（2）三叉神经痛、坐骨神经痛、肋间神经痛、功能性头痛、肌痛、肌痉挛等。

（3）面神经麻痹、周围神经损伤、自主神经功能紊乱、神经症及术后瘢痕粘连等。

（三）治疗方法

1. 单纯直流电疗法

（1）全身直流电疗法：300 cm^2 电极置于肩胛区，另外两个各为 150 cm^2 的电极分别置于两侧腓肠肌部。

电极与衬垫：直流电通过导线、电极而作用于人体，导线需要有柔韧及良好的绝缘性。输出电压为 50～100 mV，电极用 0.25～0.5 mm 厚的铅片制成。衬垫用无色、吸水性好的棉织品制成，厚度不少于 1 cm。

（2）局部直流电疗法：电极可置于躯体或四肢两侧（对置法），也可将两个电极放置在身体同一侧（并置法），多用于背部及四肢。

（3）体腔直流电疗法：特制电极置于阴道、直肠等体腔，另一电极置于下腹部或腰骶部。

2. 直流电离子导入疗法　即通过直流电将药物引入机体，可应用衬垫法、水槽法、体腔法等将药物导入体内。根据直流电场内同性电荷相斥、异性电荷相吸的原理，使药物离子通过完整的皮肤或黏膜导入人体。阳离子通过阳极导入，反之亦然。皮肤汗腺导管排泄孔是药物离子导入人体的主要入口。离子导入治疗常用药物如下。

（1）无机盐类：氯化钙、硫酸镁、硫酸铜、硫酸银、氯化钾、碘化钾、溴化钾、氯化钠、亚硫酸钠、磷酸钠、水杨酸钠。

（2）抗微生物药：磺胺类、青霉素、链霉素、氯霉素、土霉素、新霉素、庆大霉素、对氨基水杨酸、异烟肼、黄连素。

（3）维生素类：维生素 B_1（盐酸硫胺）、烟酸、维生素 C。

（4）其他：安息香酸钠、咖啡因、氨茶碱、盐酸罂粟碱、盐酸狄奥宁、磷酸组胺、苯海拉明、普鲁卡因、利多卡因、氯丙嗪、毒扁豆碱、新斯的明、加兰他敏、阿托品、溴化六甲双胺、肾上腺素、妥拉苏林、麻黄碱、谷氨酸钠、氢化可的松、促皮质素、透明质酸酶、结核菌素、草乌总生物碱、延胡索乙素、钩藤总生物碱。

直流电导入疗法具有提高药效、综合直流电和药物两者的作用效果以及神经反射的治疗作用。目前很少单独应用直流电疗法，国内外广泛应用间动电流、半波正弦调制中频电流等低中频直流电做药物离子导入治疗。

3. 剂量　电流量以作用极的衬垫面积计算。一般电流强度，成人为 0.05 ~ 0.2 mA/cm^2，并参考个体耐受，最大不超过 0.3 mA/cm^2；小儿一般为 0.02 ~ 0.05 mA/cm^2。治疗时间一般为 15 ~ 30 min，儿童不超过 15 min，1 次/d，10 ~ 20 次为一疗程。

（四）禁忌证及注意事项

术后瘢痕粘连、血栓性静脉炎、高热、恶病质、癌肿、急性湿疹、心力衰竭、有出血倾向和对直流电不能耐受者，禁用。皮肤应清洁完整，有破损处用小块胶布贴盖。衬垫应湿度合适，均匀接触皮肤，防止烫伤。治疗时缓慢加大电流，结束时缓慢调零。进行直流电导入疗法时，应将药物均匀洒在衬垫上。

二、低频低压脉冲电疗法

电流强度和方向呈周期性变化的电流称为交流电。强度和方向在短促的时间间隔内迅速变换的电流为脉冲电流。利用频率较低（低于 1 000 Hz）或电压较小的脉冲电流来治疗疾病即为低频低压脉冲电疗法。由于这种电流对感觉与运动神经具有强刺激作用，又称为刺激电流疗法。常用的低频脉冲电疗法有感应电疗法、间动电疗法、超刺激疗法、神经肌肉电刺激疗法、电睡眠疗法和经皮刺激疗法等。

（一）感应电疗法

感应电流又称法拉第电流，系由电磁感应原理产生的双相、不对称的低频脉冲电流。感应电选用频率为 50 ~ 100 Hz，波宽为 1 ~ 2 ms，持续时间较短，呈双相交替变化，离子移动亦随感应电流的频率而交替改变，通过组织时引起的电解作用较弱，尤其皮肤对这种电流电阻较小，很容易通过皮肤扩散到组织器官中。新感应电流由电子管或晶体管振荡电路产生，其波形类似传统感应电流的高尖部分而没有反向的低平部分，有效脉冲时间为 0.1 ~ 1 ms。

1. 主要作用

（1）对神经肌肉的作用：感应电流波宽达 0.03 ~ 1 ms 时，在瞬间引起的离子浓度变化可导致神经肌肉去极化，兴奋正常的运动神经或肌肉，产生节律性收缩，可促进肢体的静脉和淋巴回流，改善局部血液循环和组织营养，促进神经再生、肌肉纤维体积增大，同时向中枢神经传递冲动，改善神经系统功能状态。在神经受压迫或挫伤时，虽然神经本身并无断裂和变性，但可影响来自大脑的冲动传导到所支配的肌肉。感应电流刺激暂时丧失随意运动的肌肉，使之发生被动收缩，代谢增强，从而防止肌肉萎缩。对已出现的肌萎缩或由于损伤、发炎等引起的疼痛，反射性地抑制有关脊髓节段的前角细胞，妨碍了冲动的传导而影响肌肉收缩，感应电流可使之恢复正常功能。但对完全丧失神经支配的肌肉无作用。

（2）对感觉神经的作用：感应电流可刺激感觉神经末梢，帮助知觉恢复。小量的感应电流可降低感觉兴奋，解除皮肤神经疼痛。大剂量时引起疼痛感和强直性肌肉收缩反应，根据优势法则，这些反应可抑制皮质的病理性兴奋灶，起到止痛作用。

（3）对自主神经的作用：兴奋自主神经，提高周围血管紧张度，刺激自主神经支配的平滑肌，提高其张力并使之收缩，同时可使肌肉内血管扩张，促进静脉和淋巴回流。

2. 治疗方法　感应电疗法主要有单极刺激法、肌群刺激法、神经传导刺激法、活动刺激法和穴位刺激法。其操作方法基本与直流电疗法相似。由于感应电无明显的电解作用，衬垫厚度可在 1 cm 以下。电极分片状电极、手柄电极和碾式电极。

3. 适应证

（1）失用肌萎缩，下运动神经元部分损害后的弛缓性麻痹（对感应电有反应者），声带、眼睑、膀胱和肛门括约肌松弛，胃下垂，弛缓性便秘，胆道蛔虫症，肌无力等。

（2）手术后及损伤后的知觉障碍、皮肤神经痛等。

（3）兴奋性神经衰弱、癔症性麻痹和腰肌扭伤后的肌紧张。

（4）防止软组织粘连和肌肉纤维化，未出现粘连前用感应电刺激可防止粘连，已形成的可使粘连松解。电刺激可减轻肌束间和肌束内纤维化和凝集的发展，防止肌肉纤维化。

4. 禁忌证　主要有急性炎症、化脓性疾患、痉挛性麻痹和出血性疾患。

（二）间动电疗法

间动电疗法是将经过半波或全波整流的低频正弦电流叠加在直流电基础上而形成的一种低频脉冲电疗法。常用的间动电流有疏波、密波、疏密波、间升波、断续波和起伏波六种。

间动电流有直流电及低频脉冲电流的双重和协同作用，其电流强度大，作用深在，克服了单一低频脉冲电流作用表浅和电流强度小的弱点。

1. 主要作用

（1）止痛作用：间动电流止痛作用明显，效果优于直流电和感应电。其即时止痛作用有以下学说：①掩盖效应。即在神经系统内部，由于传入一种新的冲动而使原有刺激引起的兴奋受到干扰的现象。间动电流中直流成分所引起的紧张，感觉神经受刺激产生麻感和正弦电流刺激运动神经引起的肌肉颤动感，并通过轴突反射引起局部皮肤充血，均为适宜的刺激。这些刺激进入疼痛的传导环路，感觉和运动神经受到抑制，造成痛觉的传导抑制或中断，并使痛阈升高，从而达到止痛作用。②闸门假说。外周神经中的粗纤维主要传导非痛性感觉，细纤维主要传导痛觉。粗纤维的兴奋阈低，传导速度快，兴奋的同时使脊髓后角的胶质细胞兴奋，使痛觉冲动难于传入（闸门关闭），因此粗纤维兴奋可产生止痛作用。颤动、摩擦等刺激都是易于使粗纤维兴奋的适宜刺激。此外，正弦波动成分同时作用于中枢连接部位，也可抑制疼痛。在间动电流作用后数小时，由于局部血液循环的好转，使得神经纤维间水肿得以消除，组织营养改善，从而获得较持久的止痛效果。

（2）促进周围血液循环：间动电流有明显的促进周围血液循环的作用。由于间动电流抑制交感神经，并使电流通过处的组织蛋白发生微量变性、分解形成血管活性肽等物质，因而在间动电流作用停止后，尚有改善局部血液循环和后期的止痛作用。临床治疗后常见局部皮肤发红充血。临床研究发现，间动电流治疗动脉内膜炎和动脉硬化后均有供血量增加，与其他阻断交感神经的治疗效果类似；若电极置于星状神经节上，可使上肢供血量增加40%。这些都说明间动电流的扩张血管作用与降低交感神经的兴奋性以及引起的轴突反射有关。

（3）调节神经、肌肉组织的紧张度：因电流对神经、肌肉组织的刺激性与电流强度在单位时间内的变化速度有关，故整流后的正弦电流刺激作用大于未整流的正弦电流，而只有强度不断变化的电流才能刺激神经、肌肉组织引起肌肉收缩。间动电流每个正弦半波的宽度为10 ms，对兴奋神经、肌肉来讲最为有利，所以间动电流在调节神经、肌肉张力方面有一定作用。

2. 治疗方法

（1）痛点治疗：①并置法，阴极置于痛点，阳极放在痛点附近距阴极2～3 cm处；②单极法，阴极置于痛点，另一辅极放在身体任何部位；③多点法，痛点较多时，可逐点进行，第一点通电时间从3 min开始，以后逐点减少至末点时为1 min。

（2）沿血管或神经干部位治疗：①并置法，用于较大部位如腰部、大腿，可用片状或环状电极，阴极在病侧。周围神经治疗时，电极沿神经走行并置。②对置法，用于小部位如上肢，阴极靠近治疗部位。

（3）交感神经节部位治疗：以小环状电极置于神经节部位，阳极放在距阴极数厘米处（一般多在近心端）。

（4）神经根部位治疗：以50 cm^2或直径6 cm（圆形）的电极，置于脊柱相应节段。①脊髓两侧并置法，阴极在病变侧；②同侧纵置法，阴极置于病变侧神经根平面，阳极在阴极上方2～3 cm处。

3. 适应证

（1）密波：可降低交感神经的张力，促进局部血液循环，具有短暂止痛作用。治疗周围神经系统疾病如神经痛、神经炎和带状疱疹以及周围循环障碍疾病如早期闭塞性脉管炎、静脉曲张、雷诺病和偏头痛等。亦可用于治疗软组织和运动器官疾患如肌肉劳损、扭挫伤、肩周炎、肌纤维组织炎，其他如颞颌关节功能紊乱等。

（2）疏波：动力作用强，通电时患者有强的震颤感，有止痛作用，多用于治疗血管痉挛性疼痛以及冻伤和烧伤。

（3）疏密波：频率交替改变，防止习惯性反应，继发性动力作用强，具有较长时间止痛和促进渗出物吸收的作用，用于治疗软组织和运动器官疾患如肌肉劳损、扭挫伤、肩周炎、肌纤维组织炎、失用肌萎缩和下运动神经元所致的瘫痪，其他如颞颌关节功能紊乱等。

（4）间升波：抑制作用较强，有明显止痛作用，多用于治疗肌肉疼痛、关节痛、神经痛、扭挫伤、肩周炎等。

（5）断续波和起伏波：用于治疗失用肌萎缩和下运动神经元所致的弛缓性瘫痪。

4. 禁忌证　有恶性肿瘤、化脓及出血性疾患、急性湿疹、严重心脏病和对直流电过敏患者。

（三）高频电和超高频电疗法

在医学上将振荡频率高于 100 kHz 的正弦交流电称为高频电流。应用高频电流治疗疾病的方法称为高频电疗法。其中，中波波长为 300 ~ 100 m，频率为 1 ~ 3 MHz；短波波长为 100 ~ 10 m，频率为 3 ~ 30 MHz；超短波（超高频）波长为 10 ~ 1 m，频率为 30 ~ 300 MHz。人体内的电解质和电介质（偶极子）在高频电磁场中做振动或做旋转运动摩擦产热，这是高频电热效应的物理基础。非热效应是指不感到热的电场作用。

高频电和超高频电疗法的种类主要有长波电疗法（共鸣火花电疗法）、中波电疗法、短波电疗法、超短波电疗法和分米波微波电疗法。长波电疗法已少用，微波电疗法则另有章节介绍。

1. 中波电疗法　中波电疗法又称透热疗法。治疗时有较大电流通过人体，其电能转变为热能，根据焦耳－楞次定律 $Q=0.24I^2Rt$，由此可知，产热量（Q）与电流强度（I）的平方成正比，故电流量在产热量方面起了直接的主导作用。但人体组织不仅有电阻，而且体内含有大量电解质溶液，构成一个特殊的电容器，即有一定的容抗，所以这一公式对人体并不完全适用。中波传导的电流通过高电阻的皮肤和皮下组织，产生占产热总量的 40% 的热量，而后沿容抗较小的组织流过；深部的软组织等占产热总量的 60%。由于中波疗法操作较复杂，容易产生烫伤，其主要治疗作用又与短波感应透热、微波疗法相近，故近年来中波疗法逐渐被短波、微波疗法取代。但中波疗法用体腔治疗电极治疗慢性盆腔炎、附件炎仍具有其优越性。

（1）主要作用：

1）对神经系统的影响：其温热作用对感觉神经末梢具有良好作用，可降低其敏感性，提高感觉阈，并可通过反射作用影响整体，达到镇痛作用。如在相应的丛或神经节行中波治疗，可通过神经反射途径，影响相应的脏器。

2）对血管的影响：在中波电流影响下可使血管扩张，增强血液循环及淋巴循环，改善组织营养，使新陈代谢提高。由于血管通透性增加，细胞吞噬作用增强，因而透热疗法对很多亚急性和慢性炎症有较好的疗效。

3）对肌肉组织的影响：通过中波的温热作用，横纹肌、平滑肌的紧张度均反射性降低，可用于治疗肢体肌痉挛和痉挛性瘫痪、血管痉挛以及各种脏器的痉挛如胃肠痉挛等。因疼痛与痉挛常形成恶性循环，互为因果，而中波既有镇痛作用，又有解痉作用，可打破这种恶性循环，达到镇痛、解痉的作用。

（2）治疗方法：

1）设备：采用中波治疗机，电极分为板状及各种体腔电极。因通过导线输出的高频电流较大，应使用较粗的塑料或橡胶绝缘导线。

2）操作：由于透热疗法是高频电流，无极性之分，故金属电极不用衬垫，电极板并置时，间距应不小于一极板直径大小，以免烧伤；患者不可接地或触碰其他导体。

（3）适应证：

1）骨关节病：如关节炎、肌炎和肌痛等。

2）内脏疾病：如慢性胃炎、慢性肠炎、慢性胆囊炎、慢性咽喉炎、慢性肾炎、慢性前列腺炎、慢性盆腔炎或附件炎及胃肠痉挛。

3）血管性疾病：闭塞性动脉内膜炎和雷诺病等。

4）其他：如脊髓和周围神经炎。

（4）禁忌证：有恶性肿瘤、外科急性炎症或化脓性疾病、出血或出血倾向、结核病、体温调节障碍、感觉障碍和高热以及植入起搏器的患者等。

2. 短波电疗法　短波电疗法主要利用电流通过螺线圈形成的高频交变电磁场，在通过人体组织时感应出涡流而产热，医疗上用的波长为22.12 m，又称为感应热疗法。

（1）主要作用与适应证：短波治疗时主要靠传导电流产生热，这一点与中波疗法类似。短波治疗主要也是热作用，但产热较深透和均匀，作用深度为5～8 m，主要作用于体液较丰富、电阻小的组织器官如肌肉，因此肌肉产热比脂肪大。由于循环改善，有利于慢性炎症的吸收消散，也有解痉、镇痛和抑菌作用。适用于治疗深部组织和内脏的亚急性、慢性炎症，如肺炎、气管炎、肝炎、胆囊炎、肾盂肾炎、子宫和输卵管炎、脊髓和周围神经炎、关节炎和肌炎等。目前国内多以短波疗法代替中波疗法。

（2）治疗方法：目前临床上多使用波长22 m和11 m的短波治疗机，采用：①电缆法，电缆长3 m，将电缆环绕或平绕成各种形状置于病变部位，圈间相距2～3 cm，电缆与皮肤间距离2 cm左右；②涡流法；③电容电极法；④感应透热离子导入法。

（3）注意事项：治疗时患者与地绝缘，取下身上金属物品。不脱衣服，擦干汗水，清洁伤口的分泌物以免烫伤。对感觉障碍者，治疗时应慎重。

3. 超短波疗法　超短波疗法又称为超高频电场疗法，医疗上采用的波长为7.3 m。其作用基础是位移电流和传导电流引起的热效应和高频电振荡作用产生的非热效应，而非热效应在超短波治疗中占有重要地位。超短波的应用范围很广，是最常用的物理疗法。

（1）主要作用：

1）对神经系统的影响：超短波可直接作用于大脑某些脏器相应的中枢，对中枢神经系统具有调整作用，使之趋于正常化。当大脑和脊髓有各种炎症性疾病时，超短波电场亦有直接消炎作用。降低感觉神经的兴奋性，有明显止痛作用，治疗急性期的各种神经痛如神经根炎、神经丛炎等。

2）对心血管系统的影响：超短波电场使血管短暂收缩后显著扩张，尤其是深部的毛细血管，可保持数小时至数日之久，起到明显的解痉作用，比其他物理疗法作用引起的血管扩张更持久，使组织器官血液循环改善，可治疗某些血管性疾病和炎症。

3）对局部组织的影响：电场作用于组织，使代谢发生改变。组织内pH值移向碱性，作用于炎症组织使酸中毒消除。由于钙离子增加和钾离子减少，促进渗出液吸收，还有明显的脱水作用，有利于减少炎症病灶分泌物和炎症消散。小剂量超短波电场可使单核－巨噬细胞功能增强，间接起到抑菌或杀菌作用。此外，小剂量产生持续性动脉充血，促进坏死组织与健康组织分离，可促进结缔组织增生、肉芽生长，加速伤口愈合。

（2）治疗方法：

1）使用超短波治疗机，板状电极由金属网制成，包有橡胶、毛毡或其他绝缘物；圆形电极，安装在活动支架上，由圆形金属板外罩玻璃或橡胶制成。因超短波疗法以电场能的作用治疗疾病，放电极应以电容电极为主。

2）按不同的治疗部位，根据超短波电场治疗的电场分布和电极放置方法与间隙距离密切相关的关系，分别采用单极法（很少采用）、双极法（并置法和对置法）及体腔法。

3）治疗剂量：分无热量、微热量、温热量和热量四种。炎症急性期应采用无热量超短波治疗，若采用温热量则会因组织细胞通透性进一步增高，渗出加剧而使炎症恶化；当炎症发展为亚急性和慢性期，则应改用微热量或温热量，以促进炎症产物的吸收。

（3）适应证：其适应证非常广泛，包括所有中波、短波治疗的适应证。

1）炎症：适用于一切炎症，特别是急性、亚急性炎症，如疖、痈、脓肿、瘭疽、蜂窝织炎、急性乳腺炎、淋巴腺炎、骨髓炎、麦粒肿、角膜溃疡、虹膜睫状体炎、中耳炎、鼻窦炎、咽喉炎、肺炎、胃肠炎、急慢性肾炎、盆腔炎、溃疡和窦道。

2）疼痛性疾病：神经痛、神经炎、脊柱炎、关节炎及退化症、肩周炎、痛经、腰肌劳损、扭挫伤和幻肢痛。

3）血管性疾病：可用于治疗冻伤、闭塞性动脉炎和雷诺病。

（4）禁忌证：有恶性肿瘤、出血倾向、活动性肺结核和植入心脏起搏器的患者等。

三、微波疗法

微波是波长为 1 mm ~ 1 m，频率为 300 000 ~ 300 MHz 的高频电磁波。按波长不同分为：分米波，波长 11 ~ 100 cm；厘米波，波长 1 ~ 10 cm；毫米波，波长 1 ~ 10 mm。最常用的波长为 12. 5 cm，微波的电磁波谱介于长波红外线和超短波之间，是一种定向的电磁波疗法。微波所引起的生物学效应，与生物体的大小、形状、组织的电特性有关，也与微波频率、功率和极化方式有关，其能量被组织吸收后大部分转变为热，含水分多的组织如肌肉等吸收微波能力强。微波疗法比起中波、短波和超短波疗法，具有产热均匀，穿透人体 4 ~ 5 cm，在较深的肌层仍有显著的热作用，而且还有剂量较准和操作方便的优点。虽然微波疗法具有上述优点，但仍不够理想，不能完全取代其他高频疗法。

（一）主要作用

治疗作用体现在热效应，是生物体因微波的电磁能而引起离子与偶极子振动、摆动、摩擦，产生内热的结果。这种能量转化很快，有一定的穿透深度，故作用可深达肌层。

1. 止痛作用　热的直接止痛作用机制是：①热作为一种与痛觉冲动同时传入中枢的兴奋，有可能干扰痛的冲动而达到减轻或消除疼痛的目的。②热可能对感觉神经有直接作用而达到止痛。②皮肤和体内的温度差增大时会出现感觉过敏，加热后增高了皮肤表面温度，使表皮与体内的温度差减小，故有减弱痛觉的作用。

另外，热还有间接止痛作用：①热加强了血液循环，改善局部供氧，因此可消除由于组织缺血引起的疼痛。②热能使痉挛的肌肉松弛。③热可改善血液循环，减轻水肿和组织的张力，清除致痛的化学介质（组胺、5－羟色胺、缓激肽等），并纠正酸碱平衡，有利于止痛。

2. 降低神经肌肉组织的兴奋性　温热可打断肌肉痉挛—痛—痉挛的恶性循环，目前认为热可减弱 γ 纤维的活动，使肌张力降低、肌肉松弛。

3. 改善局部血液循环、营养和代谢　热所引起的局部血管反应是通过血管周围的、由自主神经构成的周围间质神经网而引起的。另外，体液因素也与此有关。微波作用在 25 ~ 30 min 内可使循环量增加 60% ~70% 。

4. 消炎作用　这是上述作用的综合结果。此外，微波治疗有增强肾上腺皮质激素形成的可能，抗炎类激素的增加可增强细胞吞噬活动。

（二）治疗方法

（1）根据不同的治疗部位，选择不同的辐射器。圆形辐射器，多用于关节、肩、乳腺和腰部等区域；长形辐射器，用于脊柱和肢体；马鞍形辐射器，用于腰、膝、背、髋、胸和腹等面积广阔的部位。还有耳辐射器以及聚焦和体腔辐射器。

（2）应用方法包括有距离辐射法（圆形、长形和马鞍形）、接触辐射法和隔沙辐射法。剂量大小参照患者的主观感觉和仪器的输出功率而定。

（3）治疗区域附近不应有金属物品以防灼伤；辐照头部时，应让患者戴上防护眼镜。阴囊部位不宜进行微波治疗。

（三）适应证

适应证有慢性风湿性、类风湿性关节炎和脊柱炎、退行性关节炎、肌肉劳损、扭挫伤、肌炎、和肌肉撕裂后遗症、网球肘、肩周炎、神经痛、神经炎、局部化脓性炎症、乳腺炎、甲沟炎、带状疱疹、中耳炎、上颌窦炎、喉炎、颞颌关节炎、急性牙周炎、慢性气管炎、轻型冠心病、慢性盆腔炎和慢性前列腺炎。

第三节　超声波疗法

超声波是指频率超过 20 kHz，不能引起正常人听觉的机械振动波。理疗常用的超声波频率通常为 0.8～3 MHz。利用超声波治疗疾病的方法称为超声波疗法。1939 年，Pohlman 报告了应用超声波治疗坐骨神经痛、神经丛痛、肌痛取得疗效，为超声波治疗奠定了基础。目前除了一般的超声波治疗外，还有超声波药物透入疗法、超声波雾化吸入疗法和超声波－电疗法等。

超声波通过耦合剂消除声头与体表间的气泡，声头振动传输能量进入组织，以纵波形式深度传播。细胞经超声波束照射会振荡，凝胶转变成溶胶（胶状变成液体），并细微按摩细胞；机械能转化成热能，加热组织。

局部温度升高和细微按摩有以下几种生理效应：①改善局部循环和新陈代谢。高热促进振荡，连续超声波最明显。②增强毛细血管通透性和外渗液体再吸收。③改善局部循环和减少交感神经活动，明显地放松肌肉。④减轻局部缺血疼痛。⑤促使纤维蛋白原变成纤维蛋白，加快血肿和水肿再吸收，改善组织再生能力。

超声波也有几种负面效应：①损害组织。超声波强度过高，可导致组织机械性或热损伤，最敏感的是神经系统，特别是位于皮下（近声场）骨表面的神经末梢。尤其是在椎板切除术后的脊柱旁肌肉处进行治疗，此时神经结构没有骨骼的保护。②白细胞游走和趋化性受损，声头充分移动可使损伤最小化。③其他负面效应（主要是由于剂量过大），如降低血糖、增加疲劳、神经过敏、降低食欲、便秘和易感冒。

（一）治疗作用

1. 对皮肤及其局部的作用　可改善皮肤营养，促进真皮再生，引起汗腺分泌增强，也有少数不变或减弱。人体各部分皮肤对超声波的敏感性中，面部较腹部敏感，腹部又较四肢敏感。超声波直接作用的局部产生组织温度升高、毛细血管扩张、增进血液循环和代谢，对局部有消散水肿、消散炎症和加速修复过程的效能。

2. 对肌肉及结缔组织的作用　对痉挛肌肉具有使肌纤维松弛、解痉的作用，这是由于超声波使肌肉产热（肌肉介质吸收超声能产热大于脂肪组织）及使神经兴奋性降低。超声波可以使凝胶软化成溶胶，故超声波对肌肉、肌腱组织衰退性变化及一些与组织缺水有关的病理改变疾病有一定治疗作用，如风湿性关节病变及其他关节、韧带、肌腱的退行性病变，起到软化消散作用，对瘢痕及增殖性脊柱炎有治疗效果。对组织缺损的伤口，超声波有刺激结缔组织增生、肉芽生长的作用。

3. 对神经系统的作用　超声波能使神经兴奋性降低，减轻神经兴奋冲动，降低神经传导速度，这可能与超声波的微细按摩作用有关。神经系统对超声波的敏感性中，中枢神经的敏感性高于周围神经，而中枢神经中灰质又高于白质，神经细胞又高于神经纤维和胶质细胞。治疗量超声波能提高神经痛阈，对周围神经疾患如神经痛、神经炎等可产生明显镇痛效果。

4. 对心血管系统的作用　表现为血管扩张、血液循环加快，此与超声波的局部直接作用和对自主神经系统的血管运动功能的影响剂量有关，超声波可造成血管的损害、心肌灶性坏死等。

5. 对其他系统的影响　治疗剂量时无形态学的改变，但动物实验证明可致畸形或流产，故孕妇不宜做超声波治疗。大剂量可造成眼的损伤。

（二）治疗方法

根据治疗部位的不同，采用直接接触治疗法和间接接触治疗法（如水下法）。根据需要掌握好剂量和输出功率以及治疗时间。

1. 治疗方式　依据治疗面积分为以下几种。

（1）局部治疗：超声波应用于特定部位，这是最普遍的方法，尤其适用于局部肌肉痉挛、慢性损伤后水肿等。

（2）部分治疗：如外伤后骨质疏松、雷诺病等。

（3）神经治疗：超声波应用于神经外围部位，降低脉冲传输和传导性，但方法有危险，一般情况下不采用（幻肢痛除外）。

2. 治疗时间　取决于病症期，急性者开始治疗 3 min，慢性的开始治疗 5 min，以后再延长时间。大部分不超过 10 min。如果治疗面积是声头有效辐射面积（ERA）的倍数，则治疗时间也是原先的倍数。推荐急性病 5 次/周，慢性病 3 次/周，建议经常改变次数。

3. 组合治疗　同时使用两种以上的能量，典型组合有：超声波 + 低频电流，超声波 + 调幅中频电流，超声波 + 经皮神经电刺激疗法（TENS）。

（1）超声波 + 低频电流：使用适当低频电流（100 ~ 200 Hz），超声波频率 3 MHz，特别适用治疗局部肌肉高张、肌肉纤维不协调（不能自发放松）和肌肉表面有扳机点。缺点是电流的腐蚀效应，特别是间动电流。

（2）超声波 + 调幅中频电流（双极干扰）：中频电流无流电效应，也更容易忍受，效果更好，能影响肌肉深层的反射变化。中频电流频率 150 ~ 180 Hz，超声波频率 1 MHz。

（3）超声波 + TENS：主要是止痛，此组合尤其适合肌痛和创伤后期疼痛（发作后 24 ~ 36 h）。超声波增强毛细血管通透性，改善细胞外液吸收，增强血管活性，直接影响毛细血管括约肌，预防痛性营养性障碍病症。但痛性营养性障碍病症早期，禁忌任何物理治疗骨质疏松部位。

（三）适应证

1. 神经系统疾病　有脑血管意外、脑血管意外后遗症（偏瘫等）、癫痫、脊髓（蛛网膜）炎、脊髓灰质炎、坐骨神经痛及周围神经炎、三叉神经痛、面肌痉挛、感染性多发性神经根炎和肌炎等。

2. 骨关节疾病　有风湿性关节炎、关节退行性病变、肩周炎、强直性脊柱炎、腱鞘炎、网球肘、滑囊炎、肋软骨炎、肌痛、肌痉挛、骨痂愈合不良和扭挫伤等。

3. 内科疾病　有支气管哮喘、支气管炎、慢性胃炎、溃疡病和功能性便秘。

4. 一般炎症　有瘭疽、蜂窝织炎、营养障碍性溃疡、乳腺炎、脉管炎、鼻窦炎、牙髓炎、口腔炎和拔牙后疼痛。

5. 其他　如盆腔炎、痛经、慢性荨麻疹和神经性皮炎等。

（四）禁忌证

禁忌证有恶性肿瘤、出血倾向、创伤、高热、活动性肺结核、严重的支气管扩张症、多发性血管硬化、心力衰竭和血栓静脉炎，眼、生殖器及内分泌腺等部位不做超声波治疗，孕妇下腹部亦属禁忌，颅脑及心脏部位应慎用。X 射线、镭以及核素治疗期间及随后的半年内，以及重创伤后期（伤后24 ~ 36 h）因振荡妨碍毛细血管增殖可导致出血，也应禁止接受超声波治疗。

第四节　磁疗法

应用磁场治疗疾病的方法即磁疗法。磁疗时选用适当穴位治疗称为磁穴疗法。磁场作用于人体可改变机体生物电流的大小和方向，感应产生微弱的涡电流，影响体内电子运动方向、细胞内外离子的分布和运动，改变细胞膜电位，影响组织的兴奋性和细胞膜通透性，增强酶的活性，促进新陈代谢。

（一）治疗作用

磁疗通过经络穴位和神经反射作用以及体液调节作用，影响生物磁电和产生微电流，从而呈现一系列治疗作用。

1. 镇痛作用　穴位处有丰富的末梢神经纤维，磁场通过穴位的神经反射和降低末梢神经的兴奋性而达到镇痛。磁场作用还可促进局部血液循环而加速炎性渗出物的吸收，解除神经末梢的压迫而产生镇痛。

2. 镇静作用　磁疗有促进入睡、延长睡眠时间和缓解肌肉痉挛的镇静作用。

3. 消炎作用　磁疗对慢性炎症效果较好，可能是促进局部血液循环，增强白细胞吞噬作用，并可通过神经机制提高人体的免疫功能。

4. 消肿作用　磁疗不仅使敷磁部位的肿胀消失，而且邻近组织的肿胀亦消失。可能与抗渗出和减轻红细胞淤滞有关，还可能与磁场强度有一定的关系。

5. 降血压作用　磁场通过穴位的作用，使血管扩张而减少了外周阻力。

（二）治疗方法

可采用旋转磁疗机、电磁按摩器、电磁（交变）治疗机、脉动磁疗机、脉冲磁疗机和磁椅。磁片采用医用水磁材料，主要有稀土－钴永磁合金、铁氧体与铝镍钴磁钢，前两者最常用，主要用于贴敷。

1. 磁疗

（1）静磁法：即将磁片贴敷于穴位或患处，利用磁片产生的恒定磁场治疗疾病。有直接贴敷法和间接贴敷法（磁带、磁衣、磁帽等）、磁电法和磁椅法等，一般采用持续贴敷。

（2）动磁法：磁场强度或方向随时间而变化，即将高磁场强度的磁体安置在一个动力机械上，使磁片随之转动，或用铁芯线圈通以交流电或直流电而产生交变磁场或脉动磁场。有旋转法、电磁按摩法、电磁法等。

2. 磁疗剂量：应根据患者的年龄、体质、部位和疾病种类做适当考虑。疗程，一般贴敷法为3～4周，旋转法和电磁法每个疗程5～20次，疗程之间的休止期为5～10 d。

（三）适应证

1. 内科疾病　有高血压、风湿性关节炎、类风湿性关节炎、神经性头痛、神经衰弱、冠心病、急慢性胃炎和肠炎、慢性支气管炎、坐骨神经痛、三叉神经痛和面肌痉挛。

2. 外科疾病　有扭挫伤、肌纤维织炎、腱鞘囊肿、肩周炎、术后痛、乳腺病、静脉炎、静脉曲张、血栓性脉管炎、肋软骨炎、颈椎病、遗尿症、前列腺炎、尿路结石、胆囊炎和网球肘。

3. 五官科疾病　有耳部浆液性软骨膜炎、外耳道疖肿、神经性耳鸣、鼻炎、牙痛、麦粒肿、视网膜挫伤、近视、中心性视网膜脉络膜炎。

4. 其他　如慢性皮肤溃疡、带状疱疹、急性荨麻疹、神经性皮炎、冻伤、痛经和流行性腮腺炎。

（四）禁忌证

目前尚无绝对禁忌证，如严重的心、肺、肝及血液疾病、体质极度虚弱、不良反应显著和孕妇下腹部应慎用或不用磁疗。

第五节　水疗法

由于水的热容量大和导热性强，可利用各种不同温度、压力、成分以及不同形式的水，作用于人体来治疗和预防疾病，这种治疗方法称为水疗法。

水疗法根据所应用的温度、水中所含的物质成分及治疗方式的不同，可促进吸收、提高代谢、锻炼机体产生镇静、催眠、兴奋、发汗、退热、利尿、抗炎和止痛的作用。

（一）治疗作用

水具有较大的热容量和热传导性，其水中有热的对流现象，易于散失和吸收热量，故在各种水疗中温度刺激——温热或寒冷刺激是起主导作用的因素。水还有较大的可塑性，可任意改变形态，可利用水进行各种方式的治疗。每种水疗都具有不同程度的机械作用，如静水压力作用、水流的冲击作用和浮力作用，主要有淋浴、旋涡浴和全身浴等。此外，水是最常用的良好溶媒，可溶解多种物质，进行各种药水浴，故有不同的化学刺激作用。因此，水疗法可以单独使用，也可以作为综合治疗的一部分。

1. 对皮肤的作用　各种水疗主要作用于皮肤，通过刺激皮肤，经神经和体液反射而导致局部、节段性或全身性作用。如热水（39 ℃）坐浴可引起盆腔充血，手浴影响胸腔脏器，足浴可影响脑的血液循环等。

2. 对神经系统的作用　通过皮肤的感受器，经冷热刺激后，由向心神经传导到中枢而引起各系统的反应如体温调节、新陈代谢、心血管和呼吸系统以及内分泌、免疫功能等变化。如温热刺激可导致大脑皮质的抑制过程，所以进行温水（37～38 ℃）或不感温（即平温浴，34～36 ℃）全身浸浴时，有镇痛作用。

3. 对心血管系统的作用　进行水疗时对心血管系统的作用与水温、时间、部位及刺激强度有密切关系。心前区局部冷敷可使心搏加速，适当情况下也可增加肌张力，而心前区局部热敷可使心脏收缩次数减少，但收缩力增强、血压下降。

4. 对呼吸系统的作用　主要为寒冷刺激的作用，可反射性影响呼吸次数和幅度，使之慢而深，逐渐过渡到正常，热水浴则影响不明显。

5. 对肌肉的作用　短暂的寒冷刺激可导致肌紧张，增加肌肉力量，减少疲劳；若长时间刺激，可引起肌肉僵直、组织内温度降低。短时间温水浴，能提高肌肉组织的代谢和工作能力，祛除疲劳；而长时间能降低肌肉肌张力，减轻疼痛。如配合按摩及体疗，对治疗肌肉、关节疾病效果良好。

（二）治疗方法

水疗方法有：①浸浴，有局部浸浴（手足浴、冷热水交替浴、坐浴、旋涡浴）、全身浸浴［淡水浴和药物浴（松脂浴、硫黄浴和松节油浴）］和人工气浴（如二氧化碳浴、硫化氢浴和氡浴）；②淋浴；③水下洗肠浴等。

进行水疗必须根据全身状况、机体反应及疾病的性质，分别给以不同的水质、温度、压力、部位和种类以及不同治疗时间的水浴。

（三）适应证

1. 温水浴　可用于止痛或反射性作用于呼吸系统疾患（支气管哮喘、急性支气管炎）、热水足浴治疗脑血管痉挛、头痛、失眠、神经痛和足、踝关节扭挫伤。

2. 冷热交替浴　适用于肢体的闭塞性动脉炎。

3. 旋涡浴　有机械刺激作用，水温 36～40 ℃，治疗时间 20 min，1 次/d，可治疗运动系统疾病，如风湿性关节（肌）炎、扭挫伤、脊髓灰质炎后遗症（周围神经麻痹）、癔症性麻痹等。

4. 盐水浴　温度较淡水浴高，利用 1%～2% 的盐水，水温 36～37 ℃，治疗时间 20 min，1 次/d，可治疗具有风湿性特点的疾患，如风湿性关节炎。

5. 苏打水浴　能软化角质层，可治疗皮肤病，如剥脱性皮炎、毛发红糠疹等。

（四）禁忌证

过高或过低温度的水浴禁用于肝硬化、心力衰竭、肾炎、高血压病、妊娠和结核病等。恶性肿瘤及恶病质、身体极度虚弱和出血倾向也属禁忌证。

第六节　温热疗法

温热疗法是利用各种热源为介质，作用于人体达到治疗疾病目的的方法，也称传导热疗法。其应用的热源有石蜡、地蜡、砂、蒸汽、热空气和坎离砂等。本节主要介绍石蜡疗法和蒸汽疗法的特殊形式——中药熏蒸疗法。

一、石蜡疗法

石蜡疗法是以加热熔解的石蜡为温热介质，涂敷于患部，将热能传至人体以达到治疗目的的方法，为温热疗法中最常用的方法之一。

石蜡的热容量大、导热性小，由于不含水分及其他液体物质，几乎无对流现象，所以有很大的蓄热性能。热蜡冷却时能放出大量热能，随热能放散石蜡逐渐变硬，体积可缩小10% ~20%。

（一）主要生理作用

1. 温热作用　由于石蜡所固有的物理特性，蜡疗时皮肤能耐受较高温度（60 ~70 ℃）的作用，所以蜡疗具有强而持久的温热作用，使局部血管扩张，促进循环，增加血管通透性，有利于血肿吸收和消散；同时还能增强单核－巨噬系统的吞噬功能，作用于创面和溃疡能防止空气进入和阻止细菌侵入，故有抗炎作用。另外，尚能止痛和加强再生，对瘢痕组织和肌腱挛缩有软化松解作用。

2. 机械压迫作用　石蜡具有良好的可塑性与黏滞性，能与皮肤紧密接触，使皮肤表面毛细血管受压，促进温热作用向深部传递。在逐渐冷却过程中石蜡体积缩小，对皮下组织产生机械压迫作用。在治疗炎症的初期或急性外伤时，能防止组织内淋巴液和血液的渗出，减轻组织水肿并促进渗出液的吸收。

3. 其他作用　对神经系统有调整作用，蜡疗后可见周围血中白细胞计数增加；可使血流量增加、血流速度加快和心率增加，心电图可见S－T段下降、T波加深或T波倒置，故心血管疾病患者应用蜡疗时应加以注意；对皮肤还有滋润作用，使之柔软、富有弹性。

（二）治疗方法

1. 石蜡的选用　所选用的医用石蜡，应为无水石蜡，熔点在50 ~60 ℃，黏滞性良好。应采用水浴方式间接加热使石蜡熔化，加热到70 ~80 ℃，持续30 min，不可直接加热和掺入水分，以免烧焦和烫伤。石蜡可反复使用，但必须除去其中的汗水、毛发和其他杂质，每次加入15% ~25%的新蜡，用于创面、体腔的石蜡必须消毒，不可重复使用。

2. 常用方法　有蜡饼法（厚度2 ~3 cm）、蜡布法、刷蜡法、浸蜡法、石蜡喷雾法和浇法等，治疗时间20 ~60 min，每日或隔日治疗1次，15 ~25次为一疗程。

（三）适应证

适应证有：①扭挫伤、外伤性关节炎、风湿性关节炎、肌炎、冻伤、外伤性腱鞘炎、滑囊炎、瘢痕挛缩、关节强直、术后粘连、神经痛、神经炎、神经外伤及后遗症、脊髓灰质炎后遗症等。②胃十二指肠溃疡、慢性胃肠炎、肝炎、胆囊炎、盆腔炎等。

（四）禁忌证

禁忌证有：高热、急性炎症特别是厌氧菌感染、恶性肿瘤、活动性结核病、出血倾向、化脓性炎症、脑血管硬化、心肾功能衰弱、温热感觉障碍、皮肤破溃、感染性皮肤病和婴儿等。

二、药化汽疗

药化汽疗即中药局部熏蒸，是传统医药的重要治疗形式之一，即将中药煎煮后产生大量中药蒸汽，通过皮肤吸收、渗透和扩散到达全身，达到疏导全身、温经散寒、活血化淤和通络止痛的作用。传统医学的局部熏蒸是集热疗、药疗双重作用于一体的治疗方法。目前疼痛治疗中应用的药化汽疗，则是将电脑程序控制系统与传统的局部熏蒸治疗系统相结合，而产生的一种新型治疗系统。全电脑多功能药化汽疗机具有中医药疗、汽疗、浴疗、热疗、雾化、磁疗和按摩等多种功效，能自动进行煎药并定位、定时和定温，提供同时进行多功能的治疗。

（一）治疗作用

局部熏蒸疗法是通过热、药双重作用而实现的，局部熏蒸时产生大量中药蒸汽分子刺激皮肤，引起皮肤黏膜充血、血管扩张，改善微循环，有利于药物的吸收。中药煎煮后产生的中药蒸汽中含有大量生物碱、苷类、氨基酸、鞣质等，直接通过全身皮肤的毛孔、汗腺和穴位，渗透、吸收和扩散进入机体，起到疏经通络、活血化淤和消炎止痛的作用。采用汽疗机进行熏蒸治疗，改善了给药途径，提高了局部药物浓度，使药物成分发挥最大效能，明显提高疗效。由于温热作用，皮肤毛孔扩张、出汗，将体内新陈代谢产物和炎性介质等排出体外，从而改善局部和全身机能，有利于疾病康复。

（二）使用方法

使用前先按说明书中的注意事项检查全电脑多功能药化治疗机，一切正常后开机。

将配制好的药装入药袋后放入需要的药箱，然后加水至最高水位线，将温度调至9挡（药温95 ℃ ±5 ℃）进行煎药、煮沸（见出汽口有汽），测量蒸汽温度在（42 ±2）℃，20 min后开始使用。

1. 功能键设定

（1）时间：可选1 ~60 min，治疗结束会自动报警。一般治疗时间为30 ~40 min。

（2）温度：可选1 ~9 挡（调节温度在38 ~45 ℃，一般认为皮肤烧伤阈值在45 ℃左右），根据季节和环境温度变化及每人所能适应的温度而定。

（3）保温：使用中间临时停机时，按此键可保持药水的恒温。

（4）定位：自动移动治疗器和汽罩，调节治疗部位。

（5）喷药：根据需要可同时或分别喷药水。

（6）按摩：可选8 个部位（颈、肩、腰、腿、全身、颈肩腰循环、腰腿循环、全身循环）、8 种方式（指压、捶击、拍打、慢揉、捶滚、指压锤击、捶击拍打、拍打慢揉）、3 种强度（强、中、弱）。

（7）报警：时间闪烁显示“0”为治疗结束，温度闪烁显示“0”为温度超过60 ℃，自动断电；温度闪烁显示“三”为药箱需要加水。

2. 治疗方法选择

（1）汽疗：患者仰卧于床，将患病部位暴露在床面或汽罩的治疗孔处，然后打开电源，设定功能键，调整治疗器的位置开始治疗时，床面由下而上（背部治疗）或汽罩由上而下（腹、面部治疗）移动，也可同时进行。可随时调节温度，以患者自觉温热舒适为度。

（2）浴疗：用专用量水杯将药箱内药水注入药水盒（水温不得超过60 ℃），在汽疗过程中，按“喷药”键，会自动循环喷药水到患病部位，以加速药物的渗透。

（3）按摩：根据不同部位和需要，选择不同的治疗部位、方式和强度，可与汽疗、浴疗同时使用，也可单独使用。

3. 治疗颈肩腰腿痛及风湿类疾病的配方　进行局部熏蒸的配方可采用经验方或经辨证加减产生的处方，均采用具有温经散寒、活血化淤和通络止痛之功效的药物，可止痹痛、祛风寒。举例如下。

处方：羌活10 g　独活10 g　桑寄生10 g　秦艽10 g　川芎10 g　当归10 g　制川乌10 g　制草乌10 g　透骨草10 g　红花10 g　木瓜10 g　川牛膝10 g　片姜黄10 g　炙乳香10 g　淫羊藿10 g　威灵仙10 g　寻骨风10 g　海风藤10 g

用法：上述药物加水至1 000 ml，煎30 ~40 min后产生蒸汽。

第七节 泥疗法

以各种泥类物质加热后作为介质，涂敷于人体的一定部位上，将热传至人体以达到治疗作用的方法，称为泥疗。治疗用泥基本上由结晶体（磷酸盐和钙镁等盐类）、胶体部分、泥浆和微生物等四部分组成。胶体部分由铁盐、铝盐和锰盐等无机物质和糖类、氮化合物组成，是构成治疗用泥可塑性、黏滞性和温热性质的主要基础。

（一）治疗作用

泥疗的效果主要是由温热、机械和化学等因素综合作用，通过神经反射、体液传导和直接作用而引起机体多方面的反应。

1. 对神经系统的作用　泥疗使体温升高，影响自主神经中枢，降低交感神经兴奋性，毛细血管扩张、血液和淋巴循环增强。泥疗刺激皮肤感受器引起大脑皮质抑制过程加强，致使患者感到疲乏、嗜睡和头痛，又能使末梢神经兴奋性降低，所以泥疗具有镇痛和解痉挛的作用，可能对脊髓灰质炎患者的肢体麻痹亦有一定的疗效。

2. 对心血管系统的作用　泥疗促进循环，使周身的血液循环量增加；还可使脾脏收缩12%～19%，心脏做功增加，脉搏、呼吸加快，肺换气量增加，血压下降。

3. 对代谢的作用　泥疗使新陈代谢升高20%～47.1%，促进糖类和蛋白质的代谢，改善机体合成蛋白质的功能，使失调的蛋白质组成趋于正常，可用于慢性肝炎。对高胆固醇的患者，泥疗后其血液中的胆固醇降低而磷脂含量增高。慢性胃炎用泥疗后，胃液、盐酸、胃蛋白酶的分泌均有明显的改善，尤对胃液分泌功能低下的患者更为明显。

4. 对血液系统的作用　中性粒细胞开始减少，以后细胞总数增加、核左移。还可改善血液凝固系统的功能。

5. 对内分泌系统的作用　泥疗能影响卵巢和输卵管的功能，对月经紊乱有一定的调节作用，对妇科盆腔慢性炎症具有良好的治疗效果。

6. 消炎作用　由于上述作用，泥疗能改善组织的营养过程，促进再生能力，促使慢性炎症疾病水肿、粘连、浸润渗出物和血肿等病理产物的消散吸收而起到消炎的作用。

（二）治疗方法

泥疗一般应在专门的泥疗室进行。泥疗室分设更衣室、治疗室、妇科治疗室、冲洗室和泥加热室。常用方法有全身泥疗、局部泥疗、体腔泥疗和电泥疗等。治疗用泥一般加热至42～45℃。

（三）适应证

1. 骨关节和肌肉筋膜疾病　如风湿性关节炎（急性期后6个月）、慢性脊柱炎、骨折愈合缓慢、脊髓炎、肌炎、腱鞘炎、滑囊炎、静脉曲张、栓塞性静脉炎、外伤后瘢痕和粘连。

2. 神经系统疾病　如神经炎、多发性脊髓神经根炎、神经痛、周围神经外伤与脊髓外伤后遗症、营养性溃疡、脊髓灰质炎后遗症。

3. 内科和妇科疾病　如慢性胃炎和肝炎、腹腔粘连、慢性前列腺炎和附睾炎、盆腔炎、卵巢功能不全、慢性鼻窦炎和中耳炎。

（四）禁忌证

禁忌证有：肺结核和其他结核病、心力衰竭、动脉瘤、脑动脉硬化、肾性高血压、重症哮喘、衰弱和全身消耗性疾病、肿瘤、出血倾向、甲状腺功能亢进、糖尿病、阿狄森病、白血病、恶性贫血、治疗部位急性炎症和湿疹等。

（五）注意事项

泥疗因失水较多，易引起水、电解质平衡失调，应准备盐汽水或热茶等饮料。治疗中若发现头晕、心悸、恶心、呕吐、大量出汗或局部疼痛加剧和水肿，应停止治疗。治疗后休息时间应不少于 30 min。治疗期间，食谱中应增加蛋白质、糖和维生素 B_1 等食物。泥疗效果多在 1 个月出现，疗效持续 2 ~ 3 个月。

第八节　运动疗法

运动疗法是利用机体的各种功能练习和体育运动或借助器械来治疗疾病与创伤，以促进机体康复的治疗方法。功能练习和体育运动又称医疗体育。及时恰当地进行身体功能锻炼，能刺激细胞活动，促进组织结构和功能的恢复。医疗体育一方面具有调理和加强神经系统的活动过程，促进血液、淋巴循环，改善呼吸、消化功能，提高新陈代谢及整个机体功能的作用，同时专门作用于病变的局部，如运动障碍的关节、萎缩的肌肉、损伤的神经及局部肿胀等。运动疗法是现代综合疗法的重要组成部分，可与其他方法合用，或为辅助治疗方法。

其基本机制是神经和体液机制以及生物力学和运动学机制。通过医疗体育运动和功能锻炼，可达到维持和恢复机体功能、形成机体功能的代偿作用以及加强营养作用。

（一）基本形式与方法

1. 保健操　亦称早操，能使患者全身主要肌肉群和能活动的关节都参与活动，加强大脑皮质与各系统和器官之间的调节作用，局部病变亦随着全身情况的改善向好的方向发展。其可分为卧位早操和站位早操，各应用于不同患者。

2. 医疗体操　是医疗体育的基本方式，以体操运动为主。整个疗程分为三期：①试验期，在健身运动的基础上逐渐增加专门运动，指导伤患者如何支配自己的肌肉和呼吸运动；②基本期，对患者的机体系统地进行全身性和专门性功能锻炼，后者的比例应逐渐增大；③结束期，保持基本期的运动量，巩固疗效和运动功能，同时要求患者以后坚持自己锻炼。

3. 自己完成的体操　是从医疗体操中挑选出来的、简单有效的专门运动，患者在一天内自己完成，进行多次的功能锻炼。

4. 牵引治疗　是将外力作用于患者身体一定部位，通过牵拉达到治疗目的的一种疗法。疼痛治疗中主要有对肢体和脊柱的牵引治疗，前者须按不同关节进行分别设计，用于牵拉软组织以治疗关节功能障碍和挛缩畸形；后者包括颈椎和腰椎牵引。

5. 手法治疗　指治疗者用手操作对患者施行治疗的方法，包括按摩（massage）、推拿（manipulation）和关节松动术（joint mobilization）。

（二）适应证与禁忌证

1. 适应证　临床上各科大部分疾病和创伤均可采用运动疗法。

（1）颈椎病：可采用四头带或颈圈的颈椎牵引法和颈椎的各轴心方向的主动活动，以患者感觉舒适且能减轻症状为准，牵引时可配合局部热疗，疗效更佳。该疗法可增大椎间孔和椎间隙从而解除神经压迫；解除肌肉痉挛和松解粘连，减轻椎间盘压力；限制椎体活动，有利于病变组织的修复和炎症的消退；可使移位的椎间关节复位。其主要适用于神经根型患者。

（2）肩周炎：可进行专门性功能锻炼，以恢复肩关节的各轴向的活动度，以及采用健肢带动患肢的联动运动。

2. 禁忌证　是相对的或暂时的，一般认为以下情况属禁忌：各种传染病的急性期及各种高热患者，心血管系统疾病急性发作期；各种外伤疾病有出血、恶性肿瘤及手术后有转移倾向者；恶病质。

第九节 经皮神经电刺激疗法

经皮神经（穴位）电刺激疗法（transcutaneous electrical nerve stimulation，TENS）的理论和实践基础是Melzack 和 Wall 提出的脊髓“闸门控制学说”和我国针刺麻醉的临床实践及其原理研究的结果。对神经系统的各个水平进行电刺激，能通过内源性神经调控系统的相互作用机制，释放内源性阿片肽等物质，最后产生镇痛效果。

一、概述

经皮神经电刺激疗法源于电脉冲波刺激仪，通过放置于身体相应部位皮肤上的双电极，使低压电流通过皮肤对机体粗神经末梢进行温和刺激以达到提高痛阈缓解疼痛的一种疗法。1965 年 Melzack 和 Wall 提出的脊髓“闸门控制学说”。1967 年，Wall、Sweet 应用100 Hz、0. 1 ms 的方波，刺激痛区有关神经，获得暂时止痛。经不断发展，首先在美国应用于临床，并称之为 TENS。

（一）作用机制

闸门控制学说认为，在脊髓背角存在一种类似闸门的神经机制，能减弱和增强自外周向中枢神经系统的神经冲动。疼痛的刺激冲动是经过粗、细两类神经纤维传导，到达脊髓背角深部的第二神经元即 T 细胞，同时也向脊髓背角的胶质细胞（SG）发出突起。SG 以突触前抑制的方式对粗、细两类神经纤维所传递的痛觉冲动传入进行控制和调节，对 T 细胞的活动具有影响，即起到闸门样作用。对闸门的开关，除了粗、细两类神经纤维的影响外，还受丘脑以上的高级中枢的调控。TENS 发出的电刺激，作为一种温和的冲动，通过粗纤维传入脊髓背角的 T 细胞，同时也使 SG 兴奋，增强了 SG 对传入纤维末梢的抑制作用，从而关闭闸门达到缓解疼痛的作用。

（二）治疗方法

1. 治疗仪的选择　采用 TENS 治疗仪，频率 3 Hz（低频）至 100 ~ 200 Hz（高频），波宽为 0. 1 ~ 0. 2 ms 的窄波。配有专用扁平电极。

2. 电极安置的基本原则　是以神经走行为依据，选择支配疼痛区域之神经末梢（神经干）或触发点（痛点）附近为刺激部位，妥善连接电极和导线，调整所需之波形、频率及刺激波宽等参数。刺激时间一般为 20 ~ 30 min。

（三）适应证

TENS 应用范围非常广泛，如风湿性关节炎、带状疱疹后神经痛、分娩痛和术后痛。

（四）禁忌证

TENS 无绝对禁忌证，但对重症高血压病和心功能不良者应避免刺激。

二、韩氏经皮穴位和神经电刺激疗法

（一）作用机制

韩济生教授经过 20 多年的研究，认为针刺能激活并释放机体内源性的阿片肽系统和其他镇痛物质，若采用不同频率、波宽和强度，可产生不同的效果。韩氏发现在各项因素中，刺激频率最为重要，低频率电脉冲可刺激中枢神经系统的 β－内啡肽（End）和脑啡肽（Enk）含量增高，而高频率刺激则使脊髓中强啡肽（Dyn）的含量增高。韩氏经皮穴位和神经电刺激仪（Han’s acupoint and nerve stimulator，简称韩氏刺激仪或 HANS）正是根据上述理论而设计并研制的。

（二）HANS 的特点

（1）HANS 产生镇痛的机制是通过刺激穴位激活体内内源性阿片肽并同时直接刺激疼痛部位的粗神

经纤维即通过闸门控制学说的机制而止痛。

（2）HANS是将两个电极放在穴位的腹背两侧，通过透穴电流而发挥作用。

（3）HANS具有恒流装置，在持续30 min的刺激期内无衰减现象。HANS仪可发生疏波（2 Hz）和密波（15～100 Hz），周波以6 s为一周期，即疏、密波各持续3 s，使End、Enk和Dyn同时释放出来。

（4）HANS具有同步与交替输出功能，同步即双导线输出，交替即两个电极各持续6 s，并自动交替输出，因此患者不容易产生耐受性，最适合于慢性疼痛患者。HANS还能做到时间调控，其时间设计预调为30 min。

（三）治疗方法

（1）预调机器，急性疼痛选用同步（Syn）频率输出方式，而慢性疼痛选用交替方式（Alt）。

（2）将一对电极置于疼痛部位的皮肤上，相距在2 cm以上，另一对置于穴位上，头面、肩和上肢痛可取合谷穴；下腰部、腹部和下肢疼痛选用足三里穴。尽可能放置透穴电极。

（四）适应证

凡针灸和电针可治疗的疾病均为HANS的适应证，特别是头痛、肩部疼痛和腰背痛尤为适合。

（五）禁忌证

HANS禁用于心功能不全、孕妇、神志不清者及植入心脏起搏器者。颈前区和颈两侧不宜放置电极。诊断不清者最好不用。

三、经皮热神经电刺激疗法

1994年，天津医务人员研制出一种既能选用多种脉冲波形、多种频率和输出方式，同时又可输出热能，即热、电同步输出的仪器，称为经皮热神经电刺激仪（transcutaneous hot electrical nerve stimulator，简称THENS疗法）。第一代产品“THENS－A除痛仪”已应用于临床。

（一）作用机制

该疗法的电刺激具有和TENS相类似的作用机制，另外在脉冲刺激的同时释放热能。

（二）THENS－A的特点

（1）选用正弧形负尖形波和矩形对称双向波这两种脉冲形式，并可单独或交替输出，既具有明显的镇痛效应，又可避免产生耐受性。

（2）选用频率自2 Hz～100 Hz～1 kHz，每10 Hz一挡。设计有不同的输出周波，疏波能缓解痉挛性疼痛；密波能促进局部血液循环、降低交感神经兴奋性；以及疏密交替波和间断波，并可每15 s定时变换。

（3）同步释放热能以保证输出电流不受皮肤电阻抗的衰减，使电流保持恒定。温度可调，每挡2 ℃，范围在38～50 ℃。通过加热电极使局部皮肤温度升高，促进局部血流量增加，改善组织新陈代谢，松解粘连，缓解血管、肌肉痉挛，消炎、消肿。

（三）治疗方法

将热电极紧密敷于治疗之皮肤处，调节各项参数，根据刺激仪的指令按内存处方程序工作。

（四）适应证与禁忌证

THENS适用于治疗急慢性软组织痛、肌筋膜炎。配合硬膜外留置导管或椎间孔阻滞治疗腰椎间盘突出症、椎管狭窄症。与其他方法合用治疗退行性（增生性）膝关节（痛）炎。

THENS禁忌证与一般的热、电疗法相类似。

四、神经肌电促通治疗

神经肌电促通仪（transcutaneous electrical nerve stimulator，TENS）除了具有一般TENS的特性外，还能以脊髓通电方式，通过特定调制低频电流，对麻痹肌进行收缩训练。

（一）治疗机制

日本东京慈惠大学在大白鼠脊髓通电后发现大白鼠脑内乙酰胆碱含量增加，多巴胺受体亢进，从而激活中枢神经系统，改善智能。日本冈山大学在临床脊髓通电研究中，提出神经肌肉记忆恢复学说，神经麻痹就是运动中枢无法发出冲动，或即使能发出冲动通过传递途径到达神经末梢，也因为兴奋过低而无法引起肌肉收缩。而低频电流发生器能向脊髓不断发出冲动，从而对运动中枢与麻痹肌起到促通作用。

各种外伤引起的周围神经损伤、周围神经卡压综合征是骨科和神经科的常见病、多发病。上肢周围神经卡压主要临床表现是手部麻痛，上肢无力逐渐出现肌肉萎缩。TENS 21 型以特有的生理特点使原来兴奋性降低而不能进行兴奋活动的肌纤维变为可进行兴奋活动，加速神经再生，改善神经功能，减轻肌肉萎缩。临床研究表明，其对周围神经损伤治疗效果良好，特别是早期神经干压迫。

（二）适应证

TENS 适用于胸廓出口综合征、腕管综合征（正中神经卡压）、上臂桡神经卡压（桡神经损伤）、肘部尺神经卡压（尺神经损伤）、腕部尺神经卡压、腓总神经卡压（腓总神经损伤）、颈椎病（神经根型、脊髓型）和腰椎间盘突出症。

（三）治疗方式

依照使用者的观点设定治疗模式，结合主要的治疗部位和症状，简单选择治疗模式。临床上有适合诸多症状的 31 个治疗模式。

（1）结合 5 个治疗部位（颈肩、腰、上肢、下肢和肘膝）和 5 个症状（酸、疼痛、疲劳、血液循环和麻痹）选择不同目的的治疗模式。

（2）用一个按钮便可进行大范围、自动程序化的治疗模式，如上半身 10 min，为了防止肌肉的僵硬采取拍打、按揉等方式；下半身 10 min，通过推压、按摩等方法抑制疼痛；腰部 15 min，通过调节左右平衡的输出来缓解腰及下肢的疼痛；脊髓（全身）15 min，改善全身的血液循环；脊髓硬治疗 15 min，抑制大脑皮质兴奋，达到放松状态；脊髓软治疗 15 min，激活神经系统，促进神经兴奋性。

（3）可“自由选择”喜好的治疗方法。常用的治疗方法有拍打、推压、按摩、左右变化按揉。自由选择的适应证：因体力劳动等原因使身体的某一部位疲劳时，因慢性酸痛和疼痛而希望长期持续进行相同模式的治疗时，以及希望持续进行自己喜欢的治疗方法时。

第十节　联合疗法

疼痛的物理治疗中根据不同的病情，通常需要两种或两种以上的方法进行组合，以达到最佳的治疗效果。一般可将几台仪器集中使用，但比较麻烦且占用空间较大，而疼痛综合治疗工作站集数种治疗仪于一体，解决了使用不便等问题。目前有 BTL－5000eulv 疼痛综合治疗工作站可供使用。

BTL－5000eulv 疼痛综合治疗工作站由电疗法（e）、超声疗法（u）、激光疗法（l）和真空抽吸疗法（v）组成。其可根据需要建立物理因子组合，选择超声波或激光或两者同时与电疗仪偶合成一台综合多因子的物理治疗；并可将预设的治疗方案（方式、强度、时间和选用的配件如电疗电缆、超声波治疗头或激光探头）存储，以便再次治疗时调用；采用菜单式显示，操作简便。BTL－5000eulv 疼痛综合治疗工作站的具体组成仪器包括以下几种。

1. BTL－5000Puls 多功能电疗仪　可配置 1～3 个能生成各种电流的发生器，可治疗 1～3 个患者。操作者能自行调节电流波形，并创建连续的电流处方序列即所谓鸡尾酒式处方。有自动探测连接的配件，检查内部和患者回路的状态。可以设定恒定电流模式或恒定电压模式输出，在使用尖电极治疗或在与超声波治疗仪进行治疗时特别有用。BTL－5000Puls 有巨大的处方及症状的数据库，还可自行设定治疗参数并予以存储。

2. BTL－5000Sono 超声波治疗器　可配置 1～2 个独立的超声波生成器，对 1～2 个患者进行治疗。可连接 2～4 个多频率探头（表面积为 14 cm^2 或 4 cm^2），每个探头都可发射 1 MHz 或 3 MHz 的超声波，1 MHz 的主要作用于深层组织，3 MHz 用于表面组织。BTL－5000Sono 可在连续或脉冲模式下工作。脉冲模式下的脉冲频率可在 10 ～150 Hz 选择。脉冲模式下有一个治疗参数——占空比（DF），占空比代表了在一个脉冲周期内脉冲输出的持续时间占脉冲周期的百分比，其大小可影响超声波产生热效应的大小，即减小占空比时超声波产生热效应可减少。本仪器的占空比可在6%～100%之间精确调节。操作者可精确调节强度和占空比。

3. BTL－5000 激光治疗仪　用于操作各种 BTL 激光探头，有红光和红外线激光线、会聚或分散光束。可在连续或脉冲模式下工作，工作频率范围为 0～10 kHz。预设 EAV（扩展应用验证）和 Nogier 频率，用于激光针灸。仪器可精确设定探头输出频率、剂量和辐射面积大小。有两个患者输出端口。

联合治疗就是同时使用两种和两种以上的治疗方法，如脉冲低频电流与间动电流同时使用。典型的组合有超声波与低频电流、超声波与 TENS 等。或是不同的病变部位采用不同的物理治疗手段。BTL－5000 疼痛治疗工作站就为此提供了极大的方便。

以上各种治疗系统的工作原理和作用机制见各相应章节，可根据不同病情进行组合或进行单独的操作。需要注意的是，进行组合治疗应考虑到各自的禁忌证，以免出现不良反应。

（刘甬民　宋　敏　李祥俊　肖建斌）

第十三章　中医中药疗法

第一节　概　述

中医学是我国医学的一枝奇葩。其对疼痛（即痛症）的治疗有着悠久的历史和丰富的调治方法，是数千年来不断实践的经验结晶，不仅治痛疗效卓著，而且安全简便，不良反应极少，日益显示着自身所独具的特色和优势。

一、中医治痛历史

在漫长的医学历史中，最早对“疼痛”的研究和治疗做出巨大贡献的当属我国的传统医学。早在公元前5 世纪，西医学尚未开化之前，在埃及、印度古国还把“疼痛”认为是“魔鬼”、是“上帝”或神灵对人类的“惩罚”，在对“疼痛”的实际毫无了解的时期，中国医学就已对“疼痛”有了辩证唯物的认识，首先提出了“不通则痛”的理论。中医学对疼痛的研究奠基于秦、汉，充实于晋、隋、唐，发展于宋、元，完善于明、清，创新于现代。如《素问》中的《举痛论》、《痹论》，《灵枢》中的《固痹》、《论痛》，张仲景的《伤寒杂病论》，巢元方的《诸病源候论》，孙思邈的《备急千金方》，张从正的《儒门事亲》，张景岳的《景岳全书》，刘恒端的《经历杂论・诸痛论》等经典名著，对多种痛症的辨证论治颇为精详，形成了理法方药兼备的证治体系，对后世人们辨治痛症产生了深远的影响。

二、中医学对疼痛病机的认识

祖国医学认为导致疼痛的原因很多，诸如外感六淫、内伤七情、痰饮、淤血、虫扰、食积、结石、外伤等均可使脏腑、经络功能失调，气血运行不畅，阴阳失调，升降失常，从而产生全身或局部的各种痛症。然致痛之病机则不尽一致，综合前贤各家相关学说，结合临床实际，将其归纳于三点，对指导临床辨证施治，可执简驭繁。

（一）“不通则痛”论

“不通则痛”是指某种或某些致痛因素侵袭人体，使其经络、脏腑之气机痹阻，血脉淤滞不通而引起疼痛。

病邪不同，病机也因之而异，不通则痛可分为以下类型。

1. 气机阻滞　气机致痛与肺、肝、脾、胃的关系最为密切。因为气机出入升降治节于肺，生发疏泄于肝，而脾胃为气机升降之枢纽，故肝郁气滞、肺气郁闭、脾胃气滞时可使经脉流行失常，气血运行失调，壅滞不通而产生疼痛。

2. 淤血阻络　血淤于内，脉络自痹，痹则为痛。导致淤血阻络的病机可为气滞血淤、寒凝血淤、湿阻血淤、热壅血淤、痰淤互结。另外，久痛者因气久阻，血亦痛，气血淤，谓“痛则不通也”；运血者即是气，气行血乃流，气虚则血流迟缓，运行涩滞，致淤血痹阻脉络，发为痛证。

3. 寒邪凝滞 寒主凝敛、主收引，易致经脉发生缩卷、绌急、牵引、痉挛，使气血运行不畅而为疼痛。《素问·痹论》云“痛者，寒气多也，有寒故痛也”，寒客太阳、太阴、少阴或中厥阴等所属脏腑经络引起痛证为多。

4. 热邪壅遏 热邪壅盛，正邪相搏，则影响气血运行；加之血受热煎熬，血热伤阴，以致气血运行不畅而壅滞，可发为痛证。《丹溪心法》中云：“痛甚者火多。”《素问·至真要大论》亦云：“诸病胕肿，疼酸惊骇，皆属于火。”热壅肺络、热郁肝胆、热结阳明、热犯心经、热扰清空、热客肌肤时，均可引起疼痛。

5. 湿邪阻遏 湿为阴邪，重浊黏滞，最易阻遏气机，闭阻气血而发生疼痛。湿蒙空窍，清阳不展则头痛如裹；湿遏脉络、关节，留而不去，成痹疼痛、沉重，则周身走痛或关节闷痛；湿困中阳，阻遏中焦气机可见脘痛痞满疼痛、泄泻。

6. 湿热蕴蒸 湿热相合为患，最易阻遏气机，上扰下注，流窜经络，遏止气血，致气血运行不畅，发展为多种疼痛。湿热蒸腾于上焦，困遏清阳，清窍气血壅塞而不行，可发生头、耳、牙、口、舌、咽喉疼痛；若痹遏胸阳，阻滞心脉，可胸痛、心痛。湿热蕴蒸于中焦，可致胁痛、黄疸、脘腹疼痛、腹痛下利；湿热流注于下焦，阻滞气机可致尿痛、尿急、腹痛带下或生痔疮、肛裂等。

7. 寒湿阻滞 寒湿同为阴邪，最易伤阳气，阻气机致气血运行不畅，发生疼痛，可引起腰痛、关节痛、腹痛、胃脘痛等。

8. 饮、食、虫、石闭结 痰饮、食积、虫积、结石滞于体内，阻滞经脉，影响气血运行，可形成各种痛证。

（二）“不荣则痛”论

不荣则痛是指某些因邪气侵袭或脏腑功能低下，引起阴阳、气血（精）等亏损，人体的脏腑、脉络失于温养、濡润而导致的疼痛症状。

1. 阳气虚弱，脉络失煦 “气者，人之根本也”，中气不足时可致气虚头痛、胃脘疼痛、胃下垂、子宫下垂等；肾气虚可致痛经、腰膝酸痛；卫气虚则外邪易于入侵而见风湿痹痛。

2. 阴血亏损，脉络失濡 血主濡之，《灵枢·本脏篇》云“血和则经脉流行，营复阴阳，筋骨劲强，关节清利”。若血虚不能滋荣，筋脉失养，脉络拘急，就会病发疼痛。正所谓“脉涩则血虚，血虚则痛”。肝血虚，可见头晕头痛、筋急而痉挛；心脾血虚，则见产后头痛、身痛、腰痛等；脏腑阴虚，阴虚阳盛或阴竭时，均可引起不同痛证。

（三）“诸痛属心”论

《素问·至真要大论》云：“诸痛痒疮，皆属于心。”心主血脉，在五行中属火，为阳中之太阳，心火亢盛，则热壅血滞而痛。疼痛的形成、轻重、转归多与心神、心脉之功能失调密切相关。

1. 心神失常致痛广泛 “神者，生之制也”，神是生活活动的主宰。“心主神明”、“精生气，气生神”，一旦脏腑、经络功能失调，营卫气血失和致神失主宰或影响“形”与“神”的统一、协调、平衡，则可发生人体任何部位的疼痛。在心神失常所致的痛证中，情志内伤是不可忽视的致痛因素，七情中的怒、喜、悲、惊、思、忧及寒、劳均可使气机逆乱，血行失常，脏腑失调而形成或诱发疼痛。

2. 心脉失和，致病主因 心主身之血脉，血液在脉络中运行不息，环周不休，流布全身，完全依赖心气、心阳的鼓动。谓之“人心动则血流诸经，而血和则经脉流行，营复阴阳，筋骨劲强，关节清利”，自无疼痛之患。若六淫、七情、劳倦及外伤等，使心脉失和、脉络枯涩或淤滞不通而发生各种疼痛。

三、疼痛的辨证施治要点

由于痛证范围甚广，病机复杂交叠多变，其病情有轻重缓急之分，病位有脏腑经络深浅之异，病性有寒热、虚实之殊，病程有长短久暂之别。所以临证必须综合考虑，详细察辨，并采用恰当的立法方药，分而治之，才能取得预期的效果。其辨证施治宜注意以下几点。

1. 抓主症，务在止痛　主症是指揭示疾病本质，可作为辨证主要依据的症候，它可以随痛机的转化而发生改变。临床辨证施治时抓住了主症，就是抓了疼痛的主要矛盾，就能对症下药，有的放矢。在病情复杂，诸多症状交织在一起，主症难辨时，须运用“望、闻、问、切”这四诊手段确定主症，重点是权衡病情的轻重变化，分析疾病的先因后果，审辨征象的急缓异同。

2. 辨缓急，标本兼顾　“病有标本……知标本者，万举万当。”（《素问·标本病传论》）疼痛的辨证施治，必须权衡其标本缓急，“急则治其标，缓则治其本”，对于某些属于标本俱急的疼痛，则应标本同治。

3. 识病性，立法中的　疼痛的病性有虚实寒热之不同，宜详查细辨，分而治之。如寒性疼痛，多属阳气亏虚、脉络失养所致，治宜清热泻火或通里攻下；阴虚火旺、脉络挛急所致热性疼痛，治当养阴清热，缓急止痛；虚性疼痛多为正虚、不荣、不充、不调、不煦所致，治为补虚止痛，而不能肆用通利、攻逐之剂；实性疼痛，多为实邪阻滞脏腑，遏壅经络，不通则痛，治依“通则不痛”之旨，采用不同的通利之剂。

4. 察病位，脏腑、经络异治　痛证的病位甚为广泛，涉及五脏六腑、经脉气血、上下表里。在一定程度上反映着疾病的轻重和痛势的进退，所以详察病位的所在，是辨证施治过程中的一个重要环节。

5. 审病程，法随症转　疾病的发生发展是一个不断变化的动态过程。病程的长短当以阶段性加以区分，疾病的阶段性不仅能反映出病位的深浅、病情的轻重、病势的进展，而且可以揭示痛机的转化和疾病的预防，故施治方法也应随着病程长短和症候趋势做相应的调整，因证立法，才能紧扣痛机，冀获全效。

6. 制剂型，贵在速效　中医中药治疗疼痛，应立足于速效、高效、稳效和简便易用。

目前，临床疼痛治疗中，中医疗法的经验、方法较多，常用的有中药内服法、中药外用法、针灸疗法、推拿疗法等。

第二节　中药疗法

一、中药内服疗法

中药内服疗法是中医临床治疗方法中最主要的疗法之一，它是在中医理论指导下，将中药制成汤剂、丸剂、散剂、酊剂、胶囊等不同剂型，根据不同需要选用最佳剂型内服，从而达到治疗疼痛的目的。

中药内服法为治疗痛证最常用的方法，适用于所有的疼痛疾病，因使用的方药组成不同而起着不同的作用效果，临床治疗中仍须辨证施治。其治法是以症候为依据，立法以辨证为前提，根据八纲、脏腑辨证及药物属性组方，分而治之。

立法原则应为协调阴阳，发表攻里，越上引下，温寒清热，补虚泻实。治法有正治与反治之分，或称逆治和从逆，正治是逆其征象而治，反治是从其征象而治，所谓“逆者正治，从者反治”。

内服药物治疗疼痛，从病机上分为“补”、“通”两大原则。按疼痛分类则有以下相应的十一法。

1. 祛风止痛法　适用于因风邪引起的疼痛疾病。

常用药物：荆芥、防风、独活、羌活、白芷、藁本、威灵仙、秦艽、豨莶草、苍耳子、海风藤、桑枝、松节、白花蛇、乌梢蛇、地龙、白僵蚕、全蝎、蜈蚣、天麻、钩藤、白蒺藜等。

外风宜散，常用方剂：川芎茶调散、大秦艽汤等。

内风宜息，常用方剂：镇肝息风汤、天麻钩藤饮等。

2. 温经散寒止痛法　适用于因寒邪疾病引起的疼痛疾病。

常用药物：桂枝、细辛、辛夷、附子、乌头、干姜、肉桂、吴茱萸、高良姜、川椒、丁香、艾叶、小茴香等。

外寒者宜祛寒止痛，常用方剂：麻黄汤、桂枝汤、乌头汤、良附丸等。

内寒者宜温阳祛寒止痛，常用方剂：四逆汤、附子理中汤等。

3. 除湿止痛法　适用于湿邪引起的疼痛疾病。

常用药物：苍术、藿香、厚朴、海桐皮、五加皮、木瓜、蚕砂、车前子、薏苡仁、防己、木通、瞿麦、萹蓄、萆薢、海金砂、金钱草等。

常用方剂：羌活胜湿汤、苓桂术甘汤、肾着汤等。

4. 清热泻火止痛法　适用于火热之邪或五志化火所致的疼痛疾病。

常用药物：金银花、连翘、地丁、败酱草、龙胆草、板蓝根、石膏、栀子、夏枯草、决明子、谷精草、密蒙花、黄芩、黄连、黄柏、蒲公英、山豆根、漏芦等。

常用方剂：荆防败毒散、仙方活命饮、龙胆泻肝汤等。

5. 通下止痛法　适用于燥结所致的疼痛疾病。

常用药物：大黄、芒硝、枳实、厚朴、番泻叶等。

常用方剂：大承气汤等。

6. 理气止痛法　适用于气滞所致的疼痛疾病。

常用药物：柴胡、橘核、青皮、木香、枳实、香附、乌药、沉香、檀香、降香、薤白、荔枝核、川楝子等。

常用方剂：四逆散、柴胡舒肝散、通气散等。

7. 活血止痛法　适用于淤血所致的疼痛疾病。

常用药物：川芎、赤芍药、牡丹皮、乳香、没药、郁金、姜黄、三棱、莪术、丹参、益母草、鸡血藤、泽兰、红花、桃仁、延胡索、五灵脂、血竭、三七、牛膝、苏木、刘寄奴、穿山甲、徐长卿、自然铜等。

常用方剂：血府逐淤汤、少腹逐淤汤、膈下逐淤汤、桃红四物汤、复元活血汤、桃核承气汤等。

8. 消食止痛法　适用于饮食所致的疼痛疾病。

常用药物：神曲、麦芽、莱菔子、鸡内金、山楂、阿魏等。

常用方剂：保和丸、枳实导滞丸等。

9. 化痰蠲饮止痛法　适用于痰饮所致的疼痛疾病。

常用药物：白附子、白芥子、葶苈子、法半夏、胆南星、贝母、桔梗、胖大海等。

常用方剂：葶苈大枣泻肺汤、温胆汤、指迷茯苓丸等。

10. 驱虫止痛法　适用于因肠道寄生虫所致的疼痛疾病。

常用药物：乌梅、使君子、槟榔、榧子、雷丸、苦楝根皮、芜荑、鹤虱等。

常用方剂：乌梅丸、化虫丸等。

11. 补虚止痛法　适用于脏腑功能减退，气血、阴阳亏虚所致的疼痛疾病。

阳虚宜温阳止痛，常用药物：仙灵脾、杜仲、巴戟天、狗脊、川断、骨碎补等。常用方剂：肾气丸、右归饮等。

阴虚宜滋阴止痛，常用药物：鳖甲、女贞子、桑寄生、枸杞子等。常用方剂：大补阴丸、左归饮等。

气虚宜补气止痛，常用药物：黄芪、党参、白术、甘草等。常用方剂：补中益气汤、香砂六君子汤等。

血虚宜补血止痛，常用药物：当归、白芍、首乌、熟黄精、鸡血藤等。常用方剂：四物汤等。益肝肾、补气血常用独活寄生汤等。

由于引起疼痛的病因常相互兼夹相见或虚实夹杂，因而治疗方法亦应两法或数法同施，方药运用又当灵活变通。

二、中药外治疗法

中药外治法是以中医基本理论为指导，将中草药制剂施与皮肤、孔窍、腧穴及病变局部等部位治疗各种病痛的方法。

中药外治作用迅速，简、便、廉、验，易学易用，容易推广，使用安全，不良反应少，患者乐意接受，所以能千载不衰。尤其对老幼虚弱之体、攻补难施之时或不肯服药之人、不能服药之症，它与内服法有殊途同归、异曲同工之妙，更有内服法所不能及的诸多优点。对一些疑难顽症之疼痛，也往往获得令人满意的疗效。

（一）贴药疗法

将膏药或膏药上掺药粉贴于患处的方法，称为贴药疗法。本法具有舒筋通络、活血祛淤、散结止痛之功效。

1. 适应证　适用于肢体各部位及颈、背、腰等处的疼痛疾病。

2. 操作方法　清洁皮肤，毛发较长较密时予以剃去。选取大小合适的膏药，剪去其周边四角，置酒精灯上加温，使之软化后揭开；再在膏药外缘以棉花围绕一周，趁热贴于患处；最后以胶布或绷带固定。

3. 注意事项　①烘烤膏药不能过热，以膏药柔软能揭开而不烫手为度，防止粘贴时烫伤皮肤或膏药外溢；②发现皮肤发红、起疹、出水疱、痒痛应随即取下，暂时停贴；③除去膏药后，局部随即用汽油或松节油、红花油等擦拭干净。

4. 常用处方

（1）治三叉神经痛方：用白乌膏（将生川乌 15 g、生草乌 15 g、白芷 15 g、黄丹 100 g、香油 100 g 用香油浸泡 24 h 后文火煎，炸焦去渣，在油中徐徐加入黄丹成膏状，再将药倒入冷水浸 24 h 备用）少许加热摊于纱布块上贴患处。

（2）治颞颌关节痛方：用活血止痛膏（参三七 4.5 g，乳香、没药、广地龙各 5 g，白芷、红花各 3 g，血竭、钻地风各 6 g，桃仁 4.5 g，市售黑膏药肉 500 g，研末制膏）贴患侧下关穴，敷贴 4 d 后，将膏药取下，再如法贴 1 次。

（3）治急性腰肌扭伤方：将关节止痛膏剪成 0.5 cm×0.5 cm 大小的方块，中央放一粒用乙醇消毒过的王不留行籽，贴于一侧耳的肝、肾、腰痛点及腰椎、皮质下、神门、膀胱穴。

（4）治多种痛症方：用麝香宝珍膏（麝香、芸香膏、乳香、没药、公丁香、檀香、山柰、独活、排草、川芎、片姜黄、白芷、细辛、羌活、骨碎补、大黄、五加皮、马钱子等 37 味药组成）贴于痛处。治疗腰痛、风湿性关节炎、肩背痛、腕关节痛、足跟痛、踝关节扭伤等。

（二）敷药疗法

将药物敷布于患处或穴位，达到治疗作用的方法，称为敷药疗法。此法通经活络、消肿祛淤、清热解毒，起止痛作用。

1. 适应证　风寒湿痹所致的各种疼痛，如胸痛、胁痛、偏头痛、痛经、跌打扭挫伤痛、癌肿疼痛以及疥、痈等引起的局部疼痛。

2. 操作方法　首先清洁局部，再将调制好的药膏或中草药平摊于棉垫或纱布上，另取一块大小相等的棉纸或纱布覆盖在药物上，将四边往里折叠整齐，然后将药物敷于患处，用胶布或绷带固定。

3. 注意事项　①敷药时必须注意温度适中，厚薄均匀，一般以 0.2～0.5 cm 厚为宜，围敷范围必须超出病痛处 1～2 cm。②用水或药汁、醋调配的敷药，容易干燥，须用原调配剂加以湿润；用饴糖调配的膏药，热天易于发酵，宜新鲜配置或加适量 0.1%～0.2% 苯甲酸防腐。③敷药后应注意观察患者全身及局部反应，发现异常，应终止敷药。

4. 常用敷药处方

（1）治跌打扭挫伤方：用栀乳散（生栀子 20 g、明乳香 15 g、生大黄 6 g、净桃仁 6 g 共研细末，新伤用鸡蛋清调敷，陈旧性伤用陈酒调敷）治疗腕、踝及足背部扭伤血肿疼痛剧烈者。

（2）治关节炎方：①穴位外敷发疱散（斑蝥 3 份、腰黄 5 份共研末）发疱后，换敷青冰散（冰片、青黛、浙贝母、月石、花粉、赤芍、煅石膏），24 h 后换敷阳春膏（桂心、丁香、乳香、没药、牛膝、血竭、麝香）治疗游走性关节炎、腰骶关节炎、类风湿性关节炎。②用生川乌、生草乌、附片、当归、丹参、白芥子各 30 g，生麻黄、干姜各 15 g，桂枝、木通各 12 g，白芍 20 g，细辛、乳香、没药各 10 g，三七 5 g，麝香 0.5 g，虎力散 4 支，马钱子散 2 包，葱白 4 根，白酒适量，调制之后外敷治寒湿痹症。

（3）治三叉神经痛方：用生艾叶 150 g 捣绒后加水煮沸，纳入鸡蛋清拌匀后再加银屑搅匀，用纱布裹药敷患处。

（4）治胸胁疼痛方：用伸筋透骨热敷方（伸筋草 60 g，透骨草 80 g，川乌、草乌各 20 g，水蛭、虻虫各 15 g）煎汁，趁热浸透多层纱布，敷于压痛明显部位，治疗肋软骨炎。

（5）治腹痛方：用痛经外敷散（当归、吴茱萸、乳香、肉桂、没药、细辛各 50 g，樟脑 3 g，研末）于经前 3 d 外敷脐中，经行 3 d 后取下，治疗痛经。

（6）治癌肿疼痛方：① 用活蟾蜍 1 只（去内脏），雄黄 30 g 置于其腹内，打烂成糊状，敷痛处，一般 15 ~ 20 min，可产生镇痛作用，并可持续 12 ~ 24 h。② 用鳖苋敷剂（活杀鳖头 2 具、鲜灰苋菜 150 g、水红花籽 90 g，先将鳖头剁成碎块，然后用小铁锤在干净石板上捶成糊状，再将灰苋菜、水红花籽加入共捣成泥），治肝癌剧痛有效。

（三）熏洗疗法

熏洗疗法是将药物煎汤，趁热在患处进行熏蒸及洗涤的一种治疗方法。该法通过疏通腠理、流畅气血、清热解毒、除湿祛风，达到止痛目的。常用的溻渍法、淋洗法、熏洗法。

1. 适应证　风湿关节筋骨疼痛、头痛、目赤肿痛及疖、痈、丹毒、痔瘘、软组织损伤、骨折等引起之疼痛。

2. 操作方法

（1）溻渍法：将煎好的药方倒入盆中，盆上放置带孔木架，患肢放在木架上，进行熏蒸。为不使热气散失，要盖上布单毛巾。药汤不烫时，再用消毒纱布蘸药汤热敷患处，稍凉时再添加或更换热药汤，连续趁热溻渍。一般每个部位热敷 20 ~ 30 min。

（2）淋洗法：将煎好的药趁热装入小喷壶内，连续淋洗患处。或将煎好的药倒入盆中，用消毒纱布蘸药汤不断淋洗患处。

（3）熏洗法：

1）全身熏洗法：将药物用量加倍，煎汤倒入浴盆内进行全身沐浴。或把药汤倒入大木桶或大水缸内，桶内放入一木凳，高出水面 10 cm，患者坐在木凳上，用布单或毯子从上面罩住（仅露头在外面），勿使热气外溢，待药汤不烫时，取出小木凳，患者再进入药汤内沐浴，以出汗为度。擦干全身，盖毛毯卧床休息。

2）局部熏洗法：包括以下四种方法。①手足熏洗法：把药汤倒入盆内或木桶内，将手或足架于其上，用布单盖严进行熏蒸。待药汤不烫时，再将手或足进入药汤中，进行泡洗。②眼熏洗法：把药汤倒入盆内，用布单将头及盆围盖严密，进行熏蒸。待药汤不烫时，用消毒棉花或纱布蘸药汤，连续洗患眼或用洗眼杯洗眼。③坐浴法：把药汤倒入盆内，将盆放置坐浴盆架的木屏上，患者暴露臀部坐在木架上，进行熏蒸。待药汤不烫时，将肛门、会阴部及臀部浸入盆中泡洗。④热罨法：把药汤倒入盆内，用消毒棉花或纱布蘸药汤敷患处，另用消毒纱布一块不断蘸药汤淋渍患处，使患处保持一定的湿、热度，使之达到持续热渍热罨的效果。依法将药物制成粉末，装入布袋并缝好袋口，放入纱布搪瓷盆内加水煎汤，趁热熏洗，或取出药袋在患处进行湿热敷。

3. 注意事项 ①冬季室内注意保温，患者暴露部位尽可能加盖衣被，防止感冒。②药汤温度要适宜，不可过热或过凉。③熏洗前告知患者做好准备，如排除大小便，洗净患处。包扎部位熏洗时，应先揭去敷料，熏洗完毕，应及时更换敷料，重新包扎好。④患有急、重症及饱食、饥饿、过劳时不宜洗浴。妊娠及月经期不宜坐浴。⑤熏洗时要密切观察患者反应，遇有不适，应停止熏洗。⑥夏天熏洗，药汤要随煎随用，不要过夜，以免变质影响疗效。

4. 常用熏洗药方

（1）四肢洗药方：药物组成为桑枝、桂枝、草薢、伸筋草、乳香、没药、羌活、当归、落得打、补骨脂各9 g，独活、川牛膝、仙灵脾、透骨草各12 g，红花、木瓜各6 g。适用于四肢畸形、软组织损伤、关节炎引起的疼痛。

（2）解毒洗药方：药物组成为蒲公英30 g，苦参、黄柏、连翘、木鳖子各12 g，金银花、白芷、赤芍、丹皮、生甘草9 g。适用于疖肿、痈等引起之疼痛。

（3）活血止痛散：药物组成为透骨草30 g，川楝子、当归草、姜黄、海桐皮、威灵仙、川牛膝、羌活、白芷、苏木、五加皮、红花、土茯苓各15 g，川椒、乳香各6 g。适用于软组织损伤、淤血肿痛、骨折愈合后、雷诺病、血栓闭塞性脉管炎引起之疼痛。

（4）治头痛方：生川乌、生草乌、生南星、羌活、独活、防风、麻黄、细辛、川芎，白芷、晚蚕砂、油松节、僵蚕、生姜、川椒、连须葱白、白酒等煎汤熏洗头部。治疗各种慢性头痛。

（5）治肋间神经痛方：以醋炒青皮和山栀子各30 g，蒲公英50 g、生甘草20 g为基本方，若痛甚于胀者加红花、桃仁，若胀甚于痛者加防风、枳壳。水煎，滤渣取汁，采用热罨法。

（6）治骨、关节疼痛方：用川乌、草乌、白芷、马钱子、红花、细辛、麝香、桐油等煎煮，用纱布蘸药液揉洗患部治关节炎；用威灵仙、生桃仁、生川乌、生草乌、三棱、莪术、羌活、独活、五加皮、秦艽、豨莶草、牛膝、透骨草、凌霄花、川芎、血竭、细辛煎汤熏洗患足，治疗跟骨刺痛。

（四）涂搽疗法

将搽剂或混悬剂、油剂、烃剂、霜剂等，直接涂搽于患处的治疗方法，称为涂搽疗法。本法有祛风除湿、解毒消肿、止痒定痛之功效。

1. 适应证 风寒湿痹所致的各种疼痛。如颈肩腰腿痛、痛经、软组织损伤痛，以及疖疮、水火烫伤、皮肤病等引起的疼痛。

2. 操作方法 暴露患部，清洁局部皮肤，如有涂药，现行洗净擦干。用棉签蘸药物涂擦患处。患处面积较大时，可用镊子夹棉球蘸药擦。某些病患，尚须用无菌纱布覆盖，胶布或绷带固定。

3. 注意事项 ①刺激性较强的涂剂，不可涂于面部或阴部，婴幼儿忌用。②使用混悬剂须事先摇荡均匀；使用霜剂时，应用手掌或手指反复揉摩，使之渗入肌肤。③涂搽药物不宜过厚、过多。面部涂搽药物时，切勿误入口、眼。④涂搽药物后须密切观察局部皮肤，如有过敏反应，应立即停用，并将药物拭净或清洗。必要时使用抗过敏药物。

4. 常用处方

（1）治软组织损伤疼痛方：用伤一灵搽剂（参三七70 g，三棱70 g，红花120 g，生川乌、草乌各50 g，归尾70 g，樟脑120 g，五加皮50 g，木瓜50 g，六轴子20 g，牛膝50 g。上述诸药浸于70%乙醇6 000 ml中备用）治疗急性软组织损伤和慢性损伤急性发作者。

（2）治颈肩腰腿痛方：用吊筋草5 kg，穿山龙240 g，九龙根、天青地白草、椿树根、南天竹干及根和叶、红花、泽兰叶、归尾、细辛、薄荷梗、木瓜、牛膝、制川乌、制草乌各180 g，醋1 ~ 2k g，黄酒10 kg，制成药酒。以头发团蘸药酒，在压痛最明显处进行螺旋摩擦，使患处的表皮逐渐潮红，成浅2度烧伤创面样，不使其出血而仅有组织液渗出；然后贴上加有丁桂散膏药，并予包扎。治疗慢性劳损、慢性风湿性纤维织炎、慢性风湿性脊柱炎所致之颈肩腰腿痛。

（3）治痹症疼痛方：用四乌一子酒（川乌、草乌、乌梢蛇、乌梅、草子各15 g，浸入500 ml白酒内，1周后即可应用），以布蘸之，外搽患处，以有热感为度，治疗痹痛。

（五）脐疗法

脐疗法是使用适当的药物填脐、敷脐，或在脐部给予一定的刺激，以治疗疾病的一种方法。神阙穴乃经络的总枢，精气的汇海。药物通过脐疗法能影响五脏六腑、四肢百骸、五官九窍和皮肉筋骨，有利于药物归经，循经直趋病处，从而取得治疗效果。

1. 适应证　腹痛、痛经。

2. 操作方法　先将脐部清洗干净并擦干，然后按以下方式将药物置于脐部：①将药末撒脐中，以填满脐窝为度，用胶布固封；②将药物用水或黄酒，或其他溶剂调和成糊剂，敷填脐孔，外用纱布覆盖，胶布固定；③将药末用鸡蛋清调和，敷贴脐孔，并覆盖塑料薄膜固定；④将药末用纱布包好，置于脐部，再用胶布固定；⑤用熟鸡蛋 1 个，对半剖开去蛋黄，取半只蛋白纳入药末，敷于脐上，外用绷带固定；⑥将药粉制成饼贴脐，外用胶布固定。

3. 注意事项　①施药及换药时，应将脐部洗净擦拭干；②脐疗用药量少，选药宜气味俱厚，避免使用能使皮肤起泡、溃烂的药物；③注意观察脐疗后患者的反应，一旦出现过敏现象，应立即停用，并予以及时处理；④凡用水、酒、鲜药汁调敷药时，须随调随用，因其易蒸发，所以应勤换药。

4. 常用处方

（1）治痛经方：取山楂、葛根、乳香、没药、穿山甲、川厚朴各 100 g，白芍 150 g，甘草、桂枝各 30 g，细辛挥发油、鸡矢藤挥发油、冰片各适量。将山楂、葛根、白芍、甘草共水煎 2 次，煎液浓缩成糊状，混入溶于适量的 95% 乙醇的乳香、没药液，烘干后，与穿山甲、川厚朴、桂枝共研细末；再加适量细辛挥发油、鸡矢藤挥发油和冰片，充分混合，过 100 目筛，贮藏待用。患者于经前 3 ~ 5 d 用温水洗擦患处，取药 0. 2 ~ 0. 25 g，气滞血淤型用食醋调糊，敷于脐处，外用胶布固定。待经来痛止或经期第三天去药。

（2）治多种疾病疼痛方：

1）胃肠炎方：艾叶少许切碎，酒炒布包热熨脐中，或用仙人掌根捣碎敷脐；腹痛用白胡椒末 2 g，白芥子末 4 g、生姜 30 g 共捣如饼贴脐；或生白芷末 60 g、小麦粉 15 g，食醋调糊敷脐。

2）肝炎、肝癌疼痛方：穿山甲末 100 g，喷入乳香、没药乙醇浸液 70 ml，烘干研末，在加入鸡矢藤挥发油 0. 5 ml、冰片少许。每次用 200 mg，食醋调糊敷脐，5 ~ 7 d 换药 1 次。

3）治三叉神经痛方：前述治肝痛药加治腹痛药等量混合，每次用 200 mg。

（六）鼻药疗法

鼻药疗法是从鼻部给药从而达到治疗疾病目的的一种方法。本法具有使机体经络通畅，气血调和，营卫通利，阴阳平衡，郁闭之气得以开达，从而邪去正安的作用。

1. 适应证　头痛、眼目疼痛、牙痛、乳房疼痛、胸痹疼痛等。

2. 操作方法

（1）塞、纳法：两法意义相近，主要是将药粒或药末制成如鼻腔粗细的栓子，用手指送入鼻中，药栓发挥作用较慢而持久。

（2）滴、注法：两法均使用药液。滴法用滴管吸药液滴于鼻咽部；注法则以注射器抽吸药液，以较快速度注入鼻咽部。

（3）嗅法：以少量药末置于鼻腔内，使患者随呼吸吸入药末，并吸入药物的挥发气味；嗅法则以药末气味、烟雾剂、气雾剂置鼻前，或用雾化器令患者从鼻吸入。

（4）吹法：多用鹅毛管或小纸筒类的小管径物，吹送药末至鼻腔较深的部位。

（5）嚏法：多用药末或羽毛、纸捻之类物品，对鼻腔进行轻柔的刺激，使鼻黏膜发生反应而打喷嚏。

3. 注意事项　①从鼻给药之前，应先清洁鼻腔，并用手在鼻翼两旁揉按，以利药物的吸收。②运用塞、纳法时，栓子大小要适当，且要光滑，以免损伤鼻黏膜。③在运用某些刺激性较大的药物时，应裹以纱布，以减轻刺激强度。吹入的药末越细越好。吹药时，宜口中含水，以免呛咳。④在用药过程中，往往会有不同程度的鼻孔热辣、流泪、流涎或喷嚏等刺激症状，属正常现象。如有鼻出血或呛咳等症状，应停止给药；如喷嚏不止，可以凉水止之。

4. 常用治头痛、牙痛处方　①用速效镇痛散（白芷、川芎、细辛、升麻、冰片、薄荷共为末）塞鼻治疗神经性头痛、偏头痛、慢性鼻窦炎所致头痛及龋齿、牙周炎所致头痛。②用细辛、川芎各9 g，蜈蚣、山柰各6 g，冰片0.5 g，分别研成细末后和匀，以纱布或绸布一小块包药末少许塞入鼻孔，左右交替使用，每日更换1～2次，治疗血管神经性头痛、偏头痛、紧张性头痛、慢性头痛、枕神经痛等。

（七）发疱疗法

用药物敷于患处或一定的穴位，使局部皮肤红、灼、起疱，称为发疱疗法。本法具有消肿止痛、驱邪通络之功效。

1. 适应证　痹痛、痛经、牙痛。

2. 操作方法　根据发疱部位不同，嘱患者取坐位或卧位，暴露需要发疱的部位，将准备好的中草药洗净、切碎、捣烂，捏成饼状（直径不超过1 cm），再将药饼敷于选定的部位，盖一塑料纸、纱布，以胶布固定。待局部自觉有蚁行感，皮肤红、灼、疼痛，即将药饼取下。6～8 h后皮肤逐渐起疱，待水疱胀满后，经常规消毒，用消毒针头刺入水疱下方，抽出疱内液体。最后消毒针眼，盖上无菌纱布，胶布或绷带固定。

3. 注意事项　①发疱部位应做局部清洁处理，抽液、换药均应按无菌操作，防止感染；若已感染，按感染伤口处理。②药饼不宜过湿，敷的范围不宜过大，时间不宜过长，敷药后须密切观察局部反应。③疱液应抽尽吸干，若再有液体渗出，可继续抽吸。④体质虚弱者慎用本法，皮肤病变部位禁发疱。

4. 常用处方

（1）三叉神经痛 贴敷发疱药物的部位选上关穴，牙痛选下关穴或颊车穴，神经痛选阿是穴。

（2）风湿痛方采用斑蝥丹（斑蝥12.5 g，雄黄2～4 g，共研为细末，加适量蜂蜜制成直径约2 mm的小丹），每次1粒，贴穴位上或痛点，用胶布固定，8～24 h揭下，局部有绿豆大小水疱，经过5～7 d后水疱壳自行吸收，一般连用1～5次。

（3）坐骨神经痛方采用白降丹（水银、牙硝、白砒、皂矾、食盐、雄黄、硼砂、朱砂经升炼提制而成）0.3 g置于坐骨神经各明显痛点，外贴伤湿止痛膏，2 d后发疱。

（八）中药离子导入疗法

中药离子导入疗法是利用直流电将药物离子透入机体，通过电流及药物的双重作用，达到祛痛治病的一种方法。

1. 适应证　多种疼痛病症，如头痛、胃脘痛、腹痛、胸痛、神经痛、骨质增生及风寒湿痹所致肩、背、腰疼痛等。

2. 操作方法　患者取合适的卧位，暴露治疗部位，检查皮肤是否完整。选用大小适宜的电极，在湿布衬垫上撒好要导入的药液。查对极性，将导线连接在治疗机的直流输出端，再将电极置于治疗部位，用绷带或砂袋予以固定。检查机器的电位器是否处在“0”位，接通电源，使整流管的灯丝加热1～2 min后，缓慢地按顺时针方向调节电位器。此时一方面询问患者的感觉，如刺感、蚁走感，同时注意观察电流表指针，调节到要求的电流强度为止。每次电流量3～5 mA或10～20 mA不等。一般治疗时间为20～30 min。治疗完毕，应按治疗时的相反顺序关闭机器，最后取下电极。

3. 注意事项　①治疗前应先检查机器回路是否正常工作，输出电流是否平稳。治疗中及治疗后，不要移动或振动机器。每次治疗后机器需休息6～8 min。②治疗机须接地线，治疗中患者不要触摸接地金属物品，以保安全。③药物溶液应新鲜，一般不超过1周。治疗时应注意药物极性和电极极性相同。可能发生过敏反应的药物，治疗前应做皮肤试验。④治疗宜在饭后1.5～2 h进行，饱食、酒后不予治疗。

若有较大的皮肤破损或有皮肤病如湿疹、皮炎、化脓性感染及有出血倾向、严重疾病者，不可进行治疗。

4. 常用处方

（1）治骨质增生方：用乳香、白芷、没药、川芎、羌活、天南星、蒲公英、草乌、赤芍、当归、干姜等煎液，进行离子导入，治疗颈、腰、胸、膝、跟骨的骨质增生。本方通过祛风散寒、活血行气而达到止痛作用。

（2）治痹症疼痛方：①生草乌 100 g，生洋金花 20 g，75% 乙醇 1 000 ml。先将上药捣碎或为末，置入以备好的乙醇瓶内，闭封浸泡 3～7 d 后备用。多用于风寒湿痹。②生洋金花 60 g，生草乌 10 g，生当归 20 g，生川芎 10 g，75% 乙醇 1 000 ml。制法同①，多用于外伤淤阻性疼痛。

（3）治腰腿痛及软组织损伤方：用乌头、丹参、虎杖各 30 g，牛膝、红花各 15 g，以 50% 乙醇 500 ml,浸泡 24 h 后去渣，取药液离子导入。

（4）治头痛方：将白芷煎为 5% 的溶液，常规直流电离子导入，前额衬垫阳极，枕部为阴极，治疗功能性头痛。

（5）治神经痛方：以乌芎汤（川乌、川芎、白芷、片姜黄、延胡索、防风）为基本方，痛甚加草乌，坐骨神经痛加川牛膝，枕神经痛加羌活、细辛，有痰阻经络者加天南星。以直流感应电疗机离子透入，部分病例配合乌芎汤汤剂内服效果更佳。

第三节　针灸疗法

针灸疗法具有疏通经络、调节气血、平衡阴阳、扶正祛邪、祛风散寒、舒筋活血、消炎止痛的作用，操作简单，治病止痛效果确切，无不良反应。

一、针刺镇痛作用机制

1. 中枢神经系统的镇痛作用　通过针刺深部组织的提插捻转等手法，刺激了很多感受器、神经末梢和神经干，加强了传入的粗神经纤维活动，减弱了传入的细神经纤维（C 类）活动。这两种镇痛与疼痛刺激信息在经过脊髓背角时，于脊髓水平发生相互作用，在经过脊髓以上的中枢核群以及人体的大脑皮质时，均会发生一系列的相互制约与影响，最后达到镇痛效应。

2. 疏通经络及其调整作用　根据祖国医学不通则痛的理论，经络循行不畅是引起疼痛的原因，针刺后疏通经络是治疗疼痛的重要法则，经络还与自主神经有密切联系，针刺后自主神经功能可以得到稳定，从而达到调整机体内环境的作用。

3. 中枢神经递质因素在针刺镇痛中的作用　针刺后中枢性 5－羟色胺和乙酰胆碱增多，可能对针刺镇痛起加强作用。针刺后血中吗啡类物质含量增高，增高程度与针刺镇痛效果呈平行关系。在人和动物针刺实验时，可从脑脊液中提出一种肽类物质，称为吗啡肽，是一种内源性镇痛物质。

二、选穴原则与配穴方法

针灸治疗要针对病情需要，在辨证立法的基础上，选择适当的腧穴和针灸方法加以配伍组合，选择恰当与否直接关系到治疗效果的优劣。

（一）选穴原则

1. 近部选穴　又称局部选穴，就是在疼痛的肢体、脏腑、五官，就近选取腧穴进行针灸治疗，如头痛取百会和风池，膝痛取膝眼、膝关等。

2. 远部取穴　又称远道取穴，就是在疼痛部位的远距离取穴治疗，如“头面之疾寻至阴，腿脚有疾风府寻，心胸有疾少府泻，脐腹有疾曲泉针”就是范例。

（1）本经取穴：按诊断病变属于何脏何经，即在该经选取有关穴位治疗，如肺病选取太渊、鱼际，急性腰痛取人中等。

（2）异经取穴：许多疾病的病理变化在脏腑与脏腑之间往往能够彼此关联，相互影响，故治疗时须统筹兼顾。

（3）循神经干取穴：按病情所在穴位，沿神经干走向取穴来进行镇痛治疗。

（4）对症选穴：是针对个别症状的治疗措施。根据标本缓急选穴，痛点选穴属于对症选穴。“以痛为腧”，“在分肉间痛而刺之”。如《针灸聚矣·肘后歌》所说“大仆损伤破伤风，先于病处下针攻”。

（二）配穴方法

在经穴主治纲要和选穴原则之基础上，根据不同疼痛治疗需要选择具有协调作用的2个以上的穴位加以配伍应用。常用配穴方法如下。

1. 远近配穴　如胃病，足三里配中脘。

2. 左右配穴　如胃痛，双内关、双足三里。

3. 上下配穴　如牙痛，合谷配内庭。

4. 表里配穴　也称阴阳配穴。如消化不良，可取胃经的足三里配脾经的至阴。

5. 前后配穴　称为偶刺。如胃痛时，前取梁门，后取胃仓。

6. 链锁配穴　是在相同的一侧肢体同时取2~3个穴位，上下相连，互相配合。如上肢痛，取肩髃、曲池、合谷。

三、针刺方法

针刺疗法（又称为针法、针刺法）是利用金属制成的针具，在人体特定部位（穴位）皮肤皮面刺入，施以不同手法，达到治病止痛的目的。临床上常用的针刺疗法有毫针疗法、梅花针疗法、电针疗法、耳针疗法、穴位注射疗法、穴位埋线疗法等。

（一）毫针法

毫针法是临床上应用最广泛的一种针刺法，适用于身体各部位疼痛的镇痛治疗。毫针的长度为0.5~4.5寸，规格为26、28、30号等。

1. 针刺方法　根据治疗需要，选用患者舒适且能耐久的体位，如仰卧、侧卧、俯卧、仰靠坐位等体位。由于穴位所在部位和病情不同，所以进针角度也不一样。按针刺的角度分为三种刺法，即直刺、斜刺和横刺。

2. 进针　也叫下针，最常用的方法如下。

（1）单指押手法：用左手的拇指尖压在被针刺的穴位上，右手拿针，针尖靠着左手拇指甲刺入穴位内，往下捻进。这种方法适用于短针进针，如合谷、列缺等。

（2）双指押手法：左手拇、示二指捏住针尖稍上一点的部位，对准穴位，右手拿针柄，然后左手拇、示二指往下一按，右手趁针尖刺入穴位的同时，将针往下捻进，这种方法适用于长针进针，如刺环跳、足三里等。

（3）挟持押手法：左手拇、示二指将穴位的皮肤捏起，右手拿针刺入。本法适用于肌肉较薄的地方，如面部印堂、人中等。

（4）管针打入法：现将比小管长一点的毫针套在管内，套入后针尖与管口取平按压在所取的穴位上，用左手扶住，右手食指弹击露出在管上口的针柄，使尖迅速刺入，然后将管拿掉，再行捻进，此法多用于怕痛的患者或小儿。

3. 针刺的感觉　当针扎入穴位达到一定深度时，患者往往产生酸、胀、沉痛等感觉，同时医生指下也有一种沉紧感觉，这就是中医所说的“得气”。调节针感以及进行补泻的针刺手法，称为运针或行针。行针手法多用提、插、捻、转等方法。

4. 针刺的补泻法　针刺的补法或泻法是根据患者的体质和病情决定的，一般对于体制较强的患者用泻法，体质虚弱的患者用补法，对一般性疾病或寒热夹杂、虚实互见的疾病可用平补、平泻手法。常见的补泻手法如下。

（1）提插补法：针刺入穴位“得气”后，将针上下提插，先浅后深，来回重插轻提就是补法；相反，先深后浅，来回重提轻插就是泻法。

（2）捻转补泻：针刺入穴位“得气”后，将针捻转，拇指偏重向前多捻就是补法，拇指偏重向后多捻就是泻法。

（3）平补平泻法：即针尖刺入穴位“得气”后，用拇、示二指均匀地捻转或上下同等加重提插。这是临床上最为常用的一种手法。另外，在行补泻方法时，常暂不起针，让针留在穴位内一定时间再起针，叫做留针，也叫行针。留针的目的是为了加强补泻作用。

5. 出针法　出针也叫起针，左手用消毒干棉球压在针旁皮肤上，右手缓缓捻动针并将针退出，不可猛拔。等到针一起出，随即用干棉球在针过的穴位上轻轻按压几下，以防止针孔出血。

6. 注意事项　①过饥、过饱、醉酒、劳累过度时或身体虚弱的患者，应注意少针或缓针。②孕妇的腰部、腰骶部及其一些能引起剧烈震撼的腧穴，如合谷、三阴交、至阴等穴位应禁针。③位于重要脏器及大血管附近的腧穴，应斜刺或浅刺，以免发生事故。④针刺后应注意患者的情况，特别要防止异常现象的发生，一旦出现晕针、滞针、弯针、折针、血肿、气胸等，应采取应急措施。⑤起针时应核对所针穴位及针数，以免将针遗留于患者身上。

（二）耳针疗法

耳针疗法是根据十二经脉和奇经八脉都与耳郭发生直接或间接联系的理论，采用针或其他方法刺激耳穴，达到治疗病痛目的的一种疗法。

十二经脉和奇经八脉都在耳壳上的特定区域出现反应点，如压痛点、电阻变低、变形、变色、鳞屑、水疱等，这些反应点称为耳穴，是耳针治疗的针刺点。

耳针疗法适用于全身各部位各种疼痛的镇痛治疗，也可治疗身体各部位的非疼痛性病症。

1. 针刺方法　用探针或耳针电阻测定仪在耳郭上点按探寻反应点，或在患侧耳郭上相当于肢体或器官的相应区，选准穴位，常规消毒皮肤，术者左手固定耳郭，右手持半寸短柄毫针对准穴位刺入，深度以刺穿软骨而不透过对侧皮肤为度，或用锨针压入穴位，外用胶布封固。若用短毫针，留针 20 ~ 30 min后拔针，用干棉球按压针孔；如用特制的耳针，则留针 1 ~ 7 d，在留针过程中可行针。用毫针时，每 5 ~ 10 min 捻针一次，如用特制耳针时则患者每日自行按压数次，以加强疗效。

也有用磁石、莱子、绿豆、王不留行等圆形硬粒，按压在耳穴上，外用胶布固定，此方法称为耳压疗法。

2. 注意事项　①严格消毒，预防感染，若见有针眼红肿，应及时涂擦2%碘酒或口服抗生素以预防软骨炎发生；②耳郭冻伤部位禁止针刺；③耳针每次用穴不宜过多，一般 1 ~ 2 个，多则 3 ~ 5 个，连续多次治疗时，宜每次针一侧，两侧耳壳交替使用。

（三）梅花针疗法

梅花针疗法是用 5 ~ 7 枚钢针固定在针杆的一端，医者持针杆的另一端，根据不同疾病，在患者的一定皮肤区域向皮肤进行弹刺性叩打的一种治疗方法，又称皮肤针疗法。

本法具有疏通经络，调节脏腑之气，达到治疗疾病目的的作用。适用于头痛、胸胁疼痛、腰背疼痛、痛经、扭挫伤等疼痛疾病。

1. 叩刺部位　根据病情可选择循经叩刺、穴位叩刺和局部叩刺三种。

2. 操作方法　将选择好的叩刺区域或经穴部位皮肤常规消毒，术者右手握住针柄端，示指伸直压住针柄中段，利用腕关节弹力进行叩刺，叩击时针尖与皮肤垂直，针尖触及皮肤后迅速弹起，连续叩刺，每分钟 70 ~ 90 次，叩刺完毕，将局部用乙醇棉球消毒。

刺激强度根据患者体质、病情、年龄及叩刺部位不同，分为三种刺激强度：①弱刺激，用较轻腕力进行叩刺，以局部皮肤略有潮红、患者无疼痛感受为度。适用于老弱妇儿、虚证及头面等肌肉浅薄处。②强刺激，用较重腕力进行叩刺，局部皮肤可见隐隐出血，患者有疼痛感。适用于年壮力强、实证患者及肩、背、腰、臀部等肌肉丰厚出处。③中等刺激，介于强弱两种刺激中间。以局部皮肤潮红，但无渗血，患者稍觉疼痛为度。适用于一般疾病和多数患者，除头面等肌肉浅薄处外，大部分均可用此法。

3. 注意事项　①针尖必须平齐、无钩、无锈，叩刺时针尖必须垂直向下，以减少疼痛。②局部皮肤有损伤及溃疡者，不宜使用。③叩刺局部皮肤如有出血者，应进行清洁和消毒，以防感染。④叩刺要准确，强度要均匀，忌慢刺、压刺、斜刺、拖刺。

（四）三棱针疗法

三棱针疗法，又称刺络疗法、刺血疗法或放血疗法，是用三棱针、小眉刀等刺破患者身体上的一定部位，放出少量血液来治疗疼痛的一种方法，古代称之“刺血络”。《灵枢》曰：“病在经络痼痹者，取以缝针，腕陈则除之。”《素问》曰“凡治病必先取其血”，才能“泻之万全”。

本法具有通经活络、开窍泻热、调和气血、消肿止痛、镇定安神等作用。适用于实证、热证、淤血和经络淤滞等疼痛之症，如急性腰扭伤、咽喉肿痛、风寒风湿性疼痛、感冒、中暑、中风、风湿性关节炎、肩周炎、咳嗽、气喘、精神病、头痛、眩晕、失眠、昏迷、跌打损伤、坐骨神经痛、痛经、小儿惊厥、脉管炎、疔疮疖肿等。

1. 治疗部位　取穴原则与毫针疗法相同，以辨证取穴、循经取穴和局部取穴为主。本法常用穴位：十宣、十二井、四缝、鱼际、曲池、尺泽、委中、八风、八邪、印堂、太阳、百会、耳尖、屏尖、耳背、金津、玉液等。

2. 操作方法　常用有点刺、缓刺、挑刺和散刺四种方法。

（1）点刺：又称“速刺”。先在预定针刺部位上下用左手拇指向针刺处推按，使血液积聚于针刺部位，继而用2%碘酒棉球消毒，再用75%乙醇棉球脱碘。针刺时左手拇、示、中三指夹紧被刺部位或穴位，右手持针，用拇、示两指捏住针柄，中指指腹紧靠针身下端，针尖露出1～2分，对准已消毒的部位或腧穴，刺入1～2分深，随即将针迅速退出，轻轻挤压针孔周围，使出血少许，然后用消毒棉球挤压针孔周围，使出血少许，然后用消毒棉球挤压针孔。此法适用于四肢末端穴或表浅静脉浅刺放血。

（2）缓刺：先用橡皮带在应刺部位上端束扎，术者用右手持针对准穴位或静脉怒起处，刺入1～2分，然后将针退出，待黑色血出尽变为红赤色，可将橡胶带解开，用消毒棉球按压针孔。此法适用于静脉放血，如曲池、委中等穴。

（3）挑刺：以左手按压施术部位的两侧，使皮肤固定，右手持针，将腧穴或反应点的表皮挑破，深入皮内，将针身倾斜并轻轻地提高，挑断部分纤维组织，然后局部消毒，覆盖敷料。此法适用于胸、背、耳后静脉放血，以及沿四肢经脉循行神经分布，需多处治疗者。

（4）散刺：又称“围刺”，是在病灶周围，用三棱针等由外向内点刺数针，然后用两手轻轻挤压或者辅用火罐吸拔，使恶血出尽，以消肿痛。

3. 注意事项　①注意无菌操作，以防感染；②点刺放血时，手法宜轻、宜浅、宜快，出血不宜过多，注意勿刺伤深部动脉；③对体弱、贫血、低血压、孕妇及产后等情况宜慎用，有出血倾向及血管瘤患者不宜适用本法；④本法刺激较强，注意患者体位应舒适，避免晕针；⑤每日或隔日1次，每穴放血量数滴至3～5 ml为宜，1～3次为一疗程。

（五）电针疗法

电针疗法是在针刺穴位得到感应后，在针柄上通以接近人体生物电的微量电流，利用电刺激代替或加强手法的机械刺激，从而达到治病除痛的一种方法。其优点：能代替长时间的持续运针，可以节省人力，能比较客观地控制刺激量，也可以用电极片贴在穴位表皮代替针刺，减少针刺的痛苦。

1. 刺激部位　可用于全身各部的穴位治疗，取穴配穴原则同毫针疗法，但需成对取穴，且1对以上。

2. 操作方法　常规消毒针刺穴位的皮肤，按毫针刺法进针，得气行补泻手法后，先把电针仪上的输出电位器调至“0”值，将一对输出导线分别连接在两根针的针柄或体上。然后打开电针仪的电源开关，选择需要的波型和频率并慢慢旋转电位器，逐渐调高输出电流至所需电流量，以患者感觉舒适为宜。通电时间长短应按病情及体质而定，一般临床上常用于止痛的波型有以下三种：①密波，能降低神经应激能力，常用于止痛、镇静、缓解肌肉和血管的痉挛、针刺麻醉等。②疏密波，是疏波和密波自动交替出现的一种波型，常用于止痛，治疗扭伤挫伤、关节周围炎、坐骨神经痛、气血运行障碍等。③方波，具有消炎止痛、镇静催眠、解痉、止痒、降压作用。常用于治疗急性软组织损伤、头痛、牙痛、关节炎、末梢神经炎、胃肠痉挛、神经性皮炎等。

电针疗法一般每次通电 10 ~ 20 min，治疗完毕把电位器调到“0”值，关闭电源，取下导线，退出毫针，针孔用消毒的干棉球按压。

3. 注意事项　①电针刺激量大，须防止晕针，调节电量时需从小到大，不能突然增强，以防止肌肉强烈收缩造成弯针、断针。②心前区部位，针刺时不能横贯通电，避免电流回路通过心脏。③孕妇慎用。④在接近延髓、骨髓部位使用电针时，电流输出量宜小，切勿通电量太大，以免发生意外。

（六）水针疗法

水针疗法又称“穴位注射”，是在穴位或相应部位进行药物注射，通过针刺和药液对穴位的刺激及药理作用，来调节机体的功能，以达到防治疾病的一种方法。

穴位注射疗法的应用范围较广泛，目前已广泛应用于内、外、妇、儿、五官、神经及疼痛等各科，其中对运动系统及神经系统疾病疗效尤为显著，如腰腿痛、颈肩背痛、头痛、关节痛、神经痛和各种软组织急慢性损伤、神经性头痛、胆绞痛、痛经以及一般针刺治疗的适应证均可配合穴位注射。

1. 常用药物　①局麻药类：0.1% ~1.0% 利多卡因；②维生素类：维生素 B_1、B_6、B_{12}、C、D 和烟胺等；③能量类：ATP、辅酶 A；④解痉类：阿托品、654 - 2；⑤镇静、降压类：硝酸镁、利血平、冬眠灵；⑥一般液体类：注射用水、生理盐水、5% ~25% 葡萄糖；⑦气体类：氧气等；⑧酶类：如胶原酶、透明质酸酶等；⑨激素类：地塞米松、利美达松、康宁克通 A、泼尼松龙等；⑩中草药制剂类：复方丹参注射液、当归注射液、威灵仙注射液等。

2. 操作方法　选择大小适宜的无菌注射器和穿刺针头，抽吸适合病情的药液或其他物品，常规消毒选好的穴位局部皮肤，按穴位所规定的方向和深度将针头快速刺入穴位，上下提插，得气后，回抽无血，即可将药物或其他物品注入，要求强刺激者快速推入，轻刺激者慢速推入，也可根据需要改换几个方向注射。注射完毕，快速拔针，用干棉球轻按针孔，无出血后方用创可贴覆盖针孔 1 ~ 3 d，急性病可每天注射 1 次，慢性病可 2 ~ 3 d 注射 1 次，有的药物可 5 ~ 10 d 注射 1 次。一般 10 次为一疗程，可重复应用。

3. 注意事项　①治疗过程应严格无菌操作，防止感染；②两种以上药物混合使用时须注意配伍禁忌，并了解有无过敏史；③一般药液，不宜注射到关节腔、血管内和脊髓腔；④颈项、胸背部注射时，切勿过深，注射宜缓慢，为避免损伤神经，应避开神经干；⑤孕妇及年老体弱者，剂量宜少或慎用。

（七）皮内针疗法

皮内针疗法，又称埋针疗法（或皮下埋针法），是将特制的小型针具，刺入腧穴皮内或皮下，进行较长时间埋藏，给局部以较长时间的刺激，达到防治病痛的一种方法。它是古代针刺留针方法的进一步发展，临床上对于须做浅层长时间留针的病症，多采用本法，在耳针治疗时也较常采用。

本法常用于某些需要久留针的慢性顽固性疾病和经常发作的久治难愈的疼痛性疾病，如神经性头痛、偏头痛、肩痛、三叉神经痛、胃痛、胆绞痛、肾绞痛、痛经、腰腿痛、牙痛、各种痹症疼痛、神经衰弱、哮喘病、高血压、顽咳、面肌痉挛、月经不调、遗尿等。

1. 治疗部位　选穴部位以不妨碍正常动作为主，一般多采用背穴、四肢穴和耳穴，取穴原则根据针灸疗法的处方原则进行辨证取穴，同时结合经络、经穴的触诊法选取阳性反应点，反应不明者可取有关腧穴进行治疗。

2. 操作方法　治疗部位皮肤常规消毒，将所选用针具刺入皮内，具体行针方法如下。

（1）麦粒形皮内针：用镊子夹住针身沿皮横刺入皮内，针身埋入皮 0.5～1 cm，然后用胶布将留在皮外的针柄固定。

（2）揿针形皮内针：用镊子夹住针圈，将针尖对准穴位刺入，使环状针柄平整的留在皮肤上，用胶布固定，此针多用于耳穴。

皮内针留置时间根据季节不同而定，夏天一般留 1～2 d，冬天可留置 3～7 d。留针期间，每隔 4 h 左右用手按压留针处 1～2 min，以加强刺激，提高疗效。

3. 注意事项　①关节附近、胸腹部因经常活动不宜留针；②取穴部位有皮下出血、溃疡、炎症、肿块时不宜留针；③留针后局部疼痛或红肿，或有分泌物时应将针取出；④留针期间，留针处不可着水，避免感染。

（八）穴位埋线疗法

穴位埋线疗法是根据不同的病症，将铬制羊肠线埋藏于相应穴位（以背、腰、腹部最常用）中，利用羊肠线对穴位的持续性刺激作用治疗疾病。如在穴位内埋入动物脏器组织，则称为埋藏疗法。

本疗法可治疗胃脘痛、痛经、腰背痛、腿痛等痛症，临床上常多用于治疗久治难愈的慢性支气管炎、哮喘、慢性胃炎、胃及十二指肠溃疡、慢性肝炎、慢性肠炎、脊髓灰质炎后遗症、遗尿、遗精、阳痿、屈光不正、白内障、视神经萎缩、视网膜炎、面瘫、癫痫、失眠、鼻渊等。

1. 操作方法　患者取仰卧或俯卧位，在距离穴位两侧 1～2 cm 处，用甲紫做进出针点的标记，常规消毒局部皮肤后，在标记处用 0.125%～0.5% 利多卡因做浸润麻醉，然后进行埋线操作，根据所用器具不同分为以下三种操作方法。

（1）缝合针埋线法：术者用左手拇、示指紧绷或捏其进针部位皮肤，右手用持针钳钳住已经穿好羊肠线的缝合针，从进针处刺入，穿过穴位下方的皮下组织或肌层，将针由出针处穿出，紧贴皮肤将羊肠线末端剪断，然后放松皮肤，轻轻揉按局部，使肠线完全埋入皮下组织内。针孔处消毒后用无菌纱布覆盖，再用胶布固定，3～5 d 后去掉纱布。

（2）腰椎穿刺针埋线法：取 1～2 cm 长的无菌羊肠线，放置在腰椎穿刺针管的前端，再将针芯（前端磨平）插入针管后端，左手紧绷或捏起进针部位皮肤，右手持腰椎穿刺针迅速刺入穴位，穿过皮下，达所需深度或到达另一穴位时，即缓慢退针，边推针芯，边退针管，将羊肠线埋植在穴位的皮下组织或肌层内，针孔处置同缝合针埋线法。

（3）切开埋线法：用刀尖刺入切开皮肤 0.5～1 cm，先将血管钳探到穴位深处，经过浅筋膜达肌层找敏感点，按摩数分钟，休息 1～2 min，然后用 0.5～1 cm 长的羊肠线 4～5 根埋入肌层内。切口处皮肤用缝线缝合，覆盖无菌纱布，5～7 d 后拆去缝线。一般每次可埋线 1～3 个穴位，20～30 d 埋线一次。

2. 术后反应

（1）正常反应：术后 1～5 d 内，局部可出现红、肿、热、痛等无菌性炎症反应，个别反应较重者可有少量渗出液，术后患肢局部体温可升高，持续 3～7 d。少数有全身反应者，于治疗后 24 h 内体温上升（约 38 ℃），持续 2～4 d 后即恢复正常，一般认为有上述反应者疗效较佳。

（2）异常反应：若治疗后 3～4 d 局部红、肿、热、痛较剧，并伴有发热者，为伤口感染，应给予局部热敷及抗感染处理，如切口处有脂肪液化、羊肠线溢出，应做抗过敏处理或其他相应处理。

3. 注意事项　①严格无菌操作，线头不得外露，以防感染；②埋线深度应在皮下组织与肌肉之间、肌肉丰满处，不宜埋于脂肪组织之中，以防脂肪液化而渗液；③伴有严重心脏病、糖尿病、感染性疾病者及年老体弱、孕妇不宜用本法；④掌握埋线深度，不要伤及内脏、大血管和神经干。

（九）挑治疗法

挑治疗法又名"截根法"，是在患者体表或一定穴位上，用三棱针或粗圆利针挑断皮下纤维组织，以治疗某些疾病的一种方法。它是由我国"九针"刺法中的"烙刺"发展而来，如《灵枢·血络论》曰："血脉者，盛坚横以赤，上下无常处，小者如针，大者如筋，则而泻之万金也。"

本疗法的作用为疏通经络，活血止痛，消炎解毒，清热消肿，祛痰解痉，软坚散结，调和阴阳，健脾开胃。现代科学证明，挑治疗法能改善人体血液微循环，升高人体白细胞，可使已升高的基础代谢率降至正常水平，可使唾液分泌增加并提高唾液淀粉酶的作用等效应。

临床上多用此法治疗顽固性头痛、偏头痛、腰腿疼痛、跌打损伤后遗症、颈背疼痛、痹症、肩周炎等疼痛，有独特的疗效。也可治疗偏瘫、面瘫、面肌痉挛、神经衰弱、甲状腺功能亢进、慢性支气管炎、哮喘、结核、疔疮疖肿、白喉、扁桃体炎、咽喉炎、胃肠病、月经不调等非疼痛疾病。

1. 治疗部位　多在颈项部、肩背部、腰骶部等部位。选择取穴原则如下。

（1）以背俞、夹脊穴为主定点挑治：如头面颈项部疾病，取 $C_{1\sim7}$ 夹脊穴；胸腔内脏及上肢疼痛，取 $C_3\sim T_7$ 夹脊穴；上腹部内脏疾病，取 $T_{8\sim12}$ 夹脊穴；腰部及下腹部内脏疾病，取 $T_{10}\sim L_2$ 夹脊穴；肛门部及下肢疾病取 $L_2\sim S_4$ 夹脊穴。

（2）以痛为腧找痛点挑刺：就是在病变体表局部区域内，找最明显的压痛点进行挑刺治疗，如肩痛多在肩胛骨的表面和三角肌前缘找痛点，腿痛多在腰骶关节表面找痛点进行挑刺。

（3）选反应点挑刺：选用某些基本能够在体表相关部位出现的反应点（如敏压点、疹点等）进行挑刺。如麦粒肿患者，可在麦粒肿点（$T_{1\sim7}$ 旁开 3 寸的范围内选一点）进行挑刺。

（4）从脊神经节段分布选点挑刺：如舌肌麻痹、喉痛失语、哑症可在舌下神经点（下颌角与舌骨大角连线的中点）挑治。

2. 操作方法　令患者反骑坐椅上，两手扶于背靠架上或患者俯卧位，暴露颈肩或背腰部，准确选定挑治点用甲紫做一标记后，常规消毒皮肤，术者左手拇指、示指固定局部皮肤，右手拇指、示指捏住针体，中指则在针头处支持和调节，持针将挑治点的表皮划破 0.2 ~ 0.3 cm。然后深入表皮下挑出皮下白色纤维样物，将其挑断或切断，挑尽纤维后，消毒皮肤，用无菌纱布覆盖，胶布固定之。

3. 注意事项　①术前向患者交代好，避免情绪紧张，寒冷季节要注意保暖。②术前应注意无菌操作，嘱患者术后保护局部清洁，3 ~ 5 d 不能用水洗，以防止感染。③针尖在原口出入，不要在创口上下乱划。④术后注意休息，不吃刺激性食物。⑤孕妇、严重心脏疾病、有出血倾向的患者慎用或不用挑治疗法。

四、灸疗法

灸疗法是利用某种易燃材料和某种药物，在穴位上或患处烧灼熏烤，借其温热的刺激和药物的作用，通过经络来调整人体生理功能的平衡，从而达到治疗病痛或保健之目的，是一种内病外治的方法。我国以艾作为灸治材料治疗各种病症，在 2 000 多年以前已经相当普遍。

（一）作用

1. 温散寒邪　《素问·调经论》曰：“血气者，喜温而恶寒，寒则泣不能流，温则消而去之。”

2. 温通经络　艾叶辛温，可通经络，逐寒湿，活血逐痹。

3. 固阳固脱　《扁鹊心书》曰：“真气虚则人病，真气脱则人死，保命之法，灼艾第一，丹药第二，附子第三。”若四肢厥冷，六脉微细者，其阳欲脱也，急灸关元。

4. 消淤散结　“气为血衰，血随气行”。灸能使气机温调，营卫和畅，故淤结自散。

5. 防病保健　《扁鹊心书》曰：“人于无病常灸关元、气海、命门、中脘，更服保元丹、保命延寿丹，虽未得长生，亦可保百年寿矣。”可见无病自灸可以激发人体正气，增强抗病能力，使人精力充沛，长寿不衰。

（二）适应证

（1）寒邪所致的各种疼痛，如胃脘痛、腹痛、腰背痛、腿痛。

（2）气滞血淤、经络淤滞引起的麻木、疼痛、肿胀。

（3）气虚血亏而致的各种虚性疼痛。

（三）取穴原则

灸疗法的取穴原则与一般针刺疗法的取穴原则基本相同，即循经取穴、局部取穴和经验选穴。另外，根据《千金要方》“凡灸当先阳后阴……先上后下”之说，一般要先灸上部，后灸下部；先背部，后腹部；先头部，后四肢；先灸阳经，后灸阴经。临床上应根据具体情况，灵活掌握，不必拘泥。

（四）补泻原则

灸法的补泻须根据辨证施治的原则，虚证用补法，实证用泻法。

1. 艾灸补法　点燃艾炷后，不吹其艾火，等待慢慢地徐然自灭，火力微而温和，且时间长，壮数较多。灸治完毕后，再用手按其施灸部，这样可使真气聚而不散。

2. 艾灸泻法　点燃艾炷后，以口速吹旺其火，促其快燃，火力较猛，当患者感觉局部烧烫时，即迅速更换艾炷再灸，灸治时间短，壮数较少，施灸完毕后，谓之开其穴而邪气或散。

（五）常用灸疗法

常用灸疗法有艾炷灸、艾条灸、温针灸和灯火灸等。

1. 艾炷灸　艾炷是将纯净的艾绒放在平板上，用拇、示、中三指边捏边旋转，把艾绒捏紧制成规格大小不同的圆锥形小体。大者如半截干橄榄大，中者如半截枣核大，小者如麦粒大。

艾炷灸是临床上最为常用的灸法，可分直接灸、间接灸等。

（1）直接灸法：又名明灸、着肤灸，是把艾炷直接放在皮肤上施灸。操作方法如下。

1）在施灸部位皮肤上用乙醇消毒，放置中等灸炷；或涂点蒜汁，放置小艾柱。点燃施灸，不等艾炷燃尽而患者感到灼痛时，立即用镊子夹去艾炷，更换新艾炷再灸，一般灸3～7壮，以局部皮肤红润为止。不要使皮肤烧伤起疱，或起疱后亦不致成灸疮，为无瘢痕灸。适用于虚寒性疾病如哮喘、眩晕、慢性腹泻、皮肤疣及风寒性疼痛等。

2）用黄豆大或枣核大艾炷直接放在穴位上施灸，局部组织经烫伤后产生无菌性化脓现象，从而起到治疗保健作用，称为瘢痕灸，又名化脓灸。《针灸资生经》中说：“凡着灸得疮，所患即瘥，不得疮发，其疾不愈。”每灸完1壮，即涂蒜汁1次再灸，一般7～9壮即可。约1周化脓，以后每天换膏药1次，灸疮4～5 d愈合，留有瘢痕。此法适用于哮喘、慢性胃肠病、结核、癫痫、高血压等，对预防中风和防病健身都有较好作用。

（2）间接灸：又称隔物灸，是在艾炷与皮肤之间隔垫上某种物品而施灸的一种方法。

1）隔姜灸：取新鲜生姜1片，切成厚0.5～2 cm许的姜片，在中心处用粗针刺数孔，放在应灸穴位的皮肤上，然后再将艾炷放在姜片上点燃施灸，艾炷燃尽时更换艾炷至预定壮数灸完为止。一般施灸处出现湿润、红热现象，患者感觉舒适为宜，一般每次5～10壮。此法适用于风寒湿痹痛症、痛经及呕吐、腹痛、腹泻、阳痿、遗精、早泄、不孕等虚证。

2）隔蒜灸：以蒜片代替姜片，方法同隔姜灸。适用于治疗虚寒劳顽痹所致疼痛，也可治疗疗、疽、疮和蛇、蝎毒所伤，以及腹中积块及结核等。

3）隔盐灸：取纯净干燥的食盐适量，研细或炒热后，将肚填平，再将艾炷或用艾条放在盐上点燃施灸，以患者感觉舒适为宜，一般灸3～9壮。具有回阳、救逆、固脱之功效。常用于治疗急性腹痛、吐泻、痢疾、淋病、房事过劳、阳虚气短等症。

4）隔胡椒饼灸：以白胡椒研末，调面粉作饼，约0.3 cm厚，中央按成凹陷，内置药末（丁香、肉桂、麝香等）将凹陷填平，上置艾炷灸之。此法适用于风寒湿痹痛及局部麻木等症。

2. 艾条灸　又称艾卷灸，是用纸包裹艾绒卷成圆筒形的艾卷，一端燃烧，在穴位或患处施灸的一种治疗方法。在艾绒中加进药物，再用纸卷成条状施灸，名为“雷火神针”或“太乙神针”或称药物艾卷灸。其操作方法可分为悬起灸、实按灸和间接灸。

（1）悬起灸：其操作方法又可分三种。①温和灸：将艾条一端点燃，对准施灸部位（约3 cm）进行熏烤，根据患者热感上下移动，以局部有温热感而无灼痛为宜，灸至皮肤稍有红晕为度。②雀啄灸：点燃艾条一端，对准施灸部位如鸟雀啄食般地一上一下移动。③回旋灸：又称熨热灸，将艾条燃着的一端接近施灸部位来回记转移动。

（2）实按灸：将含药物的艾条点燃后垫上纸或布，趁热按到穴位上，使热气透达深部，1～2 s即可。若艾火熄灭可重新点燃，如此反复施灸，每穴灸 7 次左右。

药物艾条的制作有以下两种方法。

方一：艾绒 100 g，硫黄 6 g，麝香、乳香、没药、松香、桂枝、杜仲、枳壳、皂角、细辛、川芎、独活、穿山甲、雄黄、白芷、全蝎各 1 g，上药研成细末和匀，以桑皮纸一张 30 cm^2，摊平，先取艾绒 25 g，均匀铺在纸上，每次取药末 6 g 均匀搀在艾绒里，然后卷紧成圆筒状，外用蛋清涂沫，再糊上桑皮纸 1 层，两头留空 3 cm，捻紧而成。

方二：沉香、木香、乳香、茵陈、羌活、干姜、穿山甲各 6 g，麝香少许，蕲艾 60 g，制法同方一。

本法适用于寒湿痹所致的疼痛、痿症、腹痛、腹泻等。

（3）间接灸：是将艾卷点燃后悬于穴位上，并在穴位或患处覆盖某些物品而施灸的方法，最常用的隔核桃皮壳灸。适用于结膜炎、近视眼、中心性视网膜炎、视神经萎缩等症。

（4）温针灸：实为悬起灸的一种特殊操作方法，是针刺与艾条相结合，兼有两种功效的一种治疗方法。适用于既需留针又需施灸的疾病，如风寒湿痹所致的各种疼痛。

先将针刺入腧穴，得气后留针在适当深度，随之套入厚纸片遮盖四周皮肤，在针柄上穿置一段长 2～3 cm 的艾条，点燃施灸，使温热沿针体传至穴内，达到治疗目的。当患者感到灼痛时取下，换炷再灸，灸毕除去艾灰，退出毫针。

（六）注意事项

（1）面部穴位不宜直接灸，以免烫伤形成瘢痕，关节活动处，不宜化脓灸，以免化脓溃烂，不易愈合。

（2）重要脏器部位、乳头、大血管、肌腱所在部位，不宜直接灸。

（3）妊娠期小腹部、腰骶部不宜施灸。

（4）空腹、过饱、极度疲劳以及对惧灸者，不宜施灸；体弱患者艾炷不可过大，刺激量不可过强。

（5）昏迷、肢体麻木及感觉迟钝者，勿灸过量，并避免烫伤。

第四节　推拿疗法

推拿又称按摩、按跷、摩挲、理筋等。推拿疗法是医者根据病种的不同，施用一定的手法，作用于机体表面的一定穴位或部位，而达到防治疾病目的的一种方法。

推拿疗法是以阴阳五行、脏腑经络、营卫气血等为基础理论，以四诊八纲、辨证论治为指导思想，运用不同的手法，通经络、平阴阳、和营卫、理气血、调脏腑而治疗疾病的疗法。

（一）治病机制与适应证

中医认为疼痛（谓痛症）是因外感六淫或内伤七情等使脏腑、经络功能失调，气血运行不畅，阴阳失调，升降失常，导致“不通”、“不荣”而表现疼痛。通过一定的推拿手法，能够调整机体阴阳平衡，疏通经络，调和气血，活血散淤，解除痉挛，消肿止痛，理筋正骨，达利关节，分离粘连，促进伤痛恢复。现代医学认为，推拿可改善病痛局部组织的微循环，促进局部体液循环和新陈代谢，利于无菌性炎症的消退，利于伤病组织的修复，并使机体尽快恢复其正常的解剖结构和生理功能。

推拿疗法可广泛治疗临床各种痛症，适用于急性骨关节扭伤和慢性软组织伤病引起的疼痛。具体适应证如下。

（1）躯干、四肢部位软组织损伤（包括腰背部急性损伤），四肢骨关节急性扭伤及慢性劳损等。

（2）创伤后遗症，躯干、四肢外伤后软组织粘连所致功能障碍，如脊柱关节闭合性骨折、关节脱位或因骨折引起的骨质增生与软组织神经粘连者。

（3）增生或退行性病变所致下肢肌肉萎缩和神经症状者。

（4）因椎间盘突出所致躯干及下肢功能障碍者。
（5）脊椎紊乱症及脊椎后关节错位者。
（6）因风寒等引起的颈椎、腰椎及四肢关节疼痛者。
（7）腰椎及四肢属无菌性炎症引起功能受限者。
（8）颈椎骨质增生引起脑供血不全者。
（9）轻度小儿麻痹后遗症下肢活动障碍者。
（10）脑血管病变后遗症半身功能障碍者。
（11）严重腰椎滑脱症，椎弓根不连者。
（12）外科手术后瘢痕组织挛缩粘连者。

（二）操作方法

推拿疗法内容非常丰富，治疗方法因病而异，多种多样，但其常用于疼痛治疗的手法有推法、拿法、按法、摩法、捏法、揉法、搓法、擦法、摇法、引法、理筋和弹拨等。

1. 推法　用手指前端、大鱼际肌、小鱼际肌和手掌根部，于受伤体表以适当力量，向前、向后、向左、向右推动（可分为单手、双手和八字分推法、虎口和掌根推法五种），推时手掌或指腹应紧贴于病变部位的皮肤，着力均匀地推动，使治疗部位的皮肤发红、发热为宜。

2. 拿法　用手指提拿病变部位的皮肤及皮下组织、肌肉、肌腱。用拇指和另外两指或四指施术提拿。指腹着力将伤部组织钳起，一并向上提拿，使钳住的组织呈半圆顶形，然后突然放松，由轻至重，以达到深层组织。提拿时，方向与肌腹垂直，重复数遍。

3. 按法　术者用手掌或掌根、手指或拳式，在病变部位按压，手法可分指按法、掌或拳按法和肘按法三种。一般先轻后重，逐渐用力向深部按压。术者依自身的重力，通过肩、肘、腕关节施术，手掌应以闪颤动作向组织深部按压，至病员深部组织有酸胀麻感为宜。

4. 摩法　术者用手指或手掌做按式，与病员伤部做摩擦、移动和旋回动作，此法常与按法配合运用。摩法种类繁多，常用直摩法、合摩法、斜摩法。

5. 揉法　基本操作与摩法相似，但用力重，刺激性强。该法动作要缓慢，重力要集中，用手掌或握掌在病变部位做环形揉动。常用掌揉法、肘揉法、指揉法。

6. 捏法　用拇指和其余四指在病变部位捏拿软组织后，手指做对合收缩运动或旋转动作向前移动。本法常与揉法相配合，交替运用，此法也叫揉捏法。根据不同部位，有三指捏法和五指捏法。

7. 搓法　用手指或手掌在病变部位反复搓动。搓动时动作应均匀而柔和，自上而下的进行，其速度为每分钟 50 次以上。此手法多用于颈、胸、背、腰、四肢及手指等部位，分为掌式搓动法、拳式搓动法、指式搓动法。

8. 摇法　摇法是摇动关节的一种手法。将患肢左、右、上、下做顺时针和逆时针方向的旋转运摇，也可握住患肢远端向下抖动，摇动的幅度由小到大，直至最大可能的限度。本法常用来预防和治疗各关节的旋转功能障碍，常用摇法有摇肩、摇髋和摇踝等。

（1）摇肩法：就是摇动肩关节，促其功能恢复的一种治疗手法，可治疗肩周炎。操作时患者取坐位，患肢自然下垂，肌肉放松。术者以左手固定患肩，右手握住患肢腕部做顺时针和逆时针方向的旋转摇动，摇动幅度以患者能耐受为度，并逐渐增加其活动量。

（2）摇髋法：患者仰卧，自然屈膝、髋关节，术者以一手握定患者踝关节，另一手扶定膝关节，使髋关节屈曲后，再做顺时针和逆时针方向的旋转摇动，摇动的速度由小到大，每次治疗每侧运摇 8 ~ 12 次即可。本法对腰臀部软组织损伤引起的疼痛及腰椎后关节紊乱、活动受限等腰痛的治疗有显著疗效。

（3）摇踝法：患者仰卧，下肢伸直，患侧踝伸出床沿之外。术者以骑马式站于其远侧，右手握住足背，左手握住足跟，双手同时反方向摇动，使踝关节做顺时针和逆时针方向活动，每治疗反复摇足15 ~ 20 次。

9. 理筋法　运用双手的拇指或以拇、示指在受损的肌肉、肌腱、韧带、神经束或偏歪的棘突部位，施以垂直方向的挤压和按摩，使移动的软组织复位，尽快恢复生理功能。

10. 弹拨法　运用一手或两手拇指或肘尖，在患者治疗部位的肌肉、肌腱或穴位上，以垂直肌肉、肌腱的方向用力进行横向拨动。此手法刺激性强。施法时用力要均匀，强度应以患者能耐受为度。本法适用于治疗腰、背、肩等部位的肌肉、肌腱的炎性疼痛、痉挛，有较好的缓解痉挛、松解粘连的作用。一般一个部位可连续弹拨10～20次。

11. 抖法　用双手或单手握住患肢远端，微用力做小幅度的上下连续颤动或抖动。本法适用于四肢部位，尤其是上肢部。

12. 叩法　用指峰或大、小鱼际肌或掌根于治疗部位进行有节奏的敲打，动作要轻快，富有弹性。本法适用于头、胸、腹背、腰及四肢部位。常用的叩法如下。

（1）指峰叩：可三、四、五指聚拢呈梅花形，沉肩、展肘、松腕，指端着力于治疗部位叩击之。

（2）虚掌叩：自然屈肘，五指并拢屈曲，掌心穹空，腕带虚掌，蓄气有节律的连续上下叩击。

（3）掌背叩：手指微屈，掌心向上，单手、双手背齐叩或交替有节律的操作。

13. 剁法（切击法）　以单掌（或双掌）合掌的小指掌侧面，如刀剁式，节奏均匀的快速叩击治疗部位。本法适用于胸腹、背、腰及四肢部位，可舒筋活血、通畅经络、理气祛痛。

14. 扳法　以单手或双手分别相对固定于应取活动关节部位，行一种或几种方向的扳转移动手法。医者应屏气施术，两手有机配合，扳动方向准确、快慢适度、动作灵巧，听到“嘎巴”响声为度。本法适用于颈、肩、背腰及上、下肢等部位。常用的有直扳、斜扳和圆旋扳等法。

（1）直扳法：双手分别卡住一定部位，同时用手或双手一前一后亦可，上下交错，用力做直向扳动。本法适用于肩周炎、肩关节部位。

（2）斜扳法：患者侧卧，患侧在上，健侧下肢伸直，患侧下肢屈曲。医者站在患者背后，一手扳患者肩部，一手前推患者髂部，两手缓缓反方向用力，幅度与节奏逐渐加大，当达到最大限度时，再突然用力，可听到“喀喀”响声。此法适用于腰部扭伤、腰椎小关节紊乱、腰椎间盘突出症等的治疗。

（3）圆旋扳法：本法细分为头颈圆旋扳法及腰圆旋复位法。

1）头颈圆旋扳法：患者端坐，放松颈部肌肉。术者立于患者后方，揉压双侧风池，弹拨颈部痉挛的肌肉，推抚颈、肩、臂及背部肌肉，双手掌分别固定患者颞颌部，相对用力做顺时针或逆时针方向圆旋扳动，节奏由缓至中，幅度由小到大，再突然用力扳动，听到“喀喀”响声为止。如未达到目的，可一手拇指顶推治疗部位椎体棘突，另一手掌心抱住后枕部，屈肘拖住下颌，上臂及前臂紧贴下颌两侧，沿颈椎纵轴向上提牵，并朝向活动受限方向旋扳头部，两手应轻柔、协调、稳准地同时用力，听到“咯噔”响声，拇指下可有棘突位移感，然后顺压棘突和项韧带，松动两侧颈肌。此法适用于颈椎病、颈椎间关节紊乱症、寰枢椎半脱位、落枕等。

2）圆旋扳腰复位法：患者坐在床边或凳上。医者站立于患者对面，两腿夹住并固定患者的双膝部，两手扶住患者双肩，左右旋转扭动，在扭动至最大限度时，突然用力扳动，可听到“喀喀”声，后改另一方向行相同手法。经上法无效时，可让患者两脚分开与肩同宽，医者可改坐在患者后方，轻揉患者腰骶骨肉，使其放松，用双拇指触诊找到偏歪的棘突后（以左侧偏歪为例），右手从患者右腋下伸向前方，并扳动其左肩，左手拇指顶推在偏外歪棘突的右侧；助手与患者对面站立，两腿夹住患者的左大腿，双手按住患者的左大腿根部，以达固定骨盆之目的。让患者上身前屈60°～70°，右侧屈45°以上，在最大的弯位，医者用右上肢使患者躯干向后内侧旋转并逐渐使腰伸直，同时左手拇指用力向右顶推左偏棘突，随着患者躯干旋转和腰部伸直，医者可感到手下棘突错动，并听到“喀啪”声响，矫正手法结束。双拇指理顺棘上韧带，揉推两侧骶棘肌。棘突右偏者，医者换手操作方向相反。本法适应证同斜板法。

（三）注意事项

（1）根据患者的性别、年龄、病情及发病部位，选用合适的手法，严肃认真地进行操作。

（2）选择合适的体位及姿势，调控好室温。

（3）术前施术者应洗净双手，修剪指甲。

（4）在腰、腹部按摩时，嘱患者先排尿，妇女月经期、孕期时不宜在上述部位施以手法治疗。

（5）根据治疗部位的大小和多少，灵活的掌握操作时间，一般每次 10～30 min。

（6）为减少阻力，减少患者及术者组织擦伤或增强推拿效果，术者手上可蘸润滑剂、姜汁或酒等。

（7）严重心脏病、出血性疾病、肿瘤、结核病、局部皮肤损伤及骨折处均不宜行推拿手法治疗。

（四）常见疼痛病症的推拿治疗

1. 枕后头痛　可选用推抚法使颈后及背部肌肉放松，再用轻揉压法、拿法在风池、风府穴和头夹肌处施术，最后用推抚法、擦法在颈、肩、背部施术，手法结束。

2. 落枕及颈部软组织损伤　首先同枕后头痛处理，再在明显压痛点实行弹拨法，然后应用扭头旋转法改善颈部活动功能，最后实行推抚法、擦法。

3. 肩周炎　患者正坐，术者应用柔手法使肩周肌肉放松。在压痛明显处及主要病变肌肉施行分筋法、弹拨法及揉压法治疗，再施行肌肉放松手法。肩关节明显受限者，行扳肩法。外展受限者，行外展扳肩法：医者站于患者患侧，取半蹲位，将患者患肩搭于自己肩上，两手抱住患者肩部，导引摇动，并逐渐站立，双手同时下按患肩，可听到撕裂声，达患者能耐受的最大限度。最后以疏揉手法结束操作。嘱患者配合功能锻炼。下次操作，可在这次基础上，再增加外展、上举扳肩度数，一次比一次增加，最后完全恢复肩部外展、上举功能。同理，内收后伸受限者，也可采用内收后伸扳肩法，逐渐恢复其功能。

4. 岔气及胸腹痛　可选用指背部推拿法或开岔法治疗。

5. 急性腰扭伤　先用推抚法、擦法在腰背及下肢治疗，再在压痛敏感点行分筋法、弹拨法、揉按法、拿法治疗，最后以疏揉手法结束操作。亦可在上述手法后，采用反背法、扭腰法、斜扳法等手法治疗。

6. 后关节紊乱症　手法选择及治疗顺序基本同急性腰扭伤。多数后关节紊乱症仅用反背、扭腰、斜扳、旋转复位等简单手法即可收到手到病除的效果。

7. 腰椎间盘突出症　手法选择及治疗顺序基本同急性腰扭伤。必要时再加用旋转复位或拉压复位法，且最好是在行硬膜外间隙阻滞、肌肉放松后，施行手法治疗。

第五节　器具疗法

器具疗法是治疗或缓解脊柱源性疼痛及软组织疼痛等不可缺少的有效措施之一，其种类繁多。常用的器具疗法主要有牵引、支具、拔罐和刮痧等。

一、牵引疗法

牵引疗法是一个沿用很久的治疗方法，古希腊的 Hippocrate 采用牵引和按压腰背部的方法治疗腰腿痛。在古希腊还有利用牵引原理将患者踝部绑于直立的梯子上，头朝下，身体倒置，猛烈摇晃梯子，以减轻或治疗患者的腰腿痛。祖国医学亦有牵引下肢时对腰部形成牵引力的手法及颈椎牵引力下正骨疗法等。牵引的方法很多，有手法牵引、骨盆牵引、颈椎牵引、电动机械牵引、自身体重牵引及气囊颈椎牵引等。

（一）治疗机制

1. 减轻椎间盘压力，促使髓核不同程度回纳　不论卧位还是站立悬吊牵引均能使椎间盘压力减轻，使椎间隙增大，后纵韧带紧张，有利于已突出的髓核不同程度的回纳或改变与神经根的相对位置关系，从而缓解神经刺激症状。

有人认为间断对椎间盘施加牵引力，形成负压，可起到类似吸吮的作用，能促使椎间盘的回纳。

2. 解除肌肉痉挛　颈、腰部病变所致的疼痛使颈腰背部的肌肉痉挛、颈椎活动受限，间歇使用牵引可解除肌肉的痉挛，使紧张的肌肉得到放松和舒张，促使正常颈或腰椎活动的恢复，切断疼痛的恶性循环发展。

3. 解除脊椎后关节负载　颈、腰椎病变或腰背部软组织损伤，常伴有或继发脊椎后关节功能紊乱或半脱位、滑膜嵌顿等微细异常改变。牵引疗法可使脊椎后关节恢复正常对合关系，并解除其负载重量。

4. 促使炎症消退，修复损伤的软组织　多数颈、腰背痛是由于外伤、劳损、退行性改变等原因引起的脊椎及其周围的软组织（如韧带、肌肉、肌腱、筋膜、关节囊、滑膜等）以及神经根等出现充血水肿，发生炎症反应。牵引治疗可使患病的脊柱得到制动，减少运动引起的刺激，使受累软组织得到充分休息，有利于充血、水肿的吸收和消退，以及软组织损伤的修复。

5. 复位滑脱的椎体　牵引可使重叠错位的小关节复位，滑脱的椎体亦随之复位。

（二）适应证和禁忌证

1. 适应证　①颈、肩、背部疼痛不适者，颈椎病有神经症状者；②颈椎自发性半脱位、脱位、颈椎骨折、颈椎间盘损伤或突出症；③腰椎间盘突出症，腰部急性扭伤与慢性损伤，腰椎小关节紊乱，腰肌纤维组织炎；④脊椎不稳等；⑤脊柱侧凸用牵引疗法，可作为手术前的准备阶段。⑥持续牵引还可治疗脊柱骨折、长骨骨折等。

2. 禁忌证　①脊柱化脓性炎症；②脊柱结核；③脊柱肿瘤等。

（三）常用的牵引方法

1. 颈椎牵引　临床上多采用颌枕牵引带牵引法，可分为坐位或仰卧位两种方式。

（1）患者取仰卧位：床头垫高 20 ~ 25 cm，用颌枕带套住并固定患者的下颌和枕部，并通过滑轮连接重量，牵引重量在开始时为 4 ~ 8 kg，以后可逐渐增加至 5 ~ 10 kg，每次牵引 20 ~ 30 min，每日 2 ~ 3 次，3 周为一疗程，必要时可做 2 ~ 3 个疗程，两疗程间休息 3 ~ 4 周。牵引时的颈位与病变部位有关，病变主要在关节突时，颈部屈曲 30° ~ 40°；病变主要在椎间关节时，颈部宜在中立位。

（2）患者取坐位：用颌枕牵引带套住并固定患者的下颌和枕部，再通过滑轮连接重量。取头部略向前倾位，牵引重量从小重量开始逐渐增大，可选用 2 ~ 3 kg，如无不良反应，再逐渐增大至 5 ~ 10 kg，每次约 30 min，每日 2 ~ 3 次，魏征《实用颈腰背痛学》认为坐位牵引时，牵引力应超过头颅重量为佳。一般颈肌弱者牵引重量以 15 ~ 18 kg 为宜，颈肌强者牵引重量以 18 ~ 20 kg 为宜，每次 5 ~ 10 min 效果较佳。

当然，颈椎牵引力量的大小应因人而异，从小重量开始渐增至患者能够耐受的较大力量为度，以后保持这个重量 5 ~ 10 min，可重复牵引 2 ~ 3 次，牵引后颈部可围特制的围领或颈托或市售气囊式颈椎牵引器，支持固定颈部，限制其活动范围，以巩固和增进牵引效果。

2. 骨盆牵引　患者仰卧于硬板床上，将床尾垫高 20 cm（10°），使头低脚高位，腰部用特制之骨盆带缠绕固定，两侧各有扁带，一端连于骨盆带，一端通过滑轮与重量相连。每侧重量为 5 ~ 10 kg，每天牵引 1 ~ 2 次，每次 60 ~ 120 min，每 3 周为一疗程。牵引重量宜逐渐增加，应根据患者的病情、体质和肌肉发达程度等因素而定，以不使患者疼痛为度。也有主张用大重量牵引，即牵引重量比患者体重重 10 kg（用于肌肉发达者）或轻 10 kg（体胖脂肪多者），大重量牵引时间应缩短，每次 20 ~ 30 min，每天 2 ~ 3 次，3 周为一疗程。另外，也有人取患者俯卧位，方法同上，在牵引过程中，术者揉按患者腰痛部位，或叩击病变部位，以利于错位的椎后小关节或突出的椎间盘复位。

3. 牵引床电动、机械牵引　患者仰或卧于电动控制机械牵引床上，胸部及骨盆分别用固定带固定，用体重 60% ~ 90% 重量的牵引力或用超体重 10 kg 的牵引力牵引 60 min，在 60 min 内可先给予数次较轻牵引力，以让患者适应。牵引后卧床 1 ~ 2 周，必要时在 1 ~ 2 周内可重复牵引 2 ~ 3 次。此法适用于腰椎疾病的牵引治疗，做颈椎牵引时牵引力要减小一些。

目前各地有许多种类的牵引床出售和临床应用，现趋向于多功能微电脑控制电动式牵引床。该类床设有多种牵引模式程序并有灵敏的牵引时间、重量控制、意外报警及应急复位等安全设置，应用起来更方便、快捷、安全、有效。目前常用的有自控脉冲牵引治疗床、振动牵引床、立式自动控制腰牵引器、三维电控牵引床、带中药熏蒸功能的电动牵引床等。

(1) 自控脉冲牵引床：该床由床身、床面及操纵盘三部分组成。床身内装有电动机、油压系统和电器控制系统，床面分上半身和下半身，均可控制在床身上来回滑动。上半身床面主要控制患者上半身做自动、间歇、往返、慢牵引及持续静牵引，下半身床面主要控制患者下半身做脉冲式牵引。

(2) 振动牵引床：就是在普通牵引床的基础上，加上振动系统，牵引时，患者将牵引带系好，胸部固定于床头，骨盆牵引带固定于床板下端尾部的横档铁钩，开始牵引。牵引力量的大小以患者可忍受为度，然后用手摇轮盘将床中段上升，紧抵腰部为止。静止牵引5～8 min后开始按动电钮，使床板中段振动2～3 min休息片刻，然后徐徐放松牵引，再休息数分钟。1周内可牵引2～4次，同时可配合斜扳、侧扳、绷腿及腰部过屈等推拿手法治疗。

(3) 三维牵引床：是将祖国医学手法中的斜扳、旋转复位牵拉等手法的程序化，采用电脑控制，使牵引距离、成角角度、成角方向、旋转角度、旋转方向等在规定的范围内可自由选择；可使成角、旋转、牵引等动作在1 s内同时完成，此种牵引床能纠正病变的椎体间三维方向的改变，使之恢复生理曲度，纠正椎间盘的受力不均，达到椎间盘三维结构新的平衡。

(4) 其他：除上述牵引方法外，临床上用于治疗疼痛疾病的牵引方法还有许多种，如气囊式颈椎牵引器及利用自身体重进行的悬吊牵引等。

(四) 注意事项

(1) 卧床休息是治疗颈腰背痛的有效措施之一，尤其行牵引治疗的患者，牵引后应根据不同病情适当卧床休息1～3 d，也可配合其他疗法如神经阻滞、热疗、推拿等，能加速病情的恢复，减少复发率。

(2) 大重量牵引时，宜缓慢递增，充分考虑患者体质肌肉发达程度等实际情况，灵活掌握，设置力量不能生搬硬套，切忌用力过猛。

(3) 尤其电动机械牵引时，操作者不能离开患者，更不能让患者自行控制，以免发生意外。另外，操作者应经专门培训，并熟练掌握牵引床的各项功能。

(4) 行颈腰椎牵引治疗后的患者宜用围领、围腰或胸腰椎支架保护。

二、支具疗法

支具是骨伤科、疼痛科治疗中较常应用的手段，较多见于颈、腰、腿痛的治疗。

(一) 作用机制

支具可起到制动和保护作用，能使局部软组织得到充分休息。所以支具的作用有利于缓解肌肉痉挛，促进局部血运恢复，消散致痛物质，减少神经根的刺激，改善椎间关节炎症，缓解疼痛。多数学者认为，支具的作用不只是简单的限制活动，而是由于支具捆紧可以增加腹腔及胸腔压力，从而分担脊柱重力的负荷。在这两种机制的共同作用保护下，可减轻疼痛症状，有助于提早起床活动和局部及全身疾病的恢复。

(二) 适应证

(1) 腰肌劳损、骨关节炎引起的腰痛。

(2) 椎弓根崩裂、脊柱滑脱。

(3) 脊柱骨折、脱位后恢复期的疼痛，应用支具保护可巩固疗效。

(4) 先天性畸形并发的腰背痛，如腰椎骶化、椎体畸形。

(5) 颈或腰椎手术后，及其他疗法后（溶核术后、椎管内神经阻滞后、牵引治疗后）的辅助治疗。

(6) 脊柱结核静止期或有可能发生脊柱病理骨折的患者。

(7) 椎间盘突出症患者。

(8) 举重、搬运工、武术运动员等特殊职业者。

（三）常用支具

1. 围腰　目前围腰的种类较多，如药物围腰、电动按摩围腰、磁疗围腰、电热围腰等，大多数均用帆布或皮革衬以铝钢或竹片制成，上方包括下肋弓向下覆盖髂嵴部，前方由 2 ~3 根皮带束紧或以其他物品褡扣，对腰部起到部分限制活动及支持作用。有的还可同时兼有磁疗、按摩等作用。

围腰常用于腰肌劳损、纤维组织炎、腰椎间盘突出症、骨关节炎、椎弓根崩裂等慢性腰痛患者。

对腰肌劳损或慢性腰痛但需久坐的患者，可自制宽腰带，俗称“护腰”来作辅助保护之用。

2. 围领或颈托

（1）用硬纸板、废 X 射线胶片、皮革等均可，按颈部高度和周径裁剪，其外套以针织或布套，两端安装纽扣或布带而成。

（2）用石膏绷带制作围领，然后从一侧剪开，钻两孔，用细绳捆扎。

（3）可用加热塑形的塑料，加热至 70 ℃左右时，塑造与身体轮廓相同的形状，冷却后变硬并保持原形不变的成品，再将其插入制成的圈带内即成。

（4）用市售的气囊式颈椎牵引器，既有牵引作用，又有支具固定作用，可作颈部支具应用。

围领和颈托可用于行非手术疗法之后的颈椎病、颈肩软组织痛患者，直至症状消失后 2 ~3 周，方可停用。

3. 胸腰椎支架　现多采用钢条外衬以皮革或塑料膜，海绵软垫或毯垫于着力点或骨突处上达锁骨区，可至耻骨联合后髂骨翼稍下方，前方用皮革束紧。也可用塑料及布帛等自制。

胸腰椎支架主要用于脊柱结核、脊柱侧凸或其他脊柱畸形，也可用于腰椎间盘突出等。

（四）注意事项

（1）支具治疗脊柱畸形，主要作用是使畸形不再发展或减慢其发展，故对于畸形应在使用支具前先用手术方法予以矫正。

（2）长时间应用支具后，脊柱周围肌肉会产生失用萎缩。一旦去掉支架会复发或加重，宜配合背肌锻炼，使背部肌肉不发生萎缩。

（3）用支具处的皮肤应经常清洗，保持清洁，避免摩擦、挤压引起感染。

（4）尽可能不使支具与皮肤直接接触，可在支具与皮肤间用针织品隔开，并保持其清洁。

三、拔罐疗法

拔罐疗法又称吸筒疗法，民间俗称“拔火罐”，是用罐状器具采用烧火、湿热或直接抽取罐内空气等法，造成罐内负压吸附在患处或穴位上，使局部充血或淤血，产生刺激，以达到防治疾病的目的。

此法能吸拔经络中的风寒湿邪气外出，具有通经活络、温散寒湿、活血行气的作用。适用于风寒头痛、风湿性肩背痛、腰腿痛、胃痛、腹痛、痛经、各种扭挫伤、各种神经性疼痛、疔痈肿痛等痛症。临床上常用的有火罐法、药（水）罐法、抽吸法等。

（一）火罐法

1. 操作方法

（1）上罐：点火选用下列方法之一，将火罐吸附于所选部位。

1）闪火法：用镊子夹持 95% 乙醇棉球迅速点燃后，伸入罐内中段绕一周后抽出，立即将罐按扣在治疗部位上。

2）投火法：将纸片卷成筒状点燃后投入罐内，随即将罐按扣在治疗部位上。

3）贴棉法：用 95% 乙醇棉球一小块贴在罐内壁中段，点燃后按扣在治疗部位。

（2）拔罐：根据不同的病症选择适宜的方法，使皮肤呈现紫红色。

1）坐罐：将罐吸附在皮肤上不动，留置 10 min 左右。

2）闪罐：用闪火法使罐吸着后，立即拔下，再吸再拔，反复多次。

3）走罐：先在施术部位和罐口边薄涂一层凡士林，待火罐吸住后，一手扶住罐体，用力向上、下、左、右慢慢来回推动几次。

4）刺血拔罐：在痛处常规消毒后，先用梅花针叩打或用三棱针浅刺出血，再行拔罐，留置5～15 min，起罐后局部消毒。

5）留针拔罐：将毫针柄上缠裹乙醇棉球，刺入穴位留针，将棉球点燃后，用火罐罩紧，此法有留针、拔罐双重作用。

(3) 起罐：一手扶住罐体，一手指按压罐口皮肤，使空气进入，罐子即可脱落。

2. 注意事项

(1) 拔罐时应取适当体位，选择肌肉丰厚的部位。

(2) 根据部位选择大小合适的火罐，并仔细检查罐口边缘是否光滑，有无裂痕，以防损伤皮肤或漏气。

(3) 拔罐动作要稳、准、快，留罐过程要随时检查罐子吸着情况。

(4) 凡高热、出血性疾病和皮肤有水肿处、破溃处、大血管处及孕妇的腹部、腰骶部均不宜拔罐。

(5) 局部拔罐后起大水疱时要用无菌注射器抽出疱内液体，再涂以甲紫，并用无菌纱布覆盖。

（二）药（水）罐法

此法适用于寒湿痹痛。

1. 操作方法

(1) 将中药用纱布包好置于煮锅内，加水煮沸（或不加中药，仅添清水），将竹罐数个投入药水（或水）中，同煮5～10 min。

(2) 用镊子夹罐底端取出（罐口朝下），甩尽罐中水珠。

(3) 用折叠的湿冷毛巾紧扪罐口（降低温度避免烫伤）后，趁热急速将罐叩按在治疗部位上。

(4) 留罐10～20 min后起罐，一次可拔多个罐子。

2. 注意事项　同拔火罐法。

（三）抽吸法

抽吸法所用的罐具为青霉素、链霉素药瓶磨制而成，或取透明塑料圆筒，内置抽气活塞，一端磨平而成。

1. 操作方法

(1) 先将瓶口处扣在穴位上，再用注射器从橡皮塞抽出瓶内空气，或拉吸气活塞抽出圆筒内空气。

(2) 留置10～15 min后起罐。

2. 注意事项　同拔火罐法。

四、刮痧疗法

刮痧疗法是用边缘光滑的器具（如钱币、汤匙、瓷器片、玉片或特制刮痧板）蘸香油或清水，在人体皮肤上反复刮动至皮下出现紫红、细小似沙粒样的出血点的一种治疗方法。

本法具有宣通透泄、发散解表、舒筋活血、调和脏腑功能、理气祛邪止痛之功效，临床上多用于治疗腹痛、头痛、咽喉肿痛、暑湿浊痛及风湿痹痛。

1. 治疗部位　颈项部、腰背部、胸腹部及四肢的屈面。

2. 操作方法

(1) 刮痧法：选好刮痧部位，取合适体位，暴露局部，术者手持刮痧板蘸水或者香油在治疗部位刮动，刮至有干涩感，再蘸再刮，直至皮下呈红色或紫色为止，刮毕擦干局部，让患者穿好衣服，休息片刻。刮动方向：在脊柱两旁刮时，沿肋间由内向外刮，呈弧状，长约10 cm；在颈时，由上而下顺刮，力量要均匀，不要来回刮动。

(2) 扯痧法：患者取坐位或卧位，术者将手洗干净，用右手拇、示指蘸水，捏起患者需刮痧部位的皮肤，用力提扯多次，以扯出紫红色痧点为度。

3. 注意事项

（1）刮痧板（或器具）边缘一定要光滑，以防刮破皮肤。

（2）用力程度要根据患者感觉和耐受力而调节。

（3）体弱病重、伴有出血性疾病患者及皮肤病变处禁用此法。

（张典学　姜佳妤）

第十四章　疼痛治疗中的不良反应、并发症及其防治

伴随疼痛医学的迅速发展，疼痛治疗越来越受到患者和多学科医生的重视。疼痛临床医师在神经阻滞和部位注射基础上不断探索新的治疗方法，如近年来溶盘新入路、半月神经节射频疗法治疗三叉神经痛、椎间盘切吸术、等离子射频消融、激光减压、注射臭氧治疗椎间盘突出症及手术失败综合征等微创治疗，不但扩大了治疗范围，而且明显提高了对慢性疼痛患者的治疗效果。但是必须清醒地认识到，急性疼痛可能是一种症状，慢性疼痛则是一种疾病或伴随病症，涉及临床各科多种疾病。鉴于疼痛治疗尤其各种微创治疗涉及中枢神经、周围神经、软组织、骨、关节、韧带、内脏等许多器官和组织，临床疼痛医师除应具备渊博的基础理论知识（如解剖学、生理学、病理学、药理学）外，在实践中还应不断提高对临床各科、各种疼痛病症的诊断和鉴别诊断能力及熟练的治疗技巧，同时还应具有高度的责任心，把安全放在首位，严格操作规程。尽管如此，由于疼痛学科是高风险专业，在治疗中仍可能发生一些药物的不良反应，或因适应证掌握不严、治疗方法选择不当而发生一些难以估计的并发症。由于阻滞疗法开展已数十年，治疗病例多，经验多，发生并发症亦较多，故本章结合临床实践，重点介绍阻滞疗法在疼痛治疗中的不良反应、发生原因及防治要点。

第一节　常用药物的不良反应、并发症及其防治

一、常用药物的不良反应及其防治

（一）局部麻醉药的不良反应及其防治

在疼痛性疾病的治疗中，尤其阻滞疗法均需应用局部麻醉药（简称局麻药），尽管用药量较各种部位麻醉的用药量明显减少，而且浓度明显降低，但仍有较多不良反应及并发症发生。常用的局麻药有酯类、酰胺类两种，不良反应有毒性反应、过敏反应、高敏反应三种。

1. 毒性反应

（1）发生原因：

1）给药途径：不同给药途径导致机体吸收局麻药的速度不同，误注动脉或在血管极为丰富的头颈部注入局麻药，其毒性反应发生率较高。有报道，头颈部注入局麻药后可逆行进入小动脉，经颈动脉进入颅内，致颅内血管迅速扩张，引起患者一过性头晕或意识丧失。

2）药物因素：布比卡因因毒性强、作用时间长、心血管系统反应重，故疼痛门诊应用较少。罗哌卡因起效慢、包装剂量大，应用亦较少。利多卡因通透性强、作用时间短，是目前疼痛门诊最常用的局麻药，但由于该药血管扩张作用明显、吸收快，可引起头晕、目眩、直立虚脱及心率减慢，应引起注意。

3）个体差异：患者年龄、性别、体重及心、肝、肾功能等对局麻药的吸收也有一定影响。

（2）临床表现：

1）中枢神经系统兴奋：轻度毒性反应表现为面红、血压升高、脉搏增快、眩晕、耳鸣；中度表现还有烦躁不安、视物模糊、恶心、呕吐；严重者可发生面肌痉挛，甚至全身肌肉抽搐、惊厥、窒息等。

2）中枢神经系统抑制：表现为嗜睡、痛觉消失、呼吸浅而慢，重者可发生呼吸、循环抑制。

（3）预防与治疗：

1）预防：轻度毒性反应时，让患者平卧，吸氧数分钟即可缓解。由于12对脑神经支配的肌肉为精细肌群，对缺氧和局麻药中毒最为敏感，故更易发生局部肌群抽搐，严重者可发生惊厥。预防的主要方法是在注射局麻药时应反复回抽注射器，无回血时方可注入，防止局麻药误入血管；应用低浓度安全剂量；头颈部阻滞疗法慎用布比卡因；治疗中常规吸氧并备急救药物；治疗后让患者平卧10～20 min。

2）治疗：局麻药毒性反应多发生于注药后3～5 min内，若发生惊厥，一次抽搐时间多不超过1 min，应用安定5～10 mg，硫喷妥钠50～100 mg或苯妥英钠（该药只能用注射用水稀释）25～50 mg静脉注射；同时面罩供氧，维持循环功能数分钟后，中毒症状即可消失。

2. 过敏反应　局麻药引起过敏反应发生率很低，在局麻药不良反应中不到1%。因局麻药为非蛋白质，不能成为抗原，但其代谢产物可与多糖结合形成抗原，再次使用时有可能发生抗原抗体反应。发生强过敏反应的局麻药主要是酯类中的普鲁卡因，酰胺类的利多卡因和布比卡因极少发生。有关局麻药过敏反应的问题目前尚存争议，有人主张使用前先做过敏试验，但局麻药有局部扩张血管作用，可以出现假阳性和假阴性。故有人认为局麻药多数为中毒反应。

（1）临床表现：过敏反应可在用药后数分钟或数小时内发生，主要表现为皮肤潮红、荨麻疹、黏膜充血、咽喉部水肿、气管痉挛等。

（2）一般治疗：可吸氧、输液，严重时静脉注射地塞米松10～20 mg，或10%葡萄糖酸钙10 ml加入50%葡萄糖20 ml或肾上腺素0.25 mg；肌内注射苯海拉明20～40 mg。伴支气管痉挛者，可静脉注射氨茶碱250～500 mg。

3. 高敏反应　是极少量的局麻药引起的严重反应，剂量越大反应越重。其与过敏反应的不同点是发生反应前无先兆，无过敏史，症状重。治疗同过敏反应。

4. 正铁血红蛋白症　在以往应用普鲁卡因做静脉复合麻醉时较多见，用利多卡因做硬膜外阻滞亦有报道。病理变化是血液中Fe^{2+}转化成Fe^{3+}而形成高铁血红蛋白，使红细胞失去携氧能力，患者表现口唇、指甲发绀，血色暗红。治疗可静脉滴注维生素C 400～500 mg、亚甲蓝0.5～1 mg/kg并吸氧，发绀症状可很快消失。阻滞治疗中尚未发现此种情况。

5. 局部药物吸收痛　由于疼痛治疗时注射药物为多种药物的混合液，在硬膜外间隙、关节腔注入或痛点阻滞后数小时内，部分患者可出现疼痛加剧，局部有发热感，约12 h后逐渐减轻和消失，一般不需特殊处理。

（二）非甾体类消炎镇痛药的不良反应及其防治

非甾体类消炎镇痛药（NSAIDs）有解热镇痛及非特异性消炎作用。其作用机制是药物抑制环氧化酶，使内源性前列腺素的合成降低，从而发挥止痛作用。目前全世界大约有3 000万人使用NSAIDs，成为全球使用最多的药物种类之一。随着使用的增多，NSAIDs不良反应的发生率也不断增加，涉及多个器官和系统，引起临床医生、药理学家和患者的关注。

1. 临床表现

（1）消化系统：胃肠道不良反应是NSAIDs最常见的不良反应。NSAIDs引起上消化道损害主要是由于前列腺素E的合成减少，上消化道黏膜失去了保护性，出现恶心、泛酸、食欲减退、胃痛，严重者出现胃出血、上消化道黏膜的损害。有人报道249例类风湿患者将几种NSAIDs药物联合服用1年，胃镜观察发现，胃黏膜糜烂占30%，消化道溃疡占10%。

（2）造血系统：抑制血小板凝集，增加出血倾向，甚至造成血小板减少性紫癜、粒细胞减少等。

（3）肾功能：可造成可逆性急性肾功能衰竭，水电解质平衡紊乱，水肿；或慢性肾功能衰竭，肾间质纤维化和肾病综合征等。

（4）心血管系统：可引起心率失常、高血压，甚至充血性心力衰竭、心绞痛，严重者可危及生命。

（5）其他：皮肤发生剥脱性皮炎、多形性红斑等各类药疹，呼吸系统损害主要包括诱发哮喘等，神经系统损害可引起头晕、头痛、耳鸣等，肝脏损害包括肝功能异常、药物性肝炎等，代谢异常包括血糖升高等。

2. 预防及处理　预防的措施有：①服用胃黏膜保护剂，如果胶铋、施胃舒等。②选择特异性环氧化酶－2（COX－2）抑制剂，减少对胃黏膜的刺激。③减量用药：对严重的胃出血者应立即停药，并及时对症处理。

用下列药物可防止消化系统的不良反应。

（1）米索前列醇（misoprostol）：商品名为喜可溃（cyto－tec），对NSAIDs所致的胃肠病变及急性应激性溃疡等效果好，是一种人工合成的前列腺素E衍生物，作用是抑制胃酸分泌和增强胃肠黏膜的保护作用，应用剂量200 mg/次，4次/d。

（2）其他：雷尼替丁0.15 g/次，饭前服用。硫糖铝（sucralfate）和胶体次枸橼酸铋（colloidal bismuth subcitrate）120～240 mg/次，2次/d。

传统NSAIDs在抗炎镇痛的同时可引起严重胃肠道损害和肾毒性，影响了NSAIDs的临床使用。特异性COX－2抑制剂应运而生，可以特异性阻断COX－2的作用，在抗炎镇痛的同时避免严重的胃肠道反应和出血倾向。2002年，美国疼痛学会将特异性COX－2抑制剂作为中、重度关节炎疼痛的首选药物。然而2004年，罗非昔布（万络）在美国市场因心血管系统严重不良反应撤出市场，之后心血管系统的不良反应严重限制了各种特异性COX－2抑制剂（如西乐葆、可塞风等）的临床应用。

（三）皮质类固醇激素的不良反应及其防治

皮质类固醇激素在疼痛治疗中的作用已被证实和肯定，并列为治疗急性神经根炎及软组织损伤痛的常用药物之一。但该药是“双刃剑”，合理使用确能起到良好的治疗效果，但若长期大剂量应用类固醇激素，患者可出现类肾上腺皮质功能亢进综合征，表现为满月脸、水牛背、向心性肥胖、多毛等症状，停药或给予利尿剂后症状可自行消失。初次使用患者可出现失眠、多汗、血压轻度升高等不良反应；类固醇激素可抑制机体防御功能，诱发感染；长期应用还可引起骨质疏松、肌肉萎缩、股骨头缺血坏死等。在控制症状后应逐渐减量，防止发生反跳现象和停药症状。

疼痛治疗中应用类固醇激素一般一次应用地塞米松5 mg（长效药物有得宝松3.5 mg/次，每周1次，平均2～3次），一般无明显药物反应。如慢性疼痛反复注射此类药物1个月以上会产生以上症状，应引起注意。尤其曲安奈德在疼痛治疗中不可长期大量使用。

（四）中药的不良反应及其防治

在疼痛治疗中，中药制剂的应用很多，有口服、注射、外敷、熏蒸等多种用药方法。造成不良反应的常用药物有复方丹参注射液、复方当归注射液、复方威灵仙注射液、天麻注射液等，以及种类繁多的外用药。中药制剂发生不良反应的机制尚不明确，可能与制剂的加工工艺、纯度、质量、患者过敏体质以及给药速度快、剂量偏大有关。

1. 口服及静脉用药的不良反应

（1）临床表现：轻者寒战、发热、全身瘙痒、咳嗽、心悸、呕吐，重者面色苍白、四肢湿冷、烦躁不安、血压下降、心率增快、呼吸困难、头晕等。

（2）处理：应立即停止用药；静脉注射肾上腺素0.5 mg，地塞米松5～10 mg，50%葡萄糖20 ml加入10%葡萄糖酸钙10 ml＋维生素C 1 g；如有呼吸困难，应及时有效供氧。

2. 外用药的不良反应

（1）临床表现：接触性皮炎，一般表现为粟粒状红色丘疹，局部皮肤红肿、热灼痒，重者可形成丘疹、水疱、糜烂、液体渗出。

（2）处理：停止用药，对症治疗。

（五）胶原酶的过敏反应及其防治

胶原酶是一种异体蛋白生物制剂，可发生过敏反应，但发生率低，临床多为轻微的皮肤过敏反应、低热等。50%的过敏性休克发生在给药后5 min，10%发生在30 min以后，因此注射胶原酶后1 h要严密观察患者的各项体征。溶盘前给予抗过敏药（如息斯敏、开瑞坦等）；若需再次溶盘者，须在前次溶盘2周后，以免增加过敏反应的发生率。有报道，注射胶原酶后局部疼痛加剧，甚至引起神经损伤，应用该药应严格掌握适应证。

二、晕针及其防治

在疼痛治疗中，由于患者精神紧张过度，对疼痛刺激敏感，以及体弱多病或老年患者等多方面的原因，常造成一时性晕针现象。

1. 临床表现　患者在治疗过程中或治疗停止后，突然出现的表情淡漠、面色苍白、虚脱现象、血压下降、心率增快等症状。

2. 预防及处理　①对精神过度紧张的患者，除做好思想工作外，最好采取卧位治疗。②对老年体弱患者，行硬膜外间隙注药后，不要过早坐起和站立，以免发生体位性低血压。③尽量让患者目光避开医生操作，以免诱发晕针。④一旦发生晕针现象，立即停止治疗，让患者平卧，保持呼吸道通畅，吸氧。重者开放静脉通道，对症处理。

三、典型病例

例1　患者，男，46岁。颈椎病，拟行星状神经节阻滞。患者平卧，选$C_{6\sim7}$，行气管、颈内动脉间穿刺，到位后回抽无气、无血，拟注入1%利多卡因8 ml。当局麻药注入1.5 ml（15 mg）时，患者突然意识丧失，一过性呼吸抑制，经面罩供氧5 min后清醒，生命体征平稳，未做其他处理，观察1.5 h后撤离治疗室。

例2　患者，男，57岁。顽固性膈肌痉挛，拟行单侧膈神经阻滞。患者平卧侧头位，选C_4旁穿刺，到位后回抽无血、无气、无脑脊液，注射0.375%布比卡因6 ml，3 min后患者血压下降至80/50 mmHg，氧饱和度（SpO_2）下降到85%，继之呼吸停止，急行气管内插管，正压通气，维持循环功能，20 min后患者清醒，拔除气管导管，持续供氧，持续监测4 h，待生命体征完全平稳后撤离治疗室。

分析：例1、2操作均在颈部，虽未将局麻药误注血管和蛛网膜下隙，但由于头颈部血管丰富，局麻药吸收过快，导致中枢神经毒性反应和血管毒性反应，引起一过性意识丧失、呼吸抑制、血压下降。

例3　患者，女，43岁。右肩周炎，拟行右肩胛上神经阻滞，注射药物为2%利多卡因5 ml、维生素B_6 100 mg，维生素B_{12} 500 μg、得宝松3.5 mg混合液。注药3 min后发现患者面色灰暗，脉搏不能触及，神志消失，呼吸停止。急行面罩加压供氧，胸外心脏按压，开放静脉注射肾上腺素0.5 mg，3 min后意识恢复，血压逐渐恢复正常，诉头晕、闷气，观察24 h生命体征平稳。追问患者有普鲁卡因过敏史。

分析：利多卡因为酰胺类局麻药，发生过敏反应者较少见。一般行肩胛上神经阻滞患者多取坐位穿刺，可能因为患者精神紧张，加之体位影响，致严重体位性低血压和意识丧失，但患者有普鲁卡因过敏史，应考虑局麻药高敏反应或毒性反应所致。

例4　患者，男，62岁。左侧三叉神经痛（第Ⅱ、Ⅲ支），拟行半月节乙醇毁损术。患者平卧位，穿刺选择右口角旁开入路，穿刺顺利，皮肤至卵圆孔距离7.8 cm，回抽无血、无脑脊液，注射2%利多卡因0.8 ml定位试验。5 min后患者出现意识模糊、躁动不安，呼吸浅慢，由16次/min降至3次/min，血压140/90 mmHg，心率60次/min。急行面罩加压供氧，辅助控制呼吸，静脉注射安定10 mg，15 min后呼吸逐渐恢复至正常，40 min后生命体征平稳。（未行无水乙醇毁损术）

分析：穿刺到位，反复回抽无脑脊液流出，注入2%利多卡因0.8 ml做定位试验后患者呼吸浅慢，躁动，可能是局麻药中毒反应或注入硬膜下间隙，使脑脊液内药物浓度骤增，抑制呼吸中枢，导致缺氧，烦躁。放弃治疗是正确选择。

例5 患者，女，42岁。肩周炎，在某基层医院拟行肩周多点阻滞，注射药物为2%利多卡因5 ml，曲安奈德100 mg，生理盐水10 ml混合液，1次/周，连续3次为一疗程。1个月后，患者出现满月脸、水牛背、肥胖、多毛、性功能减退等库欣综合征症状，经利尿补钾等多种方法治疗6个月后好转。

分析： 曲安奈德是长效甾体激素类药物，在国内应用较多，常用量一次为15～25 mg，大剂量使用可引起钠、水潴留、免疫功能降低、骨质疏松等许多不良反应，该患者因大量使用糖皮质激素是引起以上症状的主要原因。

例6 患者，女，32岁。肋间神经区带状疱疹（急性期），季肋部多数成片状，串状水疱，大小不一。某诊所医生除让患者服抗病毒药外，将疱疹刺破，外敷云南白药软膏数次，致局部糜烂感染，红、肿、热、痛加重，白细胞计数16×10^9/L，经全身使用抗生素、止痛药及阿昔洛韦等抗病毒药物综合治疗1个月后逐渐恢复，但皮肤僵硬、紧缩，触摸疼痛感仍存在，后经肋间神经阻滞治疗，基本痊愈。

分析： 云南白药有止痛效果，但急性期刺破水疱，并应用未经消毒的外用药涂敷局部是加重感染的主要原因。

综合评点：

（1）疼痛治疗中，阻滞疗法仍是目前较常用的方法，局部阻滞尤为常用，局麻药和甾体激素类仍为主要药物，治疗中应充分了解常用药物的不良反应，合理、规范用药，以求取得较好疗效。

（2）阻滞治疗应严格按操作规程，充分考虑患者的个体差异，密切观察病情变化，以上6例患者治疗中均未发生严重后果，则说明责任心的重要性和常规备急救药物设备的必要性。

（3）充分理解就诊疼痛患者的心理因素，既惧怕疼痛又怕打针，治疗前应充分做好思想工作，防止因心理因素引起虚脱晕针等不良反应。

第二节 硬膜外穿刺阻滞的并发症及其防治

硬膜外阻滞是目前疼痛治疗中的一种主要方法，但和临床麻醉的硬膜外阻滞不同的是：①应用局麻药量少；②浓度低；③多为复合用药（亦可单独用药）。穿刺入路方法亦有不同之处，穿刺入路有后入路、小关节内侧缘入路及旁开8～12 cm的椎旁安全三角入路等。选择不同穿刺入路的目的是将不同治疗药物准确注入硬膜外后、侧、前间隙，以发挥治疗药物的最佳疗效。硬膜外间隙注药治疗范围很广泛，如颈椎病、腰腿痛、带状疱疹及带状疱疹后遗痛，以及晚期癌痛和某些非疼痛性疾病的治疗等，但由于患者因素、技术因素、复合用药因素等诸多原因引起的并发症甚多，更有甚者，有些疼痛临床医生滥用药物、错用药物及未掌握治疗的适应证而造成严重后果。

一、常见并发症及其防治

（一）棘上韧带穿刺损伤后炎症及其防治

棘上韧带从C_2至骶椎呈束带状附着于棘突后方，以16号、18号穿刺针施行后路硬膜外穿刺时均会发生不同程度的韧带损伤，由于韧带再生能力弱，损伤后无菌性炎症反应引起局部疼痛。另外，女性戴乳罩封钩压迫棘上韧带亦可引起$T_{4,5}$棘上韧带疼痛。治疗方法：地塞米松5 mg加2%利多卡因3 ml痛点注射，可取得良好的治疗效果。

（二）脊神经或脊髓损伤及其防治

主要是穿刺针头直接损伤脊神经、脊髓或药物直接注射于神经组织内引起的严重并发症。

1. 临床表现 脊神经损伤多见于后根损伤，临床表现为受损神经根分布区根性疼痛，以前3 d最为剧烈，部分患者感觉减退或消失。此种损伤在穿刺和置管时多有先兆，如疼痛、触电感、麻木。脊髓损伤为严重伤，多因硬膜穿破、穿刺针损伤脊髓或导管误伤脊髓或将治疗药物误注入脊髓所致。患者产生剧烈疼痛，偶有一过性意识丧失，立即出现一侧或两侧下肢弛缓性截瘫，有时出现全脊椎麻醉。二者主要鉴别是神经根损伤以感觉障碍为主，脊髓损伤时感觉、运动障碍同时存在。神经根损伤感觉障碍发生在神经支配区，而脊髓损伤疼痛剧烈，可发生一过性意识丧失、脊髓半切综合征或马尾综合征。值得注意的是：在疼痛治疗中所用穿刺针较细，有时在硬膜外穿刺时，硬膜损伤未被发现，注药时将药物漏入蛛网膜下隙而发生类似蛛网膜下隙阻滞麻醉的表现。脊髓损伤的临床表现易被局麻药麻醉现象暂时掩盖，若治疗药物中复合曲安奈德、胶原酶等禁用于蛛网膜下隙的药物，其后果相当严重。

2. 治疗原则　脊神经根损伤的早期处理原则是脱水、利尿、椎管内或全身应用地塞米松，并给予营养神经药物，多数可在 2 周内恢复，少数恢复时间长达 3 个月以上。当脊髓损伤或可疑脊髓损伤时，除尽早给予甘露醇脱水外，全身应用长效甾体抗炎药，如静脉注射甲基泼尼松龙及神经妥乐平、神经节苷支、胞二磷胆碱等营养神经药物。经积极治疗后，脊髓损伤可基本恢复感觉和运动功能，但部分患者可终生致残。

（三）硬膜外导管折断及其处理

在慢性疼痛治疗中，有些患者需要较长时间硬膜外间隙置留导管，若操作不慎可发生导管折断，究其原因有：①置管困难，欲退管重置时导管被针斜面割断。②导管打结，强力退管致折断。③皮道式置管中，切断导管。④长期置留管后管周组织增生粘连致拔管时导管折断。⑤置管后患者脊椎活动、弯曲压迫折断导管。导管折断部位常见于棘上韧带及黄韧带之间，亦可在椎间孔处。折断的导管是否及时取出尚有争议。若折断于皮下取出比较容易，若断于硬膜外间隙手术取出十分困难。作者等应用硬膜外持续置管注药治疗格林－巴利综合征 200 余例患者中，因置管时间较长，发生导管折断 8 例（取出3 例），残留体内的 5 例患者经随访无异常不适。故认为导管折断于体内不会引起严重后果，是否需手术取出应慎重处之。

（四）脊髓前动脉综合征及其预防

脊髓前动脉是终末动脉，主要司理脊髓前 2/3 区域的血液供应。施行椎管内硬膜外治疗合并椎管狭窄的老年患者或糖尿病血管病变者，硬膜外间隙一次性大量注入消炎镇痛液时，压迫脊髓，致使血供减少，易发生脊髓前动脉综合征。值得提出的是：脊髓前动脉的病理变化为渐进性的，脊髓前角运动神经元受损，而发病多不在当时而是数日或数月之后。所以在疼痛治疗中，硬膜外或骶管一次性注入大量消炎镇痛液或气体应慎行。

（五）其他可能发生的并发症及其预防

1. 硬膜外血肿　临床表现早期为背部疼痛，继之肌肉无力。少量出血无大影响，出血较多可出现由远端至近心端进行性不全或完全截瘫症状，应立即做 MRI、CT 检查或椎管内造影检查，最好在 6 ~ 12 h内行椎板减压手术，否则会导致永久性截瘫。另外，穿刺中发生硬膜外血肿还要与少见的恶性肿瘤椎管内转移及穿刺中转移肿瘤组织出血致截瘫进行鉴别。

2. 感染　现已少见，多为消毒不严或局部有炎症或由血源性感染引起，由于硬膜外间隙有大量毛细血管和淋巴液，为致病菌提供了很好的“培养基”，故硬膜外易发生硬膜外脓肿。该并发症一旦发生，其后果相当严重，多在 1 ~ 3 d 出现头痛、畏寒、腰背局部疼痛和放射痛、白细胞增多等表现，应立即做 MRI、CT 检查，一经确诊应尽早做椎管探查手术清洗，全身应用抗生素，但效果难以肯定。其和蛛网膜下隙感染的区别是：蛛网膜下隙感染多在 4 h 内出现脑膜刺激症状。

3. 蛛网膜粘连　可在硬膜外阻滞后数月发生，原因可能是在行硬膜外穿刺中微尘、粉尘（如滑石粉）带入硬膜外间隙或经血源性感染，临床表现疼痛、感觉及运动障碍、肌肉僵直。目前尚无良好治疗方法，手术治疗应为禁忌。

4. 全脊椎麻醉或硬膜外间隙广泛阻滞　在硬膜外穿刺中，虽然多种试验证实穿刺到位，且回抽无脑脊液流出，但注药后仍偶有发生全脊椎麻醉的并发症。全脊椎麻醉多发生在注药后 10 min 之内，临床早期表现呼吸抑制，意识丧失，继之因缺氧心率从增快至减慢，心搏停止。若能及时发现，急行气管插管支持呼吸，维持循环功能数小时，患者即可恢复。全脊椎麻醉和硬膜下广泛阻滞的鉴别点是：硬膜下广泛阻滞患者呼吸抑制慢，意识丧失多在30 min左右且恢复快。在疼痛治疗中局麻药用量虽然较少，但整体容量较大，若穿刺中硬膜损伤，药物漏入蛛网膜下隙或注入硬膜下隙均可发生全脊椎麻醉或广泛阻滞。鉴于消炎镇痛液中除低浓度局麻药外，还有甾体激素、维生素类等多种药物，一旦漏入可以引起较严重的神经系统并发症和后遗症，故特别提示：若可疑硬膜损伤，不可滥用维生素 B_1、曲安奈德，尤其不能椎管内注入庆大霉素及其他偏碱性的药物。

二、典型病例

硬膜外阻滞是治疗疼痛性疾病较常用的方法，除用药不同之外，和麻醉穿刺步骤基本相同，故在本节穿刺并发症中加入数例并注明是麻醉穿刺中的并发症，供从事疼痛治疗者参考。

例7 患者，男，68岁。$C_{3\sim6}$椎间盘突出，拟行后入路颈部硬膜外置管胶原酶溶盘术。术前心肺功能无异常，颈部有一3 cm×4 cm×4 cm的肿物（甲状腺瘤）。选择患者 $C_7 \sim T_1$ 左侧卧屈颈位，穿刺到位后注入1%利多卡因2 ml，患者自诉无不适，继之置管6 cm，注入1%利多卡因2 ml后1 min（在此之前，与患者语言交流无障碍），患者突发呼吸、心跳停止，于是将其急平卧，气管插管，胸外按压无效，SpO_2 为零，即于左胸骨旁心内注射肾上腺素1 mg，仍无效，继之经右颈外静脉注射肾上腺素2 mg，心跳复搏，以多巴胺维持血压，约20 min后患者睁眼，下肢能动，但不能脱离呼吸支持，听诊两肺呼吸音不对称，考虑心内注射时损伤肺组织致气胸，行闭式引流后，闭合性气胸症状改善（未注射胶原酶）。2 h后生命指征平稳，拔管后送回病房。第二天患者出现左侧 T_{10} 以下感觉障碍，右侧 T_{12} 以下运动障碍，经会诊诊断，可疑为脊髓损伤（脊髓半切综合征），MRI检查无硬膜刺破现象。

分析：该患者发生呼吸、心跳骤停原因可能有三。①患者合并甲状腺瘤；②穿刺时屈颈压迫，迷走神经张力增高，引发反射性呼吸、心跳骤停；③不排除局麻药误入硬膜下隙和脊髓损伤之可能。该患者3个月后出现肌痉挛综合征，经药物治疗和康复治疗1年后肢体功能部分恢复，能坐轮椅外出活动。

例8 患者，女，42岁。因 $L_{4\sim5}$、$L_5 \sim S_1$ 椎间盘突出，4年前行椎间盘切除术，4年后因劳累和外伤致疼痛症状复发，腰部及右下肢剧烈疼痛，不能翻身，生活不能自理。为缓解疼痛症状，于右侧 $L_{4\sim5}$ 侧隐窝穿刺，成功后回抽无脑脊液，注入消炎镇痛液15 ml，效果不佳，3 d后用18号硬膜外针于 $L_5 \sim S_1$ 间隙穿刺，穿刺中患者突感麻木、疼痛，再次注入消炎镇痛液15 ml，治疗后第二天，患者疼痛、麻木感未减轻，遂做CT检查，提示 $L_{4\sim5}$、$L_5 \sim S_1$ 椎间盘突出伴椎管狭窄，继之发生马尾综合征。经甘露醇脱水，口服止痛药物，间断应用神经妥乐平、神经节苷支和各种维生素类药等，3个月后马尾综合征、大小便失控现象基本消失，但仍伴腰腿痛及右下肢小腿外侧疼痛和肌肉轻度萎缩，至今仍不能骑车和负重。

分析：该患者为椎间盘突出术后复发或称之为椎间盘手术失败综合征，行硬膜外注药治疗应为相对适应证。首次治疗效果不好，应考虑神经卡压，改用其他治疗手段第二次治疗，穿刺中可能硬膜损伤，并发马尾综合征。该病例消炎镇痛液中含曲安奈德25 mg，而且连续两次使用，若穿刺中硬膜损伤，曲安奈德误注蛛网膜下隙，亦可引起脊髓终丝粘连并发马尾综合征。

例9 患者，男，48岁。前列腺癌骨转移，拟行硬膜外穿刺注入无水乙醇止痛。选 $L_{3\sim4}$ 间隙穿刺，因刺破硬脊膜脑脊液流出，退针至硬膜外间隙后置入导管，置管深度4 cm，固定导管后注入30%、40%、50%乙醇，1次/d，3 ml/次，至3 d后患者引起 T_{10} 以下完全截瘫，伴大小便失控，置留尿管，灌肠排便，患者存活3个月后死亡。

分析：无水乙醇硬膜外间隙注入是治疗晚期癌痛的一种方法，但止痛时间不长，已有文献报道。该患者因刺破硬脊膜后注入乙醇，渗漏至蛛网膜下隙，因乙醇损伤脊髓致截瘫。因此，硬膜外穿刺中一旦刺破硬脊膜，应放弃治疗，或改延期治疗。

例10 患者，男，48岁。诊断为腰椎间盘突出症，拟行硬膜外间隙注入消炎镇痛液治疗。选9号

腰椎穿刺针于 $L_{3\sim4}$ 硬膜外间隙穿刺，刺破硬脊膜，脑脊液流出后拔针改 $L_{2\sim3}$ 穿刺成功后，注入泼尼松龙 50 mg 及维生素 B_1 等复合液共 20 ml，3 d 后患者大小便失控，一般治疗无好转，后转院治疗，无跟踪随访记录（附：其他在场医师诉，此操作者为预防感染，硬膜外间隙注入庆大霉素 8 万 U）。

分析：该病历穿刺中损伤硬脊膜，注入泼尼松龙可能对脊髓产生损伤性刺激，维生素 B_1 禁用于静脉注射，更不可于蛛网膜下隙注入。两种药物漏入蛛网膜下隙已属失误，加入庆大霉素注入蛛网膜下隙则后果更为严重。本例患者就是佐证。

例 11 患者，男，48 岁。腰椎间盘手术后复发，再次手术受限，拟行硬脊膜外置管输注药物治疗，配方为山莨菪碱 10 mg，维生素 B_1 100 mg，维生素 B_6 100 mg，维生素 B_{12} 1 mg，玻璃酸酶 1 500 U，地塞米松 20 mg，利多卡因 150 mg，加 0.9% 氯化钠至总量 250 ml。经硬膜外导管加压输注 15 min 后，患者突然四肢抽动，1 min 约 10 次，继之胸闷、呼吸深快，伴恶心、意识障碍，肌强直，反射亢进，立即停药，即行插管气管，静脉注射硫喷妥钠、安定后稍有好转，继之静脉滴注甘露醇脱水 3 次，3 d 后恢复正常。

分析：将 250 ml 治疗液快速输注于硬膜外间隙（成人硬膜外间隙容积约 150 ml），至椎管内压、颅内压快速增高，刺激中枢神经引起脑脊髓动脉供血不足，发生反射性脊髓休克。硬膜外快速加压输注药物应为禁忌。

例 12 患者，男，39 岁。剧烈腰痛伴右下肢放射痛约 1 个月，CT 示腰椎间盘突出，拟硬膜外穿刺置管，因操作中患者出现一过性触电感和放射性痛，而改骶管输注治疗。治疗药物为 2% 利多卡因 5 ml，复方丹参注射液 6 ml，维生素 B_1 300 mg，维生素 B_6 300 mg，维生素 B_{12} 500 μg，地塞米松 20 mg 加 0.9% 氯化钠至 150 ml，输注后患者腰背疼痛加重伴心慌闷气不适感。问既往病史，5 年前甲状腺癌手术治疗，后经 MRI 检查证实该患者为甲状腺癌手术后复发椎管内转移。

分析：该病例为误诊，导致选择治疗方法错误；另外，经骶管注入消炎镇痛液 150 ml，容积过大，内加复方丹参注射液不符合《中华人民共和国药典》规定。

例 13 患者，男，45 岁，以左臀部肿物伴左下肢放射痛 7 d 入院治疗，临床诊断为腰椎间盘突出症，拟行硬膜外置管注药，所用药同例 12，治疗 3 d 无效，遂请外科会诊，并做 ECT 检查，最终病理证实"左臀滑膜肉瘤"。

分析：临床疼痛患者多有伴随疾病，未详细询问病史，进行认真的全身检查和相关影像学检查，仅凭临床症状进行对症治疗，是一些疼痛医师的重大失误。该患者不应该选择风险大的硬膜外阻滞。

例 14 患者，男，67 岁。肺癌晚期，胸背部刀割样痛，拟硬膜外置管止痛。选 $T_{6\sim7}$ 间隙穿刺成功置管 4 cm，注入 0.25% 布比卡因 5 ml，止痛平面 $T_{4\sim10}$，疗效尚可，能下床活动。但 5 d 后疼痛加剧，注药数次疼痛仍不能缓解。于置管后 24 d 注药前回抽液体，实验室检查证实为脑脊液。征得家属同意，经导管注入 15% 石炭酸 1 ml，顽固性疼痛消失，但 T_7 以下部位截瘫。

分析：可能因患者置管后疼痛症状减轻下床活动，导管在硬膜外间隙移动致硬脊膜损伤，硬膜外导管移入蛛网膜下隙，注入 15% 石炭酸后致截瘫（用石炭酸做毁损治疗的药物浓度一般为 7% ~10%）。

例 15 患者，男，47 岁。肺癌，腋窝转移，拟行硬膜外置管注入无水乙醇毁损止痛，选 $C_7 \sim T_1$ 穿刺，置管注入石炭酸 1.5 ml，致呼吸停止（并发 T_1 以下截瘫），行气管插管后转院治疗，抢救无效死亡。

分析：该患者施行神经毁损治疗，注入石炭酸 1.5 ml，因石炭酸是强效蛋白凝固剂而致死亡，故神经毁损药椎管内应慎用。当今止痛方法较多，可采用长效阿片药和射频等。

例 16 患者，男，54 岁。强直性脊柱炎，拟硬膜外穿刺置管。因脊椎融合反复多次穿刺未能成功，改骶管穿刺，置入硬膜外导管 10 cm，注入消炎镇痛液 20 ml，1 次/d，止痛效果尚可，但 3 d 后患者体温升高达 39.5 ℃，白细胞 18×10^9/L，拔除导管行 MRI 检查提示 $T_{9、10、11}$ 椎管占位，可疑为硬膜外脓肿，故建议手术治疗，患者未同意，4 d 后出现截瘫，3 个月后死于并发症。

分析：强直性脊柱炎因脊椎假性融合硬膜外穿刺十分困难，反复穿刺可引起感染。后改为骶管持续置管 10 cm，致硬膜外间隙化脓性炎症，但和化脓灶不符，因未行手术治疗证实，形成 $T_{9、10、11}$ 处脓肿和穿刺部位不符合原因尚难定论。对于强直性脊柱炎的硬膜外注药治疗，术前应常规拍脊柱 X 射线片，以明确能否穿刺。

例 17 患者，女，40 岁。以腰痛伴左下肢放射性疼痛 5 个月，诊断为腰椎间盘突出症，入院行硬膜外间隙阻滞治疗。选 $L_{4,5}$ 间隙穿刺，注入地塞米松 15 mg，1% 利多卡因混合液 16 ml。注药时患者有放射痛。每天 1 次穿刺注射，于第 3 次注药后 5 d，患者发热、头痛，站立时腰痛加重，仅按感冒治疗，10 d 后出现脑膜刺激症状，腰椎穿刺抽取脑脊液为脓性，诊断为化脓性脑膜炎，用多种强效抗生素无效，20 d 后感觉、运动障碍，大小便失控，继之双下肢反射消失，T_{10} 以下截瘫。再次行硬膜外穿刺，抽出黄绿色脓液 2 ml，并将庆大霉素 500 万 U 注入椎管内，后病情加重，截瘫平面上升至 $T_{4,5}$。第 3 次治疗后 21 d 施行椎管内探查，见椎管内大量脓液及坏死组织。用庆大霉素和过氧化氢溶液冲洗后在 T_{10} 椎管内置管引流，3 d 后死亡。

分析： 该患者因腰腿痛，硬膜外 3 次穿刺致细菌感染进而产生化脓性脑膜炎，该感染是穿刺治疗中严重的并发症。处理失误甚多：①未发现早期症状，使病情进行性发展；②未及时进行手术，延误治疗时间；③滥用药物，如庆大霉素椎管注入清洗和过氧化氢溶液冲洗均为错误。

例 18 患者，男，62 岁。以左半肝肝癌，拟行肿瘤切除术。选 $T_{8\sim9}$ 穿刺置管，穿刺针到达硬膜外间隙后有暗红色浑浊血液流出，麻醉、手术顺利，但 24 h 后患者出现由远端至近心端进行性 T_8 以下平面截瘫，行 MRI 检查及造影，证实椎管占位，急行椎管内探查，发现硬膜外间隙有似肝样组织，病理诊断为肝癌椎管内转移，3 个月后患者死亡。

分析： 该病例虽为麻醉病例，因偶合转移病灶，在穿刺中穿刺针触及坏死的肝癌组织导致出血。因此，在阻滞疗法穿刺中应注意肿瘤转移至椎旁、椎管内之偶然性，一旦发生并发症应做补充检查。

例 19 患者，女，31 岁。剖宫产，选 $L_{3\sim4}$ 针内针穿刺，蛛网膜下隙注入 0.75% 布比卡因 2 ml，10% 葡萄糖 1 ml，麻醉效果满意。术后常规行硬膜外自控镇痛（PCEA），用药为吗啡 10 mg，0.125% 布比卡因共 100 ml，注药速度 2 ml/min。术毕当日肢体能动，2 d 后出现 T_{12} 以下完全瘫痪，右下肢有轻度感觉障碍合并马尾综合征，大小便失控，治疗 3 个月无好转，转院治疗。

分析： 术后镇痛是疼痛治疗的一部分。该病例常规用药，穿刺中未见穿刺针损伤马尾之先兆，术后下肢能动，为何出现脊髓半切综合征？可能为高浓度布比卡因及葡萄糖液注入蛛网膜下隙后致脊髓药源性损伤，加之术后镇痛 2 d 掩盖了脊髓损伤症状所致。因此，在疼痛治疗中应少用阻滞时间长、毒性反应重的药物布比卡因直接注入蛛网膜下隙。

例 20 患者，女，28 岁。剖宫产，术前患者脊椎畸形。选 $L_{2\sim3}$ 硬膜外穿刺，麻醉顺利。半年后下肢活动受限，鸭步行走，MRI 检查提示蛛网膜粘连，行 $T_6\sim L_3$ 椎管探查证实。手术治疗效果不佳，病情加重。

分析： 因椎管穿刺引起蛛网膜炎较少见，该操作者用带滑石粉的手套进行穿刺，异物由硬膜外经神经鞘进入蛛网膜下隙，引起无菌性粘连炎症反应。因此，疼痛医师临床除严格无菌操作外，忌将粉尘、微粒异物带入。

例 21 患者，女，56 岁。带状疱疹后神经痛，病史 5 年。左 $T_{6\sim12}$ 脊神经分布区皮肤痛觉敏感，应用硬膜外穿刺皮道式置管，患者自控注药，置管时间 15 d，发现胸部疼痛、咳嗽加重，体温 38 ℃，白细胞 14×10^9/L，中性粒细胞 0.87，发现在皮下隧道处有脓性分泌物，全身联合应用抗生素，感染得以控制。

综合点评： 以上案例说明，在硬膜外穿刺和治疗中有许多不可预见性和偶然现象，这告诫从事疼痛诊疗的医师注意：①硬膜外用药不可复杂化。②硬膜外穿刺和阻滞是“高风险”技术。③硬膜外注药治疗疼痛性疾病不是万能的，必须严格掌握适应证和禁忌证。④硬膜外阻滞前必须做好必要的检查，如凝血四项、影像学检查等。⑤治疗前应告知患者此种治疗方法的利弊，并建立治疗协议合同。⑥硬膜外阻滞必须配齐抢救物品和药品，以防不测。⑦当硬膜刺破后，原则上应放弃此治疗方法，必要时务必调整用药方案，除地塞米松和利多卡因外勿用其他药物。

第三节　关节腔外周神经及软组织注射治疗的并发症

一、关节腔和关节腔周围注射疗法的并发症

我国60岁以上老年人已超过1亿3千万，随着人口老龄化，老年骨关节疾病亦日益增多。虽然中医药、激光、射频、理疗、针刀、手术等治疗方法甚多，关节腔内外和周围注射治疗药物仍是一种有效缓解疼痛症状的治疗方法。常见的关节疼痛除小关节之外，注射治疗常用于肩、髋、肘、膝、踝关节等部位。消炎镇痛液中多含有皮质类固醇激素，是急性和慢性骨关节病常规多种疗法的一种辅助治疗药物，但类固醇药物关节腔内注射尚存在争议，而且有人认为连续注射不能超过5次，以免加重骨质疏松症状；关节腔注射多在疼痛门诊操作，就诊患者多不使用抗生素，此种治疗尚有引发感染之虑。

病案举例如下。

例22　患者，女，60岁。右膝骨性关节炎。关节腔内注入消炎镇痛液10 ml，1次/周，于第2次注药后3 d，患者膝痛症状加重，体温38 ℃，关节周围红、肿、热、痛伴活动受限，消毒后抽取囊液为黄色、浑浊，实验室检查白细胞数大于200/mm^3（正常小于200/mm^3），诊断为关节腔感染，遂住院治疗，囊内用庆大霉素16万U，每天冲洗1次，石膏托固定患肢，限制活动，全身应用抗生素，1周内好转，2周痊愈，无后遗症。

例23　患者，女，60岁。骨性膝关节炎。行右膝关节腔注药1次，3 d后关节红肿，疼痛加剧，体温升高，经关节腔内冲洗，注入庆大霉素及全身抗感染治疗痊愈。

例24　患者，男，56岁。右髋部疼痛数月，口服药物效果不佳，临床检查可疑右髋滑膜炎症，未做X射线检查，行前路髋关节囊内注入消炎镇痛液，1次/周，症状减轻，第4次注药后症状反而加重，MRI检查示股骨头无菌性坏死。（注：有一组13例股骨头坏死病例，其中8例和应用激素有关。）

二、外周神经阻滞的并发症

例25　患者，男，59岁。1年前因感冒合并卡他性中耳炎，1个月后耳鸣，半年后听力下降，诊断为神经性耳鸣，星状神经节阻滞8次治疗后，Horner征持续不能消退，操作者当日为寻找骨性标志，反复穿刺4～5次，第2天患者自诉看书时眼痛不适，头部CT检查无异常。经治疗眼睑下垂好转，但瞳孔仍小于对侧。

分析：星状神经节阻滞常用于突发性耳聋、神经性耳鸣、梅尼埃病的治疗。该病例，医者在神经阻滞操作中，反复穿刺寻找骨性标志，损伤交感神经链，导致Horner征持续存在。

例26　患者，男，60岁。肩周炎，行右侧前、中斜角肌肌间沟臂丛神经阻滞。穿刺中患者轻咳，穿刺成功后注入0.375%布比卡因20 ml。次日下午患者感呼吸困难，经X射线拍片提示右侧张力性气胸，肺压缩60%，气管移位。经胸腔穿刺，闭式引流，抗感染治疗，3周后出院。

例27　患者，女，43岁。因颈项强直及左上肢疼痛加重诊断为颈肩综合征，查左侧$C_{5\sim7}$椎体前缘有轻度骨质增生，行肌间沟神经阻滞，注入1%利多卡因5 ml、泼尼松50 mg、维生素B_{12} 1 mg，症状缓解，5 d后第2次穿刺治疗，3 d后上肢疼痛症状加重，活动受限，给予维生素类药物无效，前臂及手感觉消失，前臂不能内收、外展、上举，肱二头肌、桡肌腱反射减弱及大小鱼际肌有萎缩，肌力Ⅲ级，诊断为臂丛神经麻痹。后行左侧星状神经节阻滞，加用ATP 20 U、辅酶A 50 U，隔日1次，治疗6次，症状和体征基本消失，正常后改服B族维生素类药，1个月后痊愈。

例28　患者，男，32岁。左侧腰腿疼痛，腰大肌肌间沟注射消炎镇痛液10余次无效。8个月后左

臀部脓肿形成，经手术证实为骶髂关节结核，误诊误治近 1 年，最终引起医疗纠纷。

分析：该病例因治疗前未掌握治疗适应证、未做必要检查、未请相关专科医师会诊、盲目治疗所致。

三、软组织注射引起的并发症

例 29　患者，女，33 岁。因菱形肌肌筋膜疼痛综合征要求阻滞治疗。嘱患者俯卧位，于两侧脊椎旁穿刺注入消炎镇痛液，穿刺中患者偶有轻咳未引起注意。6 h 后患者感呼吸困难，遂做 X 射线透视和拍片发现右侧胸腔积气，行穿刺排气，置入闭式引流，1 周后痊愈。

分析：穿刺针误入胸腔致闭合性气胸。值得注意的是，因穿刺针细，肺损伤发生呼吸困难多在数小时后，门诊治疗时务必注意。

例 30　患者，女，72 岁。左侧跟周疼痛，诊断为跟腱炎。行跟腱注射消炎镇痛液 1 次，7 d 后疼痛加重，在某专科医院诊断为跟腱不全断裂，手术缝合跟腱后行走时疼痛症状缓解。

分析：跟腱几乎无再生能力，跟腱内注射应为禁忌，必要时可行跟周注入小量消炎镇痛液治疗，并要求限制患者活动。

综合点评：

1. 轻诊断、重治疗　某些疼痛临床医师未经正规培训且基本理论、基本技能、基本操作不熟悉，存在“头痛治头、脚痛治脚”现象，未了解疼痛机制，未做必要检查，不了解局部解剖，盲目治疗带来严重后果。

2. 消炎镇痛液配制太多太杂　某些疼痛工作者，将十余种治疗药物联合使用，不了解药物性能、pH 值、复合后药理性能及不良反应，甚至中、西药物混合一起，形成堆集现象。

3. 滥用激素引起不良后果　激素有抗炎、抗过敏、抗休克多种药理效应，在国内疼痛治疗中多复合激素，一般主张小剂量为妥，如曲安奈德，一次用量最多不超过 25 mg，但有的医师用量达 100 mg，殊不知大量使用激素不但可使免疫功能下降，还可引起性功能障碍、兴奋失眠等精神症状及股骨头坏死等，使用中应充分注意，激素是“双刃剑”，应权衡利弊后正确使用。

4. 无菌操作至关重要　疼痛治疗多在门诊操作，如消毒不严发生感染，后果十分严重，甚至引起医疗纠纷。

（王春亭　马　玲　程静林）

第十五章　神经病理性疼痛

神经病理性疼痛（neuropathic pain）是指神经系统发生结构改变和功能障碍的疾病，其病因可能与外周或中枢神经系统损伤、感染、代谢紊乱、梗死等有关。临床特征为搏动性疼痛、灼痛、发作性撕裂痛以及痛觉过敏和（或）触诱发痛；运动神经和自主神经功能不同程度的受损。Michael将神经病理性疼痛分为三种类型：①中枢性疼痛，包括脊髓和脊髓水平以上病变引起的疼痛；②周围神经性疼痛，包括颈、胸、腰、骶放射性疼痛和脊神经分支损伤引起的疼痛；③交感神经相关性疼痛，包括复杂性区域疼痛综合征等。本章主要介绍中枢痛、痉挛性疼痛、带状疱疹后神经痛、复杂性区域疼痛综合征和糖尿病性神经病变。

第一节　中枢痛

1938 年，Riddch 已提出中枢痛（central pain）是中枢神经系统损害产生的自发性疼痛。国际疼痛学会（IASP）提出中枢痛的新概念是：由中枢神经系统的病变或功能失调引起的疼痛。中枢痛的核心是中枢神经系统内的原发过程，病变在脑和脊髓内，由多种性质所致。外周引发的疼痛虽伴有中枢机制，但不归属于中枢痛。

丘脑痛（thalamic pain）是最典型和最常见的中枢痛，而且各种中枢痛也常被笼统地认为是丘脑痛。其实脑和脊髓的各种病变，从脊髓后角灰质或三叉神经脊束核至大脑皮质之间沿感觉神经通路轴索行程中，任何水平的病变都能引起中枢痛。

【病因】 中枢痛的病因很多，难以归类，一般可有如下原因。

1. 脑和（或）脊髓血管病变　血管源性损害产生撕裂样或持续痛等症状。如脑或脊髓蛛网膜下隙出血、脑梗死（丘脑梗死）及血管畸形等，可呈急性或慢性进行性疼痛。

2. 脑、脊髓创伤性损害　不论脑或脊髓外伤后，早发或迟发性中枢痛临床均较为常见。

3. 癫痫　症状性或原发性癫痫发作，尤其局灶性感觉性癫痫，或原发性癫痫频繁发作间歇期中枢痛。

4. 中枢神经系统脱髓鞘疾病　如多发性硬化、急性播散性脑脊髓炎，临床上可见以疼痛为主诉首诊，而且有的患者疼痛症状贯穿临床始终。

5. 占位性病变　脑或脊髓中枢有部分原发肿瘤、转移瘤，特别刺激或破坏了感觉中枢通路者中枢痛明显。

6. 中枢神经系统感染　结核、新型隐球菌、螺旋体、寄生虫、病毒等病原微生物引起的脑、脊髓或其中枢实质损害，临床疼痛突出。

7. 运动障碍性疾病　临床可见肌张力障碍，如帕金森病中枢痛。

8. 中枢神经系统变性病　如脊髓、延髓、脑桥空洞症和脊髓亚急性联合变性等。

9. 其他　如难以归类和不易定位的中枢痛。

【发病机制】　中枢痛的发病机制复杂，有较多研究学说，有些疼痛机制尚不清楚。有学者研究提出，根据中枢不同部位、不同的疾病性质，结果产生的疼痛机制亦不同。通常认为：①中枢痛疾病的病变涉及脊髓丘脑束路径，包括间接的脊髓网状丘脑束、脊髓中脑投射纤维，表现为痛、温觉的敏感性异常。②以丘脑为核心的中枢性疼痛，包括丘脑腹后核、丘脑网状核、丘脑正中核和丘脑板内侧核区刺激性病变。③脊髓内侧丘系传导通路和大脑皮质感觉神经元产生的疼痛机制资料甚少。④脊髓本身病变所致的中枢痛，其感觉超敏反应可能与丘脑腹后区下行激动（易化）系统兴奋性增加有关，或认为脊髓损害后感觉传入的缺失造成神经调节机制紊乱，导致中枢兴奋性增高；也有学者提出主要触发内脏及交感神经传入增多，使非特异性传导系统长时放电并向上传导，引起皮质兴奋性（或觉醒水平）升高及情绪反应，使患者感受剧痛。

有关中枢痛的细胞机制，在分子生物学中各种物质如一氧化氮、中枢神经递质（5-羟色胺、去甲肾上腺素、乙酰胆碱）及受体参与的疼痛活动机制尚在深入研究中。

【临床表现】

1. 疼痛发生的时间　中枢痛继发于中枢神经系统的病变或功能障碍之后，可即刻出现，也可延迟数月或数年之后疼痛，大多数在数日或数月内发生。刘合玉近期在临床中统计脑出血患者36例，其中22例为基底节出血，表现为中枢痛者13例，从发病到出现中枢痛间隔时间为18 d到17个月。

2. 疼痛的部位　中枢痛多发生在躯体感觉减退、感觉缺失或感觉异常的部位，范围大者可以累及全身、半身、整个肢体或头面部，范围小者可以只是局部，少数患者没有感觉障碍区域，但是，仍然能出现中枢性疼痛，而且有些患者疼痛的部位不是固定的。王育新（2006年）临床研究脑卒中后中枢痛（central post-stroke pain，CPSP）15例，结果CPSP均伴有躯体感觉异常，疼痛部位基本上与感觉异常的分布一致。

大多数中枢痛是广泛分布的而不是散在分布的，一般中枢痛面积大，难以定位，但根据解剖生理学特点，病变位置决定疼痛部位（15-1）。

表15-1　常见病变与中枢痛部位

疾病种类或病变位置	中枢痛常见部位
中风（脑出血或脑梗死）后	脑损害对侧半身；除面部的整个半身；同侧面部，对侧半身；一侧上肢（或面部）；一侧上肢或（和）下肢
内囊后肢或丘脑腹后区域多发性硬化	对侧半身；对侧上肢或（和）下肢下半身；单侧或双侧下肢；一侧上下肢；单侧面部；口周
脊髓空洞症	一侧上肢和胸背部；单侧上肢；一侧胸部，单侧下肢
脊髓损伤	颈部以下；下半身；会阴部；单侧下肢

中枢痛包括浅表痛、深部痛以及浅深混合痛，一般以皮肤高敏性发生率高，故浅表痛占大多数。

3. 疼痛的性质　中枢痛可以是任何性质、任何形式，强度可高可低，各种内在或外界的刺激，如触物、寒冷、情绪波动等常常可以诱发或加重疼痛。烧灼样痛是最常见的疼痛类型，其他各种性质的疼痛如刀割样痛、针刺样痛、撕裂样痛、压榨样痛、紧缩样痛以及放射痛、牵拉痛、隐痛、跳痛、蜇痛等也可以单独或合并存在。

国外学者把中枢痛分为七大症状，分别用其首字母“MDHASCP”描述。

（1）肌肉痛（muscle pains）：又分为运动痛（kinesthetic dysesthesia）和静止痛（isometric dysesthesia），患者主诉肌肉有被钳夹，挤压或撕裂的感觉，极度疼痛者被制动。

(2) 痛觉异常 (dysesthesia): 痛觉分布于四肢远端与鼻、唇部，有远端优势 (distal predominance)，包括自发和诱发痛，诱发痛有时间总和、时间延搁现象。

(3) 痛觉过敏 (hyperpathia): 指对伤害性刺激的反应增强，多为脊丘束受损，当刺激达阈值时，引发过强 (overshoot) 的痛觉。

(4) 触诱发痛 (allodynia): 是一种由非伤害性刺激引发的疼痛。

(5) 刺痛 (shooting 或 lancinating pain): 一种阵发性痛，类似电击，包含精确定位信息。

(6) 循环痛 (circulatory pain): 呈针扎样 (pins and needles)、刺戳样 (stings or jabs) 或踩在碎玻璃上的感觉。

(7) 蠕动痛或内脏痛 (peristaltic or visceral pain): 指传递内脏痛的神经受损伤，患者感到消化道胀气和膀胱胀满样的灼痛。常见四肢瘫患者的中枢痛。

以上疼痛性质在一位患者身上不是固定不变，而是多样可变的。

4. 疼痛的持续时间　中枢痛是一种慢性顽固性疼痛，大多数疼痛持续存在，可以阵发性加重，一般没有无痛间隔。但是，有些中枢痛可以间歇出现，例如多发性硬化有间歇性疼痛，部分癫痫发作患者，疼痛症状反复出现，且有阵发加剧，存在明显无痛间隔。据统计脑出血后中枢痛 13 例中，11 例为持续性，2 例有无痛间隔，间隔时间 2 ~6 h 不等。

5. 中枢痛的影响因素　皮肤受到刺激、身体运动、内脏刺激、神经和情绪的改变均可影响中枢痛。

6. 中枢痛的神经症状和体征　中枢痛常与神经系统损害出现的症状和体征相伴随，如常见头痛、头晕、偏瘫、截瘫、单瘫、失语、共济失调、括约肌障碍、脑神经损害以及躯体的感觉障碍等。此外，疼痛部位的感觉异常和感觉过敏也是中枢痛的常见症状，如轻微的触摸、冷热等正常刺激即可引起剧烈的疼痛反应。但是，中枢痛与肌肉机能、协调、视觉、听觉、前庭机能及高级皮质机能的异常无关。

【诊断要点】

1. 病史　患者存在中枢神经系统的病变或功能障碍，疼痛继发于之后，可即刻出现，也可延迟数月或数年发病，疼痛多呈慢性进行性加重。

2. 症状　疼痛表现为各种性质和各种形式，强度可高可低，范围可大可小，持续时间可长可短，各种外界或内在的刺激常可诱发或加重疼痛。

3. 体征　可存在感觉异常、感觉过敏等现象，多伴有肢体中枢性瘫痪或语言、精神障碍等中枢神经系统的阳性体征。

4. 辅助检查　行脑和 (或) 脊髓 CT、MRI、CT 血管造影 (CTA)、磁共振血管成像 (MRA)、数字减影血管造影 (DSA) 和正电子发射计算机断层扫描 (PET) 等神经影像学检查多有阳性发现，如显示出血、梗死、肿瘤占位或脊髓空洞等异常。

【治疗原则与治疗方案】 中枢痛的治疗难度比较大，至今尚难提出特别有效的治疗方法，临床对中枢痛治疗的多种疗法通常只是减轻疼痛，而很难彻底根治疼痛。对中枢痛症状较重者，临床上可采用几种治痛方法联合应用能够取得止痛的满意效果。

(一) 药物治疗

1. 抗抑郁药　抗抑郁药本身具有较好的镇痛作用，同时又能明显改善中枢性疼痛患者的抑郁症状，在中枢痛治疗中较多选用。常用的抗抑郁药包括：阿米替林、多虑平、帕罗西汀、氧伏沙明、氟西汀、黛力新等。其中，阿米替林 (amitriptyline) 50 ~100 mg/次，2 ~3 次/d，口服较常用。

2. 抗癫痫药　通过不同的途径、不同药理学抑制系统减少病变区神经元的异常放电，从而达到减轻中枢痛。临床常用抗癫痫药有卡马西平、苯妥英钠、丙戊酸钠和氯硝西泮等。其中，卡马西平 (carbamazepine，tegretol) 0.1 ~0.2 g/次，2 ~3 次/d，疗程 3 ~6 周，可首选。

3. 抗心律失常药　作用于中枢和周围神经系统的离子通道，抑制神经细胞 Na^+ 内流，降低神经元的病理活动。常用于治疗中枢痛的抗心律失常药有利多卡因、美西律 (mexiletine)、妥卡尼 (tocainide)

等。其中，利多卡因1 mg/kg试验性一次性静脉注射，继而1 mg/kg，30 min缓慢静脉滴注，以后酌情调节，同时观察心律，呼吸变化，预防发生不良反应。

4. 镇痛药　传统观念认为，镇痛剂不是中枢痛的首选治疗用药，中枢痛对阿片类呈低敏感性。但现代观点认为可选用镇痛药：罗通定（rotundine）30～60 mg/次，3～4次/d，口服，或曲马朵（tramadol）作为联合用药0.1～0.2 g/次，口服；芬太尼和吗啡的控缓释制剂更为常用。

5. 其他药物　一般作为辅助药物应用包括肾上腺素能和胆碱能药物，如毒扁豆碱（physostigmine）和新斯的明（pyridostigmine），用于中风后中枢痛，可使多数患者缓解疼痛。有报道纳洛酮（naloxone），一次大剂量（25～50 mg）注射，疼痛可获长期持续缓解。β受体阻断药：普萘洛尔（propranolol，心得安）大量用能增强多塞平（doxepin，多虑平）的抗抑郁止痛作用。可乐定（clonidine）150 μg，硬膜外给药止痛。

（二）毁损及手术治疗

1. 脑内止痛

（1）丘脑核团毁损术：丘脑是各种感觉的最后一级神经元转换站，可以毁损的核团有腹后内侧核（VPM）、腹后外侧核（VPL）、中央中核（CM）、束旁核（PF）、中央旁核（PC）、中央外侧核（CL）及丘脑枕核等。经过选择性丘脑核团毁损其短期疗效显著，但其并发症有相关感觉分布区感觉减退或迟钝，有些患者远期疼痛复发，故可选择与脑内其他核团或结构联合毁损，能增强止痛效果，减少并发症。

（2）中脑传导束毁损术：中脑的脊髓丘脑束和三叉丘系分别是躯体和头面部的痛觉传导到达丘脑之前在脑内走行最集中的部位，也是切断脊髓丘脑通路止痛的理想部位，可以用较小的毁损灶较满意的切断痛觉通路，适用于完全半身疼痛患者。若仅躯干痛选对侧中脑脊髓丘脑束毁损，头面痛选对侧中脑三叉丘系毁损，手术须采用脑立体定向技术，要求精确性较高。

（3）双侧扣带回前部毁损术：扣带回在解剖上联系着纹状体、前丘脑、隔区、穹隆、海马、边缘系统和额叶皮质，对控制各种行为，精神状态和情绪反应具有重要作用。慢性疼痛患者往往伴有情绪和精神状态的异常，而且疼痛与情绪的联系也非常密切。扣带回毁损切开后，疼痛患者的焦虑、忧郁、恐惧与强迫等症状得到改善，疼痛也会有明显缓解。近年来，扣带回前部毁损术已成为治疗顽固性疼痛的一种常用手术方式，常进行双侧扣带回前部毁损，能够获得较好的止痛效果。

2. 脊髓止痛

（1）脊神经后根切断术：适用于躯干、四肢的节段性疼痛或区域性疼痛，手术切断范围应包括疼痛水平上下各2个神经根，一般需要切断相邻的3～4个脊神经后根才能产生一个带状的感觉丧失。脊神经后根切断后，不仅其分布区域的痛觉丧失，其他深浅感觉也均丧失，远期观察有局部营养异常。

（2）脊髓后根入髓区（DREZ）毁损术：毁损脊髓后角Rexed Ⅰ～Ⅳ板层，痛觉传导的二级神经元部位，毁损后能部分破坏脊髓丘脑束和脊髓网状束，减少疼痛冲动的上行传递。当毁损DREZ后，脊髓后外侧束（Lissauer束）的调节功能发生改变，起到一定的止痛作用。该手术适用于臂丛或腰丛神经撕脱伤后疼痛、脊髓损伤或截瘫后疼痛、残肢痛或幻肢痛以及带状疱疹后神经痛。

（3）脊髓前外侧束切断术：脊髓前外侧束主要为脊髓丘脑侧束，位于脊髓的前外侧，是痛、温度觉的主要传入通路。切断脊髓前外侧束可阻断痛觉的二级传导通路，也可阻断非特异性痛觉传导通路，疗效肯定。若疼痛在一侧上肢、上腹部和胸部，行C_2水平的脊髓前外侧束切断；若在下肢、会阴部、下腹部痛，做T_2水平的脊髓前外侧束切断。疼痛在中线或双侧者，可切断两侧脊髓前外侧束，但在高颈髓不宜行双侧切断，以免引起呼吸肌麻痹。

（4）脊髓前连合切开术：可以切断两侧痛觉传导的二级交叉纤维，用一次手术解除双侧或中线部位疼痛，同时可避免损伤脊髓其他传导通路。该手术用于治疗躯体双侧、中线部位疼痛。该项手术在C_4～T_1节段切开治疗上肢痛，胸背部疼痛选$T_{2\sim8}$节段，腹部、盆腔和下肢痛选T_7～L_1节段手术。

（5）慢性电刺激镇痛术：慢性电刺激会引起中枢神经系统某些神经递质的改变，激发内啡肽产生，抑制或阻断痛觉传导，从而达到镇痛效果。常用慢性电刺激部位有脊髓背角、丘脑腹后外侧核（VPL），腹后内侧核（VPM）、三脑室后下部脑室旁灰质（PVG）和导水管周围灰质（PAG）等。慢性电刺激的近期镇痛效果较好，远期疗效有所减退。

（刘合玉）

第二节　痉挛性疼痛

痉挛性疼痛（spasmus pain）为因牵张反射兴奋过度引起的肌张力增高，强直性肌肉收缩，刺激感觉神经发放传入冲动产生的疼痛感受。痉挛性疼痛病因复杂。病变部位在中枢神经系统、周围神经以及肌肉的病变都可引起，而且很多痉挛疼痛尚原因不明。

【病因】 痉挛性疼痛确切病因尚不清楚。据临床和基础相关研究认为，所有急性、亚急性和慢性病变使神经系统、神经肌肉接头和肌肉本身接受刺激引起肌痉挛发作，均可产生疼痛。如各种炎症、创伤、血管疾病、变性病、占位病变压迫及缺氧性损伤等均可诱发痉挛性疼痛。

【病理生理】 痉挛性疼痛病理生理学基础不完全清楚。观察肌张力异常可能是由于通往脊髓的运动通路和神经元间环路的网状脊髓束和其他下行通路的输入信号平衡改变，以及皮质脊髓系统之间的完整性受损造成的。可以观察到脊髓运动器的下行张力或输入兴奋与抑制信号丧失，兴奋与抑制控制的节段性平衡改变，去神经支配超敏感现象以及神经元芽生。一旦出现痉挛状态，缓慢缩短的肌肉可发生一系列物理变化，如缩短和挛缩，从而进一步造成肌强直疼痛。

据生理学研究证实，网状脊髓束投射纤维被阻断，是痉挛状态形成过程中的重点。脊髓损伤时，双侧锥体束和网状脊髓束损伤能产生严重的痉挛状态和屈肌痉挛，表现屈肌群张力增高，伸肌群无力。大脑损害同时累及4区和6区（Brodmann分区）可致对侧痉挛状态伴轻偏瘫。

观察健康受试者，快速肌肉伸展并不会导致反射性肌肉活动超过正常短反应时间的腱反射，相比之下，痉挛状态患者在痉挛肌肉伸展时则会出现肌肉收缩时间延长并诱发疼痛。通常急性损伤后痉挛状态在第1个月内，肌肉活动改善是靠伸展增强进行，然后阈值保持稳定水平，1年后才逐渐下降。

发生痉挛性疼痛时，脊髓运动神经元，神经元间连接和局部反射通路的兴奋性出现一系列神经生理学改变，H－M比率和F波幅增高，α运动神经元兴奋性增加。另有研究，据肌梭Ⅰα传入纤维的记录判断，人类痉挛状态时肌梭敏感性并不增强，疼痛的敏感性亦有差异。

人体痉挛肌肉局部注射麻醉药，可通过影响γ运动神经元减轻痉挛状态，缓解疼痛。当Renshaw细胞接受下行运动通路的传入信号，运动神经元侧支反向轴突刺激Renshaw细胞，而后者又可抑制γ－运动神经元的活动。痉挛状态时Renshaw细胞活性并未明显降低。拮抗肌之间的相互抑制是由Ⅰα抑制性中间神经元介导的，后者同时接受下行运动通路的传入信号。肌痉挛时Ⅰα通路活性改变已得到证实。作用于α运动神经元初级传入末梢的抑制性中间神经元也影响局部神经通路。最终，中枢神经系统（central nervous system，CNS）内新的异常神经连接的形成和可逆性，影响痛觉中枢，是痉挛性疼痛中某些事件相互发生的另一种理论解释。

【临床表现】 痉挛性疼痛是神经系统疾病中的一个常见症状，多种疾病均可表现痉挛性疼痛，包括脑、脊髓、周围神经和肌肉病变等。痉挛性疼痛发病率不清楚，但其中痉挛状态已报道全世界＞1 200万患者，另外，痉挛状态并非都是痉挛性疼痛。

（一）中枢神经痉挛性疼痛

1. 大脑皮质及皮质下病变　大脑皮质运动、感觉区刺激性伤害，如多发性硬化、脑缺血或出血性卒中、脑外伤后、脑肿瘤、脑炎、缺氧性或中毒性脑病，局部性癫痫发作和特发性大脑变性等，根据神经损害的病理生理学，按功能定位，表现出身体相应部位痉挛性疼痛，病变范围可大可小，如某个趾指、一侧口角、一个肢体、一侧下肢（腓肠肌痉挛多见）、半身、躯干部位或呈全身发作。痉挛性轻重与疼痛程度有关，可见肢体变形，姿位异常，呈痛苦面容，呻吟或尖叫。发作时间几秒至几小时不等，可为偶发、频发或呈连续状态，伴发症状多为自主神经功能异常，如全身大汗，皮肤黏膜苍白和呼吸、血压、脉搏、体温改变，少数大小便失禁，甚者窒息样改变（作者遇到疼痛发作时呼吸骤停经抢救好转），心律失常，急需抢救处理。危重患者得不到救治有猝死报道。

2. 丘脑病变　丘脑作为感觉神经中枢第三级神经元转换站，一旦损害产生丘脑痛（thalamic pain），同时疼痛受累区有不同程度肌痉挛。丘脑痛系一种慢性中枢性疼痛，又称丘脑疼痛综合征。丘脑痛发生机制尚不清楚。已知丘脑传入系统障碍，失去大脑皮质抑制，受损害性感觉神经系统活动活化，可诱发痛觉过敏及自发痛，或因丘脑内板内侧核兴奋也可致痛，另外，遗传因素和个体特异体质与丘脑痛相关。近年报道有关神经递质如内源性阿片类物质、去甲肾上腺素、5－羟色胺等参与疼痛的病理生理过程。

（1）丘脑痛症状：疼痛位于病灶对侧，好发肢体远端，颜面痛少见，呈广泛、深在或表浅性，痛的性质难以形容，呈发作性、撕裂性、牵扯性及烧灼性，有的持续痛，性格改变，抑郁不安。轻触患肢或温度刺激有过度反应，有感觉减低体征，痛觉过度。甚者，震动、压迫、声响、气味、光亮等刺激均可引发疼痛。除疼痛外，查体征可见病灶区肌紧张或肌强直，特征性丘脑手，肌强直甚者疼痛更明显。

（2）丘脑痛病因：多见丘脑纹状体或膝状体动脉供血区的脑梗死或其他脑血管病、脑外伤等，常在病后半年至1年疼痛明显，但丘脑肿瘤疼痛少见。丘脑痛是一种较顽固的疼痛，治疗亦较棘手。

3. 低位脑干病变　脑干的脑桥和延髓病损出现疼痛早被人注意，例如Wallenberg综合征出现疼痛，脑桥肿瘤包括结核瘤是脑桥痛的常见原因。延髓血管病（尤其是延髓橄榄核的后部软化）、延髓空洞症、多发性硬化、延髓肿瘤以及少见的延髓出血是延髓痛的原因。

脑桥病变时疼痛出现于病灶对侧颜面及上下肢，延髓病变时，病灶同侧面部及对侧肢体痛，呈交叉性，而且以延髓痛多见。起病时间在发病早期，病后数日，数周或数月。

脑桥、延髓痛特点：疼痛性质呈撕裂、烧灼或捣碎样剧痛，呈间歇持续性或发作性加重。痛的部位在病损对侧，深或浅在，以上肢外前臂、手、胸部痛重，腰背部及下肢也受累，局部有感觉障碍，提示脊髓丘脑束部分受损。延髓和脑桥痛时，疼痛部位肌紧张，有的呈肌痉挛发作，甚者呈中线强直状态（我们收治1例中年患者，发作性全身痉挛痛，按延髓血管梗死诊治好转）。

4. 脊髓病变　脊髓实质病变引起痉挛性肢体和躯干疼痛为脊髓痛，主要位于脊髓后索、后角，尤其是脊髓丘脑束的损害。

（1）脊髓后索痛：脊髓后索是非痛觉传导束，当后索受损时，因髓内机制引发后索痛。后索痛呈闪电样，从上向下放散，屈颈可引发，疼痛沿脊柱达上、下肢，并躯干僵硬，称为放电征（Lhermitte征）。见于多发性硬化、脊髓痨患者。

（2）后角痛：脊髓后角内有痛觉第二级神经元，当损害时于病灶同侧后角支配区出现疼痛或痛觉过敏，呈节段性分布。常因早期刺激性损害，同时，相应支配区可见肌痉挛状态。如脊髓内出血、脊髓空洞症、脊髓肿瘤等，疼痛时间据病变性质可达数小时、数日、数月或数年。注意临床上脊髓后根刺激性疼痛与后角痛不易区别。

（3）脊髓丘脑束痛：脊髓丘脑束损害时表现传导束性痛。特点是病灶以下出现性质难以形容的，定位不具体的疼痛，叫做束性痛。例如脊髓丘脑束正中交叉部损害，在相应双侧对称性支配区出现疼痛。脊髓丘脑前束损害时在病灶对侧出现疼痛。据脊髓丘脑束损害程度轻重，呈完全或部分性，其束性痛程度有差别。束性痛时伴发有感觉过敏、异常感、蚁行感或烧灼痛，类似于丘脑症候群。

脊髓外伤束性痛早期就可见到，外伤数小时或数日（1周左右）出现疼痛，触碰可增强，一般持续时间达1个月。Brown－Séquard综合征在病灶同侧有后索痛，病灶对侧脊髓丘脑束性痛。

脊髓空洞症有后角痛及节段型分离性感觉障碍。疼痛分布与后角支配区相一致。颈髓空洞时疼痛多见上肢，但远离病灶区也痛。性质以电击或烧灼样伴客观感觉障碍，疼痛呈发作性或持续性，以自发痛常见。

由于脊髓丘脑束与脊髓锥体束相邻，束性痛常伴骨骼肌痉挛，或因锥体束刺激致痉挛性疼痛。

（4）脊髓痨性电击痛：因脊髓特异感染，脊膜增厚，后索、后根退行性变，腰骶段更甚，好发于下肢为主的短促阵发钻痛及撕裂样、烧灼样、刀割样或电击样剧痛，并发短暂肌痉挛。常经胸腰髓支配区垂直向深部发展，达下肢胫骨内缘、足趾部，而躯干、上肢或颜面痛少见，少数应与三叉神经痛、内脏痛、心绞痛、急腹症相鉴别。

（二）周围神经痉挛性疼痛

1. 脑神经痛　痉挛性疼痛以脑神经病变为主者，可见三叉神经痛患者痛性抽搐（tic douloureux）。其系面部肌肉反射性抽搐，患侧口角上提，伴面红、皮温高、结膜充血、流泪等。非典型面痛（atypical facial pain）常因紧张、人格障碍而致颜面僵硬及下面肌双侧深在、弥散、模糊不定疼痛。偏侧面肌痉挛（hemifacial spasm）多见特发性面部不自主阵挛性抽动，甚者累及颈阔肌，其明显疼痛少见，但受累肌呈深在不适、困、隐痛或麻木感（我们收治一例舌咽神经痛患者，发作时咳嗽、喉鸣、闭气，住院1个月余改善）。

2. 脊神经痛　31对脊神经单根、多根或全部周围神经受到刺激性伤害均可引起肌痉挛性疼痛。

（1）枕神经痛（occipital neuralgia）：枕神经是枕大、枕小和耳大神经分布区疼痛的总称，起于 $C_{2\sim3}$ 脊神经。枕神经痛又称为上颈源性头痛，可因颈椎上段骨关节病、炎症、肿瘤压迫等发病。其表现多为一侧性，自枕部向头顶（枕大神经）、乳突部（枕小神经）和外耳（耳大神经）放射，呈持续钝痛，阵发加剧，触诊颈枕部肌痉挛，局部压痛或感觉减退，转头、咳嗽或喷嚏时加剧。

（2）臂丛神经痛：臂丛由 $C_5\sim T_1$ 脊神经前支组成，支配上肢运动和感觉，臂丛神经刺激症常见臂丛神经炎（brachial neuritis）：泛指肩胛带、上肢痛，多见单侧，并局部肌痉挛、肌无力，晚期肌萎缩。病因不明，可能为变态反应病，常见成年人，有感染史、创伤或家族史、对症治疗后数周或数月恢复，有的恢复不全。

继发性臂丛神经痛，因邻近组织受压（外伤、肿瘤、炎症、软组织病变）致肩、上肢痛及肌痉挛，于活动或夜间明显，阵发加剧。

（3）颈椎病：因颈椎间盘退行性变，骨质增生，使颈神经根或脊髓受压，呈强迫头位，表现上肢痛、局部肌痉挛、凝肩、中、老年男性多见，病程慢，反复发作。另外，肩关节周围炎的肩手痉挛性疼痛、腰椎病、腰肌劳损的腰背肌痉挛性疼痛等均与脊神经损害有关。

（4）肋间神经痛（intercostal neuralgia）：由于胸膜炎、肺炎、主动脉瘤和胸椎、肋骨外伤、骨膜炎、肿瘤、带状疱疹等继发性损害肋间神经，产生肋间神经支配区疼痛综合征。临床特点为一个或几个肋间持续痛，深呼吸、咳嗽、转身运动加剧。查肋间皮肤感觉过敏，胸背部肌紧张，肋骨边缘压痛。

（5）坐骨神经痛（sciatica neuralgia）：坐骨神经由 $L_4\sim S_3$ 神经根组成，经臀向下分布于下肢，因原发性坐骨神经炎和继发性神经根、干受压，以及炎症刺激、外伤等引起坐骨神经疼痛综合征。表现下肢后部放射性痛，行走牵拉或夜间易加重，呈特殊姿势，腰部运动受限，查脊旁肌、腘臀肌痉挛，下肢后部多处压痛点，Lasègue 征阳性等。

（6）股神经痛（femoral neuralgia）：股神经由 $L_2\sim L_4$ 脊神经组成，是腰丛中最大分支，因腰椎、骨盆、股骨处外伤、炎症、压迫及血管病等损伤致痛，又称 Wassermann 征。表现步态细小，病足拖曳，屈膝引发大腿前面和腹股沟区痛，膝反射弱，股四头肌痉挛，大腿水肿、青紫等。

（三）肌肉痉挛性疼痛

肌肉痉挛是临床常见症状，包括骨骼肌和平滑肌本身的肌细胞代谢障碍、肌膜电位异常、肌营养障碍，遗传因素或不明原因者，发病于身体任何部位。由于肌肉形态改变，肌张力障碍，当强烈收缩时可产生痉挛性疼痛。

1. 持续性肌纤维活动症　又称假性肌强直征（pseudomyotonia）、神经性肌强直征（neuromyotonia）。

其病因不明，各年龄均可受累，5～60岁间皆有发病，病情在数月或数年内逐渐进展增重。无论在静止或活动状态时肌肉均呈持续性收缩，伴有剧烈疼痛，一般先侵犯手足，以后向面部及咽喉部肌肉、舌肌和肢体、躯干肌肉蔓延，有广泛肌肉颤搐，可发生窒息，由于吸入性肺炎而死亡。

2. 糖原沉积病　该病是遗传性糖原代谢障碍，其分型较多，其中与肌病痉挛性疼痛有关的主要有Ⅴ型和Ⅶ型。

（1）肌糖原沉积病Ⅴ型：又称 McArdle 综合征。本型仅限于骨骼肌中肌磷酸化酶缺陷，肌糖原不能分解，糖原主要沉积在骨骼肌中。多在青少年起病，活动后易疲劳，剧烈运动后肌痉挛，无力，疼痛，受累肌肉按之坚实，休息几分钟后缓解，或静脉注射葡萄糖减轻症状，运动后见暂时性肌红蛋白尿，久病者肌萎缩，肌肉缺血运动试验测血中乳酸浓度不增加有助诊断。

（2）肌糖原沉积病Ⅶ型：又称 Tarui 病。本型为肌肉中磷酸果糖激酶缺陷，致使糖原在骨骼肌中沉积，患者红细胞中磷酸果糖激酶活性明显下降。起病于童年，剧烈活动后肌肉强直性痉挛收缩被动牵引产生疼痛、无力，伴恶心，可继发肌红蛋白尿，血清 CPK 活性中度升高。休息时无异常。

3. 僵人综合征（stiff－man syndrome）　又称 Moersch－Woltmann 综合征、全身性肌强直综合征、进行性肌僵硬。年龄不拘，多见男性，病因不明，有报道与脊髓或脊神经根敏感激惹有关。受累肌自躯干向四肢发展，呈板样强硬，因主动肌和拮抗肌同时痉挛，活动受阻，关节固定。表情肌、吞咽肌、呼吸肌亦累及。痉挛有波动性，每次加重数分钟。患者呼叫疼痛，出汗，脉速，血压升高，可因交谈、声响、运动诱发。感觉、智力正常，无锥体束征。安静时运动单位电位（EMG）正常。睡眠、蛛网膜下隙阻滞麻醉、周围神经封闭时症状减轻或消失，服安定药有效。若慢性进展（4～20年）致残，尸检正常。应与破伤风、癔症、先天肌强直症等鉴别。

4. 症状性肌强直　又称局限性强直、假性肌强直或继发性肌强直。可因多发性神经根神经炎，多发性肌炎致病，以躯干肌、四肢肌、头颈肌分别或同时受累，除神经症状或肌炎表现外，部分患者肌肉强直性疼痛明显，按原发病治疗后痉挛性疼痛改善。

5. 肌收缩性头痛（muscle contraction headache）　又称紧张性头痛、心因性头痛、焦虑性头痛或神经性头痛，属慢性复发性头痛之一种。发病机制与心理、精神异常致头颈部肌紧张，肌痉挛性疼痛有关。表现无先兆性，头两侧、顶、枕项部强硬非搏动性钝痛，伴重压捆紧感。疼痛频度及强度多变，每次可持续数小时、数天、数周、甚者数月，可伴焦虑与晕眩感。治疗用肌肉松弛剂、抗忧郁剂及反馈性松弛锻炼（EMG 观察）有效。麦角胺类药无效。须与偏头痛相鉴别。

6. 痉挛性斜颈（spasmodic torticollis）　该病系头颈肌产生阵挛性、强直性或强直阵挛性收缩，使头转向一侧，中晚期表现痉挛性疼痛。该病属肌张力障碍的一种类型。其发病机制不明，脑锥体外系器质性病变、精神因素均有所述。临床特点：颈肌、胸锁乳突肌、斜方肌等不随意收缩，早期头细小摇动，头颈倾斜，下颌逐渐向对侧扭转，头后仰或前屈，在坐位、立位、情绪激动及周围环境不良的影响下可诱发或加重，安静卧床减轻，睡眠时消失。给以抗阻力检查症状可消失，若压迫胸锁乳突肌腱及副神经时可诱发。该病继发型（如脑炎、外伤）者，痉挛性疼痛症状明显，患者晚期可呈全身性扭转痉挛，且疗效差（我们诊治一例老年扭转痉挛患者，病史20余年，反复住院，终因痉挛痛衰竭死亡）。

7. 平滑肌痉挛和脏器痉挛性疼痛　痉挛性疼痛除骨骼肌外，机体平滑肌痉挛性疼痛也是临床常见症状之一。肾结石引起肾绞痛，输尿管病变引起的腰痛、腹痛，胃炎、溃疡病引起胃痉挛疼痛，颈动脉、颞动脉病变引起的血管壁痉挛性头面痛，妇科痉挛性痛经，胆道蛔虫、胆石症引起的腹痛，胃肠炎引起的腹痛等，其基本机制都属肌痉挛性疼痛。

【诊断与鉴别诊断】　痉挛性疼痛作为症状学临床诊断不难。肌强直、肌容积改变、肌僵硬是阳性体征，受累肌部位疼痛或向远端放射痛，程度有轻有重，时间有长有短，可呈持续状态是自觉感受。可通过选用临床肌痉挛状态和疼痛量表进行肌痉挛疼痛的量化评定得出客观诊断，如肌收缩张力评定量表（Adductor Tone Ra-ting）、总体疼痛量表（Global Pain Scale）。

鉴别诊断需要与非痉挛性疼痛疾患区别，如特发性神经痛、肿瘤、炎症、变性病等，直接对感觉神经的伤害性激惹等，也有纯精神或癔症发作性疼痛，可借助详细的真实病史、客观可靠的阳性体征及针对性强的辅助检查，经汇总分析做出鉴别诊断。

【治疗】 痉挛性疼痛的治疗原则是：解除肌肉痉挛，必要的止痛药对症处理。应采取多种策略，据病程发展过程，选用适合于患者的疗法，包括西医、中医药物选择，局部注射阻滞疗法，外科手术，物理疗法和作业疗法等。

1. 口服或静脉用药　口服或静脉用药对肌痉挛性疼痛早期为首选，且采用广泛，乐意接受，多数患者能不同程度的缓解症状，但是没有一种药对所有痉挛患者都有效，所有药都有潜在不良反应，用药前应审慎考虑，用量应适当或个体化选择。若长期大剂量应用注意不良事件发生。

（1）苯二氮䓬类：苯二氮䓬类在脑干和脊髓水平结合并增加 γ－氨基丁酸（γ－aminobutyric acid，GABA）与 GABA 受体复合体的亲和力，增加突触前抑制，减少单突触和多突触反射。该类药改善关节被动活动范围，减轻反射亢进、痛性痉挛和焦虑。

1）地西泮（diazepam，安定）：血浆半衰期为 20～50 h，口服 1 h 达峰血药浓度，能形成延长疗效的活性代谢产物，初始量 2.5～5 mg 睡前服，需白天服者总量渐增至 30 mg/d，分次服。

2）氯硝西泮（clonazepam，氯硝安定）：血浆半衰期为 22～38 h，口服 1～2 h 达峰血药浓度，持续 6～8 h，初始量 0.5 mg 晚间口服，渐增量达 8 mg/d，分次服。

服药中患者可能出现镇静、无力、低血压、胃肠道不良反应、记忆力受损、不协调、意识混乱、抑郁和共济失调，可发生耐药和依赖性，若突然停药可见戒断现象，甚者痫性发作。若与加强镇静和中枢抑制药合用，如巴氯芬、替扎尼定（zanaflex）等合用，应小心监护患者。

（2）神经妥乐平（neurotropin）：该药是用牛痘病毒疫苗接种于家兔皮肤，将产生免疫和炎症反应的皮肤组织经过提纯得到的一种非蛋白生理活性物质，具有镇痛、镇静、抗过敏和抗变态反应等作用。该药作用于中枢神经系统的 5－羟色胺能神经，激活功能低下的下行性痛觉抑制系统，发挥其镇痛作用。并抑制脊丘系统和边缘系统，改善慢性疼痛和知觉异常，对肌痉挛有效。用法：片剂（4 NU/片），2 片/次，2 次/d，口服；针剂（3.6 NU/支），1～2 支/d，静脉注射或肌内注射。

（3）曲马朵（tramadol）和多塞平（doxepin，多虑平）：联用治疗中枢性痉挛性疼痛。即曲马朵 50 mg/次，多虑平 25 mg/次，口服，3 次/d。两药选择性抑制 5－羟色胺吸收，使神经系统对痛刺激产生适应性。后者改善痛性焦虑和抑郁，减少止痛药的心理依赖，对中枢感觉痛、痛性肌痉挛有较好疗效。

（4）硝苯呋海因（dantrolene）：该药直接作用于肌肉本身，经阻碍动作电位引起钙离子从肌细胞中释放，从而减轻肌肉收缩强度，控制痉挛。不良反应为肝细胞毒性及嗜睡、头晕、疲劳、腹泻等。用法：开始小量口服，25 mg/d，渐加可达 400 mg/d。

（5）巴氯芬（baclofen，力奥来素、脊舒、氯苯氨丁酸）：巴氯芬是一种 GABA 激动剂，主要作用位点在脊髓，通过与 GABA 受体结合而减少兴奋性神经递质和 P 物质的释放。该药治疗后，可改善肌阵挛、屈肌痉挛频率和关节活动范围，有助于膀胱直肠功能恢复，日常生活活动能力提高，明显抑制与痉挛相关的疼痛。该药主要不良反应为疲劳，注意力和记忆力下降，幻觉，肌张力减退，共济失调，癫痫等。但有人认为出现癫痫者常有脑外伤基础，纯脊髓起因者不会引发癫痫。该药是继加巴喷丁、替扎尼定和地西泮之后的常用药，肾功能不全者慎用，若与替扎尼定或苯二氮䓬类药合用可有抑郁反应。用法：口服能完全吸收，剂量从 5 mg/次，2～3 次/d 开始，渐加量达 80～100 mg/d，进餐时服用，吸收后脑中药浓度为血中 10 倍。若用至最大量时效果仍不满意，有可能耐药应减量停用。急性停药可致抽搐、幻觉、视觉障碍等神经精神反应。

巴氯芬鞘内注射是经 L_1～L_2 腰椎穿刺将导管导入蛛网膜下隙，在腹壁下植入充注该药的泵系统，直接将药释放入脑脊液，其剂量可在 12～650 μg/d，与口服药相比，量小效好。对下肢痉挛痛效果更佳，能增强移动能力，不良反应少，但仍应注意心肺功能抑制、共济失调和嗜睡。术后并发症包括泵袋感染、导管滑脱、纽结等。尽管如此，长期鞘内注药仍是安全有效，较破坏性外科手术优先使用。

（6）丹曲林钠（dantrolene）：治疗脊髓以上损害引起的痉挛状态，特别是脑瘫或外伤性脑损伤，可降低肌张力，减少肌痉挛性疼痛。其机制是直接作用于骨骼肌，抑制骨骼肌肌浆网中 Ca^{2+} 的释放，使神经电兴奋与肌纤维的收缩相分离以减轻肌肉挛缩，改善肢体被动运动阻力，又能治疗儿童脑瘫手足徐动症，但是不影响认知功能。半衰期 6 ~ 9 h。用量：口服成人开始 2 ~ 4 mg/(kg · d)，渐增量至 25 ~ 400 mg/d。儿童为 0.5 ~ 3.0 mg/(kg · d)。静脉内给药可治疗恶性高热。其不良反应包括全身无力、甚者呼吸肌无力及嗜睡、头晕、疲乏和腹泻等，少数肝损伤，使用剂量 > 300 mg/d、> 60 d 的青少年和妇女，不宜与替扎尼定等致肝毒性药合用。大剂量用 4 ~ 6 周疗效差者，应停药。

（7）乙哌立松（eperisone，妙纳，Myonal）：该药为中枢性肌松剂，作用于中枢神经系统及血管平滑肌，松弛骨骼肌，扩张血管，抑制脊髓反射，抑制 γ 运动神经元自发冲动，降低肌核敏感性，从多方面打破肌紧张性亢进的恶性循环。另有抑制前庭、眼反射（旋转性眼震）及抗眩晕作用，镇痛及抑制疼痛反射作用，有利于脑血管病患者随意运动，且无镇静和催眠作用。其口服吸收迅速完全，半衰期为 1.6 ~ 1.8 h，大部分由肾排泄，肝肾功能不全者及儿童慎用。不良反应可见失眠、四肢麻木、消化症状、出汗、皮疹等。用法：50 mg/次，2 ~ 3 次/d，餐后服。

（8）替扎尼定（tizanidine，松得乐）：本药为中枢性肌松剂，是咪唑啉衍生物和中枢性 α_2 去甲肾上腺素激动剂，用于脑和脊髓病损的痉挛性疼痛。作用机制可能抑制 H 反射，或促进甘氨酸抑制，减少兴奋性氨基酸和 P 物质释放，但不影响神经肌肉传递。该药是短效剂，半衰期为 3 ~ 5 h。用法：从小剂量 2 ~ 4 mg/次，3 ~ 4 次/d，口服，缓慢加量，最大量 36 mg/d。注意：肝、肾功能不全者慎用，不良反应为口干、嗜睡、头痛、头晕、肠胃不适，大量用肌无力、心动过缓、肝损害等。

（9）其他药物：

1）可乐定（clonidine）：治疗脊髓损伤后痉挛性疼痛，系 α_2 肾上腺素能兴奋剂，作用于脊髓突触前后，并抑制血管运动中枢，有降压、治痛作用。用法：口服，皮下注射或鞘内给药。其不良反应为低血压。

2）加巴喷丁（gabapentin，neurontin）：可调节谷氨酸代谢酶类的 GABA 类似物，对痉挛性疼痛有治疗作用。镇静是其主要不良反应。

3）拉莫三嗪（lamotrigine，利必通）：阻断钠通道，并减少谷氨酸和其他兴奋性氨基酸的释放，抗痉挛止痛。

4）赛庚啶（cyproheptadine）：为 5 - HT 拮抗药，并有抗胆碱作用。治疗某些痉挛性疼痛。

5）氯唑沙宗（chlorzoxazone，肌柔）或复方氯唑沙宗（compound chlorzoxazone，迈立欣）：作用于大脑皮质下和脊髓，解除肌痉挛痛，无镇静催眠作用（作者临床观察肌痉挛痛 87 例，有效率达 71.8%，以复方制剂更佳。）。

6）大麻素样化合物（屈大麻酚和大麻隆）：作用于大麻素受体（CB_1 和 CB_2），治疗肌痉挛性疼痛。

7）4 - 氨基吡啶（4 - AP）：系钾通道阻滞剂，能使脱髓鞘的轴索节间部恢复传导功能，能缓解痉挛，减轻疼痛，增加运动能力。有报道给痉挛患者静脉注射 60 mg 枸橼酸苯海拉明，半小时后，多数患者痉挛缓解，肌肉紧张性下降，其机制仍需研究。

8）平滑肌痉挛性疼痛的治疗：痉挛性疼痛除骨骼肌痉挛外，平滑肌痉挛性痛临床亦常见，传统的抗胆碱能药可缓解症状，但其不良反应多，应用受到了限制。近年来发现一些非抗胆碱能药有良好的解痉止痛效果，且起效快，不良反应小，患者易接受，扩大了选药余地，已引起普遍重视。

钙离子拮抗剂：阻滞细胞外钙离子进入细胞浆，平滑肌兴奋 - 收缩脱偶联，平滑肌松弛。如硝苯吡啶治疗胃肠痉挛痛、胆绞痛和腹痛疗效优于阿托品。异搏定口服治疗胆囊炎，静脉治疗急性胆道蛔虫症。尼群地平治疗腹痛。

血管扩张剂：硝酸甘油舌下含服治肾绞痛，消心痛舌下含服治胃肠痉挛痛。

消炎痛：能抑制机体前列腺素合成，降低其含量止痛。用口服或栓剂治疗肾绞痛。

硫酸镁：镁离子引起交感神经节传导障碍和对平滑肌的直接作用，使平滑肌松弛。经静脉治疗胃肠炎腹痛、胆绞痛。

维生素 K：能抑制动物离体肠肌自动收缩，抑制 ACh 引起的肠肌收缩，可治疗肠炎性绞痛，其效果好，不良反应小，优于阿托品。

9）中药：大剂量芍药甘草汤加味治疗面肌、腓肠肌和腹肌痉挛性疼痛，据风、寒、淤不同病因，按照"急则治其标，缓则治其本"原则，准确辨证，得当配药，白芍用量最大至 120 g，均可收效。另有报道：用排石通淋药合大剂量赤白芍、宣木瓜治疗输尿管结石性绞痛，四物汤重用赤白芍、川芎，加平肝清利头目之品，治疗血管痉挛性头痛；用温中行气调经止痛法，治疗痛经。

2. 阻滞和脊髓电刺激

（1）穴位注射疗法：据报道，选穴委中配合肾俞注射利多卡因治疗肾绞痛，取穴足三里、合谷、内关注射 654－2 治疗胃痉挛。在神经或运动点周围注入神经破坏性药物，如 6% 酚溶液或无水乙醇，能短期缓解肌痉挛。在用长效药前，先用局部麻醉剂做诊断性阻滞，如用芬太尼与利多卡因相比，芬太尼无脊髓不良反应，能缓解痉挛达 3 h，适用于诊断性阻滞，当痉挛缓解时，有利于康复训练进行。神经阻滞较运动点阻滞效果持久达 3～6 个月，但易损害感觉支，可用肌电图（EMG）监测，选择运动支阻滞疗法。另外，硬膜外给予 5%～7% 的酚溶液或无水乙醇，可阻滞神经根缓解痉挛，且作用时间长，但可能破坏神经根和圆锥反射，影响膀胱、直肠及性功能，或全身麻痹危险，应慎用。报道运动点 EMG 监测，用 >99.7% 的无水乙醇小量注射，达到神经松解术治疗严重痉挛痛疗效较好。

（2）脊髓电刺激：将一条短链刺激电极植入硬膜外间隙，固定在附近的脊柱上，以电流刺激脊髓的治疗方法缓解肌痉挛痛，其效果与电极摆放位置，电流强度，频率等相关。当负极置入髓旁时疗效好，单极刺激时，电极置于损伤部位以下有效。其作用机制可能是激活局部抑制通路或使局部兴奋性通路去极化所致。也有报道因治疗局部抑制性神经递质甘氨酸和牛磺酸浓度升高。但硬膜外植入电极费用高有电极部位感染、电极移动或破损可能。

3. A 型肉毒毒素（botulinum toxin type A，BTX－A）治疗肌痉挛性疼痛　BTX－A 是肉毒杆菌中产生的细菌外毒素，系高分子蛋白神经毒素，分 A、B、C、D、E、F、G 型，其 A 型（1989 年）FDA 批准投产（英、美），中国（1993 年）国产 BTX－A（CBTX－A）问世至今已在全国广泛应用。

（1）BTX－A 作用机制：可抑制神经肌肉接头处的乙酰胆碱（ACh）释放。一旦进入胆碱能神经末梢细胞内，BTX－A 即可抑制 ACh 小泡与突触前膜的接触和融合，毒素在 12 h～7 d 内明显起效，疗效通常持续 3～4 个月，但也可更长或更短，通过受阻滞神经的再生或出芽形成新的神经肌肉接头，肌肉功能会逐渐恢复。

（2）BTX－A 应用范围：主要包括脑瘫、多发性硬化、卒中、脊髓损伤、脑损伤、斜视、眼睑痉挛、偏侧面肌痉挛、痉挛斜颈、书写痉挛或神经变性病引起的痉挛状态。治疗作用包括：改善功能，缓解疼痛，整容，预防或治疗骨骼肌肉系统并发症（挛缩和疼痛）。对于上肢，能明确改善的包括肩内收和内旋、肘屈曲、前臂旋前、腕屈曲、拇指屈曲和握拳的痉挛状态。对于下肢，可明显改善引起髋屈曲、膝屈曲、大腿内收、膝关节僵直（即伸展）、马蹄形内翻足和纹状趾的痉挛状态。

（3）BTX－A 应用方法：严格控制 BTX－A 用量，熟练掌握 BTX－A 剂量和注射技能，每例患者的治疗需个体化，病例选择应适当。BTX－A 也不应单一使用，应配合物理和作业疗法。个体化治疗中，对 BTX－A 中任何成分过敏者、使用氨基糖苷类抗生素者、神经肌肉疾病患者、妊娠或哺乳期妇女等应慎用。BTX－A 应用部位参考剂量：如多发性硬化，于大腿内收肌内注射 400 U 可改善痉挛痛；脊髓损伤，于尿道横纹肌括约肌内注射 20～80 U，可降低尿道压力，减少排尿后残余尿量；脑瘫，成人每条腿腓肠肌内侧和外侧分别注射 1 U/kg，可改善步态；卒中者，肘和腕部屈肌内注射 75～300 U，可改善 Ashworth 量表评分。但对儿童尚无最佳注射部位和参考药量的建议。

注射 BTX－A 常用小号针头（如 23～27 号）或据部位大小，深浅选针头。注射点定位：较大或浅表肌肉经触诊确定，较小或深部肌群经 EMG 或电刺激确定，或用超声、透视、CT 定位。儿童或躁动者可配合麻醉、镇静剂。据痉挛痛部位和严重程度，可每隔 3～6 个月注射一次维持疗效，在上一次注射后 3 个月内不应再注射，以减少抗体形成的可能性。注射 BTX－A 可与其他口服药或巴氯芬泵及苯酚，乙醇等神经松解术联合应用，以保持疗效并减少花费。

应用 BTX－A 时，应使用包括分级量表和录像带记录在内的主观和客观临床测定工具，对痉挛性痛的转归进行评价。

（4）BTX－A 抗体形成：BTX－A 抵抗特征为注药后无效或病肌萎缩，3%～10% 可见 BTX－A 抵抗，以大剂量高频率注射多见。据统计，190 例肌强直并疼痛用 BTX－A 治疗：应用最小有效量，治疗间隔延长，少强化注射，注射总量应 <400 U 为佳。检测血清抗体形成临床简易方法：在一侧皱眉肌或额肌内注 10～20 U BTX－A，2～3 周后观察抬眉和皱眉能力，或注射肌肉中检测到肌肉复合动作电位（compound motor action potential，CMAP）幅度显著下降，提示未发生 BTX－A 抵抗。BTX－A 抵抗者，改为 BTX－B 可受益，但新药更应注意其不良反应。

4. 物理和作业治疗及其他综合处理　肌肉痉挛并非全属功能障碍非治疗不可，机体受损后适度痉挛能增加肢体和躯干的稳定性，有利于患者安全移动，减少损伤加重，减少深静脉血栓和肺栓塞等，但痉挛严重并明显疼痛影响生活能力者，必须进行治疗。除上述用药外，综合处理及物理治疗同等重要，甚至为首选疗法。

对痉挛性疼痛通常应关注：皮肤刺激或其他并发症的诱发伤害，针对性护理不到位，对尿路感染、结石、褥疮、膀胱直肠病变、深静脉血栓、穿衣过紧等处理不佳，因痉挛状态发生异位骨化（heterotopic ossification，HO）或病损后骨质疏松并骨折，原有脊髓空洞症或外伤后脊髓囊肿引起脊髓损伤（spinal cord injury，SCI）性痉挛痛等。以上种种原因均可引起或加重痉挛性疼痛，应及时处理。

物理和作业疗法的目的：降低肌张力，维持或改善肢体活动范围和能力，增加肌力和协调性，改善舒适度。治疗方法选择个体化，具体方法如下。

（1）体位训练：多见下半身痉挛疼痛，屈肌痉挛者选俯卧位，行伸展训练。伸肌痉挛者当仰卧位，侧卧位及坐位易强化，改变坐姿有治疗作用。脊髓不完全损伤者，肌张力高，被动关节活动困难，屈伸肌痉挛多见。患者站立或卧位行肢体被动活动，每日定时训练，通过肌腱力学改变和中枢神经系统（CNS）可塑性得到治疗。当下肢残存部分肌力者，设置等速肌力训练，有助于偏瘫侧膝功能和痉挛性痛的恢复。对顽固性下肢伸肌痉挛性痛患者行斜板站立法，把握倾斜度和站立时间变化，兼有增强肌力训练，能改善下肢关节活动度和痉挛性疼痛。应用减重平板车即电动机械步行训练器，行强制性运动锻炼，可使神经功能重塑，缓解肌痉挛痛。应用矫形器，石膏和支撑器，使痉挛肢体保持在较正常位置，如踝－足矫形器可帮助保持足部屈曲和减轻腓肠肌挛缩。石膏是一种临时支撑器，经连续石膏固定逐渐伸展挛缩肢体。总之，正确体位可改善舒适度，并减轻痉挛性疼痛。

（2）运动疗法和运动再学习方案：20 世纪 60～70 年代，涌现出多种不同的运动功能康复技术，较为著名的有以下四种。①Babaths 技术：即对偏瘫和脑瘫患儿用反射性抑制模式（RIP）改善体位反应，抑制共同运动和痉挛，使肌张力正常化，改善运动功能。②Brunnstrom 技术：即提出脑损伤和恢复的六个阶段，早期可合理利用痉挛模式诱导患者向复杂的运动模式发展以达到自主运动目的。③Voss 和 Knott 的本体神经肌肉促通法（PNF）：用一定手法技术对痉挛肌及拮抗肌交互抑制缓解肌痉挛，治疗疼痛。④Rood 技术：即用多种感觉刺激或皮肤感觉输入诱发技术，引导出正常的运动模式治疗肌痉挛性痛。注意，运动疗法需长期反复进行，逐渐积累才能建立持续效应。运动再学习方案是据人体活动的不同层面设计训练内容，进行正确的肌力和耐力训练。

（3）功能性电刺激（FES）：通过电流作用于机体经周围神经传导，使主动肌和拮抗肌交互抑制，缓解肌痉挛性疼痛。机制较复杂，可能与节段反射中神经介质调整有关。

（4）生物反馈疗法：是应用电子仪器（如脑反射治疗仪）将意识不到的身体功能变化转变为感觉到的信号（如视、听反馈），主动控制自身不随意活动，对治疗痉挛性痛优于单用物理手法。

（5）温度疗法：①冷疗法，用水、冷气、氯乙烷、干冰等作用于人体，使肌肉在温度极低时，神经肌肉传导速度减缓，肌核兴奋性降低，相应抑制肌痉挛痛。②热疗法，热刺激皮肤温度感受器，减缓 γ 纤维神经传导速度，降低肌梭兴奋性，缓解肌痉挛性疼痛。

（6）直肠电刺激（rectal probe electrostimulation，RPES）疗法：用一个便于携带的电刺激器和一个有绝缘性的棒状探头组成，患者自己操作，经肛门插入治疗。每一次（约 15 min）治疗后，约 71% 患者缓解痉挛有效。每次疗效作用时间约 24 h，主要用于脊髓损伤痉挛性疼痛，且对大小便功能有改善，未见不良反应。其作用机制尚不清，可能直接作用于腰骶丛，抑制神经纤维兴奋，抵消肌核电变化，消耗某些神经递质等减轻肌痉挛。

5. 神经外科和功能矫形外科手术治疗　当患者痉挛痛严重、用药物或其他疗法无效时，可考虑行手术治疗。

（1）神经外科治疗：在脑、脊髓、周围神经和肌肉四个平面均可实施手术，但每种方法都有优缺点。选择性脊神经背根切断术（selective dorsal rhizotomy，SDR）对 $L_2 \sim S_2$ 神经后根选择手术，阻断传入与传出信号异常平衡，改善症状。主要对脑瘫患儿，尤其下肢痉挛，疗效长、效果好。再者，脊髓切开，脊髓部分切除，部分神经切断，小脑刺激等手术方法，亦有疗效报导。如选择性胫神经部分切断术和坐骨神经腘绳肌分支部分切断术分别针对下肢踝、膝部痉挛状态和疼痛治疗，旨在恢复协同肌与拮抗肌之间平衡，降低肌张力，而不过多影响肌力，其疗法也日益受重视。

（2）矫形外科手术：进行肌肉和肌腱延长或松解术、骨骼手术，其目标是减轻痉挛状态，增大关节活动范围，增加对矫形器的耐受性，减轻疼痛，尤其是对儿童较满意。挛缩松解术对跟腱、膝、髋、肩、肘和腕部肌肉挛缩达治疗目的。肌腱移位术，防治关节变形，截骨术矫正畸形均可治疗痉挛性疼痛。

总之，痉挛性疼痛是由各种 CNS 损伤，包括外伤、卒中、脑瘫、多发性硬化等，以及周围神经或肌肉本身病变造成的一种肌肉强直、控制和功能障碍的慢性疾病。通过神经病学、外科学、康复医学、心理学和社会干预，本病痉挛状态及疼痛的诸多方面都能得到治疗，从而极大地改善患者生活质量。

（刘合玉）

第三节　复杂性区域疼痛综合征

1994 年，国际疼痛研究会（IASP）提出复杂性区域疼痛综合征（complex regional pain syndrome，CRPS）的定义来代替过去沿用的反射性交感神经萎缩（reflex sympathetic dystrophy，RSD）和灼性神经痛，前者即 CRPS Ⅰ型，后者为 CRPS Ⅱ型。

【病因与病理生理】　目前均不完全清楚。可能的原因包括：①创伤性损伤，如骨折、脱位、挫伤、烧伤或枪伤，也可能是微小的损伤如注射、穿刺，多发生在神经末梢较丰富的部位。②其他疾病，如心肌梗死、脑血管意外、多发性硬化、截肢后、脊髓损伤后等，有时也无明显原因可查。

CRPS 的发病机制有以下几种学说：①交感神经活性增强；②外周痛觉感受器致敏；③脊髓后角神经元活动异常；④中枢敏化；⑤中枢下行抑制系统功能异常等。

【临床表现与诊断】　两型 CRPS 均以感觉神经、自主神经和运动神经功能异常的三联征为其特征，但病程和临床表现存在很大差异。

（一）CRPS Ⅰ型

1. 症状

（1）疼痛：多为自发性，其严重程度可自轻微不适至难以忍受的剧痛，性质多为灼痛、针刺样痛、电击样痛、刀割样痛或多痛并存。疼痛范围可局限于损伤部位，也可随病程进展逐渐扩大，但并不沿神经走行。疼痛的程度往往与疾病的程度不一致，损伤治愈后疼痛还继续加重。

（2）感觉神经症状：存在痛觉过敏（hyperalgesia）或痛觉异常（allodynia），亦有感觉过敏或感觉减退。以感觉神经症状的高敏状态为主。

2. 体征

（1）运动功能障碍：肌肉僵硬，主动运动减少，肌力减退，震颤和神经反射亢进。

（2）发汗功能障碍：发病初期为皮肤出汗过多，以后由于皮肤、皮下组织萎缩，出汗减少甚至停止。

（3）皮肤营养障碍：先为皮肤水肿，以后皮肤出现光泽变暗、萎缩、皱纹消失，以及指（趾）甲脆弱与头发脱落等表现。

（4）血管舒缩功能障碍：当舒张功能占优势时，皮肤温暖、干燥和带潮红色；反之，则皮肤湿冷、苍白。

3. 分期　临床上根据疾病发展分为三期，但大多数很难明确分期。

（1）Ⅰ期（急性期）：受伤后起约3个月，以自发性、持续性、剧烈的烧灼样疼痛为特点，疼痛发生在血管和外周神经分布区，手足肿胀和发红。X射线检查初期无明显改变。6～8周后可见肌萎缩，有痛觉过敏、感觉过敏或减退、局部活动受限。

（2）Ⅱ期（营养障碍期或缺血期）：受伤3个月后，疼痛加剧，呈弥漫和持续性烧灼痛，向周围扩散。皮肤发白、干燥，皮下组织、关节以及肌肉均可出现萎缩，头发脱落，指（趾）甲变脆和变形。

（3）Ⅲ期（萎缩期）：各种治疗对疼痛均无效，形成恶性循环，临床和X射线检查均提示广泛性肌萎缩和关节挛缩。

4. 诊断　CRPS Ⅰ型的诊断主要依靠病史、临床表现和辅助检查。

（1）诊断要点：

1）病史：有外伤、感染等病史。

2）临床表现：以烧灼样疼痛为主要表现，有感觉神经、自主神经和运动神经功能异常的“三联征”为其特点，诊断性交感神经阻滞可缓解病情，伴一定程度的心理障碍。

（2）辅助检查：

1）X射线检查：应进行双侧对比，可见患肢肌萎缩、骨质疏松。

2）骨扫描术（bone scan）：放射性核素Tc静脉注射后，对患肢骨摄像，可发现患肢骨血流增加及关节周围放射性核素聚集。

3）热像图检查：患肢温度可升高或降低，为早期诊断CRPS快速而敏感的方法。

4）诊断性交感神经阻滞试验：对诊断和选择治疗方案非常重要。采用长效局麻药如布比卡因，进行同侧星状神经节或腰椎旁交感神经节阻滞，当同侧指（趾）尖的皮肤温度增加到≥35 ℃，可认为阻滞充分。疼痛的暂时减轻，表明交感神经参与疼痛的产生，但应排除由于局麻药扩散造成感觉神经阻滞而出现“假阳性”的可能。

5）酚妥拉明试验：神经节后轴突释放去甲肾上腺素，可兴奋感觉伤害性传入神经元；而酚妥拉明是α_1、α_2肾上腺素能受体拮抗剂，可阻断这种兴奋。原则上在患者见不到的地方注药，每5 min用VAS评分法记录疼痛评分数，先静脉注射生理盐水，以后每隔5 min静脉注射1、2、4、8、10 mg酚妥拉明。如疼痛减轻50%，说明交感神经在疼痛产生中起一定作用。

（二）CRPS Ⅱ型

此型在战伤患者中多发，组织学上有特征性改变即周围神经受到拉伸而不被切断。神经受累以坐骨神经为多（40%），其次是正中神经（35%）和臂丛神经的中段（12%）。

1. 症状

（1）疼痛：多发生在神经损伤后数小时到1周，性质较CRPS Ⅰ型严重。疼痛部位，多为受损神经干和大的神经分支支配区，与活动有关。安静或入睡后疼痛减轻或消失。

（2）痛觉过敏和痛觉异常（触诱发痛）：与疼痛区域一致。

2. 体征

（1）自主神经功能紊乱的表现：局部皮肤颜色改变，可呈灰色，皮肤干燥、无光泽。

（2）营养性改变：皮肤变薄或发亮，局部组织萎缩，手指关节肿胀压痛，可伴运动障碍。

（3）其他：可有相应神经受损的表现。

3. 诊断　根据病史、临床表现和辅助检查可做出诊断。

（1）病史和体征：有神经损伤病史，一般发生在四肢的混合神经支配区，有相应神经受损的表现。伤后数小时即出现持续性、难以忍受的灼痛和机械性痛觉异常。

（2）辅助检查：X 射线检查和体感诱发电位检查有助于诊断。

（3）诊断性交感神经阻滞：可减轻自发性和诱发性疼痛。

【治疗】　治疗原则：两型 CRPS 治疗基本相同，均强调早期预防和治疗，特别是 CRPS Ⅱ型，一般疗效不佳，预后差，但若创伤后积极清创、抗感染和镇痛治疗，可防止其发展为 CRPS Ⅱ型。

1. 镇痛治疗

（1）神经阻滞：神经阻滞疗效确切迅速，可扩张血管、解除肌痉挛、抗炎抗过敏及阻断疼痛的恶性循环，从而达到治疗效果。主要有以下几种阻滞方法。

1）硬膜外阻滞：选择与病变相应神经支配区的棘突间隙为穿刺点做连续阻滞，选用 0.5% 利多卡因或 0.125% 布比卡因 10～15 ml，2 次/d，有时选用吗啡等麻醉性镇痛药，以达到长期镇痛和避免运动神经阻滞。

2）交感神经阻滞：交感神经阻滞为基本的首要治疗方法。最好在影像设备监视下进行，如效果确切，可考虑注射无水乙醇。

3）扳机点或痛点阻滞：在触诱发痛的局部采用长效局麻药和糖皮质激素注射。

4）局部静脉内交感神经节阻滞：在患肢近端用驱血带加压，静脉内注入神经节阻滞剂如胍乙啶 10～30 mg 或利血平 1～2 mg，同时加入利多卡因，疗效会更理想。

（2）药物治疗：

1）神经节阻断药及 α 受体阻断药：胍乙啶，20～30 mg/d，口服；酚苄明，80 mg/d，口服。连续用药 6 周。

2）硝苯地平：最初 10 mg/次，逐渐增加至 30 mg/次，3 次/d。

3）三环类抗抑郁药：解除持续性疼痛。阿米替林 25 mg/次，逐渐增加至 0.1～0.15 g/d；丙咪嗪，12.5～25 mg/次，3 次/d，口服。

4）抗癫痫药：对发作性疼痛疗效较好。卡马西平 0.1～0.2 g/次，3 次/d，口服；或苯妥英钠 0.1 g/次，3 次/d，口服。加巴喷丁(gabapentin) 300～3 600 mg/次，3 次/d，口服。拉莫三嗪(lamotrigine)，200～400 mg/d，口服。

5）NSAIDs：对肿胀和持续性疼痛有效，但不能单独应用。

6）镇静催眠药物：对病史长的患者，可逐渐增量，尤其对伴有精神症状和心理障碍者。

7）镇痛药物：必要时短期应用阿片类药物，如奥施康定、芬太尼透皮贴剂等。

8）降钙素：防止骨质吸收。

9）糖皮质激素：口服泼尼松或硬膜外注射类固醇如甲强龙、复方倍他米松等。

（3）射频热凝治疗：可进行脊神经根和脊神经后内侧支的射频热凝治疗，适用于胸背部和下肢的 CRPS。

（4）脊髓电刺激疗法：在疼痛相应的硬膜外间隙置入电极后给予刺激。治疗原理可能有增加局部血流量和降低 WDR（广动力反应）神经元的兴奋性。

（5）手术治疗　对顽固性病例，晚期可进行交感神经节切除。

2. 物理治疗　可采用多种形式的理疗，提高或保持受伤肢体的活动和功能，预防或防止肌肉和关节等挛缩。

3. 心理治疗　心理治疗的具体形式有精神疗法和催眠疗法等。心理治疗结合其他治疗可提高疗效，使患者恢复正常的生活能力。

（傅志俭）

第四节　带状疱疹后神经痛

带状疱疹（herpes zoster，HZ）的急性痛即带状疱疹性疼痛（herpetic pain，HP）与带状疱疹后神经痛（postherpetic neuralgia，PHN）是依据疼痛持续时间长短来划分的。Dworkin 和 Portenoy 于 1994 年提出将 HP 和 PHN 分为三个时期：急性期、亚急性期和慢性期。急性期 HP 即出疹最初 30 d 内的疼痛；慢性期 PHN 是指急性期后持续疼痛超 3 个月者；介于两者之间的则为亚急性期。但也有观点认为疱疹结痂脱落、皮损愈合后仍遗留或重新出现疼痛者即为 PHN。

【病因与病理生理】　带状疱疹的病原体为水痘－带状疱疹病毒（Varicella－zoster virus，VZV）。VZV 在儿童可引起全身感染——水痘，而在老年患者则表现为局部感染——HZ。HZ 是 VZV 潜在性感染再活动的结果，初次感染 VZV 潜伏在感觉神经节中，当免疫力低下或某些情况下 VZV 可再度活动，并向感觉神经节支配的相应皮区扩散，形成 HZ。至于潜伏感染如何被激活及 HP 又怎样发展为 PHN，目前尚无明确结论。

【临床特点】　在受累神经分布区有剧烈疼痛，性质多样如烧灼、针刺、刀割、电击、紧束感等。多有痛觉过敏和痛觉异常（触诱发痛），如风吹、轻触即可产生剧烈疼痛，常影响饮食和睡眠。由于长时间剧烈疼痛，患者多伴有抑郁烦躁等精神症状。在皮肤损害区域，可见皮疹后遗留的瘢痕、色素沉着或色素脱落。

【治疗与预防】　带状疱疹后神经痛的治疗应在对患者进行全面评估的基础上，采取个体化的综合治疗方案。治疗方法包括药物疗法、神经阻滞、神经毁损、手术疗法、物理疗法、心理治疗等。

1. 药物疗法　药物治疗仍然是最基本、最常用的方法。选择用药应根据具体患者的病情特点，兼顾其他因素，合理选配，联合用药，以减少不良反应，并依据病情变化及时调整给药方案。可供选择的药物有抗抑郁药、抗癫痫药、麻醉性镇痛药、非麻醉性镇痛药等。

（1）三环类抗抑郁药：可采用丙米嗪（imipramine）12.5～50 mg 或阿米替林 25 mg 睡前服，也可用氯丙米嗪（clomipramine）50～75 mg/d。因其有心血管系统不良反应，自主神经受累者慎用，青光眼患者禁用。加用吩噻嗪类药物如氟奋乃静可提高疗效，但可加重体位性低血压。

（2）抗惊厥药：常用的抗惊厥药有卡马西平（200～300 mg/d）和苯妥英钠（200～300 mg/d）。服用时应注意肝肾功能，特别是老年患者或长期服药者，应倍加小心。加巴喷丁是 γ－氨酪酸的同类物，效果确切且不良反应少，是近年神经病理性疼痛治疗中最常用的药物之一。该药剂量范围大，300～3 600 mg/d，若同时应用三环类抗抑郁药和曲马朵，应选用小剂量。也可考虑使用拉莫三嗪（lamotrigine），200～400 mg/d。

（3）曲马朵：一般 100～300 mg/d，对循环、呼吸和肝肾功能影响小，不良反应有口干、出汗、恶心、便秘、头痛和嗜睡等。不宜与单胺氧化酶抑制剂合用。

（4）辣椒素：用于皮肤和皮下组织损伤所致的表浅性疼痛，局部应用 0.075% 辣椒素乳剂，4 次/d。用药后可出现一过性灼痛、刺激感和皮肤红斑，一般 8 周后可缓解疼痛。

（5）神经营养药：弥可保，一般先肌内注射 500 μg/次，每日或隔日 1 次，1～2 个月后改为口服 500 μg/次，3 次/d。不良反应少，偶有皮疹或胃肠道反应，停药后消失。

另外，还可采用静脉注射利多卡因和（或）氯胺酮。阿片类药物如奥施康定 5～10 mg/次，在曲马朵等无效时可考虑短期应用。

2. 神经阻滞疗法　神经阻滞是治疗 PHN 的有效方法，在给予药物治疗的同时即应进行病变部位的神经阻滞治疗，以迅速缓解疼痛。对颜面部、头颈部及上肢的 PHN 可选用星状神经节阻滞，对片状的皮肤损害可选用皮内痛觉感受器阻滞，对胸腰段的 PHN 可选择肋间神经阻滞或同节段交感神经丛阻滞，但应注意避免损伤周围重要结构。

3. 神经毁损疗法　神经毁损是治疗 PHN 最为直接有效的方法。以无水乙醇、酚甘油等药物进行的化学毁损，因其治疗规范和可控性的限制，临床应用已日趋减少。射频热凝毁损因其疗效确切、可控性强，愈来愈受到临床青睐，射频热凝半月神经节毁损治疗三叉神经痛、肋间神经及脊神经后支毁损治疗胸背部、腰背部 PHN 的报道日渐增多。

4. 物理疗法　PHN 的物理治疗是一种辅助治疗方法，常用的有经皮神经电刺激（TENS）和超激光（SL）照射治疗。可根据疼痛部位及相应病变神经干或神经节，进行刺激和照射。在带状疱疹急性期疼痛时增加物理治疗可明显缓解疼痛，缩短疗程，有可能阻止向慢性期的发展，应引起临床重视。

5. 心理治疗　由于 PHN 病程迁延，疼痛剧烈，生活质量低下，因此对患者的精神影响非常突出，行为调节可有效打断疼痛 - 自我紧张和生活能力丧失 - 绝望 - 疼痛加重这一恶性循环，故对 PHN 患者的心理治疗要给予高度重视。

6. 其他　对于顽固性疼痛患者，也可考虑脊髓电刺激疗法或鞘内给药系统、甚至手术治疗。

PHN 的预防重点在于带状疱疹急性期及时和彻底的治疗，急性期在抗病毒治疗的同时积极采取各种方法控制疼痛，如超激光照射、神经阻滞等，阻断其向慢性期的迁延，最终降低 PHN 的发生率。

（傅志俭　王春亭）

附一：带状疱疹

【病因】 带状疱疹（herpes zoster）是由末梢神经损害引起的急性疼痛病变，属自限性疾病，全身各处均可发病，常发于胸背、腰腹部和头面部。

【病理】 该症是由一种水痘 - 带状疱疹病毒侵入机体，引起脊髓后根神经节病毒性炎症所致。

此种病毒首次感染常发生在儿童，初次感染称为水痘，病毒通过水痘处末梢神经，向心性地在神经节内潜伏，此潜伏感染可发生在多个脊髓后神经根节内。当对水痘 - 带状疱疹病毒的细胞免疫功能下降时，如身体疲劳、患其他传染性疾患（感冒）、恶性肿瘤（淋巴肉瘤等）或长期使用皮质激素、免疫抑制剂等，均可诱发发病，多发于高龄人群。

水痘 - 带状疱疹病毒一般潜伏在三叉神经节或脊髓多节段感觉神经节，病毒沿轴索伸延至皮肤感觉神经末梢，故全身各部位均可发病。急性期多伴有疼痛，大多数病侧在疼痛 5 ~ 7 d 内出现皮疹或疱疹。亦有少数病例为无疹性带状疱疹。

【临床表现】 病变特点是沿着被侵犯之神经走行，呈束带状、节段性、局限性、单侧性皮疹伴疼痛。疼痛性质为烧灼样、割裂样剧痛，这种疼痛的程度大多与患者的年龄成正比，即年龄越大疼痛越激烈。如发生在肋间神经部位时，衣服摩擦、深呼吸均能引起疼痛加剧，因此患者常不敢正常呼吸。夜间疼痛加重，故影响睡眠。

【诊断】 该症在发病初期常伴有全身不适、发热，3 ~ 5 d 后神经痛的部位出现疱疹（此时诊断极其容易，但在这之前，疼痛原因多不明了），表现为红斑基础上成群的密集性小水疱，大都是单侧分布，并排成带子形状。一般经 7 ~ 10 d 后停止发展，3 ~ 6 周痊愈。

根据病程发展诊断该症并不困难，尤其是发疹期。但在前驱前、发疹前期，应提高警惕，想到该症的可能。此时，临床查体发现病损区皮肤感觉过敏可作为参考。另外，施行肋间神经诊断性阻滞，可以鉴别排除内脏痛。

【治疗】 一旦患病，应及早治疗。治疗原则是止痛、抗病毒、消炎、缩短病程及保护局部预防继发感染。

1. 止痛　至关重要，各种非甾体抗炎药均应用。若无感染，局部可外用无环鸟苷软膏等。

2. 抗病毒

(1) 无环鸟苷（阿昔洛韦）：是一种病毒抑制剂，能选择性抑制病毒的DNA聚合酶，对宿主的细胞毒性低。宜早期应用（72 h内），可减轻急性疼痛，抑制病毒的播散和减少内脏并发症。可静脉注射或口服，连续给药5～10 d。

(2) 阿糖胞苷：早期应用可减少急性痛和后遗神经痛，加速痊愈。

(3) 聚肌胞：是治疗急性带状疱疹的良药，用2 mg加入消炎镇痛液内深层皮下注射，1次/d，可提高治愈率，减少后遗神经痛。

3. 皮质激素　患者在无皮质激素应用禁忌证的情况下早期应用，该药可抑制病毒对神经纤维和神经细胞的毒害破坏作用，增加细胞膜的稳定性。

4. 神经阻滞　是急性带状疱疹最好的治疗方法，具有迅速镇痛、改善局部血液循环、促进治愈、预防发生带状疱疹后神经痛等优点。

阻滞时应以受侵神经为目标：如头、面、颈部带状疱疹，星状神经节阻滞可收到满意效果，亦可应用脑神经阻滞（应注意感染）。胸、腹、会阴及上、下肢带状疱疹，可行相应的神经根、节阻滞。当疼痛剧烈时，连续硬膜外阻术能同时阻滞断交感与感觉神经纤维的传导，可单次或持续PCEA给药，能起到确切的止痛效果，王春亭等在治疗带状疱疹顽固性疼痛的患者中应用持续硬膜外阻滞术均取得良好效果，药物配方除消炎镇痛液外，每日经硬膜外导管注入聚肌胞2 mg、神经妥乐平3 ml，所有患者未发生带状疱疹后神经痛（图15－1、图15－2）。

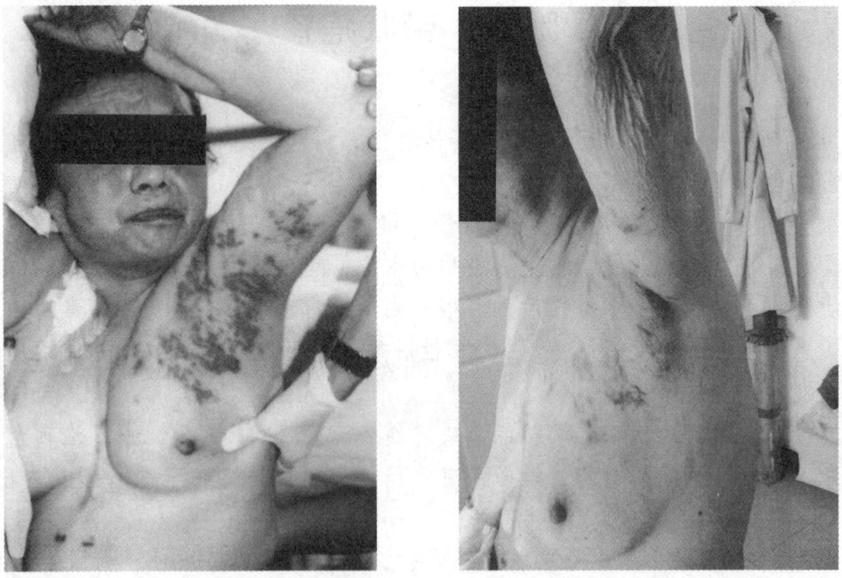

图15－1　腋下带状疱疹治疗前后对比

5. 水疱局部处理　由于水疱病毒侵犯皮肤神经末梢，导致真皮细胞变性、坏死、溶解、核糖核酸释放形成色素沉着。对急性期水疱较多较大的患者，在皮肤严密消毒后将水疱刺破，将沉积色素挑出，并保持局部干燥，可缩短治愈时间，减轻色素沉着、束带感及瘢痕形成。

6. 预防感染　全身应用抗生素。

7. 预防带状疱疹后神经痛　应尽量在发病初期施行神经阻滞治疗，使疼痛病症控制在最低限度。

此外，对患者应重视全面治疗，保持情绪稳定、生活规律及合理的营养摄入。

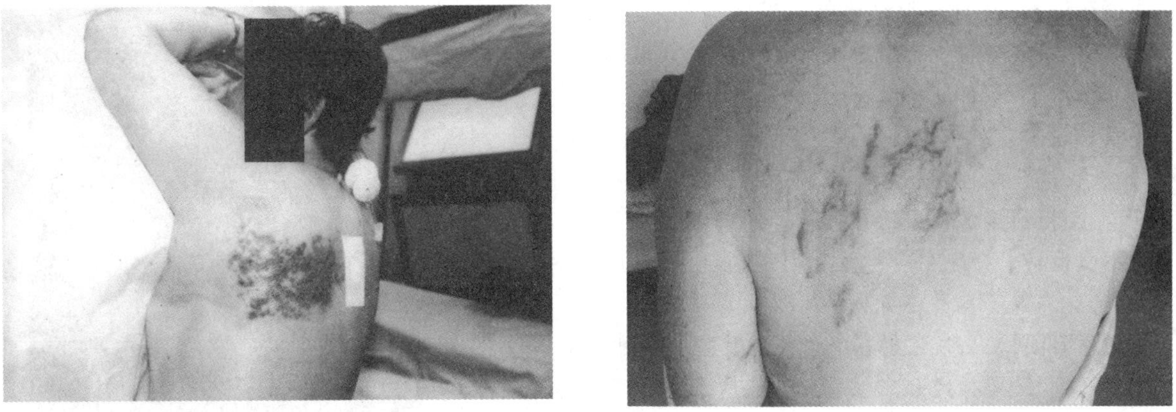

图 15－2　背部带状疱疹治疗前后对比

（王春亭　董铁立　李廷坤）

附二：皮内阻滞

在病变区域内，经皮内注射药物缓解神经病理性疼痛的方法称为皮内阻滞。

【治疗原理】 尚不十分清楚，可能涉及以下几方面因素。

1. 抑制感觉神经游离末梢的疼痛信号传入　皮内注射的张力刺激可能暂时或永久性阻滞末梢神经感受器疼痛信号传入，从而缓解疼痛。

2. 激活部分受损的游离感觉神经末梢　Oaklander 认为，带状疱疹后神经痛（PHN）可能是一种“幻肤痛”。他用放免法测定在3个月前曾患带状疱疹的受试者皮肤内残留神经轴突的密度，发现 PHN 患者神经轴突数量多数低于640个/m^2 皮肤。而无 PHN 的受试者神经轴突的数量多数高于670个/m^2 皮肤。因此，Oaklander 指出，带状疱疹患者皮肤内的神经轴突数量必须低于650个/m^2 皮肤面积的密度，才会引起 PHN。由此我们推测，皮内注射的张力刺激可能会激活部分功能受损的游离感觉神经末梢，使皮肤内的神经轴突数量超过650个/m^2 皮肤面积的密度，从而缓解 PHN。

3. 影响背根神经节及中枢神经可塑性变化　章云海、曾因明等在家兔肩胛区皮肤皮内注射辣根过氧化物酶（HRP）、神经肽 Y（NY）后，在 C_4 ~ T_{10}脊神经节、颈、胸交感神经节、腹腔神经节标记到神经细胞，脊神经节标记细胞呈明显的节段分布，而交感神经节呈弥散性分布。提示存在皮内神经末梢到神经节的神经细胞上行轴浆流的通道，据此推测药物可能通过这一通道经初级神经元上行达到中枢神经系统，影响中枢神经的可塑性变化，从而对神经病理性疼痛患者交感神经细胞的高兴奋状态以及 C 纤维激活和敏化产生调节作用。

【治疗方法】 药液配方：地塞米松2 mg＋0. 25% 布比卡因或0. 5% 利多卡因20 ml，加生理盐水稀释至所需药量。

章云海等所采用的方法是：取与带状疱疹区域相垂直的三条线，躯体区取乳头线、腋中线、肩胛下线，上下缘超出疱疹区1 cm。三叉神经分布区为耳前线和发际线。用4号注射针头行皮内注药，进针深度约为0. 1 cm，每个皮丘注入1 ~1. 5 ml 药液，使之形成直径为1. 5 ~2 cm 的苍白橘皮样皮丘，每个皮丘间隔1. 5 cm，每周1次，1 ~3 次为一疗程。

我们所用方法为：病变范围较大者，自病变区前后缘之间取3 ~4 条与躯体纵轴相平行的直线，每条线上均匀定点，两点相距1. 5 ~2 cm。病变范围较小者，沿病变边缘定点，两点相距1. 5 ~2 cm。病变范围很小者，可使皮丘覆盖整个病变区域。注射方法同上。（图15－3）

【适应证】 主要适应证包括：带状疱疹后神经痛、手术后刀口瘢痕痛和烧伤后神经痛、复杂性区域疼痛综合征（complex regional pain syndrome，CRPS）。

【禁忌证】 主要禁忌证有：治疗区域皮肤感染、坏死，皮肤疱疹急性期、结痂未脱落，触诱发痛和痛觉过敏严重、拒绝接受该项治疗的神经痛患者。

【不良反应】 在注射过程中可在注射局部产生明显的锐痛，其他不良反应少见。

【注意事项】 必须注射在皮内，注射在皮下则无效。疼痛位于三叉神经分布区、腋窝、腹股沟区等处皮肤者，因注射时疼痛剧烈，可在药液中加入少量芬太尼，我们常在一次治疗药液中加1/2支芬太尼（0.05 mg），可明显减轻注射痛，增强疗效。

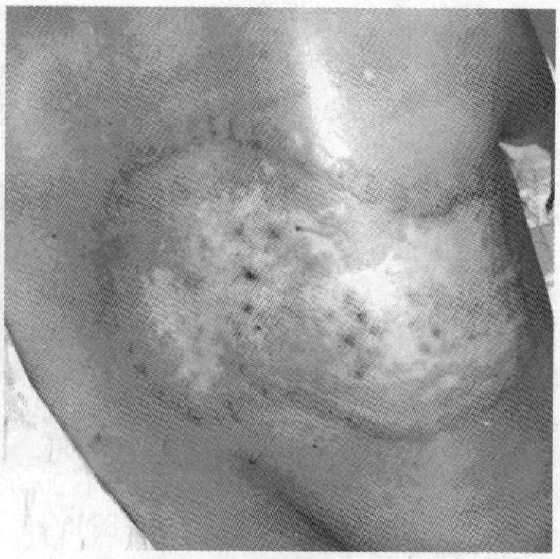

图15－3 皮内阻滞皮丘包围病变区域

对病程长、疼痛严重的患者，应结合脊神经后支射频热凝毁损等治疗，以提高治疗效果。

（谢珺田）

第五节 糖尿病性神经病变

糖尿病的常见并发症之一是糖尿病性神经病变，可累及中枢神经和周围神经，但以周围神经病变更多见。文献报道糖尿病性神经病变的发生率，一般占糖尿病患者总数的4%～5%，而神经电生理检测发现其发生率可高达90%以上，以40～60岁患者多见。

【病因与发病机制】 尚不肯定，但高血糖是一个重要因素。目前有以下学说。

1. 微血管病变 神经的营养血管由于基底膜增厚、内皮细胞增生和脂肪及多糖类堆积造成管腔狭窄，以及由于血液黏滞度增加导致微栓塞形成，促使神经营养障碍和变性。

2. 代谢和生化异常学说 神经细胞内山梨醇和果糖堆积，使细胞内渗透压增高，引起神经细胞肿胀变性，使神经节段性脱髓鞘；神经蛋白的合成和轴浆转运障碍，导致内源性生长因子缺乏，影响神经元存活和维持正常神经功能的蛋白质的合成；血浆中去甲肾上腺素水平增高与疼痛有相关性；神经肌醇代谢紊乱，由于葡萄糖竞争性抑制神经组织摄取肌醇，尿中肌醇排出过多，神经细胞内肌醇缺乏，导致神经功能障碍和轴索变性。

3. 维生素缺乏学说 糖尿病晚期患者常有营养障碍和维生素缺乏，而维生素缺乏可诱发神经病变的发生。

【病理生理】 糖尿病性神经病变的病理改变很广泛，主要累及周围神经和自主神经，也可累及脑和脊髓。周围神经受累时，可见神经束膜下水肿或神经束减少，有髓纤维数量减少，电镜下轴索内微管扩张、形成空泡，髓鞘变性、板层破坏。神经纤维变性同时，可见有髓和无髓纤维再生，Schwann细胞增生。自主神经受累则表现为自主神经和交感神经节细胞的变性。神经微血管受累时，表现为神经纤维间毛细血管数量减少，内皮增生、肥大，血管壁增厚、管腔变窄，严重时发生小血管闭塞。脊髓病变以后索损害为主，主要为变性。脑内病变以脑动脉硬化为多见，发生早，严重时发生脑软化。

【临床表现】 以周围神经病变更多见，有单发性神经炎和多发性神经炎两类。单发性神经炎一般不对称，可累及正中神经、尺神经、桡神经、股神经、坐骨神经和股外侧皮神经等。多发性神经炎，以对称性、多发性末梢神经炎较多见，少数为神经根炎（多见于颈胸段或腰骶段）。

主要临床表现为感觉障碍、运动障碍和自主神经功能障碍。单发性神经炎，呈片状感觉障碍，而多发性神经炎则呈套式感觉障碍。神经根炎则有按神经根分布的节段性感觉障碍、自发性疼痛及感觉异常，如麻木、蚁走感和烧灼感。早期感觉过敏，后期则感觉减退甚至消失。运动障碍有腱反射减弱、消失，以跟腱反射消失多见。少数有肌萎缩，以一侧近端为主。

脑神经病变多见于老年人，起病急骤，以单侧动眼神经损害多见，其次为展神经、面神经和三叉神经。少数可出现双侧性或多数性脑神经损害，出现复视，不伴瞳孔改变为其特征。

还有各种类型的自主神经功能紊乱，以心血管系统改变最为严重而紧急，如无痛性心肌梗死甚至心搏骤停或猝死。

【诊断与鉴别诊断】

1. 诊断　根据糖尿病病史、症状和体征以及实验室检查即可做出诊断。但有些老年性糖尿病患者早期症状不明显，常以手足麻木和疼痛就诊，此时应考虑到糖尿病性神经病变的可能。

震动感觉减弱对早期神经炎有诊断价值。用频率 128 Hz 的音叉，以均匀力量拨动后放在桡骨头或肱骨内上髁处，让患者说出震动持续时间。正常人桡骨头处持续时间应大于 15 s，肱骨内上髁处应大于 10 s。

神经传导速度（NCV）和肌电图（EMG）检查，如异常则为诊断外周神经病变提供可靠依据，但两者的特征与外周神经病变的严重程度无直接关系。肌电图在区分神经源性和肌源性损害有一定诊断价值。一般认为糖尿病患者肢体远端肌肉中以神经源性损害为主，肢体近端中则以肌源性损害为主，故同时测定肢体远、近端肌肉有助于全面判断肌肉受损状态。选择病变比较明显的肌肉检查可提高检出阳性率。NCV 检查可发现亚临床神经损害，可在临床体征出现之前就有明显变化，其中感觉神经传导速度较运动神经传导速度减慢出现更早，且更敏感。

2. 鉴别诊断

（1）中毒性神经末梢炎：有药物中毒或农药接触史，疼痛症状较突出。

（2）感染性多发性神经炎：常急性或亚急性起病，之前多有呼吸道或肠道感染史，表现为四肢对称性、弛缓性瘫痪，运动障碍重，感觉障碍轻，1 ~ 2 周后有明显的肌萎缩。脑脊液蛋白定量增高，细胞数正常或轻度增高。

（3）神经症（癔症）：常因精神因素而发病，临床症状多变，神经系统检查多无阳性发现。

（4）心脏或肠道器质性病变伴发的自主神经功能紊乱：常有相应脏器病变的临床表现，实验室检查有相关的阳性发现。

【治疗】　糖尿病性周围神经病变的治疗，关键在于有效纠正糖代谢紊乱，控制饮食，合理用药。控制血糖能有效延缓病情恶化，若控制不好会引起急性神经痛。但血糖突然降低也可导致疼痛，血糖水平的突然变化可诱发或使伤害感受器纤维产生冲动，甚至诱发相对缺氧和轴索变性。

1. 药物治疗　绝大部分患者经治疗后，严重疼痛可缓解或消除，但要长时间用药后才起效，慢性患者治疗中可有波动，故需坚持用药。应首选三环类抗抑郁药、加巴喷丁和曲马朵。三种药物可联合应用，如疗效不佳，可考虑应用 5 - 羟色胺再摄取抑制剂和阿片类药。如：多虑平 25 mg/次，2 ~ 3 次/d；卡马西平 100 mg/次，2 ~ 3 次/d；硫酸吗啡缓释片美施康定 10 ~ 30 mg/次，每 12 h 一次，或芬太尼透皮贴剂多瑞吉 2.5 mg，每 72 h 一次。

2. 神经阻滞　下肢疼痛严重者，可行骶管阻滞或低位硬膜外阻滞，采用 0.25% ~ 0.5% 利多卡因（或 0.125% 布比卡因）和维生素 B_{12} 混合液，每周 1 ~ 2 次，5 次为一疗程，直至疼痛缓解或消失。注意不要加激素，以免加重病情。提倡硬膜外间隙留置导管连续注药，减少治疗中反复穿刺，操作过程中严格遵守无菌原则。

3. 物理治疗　应在结合其他治疗如镇痛治疗的同时进行物理治疗，一方面有助于疗效的巩固和提高，另一方面打断疼痛—活动受限—挛缩—疼痛加重的恶性循环。

（傅志俭）

第十六章　头、面、颈及胸背部痛

第一节　头面部痛

广义的头面部疼痛即为头痛，而狭义的头痛是指头颅上半部即眉弓以上至枕部以下的疼痛，面部疼痛多为12对脑神经支配区病变引起的疼痛。

头面部痛是最常见的疼痛，几乎每个人一生中都有头痛的历史，可能是一过性症状，也可能是其他疾病的伴随症状，但也可能是一种独立的疾病。由于头面部疾病种类繁多，病因及发病机制复杂，甚至不清楚，不论是对其机制研究，还是临床治疗都带来不利影响。

必须指出，在实际临床工作中，首先要警惕和排除颅内占位性病变及所谓“警告性头痛”，后者包括脑癫、脑蛛网膜下隙出血、颅内血肿及感染等，以免延误抢救时机，造成严重后果。鉴于头痛病因很多病种复杂，某些疾病需多学科治疗，本章就国际头痛分类作以简述，以供鉴别诊断时参考。

一、概述

【病因】

1. 血管病变

（1）颅内占位病变、脑出血等引起血管被牵拉、伸展、挤压、移位引起头痛。

（2）动脉扩张。因血流冲击血管壁，震动和刺激血管神经末梢而引起，如偏头痛、发热、低氧、低血糖、一氧化碳中毒、乙醇中毒等。

（3）静脉扩张。颅内压降低、腰椎穿刺后脑脊液渗漏、心肺功能不全及颞动脉炎、静脉窦炎等。

2. 肌肉病变　额、颞、枕、颈后头痛和肩胛部诸多肌群，由于各种原因，如精神因素、职业、慢性炎症、劳损、外伤使肌肉收缩、痉挛缺血而产生致痛物质如乙酰胆碱、5-羟色胺（5-HT）、P物质、钾离子释放及一些酸性代谢产物刺激可引起头痛。

3. 神经病变　含有痛觉纤维的脑神经、颈神经，由于本身病变或邻近组织病变或尚无明显原因的所谓原发性病变刺激、压迫、牵拉脑神经或颈神经而引起神经源性头痛，如上颈源性头痛、三叉神经痛、舌咽神经痛及枕神经痛等。

4. 其他　功能性、精神性、癔症、抑郁症、不定陈诉综合征及癫痫等均可引起头痛。

【诊断思路】　头痛是一种常见症状和主诉。其病因复杂，涉及多种疾病，详细地问诊特别重要，病史的采集是诊断和鉴别诊断的第一步。在询问病史中要注意患者的表情和举止行动。临床检查中应注意神经、精神系统和器官检查。影像学检查和必要的实验室检查在头痛的诊断中有时起到重要的作用，在头痛的诊断中还应注意。

1. 头痛发生的速度　急性头痛，如头部外伤、蛛网膜下隙出血、急性青光眼及腰椎穿刺后；电击样痛，如三叉神经痛；慢性头痛，如紧张性头痛、鼻窦炎、颈椎病、不定陈诉综合征；复发性头痛，如偏头痛、丛集性头痛等。

2. 头痛的部位　头痛的部位对病情的诊断仅有参考价值（表 16－1）。

表 16－1　头痛部位与病灶病变关系

头痛部位	病灶病变
前头痛	幕上肿瘤 、三叉神经痛、鼻窦炎
眼部痛	丛集性头痛、青光眼、三叉神经眼支痛、偏头痛
后头痛	蛛网膜下隙出血、高血压、颈性头痛、后颅凹肿瘤、紧张性头痛、枕神经痛、急性颈肌炎、落枕
侧头痛	血管性偏头痛、牙源性头痛、耳源性头痛、颞动脉炎、颞浅神经炎
全头痛	感染性头痛、脑肿瘤、肌紧张性头痛、低颅压

3. 头痛发生的时间与持续时间　晨起头痛加剧应排除颅内占位和鼻窦炎，丛集性头痛多夜间发作，三叉神经痛多白天较重，时轻时重、长年累月的头痛多为神经症。

4. 头痛的程度　头痛的程度和病变部位与个体的敏感性有关，有些神经症头痛相当剧烈；三叉神经痛、偏头痛、脑膜受刺激引起的头痛最剧烈。

5. 头痛的其他诊断依据　头痛伴随的症状、诱发加重和缓解因素、头痛的周期性及治疗效果都是正确诊断的相关依据。

6. 头痛的诊断分析　头痛可以是功能性的，也可以是器质性的，后者又可分为颅内、颅外病变和全身病变。诊断时应分清：①头痛是头面部疾病还是全身疾病引起；②是颅内还是颅外病变引起；③是器质性还是功能性病变；④疾病和头痛的性质是什么。

从头痛的发生率看，较多的是血管性头痛，疼痛科最多见的是三叉神经痛和上颈源性头痛等。

【分类】　头面部痛按其程度分为轻、中、重度，按其病程又分为急性、亚急性、慢性，这种分类对疼痛的诊断和治疗有一定指导意义。按其病因分类，更是多种多样，最新的国际性分类法由国际头痛分类委员会主席丹麦哥本哈根大学的杰斯·奥利森（Jes Olesen）博士完成。各国学者目前均按此分类标准进行头面部痛的分类和诊断（表 16－2）。

表 16－2　头面部痛的分类与诊断

1. 偏头痛
（1）无先兆性偏头痛
（2）有先兆性偏头痛
（3）眼肌麻痹型偏头痛
（4）视网膜型偏头痛
（5）儿童周期性综合征
（6）偏头痛并发症
2. 紧张型头痛
（1）发作性紧张型头痛
（2）慢性紧张型头痛
3. 丛集性头痛和慢性阵发性偏头痛
4. 非器质性病变的各种头痛
（1）自发性刀刺样头痛
（2）外部压迫性头痛
（3）冷刺激性头痛
（4）良性咳嗽性头痛
（5）良性劳累性头痛
（6）性活动性头痛

续表

5. 急、慢性头外伤有关的头痛
6. 与血管性疾病有关的头痛
    (1) 急性缺血性脑血管病
        1) 短暂性缺血发作（TIA）
        2) 血栓栓塞性卒中
    (2) 颅内血肿
        1) 脑内血肿
        2) 硬膜下血肿
        3) 硬膜外血肿
    (3) 蛛网膜下隙出血
    (4) 未破裂的血管畸形
    (5) 动脉炎
    (6) 颈动脉或椎动脉病
    (7) 静脉血栓形成
    (8) 动脉性高血压
        1) 药物所致急性血压过高
        2) 嗜铬细胞瘤
        3) 恶性高血压
        4) 子痫前期和子痫
7. 与颅内血管性疾病无关的头痛
    (1) 高颅压
    (2) 低颅压
        1) 腰椎穿刺后头痛
        2) 脑脊液漏头痛
    (3) 颅内感染
    (4) 颅内类肉瘤病和其他非感染性炎性病
    (5) 与鞘内注射有关的头痛
        1) 直接反应
        2) 化学性脑膜炎
    (6) 颅内新生物
8. 某些物质急慢性应用或接触或戒断所致的头痛　这些物质包括止痛药、乙醇、麦角胺、麻醉药、硝酸盐、避孕丸或雌激素等
9. 与非头部感染有关头痛　由病毒或细菌引起的感染所致的头痛
10. 与代谢性疾病有关的头痛
    (1) 低氧
        1) 高原性头痛
        2) 低氧性头痛
        3) 睡眠呼吸暂停头痛
    (2) 高碳酸血症
    (3) 混合性低氧和高碳酸血症
    (4) 低血糖
    (5) 透析
11. 颅脑、颅骨、颈、眼、耳、鼻、鼻塞、牙、口腔或其他面和颈部结构疾病所致的头痛或面痛

续表

12. 脑神经痛、神经干痛和传入神经阻滞痛
（1）脑神经源性持续痛
1）脑神经和 $C_{2,3}$ 神经根受压或扭转
2）脑神经脱髓鞘（视神经炎）
3）脑神经病变（糖尿病性神经炎）
4）脑神经炎症
a. 带状疱疹
b. 带状疱疹后神经痛
5）Tolsa－Hant 综合征
6）颈－舌综合征
（2）三叉神经痛
1）原发性三叉神经痛
2）症状性三叉神经痛
（3）舌咽神经痛
1）原发性舌咽神经痛
2）症状性舌咽神经痛
（4）中间神经痛
（5）喉上神经痛
（6）枕神经痛
（7）中枢原因引起的头和面痛而非痛性痉挛
1）痛性感觉缺失
2）丘脑痛
13. 不能分类的头痛

二、偏头痛

偏头痛（migraine）是由于发作性血管舒缩功能不稳定以及某些体液物质暂时性改变所致的一种伴有或不伴有脑及自主神经系统功能暂时性障碍的头痛，分型较多，但在实际临床工作中，很少仅有单一类型的偏头痛存在，常常表现为几个类型的偏头痛甚至和其他类型头痛如紧张型头痛等同时存在。

【病因】 尚不清楚，可能与下列因素有关。

1. 遗传因素　偏头痛的遗传因素已被公认，约 60% 的患者有家族史，女性患者尤为显著。其遗传方式包括隐性遗传、显性遗传及多基因遗传等。

2. 内分泌因素　内分泌因素对偏头痛发病机制的影响也被普遍承认。大约有 60% 的女性患者偏头痛发作与月经有关，本病青春期女性发病率较高，许多是月经初期时开始患病，而60% ~80% 的患者在怀孕后偏头痛发作减少甚至停止，口服避孕药时则加重，但在分娩后又重新发作，而在绝经期后偏头痛减轻或停止。也有报道认为，偏头痛发作与雌激素、黄体酮及催乳素等水平过高有关。这些均支持本病与内分泌因素的相关性。

3. 生化改变因素　许多学者对生化改变与偏头痛的关系做过大量的研究，认为偏头痛与 5－HT、去甲肾上腺素（NE）、缓激肽、前列腺素 E 及内源性阿片样物质（OLS）有关，其中以 5－HT 和 OLS 最引人瞩目。

（1）5－HT 与偏头痛发作的关系：血浆中 5－HT 增加，导致脑血管收缩，于是产生头痛前兆症状，而后又逐渐减少直至耗竭，导致血管扩张产生头痛，大约有 87% 的患者在偏头痛发作时血浆中 5－HT 下降达 40% 左右，而尿中其代谢产物排泄增多。

（2）内源性 OLS 与偏头痛的关系：内源性 OLS 与疼痛的关系已成为疼痛学家们研究疼痛机制的热

点，脑脊液中的 OLS 同中枢的阿片受体结合与镇痛的关系密切。以往有人证实，偏头痛发作时脑脊液中脑啡肽减少，而缓解期正常。但近几年多数研究结果否认本病与阿片肽有关。

4. 血管机能因素　一般认为，头痛前期是脑血管收缩，头痛期为脑血管扩张；也有人认为，头痛期是颅外动脉扩张之故，麦角胺、心得安等药物有效，脑血流量改变等许多临床和实验资料支持这种说法，但引起血管变化的确切原因尚不清楚。

5. 其他因素　其他因素包括心理因素、对某些物质的过敏，药物、食品等也可能与本病发作有关。

【病理】　偏头痛患者的血管尤其是脑血管对心理的、身体的、外来的各种刺激容易发生异常反应，故偏头痛又可称之为血管性头痛，其血管障碍可分为以下三期。

1. 头痛发作的早期和前驱期　主要表现为一根或多根脑动脉血管痉挛（包括颈动脉及椎基底动脉）引起局部脑缺血，从而不同部位因血管缺血痉挛而出现不同部位的症状，如偏瘫、失语、共济失调、眩晕等。

2. 头痛发作期　主要为颅外动脉和颅内动脉痉挛后出现反应性扩张，引起充血高灌注，产生头痛症状。血管扩张越明显，搏动幅度、范围越大，头痛程度越严重。此期颅内、外血管亦可同时扩张。

3. 头痛后期　主要表现动脉水肿、血管狭窄，头痛失去搏动性而变为持续性，同时因管腔狭窄，头、颈部肌肉缺血、收缩出现肌肉收缩性头痛。其他与神经功能障碍及遗传等因素有关。

【临床表现】

1. 先兆症状

（1）视觉异常：典型偏头痛患者几乎均有视觉的异常。发作时视野中心有发光亮点，其边缘为彩色或锯齿样闪光，甚至出现城堡样光谱（teichopsia or fortification spectra），亮点边缘以内视觉消失，严重时出现象限性偏盲、同侧偏盲或管状视野。一般持续 15 ~ 30 min，然后消退。少数患者有暂时性全盲或永久性视野缺损。

（2）躯体感觉异常：属于皮层感觉障碍，一般影响肢体或其他较局限部位，为针刺或麻木感，也可见于口唇、舌及面部，持续 15 ~ 30 min。感觉异常发生稍迟于视觉异常，也可单独发生，极少数患者有味、听幻觉。

（3）运动障碍：肢体发生感觉异常后，可继发有乏力或轻瘫，主要见于上肢，也可发生偏瘫，即家族性偏瘫型偏头痛（family hemiplegic migraine）。眼运动神经麻痹称为眼肌瘫痪性偏头痛（ophthalmoplegic migraine）。少数患者可表现有暂时性失语或癫痫样抽搐。

（4）自主神经系统功能紊乱：患者疼痛发作前、发作中和发作后均可能有该系统的异常，如情绪高涨或低迷、眩晕、出汗、皮肤苍白、恶心呕吐等，心血管系统可表现为心率快、血压高等。

2. 头痛特征　头痛多为钻刺样疼痛或搏动性疼痛，首先位于一侧太阳穴，然后扩展到整个一侧头部，低头及体力活动使疼痛加重。一般疼痛经历数小时，严重者可持续数天。

偏头痛发作持续超过 72 h 以上，但其间可有短于 4 h 的缓解期为偏头痛持续状态（status migrainosus）。其诊断依据如下。

【诊断与鉴别诊断】　偏头痛的类型较多，下面描述几种主要类型偏头痛的诊断标准。

1. 无先兆偏头痛　无先兆偏头痛（migraine without aura）又称普通型偏头痛（common migraine）或非典型偏头痛（atypical migraine）。其诊断依据如下。

（1）至少 5 次发作符合以下（2）、（3）、（4）所列条件。

（2）头痛持续 4 ~ 72 h（未经治疗或治疗无效者）。

（3）至少具备以下 2 条：①单侧性；②搏动性；③中度或重度（影响日常生活）；④上下楼梯或类似的活动使头痛加重。

（4）头痛期间至少有下列一项：①恶心和（或）呕吐；②畏光和畏声。

（5）病史和体格检查提示，无器质性和其他系统代谢性疼痛证据，或经相关检查已排除，或虽有某种器质性疾病，但偏头痛初次发作与该病无密切关系。

2. 有先兆偏头痛　有先兆偏头痛（migraine with aura）亦称典型偏头痛（classic migraine）。其诊断依据如下。

（1）至少有2次发作符合（2）各项。

（2）具备以下特征至少3条：①1次以上的先兆症状；②至少1次先兆症状超过4 min或2种以上的先兆症状先后出现；③先兆症状持续时间不超过60 min；④头痛于先兆症状后发生，但头痛也可出现于先兆前或同时发生。

3. 有典型先兆的偏头痛　有典型先兆的偏头痛（migraine with typical aura）诊断依据如下。

（1）符合上述有先兆偏头痛（2）的全部4项。

（2）有下列1项或1项以上先兆症状：①同侧视觉异常；②单侧感觉异常和（或）麻木；③单侧肌无力或轻瘫；④言语障碍。

除上述诊断标准外，可行脑电图及头颅CT排除其他器质性疾病。另外，由于偏头痛分类复杂，有人认为临床上具备以下5条中的2条以上即可诊断为偏头痛：①一侧性头痛；②恶心、呕吐；③有视觉或其他神经功能障碍；④有偏头痛家族史；⑤有情绪异常或过敏史。

常见头痛的鉴别诊断见表16－3。

表16－3　常见头痛的诊断

头痛类型	家族史	性别	部位	先兆	起病形式	每天时间	持续时间	紧张怀孕影响	松弛的影响
典型先兆偏头痛	阳性（母亲多）	两性	单侧	常见	突然	不定	短，12 h	加重	减轻
普通偏头痛	阳性（两性）	女	两侧	无	逐渐	早晨	长，几天	减轻	加重
丛集性头痛	一般	男	眼周、鼻腔	无	突然	夜	短，1～2 h	无	无
紧张性头痛	一般	两性	颈、两颊	无	逐渐	下午	持续	不定	不定
牵拉性头痛（颅内占位）	罕见	两性	弥漫	无	逐渐	早晨	长，数周、月	无	无
三叉神经痛	少见	女	单侧面部	无	突然	白天	瞬间至数分钟	无	无

【治疗】

1. 一般治疗　生活规律，尽量保持稳定的心理状态，适当进行体育锻炼，对偏头痛发作与饮食有关的患者，则须停止饮用有关的饮食。

2. 药物治疗　对于急性发作期的患者，单用止痛剂，如乙酰氨基酚、萘普生、布洛芬、消炎痛等有效，无效时通常对麦角制剂或5－TH激动剂舒马普坦有效。

（1）前列腺素抑制剂：①阿司匹林，一般75 mg/次，2次/d，口服。②萘普生，首量750 mg，必要时2 h后再追加，250 mg/次。③消炎痛，20 mg/次，3次/d，口服。

（2）血管收缩剂：①麦角胺，作用机制是收缩偏头痛发作期扩张的颈外动脉分支，可能是阻止去甲肾上腺素与α肾上腺素受体结合从而引起强烈的血管收缩，同时与5－HT受体结合使血管收缩，并关闭发作期开放的动－静脉分流。可口服、舌下、肛塞或肌内注射及雾化吸入用药。麦角胺咖啡因，头痛发作早期应用每次半片至1片口服，30 min不缓解可再服1片，每周最大剂量10片。②酒石酸麦角胺，每次肌内注射或皮下注射0.25 mg，必要时1 h后可重复1次，每日总量不超过1.5 mg，每周总量不超过4 mg。其不良反应有恶心、呕吐、指趾麻木、胸骨下压迫感。高血压、冠心病、周围血管疾病及严重肝、肾功能不全、孕妇禁用。

(3) 曲普坦类：如琥珀酸舒马普坦（sumatriptan）25～50 mg 口服或 6 mg 皮下注射；佐米普坦（zolmitriptan）2.5～5.0 mg 口服。其不良反应包括恶心、呕吐、心悸、烦躁和焦虑等。

如果头痛剧烈，用上述药物不能缓解，可肌内注射哌替啶 50 mg 及安定 10 mg。胃复安和枢复宁也可选用。亦可联合用药，晕痛定 4 片（0.3 g/片）、心得安 10 mg/次、谷维素 40 mg/次、消炎痛 12.5 mg/次，3 次/d，常在 1～2 d 终止头痛，连续服用 3～4 周可抑制发作。

3. 颞骨骨膜下阻滞　颞骨骨膜下有耳颞神经及颞深神经前、后支分布，因此在太阳穴周围阻滞很难定位某支神经。方法：选用的穴位包括前发际、太阳、印堂、百会、双侧头维穴等，用 6～7 号针头，斜面向下与头皮呈 45°角刺入上述穴位之深层，直达颞骨骨膜下，注入消炎镇痛液 5～8 ml。每周 6 次，4 次为一疗程。大多数患者 1～2 次后便有明显好转，1 个疗程即可痊愈，很少需要第 2 个疗程。对于疼痛严重、难以控制的病例，2 次治疗的间隔期可用同样的方法只注入局麻药，最多可每日 2 次，利于控制病情、缩短疗程。本法对药物治疗效果不佳者是最有效的一种方法，而且安全。其机制可能是有纠正神经肽代谢紊乱及调节自主神经功能失调作用。

4. 星状神经节阻滞　用 1% 利多卡因或利布合剂（2% 利多卡因与 0.5% 布比卡因等容量混合）8～10 ml 行患侧星状神经节阻滞，如疼痛为双侧性，则可左右两侧星状神经节交替阻滞，1 次/d，5 次为一疗程，通常 1～2 次即可见效，10～20 次可使疗效得以巩固。

5. 其他疗法　其他疗法还有针刺镇痛、经皮电刺激镇痛、生物反馈疗法及中医药等。

6. 预防性治疗　预防性治疗适用于频繁发作，尤其每周发作 1 次以上，严重影响生活和工作，急性期麦角碱治疗不能耐受或禁忌的患者。首先消除偏头痛诱发因素，酌情选用心得安、阿米替林和丙戊酸等三种结构上无关的药物，一种药物无效时可选用另一种药物可能有效。

三、紧张性头痛

紧张性头痛（tension－type headache）是双侧枕部或全头部紧缩性或压迫性头痛，又称肌收缩性头痛、应激性头痛、特发性头痛及心因性头痛。本病为临床上最常见的慢性头痛，约占头痛患者的 40%。一般 20 岁左右发病，女性多见，患者记不清具体发病时间。

【病因】 尚不清楚。一般多认为与焦虑、抑郁、妄想等精神因素有关，这些因素可致头、颈部肌纤维持续地紧张、相应部位的血管收缩或扩张以及无菌性炎症导致致痛物质释放等，终致头痛；少数则由姿势或头颈部病变引起。

【临床表现】 慢性发病，头痛发作在早晨开始，下午最重，无明显缓解期。特征是几乎每日双侧枕部非搏动性头痛，通常为持续钝痛，像一条带子紧束头部或呈头周缩箍感，不伴恶心、呕吐、畏光和畏声、视力障碍等前驱症状。头痛期间日常活动不受影响。有的患者伴有精神紧张、抑郁或焦虑不安。

体格检查一般无阳性体征，有时患者可有斜方肌或后颈肌肉压痛。

【诊断依据】

1. 发作性紧张型头痛

(1) 至少有 10 次头痛发作，每年头痛发作时间少于 180 d，每月发作时间少于 15 d。

(2) 头痛持续 30 mi～至 7 h。

(3) 至少具有下列 2 项头痛的特点：①压迫和（或）束紧感（非搏动性）；②疼痛程度为轻、中度（可能影响活动，但不限制活动）；③双侧头痛；④上下楼梯或类似的日常活动不加剧疼痛；⑤无恶心呕吐，可有畏光和畏声，但不并存。

(4) 通过病史、体检及神经系统检查排除其他疾病。

2. 慢性紧张型头痛

(1) 在 6 个月中，平均头痛频率每月 15 次，每年超过 180 d。

(2) 至少具有下列 2 项头痛的特点：①压迫和（或）束紧感（非搏动性）；②疼痛程度为轻、中度

(可能影响活动，但不限制活动)；③双侧头痛；④上下楼梯或类似的日常活动不加剧疼痛；⑤无恶心呕吐，可有畏光和畏声，但不并存。

【治疗】

1. 一般治疗　尽量保持稳定的心理状态，生活要有规律，禁烟酒，积极参加有兴趣的文体活动，还应注意预防生活中的各种应激或诱因。

2. 药物治疗

(1) 一般止痛药：阿司匹林、消炎痛、非那西丁等均有效，但应避免长期应用。

(2) 三环类抑郁药：阿米替林，开始25 mg/d，睡前服，每3~4 d增加25 mg，一船的治疗剂量范围为50~250 mg/d。该药起效较慢，只有在足量用药4周后，才可认为该药有效或无效。不良反应有口干、便秘、心动过速、视力模糊、尿潴留、心律失常及充血性心力衰竭。多虑平25~50 mg/次，3次/d。

(3) 抗焦虑药：安定、利眠宁、安宁及巴比妥类药物。

(4) 非甾体类抗炎药：常用药物有布洛芬、甲灭酸、甲氧萘丙酸。

3. 局部阻滞或神经阻滞　对局部压痛点可用局麻药和泼尼松龙混合液注射，也可行枕大、枕小神经及星状神经节阻滞。如同时应用穴位阻滞和神经阻滞，疗效更佳。

4. 痛点或环形阻滞　对于有颅骨膜肌压痛者，根据压痛的面积大小，可选用颞骨膜下痛点阻滞、环形阻滞及十字形阻滞。所谓环形阻滞，就是围绕压痛部位的边缘，每隔2~3 cm选一个注射点，对于面积较大者，在环形阻滞的基础上，再在压痛范围内行十字形阻滞。头痛的预后常取决于颅骨膜肌压痛的减轻或消失。本法疗效确切，但常易复发，复发后重复治疗仍可获同样效果。

四、丛集性头痛

丛集性头痛(cluster headache)的特点是头痛发作有一个短暂的丛集发作期，伴有自主神经症状如结膜充血和流泪。

该病总的发病率为0.04%~0.08%。可于任何年龄发病，但首次发病常在20~40岁。男女之比约为5∶1。

【病因】　尚不清楚。由于某些病例可被乙醇、组胺和硝酸甘油诱发，而某些偏头痛也可被这些物质诱发，因此有人认为该病发病机制与偏头痛相同。

【临床表现】发作的丛集性是其主要特点之一(图16-1)，发作期间可每日发作一至数次，中间可有数月甚至数年的无症状间歇期；病变基本为恒定的一侧性，为位于眼及眼周的疼痛，疼痛的程度一般较剧烈，犹如被剜、炸裂样痛，使患者坐卧不安，蹬步不止、不时敲打疼痛部位或头向墙上撞，甚至发生癔症性行为或自杀；以流泪流涕为主的自主神经症状明显(图16-2)，发作时病侧眼结膜充血、流泪，鼻黏膜肿胀致鼻腔狭窄或堵塞或流涕，出现不全性Horner征(约占20%)(病侧瞳孔缩小，眼睑下垂，缺乏面部不出汗特点，甚至有时出汗增多，面部发红)，但恶心、呕吐少见；发作时间较短，每次

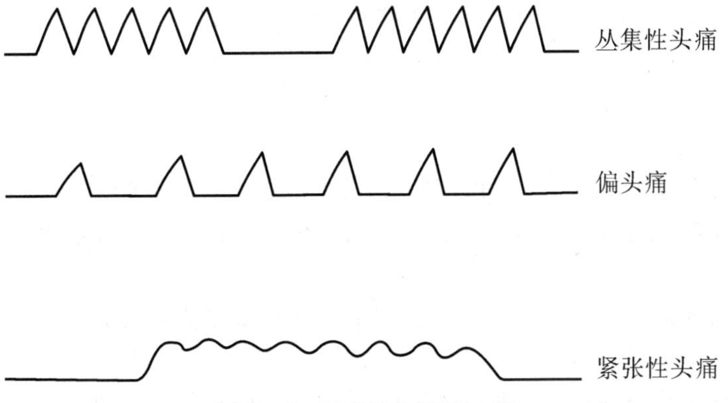

图16-1　三种头痛发作特点

发作只数分钟至数小时，平均1 h，极少超过2 h；神经体征少，偶见有病侧外展神经麻痹；丛集性头痛者血压多升高，心率慢，脑电图异常少见。

【诊断】 丛集性头痛的诊断主要根据典型的临床表现及详细的病史，典型发作5次以上，并排除其他器质性疾病即可诊断。

注意与三叉神经痛、颈动脉炎和慢性偏头痛相鉴别。丛集性头痛与慢性阵发性偏头痛的疼痛特征、伴随症状和体征等基本相同，但慢性阵发性偏头痛发作持续时间较短，5～20 min/次，发作频度较高，可达30次/d，尤以女性多见，服用消炎痛150 mg/d有效。

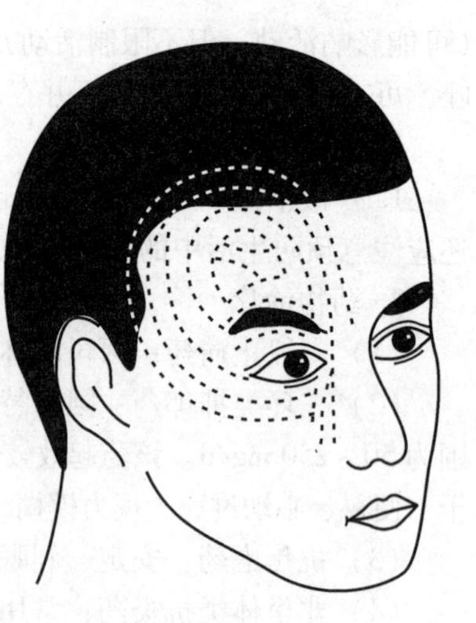

图16－2　丛集性头痛

【治疗】

丛集性头痛发作时疼痛剧烈，难以迅速止痛，对丛集性头痛的治疗，主要是预防其发作。一般来讲，凡是治疗偏头痛的药物均可应用。

1. 神经阻滞　蝶腭神经节阻滞治疗丛集性头痛的疗效显著。方法：患者平卧，头后仰40°并向痛侧转30°～40°，以2%～4%的利多卡因溶液1 ml缓慢滴入头痛同侧的鼻腔，持续保持该姿势数分钟。若给药后3 min未完全缓解，可重复给药1次。因鼻腔充血影响药物进入蝶腭窝时，可以0.5%苯肾上腺素溶液滴入数滴，数分钟后再行神经阻滞，一般1～3次头痛完全缓解。

另外，星状神经节阻滞对发作时的疼痛有止痛作用。

2. 药物治疗

（1）睾丸素：丛集性头痛多发于青壮年男性，女性患者也多有男性特征，提示该病可能累及内分泌。对急性疼痛可用丙酸睾丸素25 mg/次肌内注射，1次/d，连续7～10 d，再改为10 mg/次连续7～10 d。但对慢性丛集性头痛无效。

（2）英明格（imigran）：皮下注射是治疗丛集性头痛最有效的药物。它是一种5－HT_1 D受体激动剂，6 mg的剂量能使80%以上患者在15 min内头痛缓解，该药对偏头痛同样有效。

（3）酒石酸麦角胺或双氢麦角胺：吸入对大约一半的患者有效。但由于口服或直肠内应用酒石酸麦角胺起效慢，现已很少应用。

（4）为甲基麦角酸丁醇胺：为抗5－HT药，对丛集性头痛有预防作用。用法：3～4 mg/d，口服。

3. 吸氧　为了缓解单次发作，面罩吸入纯氧，流量7～10 L/min，10～15 min可使60%～70%患者疼痛缓解。

4. 各种毁损治疗　如半月神经节注射乙醇、酚或射频热凝、冷冻或切除蝶腭神经节等曾试用于丛集性头痛，但这些方法没有一种能使症状长期缓解，因此，只有在其他内科方法完全失败时才考虑微创治疗。经皮蝶腭神经节注射乙醇似乎是最有效和创伤最小的方法。

5. 其他　避免饮酒，特别是发作期更应避免；有时缺氧也可诱发，因此发作时亦可吸氧。

五、外伤后头痛

对外伤后头痛的定义有两种解释：一说机体受伤后引起的头痛都属外伤后头痛；一说仅指头部外伤后的头痛。后一种解释被国际头痛学会采用，并将外伤后头痛又分为急性外伤后头痛和慢性外伤后头痛。

【病因】 外伤后头痛的病因很复杂，但概括起来仍是躯体和精神两个方面的因素，常常是两者交织在一起。

1. 机体因素　头部外伤造成血管舒缩调节的紊乱和不稳定；硬、软脑膜粘连造成脑脊液循环通路的不畅和吸收障碍；颅骨缺损引起脑膜粘连和低颅压；颅内血肿和脑脊液漏造成颅压的增高或降低；颈枕部损伤导致该部肌肉、韧带处于紧张或弛缓状态，交感神经受刺激而兴奋。

2. 精神心理因素　对外伤时的刺激以及以后对当时情景的回忆，可产生气愤、恐惧等不良情绪，久而形成心理状态的紊乱和不平衡，加之医疗赔偿、法律诉讼、人际关系等对正常恢复及治疗的干扰致使头痛、失眠等症状，考虑在受伤时多数清醒或仅有短暂的意识消失，但发病率及症状轻重通常与伤势呈负相关，恰好说明其发病机制中精神心理因素的作用。

【临床表现】　头痛可局限于头皮受损区，呈局限性，也可由于肌肉紧张而呈压迫性头痛，严重者头颈部可呈某一保护性体位。也有的患者呈发作性跳痛，这种情况是由于头皮动脉扩张所致，此时使用麦角胺有效。头痛可因情感反应而加重，可有头昏、失眠、惊恐、情绪不稳和新近记忆力减退等，疼痛程度与伤势常呈负相关。

【诊断】　诊断主要依赖于病史，有头部外伤史，符合以上疼痛特征者，可考虑诊断为本病。有的患者头部可有局限性压痛，颈枕部肌紧张及压痛，严重者头颈部可呈强迫姿势。

外伤后头痛分为急、慢两型：头痛发生于外伤后 14 d 内，持续时间在 2 个月以内者称为急性外伤后头痛；头痛持续 2 个月以上者，称为慢性外伤后头痛。

要注意与慢性颅内血肿、颅骨缺损、头皮瘢痕、脑膜粘连等有手术指征的病变相鉴别。X 射线正侧位片检查有利于发现颅骨骨折；脑膜粘连者，脑电图检查可有局限性脑电活动异常表现；CT 和 MRI 检查是排除颅内占位性病变和潜在病损区的可靠手段。

【治疗】　外伤后头痛的治疗原则是采用综合疗法。

1. 一般治疗　避免不良刺激，以免引起情绪波动，注意劳逸结合，生活规律，适当参加体育锻炼。

2. 药物疗法　镇痛药可选用解热镇痛药阿司匹林等。对精神因素明显者，可给予抗焦虑药如安定、抗抑郁药多塞平等。谷氨酸、谷维素及五味子糖浆等中药制剂可调节和改善自主神经功能。发作性跳痛者则选用酒石酸麦角胺。有肌紧张者，可用骨骼肌松弛剂如氯唑沙宗。

3. 神经阻滞及局部阻滞疗法　前头痛者可选用三叉神经阻滞和星状神经节阻滞，后者对伴有自主神经功能紊乱的外伤后头痛尤为适用。后头痛者则选用枕大、小神经阻滞，对于头及颈枕部有压痛者，可配合痛点局部阻滞。

4. 全脊髓麻醉疗法　对于某些顽固的外伤后头痛，经慎重选择且具备技术条件者，方可采用本法。腰椎穿刺后人为地造成全脊髓麻醉，立即行气管插管，机械通气，同时快速输液保持心血管系统的稳定，直至麻醉阻滞作用消失、生理功能恢复正常后拔管。据报道本法适用于交通事故引起的顽固性头痛及周身痛，机制不清。该方法由于风险大、效果尚难肯定，应充分征求患者意见后实施为妥。

5. 手术疗法　对因头皮动脉扩张引起的头痛，经药物治疗及阻滞疗法无效者，可行颞浅动脉或枕动脉结扎手术。

6. 其他　其他疗法还有中草药、针刺、心理疗法等。

六、巨细胞性颞动脉炎

巨细胞性颞动脉炎（giant cell temporal arteritis）是由于头皮动脉的一种非特异性炎症而引起的一组以头痛症状为主的疾病，主要侵犯颞浅动脉和眼动脉。

【病因】　尚不清楚，可能与遗传（HLA－DR_4、HLA－B_8 者患病率高）或免疫异常（颞动脉有免疫球蛋白沉积）有关。病理学所见为动脉的亚急性非特异性炎症，炎症通过血管中层的滋养层纵向扩散，血管内膜增厚，管腔狭窄，常可导致血栓形成。活检时可发现巨细胞存在。各层常见淋巴细胞、巨噬细胞或嗜酸性细胞浸润，病变呈阶段性分布，病变程度不等。

【临床表现】　颞动脉炎是一种老年病，多发于 50～75 岁，男女之比为 1∶3。

常有食欲减退、体重下降、全身肌肉关节酸痛、发热、乏力等前驱症状。

头痛是短暂的，疼痛程度各不相同。常见一侧或双侧颞部剧烈头痛，早期或晚期出现，呈烧灼或锤击样，向头顶或枕部放散，患者不能以患侧着枕睡眠。咀嚼运动时疼痛加重。

体检时沿颞动脉可有压痛，周围皮肤红肿，并可见血管扭曲，动脉搏动可能消失。并发视神经和视网膜缺血者可导致视力丧失，后者发生超过数小时，预后很差，须紧急治疗，大脑动脉受累可发生卒中。

【诊断】 根据病史及临床表现，实验室检查血沉加快（>30 mm/h），C 反应蛋白 >6 μg/ ml）和碱性磷酸酶水平增高可临床确诊。如颞浅动脉活检发现巨细胞可支持确诊，但阴性结果不能排除本病。

【治疗】由于本病可累及视网膜动脉，因此早期治疗是预防视力障碍和失明的关键所在。

1. 药物疗法　本病用皮质类固醇激素治疗有效，早期疗效尤佳。泼尼松 40～60 mg/d 口服，病情缓解后逐渐减量，通常需治疗数年。病情进展时，宜用甲基泼尼松龙 1 g/d 静脉滴注，连用 3～5 d。如泼尼松减量时病情复发，可增加剂量或加用环磷酰胺 1～2 mg/kg 口服，6～12 个月。

2. 星状神经节阻滞　用 1% 利多卡因 10 ml 行星状神经节阻滞，1 次/d，5 次为一疗程，可连续阻滞 20～30 次。

七、三叉神经痛

三叉神经痛（trigeminal neuralgia）是累及面部限于三叉神经的一支或几支分布区反复发作性短暂而剧烈的疼痛，是最典型的神经痛。本病诊断虽较容易，但由于神经阻滞等有效的疗法未被普遍采用，许多患者带病数十载而不得治愈，难以忍受的痛苦的折磨使他们痛不欲生，因此，本病被认为是“世界上人类最大的敌人”。

临床上为诊疗的方便，通常将三叉神经痛分为原发（特发）性和继发性（症状性）两型。

【病因】

1. 继发性三叉神经痛　本病是指由于三叉神经本身或邻近组织病变所引起的疼痛症状。但除了疼痛以外，还有神经系统体征。其可继发于桥小脑角、三叉神经根或半月神经节部位的肿瘤、血管畸形、动脉瘤、蛛网膜炎及多发性硬化等疾患。

2. 原发性三叉神经痛　原发性三叉神经痛原意是指不表现有神经系统体征，且用各种检查并无明显和发病有关的器质性或功能性病变者。目前病因不明，可能因三叉神经脱髓鞘产生异位冲动或伪突触传递所致。部分患者可发现三叉神经根被后颅窝弯曲或异常的血管压迫。其病理变化包括神经节内细胞消失、炎性浸润、动脉粥样硬化及脱髓鞘变等。

【临床表现】

1. 疼痛的发作　本病发作可因说话、洗脸、进食、刷牙、震动、冷刺激、情绪变化等因素诱发。发作前无先兆症状，突然起病，迅速停止。间歇期完全正常。多数患者发作日趋频繁，也可有数周到数年的缓解期。但很少有自愈者。

2. 疼痛的部位　严格地限于三叉神经的一支或几支分布区的额或面部。多为单侧性，右侧为多，占 60% 左右。绝对不会窜到对侧，但 5% 以下为双侧性。疼痛多以第Ⅱ支为中心，累及第Ⅰ支者约占 25%，其中第Ⅱ、Ⅲ支同时发病者最多，占 32%～42%，其次为第Ⅱ或第Ⅲ支单独患病，第Ⅰ支患病不超过 5%。

3. 疼痛的性质　呈闪电式、浅表而尖锐的剧痛，常被描述为刀剜样、电灼样、火烧样或撕裂样痛。

4. 疼痛的程度　极为剧烈，疼痛发作时表情异常痛苦，表现为：用手猛搓面部，以至于皮肤肿胀、破损，眉毛胡子搓光；有的频频呼喊，也有的用头部猛烈撞墙或在地上打滚；还有的患者表现为目瞪口呆，似乎遇到某种意外打击而震惊，保持原来姿势，不敢动弹。

5. 疼痛持续时间　数秒钟到 2 min。

6. 伴随症状　可有面红、皮温高、流泪、流涎、结膜充血等。

7. 触发点　约有 1/3 以上的患者，面部三叉神经分布区某一区域特别敏感，稍加触碰就可引起疼痛发作，此区域称为“触发点”或“扳机点”，触发点常位于疼痛受累支别所支配的范围内，如唇、鼻旁、齿根及舌部等。

【诊断】

1. 原发性三叉神经痛　除以上疼痛特征外，本病发病年龄多在 40 岁以上，其中 70% 以上患者是在 50 岁以后发病的。神经系统检查无异常。但有的患者面部可因局部皮肤刺激而皮肤粗糙和轻度痛觉减退。根据以上症状和体征做出诊断并不困难，但要注意与下列疾病相鉴别。

（1）牙痛：第Ⅱ、Ⅲ支的三叉神经痛早期很容易被误诊为牙痛，常常多次拔牙，疼痛不得缓解，牙科检查无病变。另外，牙痛无明显的阵发性发作及触发点，但与冷热食物刺激关系较大。X 射线检查有助于鉴别。

（2）舌咽神经痛：疼痛特征与三叉神经痛有相似之处，但疼痛部位更多见于舌根、扁桃体和耳道深部。每次持续数秒至 1 min。丁卡因试验（将 1% 丁卡因涂布于扁桃体及咽后壁，在 1 ~ 2 h 内，原先的诱因不能引起疼痛发作为阳性）呈阳性。

（3）颞颌关节病：疼痛位于耳前颞颌关节处并可由此放射，但颞颌关节活动范围变小，运动时有弹响声，关节囊有压痛。X 射线或核素闪烁法有阳性发现。

（4）非典型性面痛：疼痛与神经分布无关，呈持续性，位置深在且不易定位。情绪是唯一使疼痛加重的因素。见于抑郁症、癔症及人格障碍的患者。

2. 继发性三叉神经痛　多发性硬化、延髓空洞症、原发性或转移性颅底肿瘤可出现继发性三叉神经痛，表现面部持续性疼痛和感觉减退、角膜反射迟钝等，常合并其他脑神经麻痹。年轻患者的典型三叉神经痛，特别是双侧性应高度怀疑多发性硬化。CT、MRI 等检查有助于发现原发病。

【治疗】

1. 治疗原则　对于继发性三叉神经痛，首先应当积极治疗原发病，但当原发病不能确诊无法治疗或经治疗仍不能解除疼痛时，疼痛的控制与原发性三叉神经痛相同。

原发性三叉神经痛的治疗有多种方法，每种方法都有一定局限性，并且复发率高，应根据患者情况进行选择，并做好长期治疗的准备。首发病例及病史短、症状轻的病例或其他方法治疗后还遗留轻度疼痛者，首先考虑药物治疗，如卡马西平、加巴喷丁。神经阻滞方法应从外周支开始，局麻药效果不佳或病史长、症状重的患者须用神经毁损药（无水乙醇、酚甘油、亚甲蓝）或半月神经节射频热凝。外科半月节手术损伤大、不良反应严重，应慎用。

三叉神经痛治疗应按三阶梯治疗原则实施，即：①药物治疗；②阻滞治疗；③毁损治疗，先外周支开始→半月节毁损。（作者行乙醇半月节毁损治疗最长止痛时间达 8 年以上。）

2. 药物治疗　药物治疗是三叉神经痛的主要治疗手段。治疗三叉神经痛药物的用法、用量及不良反应见表 16 – 4。

表 16 – 4　治疗三叉神经痛的药物

普通名	商品名	每片含量	每天用量	常见不良反应
酰胺咪嗪	痛痉宁	200 mg	600 ~ 1600 mg	恶心、头晕、嗜睡、肝脏及骨髓抑制
苯妥英钠	大仑丁	100 mg	300 ~ 500 mg	恶心、头晕、嗜睡、共济失调，皮炎
力奥来素	巴氯酚	10 mg	40 ~ 80 mg	恶心、头晕、嗜睡、精神错乱
加巴喷丁	迭力	300 mg	800 ~ 2 400 mg	头晕、嗜睡
甲苯丙醇	麦酚生	500 mg	5 ~ 15 g	头晕、恶心

（1）酰胺咪嗪：即卡马西平，此药可使 2/3 患者疼痛缓解。开始 100 mg/d，每隔 1 d 增加 100 mg，直到 600 mg/d，然后以此剂量维持 1 周，若疼痛不缓解，可增加到 800 mg/d，最大剂量 1.0 g/d，剂量再增加效果不再增强。疼痛停止后，再调小剂量维持。至少应每 8 h 用药一次，以维持稳定的用药浓度。

酰胺咪嗪的不良反应包括胃肠道刺激、共济失调、头晕、嗜睡、骨髓抑制和肝功能异常。应每半月或每月检查血象和肝功能，多数患者白细胞可能降低，但一般不必停药，除非白细胞低于 3.5×10^9/L，约25%患者出现不能耐受的不良反应。

（2）苯妥英钠：即大仑丁，它是治疗三叉神经痛的二线药物，约25%的患者获得满意效果。有效的血药浓度为15～25 μg/ ml。最初应用200 mg/次，2次/d，3周内逐渐增加到300～400 mg/次，即可达到有效血药浓度。如果疼痛无缓解，应停药。剂量再增加，只是增加不良反应。不良反应包括：眼球震颤、共济失调、白细胞减少、肝功能异常、骨质疏松等。

（3）其他药物：巴氯酚即氯苯氨丁酸，是一种较新的药物，开始剂量5 mg/次口服，3次/d，常用剂量30～40 mg/d，疼痛缓解后应逐渐减量，不能突然停药，特别是老年人。不良反应有恶心、呕吐和嗜睡等。

3. 神经阻滞　迄今为止，神经阻滞疗法仍是治疗三叉神经痛最有效的方法，它具备经济、简单、创伤相对较小等诸多优点。擅长神经阻滞疗法的麻醉科、口腔科医生，甚至不需开颅同样能够达到某些开颅手术的止痛目的。特别是近年来，由于CT、MRI等现代影像技术的介入，使这一技术变得更为安全和有效。

根据疼痛所分布的区域，采用相应的神经阻滞。

（1）三叉神经末梢阻滞：眶上孔、眶下孔和颏孔为骨性标志，容易触及。三叉神经三个分支末梢几乎都在一条与瞳孔垂直的线上（图16－3）。三叉神经末梢阻滞：第Ⅰ支，眶上神经阻滞、滑车上神经阻滞；第Ⅱ支，眶下神经阻滞、上颌神经阻滞；第Ⅲ支，颏神经阻滞、下牙槽神经阻滞、下颌神经阻滞。

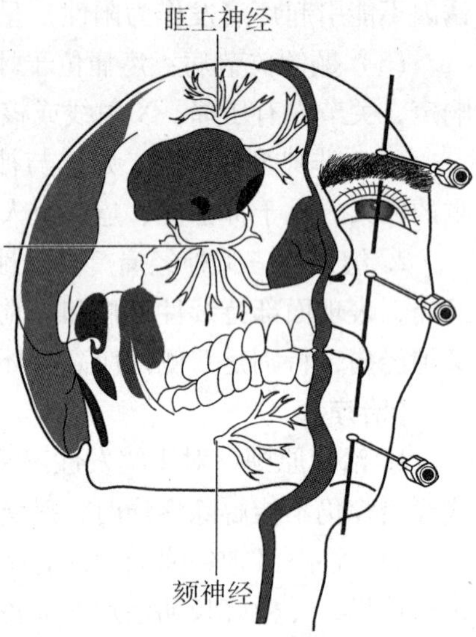

图16－3　三叉神经末梢阻滞技术

1）穿刺方法：患者平卧，两眼平视上方，触及各穿刺孔后，以2 ml短针头注射器，皮内麻醉后刺入相关孔内，深度1～2 cm不等，注入2%利多卡因1～2 ml，注药后紧压注药孔数分钟以防药液外溢。此神经浅阻滞除局部水肿外，几乎没有严重并发症。

2）适应证：三叉神经节阻滞适用于治疗难治性三叉神经痛，该区域癌性疼痛、外周支阻滞无效的疼痛，头面部带状疱疹、带状疱疹后遗神经痛，头面部外伤痛、放疗后疼痛。

3）并发症及其防治：

a. 眩晕综合征：是比较常见的并发痛，多在向半月神经节内注射局麻药或神经破坏剂后1 min内出现，常伴有恶心、频繁呕吐、全身出汗。检查可见眼球震颤，心率减慢。此综合征系药物刺激脑膜或药物侵及听神经的前庭神经部分所致。眩晕综合征出现后，应嘱患者安静平卧，不要紧张，静脉给予甘露醇等液体，必要时吸氧，多在数小时后消失。

b. 出血：卵圆孔周围的解剖结构如棘孔、破裂孔等有重要血管出入，穿刺时如方向掌握不好，可误入这些结构引起出血。如刺破颅内动脉或海绵窦可形成硬膜下血肿。

c. 阻滞区域内感觉丧失或感觉异常：阻滞区域内痛觉丧失的同时其他感觉如触、温觉也随之丧失，多表现为痛区的麻木，这一点在治疗前必须向患者讲清。一般经数月或数年后逐渐恢复。往往恢复较快的患者，疼痛也易复发。另有2%～5%的患者治疗后出现感觉异常，表现为麻、刺、冰冷、虫爬、奇痒等异常痛苦的感觉。这可能是因为药物没有完全破坏所需破坏的神经细胞所致。这种情况可考虑再做半月神经节毁损，使感觉完全丧失。

d. 同侧角膜病变及失明：这是该治疗方法最严重的并发症。治疗当日或数日内出现视物模糊、角膜充血、角膜浑浊，继而出现角膜溃疡，眼球萎缩导致失明。主要是由于进针过深、药量过大或药物进入蛛网膜下隙侵及相关神经致其营养障碍所引起。对于该并发症重点在于预防。熟悉解剖，谨慎操作，进针不可过深。局麻药试验若出现眼神经阻滞区域感觉丧失，应耐心调整针头深度，决不可贸然注射神经破坏剂。注射后一旦出现了第Ⅰ支感觉丧失，应采取应急措施：①全身应用三大素，即维生素、激素、抗生素；②局部应用四环素眼膏，并戴眼罩，减少对眼球的刺激。上述措施可使受损的神经得到充分的营养和恢复，时间一般不应少于3个月，待症状完全恢复且维持一定的时间方能停药。

e. 同侧耳聋：临床并不多见，而且多为暂时性的，是药物侵及第Ⅷ对脑神经的耳蜗神经引起的。若健侧原为耳聋者，应特别注意这一并发症的发生。

f. 同侧面神经麻痹：表现为同侧眼睑不能闭合，口角歪向对侧，鼻唇沟变浅，这是药物侵及第Ⅶ对脑神经所致，多可自行恢复，恢复期间可应用维生素B族或经皮电刺激以及针灸等治疗。

g. 疱疹：表现为在感觉丧失的区域内出现疱疹，这是因神经营养障碍所致。患者一般无大痛苦，但要注意保持清洁，预防感染，多可结痂自愈。

h. 同侧眼肌运动或调节障碍：表现为上睑下垂、复视、瞳孔散大、只能辐辏不能外展。这主要是药物侵及第Ⅲ、Ⅳ、Ⅵ对脑神经，使眼球的运动或调节丧失协调所致。多为暂时性的，无须特殊处理。但若在局麻药试验时出现上述症状，则必须调整针头位置，待本次局麻药失效后不再出现上述症状，方能注射神经破坏剂。

i. 穿刺部位或周围组织水肿、血肿：注射神经毁损药后，由于药物刺激，穿刺部位或周围组织发生水肿、血肿，可用冰袋间断冷敷以减轻肿胀，禁用热敷。

（2）半月神经节阻滞或毁损　对顽固性或多支三叉神经痛可行此法，操作方法见第九章第一节。但经验不足者应从末梢支阻滞开始。

已有文献报道，治疗三叉神经痛可采用半月节毁损治疗，穿刺针进入Meckel囊有无脑脊液流出均可注入2%利多卡因0.5 ml，之后再注入甘油0.5 ml。作者认为刺破Meckel囊束后若有脑脊液流出已证实穿刺针已进入颅内蛛网膜下隙，若再注入化学药物进行毁损，可引起严重并发症。但应用射频热凝术则是一种可被临床医师认可的治疗方法。

4. 射频热凝疗法　射频热凝（radiofrequency thermocoagulation）半月神经节治疗三叉神经痛，是在X射线透视下，将特殊穿刺针经卵圆孔至半月神经节（穿刺方法同半月神经节阻滞），然后用可控性射频发生器为电极加热，调节温度以控制破坏的范围和程度，一般50 ℃可产生较重的感觉减迟，70 ℃痛觉消失，加热至70～75 ℃后传导痛觉的A_γ及C纤维变性，而粗纤维可以保留。术后痛觉消失，触觉保持良好，可以避免角膜溃疡等并发症。本法短期疗效达90%以上，但远期效果尚无跟踪报道，复发率6%～53%，也可产生角膜炎、角膜反射消失、感觉异常等并发症。除半月神经节外，射频也可用于末梢神经或只损毁三叉神经感觉根。

5. 外科治疗　顽固性三叉神经痛，药物治疗及上述治疗方法无效，或出现了不能耐受的不良反应时，可考虑外科治疗。外科治疗方法种类较多，它可从三叉神经末梢直到脑干部位，主要方法包括：末梢神经切断术、末梢神经射频热凝术、半月神经节切除术、半月神经节后根切除术、三叉神经传导束切断术、三叉神经节加压或解压术及三叉神经微血管减压术。

由于手术疗法创伤大，并发症严重，且复发率高，现应用较少。

八、舌咽神经痛

舌咽神经痛（glossopharyngeal neuralgia）是舌咽神经及迷走神经耳支和咽支分布区的阵发性反复发作的剧烈疼痛。左侧发病高于右侧，偶有双侧同时发病者。因该病常有迷走神经参与，故有人也称其为迷走舌咽神经痛（vagoglossopharyngeal neuralgia）。舌咽神经痛的疼痛特点与三叉神经痛相似，两者偶可并发，但其发病率只有三叉神经痛的1%～2%。与三叉神经痛一样，本病分为原发性和继发性两型。

【病因】　绝大多数患者被认为有血管对神经的压迫。颅内外肿瘤、茎突过长、茎骨舌骨韧带钙化、蛛网膜炎及附近组织的炎症均可刺激和压迫该神经。神经中枢运动性冲动下行时，在损伤部位形成运动-感觉假突触（artificial synapse），所以咽部运动如吞咽、咳嗽、舌运动可触发疼痛。

舌咽神经经颈静脉孔入颅，其部分传入冲动可通过弧束到达迷走神经背核，有纤维终止于三叉神经脊髓束核，所以，舌咽神经痛可能累及迷走神经和三叉神经。

【临床表现】 疼痛常突然发作，个别有某种感觉异常或不适，疼痛部位常位于一侧舌后部、扁桃体窝、咽部、下颌角底部或耳内。性质与三叉神经痛相似，为突发尖锐的刀刺样或烧灼样疼痛。程度为重度。持续时间：数秒钟至 2 min，呈阵发性。诱因可以是扳机点受刺激，也可以因吞咽、咀嚼、谈话、咳嗽或打哈欠而诱发。伴随症状包括阵发性咳嗽、喉部痉挛感、唾液分泌增加、出汗、流泪、血压过低，心动过缓及短暂停搏等。

【诊断】 中老年发病率高，男女发病无差别。

根据典型的疼痛性质、疼痛部位，典型病例不难诊断。非典型病例可行丁卡因试验（参阅本章三叉神经痛的鉴别诊断），舌咽神经痛的患者此试验阳性率高达 90%。

舌咽神经痛的疼痛性质和三叉神经痛一样，可根据其疼痛部位及触发因素不同进行鉴别。但有报道，11% ~32% 的舌咽神经痛患者合并三叉神经痛，两种神经痛可同时发病或前后发病，其间隔可达几年至十余年。两者发病均在同侧，主要合并第Ⅱ支或第Ⅱ、Ⅲ支三叉神经痛。

神经系统检查常无异常发现。

【治疗】

1. 药物治疗　凡对三叉神经痛有效的药物均可用于治疗本病，主要是苯妥英钠和卡马西平，用法、效果与治疗三叉神经痛相同或相似。

2. 局部阻滞　咽喉部局部涂布或喷洒局麻药，疼痛可停止，不能进食的患者，治疗后可以吃饭，显然本法有诊断学意义。

3. 舌咽神经阻滞　由于该处与迷走神经、舌下神经、副神经、交感神经及颈内静脉靠近，因此神经阻滞主要用局麻药，要慎重使用神经破坏药（见第九章第一节）。

4. 热损热凝　热损热凝是在 X 射线监视下，经颈静脉孔对岩下神经节进行电凝。因病例少，效果尚难确定。

5. 手术疗法　手术疗法包括茎突切除，颅外切断舌咽神经干，微血管减压等手术，但目前最有效的手术疗法当是经颅内切断舌咽神经根及迷走神经最高的 1 ~2 根分支，但术后可并发吞咽困难，甚至死亡。

九、枕神经痛

枕神经痛（occipital neuralgia）是指位于后头部枕大神经或枕小神经分布区的阵发性刺痛。大部分患者存在有该区肌紧张性疼痛，少数为神经性疼痛。枕大神经分布范围是后枕部，相当于两侧外耳道经头顶连线以后的部分，枕小神经分布于耳后，枕大神经分布区的外侧部分，耳大神经分布于耳郭周围（图 16 -4），故也可将此三条神经痛统称为上颈源性神经痛。其中，以枕大神经痛多见。

【病因】 本病与其他头部疼痛不同，其疼痛部位虽在头部，但支配该区域的枕神经不属于脑神经。在临床上，不明原因的原发性枕神经痛甚为少见，绝大多数为继发性神经损害。较常见的颈椎病、椎管内病变、寰枕部先天性畸形及中毒性神经炎可致本病，上呼吸道感染、风湿病、糖尿病、甲状腺病或乙醇、铅金属等中毒也是引起本病的原因。

【临床表现】 疼痛始于枕骨下区，位于枕大或枕小神经分布区的皮肤表面，向上可放射到同侧额部、额部甚至眼眶及耳前区，向下可至颈部。疼痛性质为尖锐的刺痛。局部皮肤极为敏感，触及毛发即可诱发疼痛。每次发作持续时间从数分钟到数小时不等，发作间期仍有局部钝痛存在，无扳机点，但压迫 C_2、C_3 横突可产生疼痛。症状严重者可产生局部头皮感觉过敏或迟钝，常伴眼球后痛，也可出现自主神经系统的改变。

【诊断】 主要根据临床表现即可诊断。局部枕神经阻滞能止痛有助于诊断，X 射线、CT 检查可发现相应的组织结构改变。

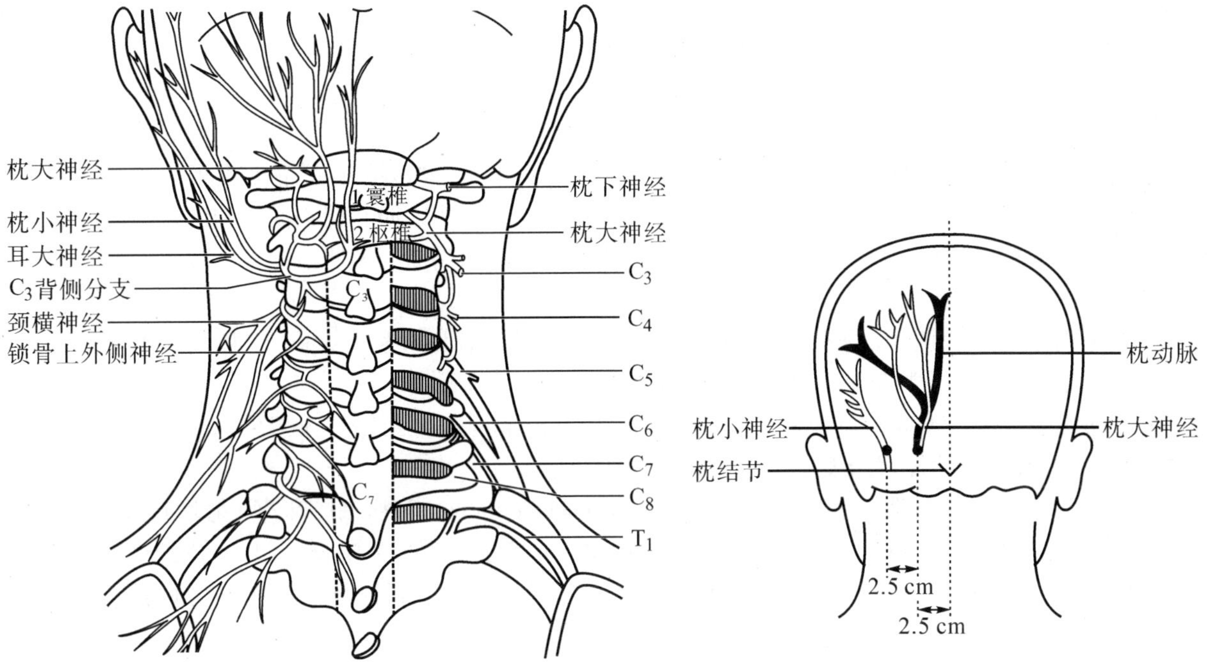

图16－4　枕神经分布

检查时，按压乳突与 C_1 后面中点连线的中点（枕大神经压痛点）或胸锁乳突肌附着点的后上缘（枕小神经压痛点）时，患者可感到剧烈的疼痛，疼痛并可沿着神经分布扩散。

枕神经痛必须注意与源于寰枢椎关节或上椎突关节，或从颈肌或肌附着点的扳机点所致的枕部牵涉痛鉴别。

【治疗】

1. 药物疗法　可使用抗癫痫药卡马西平和苯妥英钠、解热镇痛药阿司匹林或布洛芬及镇静安定类药物。

2. 神经阻滞疗法　神经阻滞疗法是一种安全和疗效较佳的一种治疗方法。

（1）枕大、小神经阻滞术：对于有炎症因素的可在局麻药中加入类固醇激素，也可加入B族维生素。对反复阻滞无效者，可考虑用神经破坏药无水乙醇或10%～15%石炭酸甘油阻滞。

（2）$C_{2\sim4}$椎间孔阻滞术：可逆性阻滞用药同上，每个部位不超过4 ml，多部位阻滞时，药量酌减，避免双侧同时阻滞。

十、颞颌关节病

颞颌关节病（temporomandibular arthrosis）亦称颞颌关节紊乱综合征（disorders syndrome of temporomandibular），是咀嚼肌平衡失调，颞颌关节各组成结构之间运动失常而引起的疼痛、张口受限、弹响等综合症状。本病多属功能性紊乱，只有极少数发生器质性骨关节改变。

【病因】　颞颌关节病的原因尚不完全明了，可能与下列因素有关。

1. 神经衰弱与神经功能失调　支配颞颌关节各肌肉群的神经失去平衡，使肌肉亢进或痉挛，关节运动不协调，从而引起一系列症状。

2. 咬合关节紊乱　两侧关节发育不对称，单侧咀嚼习惯，关节负荷过大。

3. 其他　关节外伤、风湿及寒冷刺激等。

【临床表现】　多发于青壮年，以20～40岁发病率最高。疼痛位于颞颌关节区，也可弥散至整个一侧面部。一般为钝痛，说话、咀嚼活动使疼痛加重，张口受限。下颌关节活动时可出现弹响或摩擦音。

体检时颞颌关节有压痛，但局部无红肿，令患者张口运动可出现开口过小、过大或下颌中线偏斜或歪曲。

【诊断】 主要根据临床表现特点，X射线和（或）核素闪烁法有阳性发现。

【治疗】

1. 一般疗法　由于本病的发病机制牵涉到多种因素，包括行为改变、心理及情绪的波动、对待生活的态度和药物滥用等，因此以往常用的止痛剂、抗生素、局部热敷及理疗等很难奏效。治疗的原则是在开始镇痛和纠正关节功能紊乱的同时，应帮助患者调整不良行为、防止药物滥用和恢复战胜疾病的信心，保持良好的精神状态、解除紧张情绪很重要。进行简单的咀嚼肌与颈肌锻炼，可缓解疼痛和促进下颌关节功能的恢复。

2. 心理疗法　一般认为，慢性疼痛患者领悟能力差，所以对一般的谈话、解释效果不显。而其他心理治疗如松弛训练、生物反馈及认知行为疗法很有益处。

3. 药物疗法　安定对本病的镇痛作用显著，布洛芬作用甚微。小剂量（低于 30 mg/d）阿米替林对这类疾病有直接镇痛作用，而不是通过抗抑郁作用来止痛。

4. 局部治疗　受累面肌雾化喷射冷却疗法（vapocoolant spray）和痛点局麻药注射均有效。

5. 咬合颌垫疗法　夜间于上、下齿间垫一厚 1～2 mm 藤条（现多为塑胶）制作的颌垫可缓解病情，此法即咬合颌垫疗法（occlusal splint therapy），现已被广泛应用。其机制可能是缓解夜间磨牙癖，疗效显著高于松弛疗法。

6. 关节囊及星状神经节阻滞

（1）颞颌关节囊阻滞：颞颌关节囊内阻滞的操作比较困难，这是因为该关节囊内有一薄的纤维关节盘，此盘将关节分为上、下两个狭窄的关节腔隙。阻滞前令患者轻微开口、闭口，扪清髁状突的前后缘和其关节面的最高点，用 5～6 号细针头在髁状突的前方轻轻刺入皮肤后，使针头向上、向后、向中线深入 0.5～1 cm，则可进入颞颌关节的上关节腔；在髁状突关节面的最高点平齐处，垂直刺入深 0.5～0.8 cm，即可进入其下关节腔。为进一步证实针头位置是否正确，则可先将 1～2 ml 局麻药注入，如药液回吸顺利，则证实针头确在关节腔内。然后注入 2% 利多卡因或 0.5% 布比卡因 1～2 ml，必要时可加入 2.5 mg 地塞米松或 12.5 mg 泼尼松龙。每周 1～2 次，一般不超过 3 次即可痊愈，也有的病例需要十几次阻滞。并发症少见且轻微，少数患者在阻滞后可有咬紧困难，2～3 d 后恢复。

（2）星状神经节阻滞：用 1% 利多卡因 10 ml 行同侧星状神经节阻滞，每 1～3 d 一次，直至痊愈。

7. 手术疗法　严重而顽固的病例，上述疗法均无效时，可考虑施行髁状突切除术。

【预后】 大部分患者预后良好。只要方法得当，疼痛关节功能紊乱容易得到纠正，且疗效持久。

（王春亭　李廷坤）

第二节　颈椎病

颈椎病（cervical spondylosis）是由于颈椎间盘退变及其继发性改变、刺激或压迫相邻组织并引起各种与颈椎相关的一组临床症状群，也称颈椎综合征（cervical spine syndrome）。颈椎病是一个广泛的综合征，包括颈部疼痛（cervical pain）、髓性症状（myelopathy，如步态不稳、行走无力等）和根性症状（radiculopathy，如上肢放射痛等）等，临床症状复杂多样。颈椎病这一词从 20 世纪 40 年代开始使用，当时它是代表一组原因不明的颈肩部疼痛为主的下颈段疾病。1948 年，有人把颈椎间盘退变、骨质增生以及其所引起的临床症状综合起来叫做颈椎病，解剖学家认为颈椎病的含义是指颈段脊柱的临床疾病。目前骨科和神经外科专家们把颈椎间盘退行性变化本身及其继发性改变所致的颈椎失去稳定状态和压迫邻近组织，所引起的一系列症状和体征称之为颈椎病。

颈椎病是一种临床常见的退变性疾病，主要是颈椎间盘的退变，但并非都出现临床症状，这种个体差异主要取决于颈椎管的发育程度。颈椎管狭小者容易产生症状，而颈椎管大者则不容易发病，一个明显发育狭小的椎管，即使髓核或纤维环略突入椎管，也可以明显使椎管容量改变，使局部的窦椎神经受刺激而引起症状。反之，一个大的椎管，即使是一个较大的突出对其容量的改变并不明显，椎管内结构并没有受到压迫，可以不出现症状。除此之外，在颈椎原发性退变的基础上，随之而来的各种继发性改变也是形成颈椎综合征的另一重要因素，它包括动力性改变和器质性改变，前者如椎节失稳、关节松弛和错位等。后者则表现为髓核脱出，骨刺形成和继发性椎管狭窄。

【病因】

1. 颈椎间盘的退行性变　颈椎间盘由髓核、纤维环和上下软骨板构成，是人体退变最早的组织之一，椎间盘出现退变后，由于形态的改变而失去正常的功能，进而影响或破坏了颈椎运动节段的生物力学平衡而产生相关结构的一系列变化。其中纤维环多于20岁以后出现退变，早期为纤维组织的透明变性，纤维增粗和排列紊乱，逐渐出现裂纹甚至完全断裂，形成肉眼可见的裂缝。长期屈颈位工作时间较长者可致髓核被挤向后方而增加该处的压力，如果不及时祛除诱因，可使局部缺乏良好的血供而难以恢复，并为髓核的突出提供基础。髓核主要由水和蛋白多糖两部分组成，约24岁，黏蛋白开始减少，髓核开始丢失水分，体积随即减少。髓核正常组织逐渐被纤维组织替代，硬度增大，其力学特性随之改变而逐渐不能有效传递负荷，椎间盘内部压力升高，髓核压力升高导致纤维环受压增大及受压不均匀，加速了纤维环的破坏；另一方面，髓核顺压力梯度向纤维裂隙移动并突向边缘。三层纤维环完全破裂后，髓核可以突出至后纵韧带或前纵韧带下方，导致韧带下骨膜分离、出血等反应，成为椎体边缘骨赘形成的基础。变性髓核尚可沿后纵韧带下脱出至椎体后方，或突破后纵韧带脱入椎管。早期脱出髓核可以通过保守治疗使之回纳，脱出久的髓核会与周围组织发生粘连、固定而难以回纳。软骨板的退变较髓核、纤维环出现晚，髓核内部压力的增高，可能会通过几方面作用影响终板导致终板变性，包括使终板、髓核接触面的血供减少；髓核突破终板，形成Schmorl结节。终板自身变性后厚度变薄，滋养作用严重减退，这又进一步加剧了髓核的退变。

2. 韧带－椎间盘间隙的出现与血肿形成　颈椎病的早期由于椎间盘的变性不仅使失水与硬化的髓核向椎体的后方或前方位移，最后突向韧带下方，使局部压力增高的同时，引起韧带连同骨膜与椎体周边皮质与骨间的分离，而且椎间盘变性的本身尚可造成椎体间关节的运动等异常活动，从而使韧带与骨膜的撕裂加剧，加速了韧带－椎间盘间隙的构成。椎间盘后方韧带下分离后所形成的间隙因多同时伴有局部微血管的撕裂与出血而形成韧带与椎间盘间隙血肿，可进一步刺激分布于后纵韧带的窦椎神经末梢而引起各种症状，同时分离了韧带下方压力，因而可出现颈部不适、酸痛、头顶部沉重感等一系列症状。

3. 椎体后缘骨赘形成　颈椎间盘变性后椎节不稳导致该椎节上下椎体出现异常活动，椎体所受压力加大，椎体发生代偿性肥大，主要表现为椎体前后缘压力集中点骨质增生。

4. 颈椎其他部位的退变　小关节间隙变窄导致椎间孔前后径与上下径均变窄，刺激脊神经根、脑脊膜、窦椎神经产生症状，黄韧带肥厚突入椎管内造成对脊髓的压迫，钩椎关节增生可能刺激神经根和椎动脉，前纵韧带和后纵韧带肥厚等都是导致颈椎病的因素。

5. 慢性劳损　慢性劳损有别于明显的外伤或生活、工作中的意外，易被忽视，但其对颈椎病的发生、发展、治疗及预后等有着直接的关系，此种劳损的产生与起因大多来自以下三种情况。

（1）睡眠姿势不良：人的一生有1/4～1/3的时间是在床上度过的，枕头过高及睡眠姿势不当可导致颈椎间盘内部受力不均，以及椎旁肌肉、韧带及关节的平衡失调，张力大的一侧易因疲劳而造成程度不同的劳损，并有椎管外的平衡失调波及椎管内组织，从而加速了颈椎退变的进程，临床常见患者主诉晨起后出现症状。

（2）工作姿势不当：从事长时间低头工作的人群，在屈颈状态下椎间盘压力大大高于正常体位时，这种体位易加速椎间盘的退变和颈部软组织的劳损。

（3）日常生活习惯不良及不适当的体育锻炼：长期打麻将、扑克、看电视，尤其是躺在床上看电视都是容易引起劳损的不良习惯，正常的体育锻炼有助于健康，但超过颈部耐量的活动或运动，如以头颈部为负重点的人体倒立或头部承重时可加重颈椎的负荷，加速颈椎退变。

6. 颈部炎症　颈部炎症可刺激邻近的肌肉和韧带，致使韧带松弛，肌张力减低破坏了其稳定性，加速和促进退变的发生、发展。

7. 颈椎的先天性畸形　颈椎病患者中，颈椎畸形的比例约为正常人群的1倍以上。颈椎先天性畸形对颈椎病发病的影响主要表现为压力改变和对神经血管的刺激和压迫。临床上最常见的与颈椎病相关的畸形为椎体融合，多为双椎节融合，三椎节融合者罕见。部位以$C_{2\sim3}$、$C_{3\sim4}$融合最为常见，其次为$C_{4\sim5}$融合。这种融合会导致上下相邻椎节负荷增加，退变加速。其他先天畸形还有棘突畸形、颈发育不全和颅底凹陷症、韧带钙化、颈肋和C_7横突肥大等。

【病理生理】

1. 颈椎间盘的改变　颈椎病的发生与发展源于颈椎间盘退行性改变，其病理变化是一个连续过程，从病理解剖与病理生理的角度可将其分为三个阶段。

（1）椎间盘退变早期阶段：椎间盘脱水变性及椎节松动阶段，纤维环变性的最早期改变是失水，并因此而造成椎节不稳定引起与加速髓核的退变，从而使其抗压力与抗牵拉力性能降低，使原来处于饱和稳定并能承受数倍以上头颈重力的椎间盘失去原来的正常功能状态。同时，椎节周围的前纵韧带和后纵韧带等也随之出现退变，致整个椎间关节处于松动状态，在此种不稳定状态下由于椎体间隙内压力增高和分布不均匀而使髓核很容易向四周移动。

（2）椎间盘变性髓核突出阶段：在早期阶段突出的基础上，由于前纵韧带强大而后纵韧带薄弱，已经脱水的髓核最易突向后方，形成髓核突出。如果突出的髓核一旦穿过中央有裂缝的后纵韧带进入椎管内，就形成髓核脱出。无论是突出或脱出，在椎管狭窄的情况下，首先刺激椎节局部的窦椎神经，渐而则有可能压迫脊髓，也可以压迫或刺激脊神经根或椎管内的血管。髓核的突出与脱出反过来会加重椎节的松动与不稳，并可使韧带或骨膜撕裂而形成韧带－椎间盘间隙及局部的创伤性反应甚至形成局部血肿，从而构成向下一期病理变化的病理解剖与病理生理基础。

（3）骨刺形成阶段：此阶段突出的髓核及其引起的骨膜下血肿通过骨化的过程将其持续化，这种源于韧带－椎间盘间隙血肿的机化、骨化或钙化，最终形成骨赘。从生物力学看，骨赘的形成是代偿性反应，是处于松动状态的椎间关节重新构建力学平衡，是一种人体的防御机能。骨赘多见于两侧钩突、小关节边缘及椎体后上缘，位于椎体后缘的骨赘主要刺激脊髓和硬脊膜，钩突、小关节突等侧方骨赘主要刺激根袖而出现根性症状，椎体前缘的骨赘十分巨大时才有可能刺激食管，$C_{5,6}$椎体处于颈椎生理前曲的中点，骨赘也最多见，骨赘一旦形成则无有效药物将其消除，除非采用手术切除之。

2. 相邻重要组织的继发性改变

（1）脊神经根损伤：骨赘、脱出的髓核等刺激压迫脊神经根而出现病变，早期可有根袖处水肿等反应性炎症。如压力持续存在则可继发粘连、蛛网膜炎、根袖纤维化，这种继发性病理学变化又可进一步增加局部的压力并造成神经根处的缺血性改变，而缺血又将进一步加重病情形成恶性循环，最后神经根本身出现明显的退变，出现相应的临床症状。

（2）脊髓损伤：其变化多较复杂，除了突出的髓核和骨赘以及增厚内陷的黄韧带直接对其形成压迫外，椎间关节不稳所造成的椎节前后滑动形成的嵌挟作用，尤其是在发生椎管狭窄作用下，更易引起脊髓的病理改变。早期大多表现为脊髓本身的血管（脊髓表浅的毛细血管、前中央动脉或钩动脉）变化，尽管也可出现十分严重的症状，但此种功能性改变只要及时去除血管致压物，症状则会迅速消除。但如果血管受压时间较长，则易出现器质性改变。例如：血管的纤维变性、后壁增厚、甚至血栓形成等难以恢复的改变。造成此种病变的致压物大多位于椎体后缘、中央处或中央旁，后者主要压迫脊髓侧前方的前角与前索，并出现一侧或两侧的椎体束症状，而来自后方或侧后方的致压物则主要表现为感觉障碍为主的症状。脊髓本身病理改变的程度取决于压力的强度与持续时间，超过脊髓本身的耐受性则逐渐出现变性、软化、纤维化、空洞形成甚至囊性变。

（3）椎动脉损害：椎动脉较为深在，几乎都是因钩椎关节增生或变位，使椎动脉发生扭曲甚至呈螺旋状，引起血流动力学的异常，致使颅内供血减少而出现一系列症状。

【临床表现与诊断】 颈椎病的临床表现较复杂，除常见的神经根症状外，自主神经性血管营养障碍的表现常常也较显著，有时可因机械压迫和血运障碍而产生脊髓受损的症状。临床上根据受累的组织结构及症状的不同，将颈椎病相对的分为几种类型，即颈型、神经根型、脊髓型、椎动脉型、交感神经型及混合型。

1. 颈型颈椎病　此类型是颈椎退变后椎节的松动、失稳引起颈椎局部肌肉的防御性痉挛，并直接刺激分布于后纵韧带和两侧根袖的窦椎神经末梢，产生颈部症状。发病时间多在晨起或长时间低头工作或学习后，常在过劳或遇到寒冷刺激时症状加重。此型较常见，症状虽然较轻，但如果处理不当，则易发展成其他类型。

（1）临床特点：

1）症状：以青壮年居多，但颈椎管矢径较宽者发病年龄亦可偏大，常见症状为颈肩部疼痛，酸胀及不适感。患者常诉颈部突然疼痛不适，颈部僵硬、无力或软弱，任何姿势都不舒服。部分患者有颈部活动受限，少数患者可有一过性上肢麻木，但无肌力下降及行走障碍。

2）体征：颈椎生理曲度减少或消失，棘突间及棘突旁可有压痛。

3）辅助检查：X 射线片示颈段脊柱曲度改变或椎间关节不稳，具有“双边”、“双突”、“双凹”、“增生”等改变，侧位伸屈动力摄片部分病例可发现椎间隙松动，表现为轻度梯形变，或屈伸活动度大。MRI 检查除髓核可有早期变性征象外，少数病例可发现髓核后突。

（2）诊断标准：

1）颈部、肩部及枕部疼痛、头颈部活动因疼痛而受限。

2）查体可有颈肌紧张，枕神经有压痛，C_2 横突处压痛，棘间及棘旁可有压痛。

3）X 射线片上显示颈椎曲度改变，动力摄片上可显示椎间关节不稳与松动及梯形变。MRI 检查可有轻度间盘变性。

（3）鉴别诊断：落枕系颈部肌肉扭伤所致，其发病与颈型颈椎病相似，于晨起时发病，多因睡眠时颈部体位不良，局部肌肉痉挛所致，主要鉴别点如下。

1）压痛点：颈型者多见于棘突及两侧椎旁处，程度多较轻，用力压之患者可忍受，且与受累的神经根分布区一致，而落枕者则多见于肌肉损伤的局部及两侧肩胛内上方处，急性期疼痛较剧，压之无法忍受。

2）肌肉痉挛：落枕者可触摸到条索状压痛肌肉，颈型颈椎病一般不伴有颈部肌肉痉挛。

3）对牵引反射不同：用双手稍许用力将患者头颈部向上牵引时，颈型颈椎病有症状消失或缓解感，落枕者则疼痛加剧。

4）治疗性诊断：痛点注射，颈椎病多无效，落枕者则症状立即消失或明显缓解。

2. 神经根型颈椎病　神经根型颈椎病是较常见的一型颈椎病，其发病年龄多在 30 岁以后，较其他类型为早，主要是由于颈椎间盘向后外侧突出和从椎体边缘、关节突关节、钩突关节后侧陷凹以及椎间孔长出的骨赘，关节突关节上下错位，使椎间孔纵向狭窄；韧带松弛，椎体滑脱，使椎间孔横向变窄；神经根袖处粘连和瘢痕挛缩等原因，引起脊神经根的刺激或压迫，所产生的一系列症状。因为其病理变化复杂，临床症状也有很大差异，若以前根受压为主，则出现肌力的改变明显，肌张力减低，更甚者肌肉萎缩。若以后根为主，则表现感觉障碍为主。在神经根型颈椎病中，男性患者占大多数，神经根以 C_6、C_7 比较容易受累，这往往是 $C_{5\sim6}$、$C_{6\sim7}$ 椎间盘突出所引起的。

（1）临床表现：

1）颈部症状：引起根性受压的原因不同而轻重不一，髓核突出使局部窦椎神经直接遭受刺激而多伴有明显的颈部痛、椎旁肌肉压痛及颈部强迫立正式体位，颈椎棘突或棘间直接压痛或叩痛多为阳性。

2）根性痛：多见，其范围与受累椎节的脊神经分布区相一致，如表16－5所示，但必须将其与干性痛和丛性痛相区别，同根性痛相伴随的该神经分布区的其他感觉障碍，以手指麻木，感觉过敏及皮肤感觉减退最常见。

表16－5　神经根型颈椎病各神经根受压的临床表现

椎间隙	神经根	麻木区	疼痛区	肌力减退	腱反射
$C_{2\sim3}$	C_3	颈后部，乳突周围	颈后及乳突周围	无明显肌力减退	无改变
$C_{3\sim4}$	C_4	颈后部	颈后部，沿肩胛提肌	无明显肌力减退	无改变
$C_{4\sim5}$	C_5	三角肌区域	颈后部侧方至肩部	三角肌	无改变
$C_{5\sim6}$	C_6	前臂桡侧，拇指	肩及肩胛内侧	肱二头肌，拇指及示指屈伸肌	肱二头肌反射减退或消失
$C_{6\sim7}$	C_7	示指，中指	肩内侧，胸大肌	肱三头肌	肱三头肌反射改变
$C_7\sim T_1$	C_8	前臂尺侧，环、小指	上肢内侧，胸大肌，上肢内侧手尺侧，环、小指	手握力减退	反射正常

3）肌力障碍：常以前根受压者最明显，早期肌张力增高，腱反射活跃，但很快减弱，并出现肌萎缩症，严重者反射消失。应同干性及丛性肌萎缩相区别，并应与脊髓病变所引起的肌力改变相区别，单纯根性受压不会出现病理反射，若伴有病理反射则表示脊髓本身也有损害，必要时应行肌电图检查。

4）腱反射改变：受累神经参与的反射弧出现异常，早期表现为活跃，中后期减弱或消失，单纯根性受累不应有病理反射，如伴有病理反射，则表示脊髓同时受累。

5）特殊试验：

a. 引颈试验：患者端坐取中立位，检查者用双手分托下颌部和枕部或医生胸部紧贴患者枕部双手托其下颌，用力向上牵引颈部。椎间孔狭窄的患者，可出现患肢麻痛减轻或耳鸣，眩晕症状减轻，则为阳性。

b. 臂丛神经牵拉试验：患者颈部前屈，检查者一手放于头部患侧，另一手握住患肢的腕部，呈反方向牵拉，患肢出现疼痛麻木则为阳性。

c. 叩顶试验：患者端坐，检查者以一手平置于患者头部，掌心接触头顶，另一手握拳叩击放置于头顶部的手掌，患者感到颈部不适、疼痛或上肢（一侧或两侧）窜痛、酸痛，则试验为阳性。神经根型颈椎病患者上述实验常可呈阳性。

6）影像学检查：X射线侧位片可见颈椎生理前凸减小、变直、成“反曲线”，椎间隙变窄，病变椎节有退变，前后缘有骨赘形成。伸屈位侧位片可见有椎间不稳，在病变椎节平面常见相应的项韧带骨化。斜位片可见椎间孔狭窄。MRI成像可显示椎间盘变性，髓核后突，大多偏向患侧，亦可见黄韧带肥厚等相应改变。CT检查对发现韧带钙化、骨化改变较好。

（2）诊断要点：

1）具有典型的根性症状，其范围与受累椎节相一致，颈肩部、颈后部酸痛，并随着神经根分布区向下放射到前臂和手指，相应皮肤区域可有痛觉过敏，抚摸有触电感，神经根支配区域可有麻木及明显感觉减退。

2）脊神经根牵拉试验多为阳性。

3）X射线正位所显示钩椎关节增生，侧位片生理曲度变直或消失，椎间隙变窄，骨刺形成，斜位片示相应椎间孔狭窄，伸屈动力位片示颈椎不稳。CT及MRI检查，提示神经根受压。

（3）鉴别诊断：

1）肩关节周围炎：又名冻结肩，多发于50岁左右，是肩关节周围软组织病变引起的肩关节疼痛和活动障碍，常可自愈。其好发年龄与颈椎病者相似，鉴别要点如下。

a. 肩关节活动：肩关节周围炎，常伴有肩关节活动受限，上肢不能上举和外展而颈椎病一般不影响肩关节活动。

b. 压痛点：颈椎痛的压痛点多位于棘间，多以棘突及椎旁处为中心，可有肩部痛，但肩关节周围压痛不明显，而肩关节周围炎者，则多局限于肩关节及周围处。

2）胸腔出口综合征：又称胸腔出口狭窄，因其可直接压迫臂丛下干或由于前斜角肌挛缩，炎性刺激而使颈脊神经前支受累，引起上肢症状，多以感觉障碍为主，并可引起手部肌肉萎缩及肌力减弱等。此病患者查体常可见锁骨上窝饱满，可触及条索状前斜角肌或颈肋，用力压局部可诱发或加剧症状，Adson 征多为阳性。

3）尺神经炎：尺神经由 C_7、C_8 和胸脊神经参与组成，本病易与 C_8 脊神经受累者相混淆，两者均可造成小指麻木和手部内在肌影响导致“爪形手”，但尺神经炎患者在肘关节后内侧的尺神经沟处多有较明显的压痛，且可触及条索状变性的尺神经，而且两者感觉障碍分布不尽相同，尺神经炎感觉障碍分布区较第八颈脊神经分区为小，尺侧前臂处多不波及。

4）正中神经受损：正中神经由 $C_7 \sim T_1$ 脊神经参与构成，其多因外伤或纤维管道受卡压所致，本病易与 C_7 脊神经根受压者相混淆，正中神经受损感觉障碍多波及背侧指端及掌侧 1 ~3 指，而前臂部则多不波及，同时还多伴有大鱼际肌萎缩和手部潮红、多汗、灼痛感，正中神经受累时多无明显反射改变，而 C_7 脊神经根受累时，肱三头肌反射可减弱或消失。

5）腕管综合征：主要为正中神经在腕管处受压所致，在临床上亦较多见，尤以中老年及腕部外伤后患者多发。鉴别要点：①手腕部加压试验阳性，1 ~3 指麻木或刺痛，颈椎病无此体征。②腕背屈试验阳性，让患者腕关节向背侧屈曲持续 0.5 ~1 min，如出现拇、示、中指麻木或刺痛，即为阳性。③神经阻滞试验，用1%利多卡因行正中神经阻滞，症状缓解，而颈椎病无效。

6）椎管及椎管处肿瘤：凡侵及脊神经根部及其附近的肿瘤，包括硬膜囊侧方、根管及其相邻组织的肿瘤均可引起根性痛，可以行 X 射线、CT 扫描或 MRI 检查排除。

7）心绞痛：左侧 C_7 脊神经根受压可引起同侧胸大肌痉挛和疼痛而出现假性心绞痛，胸大肌有明显的压痛，局部阻滞后症状消失。如真性心绞痛常有心电图改变，服用硝酸甘油有效。

3. 脊髓型颈椎病　脊髓型颈椎病（cervical spondylotic myelopathy，CSM）是以椎间盘退变为病理基础，通过一系列病理变化，引起相邻椎节椎体后缘骨赘的形成，对脊髓及其附属结构、血管产生压迫导致不同程度的脊髓功能障碍。本病多发于 55 岁以上的中老年人，脊髓型颈椎病较颈型和神经根型少，其症状发展隐匿，易误诊为其他疾病。由于其主要损害脊髓，且病程慢性进展，遇诱因后加重，因此脊髓性颈椎病在颈椎病的各型中最应受到重视。

（1）临床特点：

1）锥体束征：为脊髓型颈椎病之主要特点，产生机制是由于锥体束（皮质脊髓束）的直接压迫或局部血供减少与中断引起。症状先从双侧或单侧下肢发沉麻木开始，随之出现行走困难，下肢肌肉发紧，抬步慢，不能快走，重者有明显步态蹒跚，双下肢协调能力差。腹壁反射及提睾反射大多减退或消失。渐而呈现为典型痉挛性瘫痪。根据症状出现的先后和严重程度分：中央型（上肢为主型）、周围型（下肢为主型）和前中央血管型（四肢型）。

2）肢体麻木：主要由于脊髓丘脑束同时受累所致。其出现症状的部位及分布与椎体束征相吻合，部分患者可出现痛温觉和触觉的分离性感觉障碍，注意要和脊髓空洞症相鉴别。

3）反射障碍：生理反射早期多为亢进或活跃，后期则减弱或消失，腹壁反射、提睾反射和肛门反射可减弱消失，病理反射以 Hoffmann 征及掌颏反射阳性率最高，其次是踝阵挛，髌阵挛及 Babinski 征等。

4）自主神经症状：以胃肠，心血管及泌尿系统症状多见，但临床上症状复杂，特异性差，常常在患者治愈颈椎病后才确诊为颈椎病的症状。

5）大小便功能障碍：多出现于病程的后期，初起时尿急，排空不良，尿频及便秘多见，继而引起潴留或大小便失禁。

6）肌力下降：肌力下降是脊髓型颈椎病的体征之一。手内在肌和肱三头肌肌力下降是脊髓型颈椎病的典型早期症状和脊髓严重损伤的表现。

（2）影像学改变：X射线片常见椎管狭窄，颈椎不稳，骨赘形成等。其他征象还包括韧带钙化、骨化。MRI检查直观地反映了脊髓受压的情况，可以在多种退变表现中明确主要致压物，对颈椎病的诊断、分型及确定是否手术有着重要的意义。但需要明确指出的是，影像学不能作为诊断颈椎病的第一标准，确切的临床症状是颈椎病诊断的主要指标，MRI上提示有明确颈髓压迫的患者不一定是颈椎病。梅尼埃因为有尸检发现，一些影像学上的明显致压物，其实只是轻微的病变。这些情况或许可以解释临床上常见到影像学显示脊髓严重压迫的患者，症状轻微或完全没有症状这一现象。

（3）诊断要点：

1）典型髓性症状。

2）影像学明显退变征象或椎管狭窄，脊髓受压。

3）除外其他疾病，如肌萎缩性脊髓侧索硬化症、脊髓肿瘤、脊髓空洞症、脊髓结核等。

4）鉴别诊断：

a. 肌萎缩性脊髓侧索硬化症：是运动神经元疾病的一种，病因尚不明确。脊髓前角细胞、脑干运动神经核和锥体束受累，表现为上、下运动神经元损害同时存在的特征。主要表现为以上肢为主的瘫痪或四肢瘫。多于40岁以后发病，无感觉障碍，发病快，多无明显的诱因，肌萎缩较重，可超过 C_4 平面，影像学检查无明显脊髓受压征象。目前尚无有效的治疗方法，手术可加重病情或引起死亡。

b. 进行性肌萎缩：其实质是脊髓前角细胞的变性，多于30岁左右起病，男性多见。表现为肌无力、肌萎缩和肌束颤动等下运动神经元受损症状。起病隐匿，首发症状以上肢远端肌萎缩无力开始，逐渐向肢体近端发展。无感觉障碍，括约肌功能不受累。

c. 多发性硬化：是中枢神经白质脱髓鞘病变，可以出现锥体束症状及感觉障碍，易与颈椎病相混淆。鉴别要点在于多发硬化好发于20～40岁，女性患者多；常伴有欣快等精神症状；可有发音障碍、脑神经症状及共济失调症状。

4. 椎动脉型颈椎病　椎动脉型颈椎病（cervical spondylosis vertebral artery，CSA）为颈椎病的常见类型之一，临床症状复杂，诊断亦较困难，目前尚存在争议，其主要临床表现为椎基底动脉供血不足症状。由于钩椎关节退行性变，刺激或压迫引起椎动脉供血不足产生眩晕甚至猝倒。椎动脉受压后可产生循环障碍，一侧椎动脉受压尚不致出现脑动脉缺血症状，若一侧已有病变，而做向健侧转颈使健侧椎动脉也受压迫后则可出现症状。枕寰关节及寰枢关节不稳错位，常加大椎动脉第3段的扭曲，极易引起双侧椎动脉供血不足而发生眩晕或晕厥。

（1）临床表现：

1）一般症状：因此型也属于颈椎病，表现出颈椎病的一些症状，如颈痛、枕后痛和颈部活动受限，如果病变波及脊髓或神经根时，则出现相应的症状。

2）椎基底动脉供血不足相关症状：主要表现为偏头痛，以颞部跳痛和刺痛常见，一般以单侧为主。①迷路症状：主要为耳鸣、听力减退及耳聋等症状，发生率为80%～90%。②前庭症状：主要表现为眩晕，约占70%；颈椎的旋转动作为诱发其发作的主要原因。③精神症状：主要以神经衰弱为主要表现的约占40%，另外猝倒的发病率约占20%，多因椎动脉痉挛引起锥体交叉处突然缺血所致，多突然发作，并有一定规律性，即当患者在某一体位头颈转动时突然头晕、头痛，患者立即抱头，双下肢似失控状，发软无力，随即跌倒在地，发作前多无任何先兆发作过程中因无意识障碍，跌倒后即可自行爬起。

（2）影像学特点：X射线检查除可发现颈型颈椎病特征外，尚可发现钩椎关节增生、椎间孔狭小及椎骨畸形。

（3）诊断标准：

1）有椎基底动脉缺血症候群和猝倒史，但要除外耳源性及眼源性眩晕。

2）旋颈诱发试验阳性。

3）X射线片显示椎体间关节失稳或钩椎关节骨质增生。

（4）鉴别诊断：

1）梅尼埃病：主要是由于内耳淋巴回流受阻引起局部水肿所致。本病具有发作性眩晕，波动性、进行性和感音性听力减退，耳鸣三大特点。因椎动脉型颈椎病有时亦可出现上述相似症状，须将二者加以鉴别。

2）眼源性眩晕：本病多因眼肌麻痹及屈光不正所致，与颈性眩晕有以下鉴别要点：①闭眼难立征阴性；②眼源眼震试验多呈阳性；③有屈光不正，其中以散光多见；④闭目转颈试验多为阴性。

3）颅内肿瘤：第四脑室或颅后窝肿瘤可直接压迫前庭神经及其中枢，患者转头时可突发眩晕，颅内肿瘤多合并头痛、呕吐等颅内压增高的表现，临床上如能详细检查一般不难鉴别，头颅CT或MRI扫描可鉴别。

4）锁骨下动脉窃血综合征：也可出现椎基底动脉供血不足的症状，但是锁骨下动脉窃血综合征的患者，可出现患侧上肢血压较健侧低，桡动脉搏动减弱或消失，锁骨下动脉区有血管杂音，一般行血管造影可发现锁骨下动脉第一部分狭窄或闭塞，血流方向异常。

5）动脉硬化症：该病在全身动脉硬化的同时，椎动脉本身亦出现硬化，同时多伴有高血压症。其病理改变除管壁增厚、硬化及弹性减弱或消失外，可出现结节样变，可借助于MRI、DSA或椎动脉造影确诊。

5. 交感型颈椎病　由于增生性突出物在椎间孔或横突孔处，刺激或压迫交感神经，所引起的复杂的临床症状。其症状累及范围特别广泛，可包括患侧的上半部躯干、头部及上肢，即颈交感神经分布的所谓“上象限区”。

（1）临床表现：

1）疼痛与感觉障碍：交感神经痛的特点主要为酸痛，压迫性或灼性钝痛，其产生的部位多较深在，界限模糊，并具有弥漫扩散倾向，但并不沿周围神经干的经路传播。与颈型颈椎病相似，但与根型颈椎病不同。查体可发现患区的皮肤有界限模糊的痛觉过敏与异常，尤其深部感觉更为敏感，往往在活动多，负荷大和交感神经纤维比较丰富的部位有显著的压痛，如颈肩部肌腱、韧带和筋膜的附着点，肩关节周围等处。此外，疼痛还常伴有肌肉痉挛、强直的反应，如产生前斜角肌综合征等。

2）血管运动与神经营养障碍：由于交感神经长期受刺激，可引起患侧上肢的血管运动及营养障碍。如表现为肢体发凉、发绀、水肿、汗腺分泌改变，皮肤变薄，关节周围组织萎缩，纤维化乃至关节强直，骨质疏松或钙化等。故有人认为颈椎退变以致交感神经功能长期失调，对诸如肩关节周围炎、肩-手综合征及肱骨上髁炎等疾病的发生有很大的影响。

3）心脏症状：其主要表现为心前区疼痛（所以有人称之为颈性心绞痛），常呈持续时间较长的压迫痛或钻痛，亦可呈发作性特点而往往持续1~2 h，发作期多只有肩痛，有些亦可始于心前区。其最大特点是转动颈部，向上高举手臂或咳嗽、打喷嚏时疼痛可明显加剧。亦常伴心跳加速，个别甚至出现早搏。心电图检查一般正常。

（2）影像学检查：X射线检查，侧位片生理前弧消失或变直，椎间隙变窄，骨赘形成，部分患者可有明显的颈椎椎体不稳表现。MRI检查，一般有椎间盘变性、突出，硬膜囊受压表现。CT检查可见椎间盘变性、突出、硬膜囊受压表现。

（3）诊断：

1）交感神经兴奋症状：　①头部症状，头痛或偏头痛、头沉、头昏、枕部痛或颈后痛；但头部活动时这些症状并不加重。②面部症状，眼裂增大、视物模糊、瞳孔散大、眼窝胀痛、眼目干涩、眼冒金星等症状。③心脏病症状，心跳加快、心律紊乱、心前区疼痛和血压升高。④周围血管症状，因为血管痉挛，肢体发凉怕冷，局部温度偏低，或肢体遇冷时有刺痒感，或出现红肿、疼痛加重现象。还可见颈部、颜部和肢体麻木症状，但痛觉减退并非按神经节段分布。⑤出汗障碍，表现为多汗。这种现象可局限于一个肢体、头部、颈部、双手、双足、四肢远端或半侧身体。

2）交感神经抑制症状：头昏眼花、眼睑下垂、流泪鼻塞、心动过缓，以及血压偏低、胃肠蠕动增加等。

3）X 射线检查：侧位片示生理曲度变直或消失，椎间隙变窄，部分患者有骨赘形成，部分患者可有明显的颈椎椎体不稳表现。MRI、CT 检查一般有椎间盘变性、突出，或硬膜囊受压表现。

（4）鉴别诊断：

1）冠状动脉供血不足：其症状是心前区疼痛加剧，伴有胸闷气短，只有一侧或两侧上肢尺侧的反射疼痛，无上肢脊神经刺激症状，心电图常有异常改变，服用硝酸甘油类药物时症状可减轻。

2）神经症：没有颈椎病的改变，无神经根和脊髓压迫症状，应用药物治疗有一定效果，但需要长期观察，反复检查以鉴别诊断。

3）梅尼埃病：是源于中耳不明原因的耳科疾病，症状有头痛、眩晕、恶心、呕吐、耳鸣、耳聋、眼球震颤、脉搏缓慢、血压偏低。行耳科检查可鉴别。

4）椎动脉型颈椎病：可有与交感型颈椎病类似的症状，两者有时可同时存在。行高位硬膜外阻滞无效，严重者可行椎动脉造影加以鉴别。

6. 混合型颈椎病　患者同时存在两型或两型以上的症状体征，此型症状复杂，诊断及鉴别诊断也较困难。颈椎间盘及邻近组织退行性改变，压迫或刺激周围的脊髓、脊神经根、椎动脉和交感神经而引起相应的临床症状，它可以是单一因素引起的两种或两种以上的组织受累，也可以是多因素引起两种或两种以上的组织同时受累。单因素常见于椎间盘突出压迫脊髓的同时压迫脊神经根，相邻的钩椎关节不稳、增生压迫神经根及椎动脉。多因素常见于椎间盘突出引起脊髓型的同时，小关节增生引起神经根型或椎体前缘骨刺引起食管受压型。本型症状较复杂，预后较单一型差。本病大多由以下两型或多型组成：颈型 + 根型，最常见约占本型的 48% 左右；颈型 + 椎动脉型，占 25% 左右；颈型 + 根型 + 椎动脉型，占 12% 左右；根型 + 脊髓型，占 6% 左右；脊髓型 + 椎动脉型，占 4% 左右；脊髓型 + 食管型，占 24% 左右；其他类型占 3% 左右。

（1）临床表现：同时并发两种或两种以上类型症状和体征，年轻者主要因颈椎椎节不稳引起颈椎局部遭受刺激与压力的同时，相邻的钩椎关节亦出现不稳，使脊神经根和椎动脉遭受激惹而同时出现两种或两种以上的症状，老年人则主要由于椎节局部骨质广泛增生，以致使多处组织受侵犯所致。X 射线片可出现如椎间隙狭窄、椎体小关节骨质增生或椎体不稳等表现。CT 及 MRI 表现可能出现椎间盘变性、膨隆、突出、黄韧带增厚、脊神经根受压。

（2）诊断：原发各型之间组合不同，症状与体征有明显的差异，此型症状复杂，诊断也较困难。需全面考虑，从病理上搞清楚前后顺序，主次之分，这样可减轻治疗上的复杂性，按轻重缓急依次处理，以防顾此失彼。

【治疗】 各种类型颈椎病首先均以非手术治疗为主，但经正规系统的非手术治疗无效者应考虑微创手术或手术治疗

1. 非手术治疗　非手术治疗是对颈椎病行之有效的治疗方法，可使大多数患者病情减轻或明显好转，特别是疾病早期阶段患者甚至可以治愈。

（1）药物治疗：应用非甾体抗炎止痛药物、活血止痛药物及消除神经根水肿的药物有一定的疗效。急性期可辅用小剂量皮质类固醇激素以增强抗炎、消肿及止痛作用，常用的非甾体抗炎止痛药物有布洛芬、吲哚美辛、美洛昔康、双氯芬酸钠和塞来昔布等，活血止痛药物有根痛平和复方三七胶囊等，常用的消除神经根水肿的药物有甘露醇和七叶皂苷钠等。有些患者可辅助应用肌肉松弛剂，如氯唑沙宗和妙钠等。对长期疼痛患者，可辅助应用抗抑郁药物如阿米替林和多虑平等。

（2）颈部固定：为限制颈部过度伸屈或旋转等活动，宜在白天围戴特制的脖领，夜间睡眠时枕中式圆枕。脖领的制作方法：可用具有一定弹性的硬纸板或废 X 射线胶片，按患者颈部的高度和围长剪成上

述形状，并用棉花衬垫其内面，亦可用两层剪成上述形状的羊毛毯合在一起，然后放入线织或毛织的套筒内，一端钉纽扣，而另一端锁扣眼或两端皆钉上布带以固定。围上脖领后，应使颈部保持轻度前屈，颏部稍内收位，圆枕的松硬度要适度，中间稍凹陷，仰卧位时头颈部枕上后应高低合适，以稍加限制头部向左右旋转，侧卧位时力求颈脊柱不形成侧弯，以避免其过分前屈或后伸。此外，对上肢疼痛较严重的病例，亦可用布带或三角巾将患臂悬吊于胸前，以减轻对神经根的牵扯。

（3）颈椎牵引治疗：引颈试验阳性的颈椎病患者均可采用颈椎牵引治疗。一般认为本疗法具有以下功效：①增宽颈椎间隙；②减轻颈肌痉挛；③减少椎间盘内的压力，以缩小其膨出；④增大椎间孔，从而使神经根受压及其水肿减轻，促进椎间关节半脱位复位，减轻椎动脉弯曲扭转。通常用枕颏吊带坐位间歇性牵引，其方法简便，不需要特殊的设备，一般患者均可在家中进行。患者端坐在椅上，套上以双层布制的枕颏吊带，枕颏两叶缚在一起，每侧上角分别挂在比头稍宽的木弓中间接上牵引绳，牵引绳事先穿过；固定于前上方横杆（可钉在门框或窗框上）即可。临行牵引前，最好先以热水袋热敷颈部10 min或行颈部阻滞，以缓解颈肌的痉挛；牵引时应保持颈部轻度屈曲或侧位（患者宜根据症状减轻或加重自我感受找到合适的头位），颈背部肌肉放松；牵引结束后围戴脖领固定3 h以上，有助于巩固和提高疗效。

关于牵引的重量和持续时间问题，目前各家主张一致。有人曾用肌张力测量器进行过实验，以观察胸锁乳突肌和斜方肌在不同牵引重量和时间时的肌张力改变。结果以为，对中等体力劳动者最大的牵引重量宜为10～12 kg，时间不超过12 min，倘若重量过大或时间延长，则会导致肌张力低下。并且据此主张，颈椎牵引以2周为一疗程，1～2次/d，3～10 min/次，牵引重量2～8 kg，并可按患者的体质和自我感受有所增减，但一般不超过10 kg。具体方法是：第一天由2 kg开始，持续3 min，以后每日逐渐增加重量并延长时间，疗程中期重量增至8 kg，持续10 min，后几日牵引重量再由重减轻，持续时间亦相应缩短，如果有效，间隔1周后可继续下一疗程。某些神经根型和椎动脉型颈椎病患者，用此法进行牵引，反映疗效尚好，无不良反应。

（4）物理治疗：主要增强局部的血液循环，缓解肌肉痉挛，消除局部疼痛和不适。常用的方法有：红外偏振光、电疗、光疗、超声波疗法、石蜡疗法、温热疗法、中药电熨疗法。因其无创舒适，患者易于接受，临床应用广泛。

（5）推拿按摩：对于劳损性及退变性慢性疾病和颈椎病治疗后残留肩颈部纤维组织炎或肌肉痉挛者可用按摩疗法，主要缓解肌肉痉挛，改善局部血供。脊神经受损及脊髓受压者禁用，老年及骨质疏松患者应慎用。推拿部位大多以椎旁压痛点或风池穴处为主，或选择其他压痛明显的部位，操作次数3～5次为准，最好不要长期接受此方法治疗。

（6）中药熏蒸疗法：多采用活血化淤药物加水煮沸后产生蒸汽（40～50 ℃）熏蒸患部，也可将药物碾成粉末，采用自动控温加热器加热来产生蒸汽，以提高药物疗效和安全性，30～60 min/次，1次/d，注意防止烫伤。

（7）针灸：一般选取主穴为风池、后溪，配穴可选用肩中俞、外关，天柱、悬钟、阿是穴等，临床上多以主穴为主，配穴选1～2穴即可，采用中强刺激手法，有针感后可留针20 min，1次/d，一般2～3次可明显缓解症状。

（8）痛点注射及神经阻滞治疗：对于颈型颈椎病及其他类型颈椎病颈肩部压痛明显者，可用2%利多卡因5 ml、复方倍他米松1 ml，加生理盐水14 ml，行痛点、椎旁小关节、横突注射治疗，每周1次，2～3次为一疗程。可阻断疼痛恶性循环，解除肌肉痉挛，促进无菌性炎症的吸收，治疗效果满意。对于神经根压迫症状明显者，颈部硬膜外阻滞治疗效果好，但操作要求较高，有一定的风险，一般经$C_{6\sim7}$或$C_7\sim T_1$间隙做硬膜外穿刺成功后注入上述复合液10 ml，注药后嘱患者平卧，观察30 min以上，无异常反应，可离开医院。每周1次，3～4次为一疗程。住院患者可采用硬膜外置管治疗，安全性及疗效优于门诊反复单次穿刺给药者。对于椎动脉型及交感型颈椎病，星状神经节阻滞可消除交感神经的过度紧张，使颈总动脉及椎动脉的血流速度和血流量增加，改善了头颈及上肢的血流供应，使症状得到改善，因而具有显著的疗效。

2. 微创手术治疗　颈椎病经非手术治疗无效，且颈椎间盘突出是引起症状的主要因素者，可考虑行颈部椎间盘微创手术治疗，若适应证选择合适，疗效显著，这一点已在临床上得到初步证实。

(1) 经皮穿刺颈椎间盘切除术（percutaneous cervical discectomy，PCD）：在X射线C型臂引导下，局麻后用细导针经颈部皮肤血管鞘旁安全间隙穿刺，进入椎间盘，再将套管扩展器套入导针，拔出导针，用带有吸引器的环锯反复旋转切割髓核组织，使颈椎间盘内的压力降低，减轻或消除椎间盘突出或膨出所致的窦椎神经刺激或神经根、脊髓压迫，以达到治愈或减轻症状的目的。

(2) 经皮激光椎间盘减压术（percutaneous laser disc decompression，PLDD）：有效率为70% ~94%。与传统的手术方式相比具有创伤小、恢复快，不干扰椎管内结构，不影响颈椎的稳定性，并发症低，操作简单等优点。

(3) 胶原酶溶盘术：用于颈椎间盘突出症的治疗，若适应证选择合适，穿刺准确到达突出物部位，疗效显著。常用的穿刺方法有椎间孔后入路法和硬膜囊侧后方入路法和硬膜外间隙前间隙置管注入法。

(4) 臭氧（O_3）颈椎间盘内注射：利用臭氧的强氧化性，氧化髓核蛋白多糖，破坏髓核细胞来达到使突出的髓核回缩，神经根压迫缓解的目的。另外，臭氧通过拮抗炎症反应中释放的免疫因子、炎性介质，减轻神经根水肿及粘连，达到抗炎的目的。臭氧可抑制无髓损伤感受器纤维，激活机体中的抗损伤系统，并通过刺激抑制性中间神经元释放脑啡肽而起镇痛作用。臭氧溶盘术是目前最安全的微创治疗，具有操作简单，损伤小、感染机会少的特点。用于治疗颈椎病，若适应证选择好，疗效显著。

(5) 其他微创治疗：其他常用于治疗颈椎间盘突出的微创治疗有射频、等离子等。

上述方法可联合应用，以增加疗效，一般可采用PLDD + O_3、射频 + O_3、胶原酶 + O_3。

3. 手术治疗　适用于：①脊髓压迫症状进行性加重者；②重型神经根型或椎动脉型颈椎病，经系统的非手术治疗或微创手术无效，并严重影响日常生活和工作者。手术方法可参阅骨科相关专著。

【预防与保健】　注意保护和合理使用颈椎，是延缓颈椎退变、预防颈椎病最好的方法。许多现代生活工作方式造成颈椎慢性劳损是构成颈椎退变的重要原因，而事实上这种易为人忽略的慢性劳损，对颈椎病的发生、发展、转归和预后却有着直接关系。

1. 纠正不良睡眠姿势　每人每天至少有1/4 ~1/3的时间是在床上度过的，如果睡眠姿势不当，则易引起或加重颈椎病。枕头是维持头颈段本身生理曲线、体位的重要工具，这种生理曲线不仅是颈椎外在肌群平衡的保证，而且对保持椎管内的生理解剖状态，也是必不可缺的条件。如果使用不当，不仅破坏了颈椎管的外在平衡，而且也直接影响到椎管内容积的大小和局部解剖状态。正常状态下，颈椎的生理前凸是维持椎管内外平衡的基本条件，如果枕头过高，头颈部过度前屈，颈椎后方的肌群与韧带易引起劳损，此时椎管内的硬膜囊后壁则被拉紧，并向前方移位，如果枕头过低，头颈部过度后仰致使前凸曲度加大，不仅椎体前方的肌肉与前纵韧带易因张力过大而出现疲劳，而且可引起慢性损伤，这种过伸状态，易引起椎管被拉长使容积变小，椎管处于饱和状态易因各种附加因素（如髓核突出及骨刺形成等）而出现症状，严重者可直接压迫脊髓与两侧的脊神经根。可选用中间低两端高形状的枕头，既可以维持颈椎的生理曲度，同时对颈部可起制动与固定作用。理想的枕头应该是质地柔软、透气性好、符合颈椎生理曲度要求。理想的睡眠体位应该是使整个脊柱处于自然曲度，髋膝关节呈屈曲状，使全身肌肉放松。

2. 纠正与改变工作中的不良体位　不良的工作体位不仅影响患者的治疗与康复，而且是某些颈部疾患发生、发展与复发的主要原因，可采取以下预防措施：①定期改变头颈部体位。让患者在其头部向某一个方向停顿过久之后，再向另一相反方向转动，并在短短数秒钟内重复数次，每次30 min左右，重复上述动作。②调整桌面高度与倾斜度，要以头颈胸保持正常生理曲度为准，尤其是具有颈椎病症状者，切勿过屈，亦无必要过伸，对于长期伏案工作者，可制订一与桌面呈10° ~30°斜面的工作板。

（夏令杰　马松鹤）

第三节　颈椎间盘突出症

颈椎间盘突出症是指颈椎间盘单独突出引起颈髓或神经根受压的临床症候群。长期以来，本疾病主要根据临床表现和X射线片上退变的程度做出诊断，往往延误诊断与治疗。MRI问世后其诊断的准确性得到提高，由于其临床表现及治疗与颈椎病相似，也可将颈椎间盘突出看做颈椎病的一种，只是其发病年龄较颈椎病早、退变较颈椎病为轻。

【病因与病理】 颈椎活动频繁且活动度大，其解剖结构又相对较薄弱，故颈椎，尤其下颈椎更易发生劳损。此外，随着年龄增长，椎间盘退变可在某种外力的作用下（如扭伤、摔伤、乘车时突然刹车、颈部闪伤等）而发生纤维破裂与髓核突出；或因髓核逐渐老化失去弹性而萎缩；或纤维环向外膨出而压迫颈神经根或脊髓；出现相应的临床症状。颈椎间盘突出症的发生率以$C_{5\sim6}$、$C_{6\sim7}$最多见，其次为$C_{4\sim5}$；多发于年长者；男性多于女性。

【分型】

1. 根据病程分类

（1）急性颈椎间盘突出症：指有轻重不等的颈部外伤史，影像学检查证实有椎间盘破裂或突出而无颈椎骨折或脱位，并有相应的临床表现。

（2）慢性颈椎间盘突出症：无明显诱因缓慢发病或因为颈部姿势长期处于非生理位置，如长期持续低头作业者，不良睡眠姿势者等。

2. 根据症状分类

（1）神经根型：颈神经根受累所致。

（2）脊髓型：是椎间盘突出压迫脊髓引起的一系列症状，临床中主要以此类多见。

（3）混合型：同时表现以上两种症状。

3. 根据突出的方向分类　可分为中央型和侧突型。

【临床表现与诊断】 颈椎间盘向侧方突出与向中央突出临床表现不同。向侧方突出者常有典型的神经根症状，即沿受累颈神经根的支配区域引起放射痛和麻木感。当咳嗽、喷嚏或用力时疼痛加重。体位变动、颈部活动也可使疼痛加剧。常伴有受累神经所支配肌肉的运动障碍、腱反射减弱。疼痛的性质和程度也表现多样，开始可仅限于颈、肩部，之后逐渐向上肢放射。一般在夜间加重，可影响睡眠。为避免因运动和用力而诱发疼痛，患者常为头颈部制动的被动体位，如头偏向健侧。临床检查：击顶试验、椎间孔挤压试验、臂丛牵拉试验可阳性。$C_{5\sim6}$椎间盘突出则引起拇指、前臂桡侧麻木及神经过敏和上臂桡侧疼痛，肱二头肌无力，二头肌腱反射减弱；$C_{6\sim7}$椎间盘突出则表现为中指和正中神经支配区域麻木、疼痛及感觉过敏感，肱三头肌无力，三头肌腱反射减弱。$C_7\sim T_1$椎间盘突出时引起C_8脊神经障碍，表现为上肢尺侧感觉过敏、疼痛、麻木、伸屈腕无力，且可出现骨间肌萎缩。

若合并有单侧脊髓受压时，可出现同侧下肢肌张力增强，腱反射亢进，Babinski征阳性。对侧则有自下而上的感觉异常，痛、温、触觉减弱或消失。

椎间盘向后中央突出时，则以脊髓受压症状为主，表现为锥体束受压症状：双下肢肌紧张、腱反射亢进、双侧Babinski征阳性，严重者出现下肢瘫痪及大、小便失禁。

X射线、CT、MRI检查对诊断及鉴别诊断都具有重要价值。X射线侧位片显示颈椎生理前屈减小或消失，甚至后凸，此改变常发生在椎间盘突出的间隙。与正常情况相反，椎间盘突出的椎间隙变得前后相等或前窄后宽。病程长者可表现为椎间隙变窄。CT，尤其是MRI可较清楚地看到椎间盘突出的程度与周围组织的关系及脊髓和神经根受压的情况。

【治疗】 其治疗与颈椎病基本相同，只是颈椎间盘突出症患者因其症状主要由颈椎间盘压迫神经及脊髓引起，所以更适合应用 PCD、PLDD、溶盘、臭氧、射频等微创手术治疗，这些方法单独或联合应用可解除大多数颈椎间盘突出症患者的痛苦，近几年在此方面已有了不少的临床经验，取得了很好的治疗效果，且因其比开放手术创伤小、痛苦小、恢复快而易为患者接受。对于颈髓压迫明显者或保守治疗及微创手术无效者可考虑行手术治疗。

（夏令杰）

第四节　胸背部痛

一、胸椎根性神经痛

胸椎根性神经痛（thoracic segmental neuralgia）又称胸椎病或称胸椎骨软骨病、区段性神经痛。是指因胸段脊神经前、后支分支的部位发生病变，引起该神经支配区的区段性神经痛及交感神经或血管等受损而产生的一种临床综合征。

【病因】 多因年龄的增长、代谢障碍引起的退行性改变，炎症（风湿、病毒及细菌感染）、肿瘤、循环障碍，以及长期肩背负重，胸椎慢性劳损和急性损伤等原因，造成胸椎生理弯曲改变（侧弯、后突）、脊椎变形性病变或椎间盘的钙化等而形成骨关节炎。当体重增加不均等或急剧变换体位时，使原病变部位发生炎性反应，刺激附近的脊髓神经根与交感神经，使之受压缺血而引起一系列相应的临床症状。

【临床特征与诊断】

（1）疼痛沿神经后根感觉纤维的皮肤分布区域放射，为本症的主要症状。常于扭伤或长时间负重后发生，夜间疼痛加重，因而影响睡眠。疼痛部位多出现于背部、两肩胛之间。呈钝痛或灼痛以及胸部重压感。病情严重时，疼痛可向相应的肋间、腹部或内脏区放射，呈剧烈的刺激或灼痛，转动身躯、咳嗽、用力均诱发或加重疼痛等根性神经痛的特征。

（2）临床检查可见患者胸椎活动受限，尤其为后伸限制明显。叩击病椎处，可引起相应区段的区域自发性痛。受累根区的皮肤常显示感觉过敏及浅表触痛。

（3）由于胸椎解剖的特点，与交感神经的关系十分密切，往往交感神经也同时受损。因此在临床上表现根性神经痛症状的同时，也合并有某些内脏症状，以致常被误诊为各种内脏疾患。这种现象是该症的又一个重要的特征。

（4）本症表现的内脏痛，特别是心前区疼痛与心脏疾患的鉴别非常重要。本症引起的心前区痛常与背痛同时发生，且有搬重物、不良体位或咳嗽、喷嚏等诱因。疼痛的性质为压迫、紧束样；且多呈带状分布，由背部向心前区或腋下放射。疼痛持续时间较长。而心绞痛时，除上述表现特点之外，①叩击脊椎试验不诱发疼痛；②含用亚硝酸甘油类药物症状可缓解；③病椎节段皮区内无压痛；④也可采用诊断性神经阻滞加以区别；⑤心电图检查在疼痛发作时有极重要的诊断价值。

（5）在胸椎下段根性神经痛时，可引起类似急腹症性质的腹痛，尤其是常被误诊为阑尾炎。且常与不典型之肺癌相混淆，应提高警惕，注意鉴别。

X 射线检查有较大的诊断价值，平片显示有比较广泛的胸椎间隙变窄，软骨板硬化，椎体前缘和外侧缘唇样骨赘等改变。部分病例可见 Schmorl 结节阴影，胸脊柱侧凸及生理曲度加深等改变。必要时加拍断层或 CT，以除外恶性肿瘤压迫转移。

（6）本症与脊髓肿瘤、蛛网膜炎或其他脊髓病变有许多临床相似之处，往往造成鉴别困难，必要时需做腰椎穿刺、脊髓造影检查以确诊。

【治疗】

1. 非手术疗法　临床以该疗法为主，如休息，应用镇痛、消炎剂等，一般情况下能够缓解疼痛。局部理疗、按摩、推拿以及牵引治疗，也有一定的疗效。

2. 神经阻滞疗法　是治疗本症常用而且有效的治疗措施，特别是对疼痛剧烈或持续性钝痛、痛苦很大的患者。

首先可选用脊椎旁体神经阻滞术，即在被侵及部位的脊神经根部进行阻滞。在该部位施行椎旁阻滞时，有并发血、气胸的危险。如同时有数支脊神经根被累及时，则必需行多次穿刺。若反复、多次施行有困难时，应推荐硬膜外阻滞，可收到一次穿刺注药、阻滞多脊神经根的效果。此症患者脊椎骨退行性变比较严重，穿刺时正中入路多较困难，应采取正中旁入路为宜。

胸椎硬膜外间隙阻滞时常会引起低血压，在治疗中应注意。特别是在门诊施行此术时或对老年患者尤应慎重，须备有必要的抢救措施，对由此而产生的血压下降应给予充分的重视。一般在门诊治疗时，0.25%～0.5%利多卡因，总量不超过10～15 ml，即可收到满意的效果。对急性期或有脊神经压迫症状者，也可加入激素（一般为地塞米松5 mg）。注药后应嘱患者卧床1 h左右。多数病例当注药后，疼痛即刻减轻并能持续1～2 d，使患者夜间能安然入睡。但多数患者需连续治疗，每周2次，5次为一疗程，总疗程可依病情而定。对住院患者，必要时可留置硬膜外导管行连续阻滞治疗。

二、肋间神经痛

肋间神经痛（peripheral intercostal neuralgias）是指胸神经根或肋间神经由于不同原因的损害而发生的一种胸部肋间呈带状区疼痛的综合征。

【病因】　大多数的肋间神经痛为继发性，常与以下原因有关。

（1）贫血、风湿症、肾炎、糖尿病、中毒（包括乙醇中毒）等全身性疾患中的一个症状。

（2）上呼吸道感染而继发者较多。

（3）寒冷、潮湿。

（4）外伤性　如肋骨骨折、胸部手术后继发顽固性胸痛。

（5）变形性脊椎症等　由于脊椎及其周围组织的刺激而引起。

（6）肋间部软组织的纤维织炎、肿瘤、脓肿以及转移癌的局部刺激。

【疼痛特征】

（1）自背部胸椎开始沿被侵及的肋间神经走行至前胸部，呈半环形局限性的剧烈放射性疼痛，为典型的症状。如病变侵及下节段肋间神经，其疼痛部位可表现为由背部向腹部呈带状区放射。

（2）疼痛性质多为刺痛或灼痛，呈持续性或阵发性发作，常伴有患区肌肉痉挛。深呼吸、咳嗽、喷嚏或躯体活动时，常可使疼痛加剧。因此患者不敢大声谈笑，常保持静止防御体位。

（3）疼痛多局限于一侧单支或2～3支肋间神经之受累神经分布区内。

【诊断依据】

（1）查体时，可见患部的胸椎棘突、棘突旁、肋间、腋下、胸骨旁或腹壁有压痛。受累神经分布区皮肤常有感觉过敏或减退，偶有肌肉萎缩等体征。根据询问上述病因，排除外根性、区段性神经痛和内脏神经痛之后，对此症不难做出诊断。

（2）本症需与胸椎病变引起的根性肋间神经痛、带状疱疹发疹前期相鉴别。

（3）X射线检查是必要的检查方法之一，可以排除因胸椎病变病而引起的节段性根神经痛。胸片和ECG也属重要的检查项目，以鉴别和排除心、肺纵隔食管疾患所引起的牵涉痛或压迫痛肋间神经阻滞也具有重要的鉴别诊断作用。

【治疗】　首先应进行病因治疗。

1. 一般治疗　在疼痛发作期，应令患者卧床休息，同时可服用镇静、止痛剂。

2. 经皮电刺激疗法（TENS、SSP、HANS、TEHNS）及局部理疗　均有一定的止痛效果，但对慢性顽固性者效果常不稳定。

3. 神经阻滞疗法　对疼痛剧烈或慢性、顽固性疼痛患者，采用神经阻滞疗法是十分有效的治疗措施之一。其中椎旁阻滞术，常被推荐使用，且具有确实的止痛效果。即或是根性肋间神经痛也有明显的疗效。但由于胸椎的部位特殊，疼痛治疗医师常因惧怕发生气胸而不愿选用。如此，可改为从其末梢处、即肋间神经处进行阻滞，每点注射0.5%～1%利多卡因5 ml。尽管肋间神经阻滞较胸椎旁阻滞术操作简便，但并不是绝对安全，仍有可能并发气胸，故绝不可因其简便而大意。

另外，在压痛明显处，也可施行局部痛点阻滞。在所用药液中，也可适当混入激素，可增强止痛效果。

对胸部手术后引起的持续性疼痛，常能在肋间切口瘢痕中找到压痛点。于此点行局麻剂局部浸润注入，配合疼痛区域肋间神经和（或）椎旁体神经阻滞，可明显地改善疼痛。

4. 硬膜外阻滞，不但能达到止痛的治疗目的，而且还能明确诊断。慢性顽固性者为避免反复穿刺引起的弊端，有条件时可行硬膜外间隙留置导管，连续注药。对胸椎转移癌所致的顽固性肋间神经痛症，也可施行相应神经根乙醇毁损，或注入阿霉素毁损。

三、肋软骨炎

肋软骨炎是一种非特异性疾患，又称为蒂策综合征（Tietze syndrome）、特发性痛性非化脓性肋软骨肿大。表现为肋软骨的痛性肿胀，尤其是好发在第2肋，占全部病例的3/4。

【病因】　对其确实的病因尚不明了，一般认为与劳损、外伤或上呼吸道病毒性感染有关，疲劳、气候突变可能是发病的诱因。也有人认为是一种营养障碍的现象。

【疼痛特征】　本症多发于20～30岁之女性，为男性的7～9倍。局限于第2肋（或第3肋）骨与软骨交界处。

发病急骤或缓慢，病程可持续数日至数周，甚至可在几年内反复发作。

疼痛的性质为胸部受压或勒紧样感，呈持续性或间断性痛，当深呼吸或平卧位时疼痛加重。有时疼痛可向肩及手部放射。

【诊断依据】　根据临床检查第2、3肋骨与软骨相交处局限性梭形肿胀，可见局部软骨隆起，并有自发病和明显压痛。诊断该症并不困难。对症状不典型者应与胸壁结核、老年性肋软骨钙化等症鉴别。X射线检查、对本症无诊断价值。但有鉴别其他疾患的作用。

【治疗】　本症预后良好，部分病例虽未经治疗也能自然治愈。故对患者应做好解释工作，使之消除顾虑。对症治疗中，应告知患者注意休息，勿做过度活动，避免全身疲劳。

1. 一般疗法　局部可行热敷、理疗能减轻疼痛。并可服用镇静、止痛、消炎药物及维生素类营养药物；复合维生素B、鱼肝油等。

2. 神经阻滞疗法　疼痛严重时，可局部施行浸润阻滞术。为保证疗效，阻滞时应将局麻药、激素混合液分别注于肋骨病变部的上、下、前三面，每点1～3 ml。多数病例经3～5次治疗常可收到显著效果。也可行相应的肋间神经阻滞，每隔2 d一次，连续数次即可治愈。

四、肋胸骨痛

肋胸骨痛（costosternal chondrodymia）是指在肋软骨与胸骨连接部附近发生的自发性疼痛。

【病因】　由于外伤、上呼吸道感染、病毒感染，受寒冷侵袭等各种原因，而引起胸大肌附着部的肌纤维织炎。从而刺激末梢的肋间神经而产生疼痛。

【疼痛特征与诊断】　本症的特征是局限于第2～5肋骨软骨与胸骨的接合部，有自发性疼痛。并从受累之胸肋关节部向肋间部放射，但疼痛最明显处多在肋骨外缘。疼痛的性质为锐利、切割样或撕裂样疼痛。

临床检查时在胸骨外缘有明显压痛点。有时也可扪及胸肋关节处肿胀。两侧胸壁加压时，病变处出现疼痛。

该症常与肋软骨炎相混淆，以致误诊。其鉴别点为：①肋软骨炎的压痛点位于肋骨和软骨的交接部，在该症常见痛点的外侧；②肋软骨炎好发于第2肋骨（图16－5）；③2/3的病例发病年龄在40岁以下，而该症则多发于40岁以上，且很少伴有呼吸运动障碍。

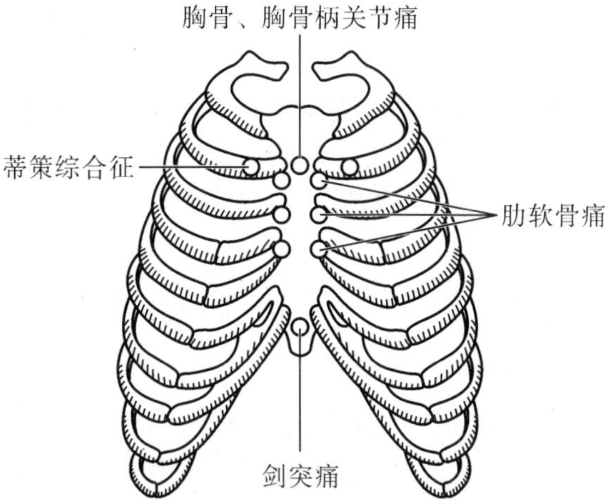

图16－5　胸部痛的压痛点

【治疗】　首先进行病因治疗，根据不同致病原因，采取相应的对症治疗。

对疼痛剧烈者，也可采用局部浸润注射局麻药、维生素B_{12}、激素混合液，每痛点处注射1～2 ml，有半数以上病例治疗1次即可使疼痛完全消失。

对慢性、顽固性病例，须反复行局部浸润注射。每隔日1次或每周2～3次。根据病情也可并用肋间神经阻滞。

同时，也可采用综合疗法，局部理疗、激光治疗也有疗效。口服药物一般多首选镇痛、消炎及抗病毒制剂等。

五、剑突痛

以剑突部疼痛为主的前胸部疼痛，称之为剑突痛（xiphoidalgia）。

【病因】　剑突部位的疼痛，可在心脏疾患、胃肠疾患以及其他全身代谢性疾患时伴随出现。然而，多数病例为单独发病。

剑突部的解剖特点是：有左右两侧T_4～T_8的肋间神经和膈神经复杂地重叠、交错分布，而且也是与胸腔和腹腔内的脏器有着密切联系的场所。因此，各种原因都可能是引起剑突痛的机制。此外，当剑突痛发作时，疼痛可向胸、腹部乃至肋间部广泛放射。

【疼痛特征与诊断】　疼痛常常是在能使剑突活动的动作时诱发，如扭转身躯、扩胸等动作。另外，当胃饱满时，局部压力增大，也可引起疼痛。

疼痛的性质，表现为欲呕吐时那种深在持续性的痛感，发病后疼痛并不剧烈，常在1 d内有数次发作。

临床体检时，任何正常人当按压剑突部时都有疼痛感。但在剑突痛症时，则可伴有向整个胸部、心窝部、肩及背中间部位的放射痛。

X射线检查有时显示剑突较正常稍长，或与胸骨的解剖关系呈现角度。在老年患者可见骨质增生影像。

【治疗】　该症常不被患者重视，致使就诊不及时。一般情况下，多数病例经数周至数月可自然而愈。对症状明显、疼痛严重者，施行局麻药、激素混合液局部浸润注射2～3 ml，能收到满意的疗效。这也是治愈该症的捷径。

其他治疗方法，如局部热敷、理疗、服用镇静止痛剂，也可缓解疼痛，取得一定的疗效。

六、肌筋膜疼痛综合征

【病因】　肌筋膜疼痛综合征主要是肌肉和筋膜超负荷或受损而产生的非炎性疼痛综合征。本病是引起颈肩腰背及肩关节周围疼痛的常见疾病，以往常称之为纤维肌炎。根据软组织受累部位，可以有肩胛提肌综合征、前斜角肌综合征、菱形肌综合征、背阔肌综合征、冈下肌综合征和梨状肌综合征等。

【临床表现与诊断】

（1）本病多见于中老年人，女性多于男性，约3∶1。

（2）多数患者发病前有受伤、风寒、劳累或动作不协调史。

（3）腰背部是好发部位，受累肌肉主要为斜方肌、背阔肌、菱形肌及冈上肌等。

（4）持续性疼痛，沿颈项、脊椎旁、胸背腰部疼痛。斜方肌筋膜疼痛综合征可引起颈部牵涉痛，冈上肌肌筋膜疼痛综合征可引起肩部牵涉痛。本病多无具体痛点，可伴有肌肉痉挛，活动受限。

（5）疼痛可持续数周或数月自愈。若转为慢性疼痛时轻时重，晨起、劳累、气候变化、久坐久立或改变体位时加重。

（6）由于疼痛导致关节活动受限及相应症状，查体时可见局部皮肤增厚，痛区可扪及痛性结节或条索。

【诊断】 疼痛界限不清，疼痛区按压可有扳机点，痛点阻滞后疼痛消失或缓解。X 射线和血清学无异常。

【治疗】

1. 一般治疗　急性期注意休息，可做轻度按摩和局部热敷，使僵硬肌肉放松伸展。慢性期应适当活动，注意交换姿势的活动和防潮防寒。

2. 神经阻滞疗法或局部注射　对急性期患者局部阻滞效果极好，多数患者经 1 ~ 2 次治疗即可痊愈。依疼痛部位和范围大小注入消炎镇痛液 10 ~ 20 ml；若粘连重、硬节大者可加用透明质酸酶，阻滞方法可取多点阻滞或以长 7 号腰椎穿刺针做扇形阻滞，但务必注意椎旁阻滞勿进针过深损伤胸膜引起气胸或损伤其他脏器。另外根据疼痛特点还可并用星状神经阻滞等。

3. 药物治疗　常用消炎镇痛药如消炎痛 25 mg/次，3 次/d；布洛芬 0.2 ~ 0.4g/次，2 ~ 3 次/d；急性期可口服泼尼松 5 mg/次，2 次/d。外用药物如双氯芬酸乳膏、红花油或伤湿止痛膏等。

4. 针刀疗法　效果确切，部分患者可以根治。

5. 其他　物理疗法可促使局部血液循环，缓解肌肉痉挛；必要的心理疗法亦有一定作用。

七、胸肋椎关节紊乱症

肋椎关节由肋骨后端与胸椎构成，包括肋小头关节与肋横突关节。肋小头关节由肋骨小头关节面与胸椎椎体两侧的肋凹及椎间盘构成。第 2 ~ 10 肋的肋骨小头与相邻的两个胸椎肋凹面相应构成关节。肋横突关节由第 1 ~ 10 肋的肋结节关节面与相应胸椎横突凹面构成，均是平面关节，关节囊松弛。

【病因】 本病多为重体力劳动者，也见于长期强迫体位、腰背不适当活动者。由于胸椎过分扭转或遭受外力冲击，小关节活动不协调使关节滑膜嵌入关节间隙中间发病。肋椎关节和肋横突关节可单独发病，也可同时发病。

【症状与诊断】 突然扭动、闪动引起一侧胸背部疼痛，并沿肋间向前胸壁放射。上胸椎发病一般以 $T_2 \sim T_4$ 为多见。表现肩胛背部和前胸痛。急性期可剧痛，呼吸时疼痛加重，不敢咳嗽；轻者可表现胸背不适、酸痛、肋间痛、心前区痛，亦可伴有心律失常。上胸部疼痛务必由心内科医师首诊，排除冠脉病变后方能进行疼痛治疗。中胸段以 $T_6 \sim T_8$ 为多见，临床表现多为肋间神经痛。

检查以两手拇指分别按压脊柱两旁在肋椎关节处有一小片状明显压痛区，牵拉患侧上肢激发或加重疼痛。除疼痛外可发现肌肉痉挛、僵硬和结块。此病很难和肋间神经痛、肋软骨炎区别，部分患者可久治不愈，产生焦虑情绪。X 射线检查常无异常发现。

【治疗】

1. 手法治疗　患者坐位，先用拇指推揉患处，然后双手置患者腋下突然向上提拔，使错位修复。如仍疼痛，医生拇指抵压背区痛点，另一手从患者腋下伸入绕至其颈项部使头项部旋转 4 ~ 5 次后，突然加大旋幅并用适当力量向上提动，而挤压痛点的拇指同时向下方推挤，有时可听到“咯嚓”声，疼痛可减轻或消失。也可令患者俯卧床上，医生双手按压错位处，令患者深呼吸至呼气末时，双手掌向床方向顶至错位处。

2. 其他　阻滞疗法按肋间神经痛处理。

（王春亭　程静林）

第十七章　肩及上肢部痛

第一节　肩部疾病

肩部是上肢与躯干的连接部位，是上肢功能活动的基础。它由胸骨上端、肩胛骨、锁骨及肱骨上段分别连接。肩关节广义上包括胸锁、肩锁、盂肱和肩胛胸壁关节4个关节和2个滑动面（肩胛胸间隙和肩胛下间隙），并有坚韧富有弹性的韧带、关节囊和强有力的肌肉相互连接，是人体中活动范围最大的部位。肩关节各方向活动所参与的肌肉是：后伸，背阔肌、大圆肌；内收，冈下肌、大圆肌、小圆肌、肩胛下肌、胸大肌、背阔肌；外展，冈上肌、三角肌；内旋，胸大肌、背阔肌、肩胛下肌；外旋，冈下肌、小圆肌；外展高举，前90°由冈上肌、三角肌完成，后90°由斜方肌、前锯肌旋转肩胛骨完成；多数肌肉的协同作用可使肩关节做环转运动。正常肩关节活动范围：上举180°，内收45°，外展90°，前屈90°，后伸45°，内旋90°，外旋60°。

肩关节周围的肌肉较多。前面有肱二头肌，其长头在大小结节沟内穿过，止于关节盂上缘，其短头止于喙突。肩胛下肌止于肱骨小结节。上面有冈上肌，后上方有冈下肌止于肱骨大结节最上面的小面，后方有小圆肌止于肱骨大结节最下面的平面。外层是三角肌，起自锁骨外1/3前缘、肩峰及肩胛冈，包绕肩关节的上、前、后和外面，向下收缩变窄成一腱，止于肱骨三角肌粗隆。冈上肌、冈下肌、小圆肌与肩胛下肌共同组成腱帽，又称肩袖或腱袖。在冈上肌腱和肩峰之间有肩峰下滑液囊（图17－1），在关节囊与三角肌之间有三角肌下滑液囊。

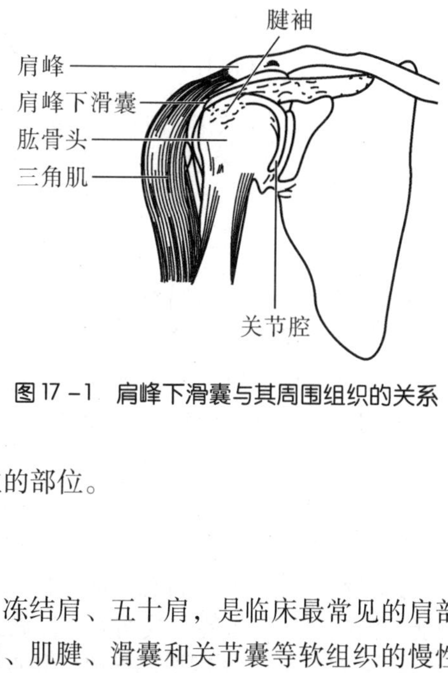

图17－1　肩峰下滑囊与其周围组织的关系

肩关节也是较易受损的关节，因有许多肌肉、韧带附着，肌肉、韧带及附着点的慢性劳损时常可诱发肩部痛和功能障碍。肩关节囊下壁相对较薄弱，因而也是肩关节容易损伤和脱位的部位。

一、肩关节周围炎

肩关节周围炎简称肩周炎，也称关节囊炎、漏肩风、凝肩、冻结肩、五十肩，是临床最常见的肩部疼痛症之一。肩周炎不是独立的疾病，而是由于肩关节周围肌肉、肌腱、滑囊和关节囊等软组织的慢性炎症、粘连引起的以肩关节周围疼痛、活动障碍为主要症状的症候群。

【病因与病理】 肩关节周围炎的病因目前尚不十分清楚，可能与肩关节退行性变、肩部的慢性劳损、急性外伤、受凉、感染及活动少等因素有关。也有人认为可能与全身性疾病（如冠心病、肺炎、胆囊炎等）、上肢骨折、颈椎病等直接或间接引起肩部痛，与上肢固定较久，肩关节活动受限有关。

肩关节系人体活动最多的关节，但肱骨头较关节盂大3倍，且关节韧带相对薄弱，稳定性很小，所以稳定肩关节的周围软组织易受损害。肩关节的关节囊薄而松弛，虽然这能够增加关节的灵活性，但易受损伤而发炎。肩关节的外侧为肩峰，前方是喙突，喙肩韧带和喙肱韧带形如顶盖罩在关节之上，也易受磨损而发炎，加之退行性变，导致顶盖变薄、钙化、断裂。在肩峰和三角肌下面的滑液囊有助于肱骨头在肩峰下滑动，使肩关节可以外展至水平面以上。

肩关节周围炎的病理过程可分为凝结期、冻结期和解冻期。凝结期主要表现为肩关节囊下皱褶相互粘连、消失，肱二头肌长头腱与腱鞘间有轻度粘连。病情逐渐加重，出现关节囊严重挛缩、关节周围软组织受累、滑囊充血、水肿、增厚、组织弹性降低，即进入冻结期。此期喙肱韧带、冈上肌、冈下肌、肩胛下肌发生挛缩，同时伴发肱二头肌长头腱鞘炎，使肩关节活动明显受限。一般冻结期经6~12个月后局部炎症可逐渐减轻、消退、疼痛消失，肩关节活动恢复，称为解冻期。

【临床表现与诊断】 肩关节周围炎起病缓慢，逐渐出现肩关节疼痛及肩关节活动受限，多无明显的外伤史、受凉史。该病多发于50岁左右，40岁以下少见，女性多于男性，约3∶1，左侧多于右侧，也有少数患者双侧同时发生，但在同一肩关节很少重复两次发病。主要症状和体征如下。

1. 疼痛　疼痛主要位于肩关节前外侧，初为轻度疼痛，逐渐加重。疼痛的性质为钝痛，部位深邃，按压时反而减轻。有时可向肘、手、肩胛部放散，夜间疼痛加重，或夜不能眠。患者为减轻疼痛往往不能卧向患侧。平时患者多呈自卫姿势，将患侧上肢紧靠于体侧，并用健肢托扶以保护患肢。

2. 活动受限　肩关节活动逐渐受限，外展、上举、外旋、内旋受限，严重者不能完成提裤、扎腰带、梳头、摸背、穿衣脱衣等动作，影响日常生活和劳动。

3. 压痛　肩关节周围有数个压痛点，主要是肌腱与骨组织的附着点及滑囊、肌腱等处，如喙突、肩峰、三角肌止点、肩峰下、结节间沟、四边孔、肱二头肌长头腱部、冈下肌群及其联合腱等（图17－2）。于冈下窝、肩胛骨外缘、冈上窝处可触及硬性条索，并有明显压痛，冈下窝压痛可放射到上臂内侧及前臂背侧。

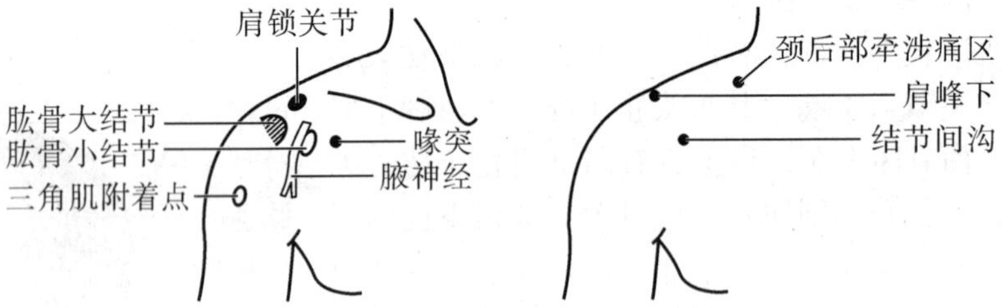

图17－2　肩关节周围压痛点

4. 肌肉萎缩　病程持续较久者可因神经营养障碍及失用导致肌肉萎缩，尤以三角肌最明显。

5. 肌肉抗阻试验　主要发生病变的肌肉，不仅在其起止点、肌腹及腹腱衔接处有明显压痛，且抗阻试验阳性。即让患者完成该肌应该完成的动作时，给予一定的阻力，则疼痛加重。如检查三角肌时，让患者肩外展，并给予阻力，则疼痛加重，压痛点更明显。

6. 影像检查　X射线肩部正侧位片仅部分患者可显示肌腱钙化影像，骨质稀疏或肱骨头上移及增生等。B超可探出肩部肿块。X射线颈椎正、侧、斜位片，可排除颈椎病变，有时须行颈椎CT或MRI检查。除X射线摄片外，还可以通过生化检查与关节结核、肿瘤、风湿性关节炎、痛风等鉴别。

【治疗】 肩周炎有自愈倾向，但病程较长，痛苦大。治疗目的在于镇痛、解除肌肉痉挛和恢复关节功能。治疗时应尽可能寻找病因，以做到心中有数，有的放矢。

1. 一般治疗　通过局部保温、按摩、热敷、理疗等可减轻患者肩部疼痛。也可口服消炎镇痛药及活血化淤中草药。适用于轻型及病程早期病例。

2. 药物治疗　用镇痛、镇静类药物常可以减轻疼痛，如布洛芬、凯扶兰、莫比可或地西泮、艾司唑仑等。也可应用舒筋、散寒、活血类中药，如风湿液、活络丹等。

3. 神经阻滞疗法　肩关节主要由腋神经和肩胛上神经支配，司肩胛肌群的运动。且肩关节周围自主神经纤维分布密集，常因疼痛刺激引起反射性的局部血液循环障碍，从而形成疼痛的恶性循环。神经阻滞疗法通过阻滞相关支配神经，达到阻断恶性循环，改善局部血运，松弛肌肉痉挛、消除局部炎症、促进局部组织新陈代谢和利于关节功能恢复的作用。

(1) 腋神经阻滞：一般在四边孔处进针（图 17－3）。当针尖触及肱骨外科颈后内侧受阻，退针少许，回吸无血可注射消炎镇痛液 5～10 ml 加地塞米松 5 mg 或利美达松 4 mg、维生素 B_{12} 50 μg，每周 1～2 次，5 次为一疗程。

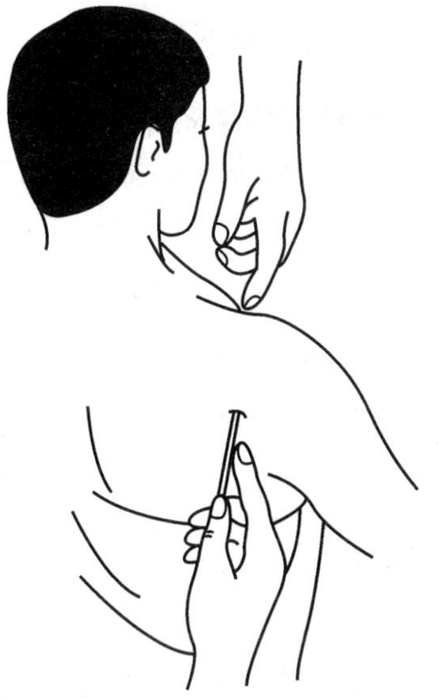

图 17－3 腋神经阻滞

(2) 肩胛上神经阻滞：肩胛上神经阻滞是治疗肩关节周围炎常用的神经阻滞方法，适用于肩部痛广泛、肩胛上神经走行部位有压痛者。注射时，针尖应刺入肩胛切迹内。此切迹位于肩胛骨中点外上方 2.0 cm 处，进入皮肤后，寻找切迹，找到切迹使针尖向深刺入 0.3～0.4 cm，回吸无血即可注入消炎镇痛液。有效者在注药数分钟后，肩部、上肢出现温暖感，僵硬、疼痛消失，肩关节活动范围增大。每周治疗 2～3 次，5 次为一疗程。连续治疗 4～5 个疗程。

(3) 局部痛点阻滞：准确的痛点定位和穿刺是决定治疗效果优劣的重要环节。治疗前要在肩关节周围寻找局限的压痛点，多见于肱骨大结节、小结节、肱二头肌沟、喙突、三角肌附着点、肩锁关节、肩峰下或四边孔等处（图 17－4）。穿刺中有明显异感时每点注入消炎镇痛液 2～3 ml，1～3 次为一疗程。

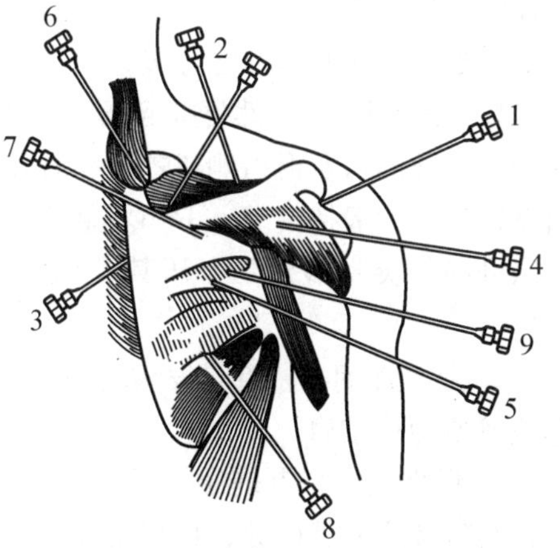

图 17－4 肩胛骨周围各阻滞点

1—肩峰下阻滞点；2—肩胛冈上肌、肩切迹阻滞点；3－－肩胛脊柱缘阻滞点；4—肩胛腋窝缘阻滞点；5—肩胛冈下窝阻滞点；6—肩胛内上角阻滞点；7、8、9—肩胛胸廓结构阻滞点（虚线部分针在肩胛骨与胸廓间）

(4) 星状神经节阻滞：适用于病情顽固或因外伤引起的单侧肩关节周围炎患者。早期行星状神经节阻滞可以起到预防反射性交感神经营养不良的作用。同时也可促进颈、肩、上肢的血液循环，改善局部营养状况，消除肩关节周围炎症。

4. 麻醉下手法松解　适用于发展成冻结肩，功能严重受限者，可采用肌间沟臂丛或肩胛上神经阻滞，待阻滞完善后，采用手法将肩关节周围之软组织粘连松解。

方法：操作者一手握住患肢前臂，一手握住肩部，将患肢外展 90°并向头部方向屈曲，徐徐向床面按压，直至将上肢贴于床面，臂上举 180°。休息数分钟后，让患者坐起，将患肢内旋，使手指触及对侧肩胛骨，手在头后摸到对侧耳轮；再内收，使肘关节达胸骨中线，掌心达对侧肩。此疗法有即刻恢复功能之效果，但手法松解本身也是对肩关节周围软组织的一次新的创伤，因此松解术后应适当使局部休息，应注意制动会造成新的粘连。

5. 功能锻炼　适用于慢性期患者。以往有“爬墙”锻炼等方法，但这些方法往往容易使粘连的肌腱、韧带撕裂，造成再粘连，因而锻炼时应注意。坚持正确而有效的锻炼，可防止粘连、舒筋活血、改善局部血循环，防止肌肉萎缩及痉挛。目前较好的功能锻炼的方法有肩关节“划圈”锻炼。方法：患者略弯腰，在患侧腕部绑一重 2～3 kg的重物，放松肩部和上臂，以肩关节为中轴做划圈动作。每日做 2～3 次，根据患者不同情况对锻炼时间进行调整。

6. 物理治疗　物理治疗有助于缓解肌肉痉挛，并有一定的镇痛作用。常用的方法有：TENS、SSP 和 HANS 疗法、激光、偏振光等治疗方法。

7. 针刀疗法　具有松解粘连、缓解肌肉痉挛和强直等作用（详见第十一章第十一节）。主要适用于病灶局限、压痛明显的滑囊、腱鞘及肌筋膜粘连等。

8. 手术治疗　对于经长期保守治疗无效者，可考虑进行手术治疗。

二、肩峰下滑囊炎

肩峰下滑囊炎又称三角肌下滑囊炎（图 17 –5），是所有滑囊中发病最多的滑囊，也是局限性的肩痛疾患中最常见者，是引起肩关节周围炎的重要原因之一。

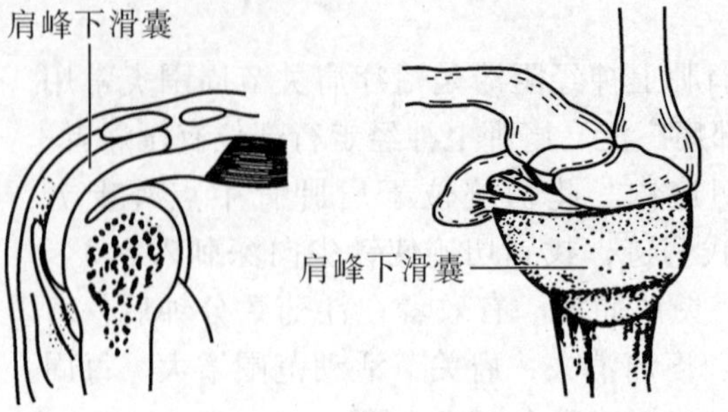

图 17 –5　肩峰下滑囊

【病因与病理】 肩峰下滑囊炎可由直接或间接外伤引起，但大多继发于肩关节周围退行性变，以滑囊底部的冈上肌腱损伤、退行性变、钙盐沉积最常见，偶尔也可因感染引起。

【临床表现与诊断】 临床上，肩峰下滑囊炎患者常以肩部痛、活动受限、肌肉僵直和局部压痛为主要症状。好发于肩部经常负重职业的人，右侧比左侧发病多 2 倍，多见于 30 ~ 40 的男性，曾有局部外伤史。根据发病和病程之急缓，临床可分为以下三期。

1. 急性期　以突然疼痛起病，疼痛往往是不可忍受的剧痛，因疼痛夜不能寐。疼痛的部位以肩峰最剧烈，并向肩及拇指侧或颈部和肩胛方向放射。肩关节前后活动尚可，外展和旋转时则明显受限，并引发剧痛。一般持续 10 ~ 14 d。急性期由于滑囊肿胀，有时肉眼也可见肩关节前部明显肿胀，三角肌前后缘处向外突呈哑铃形，压其一侧使另一侧膨大突出，而且局部压痛剧烈、敏感，睡眠时患肩不能受压。

2. 亚急性期　特点是发病缓慢，症状稍轻。在此期的滑囊炎，其归宿是可能经过几个月而自然治愈或发展为冻结肩。

3. 慢性期　特点是症状较轻，几乎无肌肉僵直和运动受限，常常经过数年症状自然消失。临床上往往难以和肩周炎区分，可根据发病的急、缓和病程进行诊断和鉴别。在该期也可因肩部过度活动或外伤史症状突然加重而转为急性期。X 射线检查可在肩关节冈上肌腱部发现钙沉着之 X 射线显影物，此正对慢性滑囊炎有一定诊断价值。

【治疗】 肩峰下滑囊炎病例多能自然治愈。治疗的主要目的在于解除疼痛和预防肩关节的运动功能障碍。神经阻滞疗法有很大的使用价值，也可并用物理疗法和体育疗法。在急性期肿胀时，可抽出囊内积液，以生理盐水冲洗后，注入地塞米松 5 ~ 10 mg 或利美达松 4 mg，多数患者可立即减轻。无效者也可行针刀治疗，纵行划开滑囊前、后壁，使滑液流出囊腔，被周围组织吸收。

其他治疗方法见肩关节周围炎。

三、肩胛 – 肋骨综合征

肩胛 – 肋骨综合征是引起肩部、上肢复杂疼痛的肌筋膜征的原因之一。本综合征临床非常多见，中年人约占 1/3，30 ~ 40 岁者最多。患者常以肩凝或肩胛区、背部疼痛并向枕部、肩臂部、前胸处扩散为主诉而就诊。

【病因与病理】 发病机制尚不十分明了。局部原因多与上肢和躯干某些频繁不协调的劳动姿势有关，例如肩胛骨不断的过度外展，致使肩胛骨经常移向肋角上面，使附着在肩胛骨内上角与内侧缘的提肩胛肌和大、小菱形肌肌肉、筋膜及其附近的骨膜长期受到牵拉、摩擦产生慢性挛缩、纤维织炎、肌筋膜炎或移位的滑囊炎。

【临床表现与诊断】

1. 疼痛　早期为肩胛骨上内侧缘区有局限性疼痛，随着病情发展，疼痛逐渐加重，并向患侧头枕部、肩峰部、上肢尺侧及前胸等处放射。疼痛呈间歇性反复发作，可持续数年不愈。

2. 压痛　在肩胛骨上内侧部（肩胛骨内上角与内缘中点），相当于肩胛提肌及大、小菱形肌处有明显压痛区，有时可触及痛性条索或硬结。若患者将患侧手掌置于对侧肩部时，痛点更明显。

【治疗】

1. 神经阻滞疗法　对急性期患者一般采用痛点阻滞即可奏效，触摸、确定痛点后，用4号长针头刺向肩胛骨下方滑入深部，出现针感后注入1%利多卡因或0.25%～0.375%罗哌卡因3～5 ml（内含地塞米松4 mg或利美达松4 mg或得宝松1支）。

2. 针刀疗法　对触到痛性条索或硬结的患者可采用针刀疗法。

3. 其他疗法　如按摩、理疗、经皮电刺激疗法等。

四、肩锁关节损伤

【病因与病理】　多因外伤、劳损或过度提起锁骨外端以及抬肩动作不协调，致使锁骨外端离开原位，向上、向前或向后方轻微挫伤，造成肩锁关节骨错缝和周围韧带及关节囊挫伤。

【临床表现与诊断】

（1）有用力过猛提起重物、举臂工作过久或过度抬肩等外伤史、劳损史。

（2）局部隐痛不适，在主动或被动活动肩部时，有摩擦声。

（3）压痛不明显，但用手压患侧肩峰加压旋转时，关节内有轻微痛感。

（4）在主动抬起上肢的开始或者抬高患肢超过135°时出现疼痛。

（5）仔细触摸局部，并对比患肩外观，发现外侧端稍有向前、向后高凸的错位。

X射线片无异常，但对上述错位时有参考价值。

【治疗】

1. 手法整复　先在肩锁关节处做按摩，顺锁骨由内向外和在局部旋动，然后沿着锁骨上下缘的肌肉，由内向外做推拿和捏拿。

2. 针刀疗法　对挫伤时间长、合并有筋结、筋索等软组织异常、手法不能解决的，可以用针刀治疗。

3. 药物治疗和功能锻炼　手法和针刀治疗后均可以外用食醋热敷5～7 d。每晚1次，每次5～10 min，同时服用舒筋活血药物。手法和针刀治疗后要做耸肩及肩部向前和向后锻炼各20次左右。

五、肩胛骨周围肌肉劳损

肩胛骨周围肌肉劳损大多不是单一肌肉损伤，而是多块肌肉同时损伤或劳损。多见于冈上肌和冈下肌劳损，大小菱形肌、大小圆肌和肩胛下肌损伤。

【病因与病理】　大多见于上肢猛力掷物、摔跤和向后突然用力引起，也可见于长期伏案工作所致的慢性劳损。

【临床表现与诊断】

（1）询问患者往往有上肢突然用力和菱形肌损伤史。

（2）将患侧上肢被动向前上方上举，可引起剧烈疼痛，个别患者可不出现。

（3）在T_5和肩胛下端的连线以上和肩胛骨的内侧缘有明显的压痛点。

【治疗】

1. 阻滞疗法　局部肿胀、疼痛明显者可在压痛明显处注射消炎镇痛液5～8 ml，多数一次即可治愈。

2. 手法治疗　患者俯卧于治疗床上，术者用㨰法、揉法4～5 min后，采用叩击法，最后用一指禅推法。同时配合中药舒筋活血内服外用。

3. 针刀疗法　上述治疗效果不明显者可采用针刀疗法。患侧上肢自然放于胸前，略向健侧，在压痛点明显处做好标记，常规消毒，术者左手拇指固定压痛点皮肤，右手持针刀，刀口线与菱形肌走向平行刺入，只做横行剥离即可。剥离时不可太深，以免刺入肋间，刺伤胸膜和肋间神经。

六、喙突下滑囊炎

【病因与病理】 其主要原因为慢性损伤、受凉及老年退行性变。

【临床表现与诊断】

（1）有受凉、慢性损伤史或可能存在老年退行性变。

（2）发病缓慢，局部酸痛或发作性剧痛。

（3）局部可触及囊性肿胀物，压痛明显。

（4）屈肘提物或做内收动作时可引起剧痛，抬举抗阻试验阳性，即上臂向前抬举时给予一定阻力，则疼痛加重。

（5）肩关节活动无明显受限，但患者后伸患侧上臂，被动加大后伸幅度时疼痛加重。

【治疗】 神经阻滞及针刀疗法。在锁骨远端稍内的前下方触及喙突，沿喙突向下滑移至尖部，即可触及明显压痛之囊性物或条索状物，此即为进针点。若喙突压痛也明显，则可退针至皮下再向内直刺向喙突，注入消炎镇痛液。

七、菱形肌损伤

该病又称为菱形肌功能紊乱，是引起肩背部疼痛的主要原因之一。

【病因】 菱形肌损伤除与颈部活动及肩胛骨的活动有关外，主要与肩挑、扛抬、手提等长期负重、长时间伏案写字、打字所引起的损伤及劳损有关。

【临床表现与诊断】

1. 病史　有肩挑、扛抬、手提等长期负重的病史及长时间伏案写字、打字所引起的损伤及劳损。

2. 症状　①疼痛：早期为颈背部酸胀不适，逐渐发展为持续性钝痛，并可向颈、腰部放射，引起颈僵腰痛。急性损伤者以肩背部疼痛为主（图 17－6）。②活动受限：病情严重者因仰头、耸肩时疼痛加重而使活动受限。急性损伤者耸肩活动明显受限。

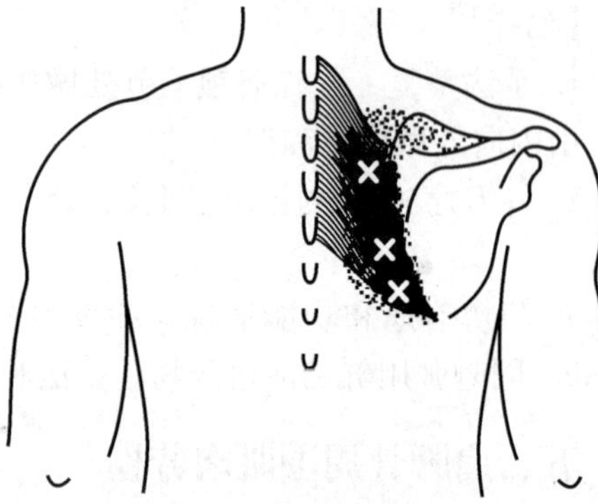

图 17－6　菱形肌综合征
显示后胸部位疼痛和扳机点

3. 体征　在肩胛骨内侧缘和脊柱之间可触及硬性条索并有压痛。

4. 特殊检查

（1）耸肩抗阻试验：患者取坐位，医者在背后将两手按压患者双肩，让患者耸肩，肩背部出现疼痛者为阳性。

（2）仰头挺胸试验：患者仰卧，双上肢放于身体两侧，让患者做仰头挺胸、双肩向后扩展的动作，肩背部出现疼痛为阳性。

根据患者的病史、症状、体征及耸肩抗阻试验阳性、仰头挺胸试验阳性可做出诊断。

【治疗】

1. 痛点阻滞及针刀疗法　触及痛性条索后下压，固定到肋骨上，注入消炎镇痛液 5～8 ml。须行针刀治疗者，局麻后持针刀大痛性条索，纵剥横推数次。术后可用食醋热敷。

2. 功能锻炼　双上臂外展 45°，屈肘，双手手指触肩，双肘同时向前划圈 9 次，再向后划圈 9 次，反复数次。

八、冈上肌损伤及冈上肌腱炎

该病也称为肩袖损伤，是引起肩部痛和僵直的常见原因。

【病因与病理】 多因摔跤、抬重物或其他体力劳动而损伤，损伤部位多在冈上肌起点，也有在肌腱和肌腹处。损伤在肌腹时，常被诊为肩痛，损伤在冈上窝起点时，认为是背痛。因支配冈上肌的神经来自臂丛神经锁骨上支的肩胛上神经，受 $C_{5,6}$ 脊神经支配，所以 $C_{5,6}$ 脊神经受压迫也可引起冈上肌痛。

【临床表现与诊断】

1. 病史　多有外伤史，45 岁以上男性体力劳动者和运动员多见。

2. 疼痛特点　肩关节外侧深部和上臂外侧持续性钝痛，可放射到颈部、前臂桡侧手指。局部温度高时肩部变热，痛阈降低，故夜间因被窝内温度高而疼痛加重。

3. 压痛　在肩外侧，肱骨大结节及其后、下缘深压痛，肩峰下、冈上肌也有明显压痛。

4. 肩关节活动受限　肩关节外展高举受限，以外展高举 60°～120°内疼痛最重，因在此范围内，冈上肌腱止点处被挤压在肩峰和肱骨头之间，超过此范围则疼痛减轻或消失。在 0°～60°时，肌腱未被挤压，120°以上时，大结节已深入到肩峰下也不被挤压，所以只在 60°～120°时疼痛最明显，故称之为痛弧。

5. 肌肉萎缩　病程长的患者，肌纤维束的体积变小，力量减弱，呈失用性萎缩。

6. X 射线检查　平片一般无异常改变，病程长者可显示晚期骨关节的继发改变，如骨质疏松、密度不匀，也可显示肌肉、肌腱的钙化和骨化影。

【治疗】

1. 制动、休息　急性损伤病例，宜将上臂外展 30°予以制动，使肩袖肌松弛，得到充分休息。短期制动待肿胀缓解后进行功能锻炼，同时配以消炎镇痛药，舒筋活血、化淤等药物对症治疗。

2. 手法治疗　急性期以轻手法为主，慢性期手法宜稍重。施行手法时，先用拿法，拿捏冈上部、肩部、上臂自上而下、疏松经络，然后以冈上及肩部为重点，自上而下揉摩，舒筋活血，后用拇指反复点按冈上肌至肩部数次，最后术者一手扶住患肩，另一手托住肘部，将肩部摇转外展高举，反复操作数次，每日 1 次，12 次为一疗程。

3. 阻滞疗法　寻找痛点，针对性地进行阻滞治疗，阻滞药液要注射到痉挛的肌束、变硬的条索内。也可进行肩胛上神经阻滞，以缓解疼痛。

4. 针刀疗法　适用于陈旧性冈上肌损伤。患侧上肢外展 90°，在痛点及冈上肌腱肱骨大结节处将针刀刀口线和冈上肌纵轴平行刺入，深度直达骨面，针体与上肢呈 135°角，先纵行后横行剥离。若病变在冈上窝，患者坐位，稍弯腰，患肢自然下垂放置大腿上，针刀刀体与背部平面呈 90°角，针刀刀口线和冈上肌纤维走向平行刺入，深度直达骨面，先纵行后横行剥离。手术 48 h 后用食醋热敷，每晚 1 次，每次 5～10 min。

九、冈上肌腱钙化

冈上肌腱钙化是引起肩部痛和僵直的常见原因。好发于 40～50 岁从事轻体力劳动者。

【病因与病理】 目前该病的发病原因尚不清楚，一般认为是在冈上肌腱退变基础上，局部钙盐代谢异常，钙盐沉积，形成钙盐性肌腱炎。临床上肱骨大结节上方 1 cm 左右的冈上肌腱，是最易发生退行性变和钙盐沉积的部位。

【临床表现与诊断】 一般位于冈上肌纤维内小而分散的钙化物不引起任何临床症状，但当钙化物逐渐增大，造成对肩峰下滑囊的刺激时可出现症状。根据患者起病方式的不同可分为慢性、亚急性、急性冈上肌腱钙化三个类型。

【治疗】

1. 一般治疗　可应用消炎镇痛药物。对急性发作者在进行镇痛治疗同时，还要嘱咐患者休息。局部冷敷，将患肢外展于30°左右并以枕头垫起。

2. 冲洗治疗　在严格无菌操作下，分别将两个针头刺入压痛区的上、下部位，从上位针注入0.25%～0.5%利多卡因，直至下位针孔流出清洗液体为止。并在局部注入含糖皮质激素、维生素B_{12}的1%利多卡因混合液4～6 ml，必要时1周后重复治疗。

3. 阻滞疗法　采用7号针头经皮穿入钙化区，可有针刺沙粒样感，拔出针头，以不同方向反复穿刺3～4次，最后注入上述混合液4～6 ml，每周1次，一般3～4次。

4. 手术治疗　对于钙质沉着范围大，长期保守治疗效果差，反复发作、严重影响肩关节活动的患者可进行手术治疗。

十、肱二头肌长头腱腱鞘炎

【病因与病理】　肱二头肌长头腱经肱骨结节间沟进入肩峰下前部，止于肩胛骨的盂上粗隆。经常在运动时发生摩擦，当肱骨头外旋时，长头肌腱横过肱骨头顶点，此时该肌腱起副韧带作用，所以，肱二头肌长头腱腱鞘容易受伤、发生局部增生、粘连、发炎、纤维化，中老年人多见。其发病主要与慢性劳损有关。

【临床表现与诊断】　好发于40岁以上的患者，主要表现为肩部疼和肩关节活动受限。

1. 疼痛　间歇性或持续性疼痛，夜间疼更明显，肩部活动后加重，休息后减轻。疼痛多位于肱骨结节间沟，早期为隐痛，逐渐发展为钝痛，有时向上臂放散。

2. 肩关节活动受限　早期，肩关节后伸、前屈、外展受限，晚期，内收、外展、屈曲、旋转均受限。

3. 压痛　肱骨结节间沟或肌腱上有明显压痛。抗阻力屈肘及前臂旋后时在肱二头肌肌腱处可出现剧烈疼痛（即Yergason征阳性）。

4. 影像学检查　X射线片示肱骨头萎缩、囊性变、肱盂关节间隙变窄及钙质沉着等。

【治疗】

1. 一般治疗　急性期避免肩关节活动在该病治疗中具有重要意义。可采用三角巾悬吊前臂。有出血或肿胀的病例，可冷敷，加压包扎。超过48～72 h后，或慢性损伤者，给予热敷、理疗，外用涂搽剂、敷贴剂，口服消炎镇痛药物。

2. 局部痛点阻滞　主要行肱二头肌长头腱鞘内注射（图17－7）。注入0.5%～1%利多卡因、维生素B_{12} 0.5 mg、得宝松3～4 mg混合液3～5 ml。每周1次，2～3次为一疗程。

3. 针刀疗法　在阻滞点进针，刀口线与肌腱平行达鞘管内，纵行剥离，横行推动，以松动肌腱。

4. 手术治疗　对于经长期保守治疗无效者，可考虑肱二头肌长头切断术。

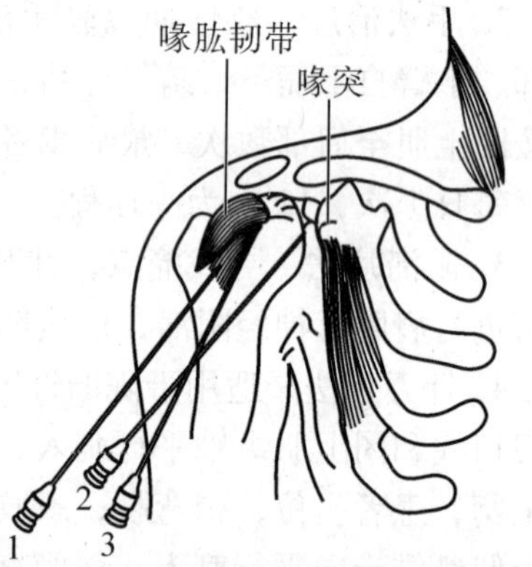

图17－7　肱二头肌长头肌间沟阻滞点
1—肱二头肌长头；2—喙突；3—喙肱韧带

十一、大圆肌损伤及大圆肌下滑囊炎

【病因与病理】　主要与慢性摩擦有关。大圆肌与背阔肌的生理功能相同，由于两者的体积差异较大，肌纤维长短也不一样，当两者同时收缩时，因移动幅度不同而产生位置差，加之肌纤维彼此间走行方向不平行而呈扭转状态，运动时的剪力及彼此摩擦而易引起损伤，大圆肌下滑囊也因被挤压和摩擦而发生炎性改变。

【临床表现及诊断】

1. 疼痛　肩后部牵扯样酸痛或难以表达的疼痛。

2. 压痛　在肩胛到腋窝之间的连线上可触及硬性条索，有深压痛。

3. 活动受限　常为后伸受限。

4. 抗阻运动试验阳性　用拇指压住压痛点，患者做上臂内收、内旋、后伸的抗阻运动，疼痛加重。

【治疗】

1. 痛点阻滞　用1%利多卡因、得宝松3～4 mg混合液5～8 ml注入大圆肌痛性条索处及大圆肌下滑囊。

2. 针刀疗法　刀口线与肌纤维平行刺入，纵剥横推数次，术后48 h开始用食醋热敷患处，每天5～10 min，持续5～7 d。

3. 推拿按摩及药物治疗　用拿、滚、揉和一指禅手法治疗10～20 min，配以舒筋活血、止痛消炎药物处理。

十二、肩-手综合征

【病因与病理】　病因尚不清楚。1864年由Morehead和Keen首先报道。通常发病与上肢创伤有关。有人认为是由于自主神经系统功能障碍，导致血管舒缩机制改变引起，也有人认为是在一些疾病状态下引起肢体血液循环改变，是手和肩的组织产生水肿而发病。有的患者可伴有心脏病、类风湿关节炎、脑损伤、精神疾患等。

【临床表现与诊断】　本病好发于40～50岁的女性。主要表现在肩和手。按其病程可分为三个阶段。

第一阶段：患者在上肢受伤或疾病后，肩部发生烧灼不适感，手和手指相继出现肿胀、疼痛。有时也可仅表现为手部症状。随病情发展，患者可出现肩关节活动范围减小，屈指受限，手及手指被动运动疼痛、手和腕骨骨质疏松。本阶段为3～6个月。

第二阶段：主要表现为肩关节无痛性固定，手和手指肿胀减轻，手指疼痛加剧，手指运动进一步受限。沿神经分布和损伤区域剧烈压痛。患者手肿胀、感觉障碍、上肢烧灼感、僵硬、出汗、发凉或发热。本阶段为3～6个月。

第三阶段：病程1年以后，患者上肢功能丧失，肩关节僵硬畸形，皮肤萎缩变薄，肩手疼痛消失。

本病诊断标准尚不统一。因表现不典型早期诊断比较困难，仅靠临床表现和临床医师的经验来诊断。

【治疗】　关键在于早期诊断和早期预防性治疗。

1. 星状神经节阻滞　反复进行星状神经节阻滞对于预防该病和控制肩-手综合征病程的进展具有重要意义。

2. 药物治疗　早期应用糖皮质激素，不仅可以减轻疼痛，也可控制病情的发展及改善疾病的预后。同时可服用非甾体类药物。对情绪不佳、精神抑郁者可采取心理治疗，同时服用镇静药物。

3. 功能锻炼　手指动力性夹板有助于防止发生畸形和恢复手指和手的肌力。

第二节　肘及前臂部疾病

一、肘部扭伤

【病因与病理】　肘关节系桡骨与尺骨上端、肱骨下端组成，在肘的两侧有韧带固定，当跌到肘部着地或用力过猛，可引起韧带、筋膜、肌腱的扭伤或撕裂。肘关节后脱位较常见，肘部肿胀、呈45°屈曲位，合并侧方脱位时，肘内、外翻畸形，肘内、外髁和鹰嘴形成的三角关系发生改变。

【临床表现与诊断】

1. 症状　有明确的肘部外伤史，严重时肘部肿胀、压痛明显、活动受限。

2. 体征　韧带撕裂时有明显的疼痛。

3. 特殊试验　伤侧肘关节韧带牵拉试验阳性。

【治疗】

1. 一般治疗　扭伤初期局部肿胀，24 h 以内可以冷敷，之后用热敷和祛淤消肿止痛药，如七厘散、舒筋活血片内服。单纯关节脱位可以行手法复位，制动休息 2 ~3 周。如有肿胀，可辅以理疗、药物治疗。

2. 针刀疗法　对受伤时间长，其他疗法无效者，可选用此方法，必要时局部封闭。针刀应在痛点进针，刀口线与肌肉、肌腱走向平行刺入，不能达骨膜（图 17 –8）。

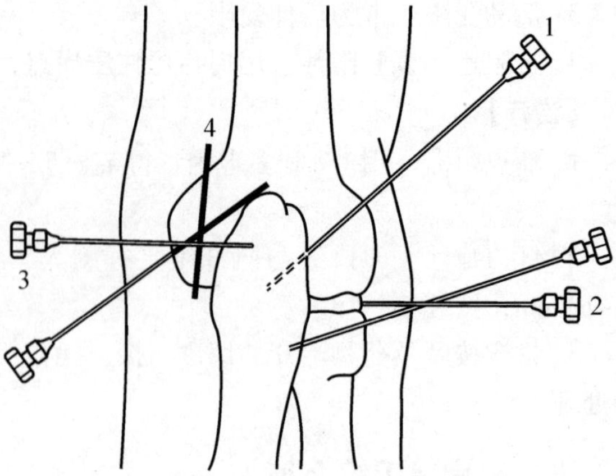

图 17 –8　肘关节针刀入路及注射点

1—肘关节内；2—肱桡关节内及上尺桡关节前；3—鹰嘴阻滞点；4—尺神经

二、肱骨外上髁炎

肱骨外上髁炎又名“网球肘”，多由于桡侧腕短伸肌的慢性劳损，导致肱骨外上髁无菌性炎症，引起肱骨外上髁及其附近疼痛的综合征。

【病因与病理】　肱骨外上髁是腕伸肌总腱、桡侧副韧带的共同之点，腕、肘部活动过多、慢性劳损、撕裂等均可引起伸肌总腱下滑囊炎、肱骨外上髁骨膜炎、骨炎、环状韧带变形及肱桡关节滑膜皱襞增生肥大、神经血管嵌顿等。

【临床表现与诊断】

1. 症状　起病缓慢，早期肘关节外侧酸困不适，用力时出现，休息时消失。继之发展为持续性疼，多为肘关节外上方活动时疼痛，钝痛，可向前臂、上臂外侧放射，常伴有手持物无力，在端壶、拧毛巾、扫地等腕部活动时诱发或加剧疼痛。

2. 体征　肘关节活动正常，无红肿。在肱骨外上髁处有一局限而敏感的压痛点。

3. 特殊检查　采用伸肌腱牵拉试验（Mill 征）及伸肌紧张试验（Cozen 征）（详见第五章第二节）。X 射线检查多无异常。

本病多见于青壮年木工、铁匠、运动员或有肘部损伤史的患者。根据临床表现、体征及特殊检查可做出诊断。

【治疗】

1. 一般治疗　早期患者，休息、避免患臂的伸屈动作，症状重、发病急者可用三角巾悬吊或小夹板固定，腕部制动 1 ~2 周，局部热敷或红花油外用。

2. 药物治疗　主要为非甾体类抗炎药，如口服双氯芬酸钠 25 mg/次，3 次/d。

3. 局部阻滞疗法　患者前臂旋前，肘半屈，在肱骨外上髁压痛最明显处注射 1% 利多卡因、维生素 B_{12}、得宝松 3 ~4 mg 混合液 2 ~3 ml，每周 1 次，3 次为 1 个疗程（图 17 –9）。

4. 手术治疗　极少采取手术治疗，但对经久不愈或反复发作的患者，可据情选用皮下神经血管束切除术、伸肌总腱附着点松解术。

5. 针刀治疗　详见第十一章第十一节。

6. 其他　也可在压痛点处行激光、超激光治疗。

三、肱骨内上髁炎

肱骨内上髁炎，又名高尔夫球肘，是由损伤和慢性劳损引起。

【病因与病理】 肱骨内上髁是腕屈肌总腱和旋前圆肌的附着点，在肱骨内上髁后内侧的前沟内有尺神经通过。由于扭挫伤和累积性损伤，如高尔夫运动员，因肘关节内侧的不断损伤，可引起局部出血、肿胀和增生，刺激或挤压尺神经皮质引起疼痛。

【临床表现与诊断】 该病多见于青壮年，有肘部职业劳损的工人、农民、运动员等。临床表现与肱骨外上髁炎相似，但疼痛在肘关节内上方活动时出现。检查发现肱骨内上髁有明显的压痛点，有时可触及一硬性条索，屈肌抗阻试验阳性。

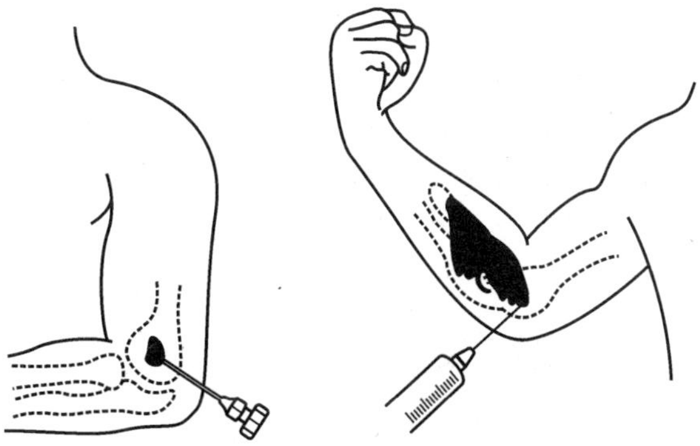
图 17－9 内、外上髁阻滞

根据病史及体格检查即可做出诊断。

【治疗】 该病的治疗同肱骨外上髁炎。

四、尺骨鹰嘴滑囊炎

尺骨鹰嘴滑囊炎又称肘后滑囊炎，又称“矿工肘”，常因撞伤或经常肘部摩擦而发生损伤性炎症。

【病因与病理】 正常情况下，尺骨鹰嘴有三个各不相同的滑囊，即尺骨鹰嘴皮下滑囊（在尺骨鹰嘴和皮肤之间）、鹰嘴腱内囊（在肱三头肌腱内）、肱三头肌腱下囊（在肱三头肌和尺骨鹰嘴之间）。三个囊均起到润滑肌腱的作用。在肘部撞伤或经常摩擦时，可发生损伤性炎症，引起局部肿胀和肘后部疼痛。

【临床表现与诊断】 该病多见于矿工，农民、军人、运动员等也常见，大多由外伤和劳损史。表现为患肘伸屈时肘后疼痛，局部稍肿，若合并感染，可由红、肿、热、痛，患肢不能伸直，但在半屈状态下可提物。检查时在尺骨鹰嘴后部可触及一囊性肿块，质软，有滑动及波动感，鹰嘴两旁的沟消失。X 射线检查多无异常发现。

根据临床表现及体格检查可做出诊断。

【治疗】 以非手术治疗为主。

1. 一般治疗 对早期或病程短者，应注意休息，避免患肘用力。局部热敷或外敷止痛、消炎药。对病情长或经上述疗法治疗效果欠佳者，可在局麻下行推拿治疗。

2. 局部阻滞疗法 主要为尺骨鹰嘴滑囊内注射。在局麻下抽出滑囊内积液，然后用 1% 利多卡因、维生素 B_{12}、得宝松 5～7 mg 混合液 8～10 ml，行关节内注射和关节周围浸润阻滞，治疗后加压包扎。病程较短者，注射 1～2 次即可痊愈，慢性病例需隔 1～3 d 反复注射，连续 5～7 次。

3. 针刀疗法 也有一定的效果。

五、肱桡滑膜炎

【病因与病理】 上尺桡关节的桡骨颈部有环状韧带包绕，该韧带外侧有一滑囊，名肱桡滑囊，也称肱二头肌桡骨囊，具有减少肌肉与韧带之间摩擦的作用。当其过度频繁地伸屈、旋转或外伤，可引起该关节滑囊的磨损、闭锁和肿胀时，则导致炎症。

【临床表现与诊断】 肘关节外下侧酸软、肿胀、疼痛，夜间及休息时更重，患者常自主或被动活动肘关节。多见于从事以屈伸、旋转肘关节为主要活动者。检查发现在肱骨小头的外、前、后侧有压痛，可触及大、小不等的囊性肿块。肘伸位时，肘关节掌面外侧、桡骨粗隆处有明显的压痛，屈肘位时压痛不明显。前臂旋后抗阻试验及腕背伸抗阻试验均为阳性，Mill 征阴性。根据临床表现及检查可做出诊断。

【治疗】

1. 一般治疗　伤后1周左右，选用指揉法、散法、轻快拿法推拿按摩。

2. 局部阻滞疗法　取肘关节伸直位，肘下垫枕，将肱桡肌拉向外侧，在压痛点最明显处下压进针，注入消炎镇痛药液3～5 ml，每1～2周一次。

3. 针刀疗法　在压痛点最明显处进针，针体和进针处皮肤呈90°角，达骨膜时稍退针至滑囊处，切开剥离2～3刀。局部阻滞疗法和针刀结合应用效果更好。

六、前臂交叉综合征

【病因与病理】　该病为前臂肌腱周围组织，特别是肌腱交叉摩擦处的滑膜组织无菌性炎症引起的一系列临床症状。桡侧腕长伸肌、腕短伸肌与拇长外展肌和拇短伸肌，在前臂下1/4桡背侧，以无腱鞘交叉重叠，易在各自的活动时发生磨损，尤其遇到猛烈牵拉、扭转、碰撞或反复长期摩擦等，肌腱周围更易产生炎性反应，引起一系列病理反应。最常发生在桡侧伸肌腱周围，称为“桡侧伸肌腱周围炎”。

【临床表现与诊断】　该病多见于用前臂劳动较多或前臂受伤者。

1. 症状　病变部位或腕上部酸痛，特别是腕关节向尺侧偏时局部有明显的疼痛，可沿前臂桡侧向上放射至肘部，向下放射至拇指。病变处可出现与肌腱走行一致的肿胀和压痛。

2. 体征　当腕部活动时，前臂下1/4桡侧有握雪感。嘱患者做诸指伸屈动作，并使前臂稍加旋转，则可产生握雪感，为典型症状。根据临床表现及检查即可做出诊断。

【治疗】

1. 一般治疗　理疗、热敷、外用涂搽剂有一定疗效。但易复发。

2. 局部阻滞疗法　取患侧前臂略旋前位，放在操作台上。术者寻找前臂桡背侧伸肌群交叉处触痛最显著、捻发音最响处作为进针点，快速进针，达诸肌群交叉、发炎处，患者自感酸胀、疼痛，注入消炎镇痛药液3～4 ml，再退至皮下，沿各交叉肌向上、下、上内、下外各注药1 ml。

3. 针刀疗法　对已粘连的慢性病例，可平行肌腱刺入针刀，纵向剥离，横向推移诸肌腱，松解粘连。

第三节　腕及手部疾病

一、桡骨茎突狭窄性腱鞘炎

桡骨茎突狭窄性腱鞘炎也是门诊常见的痛症之一。女性多于男性，尤其是哺乳期、更年期妇女罹患此症者更为常见。

【病因与病理】　在腕部拇长展肌腱及拇短伸肌腱，经过桡骨茎突部的骨沟，上有韧带覆盖，形成纤维性骨管。肌腱出此骨管后折成一定角度分别止于拇指及第一掌骨。

长期使拇长展肌处于紧张状态的姿势容易发生本病。如编织工、长时间织毛衣等，使局部增加摩擦，形成慢性刺激，发生炎性反应，久之，肌腱充血、水肿、变韧，纤维管壁增厚而逐渐产生症状。

【临床表现与诊断】　起病多较缓慢，也有在过度活动后急性发病。临床以桡骨茎突部局限性疼痛为主要症状，可向手部及前臂乃至肩部放射。腕及拇指活动时疼痛加重。

检查时，于桡骨茎突处可见轻度软组织肿胀，并可触及硬节，有明显压痛（图17－10）。握拇尺偏试验，桡骨茎突处发生剧痛者为阳性（图17－11）。

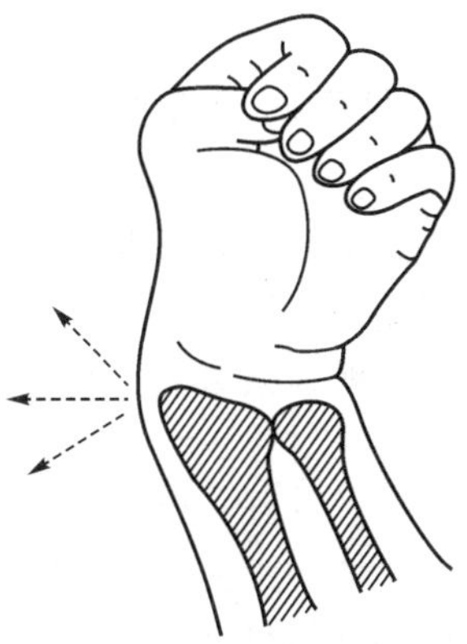

图 17－10　桡骨茎突狭窄性腱鞘炎握拳试验

（箭头表示疼痛）

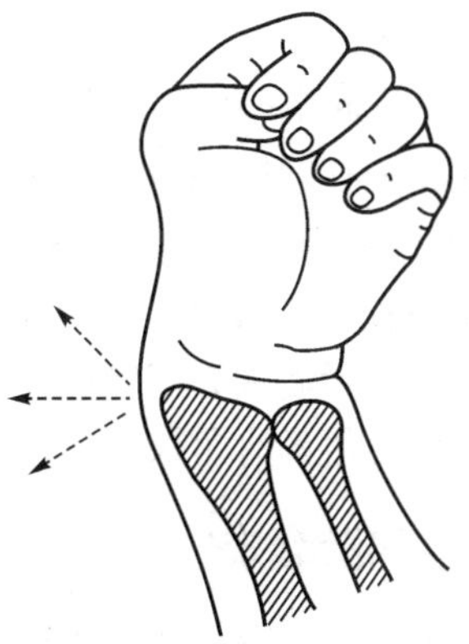

图 17－11　鞘管肥厚拇指长展肌腱及拇指短伸肌腱肿胀

（箭头表示疼痛）

【治疗】 早期症状较轻者，可采取局部热敷、按摩、物理治疗等方法，腱鞘内注射局麻药、糖皮质激素混合液可有显著疗效。

病程较长者或局部鞘管显著增厚者，是针刀治疗的适应证。对极少数上述治疗无效的病例，影响生活、工作者，可考虑手术治疗。

二、尺骨茎突狭窄性腱鞘炎

【病因与病理】 该病是指尺侧腕伸肌腱鞘在尺骨茎突处发生的炎性病变。尺侧腕伸肌是腕部最内侧的一块肌肉，止于肱骨外上髁，与伸肌支持带上 1 ~ 2 cm 处进入同名滑液鞘内，经尺骨茎突后的骨纤维鞘管，止于第 5 掌骨的背面，支配伸腕和手内收。创伤、过伸腕关节或长期从事使腕关节劳累的工作，尺侧腕伸肌反复与尺骨茎突的骨纤维鞘管摩擦，引起肌腱、腱鞘损伤，发生充血、水肿、退化变性而发生腱鞘管腔狭窄。

【临床表现与诊断】 此病多发于面案工作者、纺织工人等。

1. 症状　尺骨茎突桡侧疼痛，劳累或冷水刺激时加重，前臂旋后、腕关节背伸等牵拉尺侧腕伸肌的动作可加重疼痛。疼痛可沿尺侧向肘部放射，向尺侧 3 ~ 5 指及相应手背放射。

2. 体征　在尺骨茎突后外侧有时有腱鞘增厚的肿块，有明显的压痛及酸胀感。患者感患臂无力，尺侧腕伸肌短缩，伸腕肌力减弱，甚至不能捏物或端碗。

3. 特殊检查

（1）伸腕桡倾试验：患者患腕背伸 10°，再向桡侧倾斜，尺骨茎突处疼痛为阳性。

（2）老鹰回头试验：患者患侧五指并拢呈鹰嘴状，屈腕并同时旋后，茎突部出现剧痛。

【治疗】 治疗方法同桡骨茎突狭窄性腱鞘炎相似，但阻滞疗法和针刀疗法的进针或进刀点不同。

三、腕背隆突综合征

腕背隆突综合征又称腕突症，发病于第 2、3 掌骨的腕掌关节背侧，是一种少见的手部疾病。

【病因与病理】 本病病因尚不十分清楚，有人认为与腕部劳损有关。从解剖力学分析，当腕关节背屈受力时，受压力作用，腕部第 2、3 掌骨基底部或两者与其相对应的小多角骨和头状骨反复碰撞、挤压，可造成急慢性损伤，对局部反复刺激、缺血引起无菌性炎症，以致骨质增生，因此，多见于手工劳动者。此外，某些用力伸腕动作，使桡侧伸腕长、短肌经常牵拉第 2、3 掌骨基底部，同样可造成此部位的慢性劳损，如击剑运动员的反手剑等。

【临床表现与诊断】 主要症状为腕部隆起、疼痛、手腕无力，特别是手腕强劳动时疼痛加重。第 2、3 腕掌关节背侧有局限性隆起，局部压痛明显，在腕部过度背伸支撑或抗阻力伸腕时疼痛加重，但腕关节一般活动不受限。

X射线检查是诊断本病的主要依据。腕掌关节背伸切线位片，可见第2、3掌骨的腕掌关节处，有双唇样骨质增生，关节间隙狭窄，不平整，局限性骨质硬化。

【治疗】 对于症状轻微，疼痛不重，骨隆起不大，病程较短的患者，可采用理疗、中药外敷等手段。对于疼痛较甚者，可采用局麻药加醋酸泼尼松龙局部痛点注射封闭。

对于病程长，骨隆起大，疼痛明显，对工作有妨碍，经保守治疗无明显效果者，可行针刀治疗。本病手术治疗的长期价值尚有争议。

四、腕及手部滑囊炎

滑囊是位于人体摩擦频繁或压力较大处的一种缓冲结构。其外层为纤维结缔组织，内层为滑膜，平时囊内有少量滑液。

【病因与病理】 骨结构异常突出的部位，由于长期、持续、反复、集中和力量稍大的摩擦和压迫是产生滑囊炎的主要原因。病理变化为滑膜水肿、充血、增厚呈绒毛状，滑液增多，囊壁纤维化等。

滑囊在慢性损伤的基础上，也可因一次较大损伤而炎症加剧，滑膜小血管破裂，滑膜呈血性。

【临床表现与诊断】 多无明确原因而在手及腕部关节或骨突出部逐渐出现一圆形或椭圆形包块，缓慢长大伴压痛。一般较表浅，可扪及清楚边缘，有波动感，皮肤无炎症。当受到较大外力后，包块可较快增大，伴剧烈疼痛，此时皮肤有红、热，但无水肿。包块穿刺，慢性期为清晰黏液，急性损伤后为血性黏液。偶尔因皮肤摩擦而继发感染，则有化脓性炎症的表现。

腕部及手部滑囊炎多较易诊断。但需与结核性滑囊炎、类风湿性滑囊炎相鉴别。

【治疗】 慢性损伤性滑囊炎，经穿刺抽出囊内容物后注入醋酸泼尼松龙，加压包扎，多可治愈。如有骨的畸形突起，应予以切除。改变不适当的工作姿势，避免局部反复挤压等，均是减轻症状，避免复发的基本方法。

五、屈指肌腱狭窄性腱鞘炎

【病因与病理】 屈指肌腱狭窄性腱鞘炎又称“扳机指”、“弹响指”，是发生于手指屈指肌腱纤维鞘管内的炎性病变，由于手指伸屈频繁，屈指肌腱和腱鞘因摩擦劳损而发病，尤以示指、拇指腱鞘炎最为常见。

病理变化是病变处纤维管水肿，继而纤维化，鞘管增厚，甚至出现鞘管软骨的变性和钙化。病变处的肌腱成梭形膨大，色暗黄，失去原有光泽。

【临床表现与诊断】 本病多见于长期从事包装、缝纫、装订、绘画、机械装配等依靠手指单调频繁用力工作或需手持坚硬物体的工作者。也可见于家庭主妇。

1. 症状 起病缓慢，早期患者仅在晨起时感掌指关节酸楚不适，手指僵硬、活动不灵，但活动后症状可消失。随病情进展，手指活动受限，局部有压痛，肿胀及手指放射痛，甚至手指麻木。以后疼痛逐渐加重，产生摩擦音，出现弹响，严重者手指被停留于伸直或屈曲位，产生“闭锁”现象。需经被动的屈和伸，才能“解锁”。

2. 体征 于掌指关节掌面可触及结节状隆起，牙痛明显，伸屈活动时，可在结节处触摸到摩擦感及弹跳感。

3. 特殊检查 屈指抗阻试验：患者掌指关节伸直，检查者施阻力对抗后，再嘱患者主动屈曲掌指关节，若诱发疼痛则为阳性。

4. 病情程度 根据症状轻重，可分为四度。

Ⅰ度：局部有疼痛、压痛和肿块。

Ⅱ度：除Ⅰ度症状外伴有摩擦感，偶有弹响。

Ⅲ度：经常发生弹响，偶尔有闭锁。

Ⅳ度：经常发生闭锁。

根据病史、临床表现及屈指抗阻试验阳性即可做出诊断。

【治疗】

1. 一般治疗　早期或症状较轻的患者，可采用局部固定、制动，使患者休息，局部热敷、理疗或改换工作，大部分患者能够治愈。

2. 鞘内阻滞疗法　适用于Ⅰ度、Ⅱ度患者。注射时应将药物准确无误地注入腱鞘内，使患者感到药液向远、近两端流动。

3. 其他治疗方法　Ⅲ度、Ⅳ度患者或经局部治疗无效者可考虑针刀治疗（详见第十一章第十一节）或手术治疗。

六、腱鞘囊肿

腱鞘囊肿又称滑液囊肿、肌腱黏液变性。

【病因与病理】　本病病因不明，有人认为是关节囊或伸肌腱之滑膜鞘向外突出形成囊性疝状物，多数人认为是腱鞘、关节囊及韧带中的纤维结缔组织因急慢性损伤或劳损、血液循环障碍导致营养不良发生退行性黏液性变性。

囊肿可为单房或多房，很少与关节腔及腱鞘滑膜腔相通。

【临床表现与诊断】

1. 症状　从事体力劳动的女性多见，腕部最多见。腕掌关节面桡侧次之。可产生腕管综合征。也可见于掌指关节屈指肌腱鞘处。在好发部位出现一圆形包块，直径1～3 cm，时大时小，时隐时现。若肿物较大，局部可有酸胀感，也可伴酸痛或放射痛。

2. 体征　触之有囊性感、波动感，基底固定，表面光滑，与皮肤无粘连，与深部组织附着，穿刺抽出胶冻样黏液。

3. 特殊检查　当关节位置调节之囊内压降低时，可测知波动。若压迫正中神经及尺神经，可出现相应的感觉及运动功能障碍。

【治疗】

1. 手法挤压　本病自愈的可能性甚小。常用手法挤压，但挤破后易复发。

2. 局部注射治疗　局麻后用粗针穿刺，用力抽出囊内黏液，注入1%利多卡因与泼尼松龙12.5 mg混合液3 ml，加压包扎2～3 d，每周注射1次，连续2～3次可治愈。

3. 其他疗法　经上述治疗2～3次再次复发者，可采用针刀治疗或手术治疗。

（韩雪萍）

第十八章　腰部痛

第一节　软组织损伤性腰痛

一、急性腰扭伤

急性腰扭伤是指发生在腰骶部或骶髂部的肌肉、筋膜、韧带、关节囊或滑膜等软组织的急性损伤。

【病因与病理】 急性腰扭伤从损伤的性质上来说，有闪腰、扭腰、挫腰之分。闪腰是指在无任何精神准备下的突然的动作而引发的腰部损伤。扭腰是指在担、挑、扛、抬或搬挪重物时，腰部软组织受牵拉、扭腰而发生的损伤。挫腰是指因直接外力打击、跌、扑、碰、撞而发生的腰部损伤。无论哪种损伤，均可引起骶棘肌、腰背筋膜、髂腰韧带或骶髂韧带、棘上韧带或棘间韧带及关节囊、滑膜等组织的急性扭挫伤或撕裂伤，甚至还伴有腰骶关节、骶髂关节或椎间小关节的松动、移位等。

在损伤的组织间隙中，初期可出现出血，继而则出现水肿、渗出等损伤性、无菌性炎症反应。少数患者由于炎症刺激脊神经后支，可引起反射性下肢疼痛。

【临床表现与诊断】

1. 症状

（1）有明显的腰部扭、闪、挫等外伤史。

（2）伤后一般都立刻感到腰骶部或骶髂部剧烈疼痛，但也有些人当时疼痛不重，仍能继续工作或劳动，至次日晨起后才感腰部疼痛难忍，活动困难，腰不能伸直，转侧俯仰均感到困难。在腰部活动或大喘气、咳嗽等动作时均可致疼痛加剧。

（3）严重者腰痛剧烈，不能站立呈强迫体位，有时疼痛可扩散到臀部并向下肢放射。

2. 体征

（1）腰部活动受限，由于疼痛的刺激，患者往往身体有一个特定的固定姿势，活动及翻身困难。为了减少活动时的疼痛，患者常用一手或两手撑住腰部加以保护，从而步履缓慢，迈步短小，表情痛苦。

（2）腰部僵硬，腰椎旁骶棘肌或臀大肌可有保护性痉挛，单侧腰肌的痉挛可引起脊柱侧弯，多向患侧倾斜。也可见腰椎生理弧度变浅、变平，甚至后凸。

（3）常有明显表浅的压痛点，部位多在腰骶部中线处、骶棘肌、L_5 横突与骶髂骨之间等处。也有压痛广泛，痛点模糊不清者。肌肉或筋膜的损伤，压痛点常在棘突旁、骶棘肌处及腰椎横突或髂嵴后部；棘上、棘间韧带损伤，压痛点常在棘突上或棘突间，腰前屈困难且剧烈；横突间韧带损伤时，压痛点常局限于一侧，向健侧弯腰时疼痛加剧；腰骶关节损伤时，局部常有深压痛，并向臀部及下肢放射，腰前屈与后伸时疼痛加剧；骶髂关节损伤时，患侧骶髂关节间隙压痛，“4”字征及单腿后伸试验阳性；椎间小关节滑膜嵌顿时，患椎棘突偏外，脊柱侧弯，腰部活动受限，多呈强迫体位。

【影像学检查】 X 射线拍片常无明显异常改变，有时可显示腰椎生理前凸消失和脊柱侧弯，可排除骨折、脱位及其他一些骨病。

【治疗】 急性腰扭伤一般经卧床休息，推拿手法、阻滞、理疗、药物等非手术方法治疗均能获得满意效果。

1. 卧床休息　卧床休息不仅有利于解除腰肌痉挛，减少活动和减轻疼痛，而且有利于促进损伤组织的修复和愈合。急性腰肌和筋膜扭伤，卧床至少在1周以上；急性韧带和关节扭伤应在3周以上。在卧床休息时应同时配合其他治疗，如口服镇静止痛剂，恢复期则配合按摩、理疗、腰背肌锻炼，以促进恢复。

2. 局部阻滞　消炎镇痛液5～10 ml，隔日1次，3～4次为1个疗程。

3. 单次硬膜外神经阻滞　取压痛点相应椎间隙做硬膜外穿刺，穿刺成功指征明显后，注入消炎镇痛液，每3 d一次，3次为一疗程，但患者必须留院观察，安全无事方可离院。

4. 手法治疗　①急性腰肌、韧带和骶髂关节损伤，可用推、摩、滚、搓手法。②腰椎小关节滑膜嵌顿可用斜扳法，之后再行局部按摩。

5. 物理疗法　电兴奋可缓解肌肉痉挛，适用于急性期。恢复期可用中药离子导入疗法。另根据病情选用超声波、高频、电动按摩及红外线照射等。

6. 中医中药疗法　口服云南白药、三七片、复方丹参片、活络丹及红花等，亦可选用药物外敷，包括各种跌打损伤膏药及药酒等，均有一定疗效。针灸以阿是穴方便易行，此外，尚可选肾俞、殷门、承山、足三里及合谷等穴位。

二、慢性腰部肌筋膜炎

腰肌筋膜炎是指身体附有白色纤维的组织如筋膜、腱鞘、肌膜、韧带、肌腱、骨膜和皮下组织损伤性病征，好发部位为腰背部、骶髂部、髂嵴部。依发病原因可分为原发性与继发性两种，前者病因不明，常见于受风、寒、湿和病灶感染后；后者多与损伤、劳损、退变有关。腰背部肌筋膜炎的主要病变在腰背肌纤维、筋膜等软组织，是引起慢性腰背痛的常见病症之一。本病也称之为功能性腰痛、腰肌劳损及肌筋膜疼痛综合征等。多见于青壮年，有时外伤史不明显，常与职业和工作环境有一定的关系。缓慢发病，腰背部酸痛，病程长，阴雨天气或劳动之后酸痛常常加重，适当休息可以缓解。

【局部解剖】　腰背筋膜分为前、中、后三层，纤维组织十分丰富，并且富有弹性，对保护腰部肌肉及支撑腰椎负重有重要意义。后、中两层分别包裹骶棘肌的后面（浅层）和前面（深层）。后层最厚，向上与深筋膜相续，在骶棘肌后面形成一坚韧的被膜，附于棘突和棘上韧带。其后面有背阔肌和下后锯肌，也是两块肌肉部分肌纤维的起点。中层附于腰椎横突尖，向上附于第12肋，向下附于髂骨嵴。前层即腰方肌筋膜，最薄，覆盖于腰方肌的前面，起自腰椎横突的前面及椎体的基底。在骶棘肌外缘，前、中、后层相连形成腹横肌腱膜，形成腹横肌的起始部。

腰神经后外侧支沿横突背面向外下方斜行。$L_{1\sim3}$的后外侧支本干在骶棘肌表面向下走行一段较长距离后，再穿过腰背筋膜至皮下，构成臀上皮神经，分布在臀部皮下。

脊神经后支与小血管并穿出腰背筋膜时，形成一个固有裂孔。筋膜损伤容易受到卡压而产生疼痛等症状。

【病因与病理】

1. 失治误治　外伤后及腰肌扭伤之后，未得到及时正确治疗或治疗方法不当，使损伤的软组织得不到充分修复，局部无菌性炎症继续存在，产生的致痛物质不能及时排出，刺激末梢神经引起疼痛症状。

2. 劳损退变　由于长期肌肉筋膜牵拉、摩擦、受压的积累性损害，继而形成退变及炎症反应。其疼痛一般发生于肌肉－神经－骨骼的附着交集处，如腰背筋膜－臀上皮神经－髂嵴交界处或肌肉与肌筋膜接壤或重叠处，如背阔肌与腰背筋膜接壤处；如在劳损基础上有急性损伤时，可发生腰肌筋膜间隙综合征。

3. 炎症或无菌性炎症　如风湿、类风湿、糖尿病以及其他致痛因素等所致的筋膜炎。

4. 不良环境　如气候变化、过度寒冷、潮湿或环境污染等，均可引起痛性筋膜炎。

总之，导致肌筋膜炎的原因很多，但肌筋膜炎的病理过程都是肌肉筋膜发生水肿、渗出等无菌性炎症，久之则发生粘连及纤维性变，若再遭受风寒湿邪侵袭会使局部炎症加重。

【临床表现与诊断】

1. 局部症状

（1）腰背部酸痛或胀痛，休息则轻，劳累加重，若适当活动或经常改变体位也会使症状减轻。

（2）腰部疼痛与天气变化有关，阴雨天气潮湿环境或感受风寒，疼痛常常加重。

（3）腰背部功能活动范围一般均正常，腰部外形也多无变化，有时有的患者一侧或两侧骶棘肌可触及紧张感；压痛点常在骶髂后部，或骶骨后面肌止处，或腰椎横突部。患处疼痛、皮肤麻木、肌肉轻度萎缩；有时可触到肌筋膜结节，重压有酸痛感。臀部压痛点可反射到坐骨神经分布区。用利多卡因做压痛点局部阻滞后，臀部疼痛和腿痛均减轻或消失，表示臀部肌筋膜炎为原发病变。若臀部疼痛减轻或消失而腿痛无改变时，则为神经根病变所引起的放射痛，常为腰椎间盘突出症的症状之一。

2. X 射线检查　多数无异常表现，少数患者在腰骶椎可有先天性变异或骨质轻度增生。

【治疗】

1. 一般治疗

（1）针灸疗法：取三焦俞、肾俞、气海俞、小肠俞、膀胱俞、承扶、殷门、委阳、合阳、飞扬等穴位针灸。每日 1 次，15 d 为一疗程。

（2）物理疗法：腰肌劳损行理疗效果较好，尤其是热疗、电热疗、蜡热疗等有特效。理疗宜每天 1 次，15 d 为一疗程。

（3）卧床休息：绝对卧硬板床休息也是治疗腰肌劳损的重要手段之一。

2. 局部痛点或扇形阻滞　有特效，不仅经济简便，而且疗效好，见效快，无不良反应。选取腰部压痛点，最好让患者自选。常规消毒，持注射器垂直向压痛点正中位刺入 3～4 cm 深，注入消炎镇痛液 5～15 ml，然后将注射针退至皮下，分别向压痛点上、下、左、右四个方向沿筋膜平行刺入 3～5 cm 深，各注入 2 ml 混合药液。注药后多可立即见效。一般每周 1 次，连续 3 周为一疗程（务必注意：背部穿刺损伤胸膜及腰部穿刺损伤周边器官、血管的可能性）。

3. 单次硬膜外神经阻滞　取压痛点相应椎间隙做硬膜外穿刺，穿刺成功指征明显后，注入消炎镇痛液 10 ml，5～7 d 一次，3 次为一疗程，治疗后患者必须留院观察，安全无事方可离院。

4. 针刀治疗　腰背肌筋膜炎疼痛范围较广，仔细检查可在疼痛区内发现一至数个敏感压痛点，而这些压痛点多为脊神经后支由筋膜穿出的部位，神经血管束受卡压或刺激而产生症状，只要将紧张、挛缩、增厚的筋膜松开，解除对神经血管的卡压，症状即可缓解或消失。

5. 臭氧治疗　局部压痛点可做低浓度、小剂量臭氧注射。臭氧具有明显的抗炎作用和镇痛作用：低浓度臭氧局部注射后可直接拮抗炎症因子的释放，扩张血管，改善回流提高局部氧浓度，减轻局部的渗出水肿而发挥抗炎作用。臭氧还可作用于神经末梢，刺激抑制中间神经元释放脑啡肽等物质从而达到镇痛作用。

6. 射频治疗　利用脉冲射频局部温热效应，针尖热凝肌筋膜瘢痕及其与骨面的粘连点，达到松解肌筋膜挛缩的目的，局部高温治疗后的反应性炎症和新生毛细血管的长入，促使撕裂的韧带、筋膜重新愈合。此外，60 ℃加热可灭活炎症因子，消除局部致痛因素；还可灭活部分疼痛神经末梢，使之失去接受和传递疼痛信号的能力，从而达到治疗目的。

射频热凝可代替或超越传统温针的功能，达到消炎止痛、活血化淤、通经络，改善微循环，恢复机体的正常生理功能。

三、棘上韧带损伤

棘上韧带损伤亦称棘上韧带炎，是引起腰和背部疼痛的常见病因之一。多发于青壮年体力劳动者及伏案工作者。

【局部解剖】 稳定脊柱的主要韧带有：前纵韧带、后纵韧带、黄韧带、棘间韧带和棘上韧带。棘上韧带处于最外层，其作用是限制脊柱的过度前屈。

棘上韧带呈连续的细索状突起，是一条连接棘突的坚强韧带，为纵行胶原纤维组成，上端起于 C_7 棘突向下附着于胸椎、腰椎棘突上，止于 L_4 棘突上的占 73%，止于 L_3 棘突的占 22%，只有少数止于 L_5 棘突。$L_5 \sim S_1$ 之间没有棘上韧带。棘上韧带深层纤维连接 2 个棘突，中层纤维连接 2 ~ 3 个棘突，最表层的纤维一般连接 3 ~ 4 个相邻棘突。大部分纤维在深部连接相邻的棘突，起止于棘突的上、下角，浅层纤维在棘突尖部表面与下面相邻的棘突连接。

棘上韧带受脊神经后支内侧的末梢支配，是极敏感的组织。

【病因与病理】

1. 急性损伤　棘上韧带受直接暴力或间接暴力作用，超过负荷时可发生韧带断裂。直接暴力如石块、木棍、铁棒等击打腰背部；间接暴力如从高处坠下足臀着地后，胸腰段脊柱过度前屈，棘上韧带受强力牵拉而损伤。棘突尖部的上下缘，应力最集中，受力最大处易受牵拉损伤，韧带撕裂，局部出血、水肿，如未得到恰当的治疗，日久局部可粘连机化。该类损伤形式在临床较少见。

2. 慢性损伤　长期过久地埋头弯腰工作，而不注意工作姿势者，女性患者长期带乳罩时，背部挂钩摩擦者常见。容易发生 $L_{3\sim4}$ 及 $L_{4\sim5}$ 段棘上韧带损伤。在脊柱屈曲时，骶棘肌松弛，由腰背部的韧带担负重量，棘上韧带在凸面的最外层，其承担的张力最大，其张力主要集中在棘上韧带的起止点处，即棘突的上、下缘，所以棘突处最容易损伤。而 $T_{3\sim5}$ 棘突之棘上韧带为由厚变薄处，低头工作时，该处受牵拉最大。有的人因先天性韧带较为薄弱，长期劳损而出现退变。比如坑道工人，棘上韧带持续长时间地受牵拉可产生多次小损伤，局部有出血、渗液，修复后可有瘢痕和组织增生。镜下可见淋巴细胞浸润、小血管壁增厚、软组织内神经变性及钙盐沉着等。

3. 继发性损伤　椎间盘突出、椎体错位、脊柱弯曲等改变，可使某段脊柱失去骨性稳定，椎体的一切异常活动将由周围肌肉和该节棘上韧带承受而发生慢性劳损。

【临床表现】 急性损伤后，只表现在胸腰段伤处棘突局部痛，伤后次日，疼痛反而加重，背腰板直不能弯腰，疼痛尚可沿脊柱向上、向下扩展，由损伤的一个棘突发展到数个，严重者咳嗽、打喷嚏时均感损伤部位疼痛加剧。步伐短小，行走拘谨。

慢性损伤患者多有长期低头、弯腰的劳损史，主诉腰背中线由酸困不适而逐渐发展为疼痛（数周或数月），疼痛以酸痛者为多，有时也会有针刺样疼痛，或诉憋胀感。可向颈部扩散，重者不敢仰卧，特别是伏案和弯腰时症状明显。

【诊断】

1. 病史　有明显的外伤史和长期低头、弯腰的劳伤史。

2. 症状　以脊柱酸痛为主，急性发作时可伴有一侧骶棘肌紧张或痉挛性疼痛。

3. 体征　急性损伤，伤处以肿胀为主，患处明显钝厚、稍隆起，压痛明显。此种情况，用双拇指按其方向顺压后，症状立即缓解。慢性损伤者，先由患者指出痛点，然后复查，疼痛和压痛浅在皮下，常局限于棘突和棘上韧带的一个小点，不红不肿，以棘突顶端的上下角处较多见，触之患处坚硬，较肥大。

有明显外伤史者，触摸时可发现棘上韧带成片或呈条索状，与下面剥离而浮起（拇指压患处，向两侧移动时，如感纤维束在棘突上滑动者，则韧带已从棘突上“剥脱”），此为陈旧伤。患处无压痛，只有酸胀感。

4. 拾物试验　患者弯腰至手摸着地时，疼痛加重者为阳性。以 0.5% 利多卡因 2 ~ 4 ml 进行局部注射，疼痛可暂时缓解。

5. X 射线检查　多无异常发现。

【治疗】

1. 一般治疗　急性期卧床休息，减少弯腰活动，口服解痉止痛药物，如舒筋灵、强筋松、氯唑沙宗，或芬必得、扶他林等非甾体类药物。中药跌打丸、百宝丹等，亦可服用。局部皮肤完好者，可外敷消炎止痛药膏。一般不主张推拿治疗。

2. 局部注射　痛点注射即可用于诊断，又可用于治疗。疼痛较重者可用消炎镇痛液 10 ml 做韧带周围注射，可促进炎症消散。

3. 针刀治疗　慢性顽固性疼痛者，可行针刀治疗，沿棘突上、下缘顺棘突方向疏导。未合并其他损伤者，一般不需手术治疗。

四、棘间韧带损伤

本病主要是指由于急、慢性损伤引起的位于腰棘突之间的韧带发生变性、撕裂或松弛，从而发生慢性下腰疼痛，也是慢性腰痛的原因之一。

【应用解剖】　棘间韧带薄而无力，不如棘上韧带坚韧，附着于相邻两棘突间的较深处，主要由致密的胶原纤维，加以少量弹性纤维构成。此韧带为腱性组织，前缘接黄韧带，后方移行于棘上韧带。在颈椎和上胸椎处韧带较薄，在腰椎韧带明显增厚。上三个腰椎间隙可分为 4 层，在下两个腰椎间隙则分为 3 层，其纤维交差排列，以保证脊椎屈伸时椎间稳定。

【病因与病理】

1. 外伤　当人体过度弯腰搬移重物时，由于此时骶棘肌处于松弛状态，失去对腰棘间韧带的保护（人体主要靠臀部肌肉和大腿后部肌肉的收缩，以腰椎为杠杆，腰骶关节为支点将物提起），使力点全部落于韧带上，这样就导致棘间韧带的损伤，伤后久治未愈而形成慢性腰痛。

2. 变性　主要指 30 岁以上的青壮年人，棘间韧带发生不同程度的退变，由于组织变性，其韧性降低，轻度损伤即可将其撕裂，产生疼痛。

3. 劳损　多见于长期从事弯腰工作者。

【临床表现与诊断】

1. 病史

（1）腰部扭伤史：部分患者有腰部扭伤史，特别是弯腰搬重物史，开始为突发性腰痛，呈撕裂样，经治未愈而遗留腰部慢性疼痛。

（2）长期劳损史：长期从事弯腰工作，造成棘间韧带的慢性劳损，自觉腰部无力酸痛。

2. 症状　疼痛位于两棘突间，特别是多见于 $L_5 \sim S_1$ 之间。检查时压痛点于两棘突间，有时在两棘突间可触及凹陷。疼痛多为酸痛，劳累后加重，休息后减轻，弯腰时加重，后伸腰时减轻，疼痛可暂时缓解。卧床休息时腰部垫一小枕，保持腰轻度后伸，则感到舒适。

3. 检查　X 射线片和实验室检查一般无临床意义。

【治疗】

1. 一般治疗

（1）手法治疗　局部可施行点、按、捻或过伸、推拉等手法。

（2）局部热敷　红外线、超短波、热蜡浴等。

（3）物理疗法　如用红外线、超短波等。

2. 局部阻滞　消炎镇痛液行痛点阻滞，每周 1 次，3 次为一疗程。

3. 针刀治疗　松解变性的棘间韧带：患者俯卧位，刀口线与脊柱纵轴平行，针体垂直刺入皮肤深约 1 cm，正常的棘间韧带几乎无阻力；若针下有阻力感，患者有明显酸胀感时，即是刺中了病变组织，纵行疏通剥离。若病变组织较大，连及上下棘突骨面，则将针刀上下倾斜刺至上下缘骨面，纵切横摆，针下有松动感后出针。对较严重的棘间韧带损伤，在松解韧带的基础上，还可松解两侧脊神经后支。

4. 射频治疗　射频热凝可使损伤的结缔组织收缩再塑，促使撕裂的韧带、筋膜愈合；60 ℃加热可灭活炎症因子，消除局部致痛因素；加热还可灭活部分疼痛神经末梢，使之失去接受和传递疼痛信号的能力。

5. 手术治疗　对那些长期保守治疗无效、疼痛严重、影响工作者，可考虑行手术治疗。

五、髂腰韧带损伤

髂腰韧带损伤是慢性损伤性疾病，以下腰部疼痛为主要症状，临床多见。因其病灶位置深在隐蔽，临床症状与腰背筋膜损伤、骶髂关节错缝与损伤等病症相近似，诊治时多混淆。

【局部解剖】　髂腰韧带为宽而肥厚的三角形纤维束，伸展于 $L_{4,5}$ 横突及髂嵴与髂骨上部前面之间，其纤维起于 L_4 横突下缘和 L_5 横突，呈辐射状止于髂嵴后部的内唇，相当于腰背筋膜的深层。髂腰韧带是覆盖于盆面腰方肌筋膜的加厚部分，它的内侧与横突间韧带和骶髂后短韧带相混。这束韧带实际上是下肢支撑人体上半身重量的一个重要组织。它可以限制 L_5 旋转，同时防止它在骶骨上朝前滑动。（图 18－1）

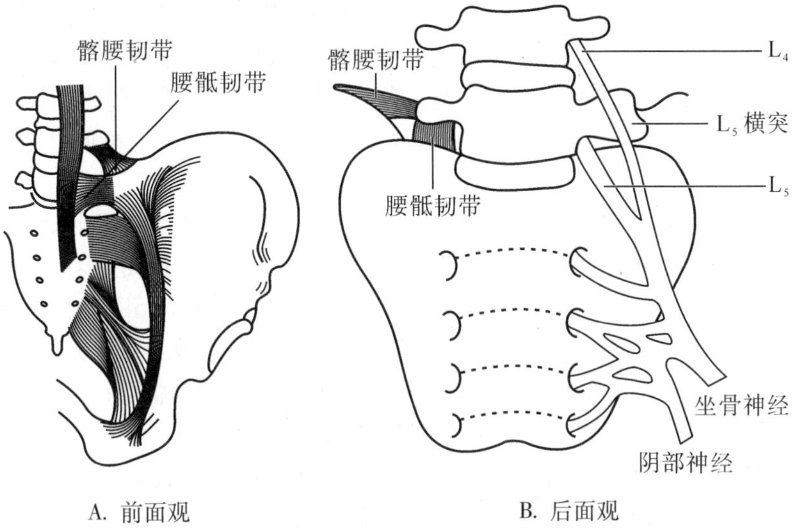

图 18－1　髂腰韧带与腰骶韧带

【病因与病理】　在整个椎骨中，活动度较大，稳定性较差，对整个脊柱起支撑的作用，髂腰韧带则将 L_5 系挂于两髂骨之间，起加强和稳定作用。所以，受外力作用发生形态、位置变化的机会最多。腰部持续大幅度活动或站、坐、弯腰姿势过久，可使该韧带慢性劳损，久之而变性挛缩。在腰部过度屈曲、扭转、侧屈的情况下负重，可使髂腰韧带纤维撕裂、肿胀，日久机化粘连。

【临床表现】　多数患者以后背下腰部疼痛、僵硬为主，有的患者疼痛非常剧烈，有的则为持续性钝痛。疼痛的性质一般是牵扯性的，也有呈酸困状。疼痛往往在久坐、久站、久行，或早晨起床以后加重。有些患者的疼痛可向对侧腰部或向同侧腹股沟内侧、臀部和大腿内上方放散，有些患者还可出现下肢间歇性跛行。

【诊断】

1. 病史　有外伤史和劳损史，以劳伤者为多。

2. 症状　下腰部疼痛、僵硬，劳累或腰部过度活动后加重。

3. 体征　下腰部外观常无明显变化，但用拇指由 L_5 棘突向髂嵴方向按压时可引发疼痛，特别是在髂嵴按压时疼痛较为明显。在髂腰三角近髂骨处按压，有深压痛。

4. 体检　站立检查时，可发现患侧髂嵴比健侧高，患侧下肢也相应比健侧下肢缩短。若两腿长度相差大于 1.25 cm 时行走时即可出现跛行。

5. 屈膝屈髂试验　患者仰卧位，健侧下肢伸直放于床上，患侧膝髋充分屈曲时外展外旋髋关节，出现下腰部疼痛为阳性。髂腰韧带阻滞后几分钟，一切症状均消失。

6. X 射线检查　多无异常发现。

【治疗】

1. 一般治疗

（1）手法治疗：局部可施行点、按、捻或过伸、推拉等手法。

（2）局部热敷：红外线、超短波、热蜡浴等。

（3）理疗：如用红外线、超短波等理疗。

2. 局部痛点注射　患者俯卧位，分别平 L_4、L_5 棘突尖部向患侧画一水平线，旁开 3～5 cm 为进针点垂直进针，针尖寻找到 L_4 横突下缘和 L_5 横突尖部，此处即为髂腰韧带起点。斜向骨盆进针，至髂嵴内上缘此处即为髂腰韧带止点。针尖继续向前缘滑进有一落空感，回吸无血即可扇形注射消炎镇痛液 10～20 ml，必要时，针尖改刺横突间韧带进行药物注射。几分钟后症状消失，腰部活动无不适，提示诊断符合，注射到位。

3. 腰大肌肌间隙注射　患者俯卧位，平 L_4 棘突尖部向患侧划一水平线，旁开 3～5 cm 为进针点垂直进针，穿刺针刺入皮肤后，针尖寻找到 L_4 横突。少许药液浸润后，再将针尖斜向上方 1 cm 左右，刺入腰椎横突间组织，找寻肌间沟，待针尖刺入有一落空感后，针筒无回抽无血时，注入少量空气无阻力，即可进行注射治疗。本方法对神经干性腰痛效果较好，若同时进行椎间孔神经根注射，则效果更好。

4. 针刀治疗　患者俯卧位，腹下垫一薄枕。①压痛点在 L_4、L_5 横突处明显者：刀口线与人体纵轴平行，针体垂直于皮肤刺入，缓慢进针探至横突骨面。若为 L_4 横突，针刀在其下缘探寻至最敏感的酸胀部位，手下有较坚韧的阻力感时，纵行疏通剥离，横行拨动。若至 L_5 横突骨面，向横突尖部探寻，然后将刀口线旋转，使之与 L_5 横突尖和髂嵴最短距离的连线方向一致，纵行疏通剥离，划几条线。若髂腰之间软组织变性明显，可将刀口线方向旋转 90°，纵切几刀。②压痛点在髂嵴内唇：刀口线与横突尖和髂骨压痛处的连线一致，针体约与皮肤呈 30°角，针尖刺向髂骨压痛处，针刃达髂嵴内唇骨面，纵行疏通剥离，横行摆动几下出针。若髂嵴较健侧高，针刀操作时阻力较大时，可再将刀口线方向旋转 90°，即与髂腰韧带的纤维方向垂直，纵切几刀，针下有轻松感后出针。

5. 射频治疗　患者俯卧位，分别平 L_4、L_5 棘突尖部向患侧划一水平线，旁开 3～5 cm 为进针点垂直进针，射频针尖寻找到 L_4 横突下缘和 L_5 横突尖部，此处即为髂腰韧带起点；低温射频热凝可使损伤的结缔组织收缩再塑，促使撕裂的髂腰韧带愈合。

六、脊神经后支卡压综合征

腰神经后支在通过纤维孔或骨纤维管时受刺激或卡压，引起的以腰痛为主的疾病，即为腰神经后内侧支卡压综合征。该症是导致腰腿痛的常见原因之一。

【局部解剖】　脊神经后支自椎间孔处由脊神经分出后，绕关节突外侧穿过骨纤维孔行向后方，至横突间肌内侧缘分为内侧支和外侧支。内侧支在下位椎骨关节突根部的外侧斜向后下，经骨纤维管至椎弓板后面转向下行，分布至背深肌和脊柱。L_5 有神经后内侧支经腰椎下关节突的下方，向内下行。

骨纤维孔：又称脊神经后支骨纤维孔。该孔位于椎间孔的后外方，与椎间孔的方向垂直。上界为横突间韧带的镰状缘，下界为下位椎骨上关节突的外侧缘，内侧界为下位椎骨上关节突的外侧缘，外侧界为横突间韧带的内侧缘。$L_{4\sim5}$ 的骨纤维孔有时被 1～3 条横行纤维束分隔为几个不同间隙，而将其中通行的神经及伴行血管隔开。骨纤维孔体表投影相当于同序数腰椎棘突外侧的下述两点连线上：上位点在 L_1 平面后正中线外侧 3.2 cm 处。骨纤维孔有神经后支通过。

骨纤维管：又称腰神经后内侧支骨纤维管。该管位于腰椎乳突与副突之间的骨沟处，自外上斜向内下，有前、后、上、下四壁构成。前壁为乳突副突间沟，后壁为上关节突、副突韧带，上壁为乳突，下壁为副突，管的前、上、下壁为骨质，后壁为韧带。骨纤维管的体表投影在同序数腰椎棘突下外方的两点连线上：上位点在 L_1 平面后正中线外侧约 2.1 cm 处，下位点在 L_5 平面后正中线外侧 2.5 cm 处。管内有腰神经后内侧支通过。

后内侧支出骨纤维管后向内下方斜行，至椎板的后面转向下方，跨越 1 ~3 个椎骨，重叠分布于关节连线内侧的关节囊韧带及肌肉（L_5 后内侧支经腰骶关节的下方，发出分支该关节囊及多裂肌）。棘上韧带受上一平面的后内侧支支配。

后外侧支的分支主要分布于椎间关节连线以外的部位，如横突间韧带、髂腰韧带、横突间肌、骶棘肌和腰背筋膜等。

脊神经后内侧支和后外侧支支配脊柱后侧的韧带，肌肉和椎间关节，不仅调节脊柱正常的生理性活动，还能控制非生理性活动。腰神经后支尚能调节骶棘肌紧张度，以与腹直肌保持平衡。

【病因与病理】

（1）腰部频繁活动，突然扭转，脊柱运动失调，腰部深层肌肉过度收缩，可引起乳突副突韧带、横突间韧带的损伤，局部炎症水肿刺激或压迫脊神经后支或内侧支而产生症状。

（2）持续的弯腰工作，长期坐位、站位工作，腰部肌肉长期收缩，保持紧张状态，易使腰肌疲劳损伤，乳突副突韧带与邻近的软组织摩擦，逐渐增厚，甚至骨化，通过内侧支的骨纤维管形成一个完整的骨管，腰神经后内侧支及其伴随的血管失去缓冲的余地，易遭受积压和刺激，使组织缺血、缺氧而出现腰痛。

（3）腰神经后侧支在 X 射线斜位片“狗头影”中处于“狗眼”位置，如图 18 –2 所示。在行走过程中紧邻椎体关节，易受椎间关节的影响，当椎间关节因椎间盘突出等因素出现病变时（如错位、增生、关节失稳），可导致神经血管的挤压和扭曲。

（4）L_5 神经后内侧支行经骶骨关节突外侧和骶骨翼内侧之间的骨沟内，当腰骶关节错位或炎症时，可使神经受累而引起下腰痛。病变日久，可使神经周围软组织粘连，特别是骨纤维管韧带变性卡压内侧支及伴行血管。

【临床表现】

患者腰脊柱僵硬、酸胀、疼痛、喜捶打，劳累后加重，多数患者腰部活动不受限，部分患者腰骶部疼痛，呈板状腰。腰部后伸受限，或后伸可引起腰背痛。有些患者臀部及下肢有沉胀感，患者多反复发作。

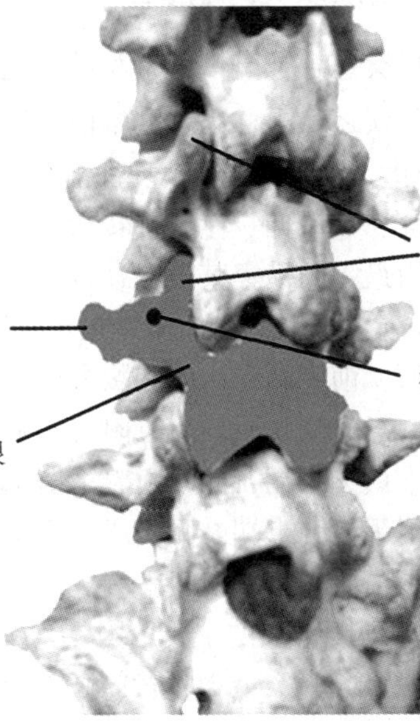

图 18 –2　腰椎斜位“狗头影”

【诊断】

（1）有腰部扭伤史、劳损史、多发于中老年人，病程较长，女性多于男性。

（2）腰脊柱周围疼痛、麻木、怕冷、乏力。

（3）棘突旁或棘间隙旁开 2 ~3 cm 处有压痛或酸胀感，有些患者有疼痛向臀、大腿放散感。

（4）直腿抬高试验阴性、胫神经弹拨试验阴性，常规治疗方法无效者。

（5）X 射线检查：腰椎生理曲度变直、畸形，腰椎骨质增生，后关节紊乱。

【治疗】

1. 一般治疗　本症大部分病例可用针灸、按摩和物理疗法等非手术疗法使症状缓解或消除，仅少数症状得不到缓解或频繁发作者须采取其他治疗。

2. 阻滞疗法

（1）痛点阻滞：于腰椎关节、乳突副突间韧带、横突间韧带、髂腰韧带、横突间肌等痛点注射。注射点应在压痛最明显处分别注入药液。阻滞后其症状均能消失或缓解，如仍有疼痛，1 周后可再行阻滞。一般 2 ~ 3 次为 1 个疗程。亦可酌情于臀中肌压痛点或髂嵴上缘阻滞。

（2）神经阻滞：用消炎镇痛液平 $L_{2\sim4}$ 棘突向外 2.5 cm 处，分别阻滞 $L_{1\sim3}$ 脊神经后支的内侧支；平齐 $L_{2\sim5}$ 棘突向外 3.5 ~ 4 cm 处，可以分别阻滞 $L_{1\sim4}$ 脊神经后支的外侧支。以上刺入深度均为经皮垂直刺入3 ~ 5 cm。1 周 1 次，2 ~ 3 次为一疗程。

3. 针刀治疗　针刀分别松解腰椎横突根部、尖部、椎间关节、乳突副突间韧带、横突间韧带、髂腰韧带、横突间肌。通过松解局部的粘连组织，解除神经血管的卡压，使局部血液循环改善，无菌性炎症消除而起作用；同时通过针刀的剥离，将局部的肌肉、筋膜之间和肌肉筋膜与骨之间的粘连松开，以恢复其动态平衡，使经络气血畅通，通则痛症速愈。

4. 射频治疗　治疗方法根据局部压痛和 X 射线平片确定病变小关节，阻滞其同节段及上一节、下一节共 3 个阶段的腰神经后内侧支。如 $L_{3\sim4}$ 小关节病变阻滞：分别热凝 $L_{2\sim3}$ 小关节、$L_{3\sim4}$ 小关节和 $L_{4\sim5}$ 小关节。患者取俯卧位，测量 X 射线平片，选择横突根部为穿刺点，于皮肤标记，常规皮肤消毒铺巾，局麻，用射频热凝外套管针自穿刺点垂直刺入直达横突表面，根据手感调整针尖位置，使其向内靠近上关节外缘，向上达横突根部上缘，即横突根点，给予 50 Hz 感觉功能测定，通常患者会出现与平时症状相吻合的腰骶部异感或疼痛，在给予 2 Hz 运动功能测定，有时可见腰部多裂肌收缩，属正常现象。若出现下肢肌肉收缩或异感，表明针尖靠近脊神经前支，应重新调整针尖的位置。如无异常，确定把神经置于热凝范围内，设定热凝温度 80 ℃，热凝时间 60 s，行 2 个周期。操作过程中应注意，射频针尖置于横突根部乳突与副突之间的骨纤维管内，不能超过横突根部上缘，以最大限度地避免损伤腰神经主干。C 型臂定位，CT 及 DSA 监视下进行射频热凝治疗，定位更加精确，极大地提高了治疗的有效性和安全性。

七、第三腰椎横突综合征

第三腰椎横突综合征是一种常见的腰痛或腰臀病症之一，此病多由慢性劳损所致，以 L_3 横突处压痛为主要特征的疾病，也称第三腰椎横突周围炎。常见于青壮年，尤以体力劳动者多见。

【局部解剖】　正常腰椎呈生理性前凸，L_3 位于前凸的顶部，腰椎在传导重力时，常以 L_3 为其活动中心，为腰椎前屈、后伸、左右旋转活动的枢纽，因此，两侧横突所受的牵拉应力最大。在生长发育过程中，受拉应力最大的横突其生长速度也最快。L_3 横突位于肋弓与髂嵴之间，横突向后成 30°角左右，向前倾斜 15°左右，近尖部骨面增厚粗糙。腰背筋膜深层附着于 L_3 横突尖部，上、下缘是横突间肌，横突后板有骶棘肌，前侧有腰大肌和腰方肌。腰背筋膜为人体内最坚固的筋膜之一，筋膜分浅、深两层。浅层坚韧而厚，经过骶棘肌的后方附着于棘突顶部和棘上韧带；深层行于骶棘肌和腰方肌之间，借集合纤维附着于腰椎横突末端，向上附着于第 12 肋，向下附着于髂骶嵴。腹横肌行于腰方肌外侧缘时移行于腰背筋膜，附于横突末端。腹横肌与腹壁其他肌肉组成所谓的“腹压肌”以支持腹内压，因此，腹压的变化可通过腹横肌影响到横突末端。

L_3 横突比其他腰椎长的主要原因是它受到的横向拉力比其他横突大。因为 $L_{1\sim2}$ 横突的侧方有肋弓，$L_{4\sim5}$ 侧方有髂嵴（L_5 横突上无腰背筋膜）。当腹压增大，腹肌的张力通过肋弓和髂嵴再传递给横突时将会减少。L_3 横突的侧方则没有像肋弓和髂嵴这样的缓冲带，直接接受了腹横筋膜的张力，长期持续地承受较大作用力，在发育过程中，骨也随之相应增大，同时受损的机会也相应增多。

腰方肌位于腰椎外侧，腰背筋膜的前面，其形状呈平行四边形，向上延伸附着于末肋内侧，并分出肌纤维小束止于腰椎横突末端，其主要作用是向下牵拉肋骨使脊柱侧弯。腰大肌起自 T_{12} 和 5 个腰椎各横突上，止于股骨小粗隆，作用是屈髋，亦协助腹直肌使脊柱向前弯曲。

臀上皮神经是由 $L_{1\sim3}$ 脊神经后外侧支组成。L_2 脊神经的后支紧贴 L_3 横突顶端尖部向外侧走行，穿过深筋膜从骶棘肌外缘在深浅筋膜之间向下走行，在腰三角处穿过腰背浅筋膜，越过髂嵴分布于臀上部皮下，还有部分纤维入臀中肌和大腿后侧皮下。

【病因与病理】 本病多见于瘦高体形的患者，因其腰肌不发达，加之 L_3 横突特殊的解剖位置关系是本病发生的内在因素，慢性劳损则是该病的主要外因。

由于 L_3 横突最长，又处于腰部的活动中心，作为杠杆所受的作用最大，横突尖部附着的肌肉、韧带、腱膜等所受到的拉力、摩擦力也最大。加之腰部活动频繁，人体扛提重物等用力时，腹肌紧张，腹压增高，以及久坐、久站、长时间不良弯腰姿势等都可使 L_3 横突尖部承受的作用力进一步加大，超出了承受的能力，即可导致横突尖部附着的软组织轻微的撕裂损伤，使局部产生炎性肿胀、充血、液体渗出等病理变化。这些改变可导致周围肌肉紧张、肌痉挛等保护性反应。日久反复小的损伤和人体不断的修复可使横突尖部结缔组织纤维化、粘连及挛缩变性，筋膜增厚，并使软组织的胶原纤维化及钙盐沉着，进而形成钙化或骨化。

一次性的暴力扭伤可使横突尖部的软组织骤然被撕裂，局部形成血肿、炎症，处理不当，日久之后机化粘连形成瘢痕。

炎性反应和瘢痕组织可刺激或压迫穿过周围软组织的神经和血管，特别是臀上皮组织、股外侧皮神经而引起一系列的临床症状。

一侧的 L_3 横突损伤可使同侧肌紧张或痉挛，日久继发对侧腰肌紧张，导致对侧 L_3 横突牵拉受累而损伤。故临床上常见双侧均有症状的患者。

【临床表现】 患者常诉有轻重不等的腰部外伤史，其临床症状主要是腰痛或腰臀部疼痛，可为一侧或两侧同时发生。症状重者有沿大腿后侧至膝关节以上的放射性疼痛，极少数病例其疼痛可放射至小腿外侧，甚至波及内收肌及下腹部，但致腹压增加的动作如咳嗽、打喷嚏时，一般不引起下肢窜痛，也无间歇性跛行。

最突出的体征是位于 L_3 横突尖端有明显压痛，甚至可以触及硬性痛性结节。部分患者在髂嵴下缘臀中肌、臀小肌起点处亦有明显压痛。有些病例股内收肌出现明显紧张，并于起点处有压痛，这是由于该肌受 $L_{2\sim4}$ 脊神经发出的闭孔神经支配，当 $L_{1\sim3}$ 脊神经后支遭受到刺激时，能反射性地引起股内侧肌痉挛，致使该侧下肢做“4”字试验时，因内收肌群痉挛疼痛而不能完成。

【诊断】

（1）多见于从事体力劳动的青壮年男性和长期坐位、弯腰工作的人，多有外伤史，一般均有劳损史，风寒湿是诱发或加重症状的因素。

（2）腰痛或向臀部放散，腰部活动不受限。早期可见患侧腰部及臀部肌肉痉挛，表现为局部隆起、紧张，晚期可见病侧肌肉萎缩，查体时要双侧对比。

（3）L_3 横突尖端有明显的局限性压痛，位置固定不移，面积在 2 cm^2 以内，为本病的重要特征，而且可以触到较长的横突。有时可触及纤维性的软骨组织硬结。

（4）X 射线检查可见 L_3 横突过长或左右不对称等，无骨质变化。有时可见腰椎生理前曲变浅等。

【治疗】

1. 一般治疗　大部分病例可用按摩、理疗、痛点阻滞、针刀松解等非手术疗法使症状缓解或消除，仅少数症状得不到缓解或频繁发作者须采取手术治疗。

2. 阻滞疗法

（1）痛点阻滞：于 L_3 横突尖端痛点阻滞。可于横突的上、下缘及其尖端分别注入消炎镇痛液。阻滞后其症状均能消失或缓解，如仍有疼痛，1 周后可再行阻滞。一般 2～3 次为一疗程。亦可酌情于臀肌或内收肌痛点阻滞。

（2）神经阻滞：用消炎镇痛液，平 $L_{2\sim4}$ 棘突向外 2.5 cm 处，分别阻滞 $L_{1\sim3}$ 脊神经后支的内侧支；平齐 $L_{2\sim5}$ 棘突向外 3.5～4 cm 处，可以分别阻滞 $L_{1\sim4}$ 后支的外侧支。以上刺入深度均为经皮垂直刺入 3～5 cm。1 周一次，2～3 次为一疗程。

3. 针刀治疗　针刀分别松解 L_3 横突根部、尖部，通过松解局部的粘连组织，解除神经血管的卡压，使局部血液循环改善，无菌性炎症消除。同时，通过针刀的剥离，将局部的肌肉、筋膜之间和肌肉筋膜与骨之间的粘连松解（图 18－3）。

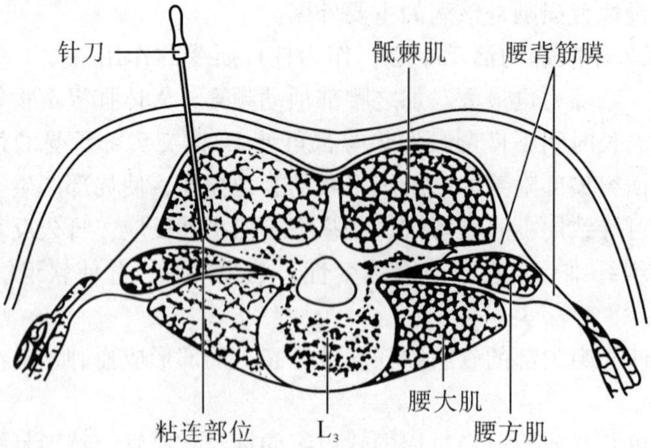

图 18－3　L_3 横突松解

4. 臭氧治疗　局部压痛点可注射 30 μg/ml，每点 5 ml。

5. 射频治疗　少数较重患者可行射频治疗：射频针尖寻找到 L_3 横突根部、尖部周围的瘢痕挛缩软组织进行低温热凝治疗，以解除其对神经的压迫，改善周围组织的血液供应。

第二节　骨与关节损伤性腰痛

一、腰椎后关节紊乱综合征

腰椎后关节紊乱综合征亦称小关节紊乱综合征，它是指腰椎脊柱某个或几个小关节在外力作用下引起细微的解剖关系的改变，失去关节的自稳性，出现小关节的退变、增生，以及关节囊和周围组织的炎性改变，继之出现的腰臀部及下肢反射性疼痛的综合征。

【病因与病理】　腰部过屈、过伸及突然旋转，都会引起小关节、关节囊，韧带及滑膜损伤，产生急性疼痛；椎间盘退化变窄腰椎不稳时，关节面磨损重，软骨变薄，关节边缘特别是上关节内侧缘增生、椎板上缘增生明显，关节纤维化、钙化，年老者下关节突因椎间盘变薄而下移，并经常撞击椎板形成凹槽的假关节，在伸腰旋腰时两侧下关节突落入骨槽不对称，使假关节绞索牵拉关节囊致剧痛。关节滑膜的炎性渗出，关节囊膨胀，刺激或压迫神经根，可产生局部及放射痛。

椎间盘退变、椎间隙变窄、纤维环松弛，脊柱的剪力则落到关节突关节上，使其负荷超出了承受应变的力量，引起小关节滑动、损伤、错位。另外，如果小关节不对称，关节面的对合不均匀，身体前屈时，体重对不对称的关节面不再是压力而是剪力，造成小关节及周围关节囊及软组织水肿、充血、积液、粘连、肥厚、关节纤维变及增生。关节软骨退变为黄色、不透明，出现粗糙不平的局限性软化区，并逐渐磨损脱落成游离体可产生嵌顿。软骨下骨质产生硬化及边缘增生，致关节突肥大、松弛，尤以 L_{2-4} 的小关节退变增生为多，小关节内侧缘和椎板上缘的增生造成主椎管狭窄，并刺激黄韧带致增厚，加重狭窄。下关节突起始部和横突下缘有脊神经后支内侧支通过的约 0.6 cm 长骨纤维管，下关节突起始部构成侧隐窝后外侧壁。下关节增生肥大、小关节囊损伤性炎性刺激、肥厚，可造成侧隐窝狭窄或腰神经后支的内侧支刺激，引起下腰痛及反射性坐骨神经痛。

小关节疾患分为原发和继发两种。

原发性者有炎症（风湿性关节炎、强直性脊柱炎、创伤性滑膜炎）、外伤（关节突骨折、嵌顿）、肿瘤（如骨样骨瘤）、单纯小关节退行性改变及骨性关节炎。小关节退变与椎间盘退变的关系密切，尤其在45岁以后，但有时只有单纯小关节退变，或单有椎间盘退变。

继发性小关节疾患，常继发于椎间盘退变或突出引起的椎间隙狭窄，造成小关节相应变位与退变，还继发于整个腰段甚至下胸段椎间盘退变和移位造成的松弛不稳及小关节松弛。其原因多为腰椎长期过度屈曲及旋转性损伤，棘上韧带、棘间韧带、小关节囊、黄韧带损伤。腰骶椎间盘退变性移位时，骶椎上关节突上移，顶压其前上方的神经根，引起神经根性痛。

【临床表现】

1. 症状　腰棘突旁持续性钝痛，放射到臀髋部和大腿后外侧痉挛样痛，如因弯腰、扭腰、直腰过程中，或急性外伤后，突然发生急剧腰痛，腰部立即僵直，不敢活动，前者为小关节退变增生的症状，后者为小关节半脱位、滑膜嵌顿的症状。小关节退变也有腰僵直，特别在晨起或静息时重，腰痛可因更换体位或姿势而缓解。

2. 体征　①后中线旁1.0～1.5 cm为小关节部位，该处有深在局限性压痛；②伸腰时痛；③下肢无神经系统缺失现象；④无神经牵拉痛；⑤直腿抬高时有髋、臀、腰背部痛，可能因小关节半脱位后椎间孔变小而压迫神经根，但直腿抬高试验大多正常，Lasègue征阴性；⑥半脱位的椎体棘突向一侧歪。

3. 影像学检查

（1）X射线检查：X射线片见小关节有退变增生，如两侧小关节不对称则可能为错位，斜位片可见小关节硬化、关节间隙变窄、关节突嵌于峡部。这些改变与临床症状并不对应，因而不是结论性的。

（2）CT检查：腰椎CT见小关节间隙小，软骨下骨侵蚀硬化，骨赘形成，关节突增生肥大，关节面不规则、关节周围钙化。行关节腔注射即有显效。而无骨性退变者关节腔注射无效，说明痛非源自关节本身。

【治疗】

1. 一般治疗　采用镇痛药及活血化淤药。急性损伤、扭伤引起的小关节出血、渗出、肿胀等创伤性滑膜炎者，须卧木板床、理疗、药物内服和外敷等。

2. 小关节注射　根据局部压痛和X射线平片确定病变小关节，阻滞其同节段小关节及上一节、下一节2个阶段的腰神经后内侧支。如$L_{3\sim4}$小关节病变，分别注射$L_{3\sim4}$小关节及$L_{2\sim3}$脊神经后内侧支和$L_{4\sim5}$脊神经后内侧支。患者取俯卧位，在预计的棘突下缘旁开0.5～1 cm处为进针点，常规皮肤消毒、铺巾、局麻，穿刺针垂直刺入皮肤，同时边进针边回吸边注射，直至接触关节突关节囊为止。此时针刺处有坚韧组织的感觉，表示针尖已触及关节囊或关节囊内，抽吸针筒，无回血或脑脊液后，则将消炎镇痛液向关节内及其四周徐徐注入。如立即止痛，则诊断和治疗正确。

3. 硬膜外阻滞　如有椎管内病变致神经根压迫者，取压痛点相应椎间隙穿刺，穿刺成功指征明显后，注射消炎镇痛液10 ml，每3 d一次，3次为一疗程。治疗后患者必须留院观察，安全无事方可离院。

4. 手法牵引复位　确诊为小关节错位、滑膜嵌顿、X射线片排除骨折或骨破坏者适用。

（1）放松腰部：让患者慢慢改变强制体位，点压委中、承山、足三里等穴，或稍做下肢牵引助其放松腰部至俯卧位，轻手法按摩、平推夹脊进一步放松腰部。

（2）下肢牵引：助手牵拉上身，术者握其踝部（俯卧）做对抗牵引，感到下腰部有“唧筒”样松动响声，伴剧痛消失，说明已复位。

（3）推拿复位：患者俯卧对抗牵引，甩抖，医者两手各握一侧患者踝部，同时牵引和抬高并掼甩在床上，以求将嵌顿的滑膜和错位卡紧的小关节拉开震松，患者感觉疼痛有所减轻。改侧卧，行斜扳、侧扳、摇髋等手法，如仍无弹响，则换另侧卧推拿，弹响声有时出现在健侧卧位，有时出现在患侧卧位，如无弹响不能硬扳。有时考虑对抗牵力不够，后换一力大者才出现弹响，即对抗牵引是基础。

5. 手术治疗　有神经根受压症状且经上述疗法无疗效者，可行小关节部分切除及根管扩大减压术。

二、退变型腰椎滑脱症

腰椎滑脱大致分为三类：发育不良型滑脱、创伤型滑脱和退变型滑脱。其中，退变型腰椎滑脱是最常见的脊柱滑脱，也称假性腰椎滑脱。此型滑脱峡部无明显断裂，滑脱程度一般不超过30%，滑移一般不再发展，大部分患者不需要手术治疗。

【病因与病理】 脊柱的各节段稳定性主要靠以下条件：①相邻骨关节的完整；②关节囊、韧带等静力结构正常；③肌肉等动力结构良好；④椎间盘受压状态。其中，椎间盘退变是上述结构失常的主要因素。

由于椎间盘的退变、关节间隙的狭窄，小关节松动、下沉，关节囊韧带松弛，腰椎出现阶段性不稳定，继而出现椎体不稳定性的前后滑移。同时，作用于小关节突的压力变大，损伤机会增多。长期的阶段性不稳定，增加了反复应力损伤，可以导致滑移椎体的小关节突多发微小的压力性骨折。随着滑脱的加重，关节突微小骨折的不断发生，关节突产生再塑性，并改变了方向，关节面变得更为水平，从而使滑脱进一步加重。滑脱水平的椎体发生旋转，导致小关节变位与退变，小关节不对称，关节面对合不均匀，继发腰部脊神经卡压病症。这是退变型滑脱的基本特征。

椎间盘退行性变，以致椎间隙变窄，纤维环向椎管内膨出，椎间异常活动增加，椎体边缘骨赘形成，关节突增生肥大，关节面磨损。滑移下位椎体的上关节突后面磨损，前面增生，因而关节突向前倾斜，侵占椎管和侧隐窝的后部分，常引起马尾和神经根压迫。退行性滑脱在患者脊柱屈曲时滑移加重，过伸时滑移程度减轻，然而过伸时椎间孔变小，仍有可能使神经根卡压症状加重。患者椎管横径、前后径均变小，双侧关节变肥大，侧隐窝狭窄，导致腰椎管狭窄进行性加重。

【临床表现】 退变型腰椎滑脱症的临床表现如下。

1. 腰神经后支卡压痛　患者长期反复发作的腰背痛，时而站立行走、负重及弯腰活动时加重，时而卧床休息时加重，同时伴有臀区及大腿部分的酸痛。这主要是由于峡部的异常活动，刺激小关节周围神经以及退变滑脱的小关节磨损、增生及关节囊牵拉所致。

2. 坐骨神经痛　患者除上述腰部外伴有下肢相应神经支配区疼痛和皮肤麻木、神经反射异常。这些则是因为峡部裂处的纤维组织增加，压迫神经；椎间盘的退变或突出；以及小关节增生、移位压迫神经而产生的。

3. 腰椎管狭窄症　严重者可出现大小便功能失调。其原因是不论峡部病变型还是退变型滑脱都可造成椎体边缘或小关节处的骨质增生使椎管或神经根管发生狭窄，椎体向前移位后，在相邻椎体的后缘形成阶梯状改变，直接压迫硬膜囊及神经，或因椎间不稳，椎间盘退变使黄韧带代偿性增生肥厚，椎管狭窄。此外，滑脱患者一般腰后伸时都会明显受限，腰腿疼痛加重。这主要是因为腰后伸时，上下小关节挤压病变的腰椎峡部，使之过度受力；同样，腰后伸时腰前凸加大，小关节突下移，椎间孔变小，黄韧带皱褶等均可挤压神经。

4. 影像学检查　X射线检查是最基本实用的手段。一般需拍照腰椎正位、侧位及双斜位、过伸过屈的侧位片。腰椎滑脱患者虽然临床表现难以与其他疾病相区别，但只要摄X射线片就多能做出正确诊断，并且还能判断出是峡部裂型腰椎滑脱，还是退变型滑脱，以及滑脱的程度。

正位X射线片一般不易显示滑脱，但可揭示有无滑脱、水平椎体的旋转、关节突之关节面方向之异、脊柱裂和脊柱侧凸。在严重 $L_5 \sim S_1$ 滑脱中，可见被称为"拿破仑军帽"的特征性改变（因 L_5 椎体的轴向投影而言）。

按照椎体在下位椎体上滑移的程度将滑脱分为四度，即将下位椎体的上面平分为四格，椎体向前滑移的格数即为滑脱的度数，用百分比表示：Ⅰ度，向前滑脱25%以内；Ⅱ度，向前滑脱25%～50%；Ⅲ度，向前滑脱50%～75%；Ⅳ度，向前滑脱大于75%。

【治疗】 椎体滑脱的治疗方法很多，至今仍有很大争议。大多数滑脱患者通过系统的保守治疗即可获得满意的疗效，只有少数患者需要外科治疗。

1. 一般治疗　保守治疗主要方法有卧床、牵引、物理治疗、腰部支具或围腰、腰部肌肉练习及消炎止痛类药物和局部的软组织松解手法等。保守治疗无法使已经移位的椎体回到原来的解剖位置上去。其目的在于缓解局部肌肉紧张，减少病变处外力压迫，促进局部血液循环的改善及炎症、水肿的吸收。

并调整小关节位置，改善关节突关节的微小错位及神经根的压迫，恢复原椎骨间力的平衡。

2. 阻滞治疗　对于症状较重一般治疗无效者可用痛点注射、脊神经后支注射、小关节注射或硬膜外神经阻滞或骶管阻滞治疗。

3. 针刀治疗　针刀分别松解椎间椎关节、乳突副突间韧带、椎间孔内口、外口、髂腰韧带等处，操作时注意防止损伤神经根及血管。针刀疗法多可代替手术治疗。通过松解可解除神经血管的卡压，使局部血液循环改善，无菌性炎症消除而起作用；同时通过针刀的剥离，将局部的肌肉、筋膜之间和肌肉筋膜与骨之间的粘连松开，以恢复其动态平衡。

4. 手术治疗　经保守治疗无效者可行手术治疗。

三、腰椎管狭窄症

腰椎管狭窄症是指腰椎管因某些因素发生骨性和纤维结构的异常，导致一处或多处管腔狭窄，压迫硬脊膜与神经根而产生的一些症状和体征的临床综合征。狭窄可以局限于一个运动节段，也可影响两个或多个运动节段，可由骨性结构增生、软组织增生肥厚或两者同时并存所致。

【分型】 腰椎管狭窄症的分型有解剖分型和病因学分型，其中解剖分型包括中央椎管狭窄和侧方通道狭窄。

1. 解剖学分型

（1）中央椎管狭窄：通常发生在椎间盘水平，即椎管前后矢状径减小并可能由此导致神经性间歇性跛行以及臀部、大腿或小腿疼痛。

（2）侧方通道狭窄：包括侧隐窝狭窄，根管狭窄以及椎间孔的狭窄等，其标准是上关节突与椎体后缘的距离小于4 mm。这些部位的狭窄都可以挤压神经根并引起放射痛。

侧方通道的狭窄可以再分为四个区，即入口区、中间区、出口区和极外侧区。

入口区：位于椎弓根和上关节突的内侧。上关节突的增生可以引起该区的狭窄。另外一些原因还包括发育性椎弓根短小和小关节形态异常，椎体边缘骨质增生和椎间盘突出。

中间区：即从椎弓根的内侧缘到外侧缘。通常由一对小关节增生引起狭窄，同时也可能是滑囊增生或脊柱滑移后纤维软骨的增生引起。

出口区：即椎间孔周围的区域，通常会有小关节的增生或半脱位和临近椎间盘的边缘骨质增生引起。

极外侧区：在出口区的外侧，由于神经根受压位置偏外，通常可能有椎体终板的骨质增生引起，对于L_5脊神经根，也可能是由髂骨翼压迫造成。

2. 病因学分型　腰椎管狭窄症按照病因可以分为原发性和继发性。

（1）原发性腰椎管狭窄的病因包括先天性畸形和发育异常。

（2）继发性腰椎管狭窄主要是继发于腰椎退行性变、医源性因素、全身性的疾病以及外伤。

【病因与病理】 引发椎管狭窄的因素包括：椎间盘膨出和突出，黄韧带肥厚，小关节增生，腰椎滑脱，囊肿以及手术减压失败等原因，脊柱融合也可能加速融合邻近阶段的骨性退变。

1. 椎间盘膨出和突出　在椎管发育正常的情况下，轻微的椎间盘突出一般不会导致中央椎管的狭窄。如果椎管发育较小，硬膜囊的间隙就小，但内容的神经根不会减少，同时黄韧带也不会减少，这样硬膜下腔的间隙就很小，缓冲的空间相应变小，此时，即使较轻的间盘突出，就会引起神经受压。

2. 黄韧带肥厚　黄韧带是一个纤维弹性结构，它是连接椎板并构成椎管的后壁。黄韧带的厚度正常为2 ~4 mm。每根韧带均是从一腰椎椎板的前下缘到下一腰椎椎板的后上缘，在横切面上，黄韧带和小关节囊相连接。椎板间的空间会随着体位的不同而发生改变。在过伸位时，椎板间的空隙减小，黄韧带轻度肥厚；屈曲位时，椎板间的空隙加大，黄韧带也会相应变薄。如果间盘高度减小，椎板间空隙也会减小，黄韧带就会相应增厚。在腰椎退变的过程中，黄韧带也会发生不同程度的增生，有时黄韧带还会出现局部的增厚钙化。

3. 小关节增生　腰椎小关节和其他关节一样，它也可能出现关节炎，关节退行性改变，骨质增生肥大。增生肥大的小关节会突向椎管内，从而引起或加重椎管狭窄的程度。

4. 腰椎滑脱　腰椎滑脱是指腰椎上一椎体相对于下一椎体发生向前或向后的位置移动，滑脱会产生骨性管道的狭窄。所有的椎体均通过附着于椎体、横突以及棘突的韧带相连，以加强其稳定性当脊柱发生滑移时，这些结构也会发生相应的改变。脊柱前移会对椎管产生更为明显的压迫。椎管被移位后脊柱的椎弓下缘压迫在下位椎体的后缘上。

5. 小关节囊和黄韧带的囊肿　和正常其他的关节一样，关节内的囊肿和滑膜的增生同样可以影响到椎管背侧的软组织结构。囊肿向椎管内扩展可以引起硬膜囊和神经根受压。在囊肿形成的同时，关节内滑膜也会增生，形成关节翳，产生一个球形的软组织块，其中可能包含着一个囊肿。黄韧带通常很少发生囊肿，有时可能会发生肉芽肿，但很容易压迫硬脊膜。

6. 椎体压缩性骨折　椎管狭窄也可能会由骨质疏松性或外伤性椎体压缩骨折引起。压缩导致椎体骨质向四周扩散，向后侧扩散则可能引起硬膜受压。大多数骨质疏松性椎体压缩骨折通常只影响椎体的前面部分，形成一个楔形的畸形。大多数压缩骨折发生在 L_1 和 T_{12}，这个部位的神经组织较多，硬膜外间隙的缓冲空间相对较小，因而容易出现神经被骨块压迫的症状。

7. 术后椎管狭窄　腰椎术后，减压节段或邻近的上下节段可能出现椎管狭窄。无论是单纯椎板切除减压还是辅以内固定，术后进行的退行性变均可以加重这种狭窄。造成邻近节段狭窄的一个重要的原因是未融合的节段承受了更大的应力，残留的小关节会发生增生肥大，同时椎体切除后黄韧带也明显增生，从而在同一节段产生椎管狭窄。

【临床表现】　腰椎管狭窄症患者一般具有下述典型的三大症状。

1. 间歇性跛行　当患者步行数百米后，出现一侧或双侧腰酸、腿痛、下肢麻木、无力，以至跛行，但稍许蹲下或坐下休息数分钟后又可继续步行。因有间歇期，故名间歇性跛行。其主要是由于下肢肌肉的舒缩使椎管内相应椎节的神经根部血管生理性充血扩张、静脉淤血，继而挤压加重，导致缺氧，神经功能障碍以及神经根受牵拉后，此处微循环受阻而出现缺血性神经根炎之故。当稍许蹲下或坐、卧后，由于清除了肌肉活动的刺激来源，则又使椎管容积相对扩大，症状也随之减轻或消失。

2. 主诉与客观检查相矛盾　尤其本病的早期，由于椎管内容积处于正常范围的最低点，当患者长距离步行或处于各种增加椎管内压的被迫体位时，则主诉较多，甚至可有典型的坐骨神经放射痛。但在就诊时，由于临诊前短暂的休息使椎管内压恢复到原来的状态，故检查时常为阴性。这种主诉与体检的不统一性，易误为“夸大主诉”。在本病后期，由于合并椎间盘突出、骨质增生和椎管内粘连等因素，而构成椎管内的持续性狭窄时，则可有阳性体征出现，且有动力性加剧这一特征。

3. 腰部后伸受限及疼痛　由于椎管腔内有效间隙减少或消失，当腰椎由中立位到后伸位，椎管后方的小关节囊及黄韧带挤向椎管和神经根管内，椎管容积缩小，椎间孔变小，椎间盘向椎管内膨出，以致管腔内压急骤增高。因此患者后伸必然受限，并由此而出现下肢麻木和疼痛。但将腰部恢复到直立位略向前屈，则由于椎管又恢复到原来的宽度，症状也立即消除或缓解。因此这类患者虽不能步行，却能骑车。

【诊断】　腰椎管狭窄的诊断主要依据临床表现，慢性腰痛以及一侧或双侧根性疼痛，站立或行走时加重，弯腰、下蹲、屈膝侧卧时可以缓解，骑自行车时不痛，间歇性跛行但足背动脉、胫后动脉搏动良好。上述症状如果具有症状较重而体征较少的特点，即可以初步诊断为腰椎管狭窄症。影像学检查包括X射线平片、CT、MRI检查有助于确诊并能确定狭窄的部位及程度。

1. X射线平片　狭窄椎管的正位片表现有椎弓根粗大，椎弓根间距小，关节突肥大内移，下关节突间距小，椎板间隙狭窄。侧位片见椎体后缘有嵴突起，椎弓根短。后关节突肥大，椎间孔小。以退变为主者，尚可见椎板间隙小，椎体边缘增生明显。单纯侧隐窝狭窄者，可仅有椎弓根上切迹小，椎体关节内移。

（1）椎管径的测量：正位片椎弓根间距即椎管横径 <2.0 cm 为横径狭窄，侧位测量 <1.5 cm 为椎

管狭窄，<1.0 cm 为绝对狭窄，1.5～1.7 cm 为相对狭窄。

（2）椎管比值：椎管矢状径 A 和横径 B 的乘积比椎体前后径 C 与椎体横径 D 的乘积：AB: CD＝1: 4 为正常，1:4.5 以上为狭窄。本法不受 X 射线放大率影响，但假阳性率太高。

2. CT 扫描　可直接显示椎管横断面形态，了解椎管狭窄的真正病理状态，能直接看到骨性狭窄部位、椎间盘退变膨出和黄韧带肥厚，以及硬膜囊神经根受压及牵拉情况，并能对椎管进行精确测量，腰椎正常矢状径 CT 测量为 12～22 mm。

3. 磁共振成像（MRI）　能提供椎管狭窄纵、横断面状态，并能显示脊髓有无长期受压而致变性等情况，另外，对椎管、硬膜囊内肿瘤有不可代替的作用。

【治疗】

1. 一般治疗　对症状轻而无特殊体征者，应先保守治疗，包括卧床休息、腹肌锻炼，以利椎管静脉回流；做骨盆或重力牵引，扩大椎管容积；抗炎止痛，以稳定病情；腰带保护、按摩、理疗，可放松腰部肌肉。

2. 阻滞疗法

（1）椎间孔阻滞：适用于根管狭窄，一侧腰腿痛明显者。确定狭窄部位，与相应部位之椎间孔穿刺到位，注入消炎镇痛液，神经根症状明显者，在第一疗程加地塞米松 5 mg，每周 1 次，3 次为一疗程，视病情变化，必要时休息 1 个月再治一疗程。注药后患侧腰腿痛明显改善，感到温热轻快。

（2）腰大肌肌间沟神经阻滞：患者俯卧位，平 L_4 棘突尖部向患侧划一水平线，旁开 3～5 cm 为进针点垂直进针，穿刺针刺入皮肤后，针尖寻找到 L_4 横突。少许药液浸润后，再将针尖斜向上方 1 cm 左右，刺入腰椎横突间组织，找寻肌间沟，待针尖刺入有一落空感后，回抽无血时，注入少量空气无阻力，表示注射成功，即可进行注射治疗。本方法对神经干性腰痛效果较好，若同时进行椎间孔神经根注射，则效果更好。

（3）侧隐窝硬膜外阻滞：根据狭窄部位分别选择 $L_{4\sim5}$ 或 $L_5\sim S_1$ 患侧侧隐窝，定点穿刺成功后注入消炎镇痛液，每周 1 次，3 次为一疗程。

（4）骶管阻滞：椎管狭窄较重，硬膜外穿刺时易刺破硬脊膜，L_4 以下的椎管狭窄此法尤为适用，用药同上。

（5）连续硬膜外阻滞：需住院治疗以求安全，用药同上，每日注药 1～2 次，2～3 d 后症状有明显改善，此时可减至每日或隔日 1 次，导管留置不超过 2 周。

3. 针刀治疗　针刀分别松解 L_4、L_5 横突尖部、腰大肌筋膜内缘、椎间孔内口、外口、椎间关节、横突间韧带、髂腰韧带等处，操作时注意防止损伤神经根及血管，针刀疗法多可代替手术治疗。

4. 射频治疗　分别在腰大肌肌间沟脂肪囊、腰骶神经干、髂腰韧带等处做射频治疗，射频热凝可使损伤的软组织收缩再塑，促使撕裂的髂腰韧带、横突间韧带、腰大肌内缘筋膜愈合；另外热凝过程还可以使神经组织释放内啡呔，阻止疼痛信号的传递。

5. 手术治疗　经保守治疗无效者可行手术治疗。

四、腰椎管侧隐窝狭窄症

本症是椎管侧方狭窄嵌压神经根，以区别于主椎管狭窄。亦称为腰神经根管狭窄、侧椎管狭窄、隐蔽区狭窄及上关节突综合征等。

腰神经根管指神经根自硬脊膜囊发出，斜向外下，直至出椎间盘（孔）外口所经过的管道。此管道在 L_4 以下经侧隐窝走行。各腰神经发出水平不同，因此各神经管道的行程、长短、角度各异，神经根管的狭窄部位也不一致。隐蔽区边界不明确，主要指侧隐窝下部。上关节突综合征则指上关节突，尤指 S_1 上关节突因椎间盘变薄而上移、前倾、肥大压迫神经根，也是侧隐窝狭窄因素之一。

【应用解剖】　侧隐窝指椎管向侧方延伸的狭窄间隙，主要发生在三叶形椎管，因而主要发生在下位两个腰椎处。

膜囊内一般比较松弛和游动，除髓核呈中央型突出，或突出物较大外，一般不会压迫马尾神经；但当进入硬膜囊最外侧，即进入神经根袖前，由于一端比较固定，特别是当侧隐窝或黄韧带肥厚时，突出的椎间盘可将其压于椎管后外侧壁，因此马尾神经也可受压。

【病因与病理】 引起椎间盘突出的主要原因是，椎间盘在退行性变性的基础上，某种可诱发椎间压力突然升高的因素，致使已变性、薄化的纤维环破裂，髓核突出或脱出。常见诱因包括：腹压增高，诸如剧烈咳嗽、屏气、用力大便等；腰部姿势不良，如弯腰体位尤其再伴有腰部扭转时；思想准备不足时腰部负荷突然增高等引起髓核突出甚至脱出。而真正由明确外伤所致的腰椎间盘突出症相对不多。

椎间盘突出的过程是纤维环断裂和髓核突出。引起纤维环破裂的原因：一是劳损，二是退变，三是损伤，三者常同时存在，互为因果，相互影响。腰椎间盘承受人体躯干及上肢的重量，在日常生活及劳动中，较其他组织发生劳损更多更重，因其仅有小量的血液供应，营养极为有限而极易发生退变。如纤维环的退变、软骨终板的退变和髓核的退变。纤维环的退变出现较早，常在20～30岁就已有明显的退变。由于反复微小的创伤，部分纤维环磨损产生网状变性和玻璃样变性，失去原来的清楚层次，纤维环产生不同的裂隙；此种裂隙常为纤维层间的环行裂隙，多出现在纤维环的后部或后侧部。随着裂隙的逐渐增大，可形成一个或多个放射状裂隙，并涉及纤维环的不同深度，使纤维环的韧性和弹性减退，变成薄弱区成为髓核突出最合适的途径。（图 18－5）

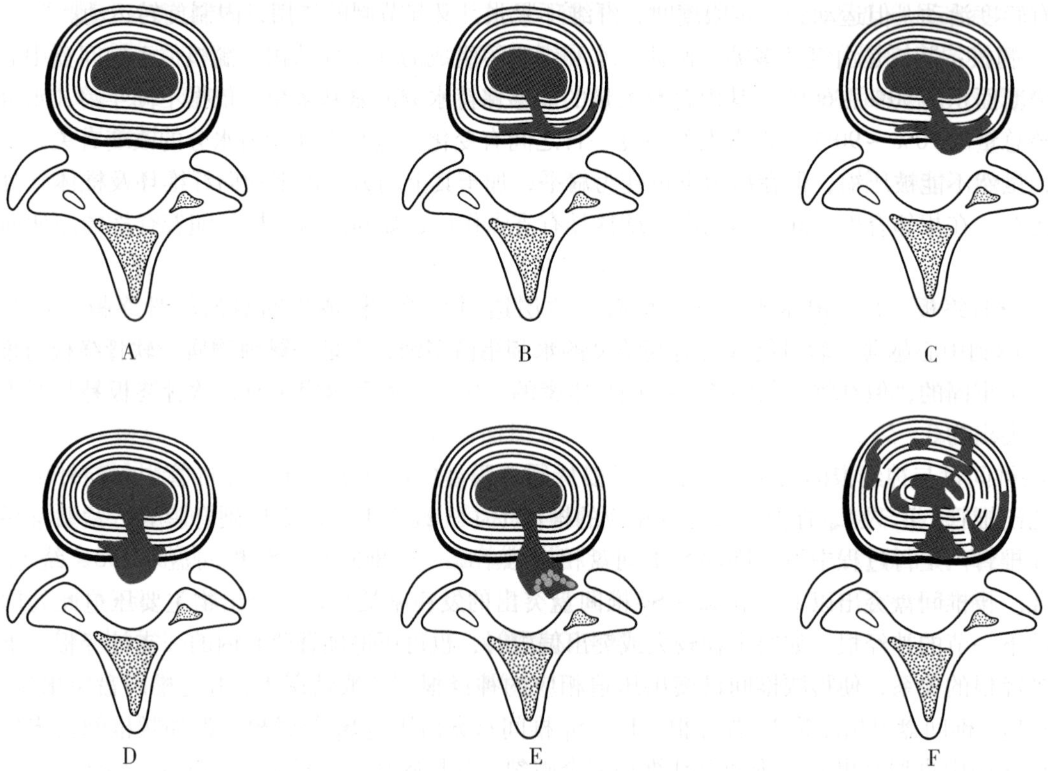

图 18－5　椎间盘突出的病理过程

A. 椎间盘纤维完整；B. 椎间盘纤维环内层破裂；C. 纤维环大部分破裂髓核突出；D. 纤维环全层破裂，髓核组织突出直接压迫硬膜或神经根；E. 髓核脱出，突出物与椎间盘隙脱离；F. 椎间盘崩解，多处纤维撕裂

【疼痛机制】

1. 机械受压学说　机械压迫神经根是引起腰背痛、坐骨神经痛的主要原因。亦有人认为是神经根被过度牵伸所致。牵伸的神经根常呈紧张状态，若不及时将压迫和牵伸消除，神经根将发生炎症和水肿，导致神经内张力增高，神经功能障碍逐渐加剧。

脊神经有丰富的神经外膜，包绕在神经束外。神经外膜由弹性胶原结构和脂肪组织组成，因而具有弹性缓冲作用，使神经不易受到机械性损伤。在神经外膜的里层，尚有一层神经束膜，此膜有化学屏障功能，能防御外来的化学刺激，从而使神经免受化学性损伤。但神经根的神经外膜组织极不发达，故无弹性缓冲作用和化学屏障功能，容易招致机械性和化学性损伤，因此在椎间盘突出中神经根损伤极为常见。

2. 化学性神经根炎学说　正常神经受压时并无疼痛发生，只有炎性神经受压时才会引起疼痛。

造成神经根炎的原因，主要是椎间盘变性。纤维环薄弱破裂后，髓核组织从破口突出，沿椎间盘和神经根之间的通道扩散，髓核的蛋白多糖对神经根有强烈的化学刺激，同时大量H物质（组胺）的释放；而神经根又无神经束膜化学屏障，因而易产生化学性神经根炎。其次在神经外膜和内膜处，以及神经束膜之间有大量载有组胺的肥大细胞出现，易致神经根和窦椎神经中渗出大量炎性蛋白类物质。此改变增加了神经内压力，引起局部缺血和电解质紊乱，因而刺激神经根和窦椎神经，引起此神经支配区的疼痛。

3. 自身免疫学说　椎间盘髓核组织是人体内最大的无血管的封闭结构组织，它与周围循环毫无接触，其营养主要来自软骨终板的弥散作用，故人体髓核组织被排除在机体免疫机制之外。当椎间盘损伤或病损后，髓核突破纤维环或后纵韧带的包围，在修复过程中新生毛细血管长入髓核组织，髓核与机体免疫机制发生密切接触，髓核基质里的蛋白多糖成为抗原，机体因这种持续的抗原刺激而产生免疫反应。此外一个节段的椎间盘突出还可引起其他节段的椎间盘变性和疼痛，尤其是破裂型或游离型椎间盘突出症的患者，还存在细胞免疫反应异常。

【病理演变】　变性、脱水的髓核穿过纤维环，抵达后纵韧带前方形成突出样病变。如果椎间盘内压力不再增加，或是后纵韧带完整、无“裂隙”可穿，突出的髓核与周围组织（骨膜－韧带下间隙等）广泛粘连，并形成体积较大的片状物时，则病变可以长时间地停留在椎间盘突出这一病理解剖状态（阶段）。临床上常见有影像学检查提示为椎间盘膨出、突出的诊断，但无严重的腰腿疼痛的症状，究其原因应归咎于突出物病理演变来解释。但事实上，正常人体椎间隙内压力是瞬息万变、时高时低，无法保持某一恒定的压应力。而后纵韧带上的静脉丛通道也较容易使突出的髓核组织穿过而进入椎管内，以致突出物有更大的活（移）动余地。

髓核突出的早期，仍保持原有的弹性与韧性，但随着其含水量不断降低，就逐渐失去原有的弹性与韧性，并在椎管内形成扁平状致压物。突出的髓核于早期如果采取盘内减压措施，仍有还纳或部分还纳的可能性，如果突出物穿过后纵韧带抵达硬膜外间隙，或于其周围（包括后纵韧带裂隙处）有粘连形成时，则无论采用任何治疗措施皆无法还纳。且随着时间的延长，粘连周围将日益扩大，以致突出物固定于椎管内成为持续性的致压物。

脱出或突出的髓核可有以下转归。

1. 纤维化　从早期开始，于突出物的表面即可有毛细血管渗入、包绕，呈现无菌性炎症改变；随着成纤维细胞的侵入而逐渐纤维化。

2. 萎缩化　主要由于突出物的脱水而使其体积缩小至原体积的20%～30%。此种皱缩现象亦可视为机体自愈的防御性反射。尤多见于椎间盘突出症时。

3. 钙化或骨化　随着影像学的发展，临床上发现椎间盘钙化（或骨化）的病例日渐增多，其产生机制主要是在前二者基础上由于钙盐沉积所致。

4. 骨赘化　位于椎体边缘的髓核，最终可与边缘部的骨赘融合在一起而构成骨赘的一部分，因此当对病程长者施术时，应对此种病理结局有充分估计。

【病理分型】　影像学检查结合临床症状对椎间盘突出的诊断有重要价值，搞清楚椎间盘突出的病理分型和临床分型对于选择治疗方案，尤其是如何选择微创介入治疗技术具有十分重要的意义。

1. 按突出的程度分型　椎间盘突出症按纤维环突出程度分为以下四型（图18－6）。

（1）膨出型：纤维环内层破裂而外层完整，退变的髓核组织通过纤维环裂隙将外层顶起而膨出。

（2）突出型：纤维环大部分已破裂或完全破裂，退变和破碎的髓核从纤维环裂口突出，达后纵韧带前方，突出的髓核表面覆以完整的后纵韧带。

（3）脱出型：纤维环完全破裂，退变和破碎的髓核从纤维环裂口脱出，并穿过后纵韧带抵达硬膜外

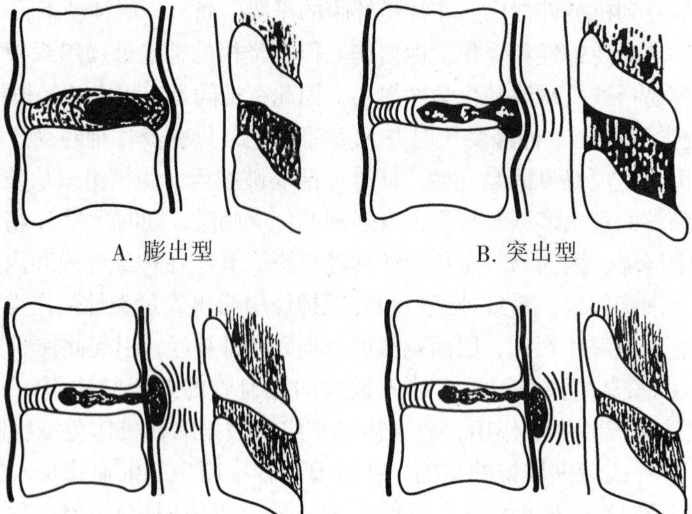

A. 膨出型　B. 突出型　C. 脱出型　D. 游离型

图 18－6　椎间盘突出症按突出程度分型

间隙。

（4）游离型：纤维环完全破裂，髓核碎块经纤维环破口脱出，穿过后纵韧带并向上或向下移位。游离于椎管内，甚至可远离突出间隙。

2. 按突出物所处解剖位置分型　椎间盘突出症按纤维环突出物所处解剖位置分为以下五型（图 18－7）。

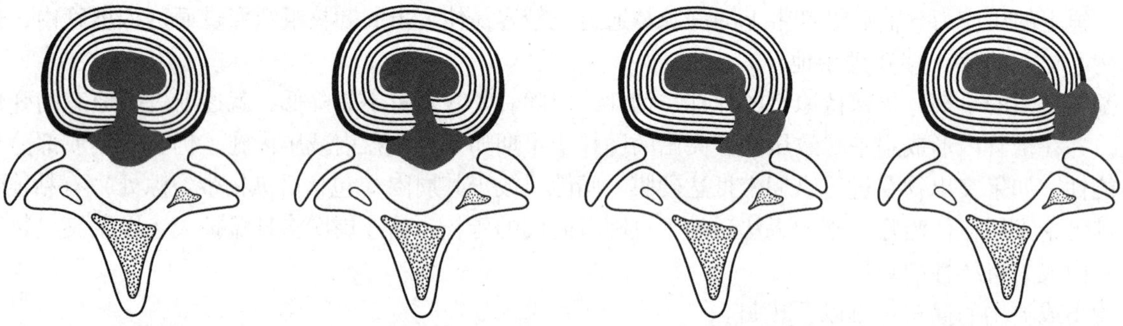

A. 中央型　B. 中央旁型　C. 椎间孔型　D. 极外侧型

图 18－7　椎间盘突出症按突出物解剖位置分型

（1）中央型：指突出的髓核位于椎间盘的后方正中，压迫神经根和硬膜囊的马尾神经，临床表现为受压神经根和马尾神经受损的症状和体征，严重者可出现双下肢瘫痪和大小便功能障碍。临床上表现为双下肢、会阴部及膀胱直肠症状。

（2）中央旁型：突出的髓核位于中央、但略偏向一侧。主要压迫一侧神经根和马尾神经或两侧均受压，但一侧轻另一侧重。临床上以马尾神经症状为主，同时可伴有根性刺激症状。

（3）后外侧型：突出的髓核位于椎间盘的后外侧，在后纵韧带的外侧缘处，压迫神经根前方中部，临床主要表现为根性放射痛。此型临床上最为多见，约占 80%。

（4）椎间孔型：突出的髓核位于脊神经根外侧椎间孔内，将神经根向内侧挤压。此型突出不仅有可能压迫同节神经根，亦有机会沿椎管前壁上移而压迫上节神经根，临床表现为根性放射痛。

（5）极外侧型：突出的髓核位于椎管前侧方，甚至进入椎管侧壁或神经根管，引起根性痛。CT 断层检查可以确诊。

3. 按突出物在椎管内的大小分型

（1）轻度突出：突出物凸起不超过局部椎管前后径的 1/3 者。

（2）中度突出：突出物约占局部椎管前后径的 1/2 者。

（3）重度突出：突出物超过椎管前后径的 1/2 者。

4. 按区域定位法分型　依据腰椎间盘突出的病理和程度，突出的椎间盘组织可在腰椎运动节段椎管内的任何部位。从三维立体来表达，即突出椎间盘组织在矢状位、水平位和冠状位均有相应的位置（图 18－8）。

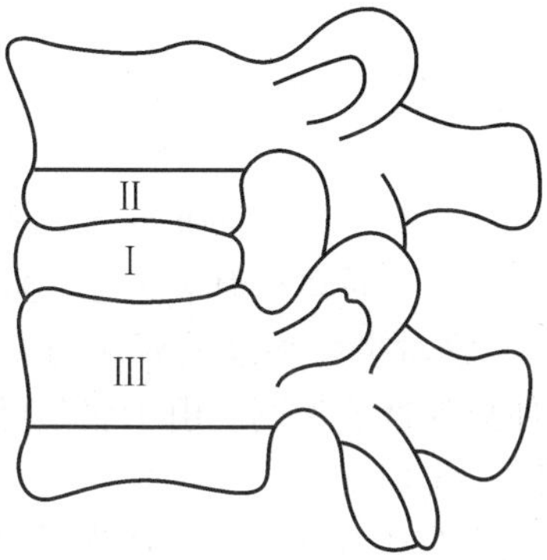

A. 矢状位

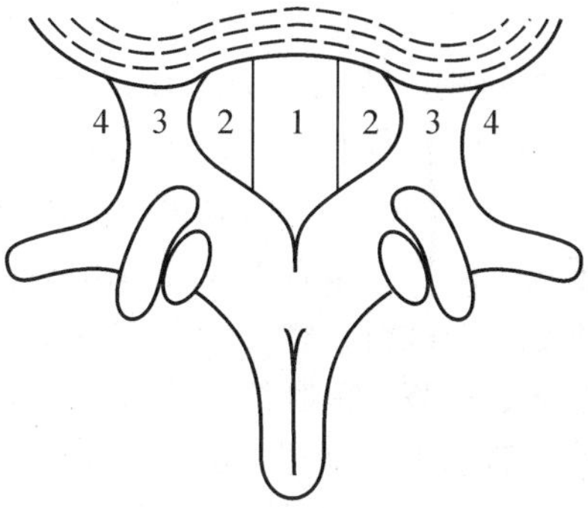

B. 水平位

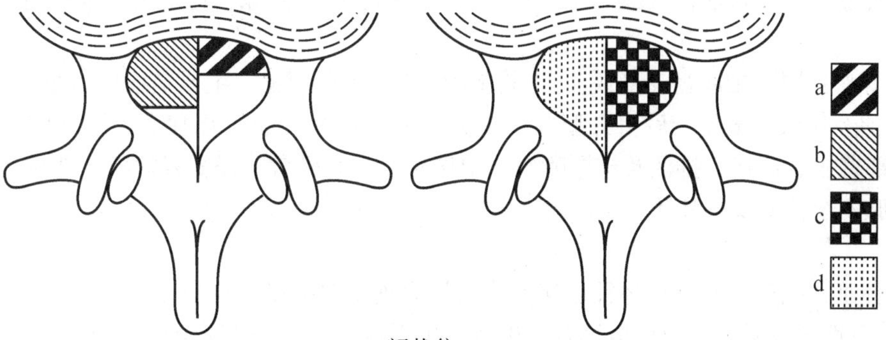

C. 额状位

图 18－8　腰椎间盘突出区域定位

A. 矢状位：Ⅰ、Ⅱ、Ⅲ层面；B. 水平位：1、2、3、4 区；C. 额状位：a、b、c、d 域

（1）矢状位：分为 3 个层面。

1）椎间盘层面：称为Ⅰ层面。

2）椎间盘上层面：即上一椎体的椎弓根下切迹椎体平面至椎间盘上界，此层高约为椎体高度的 1/3，称为Ⅱ层面。

3）椎间盘下层面：为椎间盘下界至下一椎体的椎弓根下切迹椎体平面，此层高约为椎体高度的 2/3，亦称为Ⅲ层面。

（2）水平位：以椎体后缘为界分为 1、2、3、4 区。1、2 区为两侧椎弓根内界，即椎管前界，将此分为三等份：中 1/3 即为 1 区，左、右 1/3 为左、右侧 2 区。1 区称为中央区；2 区称为旁中央区；3 区称为外侧区，为椎弓根内、外界之间，亦即在椎间孔界之间；4 区称为极外侧区，为椎弓根外侧以外。旁中央区、外侧区和极外侧区尚有左、右侧之分。

（3）额状位：从椎体后缘中线至棘突椎板前缘骨界为骨性椎管矢径，将此矢径分为四等份，分别命名为 a 域、b 域、c 域和 d 域。Ⅰ层面和Ⅱ层面均有相同的区和域。Ⅲ层面即椎间盘下层面，该处的外侧区即 3 区被椎弓根所占，为无实际区域的空间区。

【临床表现】

1. 症状　根据髓核突（脱）出的部位、大小、椎管矢状径、病理特点、机体状态及个体敏感性等不同，临床症状的差异悬殊。

（1）腰痛：95%以上的腰椎间盘突（脱）出症患者有此症状，并以持续性腰背痛为多见。平卧位减轻，站立则加剧。在一般情况下可以忍受，并容许腰部适度活动及慢步行走，这是机械性压迫所致。持续时间少则2周，长者可达数月，甚至数年之久。另一类疼痛为腰部痉挛样剧痛，不仅发病急骤突然，且多难以忍受，卧床休息可使疼痛减轻。并可持续数天至数周（椎管狭窄者亦可出现此症状，但持续时间甚短，仅数分钟）。卧木板床，阻滞疗法及各种脱水剂可起缓解之效。

（2）下肢放射痛：80%以上病例出现此症状，其中后外侧型突出者可达95%以上。放射性痛的肢体多为一侧性，少数表现为双下肢症状。轻者表现为由腰部至大腿及小腿后侧的放射性痛或麻木感，直达足底部，一般可以忍受。重者则表现为由腰至足部的电击样剧痛，且多伴有麻木感。疼痛轻者虽仍可步行，但步态不稳，呈跛行，腰部多取前倾状或以手扶腰以缓解对坐骨神经的张应力。重者则卧床休息，并喜采取屈髋、屈膝、侧卧位。凡增加腹压的因素均可使放射性痛加剧。由于屈颈可通过对硬膜囊的牵拉使脊神经刺激加重（即屈颈试验），以致患者头颈多取仰伸位。

（3）肢体麻木：多与前者伴发，单纯表现为麻木而无疼痛者仅占5%左右。其范围与部位取决于受累神经根的序列数。

（4）肢体冷感：有少数病例（约5%以上）自觉肢体发冷、发凉，这是由于椎管内的交感神经受刺激之故。

（5）肌肉麻痹：因腰椎间盘突（脱）出症造成瘫痪者十分罕见，主要是根性肌张力减弱。

（6）马尾神经症状：多见于后中央型及中央旁型的髓核突（脱）出症者，因此临床上少见。其主要表现为会阴部麻木、刺痛，排便及排尿障碍、阳痿及双下肢坐骨神经受累症状。严重者可出现大、小便失控及双下肢不全性瘫痪等症状。

2. 体征

（1）一般体征：指腰部与脊柱体征，属本病共性表现，包括以下几个方面。

1）步态：急性期或对神经根压迫显著，患者可出现跛行，一手扶腰或患足怕负重，呈跳跃式步态。而轻者可与常人无异。

2）腰椎曲度改变：一般病例均显示腰椎生理曲线消失，平腰或前凸减少。少数病例甚至出现后凸畸形（多系合并腰椎管狭窄症者）。

3）脊柱侧弯：视髓核突出的部位与神经根之间的关系不同而表现脊柱是凸向健侧或凸向患侧。如髓核突出的部位位于脊神经根内侧，可因脊柱侧弯突向健侧而缓解；反之如突出物位于脊神经根外侧，则脊柱侧弯突向患侧而缓解。

4）压痛及叩击痛：由于脊神经根的背侧支受到刺激，腰部常有压痛和叩击痛，压痛及叩击痛的部位基本上与病变的椎节相一致，80%～90%病例呈阳性。叩痛以棘突处为明显，系叩击振动病变部位所致。压痛点主要位于椎旁，相当于骶棘肌处，部分病例伴有下肢放射痛。此外，叩击双侧足跟亦可引起传导性疼痛。合并腰椎管狭窄症时，棘间隙部亦可有明显压痛。

5）腰部活动范围：根据是否急性期、病程长短等因素不同，腰部活动范围的受限程度差别亦较大。轻度者可近似正常人。急性发作期腰部活动可完全受限，甚至拒绝测试腰部活动度。一般病例主要是腰脊柱前屈、旋转及侧向弯曲受限，合并腰椎管狭窄症者，后伸亦受影响。

6）下肢肌力及肌萎缩：视受损的神经根部位不同，其所支配的肌肉可出现肌力减弱及肌萎缩症。临床上对此组病例均应常规行大腿及小腿周径测量和各组肌力测试，并与健侧对比观察，记录之。必要时做肌电图检查，再与治疗后加以对比。

7）感觉障碍：视受累脊神经根的部位不同而出现该神经支配区感觉异常，阳性率达80%以上。早期多表现为皮肤过敏，渐而出现麻木、刺痛及感觉减退。感觉完全消失者并不多见，因受累神经根以单节单侧为多，故感觉障碍范围较小；但如果马尾神经受累，则感觉障碍范围较广泛。

8）反射改变：亦为本病易发生的典型体征之一。L_4 脊神经受累时，可出现膝跳反射障碍；早期表现为活跃，之后迅速变为反射减退，临床上以后者多见。L_5 脊神经受损时对反射多无影响。S_1 脊神经受累时则跟腱反射障碍。反射改变对受累神经的定位意义较大。

（2）特殊体征：指各种特殊检查所获得的征象。临床上意义较大的有：屈颈试验，直腿抬高及直腿抬高加强试验（详见第五章第二节）。

其他实验，诸如腘神经或腓总神经压迫实验、下肢旋转（内旋或外旋）试验等，主要用于与其他原因所引起的坐骨神经痛疾病相鉴别。

【诊断】 明确诊断是治疗的前提和基础，只有在做出正确的诊断后，才能采取针对性的治疗，收到满意的治疗效果。腰椎间盘突出症的主要诊断依据是：临床症状、客观体征和影像学检查。详细询问病史、仔细查体、合理结合辅助检查以及进行必要的诊断性治疗，最大限度地降低误诊率和漏诊率。

1. 病史　应从发病机制等有关因素加以了解，并注意治疗史及对不同疗法的反应。

2. 临床特点　指前述的症状与体征，应全面加以检查，并注意具有本病特点的体征。

3. 影像学检查　主要包括 X 射线片、CT 和 MIR 检查。

（1）X 射线片：

1）腰椎前后位片：多显示腰脊柱侧凸征，椎间隙宽度于病变早期多无改变；如病程较久，则显示椎间隙狭窄，并于椎体缘有各种形态的骨刺出现图。

2）腰椎侧位片：其诊断价值较前者更为重要。①多数病例腰椎生理前凸曲线消失，尤其是急性发作者。②椎体型中的前型及中央型可于侧位片显示典型的三角形骨裂征等。③椎间隙狭窄及椎体边缘骨刺形成表明病程较长。④椎间盘钙化（罕见）或脱出的髓核钙化（稍多见）。⑤椎间孔狭窄。

3）腰椎斜位片：主要用于除外下腰椎椎弓断裂及腰骶（或骶髂）关节病变。而单纯椎间盘突出症多无特殊所见。

4）腰椎屈曲动态侧位片：判断腰椎是否存在失稳或滑脱。

（2）CT 和 MR 检查：此种可同时获得三维影像的新技术不仅可用于诊断（阳性率可达 98% 以上），更为重要的是用于定位及分辨椎间盘突出或脱出，从而有利于微创技术的选择和穿刺入路的选择。

（3）脊髓造影：可显示根袖缺如（侧型为多）、根袖尾部充盈不全（多为外侧型）、硬脊膜囊受压（中央型）或硬脊膜囊伴根袖受压（中央旁型）等形态，由于 CT 和 MRI 的应用，加之脊髓造影有其不良反应，目前均主张慎用或弃用。

（4）椎间盘造影和疼痛诱发试验：在 X 射线或 CT 引导下将穿刺针刺入椎间盘，注入造影剂可以识别各种椎间盘突出和纤维的破裂，并且由于注入造影剂致使椎间盘内压力增高，可以诱发疼痛，如果诱发的疼痛与患者平时疼痛表现近似，则可以判定所造影的椎间盘是责任椎间盘，此对于 MRI 上发现多个椎间盘病变，难于确定责任椎间盘时特别有用。但此项检查为有创检查，在国内开展得并不普遍。

【鉴别诊断】 由于本病的分型及因脱出的髓核在椎管内的位置不同所引起的特殊类型较多，症状与体征差异较大，因此所需鉴别的疾病亦较广。易与腰椎间盘突出症相混淆的疾病鉴别如下。

1. 与脊髓性颈椎病鉴别　患者颈部可无症状，而常诉单侧或双侧下肢麻木、无力，步态不稳，脚落地似踩棉花之感。本症主要侵犯锥体束，查体：四肢肌张力高，霍夫曼征阳性，膝腱反射亢进。早期往往被误诊为腰椎间盘突出症，颈椎 MRI 检查可以明确诊断。

2. 与脊柱及椎管内肿瘤鉴别　痛点固定，呈进展性发展，夜间加重常有脊髓及神经根症状，脊髓叩击痛明显，应及时做 CT 扫描及 MRI 检查明确肿瘤的范围，应与椎间盘突出症及时鉴别，以免延误治疗。

3. 与强直性脊柱炎鉴别　强脊炎患者大多以骶髂关节开始发病，表现为下腰痛，尤其是骶髂关节痛，夜间疼痛加重晨起活动后好转，双下肢“4”字试验及骨盆分离试验阳性，X 射线检查双侧骶髂关节改变。

4. 与脊柱结核鉴别　该病发展缓慢，局部症状逐渐加重，脊柱叩击痛明显，椎体破坏。压迫后有后凸畸形，常有椎旁及腰大肌脓肿。脊柱结核在活动期常有明显全身症状，如消瘦乏力、低热等，与椎间盘突出症鉴别诊断并不困难，早期做腰椎 MRI 检查可以明确诊断。

5. 与椎间隙感染鉴别　患者有剧烈腰痛、低热、血沉明显升高，严重者骶棘肌痉挛，有时腰部发热，局部有深压痛及叩击痛。若有髓核摘除术病史，MRI 能清楚地显示病灶周围的解剖关节，不仅具有高度敏感性，还具有较强的特异性。

6. 高位突出与低位突出的鉴别　腰椎高位突出主要表现为大腿前痛，有时伴有小腿内侧疼痛等股神经受压表现，大腿后伸试验与直腿抬高试验阳性，可同时存在。腰椎 MRI 检查对诊断及其定位都具有确定性价值。

7. 与腰椎管狭窄症鉴别　椎管狭窄症也是引起腰腿疼痛的常见病之一，本症常与椎间盘突出症并存，其特点如下。

（1）间歇性跛行：患者步行出现明显的下肢跛行、疼痛及麻木等症状，蹲下休息稍许即可重新再行走，之后再次发作，又再次休息。如此反复发作并有间歇期。

（2）主客观矛盾：患者主诉很多，而在体检时由于候诊时的休息使神经根缺血性变消失，以致无阳性发现。

（3）腰后伸受限，但可前屈：由于后伸时使腰椎椎管内有效间隙更加减少而加重症状并引起疼痛。因此患者腰部后伸受限，并乐于采取能使椎管内容积增大的前屈位，患者可骑自行车，但难以步行。

8. 与坐骨神经盆腔出口狭窄症鉴别　本病多见于因腰痛而行重手法推拿术后者，主要特点是：压痛点位于坐骨神经自骨盆穿出的部位即环跳穴，并沿坐骨神经向下放射达足底部；下肢内旋试验，双下肢内旋时可使坐骨神经出口部肌群处于紧张状态以致该出口处狭窄加剧，而引起坐骨神经放射痛；感觉障碍，本病表现范围较广的多根性感觉异常，并多累积足底出现麻木感等。而腰椎间盘突出症时，则以单根性感觉障碍为主；其他，本病屈颈试验阴性，腰部多无阳性体征。

9. 与关节突滑膜囊肿鉴别　$L_{4\sim5}$节段发生率最高，囊肿较小时不引起明显的临床症状，但当囊肿位于根管内或者在椎管内形成巨大囊肿压迫马尾神经，则可引起腰痛及下肢放射痛，其主要鉴别点：以腰部酸痛为主，直腿抬高试验一般阴性；MRI 检查，位于硬膜外近小关节处，界限清楚，T_2 加权像可见囊内高信号影；CT 引导下行穿刺，抽出液体为浆液性质。

10. 与腰段继发性蛛网膜炎鉴别　本病常继发于腰椎穿刺、蛛网膜下隙阻滞及脊髓造影。本病的特点：多有腰椎穿刺等病史，疼痛多呈持续性，且逐渐加剧。屈颈试验多为阴性，直腿抬高试验阳性，有碘油造影史者，可于 X 射线片上发现烛泪状阴影或囊性阴影。

11. 与腰椎增生性（肥大性）脊柱炎鉴别　本病特点：多系 55 岁以上的老年患者，腰痛晨起时出现，活动后即消失或减轻，劳累后又复发。腰部活动呈僵硬状，但仍可任意活动，无剧痛。腰椎 X 射线片显示呈典型退变性改变。

【治疗】　腰椎间盘突出症治疗方法很多，一般可归纳为保守治疗、介入治疗和手术治疗三大类。具体治疗方法主要根据病情和条件而定：①突出物小、症状轻的患者可先做保守治疗；②突出物巨大、突出物游离、骨性椎管狭窄、出现下肢运动功能障碍及马尾神经综合征的，宜尽早接受手术治疗；③经保守治疗无效，又不愿接受手术治疗的患者，可做微创介入治疗。

1. 一般治疗

（1）卧床休息：椎间盘内压以卧床最低，卧床休息有利于突出过程的停止和修复。根据病情可采取以下措施。①绝对卧木板床休息：适用于病情较重者。②卧床加牵引：亦适用于重型，尤以髓核突出者的急性发作期。③腰围制动：用于轻型或恢复期者，其中以石膏腰围最佳，其次为皮腰围或帆布腰围。

（2）促进髓核还纳：除休息具有使髓核还纳的作用外，主要有以下方式。

1）骨盆带牵引：以 24 h 全日牵引最佳，有效率可达 60% 以上。一般持续 3 周，3 周后更换石膏腰围。

2）机械牵引：即用各种牵引装置，包括机械或电动牵引床进行间歇性牵引。适用于急性突出者，有效率略低于前者。

3）手法推搬：术者徒手将患者腰椎置于牵引（拉）状态下施以手法推搬，以使突出的髓核还纳。但有一定的危险性，可能造成急性髓核脱出，出现马尾综合征。

（3）消除局部反应性水肿：神经根水肿不仅是引起剧烈神经根痛的主要原因之一，且易引起继发性蛛网膜粘连。因此，应设法使其早日消退。

1）类固醇注射疗法：常用地塞米松静脉滴注。

2）脱水剂利尿剂疗法：一般口服双氢克尿塞即可，急性期可用20%甘露醇静脉滴注。

3）局部按摩：通过对局部肌肉解痉及促进血液循环而达到消除神经根水肿的目的。

4）理疗或药物外敷：作用与前者相似。

（4）促进腰部肌力恢复：非急性期病例均应促使患者积极地进行腰背肌肉功能锻炼，以增强骶棘肌而有利于腰部功能的康复。

2. 药物治疗　可以使用非甾体类消炎药，如芬必得、西乐葆等，有助于缓解疼痛症状。复合维生素B甲钴胺（如弥可保）等神经营养药物有助于减轻麻木等症状。

3. 神经阻滞疗法

（1）局部痛点阻滞：局部痛点包括后关节压痛点、椎旁压痛点，臀中肌、臀小肌压痛点，梨状肌坐骨神经压痛点、臀上皮神经压痛点、胫神经、腓总神压痛点。阻滞方法有重点阻滞或交替阻滞。治疗过程中痛点逐渐下移，可追踪阻滞，每点均应有涨感、放散感，各点注射消炎镇痛液2～3 ml。

（2）椎间孔阻滞：找准患椎椎间孔穿刺成功后注射消炎镇痛液10 ml，每周1次，3次为一疗程，注药后患者腰腿痛明显改善。神经根症状明显者，在第一疗程加地塞米松5 mg。

（3）侧隐窝硬膜外阻滞：根据突出部位分别选择$L_{4\sim5}$或$L_5\sim S_1$患侧侧隐窝，定点穿刺成功后注入消炎镇痛液10 ml，每周1次，3次为一疗程。

（4）腰大肌肌间沟神经阻滞：患者俯卧位，平L_4棘突尖部向患侧划一水平线，旁开3～5 cm为进针点垂直进针，穿刺针刺入皮肤后，针尖寻找到L_4横突。少许药液浸润后，再将针尖斜向上方1 cm左右，刺入腰椎横突间组织，找寻肌间沟，待针尖刺入有一落空感后，回抽无血、无脑脊液，注入少量空气无阻力，表示注射成功，即可进行注射治疗。本方法对神经干性腰痛效果较好，若同时进行椎间孔神经根注射，则效果更好。

（5）单次硬膜外神经阻滞：取压痛点相应椎间隙做硬膜外穿刺，穿刺成功指征明显后，注入消炎镇痛液10 ml，每3 d一次，3次为一疗程，但患者必须留院观察。

（6）连续硬膜外阻滞：需住院治疗以求安全，用药同上，每日注药1～2次，2～3 d后症状有明显改善，此时可减至每日或隔日1次，导管留置时间不宜过长。

4. 微创介入治疗　在影像导引下进行的，以最小的创伤将器具或药物置入到病变组织，对其进行物理、机械或化学治疗的微创技术，称之为微创介入治疗。微创介入治疗的特点是既具有保守治疗的无创或微创性特点，又可达到外科手术减压的治疗目的。基本原理是：利用不同技术将髓核组织分别进行氧化、分解、汽化、消融、切除等使椎间盘的体积迅速有效地减少，降低椎间盘内的压力，使突出的髓核部分“回缩还纳”；或使突出物盘外溶解、萎缩，以解除其对脊髓或神经根的压迫，达到治疗目的。

（1）治疗目的：

1）盘内减压：包括一切吸、旋切、离子刀、激光、臭氧、射频、胶原酶盘内注射。适用于完整型突出或包含性突出（突出的髓核被包裹，呈球状或结节状）。具体分型为：①膨出型纤维环完整者；②突出型外层纤维环尚完整；③脱出型纤维环已破裂，但突出的髓核表面覆以完整的后纵韧带者（图18－9）。

2）盘外溶解：主要为胶原酶盘外溶解。适应证为：①脱出型，纤维环已完全破裂，突出髓核突破后纵韧带或游离至椎管内；②游离型，突出物与固有椎间盘组织分离，穿过后纵韧带，游离到椎管内

（图 18－10）。

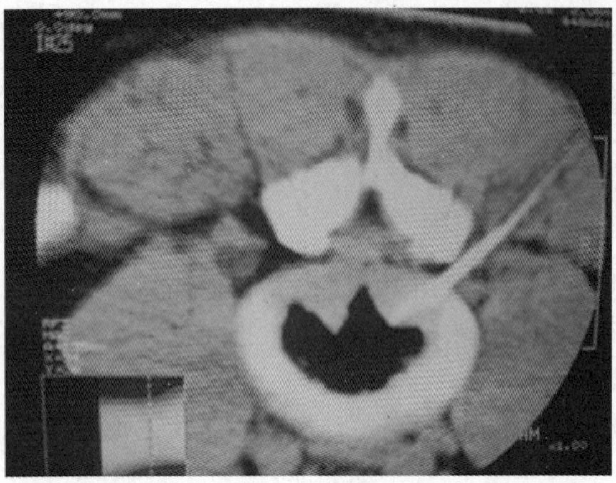

图 18－9　盘内减压

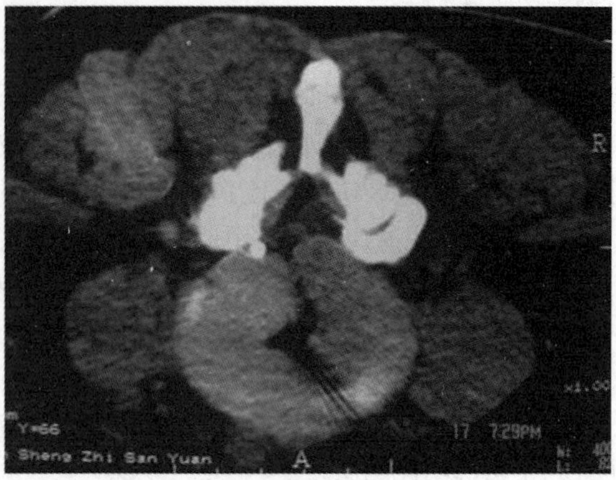

图 18－10　盘外溶解

3）突出物靶点消融：包括胶原酶靶点溶解和射频靶点消融。适应证为脱出型，突出物巨大，纤维环已完全破裂，髓核位于后纵韧带下或游离至椎管内（图 18－11）。

4）纤维环修补：即射频热凝纤维环修补。适应证为老年患者椎间盘退变膨出型和椎间隙狭窄者（图 18－12）。

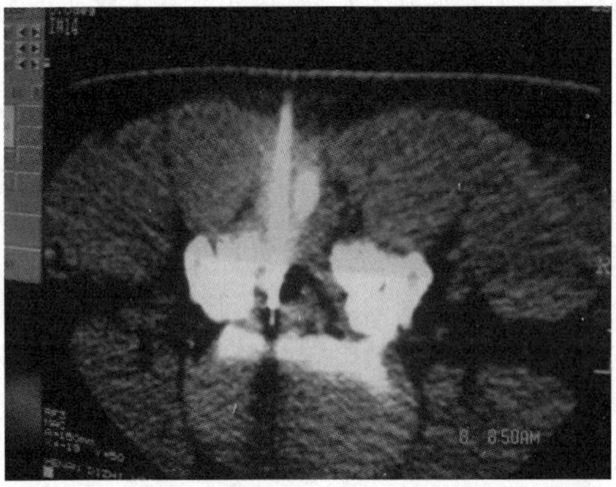

图 18－11　突出物靶点消融

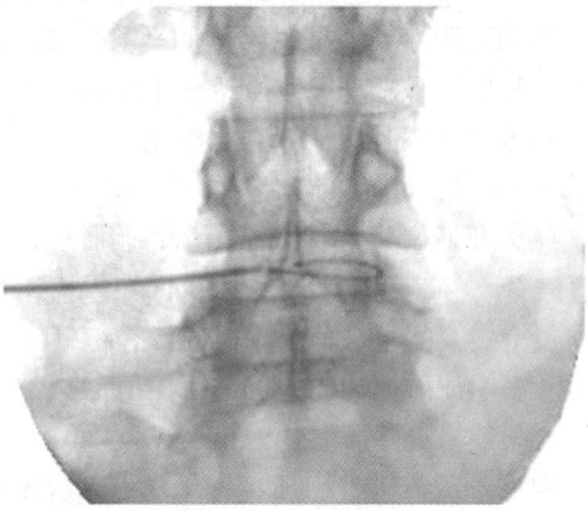

图 18－12　纤维环修补

（2）常用穿刺技术操作方法：常用穿刺技术分为三种，即盘内穿刺、盘外穿刺和突出物靶点穿刺。具体穿刺方法有：①安全三角入路盘内穿刺；②小关节内缘盘内穿刺；③小关节内缘盘外穿刺；④椎板外切迹盘外穿刺；⑤椎间孔硬膜外盘外穿刺；⑥后正中硬膜外后间隙穿刺；⑦后正中硬膜外前间隙置管穿刺；⑧骶裂孔硬膜囊前间隙置管穿刺；⑨小关节内缘入路突出物靶点穿刺；⑩后外侧安全三角入路突出物靶点穿刺。现分述如下。

1）后外侧安全三角入路盘内穿刺：适用于盘内减压。

患者俯卧位，腹部垫一薄枕，CT 或 C 型臂导引下，确定病变椎间盘及进针点，并做皮肤标记。进针点一般为后背正中线患侧旁开 8～10 cm。常规消毒皮肤，铺无菌洞巾，1% 利多卡因局麻。$L_{4\sim5}$以上椎间盘内穿刺针取与中线矢状面 45°～55°夹角，对准椎间隙经皮肤—皮下脂肪—腰背筋膜—骶棘肌—腰方肌—腰大肌—横突间肌进入纤维环时，推送穿刺针有沙砾样滞涩感，继续推送穿刺针，当滞涩感觉突然消失时，表示穿刺针进入髓核腔。CT 断层扫描显示：穿刺针的理想位置是针尖位于椎间盘中央；C 型臂透视下显示：正位针尖不超过椎体正中线，侧位针尖位于椎间隙的中后 2/5 交界处。L_5～S_1 椎间盘穿刺时，穿刺点选在髂嵴后缘与髂后上棘连线上，距后正中线 6～9 cm 处，穿刺针与身体矢状面成

45°~60°夹角的同时，针尖向足侧倾斜20°~30°进针，以避开髂骨骨翼的遮挡。(图18-13)

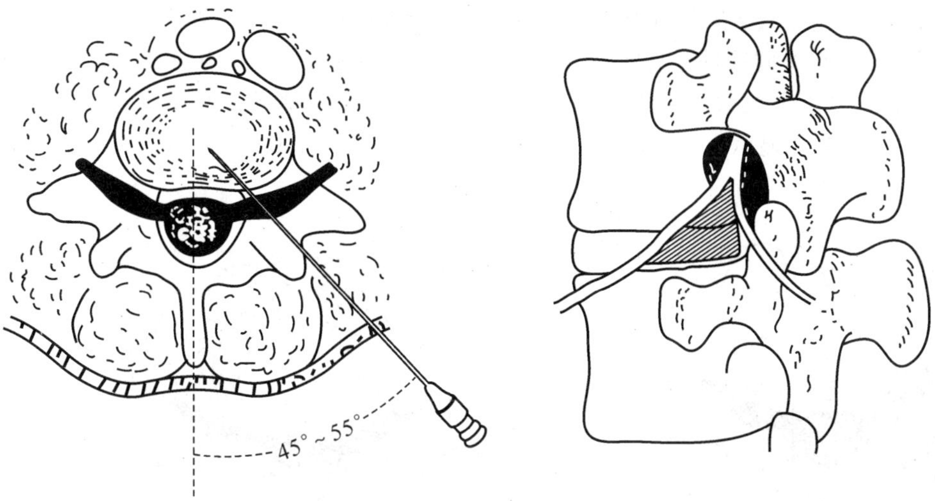

A　　　　B

图18-13　安全三角盘内穿刺

A. 穿刺针与中线矢状面角度；B. 穿刺安全三角区

2）侧隐窝小关节内缘盘内穿刺：适用于$L_{4\sim5}$、$L_5\sim S_1$盘内减压，椎板间隙过小或椎板间隙与椎间盘不在同一平面上不宜采用此种入路。

患者俯卧位，腹部垫一薄枕，CT或C型臂导引下确定病变椎间盘，常规消毒皮肤，铺无菌洞巾，1%利多卡因局麻下，选择病变棘间隙后背正中线患侧旁开0.5~1.0 cm处为进针点，使用16号平头硬膜外套管针与皮肤平面垂直进针，套管针沿皮肤—皮下脂肪—腰背筋膜—骶棘肌—黄韧带—侧隐窝间隙—盘内途径进针，当针尖穿破黄韧带时有明显“落空感”，回抽无脑脊液，注射1.0 ml过滤空气无阻力，经空气挤压试验，将硬膜囊推向对侧，增大了硬膜囊与神经根之间距离，穿刺针在硬膜囊外侧3~4 mm处和神经根腋下穿过，CT下清晰可见，穿刺针对硬膜囊和神经根无损伤，之后立即将治疗针经“套管针”刺入椎间盘内，CT扫描显示针尖位置，理想的位置应是：套管针尖位于椎间盘突出物表面，治疗针尖位于椎间盘中央。C型臂透视下显示：正位针尖位于椎间隙正中线旁2~3 mm，侧位针尖位于椎间隙的中后2/5交界处（图18-14）。

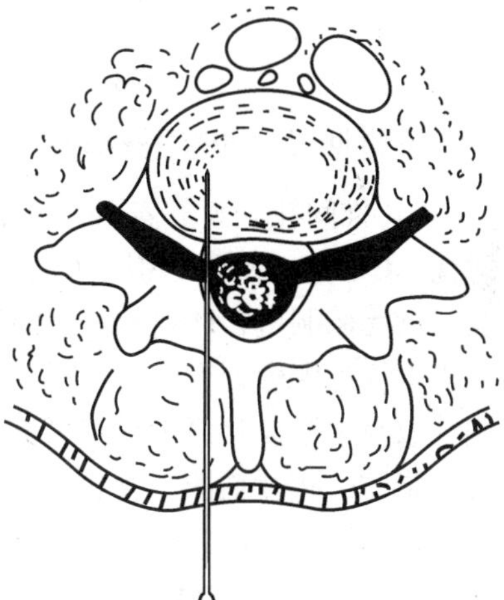

图18-14　小关节内缘盘内穿刺

3）小关节内缘盘外穿刺：适用于$L_{4\sim5}$、$L_5\sim S_1$盘外消融。

患者俯卧位，腹部垫一薄枕，CT或C型臂导引下确定病变椎间盘，常规消毒皮肤，铺无菌洞巾，1%利多卡因局麻下，选择病变棘间隙后背正中线患侧旁开0.5~1.0 cm处为进针点，使用7~9号腰椎穿刺针与皮肤平面垂直进针，腰椎穿刺针沿皮肤—皮下脂肪—腰背筋膜—骶棘肌—黄韧带—侧隐窝间隙途径进针，当针尖穿破黄韧带时有明显“落空感”，回抽无液体，注射1.0 ml过滤空气无阻力，经空气挤压试验，将硬膜囊推向对侧，增大了硬膜囊与神经根之间距离，穿刺针在硬膜囊外侧和神经根腋下穿过，CT下清晰可见，穿刺针对硬膜囊和神经根无损伤，理想的位置应是：穿刺针尖位于椎间盘突出物表面。C型臂透视下显示：正位针尖位于椎间隙正中线旁2~3 mm，侧位针尖位于椎体后缘（图18-15）。

4）椎板外切迹盘外穿刺：适用于$L_{4\sim5}$以上盘外消融。

患者俯卧位，腹部垫一薄枕，CT或C型臂导引下确定病变椎间盘，常规消毒皮肤，铺无菌洞巾，

1% 利多卡因局麻下，选择病变棘间隙后背正中线患侧旁开 1.0 ~ 1.5 cm 处为进针点，使用 7 ~ 9 号腰椎穿刺针与皮肤平面垂直进针，腰椎穿刺针沿皮肤—皮下脂肪—腰背筋膜—骶棘肌—黄韧带—椎间孔外口途径进针，当针尖穿破黄韧带时有明显“落空感”，回抽无液体，注射 1.0 ml 过滤空气无阻力，穿刺针在神经根肩上穿过，CT 下显示，穿刺针对神经根无损伤，穿刺针理想的位置应是：针尖位于椎间盘突出物表面。C 型臂透视下显示：正位针尖位于椎间隙正中线旁开 1.0 ~ 1.5 cm，侧位针尖位于椎体后缘（图 18 - 16）。

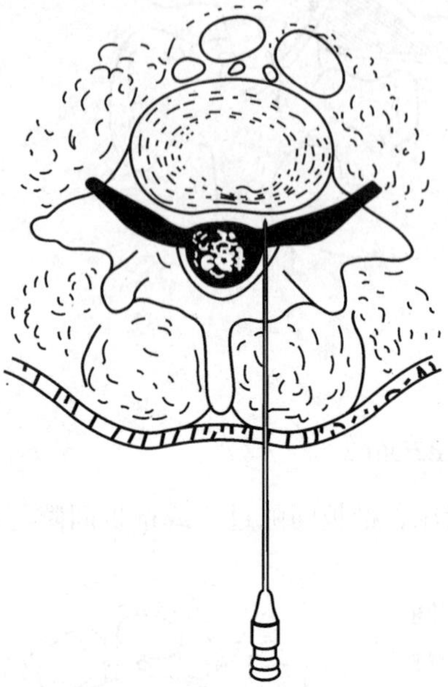

图 18 - 15　小关节内缘盘外穿刺

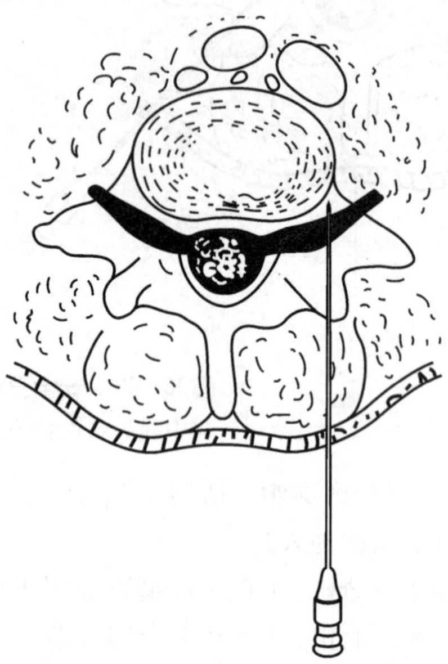

图 18 - 16　椎板外切迹盘外穿刺

5）椎间孔硬膜外盘外穿刺：患者俯卧位，腹部垫一薄枕，CT 或 C 型臂导引下确定病变椎间盘，常规消毒皮肤，铺无菌洞巾，1% 利多卡因局麻下，选择病变棘间隙后背正中线患侧旁开 5 ~ 6 cm 处为进针点，使用 7 ~ 9 号肝穿刺针取与中线矢状面 45° ~ 55°夹角，对准椎间隙经皮肤—皮下脂肪—腰背筋膜—骶棘肌—黄韧带—椎间孔外口途径进针，当针尖穿破黄韧带时有明显“落空感”，回抽无液体，注射 1.0 ml 过滤空气无阻力。CT 下显示，穿刺针对神经根无损伤，穿刺针理想的位置应是：针尖位于椎间孔外口椎间盘突出物表面。C 型臂透视下显示：正位针尖位于椎间隙正中线旁开 1.0 ~ 1.5 cm，侧位针尖位于椎体后缘（图 18 - 17）。

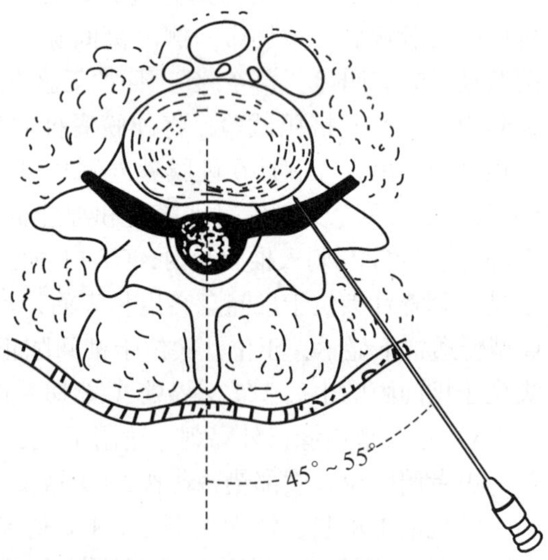

图 18 - 17　椎间孔硬膜外盘外穿刺

6）后正中硬膜外后间隙穿刺：适用于硬膜外间隙神经阻滞。

患侧在下侧卧位，抱膝，腰部后突，常规消毒、铺巾，局麻后用硬膜外穿刺针，从病变棘突间隙刺入硬膜外间隙后间隙注射胶原酶。也可在病变部位上一个棘突间隙做硬膜外穿刺，然后插管至患病部位注入胶原酶。此法不需在影像监视下操作，但盲目性过大，定位不准确，药力不集中，胶原酶溶液易流失浪费（图 18 - 18）。

7）后正中硬膜外前间隙置管穿刺：适用于连续硬膜外间隙神经阻滞。侧卧位，患侧在下，抱膝腰部后突，选择病变棘间隙下一个棘突间隙后背正中线为进针点，常规消毒、铺巾，局麻后用 16 号硬膜外穿刺针，与皮肤平面垂直进针，腰椎穿刺针沿皮肤—棘上韧带—棘间韧带—黄韧带—硬膜外间隙后间隙途径进针，当针尖穿破黄韧带时有明显“落空感”，回抽无液体，注射 1.0 ml 过滤空气无阻力，到达硬膜外间隙后，穿刺针勺状面斜向病变侧，置入带钢丝的硬膜外导管，置入深度为硬膜外穿刺针的长度加上 2 ~3 cm，待患者诉有病变部位疼痛明显加重为止，抽出钢丝，确定导管在硬膜外间隙后注药。此法设想很好，不需在影像监视下进行，但在实际操作过程中导管定位不准确，并且带钢丝的硬膜外导管容易刺伤硬膜囊、神经根和硬膜外血管丛（图 18 –19）。

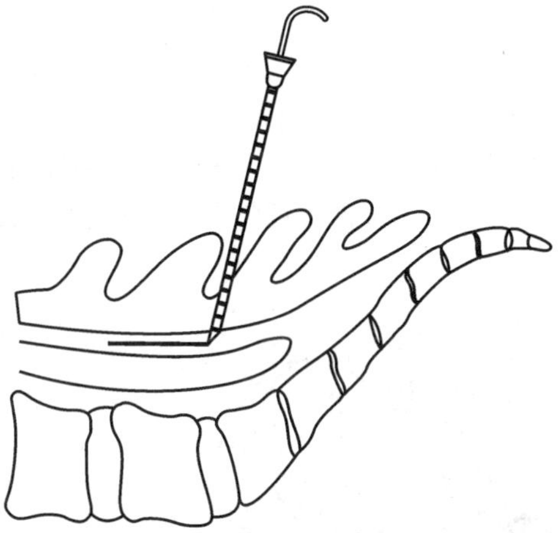
图 18 –18　后正中硬膜外后间隙穿刺

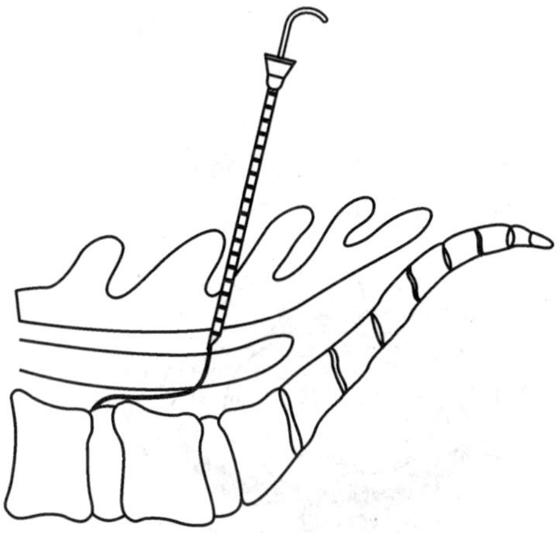
图 18 –19　后正中硬膜外前间隙置管穿刺

8）骶裂孔硬膜囊前间隙置管穿刺：适用于多节段椎间盘突出胶原酶盘外注射及连续硬膜外间隙神经阻滞。

患者俯卧位，腹部垫一薄枕，CT 或 C 型臂导引下确定病变椎间盘，先在骶尾部触摸两骶角，其间的凹陷即为骶裂孔；肥胖者两骶角及中间的凹陷不易扪及，需从尾椎末端上移 4 ~5 cm，用力压摸骨质的凹陷处即是骶裂孔，并做皮肤标记。常规皮肤消毒、铺巾，1% 利多卡因做局麻。麻醉时即可探测定位是否准确，用 7 号针头与皮肤成 45°角度进针，当针头穿过骶尾韧带时有落空感，推注药液或空气无阻力，抽吸呈真空时，提示定位准确。用 18 号硬膜外穿刺针，缺口朝前由穿刺点斜行刺入，当针尖触及骶管前壁时，针体向尾侧倾斜至与皮肤 15° ~30°角，再继续推进 3 ~5 cm。抽吸呈负压，推注空气无阻力时，经穿刺针导入硬膜外导管，为了增加导管强度，便于向上推进，导管内可放入细钢丝。可事先计算好置入长度（至 L_5 ~ S_1 间隙处 12 ~14 cm，至 $L_{4\sim5}$ 间隙处 16 ~18 cm），也可用 C 型臂或 CT 扫描观察调整导管末端置入位置。到达突出椎间盘部位后，退出穿刺针和导管内钢丝，再次抽吸无脑脊液或血液流出而呈负压时，可注入 1 ~1.5 ml 非离子型造影剂进一步证实导管末端位置准确无误后，方可注药（图 18 –20）。

9）小关节内缘入路靶点穿刺：适用于靶点注射胶原酶、靶点射频消融。

患者俯卧位，腹部垫一薄枕，CT 导引下确定病变椎间盘及靶点平面，常规消毒皮肤，铺无菌洞巾，1% 利多卡因局麻下，选择病变棘间隙后背正中线患侧旁开 0.5 ~1.0 cm 处为进针点，使用 16 号平头硬膜外套管针与皮肤平面垂直进针，套管针沿皮肤—皮下脂肪—骶棘肌—黄韧带—神经根内侧间隙—盘内途径进针，当针尖穿破黄韧带时有明显“落空感”，回抽无液体，注射 1.0 ml 过滤空气无阻力，经空气挤压试验，将硬膜囊推向对侧，增大了硬膜囊与神经根之间距离，穿刺针在硬膜囊外侧 3 ~4 mm 处和神经根腋下穿过，CT 下清晰可见，穿刺针对硬膜囊和

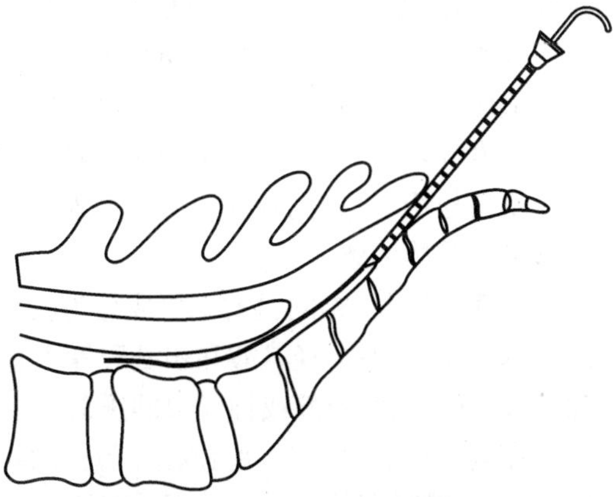
图 18 –20　骶裂孔硬膜囊前间隙置管穿刺

神经根无损伤，之后立即将治疗针经“套管针”刺入突出物内，再次 CT 扫描显示针尖位置；理想的位置应是：套管针尖位于椎间盘突出物表面，治疗针尖位于突出物内（图 18－21）。

10）后外侧安全三角入路靶点穿刺：患者俯卧位，腹部垫一薄枕，CT 或 C 型臂导引下，确定病变椎间盘及进针点，并做皮肤标记。进针点一般为后背正中线患侧旁开 8～10 cm。常规消毒皮肤，铺无菌洞巾，1% 利多卡因局麻。$L_{4\sim5}$ 以上椎间盘内穿刺针取与中线矢状面 45°～55° 夹角，对准椎间隙经皮肤—皮下脂肪—腰背筋膜—骶棘肌—腰方肌—腰大肌—横突间肌盘内途径进针，当针尖穿破黄韧带时有明显“落空感”，回抽无液体，注射 1.0 ml 过滤空气无阻力，CT 下清晰可见，穿刺针对神经根无损伤，之后立即将治疗针刺入突出物内，再次 CT 扫描显示，针尖位置恰当理想时即可做靶点消融治疗。$L_5\sim S_1$ 椎间盘穿刺时，穿刺点选在髂嵴后缘与髂后上棘连线上，距后正中线 6～9 cm 处，穿刺针与身体矢状面成 45°～60° 夹角的同时，针尖向足侧倾斜 20°～30° 进针，以避开髂骨骨翼的遮挡（图 18－22）。

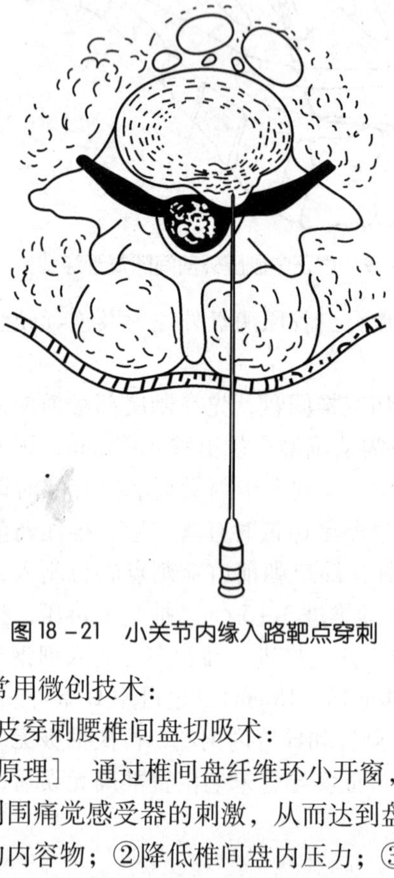

图 18－21　小关节内缘入路靶点穿刺

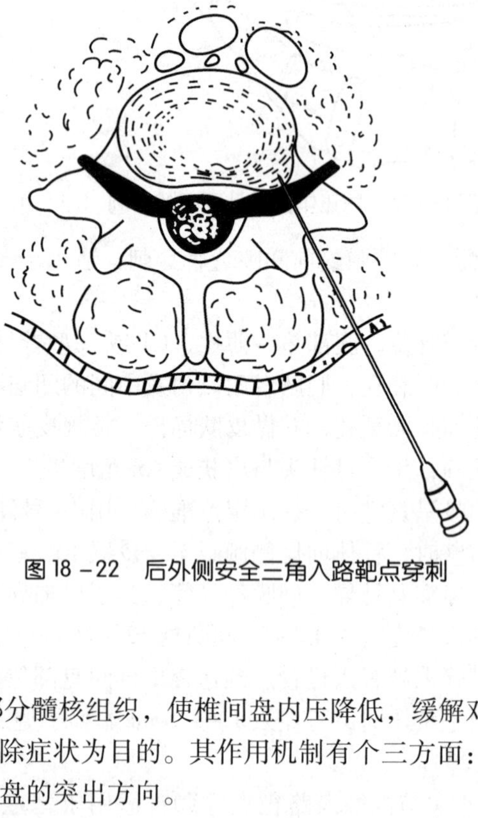

图 18－22　后外侧安全三角入路靶点穿刺

（3）常用微创技术：

1）经皮穿刺腰椎间盘切吸术：

［治疗原理］　通过椎间盘纤维环小开窗，并切除部分髓核组织，使椎间盘内压降低，缓解对神经根及椎间盘周围痛觉感受器的刺激，从而达到盘内减压消除症状为目的。其作用机制有个三方面：①减少椎间盘内的内容物；②降低椎间盘内压力；③改变椎间盘的突出方向。

［穿刺途径］　安全三角入路盘内穿刺。

［适应证］　适用于膨出型或包含性突出型。脱出型、游离型不宜。

［技术优势］　与开放手术相比，具有创伤小、恢复快、不干扰椎管内结构、操作简单的优点。

［不良作用］　椎间盘炎、神经根损伤、血管损伤、肠道损伤时有发生。

2）胶原酶溶解术：

［治疗原理］　椎间盘的主要成分为胶原蛋白，胶原酶能选择性地溶解髓核和纤维环中的胶原纤维，使之降解为脯氨酸、羟氨酸和赖氨酸等氨基酸。然后通过血液循环和淋巴循环中和吸收，使突出物减小或消失，解除其对脊髓或神经根的压迫，以达到盘内减压，盘外溶解，靶点溶解之目的。

［穿刺途径］　所有入路途径。但椎间孔型脱出不宜盘外注射胶原酶，此型因其结构特殊，药液与其接触面及接触时间较少，对其不易溶解。

［适应证］　适用于各种类型的椎间盘突出症。

［技术优势］　适应证较宽，穿刺途径多，注射方法灵活，不需大型治疗设备投入。

［不良作用］ 盘内注射易造成盘内压增高，引发患者腰腿疼痛加剧，大小便暂时性功能障碍；由于多种盘内减压技术的问世，盘内注射现已基本放弃。靶位注射易造成突出物脱落，卡压神经根甚至卡压马尾神经。如穿刺过程不慎，误将胶原酶注射到硬膜囊内或神经鞘内，将会引起神经组织严重损伤。此外尚有极少数患者出现皮肤过敏反应。详见胶原酶溶盘术后的并发症。

3）激光椎间盘减压术：

［治疗原理］ 利用激光的高能量局部生物效应——燃烧、汽化、变性和凝固的作用，将部分椎间盘髓核组织汽化为 CO_2 和 H_2O，之后被吸出，以降低髓核腔内的压力，使突出的椎间盘组织部分“回缩还纳”，解除其对脊髓或神经根的压迫，以达到盘内减压之治疗目的。

［穿刺途径］ ①后外侧安全三角入路盘内穿刺；②侧隐窝小关节内缘盘内穿刺。

［适应证］ 适用于膨出型或包含性突出型均可。脱出型、游离型不宜。

［技术优势］ 激光释放的高能量可使组织发生多种生物效应；在组织中心具有破坏作用，在组织周围具有很好的热疗作用，这种深层热疗效应用来治疗交感型颈椎病和伴有下肢发凉的腰椎间盘突出症优于其他微创技术。

［不良作用］ 偶有神经热损伤、软骨终板炎的发生。

4）经皮穿刺臭氧髓核氧化术：

［治疗原理］ 臭氧具有强氧化作用，注入椎间盘后能迅速氧化髓核内的蛋白多糖，髓核细胞膜和细胞内结构破坏，细胞合成功能下降，髓核渗透压降低，从而导致水分丢失，髓核干涸萎缩，体积缩小，椎间盘内压降低，从而减轻了对周围神经的压迫，达到盘内减压治疗目的。

［穿刺途径］ ①后外侧安全三角入路盘内穿刺；②侧隐窝小关节内缘盘内穿刺。

［适应证］ 适用于膨出型或包含性突出型均可。脱出型、游离型不宜。

［技术优势］ 此法具有减压快作用迅速，适用于中央型膨出，椎间孔型突出；抗炎作用独特，尤其适用于合并糖尿病患者；成本低，几乎没有耗材。

［不良作用］ 不良反应少，迄今为止尚未见严重不良反应及并发症报道。但脱出型盘内注射及椎管内注射易引发患者头痛头晕。

5）射频热凝疗法：

［治疗原理］ 通过射频汽化棒，将射频电流通过毁损电极达到椎间盘髓核组织，引起离子振荡产热，热能打断髓核的有机分子键，使髓核内的胶原蛋白分子收缩，髓核组织被汽化萎缩，体积缩小，椎间盘内压降低，从而减轻了对周围神经的压迫，达到盘内减压，靶点消融治疗目的。

［穿刺途径］ ①后外侧安全三角入路盘内穿刺；②侧隐窝小关节内缘盘内穿刺；③突出物靶点穿刺。

［适应证］ 适用于膨出型、包含性突出型和脱出型均可。游离型不宜。

［技术优势］ 连续射频热凝的优点是：毁损的范围局限，毁损的程度可控，可用于髓核脱出的突出物靶点消融治疗，靶点消融，既可快速解除突出物对神经根的压迫，同时又最大限度地保护了椎间隙的高度和椎间盘的生理作用。

［不良作用］ 目前尚未见严重不良反应及并发症报道，很少发生神经根热损伤。

6）经皮穿刺椎间盘内热波治疗术：

［治疗原理］ 在变性椎间盘中可出现无髓鞘神经组织向纤维环破裂处生长。椎间盘内压力紊乱、椎间盘膨出、椎间盘突出刺激这些神经末梢是产生椎间盘疼痛的主要原因。本手术通过特殊加热装置使纤维环的胶原纤维组织受热变性，从而封堵破裂的纤维环裂隙，达到纤维环修补的治疗目的。

［穿刺途径］ 后外侧安全三角入路盘内穿刺。

［适应证］ 适用于椎间盘退变、椎间隙狭窄的盘源性腰痛。

［技术优势］脉冲射频的神经调节作用较强，毁损的范围局限，毁损的程度可控，可用于治疗神经功能紊乱的疼痛病症，如腰椎手术失败综合征。

[不良作用] 经皮穿刺椎间盘内热波治疗术安全，尚未见并发症报道。

7）等离子髓核成形术：

[治疗原理] 利用等离子刀产生的等离子体能量，打断髓核组织的分子键，引起低温下（40 ℃）髓核的分解、汽化、消融形成数个消融孔道；同时利用等离子刀的冷凝固作用，在低温下（70 ℃）使髓核组织的胶原收缩、固化，迅速有效地减少椎间盘的体积，降低椎间盘内的压力，使突出髓核部分还纳，解除对神经根的压迫；此外，工作头加热至（90 ℃），可破坏纤维环内的痛觉神经末梢，达到椎间盘重建的盘内减压治疗目的。

[穿刺途径] 后外侧安全三角入路盘内穿刺。

[适应证] 膨出型或包含性突出型均可；脱出型、游离型不宜。

[技术优势] 等离子均有较肯定的减压作用。适于治疗盘内压力较高的膨出型椎间盘突出症；由于等离子消融后髓核内仅产生直径不到 2 mm 的孔道，孔道周围组织胶原蛋白的螺旋结构皱缩，但细胞仍保持活性，故对椎间隙较窄的突出症更为适宜。

[不良作用] 缺点是成本贵、医疗费用高。

8）经皮腰椎间盘旋切减压术：

[治疗原理] 使用 17 G 钻切除部分椎间盘髓核组织，降低髓核腔内的压力，使突出的椎间盘组织部分“回缩还纳”，解除其对脊髓或神经根的压迫，达到盘内减压治疗目的。

[穿刺途径] 后外侧安全三角入路盘内穿刺。

[适应证] 适用于膨出型或包含性突出型均可。脱出型、游离型不宜。

[技术优势] 旋切与等离子一样均有明显的减压作用。

[不良作用] 偶可发生椎间盘炎、神经根损伤。

9）硬膜外间隙镜技术：目前此项技术国内部分医院已开始应用于临床。

10）针刀疗法：详见有关章节。

（4）微创技术应用体会：

1）基本原则：病变特异性与微创技术的生物效应科学匹配。根据各种不同技术的理化特性、生物效应、治疗原理选择最佳治疗适应证；根据不同病变及各种病变的不同点、致痛原理、临床表现选择最适宜技术。

2）关键技术：确保穿刺针到达病变部位穿刺是实施各种微创技术的首要步骤和基本功。确保穿刺针到达病变部位，是保证疗效和患者安全的关键技术之一。如盘内高压者病变在椎间盘内，各种减压技术的穿刺针尖必须刺入到椎间盘中心内；纤维环及后纵韧带已破裂，髓核突入到椎管内者，穿刺针必须刺入到突出物内或突出物周围。

欲使穿刺针直达病变处，需采取合适的穿刺入路、进针角度和进针方向；膨出型、突出型宜采用盘内穿刺；脱出型宜采用侧隐窝靶位穿刺；极外侧型宜采用椎间孔穿刺；游离型宜采用骶裂孔穿刺置管；高位腰椎间盘突出，宜采用椎板外切迹进路等。

正确使用各种技术参数和施术要领，密切观察患者反应，既要确保穿刺针尖在病变组织内，又不能损伤正常组织（如神经根）。各种技术参数所需能量大小应体现个体差异。

3）注意事项：正确选择适应证，在确定微创适应证时要全面认真分析各种资料，防止误诊误治，漏诊漏治。明确诊断是基本原则，在鉴别诊断中尤其注意椎间盘突出移位的诊断和椎管内占位性病变的鉴别诊断。

熟悉患者的全身情况及重要脏器功能，确保患者安全；对难以预料的风险必须事先向患者及家属交代清楚，尽可能减少医患纠纷。

4）盘内减压与盘外消融的选择：单纯膨出型或包含性椎间盘突出，突出物位于后纵韧带前方，突出的髓核表面覆以完整的后纵韧带，此时如果采用盘内减压措施，髓核将可能全部还纳或部分还纳；如果突出物穿过后纵韧带抵达硬膜外间隙，或于其周围有粘连形成时，则无论采用任何治疗措施皆无法还纳，此时可采用具有明显治疗优势的胶原酶靶点溶解和射频靶点消融技术。

5）微创技术的联合应用：发挥单项技术优势，采用多种技术联合；同一患者可有多个椎间盘突出，同一患者可采用多项微创技术联合治疗，同一病变部位可采用多种穿刺途径入路。因此，一些特殊类型的椎间盘突出，只有采用联合治疗、综合治疗才能更进一步提高疗效。

对于内层纤维环破裂，外层纤维及后纵韧带弹性减弱或消失的膨出型病例，仅靠单纯的盘内减压不可能使突出的椎间盘组织全部“回缩还纳”。而对于纤维环大部分已破裂或全层破裂，髓核突出至韧带下与周围结构广泛粘连的突出型病例，单纯盘内减压更不可能使突出的椎间盘组织全部“回缩还纳”。对于纤维环及后纵韧带已破裂，部分髓核已脱出裂隙的脱垂型或已完全脱入硬膜外间隙的游离型病例，盘内减压更不可行。

盘外注射胶原酶，可使盘内减压术后残留髓核，或经纤维环及后纵韧带裂隙进入硬膜外间隙的髓核，甚至游离于椎管的髓核充分结合，并将其溶解。因此，盘内减压联合盘外溶解，可以达到双重减压的目的。较之单纯盘内减压或单纯胶原酶溶解者其疗效皆有所提高。

6）多节段椎间盘突出微创技术的应用：对于多节段腰椎间盘突出患者，微创介入治疗技术有其突出的优越性，因为多节同时切开手术损伤较大，常常并发椎间隙狭窄、椎间小关节失稳等不良改变，严重影响腰椎的稳定性。微创技术可以克服以上缺点，因此多节段椎间盘突出更合适微创治疗。

7）残留症状的处理：由于腰椎间盘突出症常常合并其他相关病变，如椎管内神经根水肿、渗出、粘连等炎性反应，椎管外软组织的劳损、痉挛、挛缩及无菌性炎症，小关节功能紊乱和脊神经后支卡压等，皆是导致腰腿痛的重要因素。所以，微创术后残留症状的处理不容忽视，辅以神经阻滞、针刀松解、推拿、按摩、牵引、理疗等方法，将明显提高综合治疗效果。

8）保证胶原酶疗效的因素：①诊断是否正确；②适应证的选择是否恰当；③穿刺途径的选择是否合理；④穿刺针的定位是否准确；⑤突出物周围腔隙的大小是否适宜；⑥胶原酶药物是否足量；⑦稀释液浓度是否适宜；⑧推注速度的快慢是否恰当；⑨术后患者体位是否适当；⑩胶原酶溶解时间是否充足。

9）胶原酶溶解术的技术要求与存在的问题：

要求：①穿刺针必须准确到位，即穿刺针尖与突出物充分接触或与突出物充分接近。②胶原酶必须在局部达到饱和浓度才能有效地溶解突出物。③胶原酶作为一种蛋白质，必须在适宜的 pH 值和温度下才能发挥活性，如失去这两个基本条件，酶的活性将大部分或全部丧失。

存在的问题：盲目性和随意性。①只注意将胶原酶注射到硬膜外间隙，不强调胶原酶与突出物的充分接触；②从后方穿刺，将胶原酶注射到硬膜外后间隙，试图让胶原酶通过椎管与硬膜囊之间的脂肪、血管等疏松结缔组织，依靠梯度弥散的方式，使胶原酶与突出物结合；③不通过影像学监视手段来证实穿刺位置，仅凭体表骨性标志定位（由于骶椎腰化或腰椎骶化等变异的存在，定位可能不准），穿刺过程单凭手感和真空试验或麻醉试验就注射胶原酶，这样就难以保证胶原酶在突出物的局部或突出物周围聚集，或达到足够的浓度。

10）盘内、盘外注射胶原酶利与弊：盘内穿刺需要在影像监控下操作，注射胶原酶药量集中，溶解较彻底，而缺点是适应证较窄，术后疼痛加剧，个别患者出现一过性大小便功能障碍；溶解后 1～3 个月内椎间隙变窄，小关节突重叠，往往出现脊柱失稳。另外操作医生会受到 X 射线损伤。而盘外注射法，操作相对简单，适应证较宽，术后疼痛较轻，但定位不够十分准确，药量不集中，胶原酶溶液易流失浪费。

11）单次硬膜外与留置导管连续硬膜外注射胶原酶比较：常规注射胶原酶患者均采用俯卧位，此时突出的椎间盘髓核在椎管内形成凸起，如一次性将设定量 4～5 ml 胶原酶水溶液全部注入突出部位，这样大部分药液流向其他空间，胶原酶溶液很难在突出处停留，其溶解作用势必降低。根据硬膜外间隙造影观察，1 ml 造影剂在腰椎硬膜外间隙内能分布 2～3 个椎体平面，如果用 5 ml 胶原酶水溶液做盘外注射，那么在突出物周围有限的间隙内能滞留的胶原酶溶液少，胶原酶药物不能与突出物有效结合，其疗效可想而知。经骶裂孔硬膜囊前间隙入路，穿刺置管连续缓慢注射胶原酶，是建立在导管位置准确基础上实行的。留置导管后可以较长时间内分次注射，缓慢注射。胶原酶溶液直接滴注在突出物上，如此才能保证胶原酶溶液足量、长时间与突出物充分接触，充分发挥其溶解功能。此外置入的导管可以根据病变节段调整导管末端位置，一次穿刺多部位用药，充分发挥其灵活作用，使胶原酶液最大限度地溶解突出物。

12）造影剂或麻药试验剂对胶原酶疗效的影响：CT 下操作，穿刺针定位清晰准确，为了尽量不增加椎间盘压力，减轻术后疼痛反应和减少操作程序，笔者认为盘内注射胶原酶目前多不提倡做髓核造影。因为造影剂占据了盘内的有限空间，减少了胶原酶与髓核的接触面，势必造成对胶原酶疗效的影响。同理盘外注射胶原酶，因为造影剂和麻药试验剂占据了硬膜外间隙的有限空间，减少了胶原酶与髓核的接触面，同样造成对胶原酶疗效的影响，但前提是在 CT 导引下操作，穿刺针定位准确清晰，针尖不在硬膜囊内或神经根鞘内。

13）胶原酶溶盘术后的并发症及其防治：

疼痛加重：盘内注射易造成盘内压增高，引发患者腰腿疼痛加剧，因刺激窦椎神经和交感神经链引起大小便一过性功能障碍。预防措施：轻者口服镇痛药，重者肌内注射镇痛剂，必要时硬膜外间隙注射消炎镇痛液。

神经损伤：穿刺过程不慎，针尖可直接刺伤神经根；或硬膜囊及神经根鞘膜被刺破后，胶原酶溶液漏入其内，可使脊神经损伤。预防措施：熟悉解剖，操作规范、轻巧。若刺中神经根或回吸有脑脊液，应放弃注射。7 ~ 15 d 后再行穿刺。如出现神经损伤体征，应每天检查受累的神经根分布区的感觉、肌力、生理反射、病理反射、脑膜刺激症状、腰背痛情况、体温变化等。同时给予神经营养药物，联合应用针灸、电刺激、穴位注射等辅助治疗手段。

突出物脱落：靶位注射易造成突出物脱落，即尚未完全溶解的椎间盘组织，脱离嵌顿在侧隐窝，卡压神经根甚至卡压马尾神经。一旦诊断明确后应立即动员患者急诊手术。

过敏反应：轻者出现暂时性皮疹、瘙痒等轻度反应。重者出现一过性紫癜，恶心、呕吐等症状，全身荨麻疹、低血压、支气管痉挛以及喉头水肿，甚至过敏性休克等严重过敏反应者罕见。预防措施：术前口服抗组织胺类药物，静脉注射地塞米松；典型过敏反应，则应立即采取相应急救措施。

导管脱落或折断：溶盘术后，留置导管因患者不遵医嘱或护理不到位，可能出现针孔感染、导管脱落或导管折断。

溶盘术后休息时间不足：个别患者体位及活动不当，髓核再次突出病情加重。

椎间隙感染：无菌技术控制不严，可发生椎间隙感染。其症状是：患者剧烈腰痛，低热，血沉明显升高，骶棘肌痉挛，有时腰部发热，局部有深压痛及叩击痛。MRI 能早期清楚的显示感染病灶。预防措施：重在预防，严格无菌技术，术前术后应用抗生素，一旦出现椎间隙感染，应全身注射敏感抗生素，同时配合应用中药、理疗等治疗。

特殊情况：突出物形状尖锐刺破硬膜囊，当突出物缩小或移位时，硬膜囊裂隙形成，此时脑脊液外漏，出现低颅压头痛；如再次注射麻药或胶原酶可进入蛛网膜下隙，出现严重后果。预防措施：密切观察患者病情变化，严格规范每一次硬膜外间隙注射用药。

（周红刚　张志国　王春亭）

第十九章　臀、下肢及会阴部痛

第一节　臀髋及股部疾病

一、大转子疼痛综合征

大转子疼痛综合征（greater trochanteric pain syndrome）又称股骨大转子综合征（trochanter of femur syndrome）、大粗隆疼痛综合征（greater tuberosity pain syndrome），主要表现为大转子区域疼痛和触痛，髋关节抗阻力外展疼痛加剧的临床综合征。

【病因与病理】 本病的病因有人认为是滑囊急性炎症所致，而目前认为本病类似于网球肘、高尔夫球肘和警察膝等牵拉综合征，是由于大转子区域附着的肌腱组织被过度牵拉造成反复慢性损伤而继发的无菌性炎症所致。大转子附着强大的肌肉组织，由于肌腱活动或局部压迫引起疼痛。

【临床表现】 发病时患者的主要临床表现为大转子区域发生疼痛，疼痛常突然发作，甚至有时夜间可以痛醒；疼痛常呈放射性，向下放射至大腿后外侧，向前可放射至腹股沟区，向后可放射至骶髋部。体检时可发现大转子顶端靠后方有明显的压痛点，患肢活动因疼痛而受到限制，抗阻力外展或后伸，脊柱前屈或侧屈（凸向患侧）疼痛加重。

【诊断与鉴别诊断】 根据部分患者的慢性劳损病史、局部疼痛及大转子顶端靠后方的压痛点，排除局部其他器质性病变者，结合髋关节 X 射线片的阳性资料即可明确诊断。本病起源于髋关节的外展结构，少数患者 X 射线表现为大转子顶端上方软组织钙化和大转子皮质轻度不规则。本病疼痛可放射至大腿后外侧，需与坐骨神经痛相鉴别，其他需鉴别的疾病有髋关节骨性关节炎或腰部疾病所致的疼痛。

【治疗】 在急性期需适当卧床休息，局部理疗、热敷或中药贴敷可改善局部血液循环，减轻症状，促进炎症消退；疼痛严重时给予非甾体抗炎止痛药物。采用局部类固醇激素复合低浓度酰胺类局麻药如利多卡因或布比卡因区域注射或髋关节囊内注射，方法：患者患侧屈膝外展 45°，于耻骨和髂前上棘为连线中点处用 7 号腰穿针刺入关节囊内，每周注射 1 次，3 ~ 5 次为一疗程，常能使症状明显缓解。在注药治疗过程中，应注意休息止动。

二、梨状肌综合征

梨状肌综合征（musculi piriformis syndrom）是由于梨状肌解剖变异或因外伤、劳损等原因引起梨状肌水肿、肥厚、变性及挛缩，压迫坐骨神经所致的一系列症状。

【局部解剖】 梨状肌为髋部外旋肌群中重要的动力肌，位于小骨盆内面，横行穿过坐骨大孔进入臀部，止于股骨大转子；坐骨神经约 85% 经梨状肌下缘出骨盆，向下行于上孖肌、闭孔内肌、下孖肌、股方肌和臀大肌之间，然后到大腿后方支配大腿后侧及膝以下的运动和感觉。

【病因与病理】 本病的直接病因主要有急性损伤和慢性劳损，如下肢突然过度外展、外旋之蹬踏动作或由蹲位猛然起立等动作时，导致梨状肌肌膜破裂或肌腱连接处部分断裂，引起肌痉挛、出血、水肿和渗出损伤，梨状肌的水肿、痉挛、肥厚等刺激或压迫坐骨神经以及骶丛神经、臀部血管而致以坐骨神经痛为主要症状的一系列综合征。

臀部或骨盆的创伤、炎症和肿瘤等亦可波及梨状肌，引发坐骨神经痛症状。

【临床表现】 本病是以坐骨神经痛为主要表现，疼痛从臀部经大腿后方向小腿及足部放射。症状较剧者疼痛似“刀割样”或“烧灼样”，且影响行走。检查时，患者腰部活动好，梨状肌在臀部的表面投影区（尾骨尖至髂后上棘连线中点）有压痛，并向股后部、小腿后外侧及足底放射。让患者双足并拢，患肢外旋，疼痛加剧，这主要是梨状肌紧张刺激坐骨神经所致。直腿抬高试验，当下肢抬高在60°之内，疼痛明显，抬高受限，呈阳性；但继续被动抬高超过60°时，疼痛反而减轻。影像学X射线及CT检查常无异常发现。

【诊断及鉴别诊断】 通过详细询问病史，如多数患者有明显外伤史，部分患者有慢性劳损或感受风、寒、湿史；结合症状、体征及辅助检查的结果，可做出明确的诊断。诊断时应与下列疾病相鉴别。

1. 腰椎间盘突出症　病变在腰椎，腰部疼痛较为明显，活动受限，棘突旁压痛、叩击痛并向患肢放射。挺腹试验阳性，屈颈试验阳性，直腿抬高试验或加强试验阳性。腰椎X射线、CT或MRI呈阳性影像。

2. 马尾部肿瘤　本病可引起坐骨神经痛，疼痛明显且主要集中在腰部，其特点为休息时疼痛加重，活动后减轻，以双下肢出现症状较为多见，早期就可出现大、小便功能障碍。椎管造影可明确诊断。

3. 坐骨神经盆腔出口狭窄综合征　本征与梨状肌综合征有时不易鉴别，鉴别方法是下肢外旋试验，前者为阴性而后者为阳性。

【治疗】

1. 一般治疗　急性期应卧床休息，解除病因和防止局部组织粘连为主，多数病例可经保守治疗而得到缓解。

2. 物理治疗　可以使用TDP灯局部照射。经皮电热神经刺激（TEHNS）疗法痛点照射，每日1～2次，每次25 min，10 d为一疗程。该疗法具有促使血运加快，增加组织的营养、代谢，并可引起深部温热的功效。使用时应从小剂量开始，以后可逐渐增加剂量。还可使用药物离子导入、中频、水疗和磁疗等。

3. 药物治疗　口服非甾体抗炎镇痛药，如消炎痛、炎痛喜康、双氯灭痛等，以缓解疼痛、松弛肌肉。并可常规辅以维生素B、C类制剂以营养神经，促进功能恢复。

4. 局部阻滞　梨状肌阻滞多能收到良好的镇痛和治疗效果。常用药物为0.25%利多卡因15～20 ml，加维生素B_{12} 500 μg，急性期可加曲安奈德20～40 mg，慢性疼痛加神经妥乐平3.6 U，先将1/3药物注射于梨状肌最痛点，再将2/3的药物扇形多点注射，以增加效果。

5. 针刀治疗　对压痛点局限、浅表或可触及皮下组织内硬结者，可采用针刀剥离或切断。与其他治疗方法比，有创伤小，发挥作用快，治愈率高的特点，但此种操作应由经验丰富的医师进行，以免伤及坐骨神经。

6. 手术治疗　手术方法包括将附着于髂后上棘的臀肌剥离，将附着于髂前上棘的髂胫束切断，将梨状肌的附着点切断，将与坐骨神经相交叉的梨状肌切除等，以缓解对坐骨神经的牵拉和压迫。

三、坐骨神经盆腔出口狭窄综合征

坐骨神经盆腔出口狭窄综合征（sciatic nerve pelvic outlet stricture syndrome）是指盆腔出口处因软组织病变，致使该出口部狭窄，而压迫从其间穿过的坐骨神经所出现支配区感觉和运动障碍的一系列症状。长期以来，梨状肌综合征曾与该征相混淆，甚至把坐骨神经干性受累症状认为是梨状肌的病变所致。现经研究发现梨状肌病变只是构成该征的原因之一，据统计仅占10%。

【局部解剖】 坐骨神经盆腔出口是由盆腔后壁的多层肌肉、韧带以及血管和疏松结缔组织形成的一个骨纤维管道，上起盆腔口，下至闭孔内肌下缘。若以梨状肌下缘为界又将盆腔出口分为梨状肌下缘以上的骨盆段和以下的臀段。

1. 骨盆段　有上、下两口和前、后、内、外四壁。上口即盆腔口呈半月形，位于盆腔腹膜外疏松的结缔组织中，相当于 S_5 上缘平面，容纳坐骨神经通过的上口扁且狭窄；下口即梨状肌下孔，呈三角形的裂隙。前壁为闭孔内肌及坐骨大切迹；后壁为梨状肌；内侧壁为骶结节韧带和骶棘韧带；外侧壁为坐骨大切迹和臀小肌与梨状肌接触部。

2. 臀段　是由梨状肌下孔至上孖肌上缘，其长度为（2.7 ±0.6）cm；前壁为上孖肌和闭孔内肌，后壁为臀大肌，内侧是坐骨结节上部及臀下血管神经，外邻转子窝及股骨颈。

坐骨神经为一混合神经，起自 $L_{4\sim5}$脊神经和 $S_{1\sim3}$神经的前股与 $S_{1\sim2}$神经的后股，被一个总的纤维鞘所包围。在鞘内该神经分为胫神经和腓总神经两干，并与大腿后方下 1/3 处分开各自行走。在盆腔内各腰骶神经支呈倒伞状向下，汇集为坐骨神经呈扁平状，宽为 15 ~20 mm。在梨状肌前方向下走行，其前方为疏松的盆腔筋膜外脂肪，稍下为闭孔筋膜，内侧为臀下动脉和神经。

【病因与病理】　臀部外伤、慢性劳损、长期处于寒冷、潮湿的环境及长时间的持续压迫等引起臀部深层组织的纤维织炎、水肿、充血，最后发生纤维粘连、瘢痕形成或肌肉变性等，都可导致局部组织的内压增加，缩小了盆腔出口处的有效空隙，以致嵌压其间的坐骨神经。

【临床表现】　该征起病可急可缓，病程一般较长且为间歇性、起伏发作。其临床表现为坐骨神经干性受累症状，沿坐骨神经走行的放射性痛及其支配区的运动、感觉障碍和跟腱反射、跖反射异常。多为单侧发病并累及同侧下肢，疼痛向大腿后侧，小腿后外侧及足背、小趾放射，或向下腹部及会阴部放射。行走时疼痛加剧，以致患侧下肢不能迈步。

站立时，患侧臀部翘起，行走困难。检查时，在臀部坐骨神经出口部体表投影位置（大粗隆与坐骨结节连线中内 1/3 上方的 2.5 ~4 cm 处）有明显压痛，并向大腿后下方放射。直腿抬高试验、屈颈试验、下肢内旋试验（站立位双足自然分开，令患者双足及下肢向内旋转，可诱发臀部疼痛并向下肢、小腿放射者为阳性）均呈阳性。腰部一般无压痛点及阳性体征。

【诊断与鉴别诊断】

1. 诊断

（1）病史：有臀部外伤史及感受风寒史，又有反复发作史。

（2）临床表现：主要为坐骨神经干性痛，压痛点位于坐骨神经出口处。

（3）体征：直腿抬高试验、屈颈试验、下肢内旋试验均为阳性。

（4）X 射线检查：无异常发现，但可排除脊柱转移癌所致坐骨神经痛。

（5）肌电图检查：肌电图改变可出现潜伏期延长，呈震颤电位或重收缩时单纯相等坐骨神经受损的表现。

2. 鉴别诊断

（1）梨状肌综合征：仅从病史和症状上本病与梨状肌综合征很相似，容易混淆。但由于两者压迫坐骨神经部位不同而体征上也有明显差异。梨状肌综合征将下肢外旋致使梨状肌本身的收缩与痉挛，可诱发坐骨神经症状。本病时下肢外旋出口部反而松弛，故症状减轻是重要鉴别要点。

（2）腰椎间盘脱出症：有典型的受压神经根相一致的下肢放射痛，体检时腰椎正中和棘旁压痛明显，活动受限。腰椎管造影或 CT 可确诊。

（3）腰椎管狭窄症：该病具有间歇性跛行，症状多而体征少，腰后伸受限及腰部压痛等三大症状，严重者可引起双下肢无力、括约肌松弛、大小便障碍或轻瘫。椎管造影或 CT 检查显示椎管前后或横径缩小。

（4）腰椎管内肿瘤：持续性疼痛，并呈进行性加重，尤为夜间疼痛明显，并有与受压神经节段相一致的症状和体征，早期可出现大、小便功能障碍。椎管造影或 CT 可确诊。

（5）盆腔疾患：女性多见，因盆腔疾患引起骶丛神经受压，除坐骨神经受刺激并出现症状与体征外，臀上神经、股神经和闭孔神经等也同时被累及，因此疼痛的性质更广泛，不难与本病鉴别。

【治疗】

1. 一般治疗　对于早期及急性发作患者，以卧床休息、解除病因和预防局部组织粘连为主。

2. 药物治疗　口服 NSAIDs 药物，以缓解疼痛，松弛肌肉。疼痛剧烈者可使用奇曼丁 0.1g/次，1 次/d口服。同时，常规辅以神经营养药物，维生素 B_1、B_6 和 B_{12}。

3. 物理治疗　可采用直流电药物导入法，将3% ~5%氯化钙或具有活血散淤功效的中药作导入物。该方法可借直流电将药物导入治疗部位，并在局部保持较高的浓度。低频疗法：作用板直径 2 ~ 3 cm，置于痛点，非作用板直径 100 cm，放于患侧小腿后部，1 ~ 2 次/d，10 d 为一疗程。此外，局部还可使用中、高频电疗法及激光疗法、超声波疗法等。

4. 神经阻滞疗法　神经阻滞疗法是最常用且有效的方法。采用局部浸润阻滞，在臀部、腘窝、腓总神经等压痛明显处注入 0.25% 利多卡因或 0.2% 布比卡因，维生素 B_{12} 500 μg 和激素混合液，每点注入 3 ~ 5 ml（臀部可注入 10 ~ 15 ml），每周 1 次，5 次为一疗程。慢性病程长的患者，一般不使用激素，如因软组织纤维化或粘连形成，可在混合液加如玻璃酸酶（透明质酸酶）1 500 U，以促进粘连松解吸收。

5. 针刀疗法　对压迫点局限、浅表及皮下组织内有硬结者，可采用针刀行剥离、切断术。此法具有创伤小，发挥作用快，治愈率高的特点，但此法对术者要求较高。

6. 手术治疗　可采用坐骨神经盆腔出口扩大减压术。

四、股外侧皮神经卡压综合征

股外侧皮神经卡压综合征（nervus cutaneus femoris lateralis entrapment syndrome）是指该神经在行程过程中受某些化学或机械因素刺激或压迫引起的一系列症状。

【病因与病理】　股外侧皮神经为感觉神经，由 $L_{2\sim3}$ 脊神经后根纯感觉纤维组成，沿腰大肌外缘斜行，经髂肌前面以髂前上棘内侧穿过腹股沟韧带下方至股部，再经缝匠肌前、后面或穿过该肌上部，分成前后两支，前支在髂前上棘下约 10 cm 处穿出阔筋膜，支配髋膝及大腿前方的皮肤感觉；后支在前支的稍上方分出，支配大腿外侧的皮肤感觉。该神经在其行走途中，由于炎症刺激或受到附近肿物、血肿或纤维组织粘连等压迫，可产生一系列相应的临床表现，临床上以腹股沟区和腰大肌深面受压较为常见。另外，如腹股沟疝、妊娠、局部感染、着凉、嗜烟、酗酒等都可能成为诱因。

【临床表现】　该征主要表现为大腿前方及外侧皮肤麻木、刺痛或烧灼样疼痛；阵发性或持续性疼痛，走路、站立时疼痛加重，坐位、卧位时疼痛减轻或消失；髋关节过伸时疼痛加重；髂前上棘内下方有压痛点，向下放射，但不超过膝部。

【诊断与鉴别诊断】　根据上述典型的临床表现及体格检查，排除运动障碍及腱反射异常等临床体征者，即可做出诊断。

本征在诊断上需与腰椎间盘突出症及椎管狭窄症相鉴别。腰椎间盘突出症患者腰部有疼痛及压痛点，可出现神经反射反射减弱，患侧踇趾背伸力减弱，直腿抬高试验及加强试验阳性。椎管狭窄症感觉障碍范围较广，且有间歇性跛行，运动障碍及神经反射异常的体征，椎管造影或 CT 检查可确诊。

【治疗】

1. 物理治疗　可采用高频、离子透入、针灸、推拿和经皮电刺激治疗。

2. 药物治疗　口服 NSAIDs 药物和维生素 B_1 制剂等。

3. 股外侧皮神经阻滞　有明显疗效，每周 2 ~ 3 次，5 次为一疗程。在髂前上棘内侧 1 ~ 1.5 cm，腹股沟韧带下缘，用短注射针头垂直进针至筋膜下，出现异感后，抽吸无血可注射药液。若找不到异感，可做与腹股沟韧带平行的扇形浸润。药物 0.25% 利多卡因或 0.2% 布比卡因，维生素 B_{12} 500 μg 混合液 3 ~ 5 ml，根据病情可酌加激素。

4. 手术疗法　对于病程较长、保守治疗无效或痛苦较重的患者可采用手术疗法，但术前要详细检查，确定神经受压的部位。腹股沟韧带处有扳机点的患者，局部切开减压可获得理想效果。由肿瘤、血肿、异物、骨折碎片压迫者，必须手术探查，彻底切除压迫的包块。

五、闭孔神经卡压综合征

闭孔神经卡压综合征（obturatorius nerve entrapment syndrome）是由于闭孔神经在闭孔管内受到压迫

而引起的一系列闭孔神经支配区损伤的症状和体征。

【病因与病理】 闭孔管是闭孔上外侧的一个骨－纤维管道，从盆腔内向前向内斜行而出，长 1 ~ 2 cm，宽 1 cm，管顶为耻骨的闭孔骨沟，管底为闭孔膜和闭孔内、外肌。闭孔膜的纤维缘和纤维包膜是卡压闭孔神经的主要部位。闭孔内、外肌损伤或挫伤，当髋关节处于内旋、外展位时，闭孔内、外肌紧张，用力对抗外旋时，可引起闭孔内、外肌损伤，产生出血、肿胀，日久形成纤维索条，压迫闭孔神经。股骨头缺血坏死、强直性脊柱炎、髋关节结核、髋关节的内收、内旋肌痉挛，股薄肌痉挛，当髋关节变为中立位或外展位时，可使闭膜管变形压迫神经。会阴部直接外伤，引起闭孔神经卡压。

【临床表现】 髋关节疼痛，向股内侧放射，膝关节内侧疼痛。疼痛为持续性，髋关节活动时疼痛加重。股内侧及膝关节内侧皮肤感觉异常。髋关节内收、外旋无力，坐姿时患侧小腿不能盘腿。耻骨结节下方 1 ~2 cm 处有明显压痛，向股内侧放射。

【诊断】 髋关节有扭伤史或会阴部有直接外伤史。根据上述症状和体征做出诊断。

【治疗】

1. 一般治疗　包括阻滞神经（见第九章第五节）、非甾体类抗炎镇痛药物、理疗和针灸等治疗。

2. 闭孔神经阻滞　药物为局麻药和激素混合液，如 0.5% 利多卡因或 0.25% 布比卡因加泼尼松龙 25 ~50 mg 或得宝松 1 ml 共 10 ml。

3. 针刀疗法　仰卧位，皮肤常规消毒，耻骨结节下压痛点为进针点。刀口线与肌纤维走行方向平行，深达骨面，纵行剥离。

4. 手术疗法　长期非手术治疗无效，考虑做闭孔神经切断术。

六、臀上皮神经综合征

臀上皮神经综合征（superior cutaneous gluteal nerve syndrom）是指臀上皮神经经过臀部骨纤维性管道过程中，由于各种原因引起管道变形、缩窄，而压迫神经引起的一系列症状。

【病因与病理】 臀上皮神经为感觉神经，由 T_{12}、$L_{1\sim3}$ 脊神经后外侧支发出，跨越髂骨嵴进入臀部时，被坚强的骶棘肌和腰背筋膜在髂嵴上缘附着处形成的扁圆形骨纤维管固定，神经由此隧道穿过，骨纤维管有保护神经的作用，但此管由于损伤病变而狭窄，压迫神经，或在急性腰扭伤时，被牢固固定的神经受到牵拉，均可出现臀部疼痛。臀上皮神经入臀后继续在浅筋膜中行走，可达到腘窝，因此疼痛可达腘窝。

【临床表现】 青壮年体力劳动者多见，常为一侧腰臀部弥散性疼痛，呈钝痛、酸痛或刺痛，向臀下方及腘窝放射。弯腰、行走与坐起时疼痛加重。体检时可触及病变侧髂后上棘的外下方有一索状物，按压时有胀痛或麻木感，并向大腿后下方放射。直腿抬高试验阴性，腱反射正常。

【诊断】 根据患者的工作性质及可能存在的腰肌扭伤史，以及典型的症状和体征，即可确定诊断。

【治疗】

1. 一般治疗　多数患者采用休息、理疗、针灸、按摩等能缓解症状。

2. 臀上皮神经阻滞　臀上部压痛点为穿刺点，多位于髂嵴中点下方 2 ~3 横指处。针垂直刺入皮肤，然后针尖朝上逐渐向髂嵴下缘斜刺，由浅入深向皮下及筋膜下肌肉浅层做扇形浸润，药物为 0.25% ~0.5% 利多卡因或 0.25% 布比卡因 20 ml 加地塞米松 5 mg，维生素 B_{12} 500 μg。治疗数次后大部分患者均能治愈。

3. 针刀治疗　对局部可能触及明显条索状物，并疑有粘连者可行针刀松解术，效果较明显。

4. 手术　对顽固性疼痛，经非手术治疗无效者，可予手术松解或神经切断术。

七、股骨头缺血性坏死

股骨头缺血性坏死（avascular necrosis of femoral head）具有较高的发病率，近几十年来国内外学者对股骨头坏死的病因、流行病学、组织病理学、骨微循环及临床方面进行了深入研究。对股骨头血液供应损害在其发病机制中的作用有了明确、肯定的结论。早诊断、早治疗能终止或逆转病变，保留股骨头和髋关节的功能。

【病因】

1. 创伤　创伤性股骨头缺血性坏死是由于外伤导致股骨头血供中断，包括股骨颈骨折、髋关节脱位、股骨头骨折及髋臼骨折等。

2. 非创伤因素

（1）激素：长期超生理剂量阶段性应用激素总剂量过大；或短期过大剂量使用糖皮质激素，能引起骨缺血性坏死。

（2）乙醇中毒：有报道乙醇中毒在骨坏死病因占10%～42%。

（3）辐射损伤：辐射包括X射线、γ射线及中子流电离辐射。临床上使用放射治疗肿瘤出现骨坏死。

（4）减压病：是由于环境压力改变，减压不当，即减压速度过快，幅度太大，以致减压前已溶解于体内的气体脱离溶解状态，形成气泡而栓塞脉管或压迫组织所引起。

（5）先天性髋关节发育畸形：如先天性髋脱位、先天性髋内翻和髋臼发育不良。

【病理】

1. 发病过程　股骨头缺血坏死发病过程可分为四个阶段。

Ⅰ期：临床上无症状。X射线无异常发现，通过病理活检或骨髓显影才能做出诊断。

Ⅱ期：患者显示异常不规则骨质密度增高影，主要为死骨区相对增高、周围骨质疏松的结果。

Ⅲ期：以股骨头塌陷并伴有患区明显不规则骨质密度增高为新骨形成修复的表现。

Ⅳ期：为晚期变化，股骨头明显变形，X射线见斑块状骨质疏松区及硬化区变化，伴有继发性骨关节的改变。

2. 病理分型　股骨头缺血性坏死的病理形态学上分为四期。

Ⅰ期（坏死期）：此期骨骺血液供应阻断，早期骨细胞呈变形坏死，在陷窝内消失，但骨小梁结构未见改变。骨髓成分见造血细胞出现颗粒状坏死，静脉窦充血，间质出血或水肿，骨小梁开始呈灶状坏死、骨溶解吸收、陷窝扩大。

Ⅱ期（修复期）：此期可见新生血管及新生纤维组织长入坏死区，形成肉芽组织。在坏死骨小梁一侧，出现破骨细胞，骨质出现吸收现象，而另一侧出现成骨细胞及开始新骨形成，构成所谓潜行性代替现象。

Ⅲ期（坏死骨组织主要修复期）：此期修复从坏死区向内扩展，坏死骨小梁间有较多增生的间叶细胞，新生毛细血管及胶原纤维填充，同时坏死区的间叶细胞可分化为骨母细胞及形成新骨，坏死骨组织逐渐吸收，为新生骨所替代，从而完成爬行替代。

Ⅳ期（股骨头塌陷，髋关节骨性关节炎）：爬行替代过程中，新生血管长入，肉芽组织变为纤维组织，新生骨逐渐变为成熟骨，一般坏死不明显，如果坏死区较明显特别是关节软骨的坏死由纤维组织或纤维软骨所替代，不能承担负荷，可引起畸形。一般认为新修复的骨组织受压力作用后发生塌陷，往往修复能力越强，范围越大，塌陷率越高，多在坏死骨与正常骨交界处。

【影像学检查】

1. X射线表现：根据发病时间的长短和骨质改变的轻重，其X射线表现可分为早、中、晚三期。

（1）早期：可见骨质弥漫性稀疏，股骨头无变形，关节间隙不窄，但骨密度不均匀，有局限性骨密度增高、硬化，而且范围不等。在骨密度增高区的边缘有斑片状密度减低区，或股骨头持重区的软骨下骨折，表现为新月形或带形透光区，典型者呈削苹果皮样改变，对早期诊断很有帮助。

（2）中期：股骨头轻度变形，关节面塌陷，正常的弧形曲线消失，出现台阶征。骨密度仍不均匀，出现囊样破坏区，周围可有新骨增生，此期关节间隙可正常或变窄。

（3）晚期：股骨头明显变形、塌陷、压缩、变平、密度不均匀，常见骨质硬化及囊状相间。股骨颈粗短，关节间隙变窄，关节周围如髋臼缘及股骨头边缘有明显骨赘形成，且伴有脱位。

2. 核素扫描图像　多数学者根据目测及定量比值结果将核素髋关节显像分为五期。

0 期：股骨头、股骨干放射性分布正常，头干比值为 2.49 ± 0.7。

Ⅰ期：股骨头可见局限性放射性分布减低区，头干比值低于正常。

Ⅱ期：股骨头可见局限性减低区，周边有环形或新月形放射性浓聚带，头干比值减低区接近或低于正常，浓聚带高于正常。

Ⅲ期：整个股骨头呈球形或类球形明显浓聚，头干比值明显增高。

Ⅳ期：股骨头、颈呈不规则浓聚，有时内侧不对称，头干比值也明显增高。

3. MRI 表现

（1）早期：T_1WI 及 T_2WI 上，在股骨头高密度影像中，有一呈条带状弯曲或环形的低密度影，位于股骨头的边缘。其内包绕一与正常股骨头内脂肪组织相近的高密度区。在 T_2WI 上可见因关节液形成的高密度影，股骨头外形正常，关节间隙正常。

（2）中期：股骨头内病变区稍显不均，部分病例股骨头轻度变扁、塌陷，有关节积液，在 T_2WI 上形成高密度影像，T_1WI 在股骨头上部软骨下方可见局限性低至中等密度信号区，周围有环形低信号带环绕，T_2 加权像上局限性低至中等密度信号区转为高信号，环形低信号带宽度变窄。

（3）晚期：T_1WI 与 T_2WI 像上股骨头内大片不规则，不均匀信号，其间有斑点状高信号影，在 T_2WI 上亦可见关节液形成的高密度影，股骨头变扁、塌陷，关节间隙变窄。

【诊断依据】

1. 病史　有外伤，应用激素及饮酒史等。

2. 临床表现　有髋关节疼痛，可向膝关节放散。疼痛可呈持续性或间歇性，如果是双侧病变可呈交替性疼痛，疼痛逐渐加重。疼痛可为刺痛、钝痛或酸胀不适等。

3. 跛行　早期为疼痛性跛行，中期为进行性缩短性跛行，晚期为永久性跛行。

4. 髋关节活动　早期为轻度受限。随着病情进展活动受限加重，尤其是髋关节外展、内旋及外旋明显受限。

5. 髋关节检查　髋关节周围压痛、叩痛，压痛部位一般位于腹股沟，内收肌止点及臀部，叩击大转子及足跟可引起髋部疼痛。早期 Thomas 征及“4”字试验阳性。晚期由于股骨头塌陷、髋关节半脱位，Allis 征及单腿独立试验（Trendelenburg）征阳性。

6. 影像学检查　根据 X 射线、ECT、MRI 等检查可明确诊断。

【鉴别诊断】

1. 髋关节骨性关节炎　多见于 40 岁以上者，开始髋关节僵硬、疼痛，常有轻微扭伤或遭受风寒的历史，经对症治疗疼痛消失，可恢复正常活动。随着病情进展，疼痛可变为持续性，活动后加重，但轻微活动后可减轻疼痛。髋关节活动受限。X 射线检查示：髋关节有增生变化，关节间隙狭窄，关节软骨面不光滑，软骨下有小的囊样变，其周围骨质硬化。

2. 类风湿性关节炎　为全身性疾病，临床表现为多发性对称性小关节疼痛、肿胀。髋关节病变是类风湿关节炎的局部表现，一般累及双侧髋关节。X 射线表现可有关节间隙狭窄和消失，髋臼突出，股骨头骨质疏松、萎缩、闭孔缩小、关节强直。实验室检查血沉快、类风湿因子阳性。

3. 强直性脊柱炎　常见于男性，30～40 岁多见。最多见于骶髂关节和腰椎，其次为髋、膝、胸椎和颈椎。髋关节受累者大部伴有骶髂关节、腰椎的病变。临床表现双髋关节疼痛，活动受限，甚至强直。X 射线显示早期骨质疏松、关节囊膨隆和闭孔缩小；中期关节间隙狭窄，关节边缘囊性改变或髋臼外缘和股骨头边缘骨质增生；晚期可见髋臼内陷或关节呈骨性强直。实验室检查 HLA－B_{27} 阳性，血沉快，血清碱性磷酸酶增高。

4. 髋关节结核　患者多为儿童和青壮年。发病部位以髋臼最好发，股骨颈次之，股骨头最少。患者有消瘦、低热、盗汗等全身症状。髋关节疼痛，活动时加重，少数患者髋关节剧烈疼痛，活动受限。髋关节有屈曲内收畸形，Thomas 征阳性。X 射线示滑膜结核变化有：患侧髋臼与股骨头骨质疏松，关节囊肿胀，关节间隙稍宽或稍窄。晚期全关节结核关节软骨面破坏，关节轮廓大部分破坏消失，骨破坏程度不均匀。结核菌素试验适用于4岁以下的儿童，髋关节穿刺液做涂片检查和化脓菌及结核菌培养对本病诊断有一定价值。

【治疗】

1. 一般治疗　卧床休息，避免负重，扶双拐走路，必要时患肢制动或牵引。

2. 药物治疗

（1）抗凝扩血管及扩容药物：静脉滴注低分子右旋糖酐500 ml，复方丹参注射液16 ml加入250 ml生理盐水或5%葡萄糖溶液静脉滴注，连续应用3周。口服潘生丁25 mg次，3次/d；肠溶阿司匹林40 mg/次，2次/d；钙片2片，3次/d；维生素AD丸2丸/次，3次/d。

（2）中药：分内治法和外治法。

1）内治法：将股骨头坏死分以下四型进行辨证施治。①气滞血淤：治宜行气活血、破积散淤，方用身痛逐淤汤加减。②肾阳亏损，脉络淤阻：治宜温补肾阳、活血祛淤，方用右归丸或二仙汤加减。③温热浸淫，气血凝滞：治宜清利湿热、活血祛淤，方用四妙散加减。④肾阴亏损，先天不足：治宜填阴补精、强壮筋骨，方用六味地黄汤加川芎、丹参、牛膝、当归、龟胶等。

2）外治法：可采用以下方法。①药浴法：方药为骨碎补、透骨草、伸筋草、莪术、丹参、川芎等。每日药浴1次，每次40 min，3个月一疗程。②外洗法：方药为威灵仙、透骨草、钩藤、苏木、荆芥等，每日外洗1～2次，3个月一疗程。③敷贴法：采用双柏散类以清营凉血、消肿止痛；对活动不利者采用舒筋活络、温经散寒、活血通痹类药物。将制好的膏药贴于患处，1贴/d。

凡确诊为股骨头坏死者禁用甾体激素，以免引起医疗纠纷。

3. 针刀治疗

（1）关节囊内减压：采用后方入路，局麻下进行，针刀平行于股骨颈垂直刺入，深达关节囊，切开关节囊减压。一般每周1次，重者需2～4次。

（2）骨髓腔内减压：在大转子处采用多点横向钻孔，用金针或直径2 mm的克氏钢针刺入大转子皮质3～5处均匀减压。

4. 手术治疗　对股骨头塌陷患者采用死骨刮除、游离大块髂骨填充，恢复股骨头关节面的球形光滑轮廓；或采用带血管蒂的骨或骨膜移植术，特别对中青年不适用行全髋置换的患者更为适宜。对股骨头坏死期，表现为关节间隙变窄和典型的骨关节炎时宜全髋置换较为适宜。

5. 其他治疗　如理疗、推拿、介入治疗、针灸治疗及高压氧治疗。

八、臀肌筋膜综合征

臀肌筋膜综合征（buttock fascia syndrome）是由臀肌筋膜的急、慢性损伤引起的臀肌疼痛、痛性结节、肌肉僵硬和痉挛的病症。其实质是肌肉、韧带、腱膜甚至神经纤维鞘的一种无菌性炎症。该病多见于中老年人。

【病因与病理】　臀部的深筋膜与髂嵴紧密相连，覆盖于臀中肌的筋膜尤为坚厚，至臀大肌上缘分开两层将整个臀大肌包裹着，臀大肌为臀部最表浅的肌肉。在臀部外侧，大腿的深筋膜（即阔筋膜）接收臀大肌止点大部纤维及阔筋膜张肌纤维，向下构成髂胫束。

1. 损伤　外伤可引起筋膜的直接撕裂、形成局部疼痛性肿块。常见于臀大肌及其筋膜在髂嵴附着处的撕裂伤，有时甚至出现肌筋膜病，致使损伤处有明显的疼痛和压痛。劳损是由于长期肌肉筋膜牵拉、摩擦、受压的积累性损害所致，继而退变及炎症形成。

2. 炎症或无菌性炎症　如风湿、类风湿、糖尿病以及其他致痛因子等所致的筋膜炎。

3. 不良环境因素　如气候变化、过度寒冷、潮湿或环境污染，均可引起筋膜炎。

有炎性病变的肌筋膜，使其通过的感觉神经受到炎症刺激和炎性水肿组织的压迫而导致疼痛，并因此在肌肉活动、牵拉、伸长或摩擦时引起的疼痛。疼痛又会带来反射性肌肉痉挛使局部缺血，从而加剧炎症的病理过程。

【临床表现】

（1）一侧或双侧臀部疼痛，多为酸痛或钝痛，患者因之行走困难，不能久坐、下蹲，改变姿势困难。天气变化或劳累后加重。

（2）臀部疼痛严重时常牵扯到膝以上及大腿后外侧，一般多局限在臀部。

（3）极少数患者伴臀及大腿麻木，酸胀及发凉等感觉。

（4）压迫痛点多在臀部，髂肌的下方，若反复发作者，还可触及条索状硬结。

【诊断】 影像学检查无特征性，主要靠病史和临床表现诊断。

【治疗】

1. 理疗 红外线、离子透入、火罐等治疗，每日1次，7 d为一个疗程。

2. 阻滞疗法 局部阻滞利多卡因加去炎舒松或得宝松镇痛液在痛点阻滞，每3～4周1次。

臀上皮神经阻滞，臀部疼痛比较弥散，可行臀上皮神经阻滞，见臀上皮神经综合征治疗。

3. 针刀疗法 对病史长，症状重，阻滞效果不明显者可行针刀治疗。其具体方法是对臀部的痛性结节或条索进行剥离、松解。刀口线应与臀部的肌纤维、血管、神经走向相平行。

4. 手术疗法 对非手术治疗无效或经常复发、疼痛严重影响工作者，可采用软组织松解术。

（马民玉）

第二节 膝部痛

一、应用解剖

膝关节负重多，运动量大，连接的股骨和胫骨是人体最长的2个管状骨，两端长的杠杆臂使膝关节受重力劳损及创伤机会居所有关节之首。膝关节又是人体最完善最复杂的关节，它不仅具备滑膜关节必要的主要结构如关节面、关节腔和关节囊，而且还具有各种辅助结构，如纤维软骨形成的半月板以及韧带、滑囊、滑膜皱襞、脂肪垫等。这些解剖特点，使膝关节伤病不仅发病率高，而且种类繁多、诊断困难。

（一）膝关节的骨性结构

膝关节由股骨远端、胫骨的近端和髌骨组成（图19－1），构成髌股关节和股胫内侧关节。内、外、上、下髁对应可增加膝关节的稳定性，但上下髁并不完全对称，其间有半月板可使膝关节更稳定。胫骨两髁间有隆起，由2个胫骨髁间结节构成，也称内外髁间嵴，它们的主要作用是限制膝关节的侧向移动及过度旋转。髌骨是人体最大的籽骨，与股骨滑车形成髌股关节，且随膝关节的伸屈

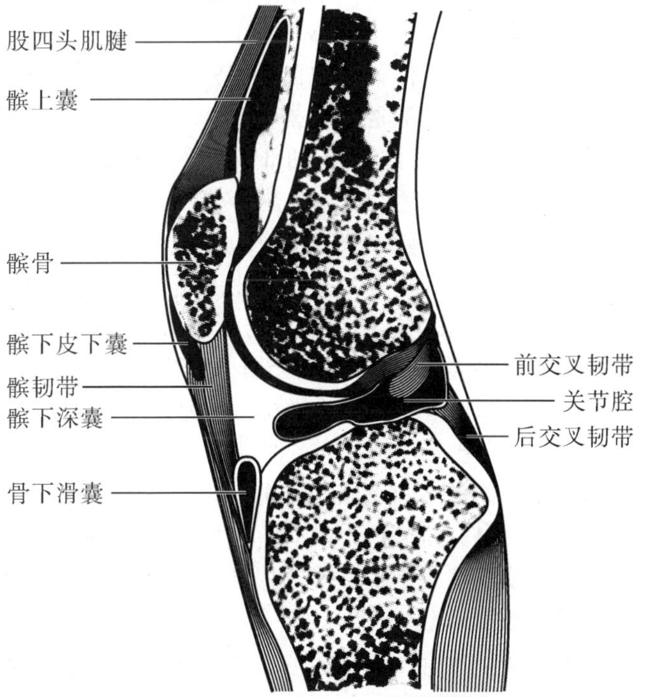

图19－1 膝关节正中矢状切面

两骨的接触面会发生变化。腓骨近端不参与膝关节的构成，但与其活动有关。腓骨与胫骨外髁的腓关节面形成近侧胫腓关节，大约10%的人近侧胫腓关节通过腘肌腱下隐窝与膝关节相通；腓肠肌籽骨，又称小豆骨，可有10%～30%的人与腓肠肌腱关节后侧韧带相连，其大小变异很大，位置不定，可发生骨性关节炎或骨软骨病，有时可压迫腓总神经造成麻痹。

（二）半月板

半月板的作用在于承重，并使压力分布均匀；增加关节稳定性；不仅起到润滑作用，而且通过滑液表面扩散，有助于关节软骨的营养，具有保护软骨的作用。

半月板有内外半月板之分（图19－2），两者不仅大小、宽度及附着点不同，而且与关节囊的关系也不一样。内侧半月板与关节囊相连，而外侧半月板与关节囊不相连。

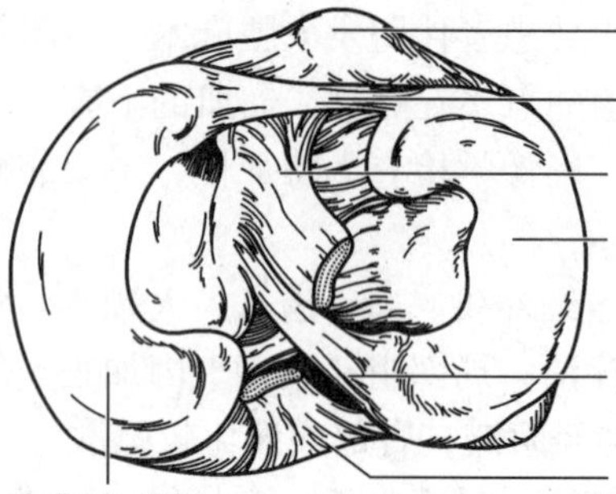

图19－2　上面观（示半月板和交叉韧带）

（三）关节囊

关节囊由纤维层和滑膜层构成。狭义的关节囊仅指纤维层而言。关节囊近侧附于关节面的近侧缘及髁间线，远侧附着于胫骨，在关节边缘远侧0.3～0.6 cm处，胫骨两侧高出关节边缘1.25 cm，故股骨内外上髁仍在关节囊外。股骨骨骺线在关节囊内，但其两侧及胫骨骺线在关节囊外。前方髌上4横指均属关节囊。后方起于股骨内外侧髁上缘及髁间线，向下止于胫骨髁缘，在上部两侧与腓肠肌内外侧头的起点相交织，中间有腘斜韧带加强，在内侧纤维囊与内侧副韧带后部交织在一起，亦在内髁外与内侧半月板凸缘相连增厚，成为内侧副韧带的一部分。在外侧纤维囊起于腘肌腱上方，遮盖腘肌腱向下行，止于胫骨髁缘及腓骨头。在膝关节的前面与来自股内外侧肌的扩张部纤维相交织，中部与髌骨缘及髌韧带相接，形成内外侧支持带。在膝前部关节囊深层纤维将半月板前缘与胫骨髁以纵行纤维相连，称之为冠状韧带（图19－3）。

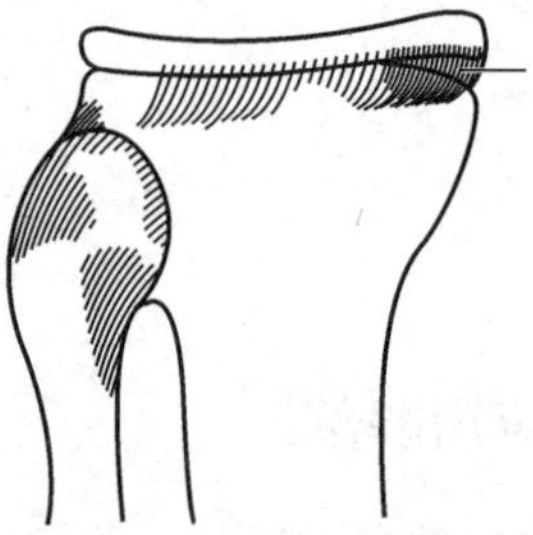

图19－3　冠状韧带

（四）滑膜

膝关节滑膜是人体关节中面积最广、最复杂的滑膜，所形成的滑膜腔是人体最大的滑膜腔。内外髁部以髁间隔为界，每个髁腔又被半月软骨分为上部和下部。以上两部围绕半月板的游离缘相交通。

膝关节负重大，运动产生的热量亦大，其滑膜面积是全身最大者，并且形成皱襞以适应膝关节的各种运动。

膝关节滑膜有以下特点：①滑膜面积最大，分泌滑液最多；②脂肪垫及绒毛数量最多，也最大；与周围结构，特别是肌腱明显分开；④滑膜形成许多囊状隐窝，其中5个位于关节腔前面，4个位于关节腔后面，从而使滑膜腔容积大为增加，成为人体关节腔容积最大的关节。

（五）脂肪垫

滑膜与髌韧带之间有脂肪垫分隔，此垫充填于髌韧带之后及股胫骨的间隙内，呈三角形，为髌下脂肪垫（图19－4）。该处滑膜有许多悬垂突出物或翼状突起，其中之一伸向髁间窝前部，将脂肪垫固定于股骨，称为黏液韧带。

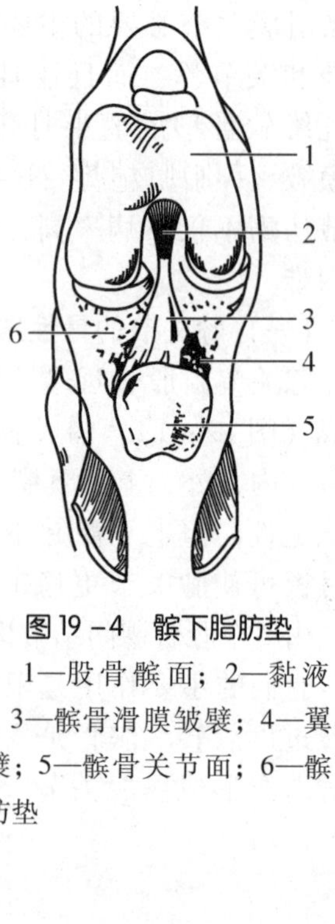

图19－4　髌下脂肪垫

1—股骨髌面；2—黏液韧带；3—髌骨滑膜皱襞；4—翼状皱襞；5—髌骨关节面；6—髌下脂肪垫

髌下脂肪垫具有衬垫及润滑作用：屈膝时膝关节腔前方空虚，脂肪垫被吸入而充填空隙，当股四头肌强力收缩时，脂肪内压升高，能发挥遏制关节过伸活动的作用，还有润滑关节的功能，可防止摩擦、刺激，并吸收震荡。当脂肪垫受压变硬时，可侵入关节腔引起关节活动功能障碍。膝部尚有前髌上脂肪垫，位于股四头肌腱之后及髌上囊前壁之间。后壁上脂肪垫，在股骨下端前面骨膜及髌上囊后壁之间。腘脂肪垫位于腘肌囊之前。

（六）膝关节韧带

1. 膝关节的伸直装置　股四头肌腱、髌骨及髌韧带共同组成膝关节的伸直装置，位于膝关节的前面。股外侧肌下部发出的纤维与覆盖髌骨的股直肌纤维前面交叉，并位于两侧，使股四头肌及髌骨与周围的筋膜结合牢固，从而加强膝关节囊及维持髌骨稳定。髌韧带长约 8 cm，近端附于髌骨下缘及其后方粗面，远端止于胫骨粗隆，为股四头肌腱的延续部，是全身最大的肌腱之一。

髌骨及髌韧带的两侧为髌内外支持带或称为髌副韧带，系股内外侧肌的延续，为一强有力的支持结构，能加强关节囊并防止髌骨向侧方滑脱。在髌韧带的前面为膝部固有筋膜，它是股内外侧肌腱向远端延续部分，止于胫骨内外髁，形成髌骨内外斜束及支持带，简称斜束，宽约 1 cm。有时可增厚形成索条，甚至引起弹响，尤以外侧多见（图 19－5）。

伸膝装置的功能为：①参与伸膝功能；②固定髌骨，稳定关节；③加强膝的关节囊。

髌韧带的前面有 3～5 层疏松结缔组织构成腱围，有利于滑动摩擦。髌韧带的后面是脂肪垫。髌韧带近端附着点两侧及斜束的交界处有内外侧小血管分布营养髌腱围及髌前部（图 19－6）。当退行性病变时，这些小血管有可能形成血管襻，迂曲怒张或血管增生、硬化，受牵拉而引起该处疼痛。

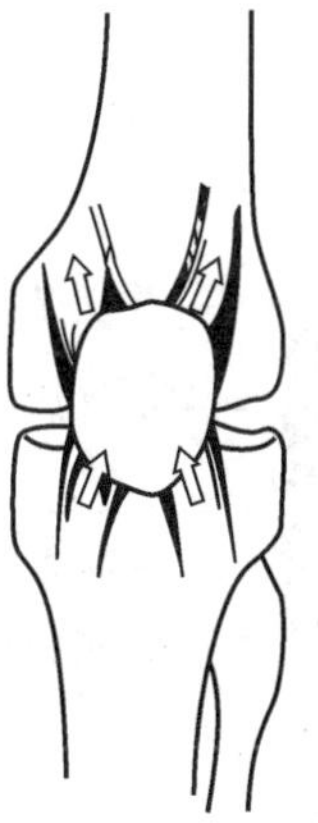

图 19－5　斜束支持带

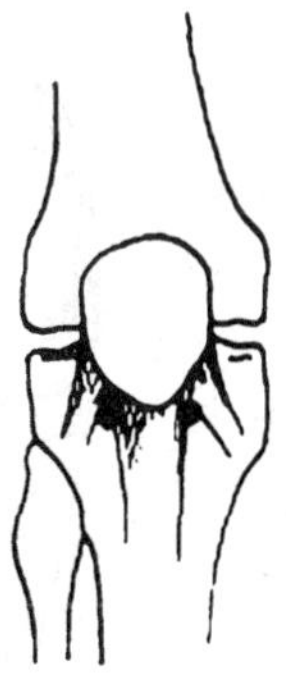

图 19－6　髌尖血管襻

前交叉韧带起于股骨外髁的内面之后部内上区，向前下止于胫骨上端腓关节面之髁间前窝的内侧，大部分位于内侧髁间隆突之前，少部分在其上。其纤维与外侧半月板前角纤维相交织。前交叉韧带长约 4 cm，其纤维分前内束及后外束两部分，前内束纤维较长，后外束较短。膝关节屈伸到任何角度始终有一部分纤维是紧张的。屈膝 90°时前内束紧张而后外束松弛；伸直时则后外束紧张而前内束松弛；屈膝 40°～50°时前交叉韧带相对较松弛，如受外力损伤可致断裂或部分断裂。伸直位则后外侧束受伤，屈曲位则前内束受伤。前交叉韧带的血液供应来自膝中动脉，由上附着点处进入。后交叉韧带起于股骨内髁外侧面偏前无关节面处，扇形附着呈半圆弧形，斜行向下，后处越过前交叉韧带内侧，止于胫骨髁间窝的后缘中部及胫骨上端的后面。后交叉韧带比前交叉韧带粗大而短直，平均长约 3.8 cm，其强度为前交叉韧带的 2 倍。后交叉韧带分前后束，前束靠内，后束靠外，伸膝时前束松弛而后束紧张，屈膝时前束紧张而后束松弛（图 19－7）。

交叉韧带与关节囊两侧韧带一起限制膝关节的侧方、旋转运动及胫骨的前后移动。

2. 侧副韧带

（1）胫侧副韧带：为内侧关节囊纤维层加厚部分，呈扁宽三角形，基底向前（图 19－7）。该韧带分深浅 2 层，深层较短，构成关节囊的一部分，即内侧关节囊韧带，其后 1/3 称为后斜韧带，具有静力性和动力性双重稳定作用。浅层纤维较长，位于深层之外，系坚强扁平的三角形纤维带。胫侧副韧带具

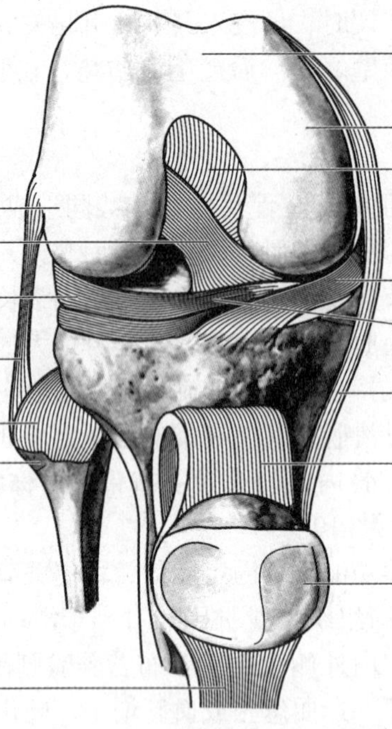

A. 前面观

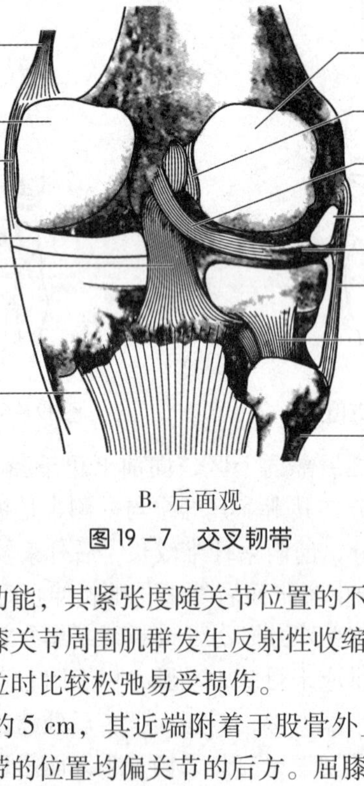

B. 后面观

图 19－7 交叉韧带

有保持关节稳定和调整关节活动的功能，其紧张度随关节位置的不同而改变。膝关节完全伸直时，全部韧带紧张，通过神经体液调节可使膝关节周围肌群发生反射性收缩而加强关节稳定。膝在全屈或全伸位时相对稳定而不易损伤，而在半屈位时比较松弛易受损伤。

（2）腓侧副韧带呈四条状，长约 5 cm，其近端附着于股骨外上髁，恰在腘肌沟的近侧；向下后方止于腓骨头尖稍前处。胫腓侧副韧带的位置均偏关节的后方。屈膝时侧副韧带松弛，胫骨可有稍许转旋活动；伸膝时该韧带紧张，膝关节变得稳定，可防止膝过伸。

3. 腘斜韧带与弓状韧带　腘斜韧带即半膜肌腱的反折部，起自胫骨内髁后方斜向外上，止于股骨外髁后上方。它与关节囊后部融合在一起，靠半膜肌牵拉可使后部关节囊紧张而制止膝过分伸直。

4. 小豆腓骨韧带及外短韧带　小豆腓骨韧带连接小豆骨与腓骨，其存在率与小豆骨的存在有关。外短韧带近端起于股骨外侧髁，远端附着于腓骨小头尖及内上缘，其游离后缘贴于腘肌腱筋膜上，并与其紧密相连，形成腘部的弓状韧带。可以说外短韧带即弓状韧带的外侧弓的一部分，可看做是后关节囊的加强部。

（七）膝关节周围的滑液囊

滑液囊又称滑膜囊、滑囊，为纤维组织囊袋，形扁壁薄，内衬以滑膜。囊内含有小量的黏液以减少相邻组织间的摩擦。滑囊多位于肌腱与骨面相接触之处，或相互摩擦的组织间。滑液囊可减轻组织间摩擦和损伤，但它也可成为摩擦损伤的产物。滑囊有先天固有与后天获得之分。膝关节周围肌腱多，关节浅在，活动度大，摩擦劳损及创伤机会多，因而滑液囊也较多。其中有的与关节腔相通，有的不通。

1. 与膝关节相通的滑液囊　①髌上囊：该囊位于股四头肌腱深面髌底之上方，为膝部最大的滑液囊，往往与膝关节腔相通而被视为膝关节腔的一部分，较大的髌上囊有时可成为关节内游离体藏匿处。②腘肌囊：该囊与膝关节外髁腔相通，位于腘肌腱与其他坚硬结构（外侧半月板、胫骨外髁、胫腓近侧关节）之间，有时该囊与胫腓近侧关节腔相通，从而使膝关节腔与胫腓近侧关节腔交通。③腓肠肌囊：该囊位于腓肠肌内侧头的深面，通常与内侧髁腔相通。该囊还与位于半膜肌深面的一个囊相通，因而它可使半膜肌囊与膝关节相通。

2. 与膝关节不相通的滑液囊　内侧副韧带与关节囊、内侧半月板及胫骨之间均可能有深囊存在。膝关节周围滑囊很多，如图 19－8 所示。

（1）膝关节前侧滑液囊　①髌前皮下囊；②髌下皮下囊（髌下浅囊）；③髌韧带下囊（髌下深囊）。

（2）膝关节外侧滑液囊　①股二头肌腱深面与腓骨头之间的滑液囊；②股二头肌腱附着点与腓侧副韧带之间存在固有滑囊；③腓侧副韧带与腘肌腱之间滑囊；④腓肠肌外侧囊，出现率 16%。

（3）膝关节内侧滑液囊　①鹅足滑囊；②半膜肌滑囊；③半膜肌胫侧副韧带之间滑囊；④半膜肌固有滑囊；⑤半膜肌腱与半腱肌之间滑囊。②～⑤ 4 个与半膜肌相关的滑囊可以互相交通而融合，有时可与膝关节腔相通。

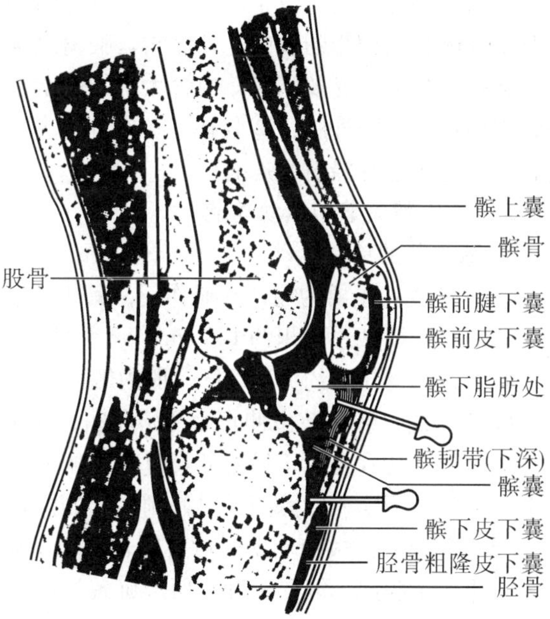

图 19－8　膝关节周围滑囊

（八）膝关节周围的肌肉

1. 膝关节前侧肌肉　缝匠肌、股四头肌。

2. 膝关节内侧肌肉　股薄肌、内收长肌、耻骨肌、内收短肌、内收大肌。

3. 膝关节后侧肌　半腱肌、半膜肌、内收大肌坐骨部、腓肠肌、腘肌、跖长肌。

4. 膝关节内外侧肌肉　股二头肌、阔筋膜肌、膝关节周围的肌肉，既是膝关节运动的动力，也是膝关节稳定的静力因素。它与韧带、关节囊等静力稳定因素共同成为膝关节的稳定因素（表 19－1）。强壮的动力性稳定因素——膝关节周围肌肉也具有防止或减轻韧带及关节囊受伤的作用。

表 19－1　膝关节主要稳定因素

稳定因素	动力因素	静力因素
前侧结构	股四头肌	髌韧带、髌支持带
内侧结构	缝匠肌 股薄肌 半腱肌 半膜肌	胫侧副韧带、关节囊韧带
外侧结构	股二头肌 腘肌	髂胫束、胫侧副韧带
后侧结构	腓肠肌 腘肌	腘斜韧带、弓状韧带

（九）膝关节的神经

膝关节的前部受股神经肌皮支、闭孔神经前支及隐神经支配；后部由坐骨神经及其分支胫神经、腓总神经及闭孔神经后支支配。隐神经支配膝关节之前内侧，分出髌下支至髌前下方皮肤；股间肌支支配髌上部；股外肌支支配膝前外部，这些分支又互相吻合并重新分布。闭孔神经支支配膝关节囊之后内侧，胫神经支支配膝关节囊之后侧，腓总神经支则分布于关节囊之前外侧。返回支分布于胫骨前外面及胫腓近侧关节，小分支支配髌下脂肪垫及其邻近的关节囊。

（十）膝关节的血液供应

膝关节的血液供应依靠环绕膝关节的动脉网，此网由股深动脉发出的旋股外侧动脉降支，股动脉发出的膝最上动脉、腘动脉发出的膝上、膝中、膝下动脉以及胫前动脉上端发出的胫前返动脉所组成。

（十一）腘窝

腘窝为一菱形窝，位于膝的后部。其界限是：上外侧为股二头肌，上内侧为半腱肌、半膜肌，下内侧及下外侧分别为腓肠肌内、外侧头。腘窝之顶部为皮肤及阔筋膜，向下延续为小腿筋膜。腘窝窝底为股骨腘面，膝关节囊及腘肌，内含大量的脂肪结缔组织、神经、血管和淋巴。腘窝由浅入深的血管神经等组织为：①小隐静脉；②胫神经；③腓总神经；④腘静脉；⑤腘动脉；⑥淋巴结。一旦腘窝压力升高，则可能压迫神经引起疼痛。

（十二）膝关节的运动功能

1. 膝关节的单一运动

（1）伸直：主要为股四头肌作用，其中股直肌为双关节肌，具有屈髋伸膝功能，其余只有伸膝作用。股四头肌横截总面积约 148 cm^2，收缩距离 8 cm，可产生 42 kg 之力，为屈膝肌力的 3 倍。跳跃瞬间，髌韧带承受拉力约为 285 kg。股内侧肌在完成伸膝最后 10°～15°时用力。

（2）屈曲：膝关节由伸直后开始屈曲，先由腘肌牵拉胫骨内旋或股骨外旋，此时股骨内髁连同内侧半月板前移，使膝先纠正最后伸直过程中的外旋。腘绳肌的牵拉及部分腓肠肌的作用使膝屈曲。同时髌韧带及髌骨逐渐陷入骨髁间，以控制股骨的活动。屈肌肌力约为 15 kg。股后群肌兼为伸髋和屈膝。

（3）旋转：膝关节屈曲时可有旋转运动，屈膝 60°时旋转度最大。外旋靠股二头肌及髂胫束，内旋半靠腱肌、半膜肌、缝匠肌和腘肌。旋转运动受关节囊及交叉韧带的限制。

2. 日常活动　日常活动有站立行走、上下楼梯、跑和跳，每种姿态肌肉、韧带起着不同的作用，从而保持人体各种动作。日常生活中膝关节活动范围大多在 0°～45°，髌股关节压力主要来自股四头肌收缩。股四头肌腱和髌韧带分别牵拉髌骨上下极，二者力量相等，方向相反。二力的矢量和即为髌股关节压力。站立时屈膝 30°，髌股间压力与体重相等。60°时为体重的 4 倍，90°时等于体重的 6 倍，行走时髌股间压力约为体重的 1.5 倍，上下楼梯时其间压力约为体重的 3.3 倍，下蹲站起时压力可达体重的 8 倍。

二、骨性关节炎

膝关节骨性关节炎（osteoarthritis，OA），亦称退行性骨关节病、骨质增生，发病率占全身位骨性关节炎的首位，系由于老年或其他原因引起的关节软骨的无菌性、慢性、进行性侵犯膝关节退行性改变。是以关节软骨退行性改变为核心，累及骨质并包括滑膜、关节囊及关节其他结构的全方位、多层次、不同程度的慢性炎症，并在关节边缘有骨赘形成。常用同义词很多，如骨关节病、退行性关节病、老年性关节炎、肥大性关节变形性关节炎。但越来越多的人称此为骨性关节炎。根据我国流行病学调查，在人群中的患病率达 9.56%，临床可产生关节疼痛、活动受限和关节畸形等症状，在发达国家中年以上人群是慢性致残的主要原因。由于膝关节的疼痛与功能障碍严重影响患者的生活质量因而得到医学界的广泛关注。

【病因与病理】　骨性关节炎主要是软骨随着年龄增长磨损程度而发生退化的一种病理改变。真正原因不清，但可以肯定，衰老是致病的因素之一。传统上，又将本病分为原发性和继发性两类，原发性骨关节病系指随年龄老化而与其他疾病不相关的关节病变；继发性骨性关节炎也很常见，常继发于关节畸形、关节损伤、关节炎症或其他伤病，又称创伤性关节炎。尽管对原发性骨性关节炎的病因目前尚未完全明了，但已明确以下许多因素可以造成关节软骨破坏。

1. 病因

（1）个体因素：本病男女均可受累，但以女性多见，尤其是闭经前后的妇女。从中年到老年，随着年龄的增长，关节多年积累性劳损，导致关节软骨发生退行性变。肥胖和粗壮体型的人中发病率较高，其原因为体重超重，关节负重增加，促成本病发生。

（2）饮食因素：关节软骨内没有血管，其营养依靠从关节液中吸取。营养不良可导致和加重本病的进展。

（3）免疫学异常：关节软骨原是一个无血管的封闭的屏障，软骨组织大多处于机体自身免疫监视系统相隔离的状态，在原发性骨关节炎患者的滑膜中，可见少数单核细胞、淋巴细胞和浆细胞浸润，并见大量具有细胞因子分泌功能的滑膜细胞增生。骨关节炎可能是一种依赖 T 细胞的局部炎症反应过程。有学者在骨关节炎的髋关节软骨表层发现了 IgG、IgM 和 IgC，这种患者中产生多发性关节炎的频率较高。

（4）气候因素：常居潮湿、寒冷环境的人发病率高。这主要是由于温度低，引起局部血运减慢甚至障碍有关。另外因遗传因素所致的关节各组成结构异常，特别是软骨细胞的病理性老化亦是发生此病的另一重要因素。

（5）生物力学因素：穿高跟鞋行走时髋、膝、踝关节的功能由于扭力作用发生很大改变，由髋、膝关节代偿以保持稳定步态，从而导致关节软骨受损。

（6）医源性因素：通过动物实验证实长期使用皮质醇类药物，尤其在疼痛早期治疗时，长期多次使用皮质醇类药物进行痛点注射或关节腔内注射，可造成骨关节继发性损害。

2. 病理　关节软骨的退变是膝关节骨性关节炎最直接原因。软骨细胞是成熟软骨中唯一的与修复破坏软骨组织有关的细胞类型，膝关节骨性关节炎关节软骨和非膝关节骨性关节炎正常关节软骨相比，软骨细胞明显减少。软骨细胞的减少与膝关节骨性关节炎发生发展关系密切。软骨退变磨损、骨质硬化、囊变、骨赘形成，关节肥大变形，构成了骨关节炎的病理核心，导致一系列与之相关的临床症状。关节承重区的软骨变软，表面干燥，失去光泽和平滑，变得粗糙，呈黄色，弹性降低，表面出现不规则的压迹、麻点样小窝和线形沟，或纤维变，软骨逐渐变薄、碎裂，出现垂直裂隙，以致表面软骨形成小碎块，脱落于关节腔内，或在原处浮起，软骨碎裂剥脱后暴露出软骨下骨质。同时，剥脱后的软骨碎片刺激关节滑膜和关节囊，而使其充血、水肿、增生、肥厚、滑液增多，产生继发性滑膜炎。滑膜可以吞噬包埋软骨碎屑而使滑膜增生、变厚，呈绒毛状，关节囊纤维化并挛缩。其病理变化包括以下几方面。①软骨的变化：渐渐失去润滑性发亮如玻璃样的物质，变得干燥、粗糙、不光滑、缺少弹性，呈黄色。②骨质的改变：软骨边缘处出现骨赘新生物，软骨下骨髓内骨质增生，而关节软骨下骨质内囊肿形成是本病的一大特点。③滑膜的改变：滑膜增生形成多发、重叠等。

【临床表现】

1. 发病年龄　多在 50 岁以上。

2. 好发部位　受累关节好发于负重活动多的关节，如髋、踝关节等，但以膝关节为多见。

3. 关节疼痛　①始动痛，由静止变化体位时痛，也称胶滞现象；②负重痛；③无活动痛；④夜间痛、休息痛。如果活动过多、天气变化、情绪影响，可使疼痛加重。

4. 关节肿胀　可为关节积液，也可为软组织变性增生、骨质增生或三者并存，肿胀分三度，略比健侧肿胀为轻度，肿胀组织与髌骨相平为中度，多于髌骨为重度。

5. 畸形　膝内翻多见，也可有小腿内旋、髌增大、肌肉萎缩。

6. 关节活动障碍　活动时有各种不同的响声，如吱嘎声、摩擦声，关节僵硬，关节不稳。

【相关检查】

1. 实验室检查　血、尿、粪常规及血沉、黏蛋白、类风湿因子检查均无异常发现。

2. 影像学检查

(1) X射线检查：X射线片（站立正位、侧位、髌骨45°像）显示该病早期仅有软骨退行性改变时，无异常发现，随着关节软骨变薄，关节间隙逐渐变窄，间隙狭窄可呈不均匀改变。在标准X射线片上，成人膝关节间隙为4 mm，小于3 mm为狭窄。60岁以上的正常人，关节间隙为3 mm，小于2 mm为狭窄。个别人可关节间隙消失。进而软骨下骨板致密、硬化，如象牙质状。负重软骨下骨质内可见囊性改变。这种改变常为多个，一般直径小于1 cm，可为圆形、卵圆形或豆状。关节边缘（即软骨边缘）及软组织止点可有骨赘形成，或见关节内游离体骨质疏松、骨端肥大、软组织肿胀阴影等。X射线检查可将骨性关节炎的严重程度分为以下四度。

1度：可疑的关节间隙狭窄和可能的唇状增生。

2度：肯定的骨刺和可能的关节间隙狭窄。

3度：多个中度骨刺和肯定的关节间隙狭窄，有些硬化及可能的骨端畸形。

4度：大骨刺，明显的关节间隙狭窄，严重硬化，肯定的骨端畸形。

但关节间隙狭窄、软骨下骨板硬化和骨赘形成是骨性关节炎的基本特征。

(2) 超声检查：超声检查尤其是高频探头的应用能清晰显示关节面软骨的厚度及表面是否光滑，关节滑膜病变积液及骨赘脱落的显像更有其独到之处，能准确描绘出这些病变的程度、性质及范围，明显优于X射线平片。其表现如下：①关节面软骨损伤发生病变后最早出现软骨低回声带变薄，多以外侧明显，致内外侧厚度不等，软骨边缘模糊、毛糙甚至局部缺损，重者可见关节软骨低回声带消失。②骨质增生：纵切扫查膝关节内外侧，上下关节缘呈唇样突起，回声性质同骨组织。③滑囊炎表现：渗出积液时呈无回声暗区，滑囊壁增厚回声增强，部分可肥厚呈绒毛状，探头挤压可见绒毛样结构浮动。若积液伴有骨赘脱落，可在暗区内显示强回声团后伴声影，推挤可移动，酷似"胆囊结石"征象。但超声也有其局限性，如对晚期软骨下硬骨病变的诊断，由于超声衰减明显仍需与X射线结合全面考虑。

(3) 磁共振成像：使用肢体表面线圈，分别做横切位、矢状位和冠状位平面检查。可显示骨皮质、髓组织、关节软骨、两侧半月板、交叉韧带、脂肪垫、肌腱、肌肉、皮肤、脂肪组织、血管、神经束等。

【诊断】

(1) 多见于中老年。

(2) 多累及负重关节，如髋、膝、脊柱等。

(3) 受累关节隐痛，初期活动、劳累后加重，休息后减轻，进而持续疼痛，伴关节僵硬，活动后见好转。后期关节肿胀增大，运动受限，畸形但无强直。

(4) 后期X射线片示有关节间隙狭窄，软骨下有囊性变和骨质硬化，关节边缘有骨刺骨赘形成，骨赘脱落入关节腔形成游离体或B超和核磁共振成像显示关节间隙狭窄、软骨下骨板硬化和骨赘形成。

凡具备以上四项条件者即可诊断。

【治疗】

1. 休息　劳逸结合，适当休息；本病一般不致严重残废，可让患者在病情允许范围内活动，不可过度负重、受凉受潮，避免久坐，尤其不宜长久屈膝小于90°；嘱患者减肥，以减轻负重。同时，注意局部保暖。

2. 功能锻炼　以主动不负重活动为主，先做增强肌力练习，再逐渐练习增加关节活动。

3. 理疗　可解除疼痛和肌肉痉挛，有助于改善血液循环，减轻肿胀，可用热敷，最好是湿热敷。热气浴、温泉浴也可奏效。透热或超声疗法可用于解除亚急性期疼痛，感应电可用于肌肉萎缩。超激光、超短波、微波、离子透入均有消炎止痛的良效。应当注意，急性期关节红肿热痛者，不能热敷、热疗。高血压、心脏病者要慎用，夏天气温高时更要注意。

4. 合理使用支具　对于膝关节不稳、肿胀或轻度畸形者可间断使用石膏、夹板、支架、护膝带或弹性粘膏带等以增加膝关节的稳定，减少异常活动，消除肿胀，减少关节磨损，并可矫正和预防畸形。

急性期红肿热痛或剧痛，应用支具使关节固定也有必要。

5. 应用消炎止痛药　此类药物仍是治疗该病的有效药物，尽管不可中止其发展，但可缓解症状、消除疼痛。常用的为消炎痛、复方阿司匹林、保泰松，近年来常用布洛芬、非普拉宗、萘普生、芬必得、扶他林等，也可用氯唑沙宗、舒筋灵等，还可加用维生素 B_1、C、E 等，急性炎症期还应给予抗生素治疗。

6. 中药治疗　行痹用玉屏风散合麻黄附子细辛汤，着痹用四妙散，痛痹用阳和汤，热痹用白虎加桂枝汤，淤痹用身痛逐淤汤等。

7. 阻滞疗法　分局部痛点阻滞和关节腔内注射两种。

（1）痛点注射：常用药物为2%利多卡因、0.75%布比卡因或1%罗哌卡因，加适量的皮质类固醇激素（如泼尼松龙、地塞米松），近年也用康宁克通 A、曲安缩松、复方倍他米松（得宝松）等，每周1次，3~5次为一疗程。激素是双刃剑，少量使用可缓解疼痛症状。有人主张行关节腔内注射时1年不超过5次。

（2）关节腔注射：可经髌骨周围任何一点刺入，但以外上、内上、髌骨外缘较常用。从髌股间隙刺入，先抽关节液，再注药，皮质类固醇激素虽可消炎消肿、抑制增生、止痛，尤其是滑膜炎症，但有文献报道，可能加速软骨病损，故不宜多用，噻替哌关节腔注入，虽可抑制滑膜增生，但因全身不良反应大，宜少用，透明质酸钠可增进关节、滑液润滑功能，可以应用。近年来采用射玻璃酸钠与复方倍他米松（得宝松）联合关节腔内注射对早、中期骨性关节炎有良好的作用，对晚期骨性关节炎也有一定的疗效，对创伤性关节炎、滑膜炎患者疗效肯定，尤其对干燥综合征疗效明确。

8. 针刀疗法　针刀疗法对某些膝痛，尤其是骨性关节炎、筋膜炎、髌周炎等膝前压痛疗效好，膝内、外侧疼痛操作正确，适应证选择恰当也可应用，膝后痛当慎之（见第十一章第十一节）。

9. 手术疗法　对症状严重者行手术治疗，可用关节镜手术，也可行骨赘切除、游离体摘除、半月板切除、关节清理术、关节融合及膝关节人工关节置换等手术。

三、膝关节交叉韧带损伤

交叉韧带又称十字韧带，属关节内韧带，是连接股骨与胫骨之间的坚强韧带，起限制胫骨向前后过度移位的作用。因此，交叉韧带对维持膝关节的稳定有重要意义，如交叉韧带受损，则会引起膝关节不稳定，严重影响膝关节的功能，应十分重视。

前交叉韧带可限制股骨前移，限制膝过伸及内外旋转活动。前交叉韧带损伤远比后交叉韧带损伤多见。膝过伸性或强度外展性损伤，或外旋暴力，或由后向前的暴力均可损伤前交叉韧带。多见于运动场上和交通事故中。复合损伤远比单纯前交叉韧带损伤多见。韧带裂断部位以胫骨附着处连同骨质共同撕脱最为多见，股骨外髁起点处撕脱次之；再次为韧带中部断裂。

【临床表现】

（1）有明显的外伤史。

（2）伤时患者自觉关节内有撕裂感，伤后膝关节肿胀，疼痛剧烈，关节活动受限，不能行走。

（3）晚期患者行走时可有松动不稳感。

（4）抽屉试验（图19-9）：患者仰卧，屈膝90°。检查者双手握其小腿上端，拇指置于胫骨结节两侧，余四指置于后侧，向前牵拉小腿上端，如胫骨上端明显前移位，为前抽屉试验阳性，提示前交叉韧带损伤；反之，则提示后交叉韧带损伤。注意，检查时患膝应置于和健侧相同位置，以区别是前或后抽屉试验阳性。

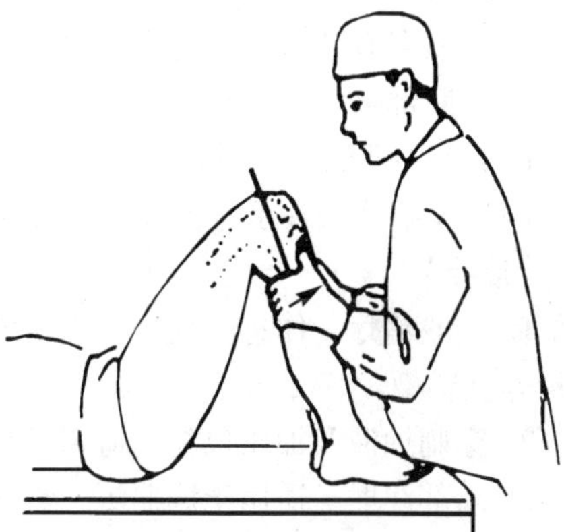

图19-9　抽屉试验

【相关检查】　前后应力下拍摄关节侧位片，可显示胫骨向前或向后移位及其程度。测量法：在胫骨平台后缘最远点划一直线与胫骨后面皮质平行，再将此线向上延长。在正常时，股骨髁后缘距此线前后一般各不超过0.5 cm，如超过以上距离，可确定交叉韧带损伤。

【诊断】 根据临床表现及X射线征象，即可诊断前、后交叉韧带损伤，关节镜可明确诊断裂的位置及程度。

【治疗】

1. 外固定　对于交叉韧带损伤或部分撕裂伤，关节无松动不稳者或者撕脱骨折无明显移位者，可将积血尽量抽尽后，用夹板或者石膏托将膝关节固定于功能位6周。

2. 中药疗法　早期内服桃红四物汤加减，中期以后内服舒筋丸等。

3. 关节腔注射　用2%利多卡因4 ml，醋酸确炎舒松-A 2 ml做关节腔内注射，每周1次，3次为一疗程。

4. 手术治疗　交叉韧带完全断裂，关节不稳定，撕脱骨折后移位及其他合并损伤时，可考虑手术治疗。

5. 功能锻炼　早期锻炼股四头肌收缩，待韧带基本愈合后做膝关节屈伸活动，预防肌肉萎缩和关节粘连。

四、膝部滑囊炎

滑囊炎又称黏液囊炎或黏液囊肿，膝部是滑囊最集中的部位，有的与关节相通，有的与关节不通。常因急慢性损伤、劳损或关节炎症引起滑囊炎性渗出、肿胀、疼痛，影响关节的活动。

【病因与病理】 滑囊又称滑膜囊或黏液囊，为一结缔组织扁囊，多位于组织结构经常摩擦的部位，滑囊壁分两层，外层为薄的致密纤维结缔组织，内膜为滑膜，其腔为裂隙状，内有少许滑液，有增加润滑、减少摩擦、促进活动灵活性等作用。当膝部受到外伤、劳损、炎症、化学物质刺激等，直接或间接使滑膜囊受损而渗出、肿胀、疼痛，外伤较重者可致囊内积血，亦可由类风湿性关节炎引起。膝部滑囊主要有髌前滑囊、髌上滑囊、髌下滑囊、腓肠肌内侧囊、半膜肌囊、鹅掌囊、腓肠肌外侧囊等。

【临床表现】

(1) 有相应的感染、外伤、化学药物应用、类风湿性关节炎病史或劳损史。

(2) 主要症状为疼痛和肿胀。较大滑囊损伤后，局部软组织肿胀，疼痛较重，皮温增高，创面严重者可有囊内积血，可伴有软组织挫伤和皮下淤血。

(3) 触压局部，疼痛较重，并可触及波动感或囊性感。多数较硬，界限清楚；少数柔软，界限不清。常因加压摩擦而出现疼痛加重，为绞痛，休息后能缓解。

(4) 较小的滑囊炎，痛点与解剖位置相对应，压之肿痛。

(5) 膝关节活动时有牵拉痛，稍活动后可缓解。

【诊断】

(1) 患者有膝部受伤史或长期劳损病史。

(2) 膝部疼痛，有肿块，位于膝关节的不同部位。

(3) 压痛明显，肿块有波动感或囊性感。

(4) X射线摄片示骨关节异常改变。必要时行骨质穿刺可明确诊断。

【治疗】

1. 一般治疗　休息，理疗，应用消炎止痛药（如布洛芬0.2 g/次，每日3次）及抗生素、磺胺类药物等抗感染。

2. 穿刺抽液及加压包扎　适用于非化脓性较急发病或病期短者。

3. 局部注射　适用于病期短、囊壁薄、疼痛不重或类风湿性滑囊炎，抽出液不是脓性后，始可注入药物：复方倍他米松（得宝松）0.5 ml加2%利多卡因3~5 ml关节腔注入。

4. 针刀疗法　对慢性滑囊炎有滑膜增厚，滑液不能排出而出现滑囊积液者，可行针刀疗法。一般于消毒后痛点进针，在囊壁上做切开，剥离两三刀，覆盖好无菌小纱布，用拇指按压针孔，使积液囊平复，即可起到一定的治疗作用。

5. 手术治疗　保守治疗无效、疼痛较重、影响活动或关节功能、囊壁较厚和病期较长的患者，可采用手术切除。

五、女性特殊的膝关节病

膝痛以女性多见，具有性别特征，故称之为女性特殊的膝关节病。

（一）矮胖妇女痛性脂肪膝

该病又称脂膜炎、纤维脂肪综合征、脂肪压痛综合征或非关节性风湿病。常见于绝经期后的妇女。也可发生于任何年龄，最小发病年龄为13岁。该病的病因、病理尚不明确，可能与内分泌有关，如绝经期、甲状腺功能低下、应用激素等后。脂肪块与皮肤有粘连，为本病特征之一。患者多肥胖，患肢脂肪臃肿，以两侧胫骨内髁的前内侧为好发部位，可见到触痛性脂肪垫，但其他部位的脂肪与软组织也可发生触痛。肿块大小不一，并呈奇形怪状，有疼痛和压痛，用示指和拇指捏住并提起肿块时皮肤呈橘皮样外观。多见于绝经期后发病，或在绝经期前月经期疼痛加重。全身状态一般尚可。依临床表现即可诊断。可服消炎止痛药，如布洛芬、消炎痛、萘普生等，还可服用维生素E 10 mg，3次/d。中药治宜利水消肿、活血止痛，方用桃红四物汤加味，药用桃仁、红花、川芎各10 g，当归15 g，生地20 g，赤、白芍各15 g，益母草15 g，泽兰15 g，牛膝15 g，薏苡仁30 g，萆薢20 g。每日1剂，水煎服。外用泽兰冰硼散外敷（泽兰30份、硼砂10份、冰片1份，共研细末，水调外敷）。

（二）月经前水潴留综合征

这种膝痛主要位于膝前区髌骨下脂肪垫，也常表现疼痛模糊、广泛、定位不准。其特点是女性经前期7～14 d，双侧髌下脂肪垫肿胀疼痛，每月重复1次。肿胀引起脂肪垫内神经丛受到挤压而胀痛，继发改变为脂肪垫肥大、纤维化和渗出等。病期较长，周期性反复发作，时重时轻。双侧膝痛，常为深部疼痛或膝前痛，休息后则缓解，膝完全伸直时疼痛加重，稍屈膝则消失，穿高跟鞋可缓解。髌下脂肪垫肿胀，有时膝腘窝处脂肪也肿胀，局部皮肤温度升高，伸膝负重时肿胀尤为明显有明显深压痛，强力被动伸膝时可以引起疼痛或不适。青春期女性或年轻妇女病史较短；成年妇女常有多年病史。主诉为双膝疼痛，但两侧疼痛程度不等，常常一侧较严重。有上述典型症状，诊断不难。加强股四头肌锻炼，间断穿高跟鞋，内服中药桃红四物汤加味，以及消炎止痛药和维生素E；顽固病例可行针刀松解术，或切开松解术，注意松解髌骨下极，髌韧带的两侧及后侧。

（三）绝经期关节炎

该病又称更年期关节炎，女性较同龄男性多5倍。临床表现主要是累及膝关节，与骨性关节炎或类风湿性关节炎类似。但在这个年龄组，类风湿性关节炎发病率减低而症状加重，而本病多发于50岁以上妇女，症状随年龄增长而加重。治疗以手法和理疗为主，中药有很好疗效，可用桃红四物汤加减。内服雌激素如己烯雌酚0.5～1 mg，1次/d，同时可服用维生素B_6，减少反应，具有一定疗效。

六、髌骨软骨软化症

髌骨软骨软化症又称髌骨软化症，是一种髌骨软骨面与其相应的股骨髁面的关节软骨的退行性变，其主要病理变化为髌骨软骨关节面软骨有局限性的软骨软化原纤维形成、鳞状碎裂。晚期软骨糜烂、骨质暴露、髌骨边缘骨质增生。此病始发于青年，病情随年龄增长而缓慢进展，至中年出现症状。

【病因与病理】　髌骨软化症的病因目前尚无定论，一般认为有内分泌学说、软骨营养障碍学说、软骨溶解学说及创伤学说。可分为两大类（表19－2），首先是关节力学的异常，不论是急性还是慢性发病，均可导致髌骨软骨软化。许多情况可用支具和手术来矫正。第二类因素涉及疾病过程、年龄和医源性感染，不是单纯手术所能解决的，这些因素称为生物学因素。髌骨软骨的功能、营养来源、大体和显微解剖以及滑膜和软骨下骨板都类似于其他关节软骨。只是髌骨软骨最厚，可达 6 ~ 7 mm，承受压力大，创伤及劳损机会大，因而髌骨软化发病率远远高于其他关节软骨。

表 19 -2 髌骨软骨软化的病因

生物力学原因	生物化学因素
急性：	疾病：
1. 脱位（不稳、软骨骨折）	1. 类风湿性关节炎
2. 直接打击（挡泥板撞击，跌打）	2. 复发性出血性关节病、关节血肿
3. 骨折（关节面不吻合）	3. 尿黑酸病
慢性：	4. 结晶性滑膜炎
1. 复发性半脱位（股骨发育不良、髌骨高位）	5. 化脓或粘连
2. Q 角增加（加上活动增加）	医源性：
3. 股四头肌力量不平衡（股内侧肌萎缩）	1. 多次注射可的松类药
4. 半月板术后	2. 长期固定
5. 高位髌骨	退行性变：
6. 伤后力线不正（股骨干骨折）	原发性骨性关节炎
7. 髌股外侧压力过高综合征（外侧支持带增厚）	
8. 月板损伤（运动协调改变、稳定丧失）	
9. 交感神经反射性营养不良	
10. 股骨内髁嵴增大	

软骨软化可分四期：一期，软化为主，软骨失去正常的光泽，浅表凹凸不平，局限性软化（直径不超过 1 ~ 2 cm），泛起、肿胀或纤维化。二期，裂变为主，裂隙或少或多，或深或浅，深可达软骨下骨，伴有明显纤维变，软骨磨损变薄。三期，溃疡为主，软骨糜烂、碎裂、剥脱，以致骨质裸露。四期，软骨变薄而不整齐，骨质暴露较多。软骨下骨板硬化，骨赘形成，关节间隙狭窄。第四期为退行性变化，属晚期，多见于中老年人，即骨性关节炎，也称骨性关节病或退行性关节病。

关节软骨的退行性改变与蛋白、糖的消耗和降解酶的产生有关。从生化方面看，关节软骨基质破坏为第一阶段。到软骨丧失明显，出现典型的 X 射线变化，关节间隙减少、骨赘形成、硬化和囊变形成即是第二阶段，为退行性关节病。

【临床表现】

1. 症状　此病多发生于青少年或中年以前。一般都有典型的膝半蹲位一次受伤或反复劳损史，亦可无此病史。易患因素为：韧带松弛者，体型肥胖者，工作时体位固定、久坐屈膝不动者及运动员等。中老年人也可患该病，但应诊断为骨性关节病，而不应视为髌骨软骨软化。女性多于男性。发病初期只感膝部酸软无力，弥漫性不适逐渐加重，出现髌骨后方酸痛，上下楼时明显，休息后消失。活动量过大过猛疼痛加重，尤其是半蹲位明显；膝关节打软及不稳感，尤其是上下楼、路不平及刚起步时可突然感到膝不稳，有欲跪倒的感觉。关节活动不灵活，有僵硬滞涩感，膝关节可出现假交锁，即患者自觉“卡住”感，甚至伴有响声，此为软骨面不平所致。半蹲痛为本病的主要体征，发生疼痛时半蹲的角度可推测病变位于髌骨的某个关节面。

2. 体征　①关节积液，见于少数患者，量少或中等，浮髌试验可阳性，诱导试验多为阳性；②偶有股四头肌萎缩；③髌骨压痛，阳性率 90%；④髌周压痛，阳性率高，尤以髌骨内缘多见；⑤磨髌试验阳性；⑥伸膝抗阻试验阳性；⑦单足半蹲试验阳性；⑧髌骨抽动痛，又称 Zohlen 征，此征阳性率高，甚至正常人也可为阳性，该征阳性多可排除髌骨软化症；⑨髌骨面压痛，将髌骨向内或向外推使之倾斜，以手指触按其软骨面，时常有疼痛。

【相关检查】

1. X 射线检查　早期普通 X 射线片、包括轴位片往往阴性。配合全关节造影，对比剂可显示局限性软骨变薄或软骨面粗涩不整。晚期普通 X 射线片可显示关节间隙狭窄，软骨下骨硬化及囊样变、骨赘形成，已等于骨性关节病。

2. 关节镜检查　可以明确诊断，直视下看清软骨的状态、程度、范围和部位。

3. 实验室检查　正常。

【诊断】

（1）髌骨后疼痛，活动加重，下楼更重。

（2）磨髌试验、单足半蹲试验阳性。

（3）X 射线有相应表现，膝关节镜看清髌骨软骨的改变。

只具备前两项可诊断，兼有三项可确诊。

【鉴别诊断】

1. 半月板撕裂　疼痛主要位于胫股关节间隙，旋转运动可使疼痛加重。其摩擦音比髌骨软化症更响亮；其交锁为真性交锁，引起的疼痛及恐惧感均比假性交锁重。

2. 髌下脂肪垫炎　位于髌骨之下，疼痛主要表现为伸膝时挤压痛。

3. 滑膜皱襞综合征　也有半蹲痛及摩擦音。有时可能触到痛性索带，局部封闭后疼痛消失或减轻，可资鉴别。

4. 伸膝腱膜纤维炎　疼痛相对浅表，位于髌骨周围。有时可触及痛性结节、索条或疼痛激发点。局部注射治疗后疼痛减轻或消失。

【治疗】

1. 一般治疗　症状不明显者应适当休息，避免剧烈运动和长期屈膝半蹲位工作。

2. 理疗　可做红外线、激光、磁疗、频谱治疗等。

3. 推拿及自动按摩　促进局部血运改善、缓解症状。

4. 应用消炎止痛药　芬必得 0.3 g/次，每 12 h 服一次，或消炎痛 25 mg/次，3 次/d，也可服用硫酸软骨素、维生素 E 等。

5. 中药治疗

（1）酊剂外擦：药用刘寄奴 50 g、红花 50 g、威灵仙 50 g、五灵脂 50 g、川乌 25 g、五加皮 25 g，加 75% 乙醇 500 ml，浸泡 1 周，过滤后用酊剂外擦。每日 2 ~ 3 次，每次 20 ~ 30 min。

（2）中药熏洗：伸筋草、透骨草、威灵仙、木瓜、五加皮、牛膝、川椒、海桐皮、刘寄奴各 15 g，加水煎开，趁热熏洗患膝。

（3）中成药口服：如野木瓜片、木瓜丸、健步壮骨丸等。

6. 关节内注射　适用于症状较轻的早期患者。2% 利多卡因 2 ml 加复方倍他米松（得宝松）0.5 ml 做关节内注射，进针点注射时一定要严格无菌操作。注射针刺入关节腔时避免刺伤关节面。每周 1 次，共 4 ~ 5 次。

7. 针刀治疗　髌骨周围的痛点和压痛点都是软组织损伤的病变部位，也是针刀的治疗点，常见的痛点有以下几个部位：①髌前皮下囊，位于髌骨下半部分，髌韧带以上的皮肤之间。此处疼痛和压痛即为髌前皮下囊受损，用针刀将此滑囊做切开剥离即可。②髌内外支持韧带，痛点均在髌骨两侧缘，用切开松解术即可。③该病在髌骨周围最多有 12 个痛点，均可用针刀手术使其消失。

8. 手术治疗　对症状重，以上疗法治疗无效者可考虑手术治疗。根据病情可转骨科治疗，选用软骨病灶切除、髌骨软骨面全切除及髌骨切除术。

七、伸膝筋膜炎

伸膝筋膜炎又称伸膝腱膜纤维炎、髌周末端病或髌周病、髌周神经痛等。伸膝筋膜是骨内外侧肌腱向远端的延续部分，止于胫骨内外髁，构成膝内外支持带的纵束。髌骨内外斜束支持带（简称斜束）和髌横支持带相互交织而成的扩张部，它与髌骨和其上下的腱与韧带共同构成伸膝装置。

伸膝筋膜的功能：①参与伸膝功能，髌骨内外斜束的方向与股内外侧肌腱的方向相对应。当伸膝最后10°～15°时股内侧肌用力则外侧斜束紧张；在伸15°～90°时股外侧用力则内侧斜束紧张。内外斜束如同外、内侧肌的延续腱，与由肌内外侧头延续腱膜形成的支持带纵束共同参与伸膝作用。当髌骨骨折没有移位而周围肌腱完好时仍可进行伸膝活动。②固定髌骨稳定膝关节，内外侧斜束及髌横支持带将髌骨固定在股骨滑车当中以防脱位。膝内外侧支持带的纵束也有防止膝异常内外翻、加强侧副韧带的作用。③增强膝关节囊，扩张腱在髌骨周围基本上和膝的关节囊融合在一起，以增强其功能。

【病因与病理】 在髌韧带位于髌骨附着点的两侧与斜束形成的交角处，有内外两条血管分布于髌腱的周围及髌前，这两束血管来自膝内下及膝横动静脉。受伤或劳损时导致该血管呈静脉充血怒张或痛性血管襻，甚至血管增生硬化，周围脂肪组织可呈反应性炎症，是疼痛及其他症状的病理基础。髌周筋膜与膝关节融合处，退行性改变可出现增厚、变性及典型的末端病理改变。其下的脂肪组织及覆盖的滑膜也可出现无菌性炎症，使髌周滑膜隐窝消失，并与髌骨粘连。总之，损伤或劳损引起的血管痉挛使局部缺血变性是本病的主要病理改变。

【临床表现】 多系缓慢发病。常诉说跳跃及落地时膝痛，有时打软或跪落感，上下楼梯及半蹲位时疼痛。疼痛程度不定，时重时轻，疼痛形式多样化，常受天气、环境、情绪等影响。稍加活动后疼痛减轻，大量活动或劳累后加重。体查时可在髌周筋膜触及疼痛激发点，痛性筋结或痛性条索，摸之能感到皮下组织粗涩硬韧。半蹲30°～90°时出现疼痛，压髌和磨髌试验可为阴性。髌周压痛，特别是在髌尖区髌韧带附着点两侧（若把髌骨比为一个钟表，相当于5点和7点位置）及髌骨外上角处触压痛较明显。X射线片阴性，或轴位片显示髌骨内外侧缘增生甚至钙化。

【诊断要点】

（1）跳跃及落地时疼痛，有打软症状。

（2）髌周筋膜触及疼痛触发点，痛性筋结或痛性条索。

（3）髌周指压痛，髌韧带附着点两侧及髌骨外上角处压痛明显。

【治疗】

1. 理疗 如湿热敷、超短波等。

2. 局部外用搽剂 吲哚美辛、消伤痛、正红花油等。

3. 针灸 选梁丘、血海、阴陵泉、阳陵泉以及髌周5点、7点处和阿是穴等。

4. 手法按摩 是本病治疗的有效手段，揉按捏拿放松股四头肌、腘绳肌及腓肠肌，揉按髌下脂肪垫。重点是对疼痛触发点、痛性筋结、痛性条索，施以揉、一指禅推拿法及铲、刮等手法。手法轻重因人而异。

5. 痛点注射 部位要准确，深浅要得当，注药物可止痛消炎，分离粘连，改善循环，常可取得较好疗效。

6. 针刀疗法 对粘连松解疗效较好。

7. 手术治疗 对病情重、以上治疗不愈病例，可行手术结扎切除怒张血管，分离粘连。

八、髌韧带损伤

髌韧带损伤在临床上很多见，就诊者多为慢性。急性的轻伤因症状多不严重，多被患者忽略而不就诊，重伤者髌韧带也不会断离，只有从胫骨结节处撕脱（因髌韧带肥厚而坚韧）。

【病因与病理】 在突然猛力伸腿，急剧收缩股四头肌时多容易损伤髌韧带，或受到外力强制屈曲膝关节也容易损伤髌韧带。拉伤后的髌韧带在胫骨粗隆附着点处都有部分纤维撕脱或撕裂，而致慢性的少量出血，久之瘢痕形成，局部代谢受阻，并与周围组织粘连，引起顽固性慢性疼痛。

【临床表现】 髌韧带附着点、胫骨粗隆处疼痛及压痛，膝关节不易伸直，能走路，上楼无困难，下楼困难。

【诊断】

（1）有外伤史。

（2）髌韧带附着点、胫骨粗隆处有疼痛和压痛。

（3）股四头肌收缩引起疼痛。

【治疗】

1. 局部注射治疗　患者仰卧屈膝，让足掌平稳放于治疗床上，用泼尼松龙 12.5 mg 或复方倍他米松（得宝松）0.5 ml 加 2% 利多卡因 2 ml，在髌韧带附着点处的压痛点上做局部注射。

2. 针刀治疗　如经上述治疗无效者，可行针刀治疗。体位同局部注射，进针点是在髌韧带附着点处的压痛点上。刀口线与髌韧带纵轴平行，针体与髌韧带平面垂直，深度达骨面，先纵行剥离，再横行剥离。如有硬结纵行剥开。一般 1～2 次即愈。

九、髌下脂肪垫损伤

髌下脂肪垫损伤又称髌下脂肪垫炎、Hoffa 病，其实本病不仅是髌下脂肪垫的无菌性炎症，而且常常累及相关的滑膜及相邻的髌腱。其滑膜衬覆发出三角形皱褶，形成黏液韧带，内含血管，向上、向后止于股骨髁间窝。该韧带具有固定脂肪垫、限制其前移的作用，其游离缘两侧延伸与脂肪垫侧缘一起称为翼状韧带，髌下脂肪垫具有衬垫和润滑作用，并能防止关节面的摩擦，正常情况下，即使极度消瘦或衰竭的患者脂肪垫体积变化也很少。

【病因与病理】　当膝关节伸直时，髌骨被股四头肌牵拉向上，髌下脂肪垫也随之向上移动，以免嵌入髌股关节间。如果脂肪垫中的脂肪沉积过多或股四头肌张力减退，或膝反张，脂肪垫就可能被反复地嵌夹在股胫之间，以致引起疼痛、肿胀、渗出等症状。造成脂肪垫增大的主要原因：①创伤，如摔倒时直接损伤、摩托车事故时挡泥板撞伤等；②劳损，随膝屈伸活动对局部造成反复牵拉和挤压等，如运动员、三轮车工人、搬运工人等；③水肿，最常见的原因是妇女月经前水潴留综合征；④髌下间隙内的占位性病变，最常见的是内侧半月板纵行提篮样破裂，为篮柄移位所致。多伴有不同程度的滑膜改变；⑤膝反张畸形，滑膜及脂肪垫易受嵌挤而导致纤维变。髌下脂肪垫急性损伤或慢性劳损均可产生无菌性炎症，造成出血、水肿、渗出、增生、肥大、硬化、纤维变性或粘连，刺激皮神经而致疼痛。

【临床表现】　该病多见于女性、中青年人。登山运动员或经常下蹲和步行者居多。膝前下方酸痛乏力，膝伸直或用力时疼痛加重。疼痛位于髌韧带上端后方及其两侧，有时可放射到腘窝，甚至沿小腿后侧到足跟。亦可向小腿前下方放射，沿胫骨前方向下直至足背与足趾。关节活动一般无明显障碍。踢腿、跳跃、跑步、劳累后症状加重，休息后症状减轻。充分伸膝时疼痛加重，稍微屈膝减轻。穿高跟鞋减轻，穿平跟鞋加重。与健侧相比，可见髌腱两侧肿胀，偶有皮温增加。或许有少量积液，休息多可消退。脂肪垫肥厚，可见膝跟膨隆。有时出现卡阻现象或跛行。髌骨下压痛明显，深压髌腱可产生模糊的压痛。若股四头肌收缩，拉紧髌腱，如同在脂肪垫浅层形成保护棚架，则疼痛减轻，可证实病变在脂肪垫而不在髌腱。或迫使其伸膝挤压滑膜而引起疼痛不适。从上向下推髌骨，使髌骨下极翘起，用手指从髌尖后方（深面）向前方抠压，可有局限性压痛，比健侧敏锐。通常在髌韧带两旁及髌骨下 1/2 两侧均有压痛。

【诊断】

（1）常见于中青年人，登山运动员，经常下蹲和步行者，或有膝部外伤、劳损、受寒史者。

（2）膝部酸痛无力，劳累后加重。

（3）膝关节前及髌韧带两侧有轻度肿胀隆起，膝关节伸直时疼痛加重，疼痛可放射至关节周围及小腿。

（4）髌骨下压痛明显，少数患者可出现嵌顿、假交锁现象和浮髌试验阳性。

（5）X 射线示髌下脂肪垫有浑浊现象。

【鉴别诊断】

1. 脂肪垫区的占位性病变　如半月板前角退行性囊变、脂肪瘤、滑膜瘤和血管瘤等。

2. 半月板损伤　尤其是伤在前角时，细查其疼痛部位点在关节间隙，且在单侧可资鉴别。

3. 其他　髌骨软骨软化、髌尖末端病、关节内游离体、髌骨复发性半脱位等，也都可有脂肪垫区疼痛，应当结合X射线片及其他症状加以鉴别。X射线检查：髌下脂肪垫可有浑浊现象，可排除髌骨软化症及骨性关节炎。

【治疗】

1. 肌力练习　增强股四头肌力量练习。

2. 穿半高跟鞋　以防膝反张，可减轻和预防本病。尤其对膝反张者更适宜穿半高跟鞋。

3. 手法治疗　推拿、点压梁丘、血海、内外膝眼。用单拇指、双拇指或掌根揉按、提拿脂肪垫，铲刮髌尖处髌韧带附着点两侧疼痛敏感区，向两侧分抹，提拉股四头肌腱、按摩等。

4. 针灸　膝周取穴，内外膝眼透刺，针刺髌尖区髌韧带两侧直至髌骨处。

5. 理疗　中药熏洗、湿热敷亦有一定疗效。

6. 局部痛点注射　用0.75%丁哌卡因5 ml或2%利多卡因5 ml加泼尼松龙12.5 mg或复方倍他米松（得宝松）0.5 ml（或地塞米松5 mg）加水至10 ml做腱周痛点注射。注射要点：①应准确进针到痛点并深浅得当；②不应注入腱内或关节腔。每5～7 d一次，3次为一疗程。

7. 针刀治疗　让患者仰卧治疗床上，屈曲膝关节，使足掌平稳，找准痛点做好标记，先用痛点注射的药物局部注射于将要做针刀治疗处减轻患者疼痛。在髌骨下缘和胫骨粗隆之间的压痛点上进针刀，刀口线方向和髌韧带轴平行刺入，针体与髌韧带平面垂直，深度达髌韧带下方，先做纵行切开剥离，然后将刀锋提至髌韧带内面脂肪垫的上面，刀口线方向不变，将针体沿刀口线垂直方向倾斜和韧带平面成150°角，在髌韧带和脂肪垫之间进行通透剥离，并将针体沿刀口线方向摆动，将髌韧带和脂肪垫分剥开来，然后再使用针体向相反方向倾斜和髌韧带平面成15°角，重复上述手术方法，将髌韧带和脂肪垫的另一侧剥离开来即出针刀。操作要注意刀锋穿过髌韧带后即脂肪垫即做剥离术，其深度约0.5 cm不可透过脂肪垫，以免损伤膝关节滑膜和软骨。

8. 手术治疗　经非手术疗法不能缓解症状者可行手术治疗，一般可采用髌下脂肪垫全部切除术，包括增殖变性的滑膜在内。术后用弹力绷带及石膏托固定2周，以后开始膝关节伸屈练习。

十、跳跃膝

跳跃膝系指髌尖下极髌腱附着点处及其周围创伤或劳损引起的退行性病变。以髌尖及髌腱附着点处疼痛为主，称之为“髌尖末端病”，以髌腱本身及其周围症状为主则称之为髌腱炎或髌腱腱围炎，多见于跳跃运动员，故又称“跳跃膝”。其实质是髌下极的骨软骨炎。国外称之为Sinding Larsen－Johansson病。

【病因与病理】　伸膝动作是由股四头肌通过髌骨与髌腱实现的。跳跃时髌尖处承受了很大的牵引力。突然用力跳跃时可使髌腱或其末端处损伤，甚至造成撕脱骨折。更常见的原因是慢性劳损，反复跳跃时伸屈活动，牵拉髌腱末端，使之血液供应减少，而引起变性，甚至使增长的髌骨下极造成应力骨折。髌尖部直接受撞击也可引发此病。该处为典型的末端结构或称腱止装置，依次为腱纤维—纤维软骨带—潮线—钙化软骨层—骨组织。腱围由4～5层结缔组织构成，具有滋养血管、营养腱及末端的作用。腱围层间可以滑动。退行性变显示腱围变为黄褐色、充血、水肿、肥厚与髌腱粘连。骨髓腔纤维变、髓腔开放或潮线上涨，新生骨化骨现象，有时可见微细骨折，腱纤维本身变性，玻璃样变或纤维样变，管壁增厚、管壁狭窄或有小圆细胞浸润。滑囊壁肥厚。

【临床表现】　逐渐起病，疼痛位于髌骨下极，跳跃时疼痛加重，上下楼时痛，半蹲位痛，腿无力、打软，局部压痛或肿胀。可触到髌尖增长，髌腱末端增粗。伸膝无抗阻痛阳性，髌尖抠触痛阳性。必要时可在痛点处用局麻药注射，如症状、体征消失有助诊断。X射线检查，偶见髌尖延长或骨质疏松，甚至有撕脱骨折。

【诊断】 结合症状、体征，X射线显示髌尖延长可确诊。疑本病者，痛点注射症状消失、体征消失可诊断。

【治疗】

1. 理疗 热敷最好是湿热敷，方便而有效。蜡疗及超短波也有效。

2. 按摩 点按梁丘、血海、内外膝眼、足三里等穴位。揉按髌下脂肪垫，提拿髌腱；掐揉髌腱附着点两侧，铲刮痛点，或用分抹、揉、按等方法。

3. 局部注射 用0.5%利多卡因20 ml加糖皮质激素做髌骨末端髌腱周围注射，有人反对施行此法，认为有造成髌腱断裂之可能。其实阻滞疗法是一个不可偏废的有效措施，关键要掌握得当，一定要把药物注到末端周围，千万不可注入髌腱内，推药时阻力过大，不可强推，次数不宜过多，一般一处不超过3～5次，每次间隔时间不少于5 d。

4. 针灸 常用穴位有梁丘、血海、内外膝眼、足三里、阳陵泉、阴陵泉及阿是穴，髌尖处髌腱两侧相互透刺，或向髌骨方向针刺。

5. 针刀松解术 从髌腱上点两旁进针，平行于髌腱在其深面下进行划割，在髌腱附着点后面向髌骨下极刮剥。判断髌腱两缘，可令患者主动伸膝收缩，以显示出髌腱轮廓，在髌骨尖处髌腱宽大约3 cm，厚0.7 cm，据此可在髌腱周围施以针刀松解术。

6. 中药治疗 外用中药熏洗或熨敷。内服活络效灵丹（当归、丹参、乳香、没药）加刘寄奴、牛膝、杜仲、香附、威灵仙等。

7. 手术治疗 对症状重、久治不愈者可施手术治疗。除前述的疾病外，膝前痛的其他疾病常见的还有前交叉韧带损伤、髌股综合征、剥脱性骨软骨炎、半月板前角损伤、膝横韧带损伤、髌前滑囊炎等。常见的膝前痛的常见疾病如图19－10所示。

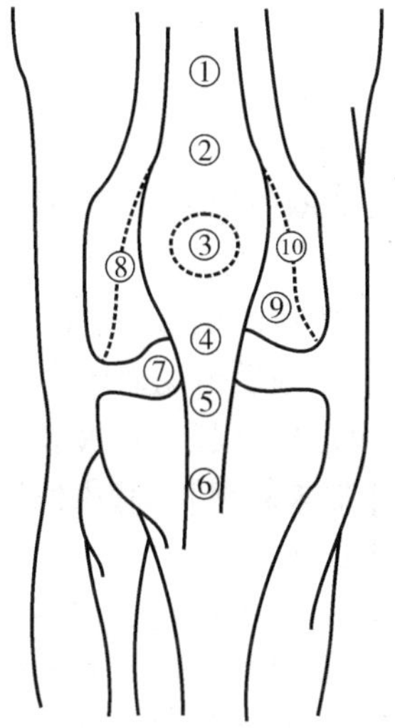

图19－10 膝前痛的常见疾病

①—伸膝装置损伤；②—股四头肌末端病；③—髌骨损伤；④—髌尖病；⑤—髌腱炎；⑥—胫骨结节末端病；⑦—髌下脂肪垫炎；⑧—伸膝筋膜炎；⑨—剥脱性骨软骨炎；⑩—髌骨疼痛综合征

十一、膝内侧副韧带损伤

【病因病理】 膝内侧副韧带损伤多见于足球、摔跤、篮球、橄榄球及从事冰雪项目及跳跃动作的运动员，膝关节伸直位或屈曲位的外翻损伤，尤其是膝屈曲30°～50°，小腿突然外展外旋，或足及小腿固定于地面，而大腿突然内收内旋，可造成膝内侧副韧带损伤。膝伸直位损伤，易发生在韧带的胫骨附着处；而屈曲位伴旋转易发生在韧带的股骨处，该韧带中间部的损伤，常合并半月板损伤，如膝外翻损伤，暴力过强还可造成前交叉韧带损伤，膝内侧副韧带、半月板、前交叉韧带同时损伤称为膝关节三联症，如暴力过大还可致胫骨外髁压缩骨折、髌骨或股骨切线骨软骨骨折及膝关节脱位，单一的内侧副韧带损伤少见，往往是复合伤，损伤后如未及时正确治疗（腱未完全断裂者多见），而形成慢性疼痛，这与韧带损伤后在修复过程中韧带和股骨内侧髁或胫骨内侧髁粘连、瘢痕形成有关。此疼痛可因瘢痕活动造成新的损伤而加重。

【临床表现】

1. 急性损伤 一般表现为膝关节急性疼痛，内侧明显肿胀、皮下淤血及活动受限。

2. 慢性损伤 膝部内侧疼痛，活动加重，将患腿完全伸直时受限，走路跛行，严重时不能走路，下蹲也困难，在股骨内侧髁或胫骨内侧髁有的可摸到小的皮下结节。

【诊断】 急性损伤有外伤史，局部疼痛、肿胀、功能受限、皮下淤血，重者不能行走，关节失稳，关节内有淤血者浮髌试验阳性；完全断裂者，关节过度外翻，局部可扪得凹陷缺损。X射线示内侧关节间隙增宽。慢性疼痛者，都有轻重不同的外伤史，常以小腿外翻扭伤多见，在股骨内髁和胫骨内髁可找到明显的压痛，内侧副韧带分离试验阳性。

【治疗】 抽出关节积血，将膝关节置20°~30°位石膏托固定、制动，1周后可带石膏托下地行走，6周拆去石膏托。如韧带完全断裂者应手术缝合韧带。后遗症期的治疗目的主要是分离粘连，可采用痛点注射及针刀治疗。针刀治疗方法：患者仰卧、屈膝，让足掌平稳放于治疗床上，进刀点是在髌韧带的附着点外的压痛点上，刀口线与髌韧带轴平行，针体与髌韧带平面垂直深度直达骨面，先纵行剥离，再横行剥离，如有硬结应纵行剥开，5~7 d一次，一般1~2次即愈。

十二、鹅掌腱弹响

【病因与病理】 组成鹅掌的缝匠肌、股薄肌及半腱肌经膝关节内侧，止于胫骨结节内侧，约在关节间隙下8 cm处，因呈鹅掌状而得名。三肌的肌腱均可随膝关节屈伸活动而发生弹响，并产生症状而命名。以股薄肌最常见，次为半腱肌、缝匠肌。常见于外伤后，肌腱与深筋膜相连的纤维受到损伤，导致肌腱易于前后滑动而产生弹响；或由于胫骨上端内髁边缘外生骨疣，内侧半月板破裂突出或关节边缘骨质增生形成突起，使鹅掌腱随膝屈伸而滑动产生弹响。

【临床表现】 膝内侧鹅掌肌腱处疼痛及压痛，膝屈伸时，肌腱滑动并伴弹响。

【诊断】

（1）多有膝关节扭伤史。

（2）膝屈伸时，膝内侧软组织有弹响及肿痛，常伴肢体酸痛无力。

（3）检查鹅掌部肿胀、发硬、有压痛，令患者侧卧，屈曲小腿可有弹响和滑动感，用拇指推动缝匠肌、股薄肌、半腱肌、半膜肌，可找到松动弹拨的肌腱。

（4）X射线片检查，可排除骨关节疾病。X射线片可示胫骨髁骨疣，或关节边缘骨质增生，亦可能阴性。

【治疗】 只有弹响无疼痛者可不必治疗，疼痛重者可行理疗、局部注射、手法治疗；症状重伴有骨疣，或内侧半月板破裂，需手术切除之。单纯由于纤维松弛而致松动滑脱者，可行手术将移动弹响的肌腱缝于邻近的肌腱上。

十三、膝关节滑膜皱襞综合征

膝关节内的滑膜皱襞增生、肥大、粘连，出现膝关节内病变，有疼痛、肿胀和不稳等临床现象，称为膝关节滑膜皱襞综合征。

【病因与病理】 滑膜皱襞是膝关节内残留的胎生遗迹。皱襞分为髌上、髌下和髌内侧皱襞三组。20%的正常人可以有滑膜皱襞，多数没有症状。髌下皱襞多见，是一个退化的结构，又称黏液韧带；随着关节镜的应用，发现当膝关节伸屈时，内侧皱襞滑过股骨髁部，劳损、撞伤、炎症可使滑膜皱襞出血、水肿、肥厚、弹性消失、明显增粗、苍白及纤维化，以致在髁部滑过时发生弹响，引起症状。

【临床表现】 多有膝部外伤或劳损史，或膝部有过某种疾病史，出现膝关节内紊乱症状。膝部疼痛，可分为全膝痛、膝前上方痛及膝前内侧痛。剧烈活动时疼痛加重，上楼梯、跳跃和劳动时最明显，患膝经常打软，有低弱的弹响声，部分患者膝部活动时有摩擦音或摩擦感，由于废用和疼痛，可引起肌萎缩，少数人有关节积液。髌骨内侧压痛，见于髌内侧滑膜皱襞炎症，当膝关节伸屈从0°~90°时，在髌股内侧有时可以摸到增厚的滑膜皱襞呈条索状，活动时伴弹响声，或有关节交锁，属假交锁，自觉关节不稳，有“卡住”感，但易解锁，此为滑膜皱襞挤于关节间所致。

【诊断】

（1）有外伤或患病史。

（2）膝关节呈一过性钝痛，活动时有一闪而过的髌骨抖动。

（3）伴关节交锁、肌萎缩、打软及低的弹响声。

（4）X射线检查无异常发现，关节造影可见皱襞异常，膝关节造影或关节镜检查可确诊。

【治疗】

1. 一般治疗　卧床休息；抗炎治疗，抗生素应用如青霉素 80 万 U 肌内注射，每日 2 次；膝部理疗热敷。

2. 关节腔注射　若可触及增厚伴压痛的滑膜皱襞，可做关节腔注射（2% 利多卡因 3 ml 或得宝松 0.5 ml），每 5 d 一次，3 次为一疗程。

3. 针刀治疗　为主治疗方法。在施行针刀治疗前，在严格无菌情况下，将关节内积液抽出（穿刺在髌骨中做两侧关节间隙），并立即注入 2% 普鲁卡因 120 mg，醋酸确炎舒松 – A 25 mg，注射后再行针刀治疗。其方法如下：患者仰卧，屈膝 90°，足平放于治疗床上，从髌韧带的两侧中段各选一点（此处的压痛点），针刀刀口线和髌韧带纵轴平行，针体和髌韧带平面垂直，刺入 1 ~ 2 cm 深度之后做切开剥离 2 ~ 3 次；接着继续刺入，直达关节前缘，若刀下遇有坚韧之软组织则进行切开松解剥离。针刀达关节腔后，提起针刀至皮下使之向髌韧带方向倾斜，使针体和髌韧带平面约 70° 再入脂肪垫，到达关节腔前外侧缘，在进针途中如遇坚韧之肿物时，一并切开。

4. 手术治疗　以上方法治疗无效时，行关节镜切除滑膜皱襞。

十四、隐神经痛综合征

本征为股下段及小腿内侧弥散性持续性疼痛，常于疲劳、站立及步行后加重，亦可因大腿过伸而诱发。

【病因与病理】 隐神经为单纯的感觉神经，是股神经最长的一个分支。在腹股沟韧带下方，从股神经分出后，与股动脉、股静脉一起沿缝匠肌内缘向下相伴而行，并在股中 1/3 段内侧面三者一起进入内收肌管。在股收肌腱板的下端向前出内收肌管，沿股内侧与内收大肌间沟下行至膝关节内侧，在缝匠肌与股薄肌肌腱之间穿出筋膜达小腿前内侧皮下，与大隐静脉伴行在一个鞘膜向下至内踝及足内缘。当隐神经在内收肌管内受压，或者在小腿皮下由于血栓性大隐静脉炎而刺激，或者由于其他炎症、外伤时均可导致隐神经痛。

【临床表现】 隐神经在内收肌管内受压表现为股下部和小腿前内侧持续性疼痛及酸冷感，走路或伸髋时疼痛加重。疼痛范围弥散，但以膝内侧及小腿前内侧疼痛为甚，皮肤痛觉过敏或减退。压迫股下 1/3 段内侧的内收肌管前孔，即隐神经出口处，可有明显压痛，直腿髋过伸试验和屈膝试验，可诱发股下部内侧痛。隐神经小腿段损害，常因大隐静脉血栓性静脉炎而引起，表现为小腿内侧及内踝区较弥散的持续性疼痛，走路久站后疼痛加重。胫骨内缘及腓肠肌有压痛，并可向膝内侧或内踝及足内缘放射。

【诊断】 据临床表现的症状和体征，血管功能正常，足背动脉搏动良好，即可诊断。

【治疗】

1. 隐神经阻滞疗法　如隐神经在内收肌管内受压，可行内收肌管隐神经阻滞，方法为从大腿中下 1/3 交界处的内侧面（相当于缝匠肌的走向），用抗阻收缩方法摸清股内侧肌与缝匠肌，沿两肌之间向下压迫至股内侧与股内收肌肌间沟，找到痛点，即为内收肌管的隐神经出口处，消毒后由此点进针，针稍朝上斜刺至筋膜，有放射痛即可注药［0.75% 布比卡因 5 ml、复方倍他米松（得宝松）0.5 ml，或地塞米松 5 mg 用生理盐水稀释至 10 ml］约 5 ml，再进针少许，穿过股收肌腱深达内收肌管，回抽无血，继续注药。应当始终用手指按压，以免刺破血管形成血肿。每周 1 次，3 ~ 5 次为一疗程。

2. 针刀疗法　在患侧内收肌管的神经出口处，寻找压痛点或敏感点，做好标志，常规皮肤消毒，铺无菌洞巾、术者戴手套，切口线与肌纤维方向呈平行状态，针体与皮肤呈 45° 角进针，当穿破皮肤后呈 90° 进针（注意避开血管神经），达一定深度，针刀采用横行剥离 2 ~ 4 刀，然后采用疏通剥离 4 ~ 6 刀出针，每周 1 次，3 次为一疗程。一般 2 次即可痊愈。

3. 其他　解热止痛药、理疗也有一定疗效。

4. 手术　对以上疗法无效者，可行内收肌管膜切开术，松解隐神经。

十五、脂膜炎

脂膜炎又称纤维脂肪综合征，是位于胫骨内髁前内侧的脂肪性纤维肿块，反复发作的皮下脂肪层的炎性结节可呈片块，用手指捏起肿块时，表皮呈“橘皮”样，发病原因不清。主要为女性患者，肥胖者常见，可见于任何年龄，但以绝经期后多见，常为双侧。疼痛常因气候、环境、情绪而变换。胫骨内髁前内侧压痛，可扪及中等大小的肿块。依据临床表现即可诊断。中药泽兰散外敷效果很好，亦可用熏洗或理疗。手法治疗，可行揉、推捋、铲刮、捏拿、弹拨、摩擦等手法；也可局部注射局麻药及糖皮质激素，也可局麻后用针刀松解，剥开脂肪肿块与周围组织的粘连或划割肿块以消肿减压，经以上治疗无效、症状重者，可考虑手术切除肿块。

膝内侧痛的常见伤病如图 19－11 所示。

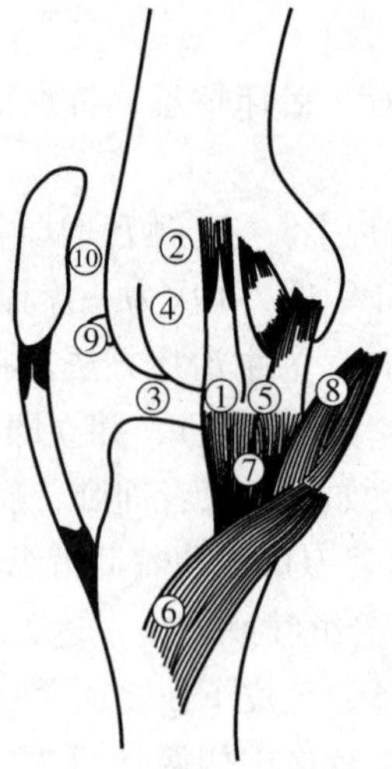

图 19－11　膝内侧痛的常见伤病

①—内侧副韧带损伤；②—内侧副韧带钙化；③—内侧半月板损伤；④—剥脱性骨软骨炎；⑤—骨性关节炎；⑥—鹅掌滑囊炎；⑦—内侧副韧带下滑囊炎；⑧—半膜肌滑囊炎；⑨—滑膜皱襞综合征；⑩—髌股疼痛综合征

十六、髂胫束摩擦综合征

【病因与病理】 髂胫束摩擦综合征又称膝外侧疼痛综合征，或髂胫束综合征。膝关节反复屈伸活动，髂胫束前后移动，致使其与股骨外上髁之间产生摩擦，股骨外上髁与髂胫束之间有一个滑囊，反复摩擦或外伤冲撞，可使该滑囊充血、水肿、渗出，以致局部疼痛、肿胀，也可能伴有髂胫束本身变性挛缩而发病（图19－12）。

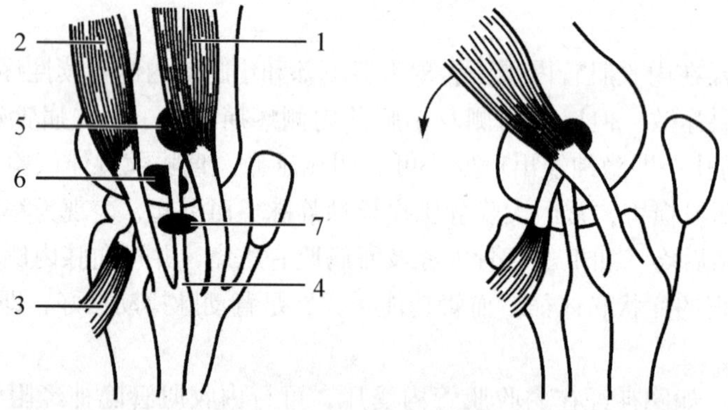

图 19－12　膝外侧滑囊的位置及膝关节屈伸时髂胫束与股骨外髁的关系

1—髌胫束；2—股二头肌；3—腘肌；4—膝外侧副韧带；5—股骨外髁滑囊；6—腘肌与外侧副韧带间滑囊；7—外侧副韧带与半月板间滑囊

【临床表现】

（1）多有膝部外伤史，多见于运动员，尤以中长跑、竞走者为多见。

（2）早期膝部外侧常有疼痛，伸膝时发生，伸直行走后疼痛消失，单腿站立、屈伸膝关节时，可诱发该部疼痛。

（3）响或摩擦感，局部充血或后期髂胫束变性，伸屈膝关节时常伴有局部摩擦感或弹响，弹响多呈低调钝声。

（4）肿胀和压痛，于股骨外上髁部有明显的肿胀、压痛。

（5）膝关节无积液体征。

【相关检查】

1. X 射线检查　有时可见到股骨外上髁处软组织肿胀影，骨质无改变。

2. 穿刺　早期局部渗出，肿胀部位穿刺可抽吸黄色黏稠液体，一般 0.5 ~ 3 ml，偶有微量细胞。

【诊断与治疗】　依据临床表现即可诊断。治疗有以下方法。

1. 一般治疗　急性发作期应妥善休息，并避免膝部劳累。

2. 药物治疗　可酌情选用消炎止痛药物。消炎痛 25 mg/次，3 次/d，或布洛芬 0.2 g/次，3 次/d。

3. 理疗　如红外线、频谱、药物离子导入。

4. 制动　可采用小重量持续皮牵引治疗。

5. 局部注射　压痛点注射泼尼松龙 25 mg 加 2% 利多卡因 2 ml，每隔 5 d 一次，可用 2 ~ 3 次。

6. 针刀疗法　顽固性疼痛病例可在局麻下用针刀做松解术。平行于髂胫束划割，紧贴股骨外上髁骨面施以铲推剥离。

7. 手术疗法　如经上述治疗无效者，可行手术治疗。

十七、膝外侧副韧带损伤

膝外侧副韧带损伤多因暴力作用于膝关节内侧或小腿外侧，使之突然内翻而造成，单纯性的较少见，临床上多合并外侧关节囊的损伤，有时甚至合并腘肌腱、交叉韧带、半月板、腓肠肌外侧头、腓总神经、髂胫束或股二头肌等的损伤。

【病因与病理】　此类损伤易发生在摔跤运动员、舞蹈演员和体力劳动者。膝外侧副韧带起于股骨外上髁，止于腓骨小头，当暴力作用于膝关节内侧和小腿外侧，使膝关节突然内翻，倒地摔伤，膝外侧副韧带过伸致损伤、断裂。损伤多见于腓骨小头抵止部撕裂，严重时可伴有外侧关节囊、腘肌腱、腓总神经的撕裂，甚至腓骨小头撕脱骨折。

【临床表现】

（1）膝关节外侧局限性疼痛、压痛明显。

（2）腓骨小头附近肿胀、皮下淤血、淤斑。

（3）膝关节功能障碍，活动受限，走路跛行。韧带完全断裂者，出现膝关节外侧不稳定，发生过度内翻活动。

（4）如有足下垂，足背和小腿外侧皮肤感觉消失或减退时，为合并腓总神经的损伤所致。

（5）膝关节内收应力试验、伸直位试验阴性，屈曲位阳性，表示膝外侧副韧带断裂合并外侧关节囊韧带的后 1/3、弓形韧带、腘肌腱损伤；当伸直位和屈曲位 30°，均为阳性者，表示膝外侧副韧带断裂同时合并交叉韧带断裂；当伸直位阳性，屈曲 30°位阴性者，表示单纯膝外侧副韧带断裂或松弛。

（6）前抽屉试验，当合并有前交叉韧带断裂时，本试验为阳性。

【相关检查】

（1）小腿内收位双膝正位片，对本病诊断价值较大，当膝外侧副韧带断裂时，伤肢膝关节外侧间隙较健侧加宽；当合并交叉韧带断裂时，膝关节外侧间隙增宽更加明显。

（2）合并有腓骨小头撕脱骨折时，膝正位片可见腓骨小头撕脱骨折，骨折片向上移位。

（3）膝关节穿刺损伤，如合并有关节内损伤出现血肿时，可穿刺抽出血液或血性液体。

【诊断】

（1）有膝关节内翻受伤史。

（2）膝关节外侧疼痛、肿胀及皮下淤血和局限性压痛，在腓骨小头附近明显。

（3）膝关节内翻应力试验阳性。

（4）膝关节内收位正位 X 射线片显示膝外侧副韧带间隙明显增宽。

【治疗】

1. 制动　膝内收应力拍片，关节间隙大于 0.4 cm 者，可用弹性绷带加压包扎；关节间隙开大 0.5 ~

1.2 cm者，给予抽尽膝关节内积血加压包扎，屈膝20°位。前后长腿石膏托固定，6周后拆除石膏托，开始练习膝关节活动，石膏固定期间，应加强股四头肌收缩训练。

2. 药物治疗 消炎痛25 mg/次，3次/次，口服，必要时可加用抗生素防止感染。

3. 理疗 急性期后可用热敷、红外线照射、频谱及药物离子导入等物理治疗。

4. 局部注射 晚期仍有关节疼痛时，可关节穿刺，抽出积液，可用醋酸泼尼松龙25 mg加2%利多卡因2 ml做压痛点周围组织阻滞。

十八、股二头肌腱鞘炎

股二头肌腱是膝关节外侧稳定的主要结构，随膝关节伸屈、股二头肌腱可向前后移动。反复摩擦或牵拉损伤可致股二头肌腱损伤和腱鞘炎及末端病。

【临床表现】 膝外侧疼痛位于腓骨小头上方，疼痛沿股二头肌腱呈纵行方向放射，跑跳及足用力向后蹬地时疼痛明显，沿股二头肌腱压痛，并有轻度肿胀。检查时压痛点可随膝的伸屈，股二头肌腱的移动而前后变化，伸膝时向前，屈膝时股二头肌腱移向腓骨小头后面，压痛点也相应移动。创伤性肌腱滑脱，或肌腱附着点异常，或附近有外生骨疣，或骨端边缘增生时，肌腱在其上面越过，可产生弹响。

【诊断与治疗】 依据临床表现即可诊断。手法治疗可用揉、弹拨、推捋、一指禅推法、摇膝搬牵、摩擦等手法，也可外用中药熏洗、物理治疗，较重病例可适当固定或休息。局部注射效果很好，可用地塞米松5 mg［或复方倍他米松（得宝松）0.5 ml］加局麻药（0.75%布比卡因5 ml或2%利多卡因5 ml）、玻璃酸酶1 500 U用生理盐水稀释为10 ml，做痛点及周围注射，每5～7 d一次，3次为一疗程。弹响伴有疼痛者，可行手术治疗或行肌腱固定术。因外生骨疣所致者，可切除骨疣。

十九、腓总神经鞘内囊肿

本病发生于腓骨小头后面，腓总神经鞘内。该囊肿内壁衬以滑膜，囊内含黏液，囊肿可将神经纤维分开，随着囊肿的形成和增大对神经产生压迫症状。

【临床表现】 在腓骨小头后面，沿腓总神经走行有囊性肿胀，并向近侧发展，有时可见多发性囊肿。按压该囊肿可引起小腿前外侧和足背部疼痛，胫前神经支配区小腿前面及足背疼痛和感觉障碍，胫前间隔肌肉受累可产生垂足畸形。

【诊断与治疗】 根据临床症状可诊断。治疗时，不一定必须切除囊肿，只要把囊肿切开减压，即可获得某种程度恢复，甚至痊愈。如果复发，还可以重复类似的处理。若试图完全切除囊肿，伤及或切除部分神经，反而可引起不良后果。

膝外侧痛的常见伤病如图19－13所示。

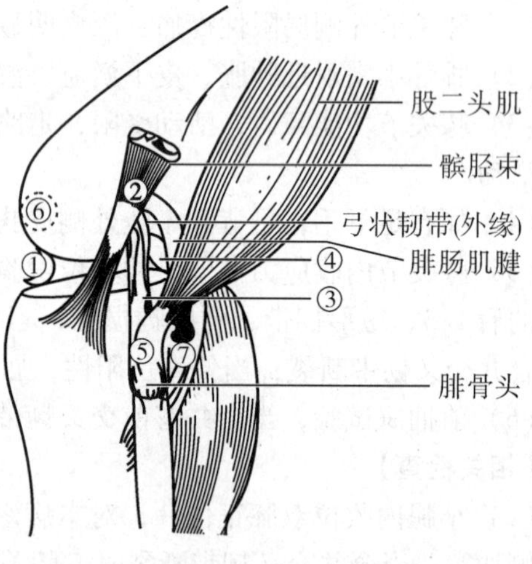

图19－13 膝外侧痛的常见伤病

①—外侧半月板伤病（损伤、盘状、囊肿、钙化）；②—髂胫束综合征；③—外侧副韧带损伤；④—腘肌腱鞘炎；⑤—股二头肌腱鞘炎；⑥—股骨外髁剥脱性骨软骨炎；⑦—腓总神经损伤

二十、腘绳肌痉挛

【病因与病理】 腘绳肌痉挛是对膝关节、膝内外侧疼痛的一种不自觉的保护性机制，它是体征而不是诊断，诱发腘绳肌痉挛的因素很多。

1. 寒冷 外界环境寒冷潮湿，如初次锻炼者在寒冷时游泳，或低温天气越野跑，以及夜间睡觉受凉，均可发生腘绳肌痉挛。

2. 过度疲劳 肌肉过度疲劳，突然用力常引起肌肉痉挛。

3. 脱水失盐 出汗和排尿过多，使血中Cl^-、Na^+浓度降低，可致肌肉痉挛。

4. 精神紧张　是引起肌肉痉挛的又一原因，有时甚至形成恶性循环，每遇到以前发生肌肉痉挛的环境就又可出现该肌肉痉挛。如学生考试紧张引起手指痉挛，有的以致形成每当书写时手指即痉挛。

5. 缺钙　也是诱发肌肉痉挛的因素，特别是老年人骨质疏松或幼儿佝偻病患者，血钙低于正常范围，可使神经肌肉应激性增高，而致肌肉痉挛。

以上这些因素所引起的肌肉痉挛，尤以腓肠肌、手足小肌肉多见，若上述因素加上膝部劳损或损伤疼痛，累及腘绳肌，则更易出现腘绳肌痉挛。

【临床表现】 腘绳肌痉挛可分为原发及继发两种，以后者多见。原发者无膝部其他损伤，即由于上述某种原因引起腘绳肌痉挛，表现为膝后侧痛，甚至大腿后面疼痛，膝呈屈曲位，伸直受限。突然用力使之被动伸直，则疼痛加重，可扪及腘绳肌紧张收缩呈绳索状，较硬韧，伴压痛。多持续几十秒或几分便可自行缓解，痉挛缓解后或留有腘部肌肉酸痛。也有重复发作者。继发者多为膝部损伤引起疼痛，造成腘绳肌痉挛，属于一种保护性限制，膝维持不动则症状可以缓解。

【诊断与治疗】 依腘绳肌痉挛的临床表现即可诊断。治疗方法如下。

1. 一般治疗　注意休息，避免疲劳及剧烈活动。出大汗多失盐者，应喝些含钠饮料，有缺钙者可服钙剂。

2. 手法治疗

（1）沿腘绳肌纤维轴将其拉到最大紧张位置，牵拉应当缓慢地由轻到重，持续恒定用力，决不可粗暴突然用力，以免加重肌肉收缩痉挛。牵拉到最大限度后维持不动直至肌肉松弛，称为牵镇手法，患者侧卧位，屈髋伸膝，逐渐伸膝到最大限度，再按住不动，即可奏效。

（2）使腘绳肌处于松弛位，垂直于肌纤维纵轴方向施以手法，使之放松后再放松。具体操作如下：点压承扶、殷门、浮郄、委阳、委中等穴位。然后在各穴位行揉按手法，沿腘绳肌行弹拨分筋手法，使之充分放松，再由上向下沿筋揉捻，沿腘绳肌捏拿，在股后沿筋推捋、摩擦，直到发热。

3. 药物治疗　中药增液解痉汤也很有效，方用白芍 20 g、甘草 20 g、牛膝 15 g、木瓜 30 g、吴茱萸 15 g，煎汤口服。口服维生素 E 亦可奏效。

对于重症的治疗，重复发作者还可以用石膏托行伸膝位外固定数天至 3 周，如痉挛严重难以缓解者（多为继发痉挛）可行 $L_{3\sim4}$ 硬膜外间隙穿刺向下置管，间断滴注 0.25% 布比卡因，以 20 滴/min 的速度滴 20 min 左右，每 2 ~ 3 h 一次，即可缓解症状。此方法可引起尿潴留，必要时可行导尿处理。

二十一、腘窝脂肪组织损伤

筋膜深层为脂肪组织，女性脂肪组织尤多，脂肪组织保护深层的神经、血管，同时也便于膝关节屈伸活动。膝关节伸直时，腘筋膜紧张，脂肪组织不易被触到，屈膝放松时筋膜松弛，很容易触及脂肪团块，应与腘窝囊肿相区别，脂肪组织形状不定，体积较大，浅表柔软，与肌腱没有恒定的解剖关系。突然伸膝，例如练武术踢腿动作，用力屈髋、伸膝、足背伸，可牵拉脂肪组织造成撕裂损伤，引起腘窝疼痛。

【临床表现】 多有突然伸膝受伤史，伤后腘窝疼痛，可见局部肿胀、皮下淤血、青紫斑、局部压痛，但比较表浅，仔细触摸可在脂肪组织中触到裂凹痕。伸膝时疼痛加重，屈膝时则疼痛减轻，膝关节没有不稳　及交锁症状。

【诊断与治疗】 依病史、症状及体征即可诊断。治疗方法如下。

（1）急性期应行局部冷敷，压迫包扎或中药活血止痛散外敷，还应减少膝部活动。

（2）陈旧性损伤，可用中药熏洗，被动及主动伸膝练习，也可用揉、捻、散、按、推拿、铲刮等手法按摩治疗。但应注意，腘部皮肤薄，易损伤，手法不可过重。对疼痛顽固者，可行局部注射糖皮质激素及局麻药等疗效甚好。

二十二、腓肠豆综合征

腓肠豆（fabella）即小豆骨，位于腓肠肌外侧尖的前面，借助于纤维与腓肠肌腱及膝关节后侧韧带相连。其发生率为10% ~30%，其中70% ~80%属双侧性。其功能在于促进肌腱的滑动，增加肌肉收缩的效力。小豆骨扁平，其前面是关节小面，与股骨外髁形成关节，由于外伤和劳损累及该关节可引起腘窝区疼痛，偏于外侧，应考虑此病。

【临床表现】

（1）有外伤史，腘窝区遭受外力撞击或牵拉，或者由于劳累、肢体位置反复剧烈变化、或长时间压迫等引起。

（2）腘窝外侧疼痛、伸膝疼痛。

（3）膝关节略屈曲，腓肠肌放松，有时可触到小豆骨增大，压痛明显，或伴有摩擦音。

（4）小豆骨引起腓总神经受压时，可表现为踝及足趾背伸困难，垂足跛行，常于急剧屈膝后或腘窝长期压迫而发病，小腿及足背外侧感觉迟钝或麻木。腘窝腓肠肌外侧头处压痛，可沿腓总神经放射至小腿。肌电图示腘窝部神经受压。

【诊断与治疗】 根据病史、症状、体征以及X射线片显示小豆骨增大，或硬化增生，偶见骨折或位置不定，即可诊断。局部注射地塞米松和局麻药可镇痛，消除无菌炎症，甚至可分离粘连，常收到良好效果。如果合并腓总神经受压症状，应手术切除腓肠肌外侧头的籽骨及做神经松解术。除前述疾病外，腘窝囊肿、后交叉韧带损伤、半月板后角损伤、腘动脉挤压综合征等均可引起膝后区痛，另外还有骨性关节炎、类风湿、痛风等可首先表现为膝后区痛。但常伴其他处痛甚至发展为全膝痛，常见的膝后痛病如图19－14所示。

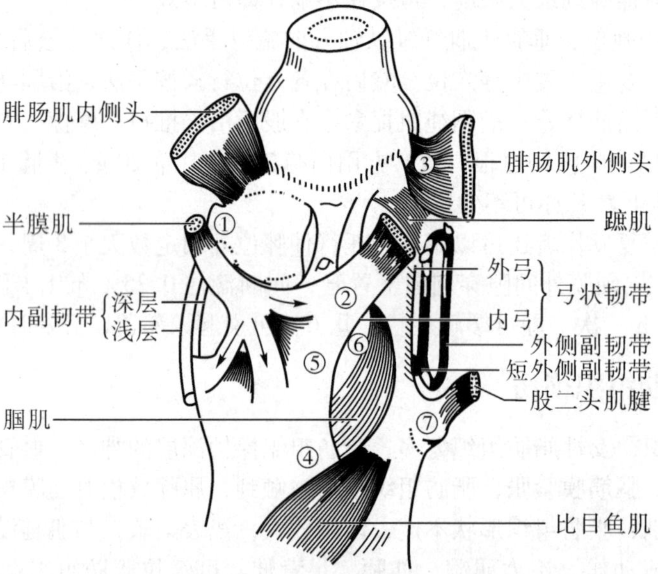

图19－14 膝后区痛的常见伤病

①—腘窝囊肿；②—腘斜韧带损伤；③—腓肠豆综合征；④—腘动脉受压综合征；⑤—后交叉韧带损伤；⑥—半月板后角损伤；⑦—腘绳肌痉挛

（董铁立）

第三节 小腿及踝足部痛

一、腓肠肌劳损

由于腓肠肌的慢性积累性损伤，或因急性挫伤未获及时而有效的治疗，均可导致腓肠肌劳损。多见于登山运动员或售货员。腓肠肌有两个头，即内侧头和外侧头，两头分别起于股骨的内上髁和外上髁，然后下行，与比目鱼肌会合共同组成跟腱，止于跟骨结节。

【临床表现】

（1）有急性腓肠肌损伤或慢性劳损病史。

（2）主诉小腿后部疼痛，常因劳累加重，休息减轻，过度劳累和活动后加重，适量活动或变动肢体的位置时减轻。有反复发作史。

（3）腓肠肌有广泛而轻重不等的压痛，常在腓骨小头后方有明显压痛点，炎症急性期可有轻度肿胀。腓肠肌抗阻力屈曲时疼痛加重。

【治疗】

1. 手法治疗　沿腓肠肌走行方向用滚法、弹筋法、分筋法、顺法、按法等，可改善症状。

2. 理疗　选用红外线、TDP 神灯、超短波、离子导入等治疗，每月 1 次，每次 30 min。

3. 局部阻滞　用 2% 利多卡因 4 ml，加泼尼松龙 0.5 ml 做痛点阻滞，每周 1 次，3 次为一疗程。

4. 针灸治疗　选用承山、委中、足三里、昆仑、阿是穴等，每日 1 次，每次 30 min。

5. 药物治疗　口服常用布洛芬、七厘散、平痛新、三七片等。外用关节止痛膏、伤湿止痛膏，贴于患处。

二、网球腿

网球腿又称小腿三头肌损伤，是临床上较常见病之一，多见于足球、体操、羽毛球、跳高、跳远、跑、武术等运动员，损伤后多采用保护疗法。小腿三头肌由腓肠肌及比目鱼肌组成。腓肠肌为小腿肌肉中强有力的肌肉，其内、外侧头起源于股骨内、外髁的后部，比目鱼肌起源于胫腓骨近端的后部，两肌肉向下组成跟腱，止于跟骨。小腿三头肌的作用为伸小腿、提足跟，固定髁关节，防止身体前倾。

【临床表现】

1. 疼痛　肌肉损伤后，小腿疼痛，只能用足前部着地行走，不敢用全足负重，提足跟亦痛。

2. 肿胀　直接外伤使小腿后侧肿胀，严重时皮下淤血，并可触到肌肉部分断裂的间隙。

3. 压痛及肌肉紧张　在伤处有压痛，可触到硬结或条索，整个肌组均有紧张感，踝关节抗阻力跖屈则小腿后侧痛。

【诊断与治疗】　根据临床表现即可诊断。治疗方法如下。

1. 按摩　小腿三头肌急性损伤 24 h 内不做按摩推拿手法，宜用冷敷和弹性绷带包扎，踝关节屈曲位，以放松肌肉。24 h 后可做推拿按摩手法治疗。常用手法有理筋、戳点、弹拨、揉捏等。

2. 局部阻滞　用 2% 利多卡因 4 ml，加醋酸确炎舒松－A 2 ml 做局部阻滞，每周 1 次，3 次为一疗程。

3. 物理疗法　可选用红外线、TDP 神灯、超短波、中药离子导入等治疗，每日 1 次，每次 30 min。

4. 针灸、火罐疗法　用毫针刺后火罐拔之（针罐疗法），30 min 后去除针、罐，每日 1 次，7 次为一疗程。

三、胫腓骨疲劳性骨膜炎

本病又称为应力性损伤，由于长期、反复、快捷、轻微的损伤、应力，积累于骨骼的某一部位，逐渐发生的慢性损伤。好发于跑、跳运动员，长途行军的新兵，舞蹈演员及长期站立、行走的妇女。

【临床表现】

1. 病史　无明显外伤史，但有小腿的疲劳史。

2. 疼痛　因骨膜炎症刺激而发生，尤在胫骨内侧、腓骨外侧的疼痛，多为酸痛，也有剧痛。运动量加大时疼痛加重，休息后好转。胫骨内侧或外踝上方有局限性肿胀，胫骨前面有压痛。

3. 后蹬痛　当患者足尖用力后蹬地面时，小腿、胫骨即发生疼痛。

【诊断与治疗】 依据临床表现和X射线表现可诊断。X射线片在病变早期无明显改变，晚期可见骨膜增厚阴影。若疲劳性骨折时，晚期可见骨折处有增生骨痂，有时呈鸟啄样，并可见到隐约的骨折线，但很少发生骨折线移位。疲劳性骨膜炎，一旦确诊，应立即减少下肢运动量，患侧小腿用弹力绷带包扎。

1. 手法治疗

(1) 按压足三里、三阴交、承山、委中、昆仑、丰隆、解溪、悬中等穴，每次选用4~5穴，每日1次，每次20~30 min。

(2) 患者俯卧，在小腿后侧先用按揉法使肌肉放松，然后用提捏法以放松肌肉，增加血运。两种手法交替施行5~6次。

(3) 在小腿前侧，沿腓胫骨之间，用拇指按压，以松解骨间膜，由远端向近端反复按压5~6次。

(4) 沿胫骨前缘、内侧缘及胫骨表面，腓肌病变处，用刮法刺激骨膜，改善局部血液循环，减少渗出，促进炎症吸收。按压骨间膜和刮法刺激病变处是治疗本症的重要手法，每日治疗1次，2周为一疗程，一般在2~3个疗程后小腿疼痛可减轻或消失。

2. 锡纸疗法　在小腿疼痛肿胀处，外涂2%硝酸汞，在其药物上面用锡纸包盖（香烟盒的锡纸即可），锡纸周围用宽胶布密封，防止与外界相通，以免烧伤皮肤。每日贴1次，3~5次为一疗程。此法对多数患者有良好效果。

3. 物理疗法　可选用红外线、超短波等。每日1次，每次30 min。

4. 中药治疗　可选用桃红四物汤、活血止痛汤、七厘散、三七片等。

四、踝部腱鞘炎

踝部腱鞘炎是踝部常见病之一。常由外伤劳损或反复感受风寒引起。多见于经常运动或长途行走的人，任何年龄均可发病。

【局部解剖】

1. 踝内侧滑液鞘　位于跖管内，分裂韧带的深面，包绕于屈肌腱的周围。胫后肌腱鞘的上端约在内踝上4 cm处，远端抵达腱的上部；跖长屈肌腱鞘的上端在内踝稍上方，下端达舟骨平面附近。

2. 踝外侧滑液鞘　位于外踝后下方的踝沟内，腓骨上、下支持带的深面，鞘内有腓骨长、短肌腱通过。鞘的上端在外踝尖上方4 cm处，容纳腓骨长、短肌腱。下端至外踝尖下方4 cm左右，分为两个独立的腱鞘，各自包绕腓骨长、短肌腱。

3. 踝前滑液鞘　位于小腿横韧带和十字韧带的深面，分别包绕各伸肌腱周围。

【临床表现与诊断】

(1) 多数有踝部扭伤、劳损或受凉史。

(2) 踝部酸痛或隐痛，稍活动后症状减轻或消失，休息后疼痛反而加重。

(3) 疼痛和压痛与腱鞘炎发生部位有关。有时局部可触及“吱吱”声，踝关节屈伸活动时响声更明显。时间较长者，局部可触及腱鞘肥厚感。

(4) 踝关节被动活动时或抗阻力活动时可出现明显的活动疼痛。

诊断根据临床表现即可诊断。

【治疗】

1. 手法治疗

(1) 伸肌腱鞘炎的手法治疗：①患者正坐，伤足伸出床边，助手坐在伤侧，双手握住小腿下端，固定勿使晃动。医者双手拇指按住足背痛点，双手示指置于足两侧，余三指在足底拿住伤足。②将足踝环转摇晃6~7次，然后使足跖屈，与助手相对拔伸。③在足背面，双手拇指向下戳按。④用揉捻、捋顺等法按摩舒筋。

(2) 腓骨肌腱鞘炎的手法治疗：①患者侧卧，伤肢在上。助手双手握住伤侧小腿下端固定之。医者两虎口相对，拿住伤足，双手拇指按住外踝后下方痛点，将足环转摇晃 6 ~ 7 次。②与助手相对拔伸，并将伤足内翻和背伸。③将伤足外翻并跖屈，双手拇指向下后方戳按。④用揉捻、捋顺等法按摩舒筋。

（3）屈肌腱鞘炎的手法治疗：①患者侧卧，伤肢在下。助手用双手握住伤侧小腿下端固定之。医者两虎口相对拿住伤足，双手拇指按住内踝后下方痛点，将双足环转摇晃 6 ~ 7 次。②与助手相对拔伸，并将伤足外翻背伸。③将伤足内翻跖屈，双手拇指向下后方戳按。④用揉捻、捋顺法按摩舒筋。

2. 局部注射　用复方倍他米松（得宝松）0.5 ml，加 2% 利多卡因 3 ml 做腱鞘注射。每周 1 次，3 次为一疗程。

3. 制动　对于疼痛较重者，可用绷带将踝关节固定于功能位，起到减小摩擦，避免受寒，促进炎症吸收的作用。

4. 中药治疗　内服舒筋丸、大活络丸、跌打丸、田七片等。

5. 手术治疗　适用于保守治疗无效的患者。可考虑做腱鞘切开或部分切除术。

五、跟腱周围炎

跟腱周围炎是由急、慢性劳损引起跟腱周围的无菌性炎症，常有渗出、水肿。临床表现为疼痛和功能障碍。多见于运动员和参加军事训练的人员。

【病因与病理】　跟腱由腓肠肌和比目鱼肌组成，是人体最粗、最强大的肌腱，长约 15 cm，起始于小腿中部，形成片状，止于跟骨结节部，可使足跖屈。跟腱有两个鞘，外鞘由小腿的深部筋膜组成，内鞘直接贴附于跟腱，其结构很似滑膜。当跖屈时，内、外鞘之间可互相滑动、摩擦，过度活动时可产生炎症，出现一系列病理变化。

【临床表现】

（1）有跑步或弹跳过多的损伤史。

（2）跟腱或跟骨结节处疼痛，走路后疼痛明显。

（3）可轻度肿胀并有明显压痛；有时可触到捻发音。

【诊断与治疗】　根据临床表现可诊断。治疗方法如下。

1. 手法治疗　患者俯卧，将膝关节屈曲 90°，医生一手按于足跖部，使足背伸，跟腱处于紧张状态，另一手用小鱼际肌在跟腱附着处用劈法（图 19 - 15），然后用拇指在疼痛处用捻法、捋法，沿跟腱向上捋之。

2. 药物治疗　以舒筋活血、消炎镇痛为主。可采用布洛芬 0.6 ~ 1.2 g/d，分 3 次饭后口服；六味地黄丸 1 丸/次，饭后服；追风透骨丸 6 g/次，2 次/d，饭后服。

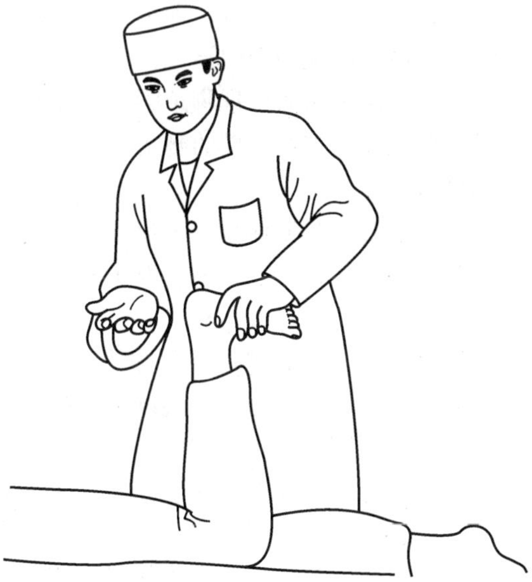

图 19 - 15　足跟部劈法

3. 局部阻滞　痛点周围注射，每周 1 次，3 次为一疗程（注意：跟腱无再生能力，注射时勿损伤肌腱）。

4. 物理疗法　可选用红外线、TDP 神灯、中药离子导入、超短波等治疗，每日 1 次，每次 30 min。

5. 功能锻炼　急性炎症期避免行走及跖屈活动，预防粘连，要循序渐进，不能操之过急，以免造成再次损伤。

六、跖管综合征

跖管是指位于踝关节内侧下方的骨性纤维管，管的顶部为内踝下方，管内有趾长屈肌腱、踇长屈肌腱、胫后神经及血管等通过。若胫后神经在内踝下的屈肌支持带经跖管时受压迫而引起的一系列临床症状，称为跖管综合征。

【病因与病理】

（1）屈肌支持带与蹈展肌的纤维性起点处受压。

（2）屈肌滑膜的增厚。

（3）骨折造成的创伤后纤维化。

本病由于上述几种原因引起神经受压，早期反复的暂时性缺血可产生灼痛等症状。若长期给予大的压力，神经可发生脱髓鞘等改变，从而引起症状。

【临床表现】

（1）夜间烧灼痛为本病最常见症状。

（2）间歇性的脚趾烧灼痛、刺痛或麻木，多出现在久站或行走时间久之后，休息或脱掉鞋子可使症状缓解。

（3）脚跟内侧痛，并向小腿放射，多见于胫后神经跟骨支受累时。

（4）内侧足底神经及外侧足底神经分布区感觉丧失，远侧脚趾的背面感觉丧失，而脚背则正常，针刺感觉减退，Tinel 试验阳性，跖管部或脚的内缘压痛。

（5）严重时出现运动力弱与肌肉萎缩显著。

（6）驱血带试验：向血压计的袖带内充气使静脉充血可以诱发症状发作为阳性，表示该病存在。

【相关检查】

1. 胫后神经传导速度测试　内侧足底神经和（或）外侧足底神经传导速度减慢。

2. 肌电图检查　可明确受压部位。

【诊断】　根据以下表现，即可做出跖管综合征。

（1）患肢夜间烧灼痛明显。

（2）久行或久站后出现脚趾刺痛、麻木等。

（3）肌电图及神经传导的测定可确定受损的部位及程度。

【治疗】

1. 一般治疗　早期休息、理疗可缓解症状。

2. 局部注射　用2%利多卡因 3 ml，加复方倍他米松（得宝松）0.5 ml 做跖管注射，每周 1 次，3 次为一疗程。

3. 针刀治疗　患者侧卧于手术台上，患侧在下，将患足内踝向上，沙袋垫稳。在内踝后下缘与跟骨最后缘划一直线，和内踝前缘与跟骨底内侧最前缘划一直线，此两条线的中间即为分裂韧带，用针刀在此两直线上分裂韧带附着点的内侧，分别取 4 个进针点，并分别部分切断支持带，再在支持带两端沿韧带内缘用通透剥离法（图 19－16），然后将足用力背屈几次。术后 24 h 热醋熏蒸足，每日 2 次。术后也可在分裂韧带两端局部注射激素与局麻药（参考局部注射疗法）1 次。若 5 d 后不愈，可重复治疗 1 次。一般针刀治疗 2 次症状基本缓解，只有足底轻度不适。这是由于神经受压过久，尚未完全恢复之故，嘱患者经常屈伸锻炼足部，一般不再复发。治疗时一定要在分裂韧带两端，严防损伤胫后神经和胫后动脉。

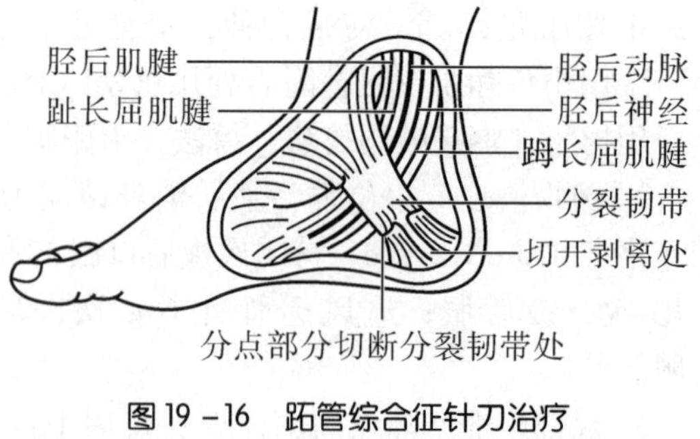

图 19－16　跖管综合征针刀治疗

4. 手术治疗　经上述方法治疗无效时，可切开跖管进行减压术。

七、跟痛症

跟痛症是指跟骨结节周围慢性劳损所引起的疼痛，常伴有跟骨结节部骨刺。本病发病年龄多在 40 岁以上。跟骨近似长方形，后方跟骨体的后面呈卵圆形隆起，分上、中、下三部。上部光滑，中部为跟腱抵止部，跟腱上点的上方前后有大、小滑囊，下部移行于跟骨结节，有踇展肌、趾屈肌、小趾展肌及跖腱膜附着，起维持足弓的作用。跟骨结节的下方有滑囊存在。足跟下皮肤较厚，皮下组织由弹力纤维和脂肪组织构成，又称脂肪纤维垫。

【病因与病理】 本症与劳损和退化有密切关系，常见的有跟骨骨刺、跟骨脂肪垫炎或萎缩、跖筋膜炎、跟腱滑囊炎，长期站立工作或行走，足跟下受压或摩擦，出现疼痛、肿胀等症状。对跟骨骨刺的形成原因，大多认为是跖长韧带和跖腱膜挛缩引起跟骨附着点处持续牵拉损伤，韧带和腱膜的纤维在跟骨附着点不断钙化和骨化而形成，跟骨结节处骨刺一般是足尖部向足前方（图 19－17）。

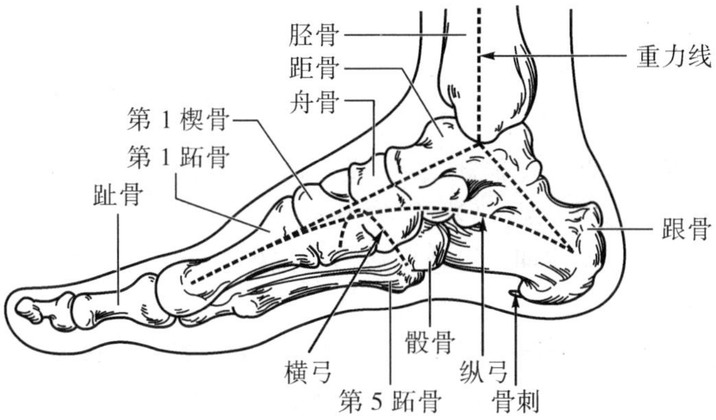

图 19－17　跟骨骨刺（侧位）

【临床表现】

1. 跟骨骨刺　起病缓慢，40 岁以上的老年人多发，常伴有严重平足畸形，足跟底部疼痛，晨起较重，行走片刻后减轻，但行走过久疼痛又加重。跟骨结节前方压痛，有时可触及骨性隆起。跟骨侧位片常显示跟骨结节前角骨刺形成。但有骨刺不一定发生疼痛，疼痛也不一定有骨刺。

2. 跟部滑囊炎　跟部滑囊炎常发生于一侧跟腱止点部疼痛，在行走、站立过久或剧烈运动后疼痛加重，局部轻度肿胀、压痛，有时可触及捻发音；跟下滑囊炎多由外伤或长期摩擦形成，跟骨结节下方疼痛，轻度肿胀，深在性压痛。

3. 跟下脂肪纤维垫炎　常因跟部被硬物碰伤或长期受压引起。跟下疼痛、肿胀、压痛浅。

4. 跖筋膜炎　常有跟下及足心疼痛，足底有胀裂感。

【诊断】 依据上述临床表现，排除痛风性、类风湿性、牛皮癣性关节炎、跟骨骨髓炎、跟骨结核等疾病所致的足跟痛即可诊断跟痛症。

【治疗】

1. 针刀治疗　主要用于跟骨骨折的治疗（详见第十一章第十一节）。

2. 局部注射　对跟痛症的每一个患者均可根据疼痛部位、深浅、范围，用复方倍他米松（得宝松）0.5 ml 加 2% 利多卡因 3 ml 做局部注射。每周 1 次，3 次为一疗程。

3. 物理疗法　可选用超短波、中药离子导入，每日 1 次，每次 30 min，15 d 为一疗程。

4. 药物疗法　选用骨刺丸、骨仙片、壮骨关节丸等，也可服用解热止痛药如消炎痛等。

八、踇外翻与踇囊炎

踇外翻是由第 1 趾骨内收、踇外展所造成，是足部常见的一种畸形，常伴有扁平足。本病多见于成年人，可以长期存在而不引起任何症状。继发踇囊炎时，局部发生疼痛，甚至出现红、肿、热、痛等急性症状。位于足底中部，分为斜头及横头，斜头起自跖长韧带，腓骨长肌腱，第 3 楔骨跖面和第 2～3 跖骨基底部跖面，肌纤维斜向前内，与踇短屈肌内侧腹合成一腱，止于踇趾近节趾骨基底部跖侧面的外侧；横头以单独肌束起自第 3～5 跖趾关节囊，肌纤维横行向内，至踇趾近节趾骨后面移行于斜的肌腱。

此肌的作用是向足底正中线牵引踇趾。跖趾关节为椭圆形关节，可做屈伸及轻微的内收外展运动。

【临床表现】

（1）第1趾骨头向内凸出，踇向外移位，前足增宽，第2趾受踇趾挤压而位于其下，重者形成锤状趾。

（2）第2、3跖骨头下方胼胝形成。

（3）继发踇囊炎者局部疼痛、肿胀，行走时疼痛加重，急性发作有红、肿、热、痛症状。

（4）多伴有平足畸形。

（5）X射线片检查有时可见跖趾关节变窄、模糊、硬化，甚至增生。

【诊断】 有临床表现第1、2条可诊为踇外翻，加有第3条者诊为踇外翻、踇囊炎。

【治疗】

1. 手法治疗　只适用于轻微踇外翻，医者一手握住前足，另一手踇示指捏住踇趾，相对拔伸下环转摇晃踇趾，并逐渐将踇趾内收，由轻到重，反复数次。

2. 局部注射　踇外翻继发踇囊炎（非急性炎症期）时，可采用醋酸确炎舒松－A 2 ml 加 2% 利多卡因 1 ml 注射于痛点最明显处，每周1次，3次为一疗程。

3. 药物治疗　对踇囊炎急性发作期，可选用适当的抗生素治疗，口服布洛芬、消炎痛、平痛新等缓解疼痛。

4. 物理疗法　可选用神灯、红外线、超短波等治疗，每日1次，每次30 min，7次为一疗程。

5. 手术治疗　对严重踇外翻畸形、反复发作的踇囊炎，可考虑手术治疗，以矫正畸形，切除踇囊。应注意本病应早期预防，穿宽大合适的鞋，不宜穿尖头高跟鞋，以避免摩擦。注意局部清洁，经常洗足、换袜子，防止踇囊炎急性发作，有平足畸形者也可穿平足矫形鞋。

（董铁立）

第四节　会阴部痛

一、尾痛症

尾痛症（coccygodynia）即尾骨部、骶骨下部及其相邻肌肉或其他软组织疼痛，可因发生在该部的多种病变所致。其特点为长时间坐位或从坐位起立时或挤压尾骨尖端时疼痛，多见于女性。

【病因及分类】

1. 局部因素

（1）骶尾韧带劳损：臀部被踢伤、摔伤或扭伤都会损伤骶尾韧带。腰区病变可造成肌肉紧张及坐姿不良，而坐姿不良、久坐或不良排便习惯、便秘等均可持续地拉伤已经损伤的骶尾韧带，从而形成慢性损伤。

（2）骨折与脱位：是最常见的病因。尾骨骨折与脱位是内附着于尾骨的肌肉强烈牵拉的结果，如滑冰时摔倒骶尾部着地、高处坠地摔伤、摩托车剧烈颠伤等。骶尾关节较脆弱，外伤可导致骶尾关节半脱位，使其关节间隙逐渐变窄、不规则、硬化、关节活动受限，形成骶尾关节的创伤后关节炎：尾骨骨折久治不愈也可造成尾痛症，当坐位尾骨尖受压时即引起疼痛，肛门指诊触动该部也可引起疼痛。

（3）炎症：包括附着于尾骨的韧带和（或）筋膜的炎症、骶尾关节的退行性关节炎、发生在 $S_{4\sim5}$ 的骶神经炎、下骶神经根的蛛网膜炎等均可形成尾痛症。

（4）尾尖痛：有时尾骨明显僵硬，在尾骨远端肛尾韧带的附着部，可发现一个小结节。

（5）肿瘤：以脊索瘤最为常见，也可见软骨瘤、软骨肉瘤和血管球瘤。

（6）先天性尾骨畸形和难产史：如用产钳助产或臀位产可造成婴儿骶尾部损伤；另外，难产也可造成孕妇骶尾关节损伤，从而遗留下尾痛症。

2. 其他因素　患者如在局部注射治疗后疼痛不减轻，可能与下列因素有关。

（1）腰骶部的损害：如不稳定的 L_5 滑脱，压迫硬膜和神经根而引起尾骨痛；较大的中央性椎间盘突出症也会引起尾痛症；约有31%的患者下腰痛合并尾骨痛，说明两者存在着病因学上的联系。采取腰骶部制动，可减轻疼痛并控制其进一步发展。

（2）骶旁脂肪瘤：这是因为纤维脂肪小结节通过深厚筋膜引起水肿或疝形成而造成的尾痛症。

（3）骨盆部的感染灶：如感染经淋巴引流至盆底肌肉，可导致肌炎或肌肉的反射性痉挛而产生尾痛症。

（4）特发性尾痛症：是指那种不伴有确切病理改变的尾痛症，如隐性抑郁症或高度神经质者、功能性神经症、疑病症等。

【发病机制】　外伤后的出血、水肿均将造成尾骨周围神经末梢受压迫，产生疼痛，使盆内肌肉（如肛提肌、尾骨肌、肛门括约肌等）产生痉挛。因肌肉长期收缩造成局部缺氧，而使局部产生较多乳酸，起初肌肉疲劳，以致疼痛加重，形成恶性循环。Thiele 认为肛提肌及尾骨肌持续痉挛，将向前牵拉尾骨，使骶尾关节长期处于向前弯曲的紧张状态，并使该关节囊及韧带劳损，亦可导致疼痛。

尾痛症多发生于女性，男女之比为1∶5.3，多见于20～60岁者。女性多发的原因是：女性骶骨较宽、较短，其向前倾斜弧度较男性的小，故女性尾骨较为后移和突出。另外，女性两坐骨结节距离较宽，尾骨往往较易活动，加之妊娠期间韧带充血松弛及分娩因素，易于造成损伤而发病。

【临床表现】

1. 病史与症状　患者多有尾部外伤史，然后该部出现疼痛，疼痛轻重与体位及坐具、坐姿等均有关，站立、行走时疼痛较轻，坐位时疼痛较重，坐软凳时的疼痛比坐硬凳时更甚。突出表现为尾骨尖部持续性钝痛、隐痛或烧灼痛，有时向臀部及腰骶部扩散。当快速坐下、起立时疼痛可以加重，疼痛严重时只能用一侧臀部坐凳。大便时疼痛加剧，尤其是大便秘结时疼痛更显著。有时尾部可有蚁走感。

疼痛多为局限性，但有时可能有骶下部的、臀上部的、腰下部的及沿坐骨神经走行的疼痛，易被误认为是坐骨神经痛、盆腔内疾患或腰痛。尾痛症患者因病程较长，有时可造成继发性神经症。

2. 检查与体征　临床检查尾骨局部有压痛，尾骨和肛门区皮肤痛觉过敏或轻度减退。做肛门指诊检查时患者取左侧卧位，将尾骨捏于拇、示指之间，有时尾骨能触到有摇动感，扳动尾骨时若能诱发剧烈疼痛，即说明有尾痛症。指诊时还须用示指旋转360°，检查是否有肌肉压痛及痉挛。

应常规拍摄骶尾部X射线片（正侧位），以判定尾骨有无损伤及其程度。X射线片可观察骶尾部有无骨折、关节脱位，虽常常不能发现全部病变，但对鉴别诊断有帮助。如为结核、肿瘤可见到骨质破坏或包块阴影；若为畸形或变位，常是先天性的。

【诊断与鉴别诊断】　根据临床表现、指诊检查结果和X射线检查多能明确诊断。但应注意：在慢性局限性感染所致的肌肉痉挛病例中，挤压尾骨尖往往不增加疼痛。

本病应与前列腺疾患、妇科盆腔器官的疾病和肛门疾患，以及骶尾骨附近韧带、肌肉的慢性炎症相鉴别；要注意与挫伤、骨折，脱位、神经痛及风湿痛鉴别；尾部囊肿（畸胎瘤）、直肠癌已侵犯骶尾部者均可造成尾骨痛。结核、骨髓炎、肿瘤所致者少见。

【治疗】　对尾痛症的治疗首先要进行病因性治疗，如属急性尾骨损伤初期，则应令患者休息并积极对症处理，以防继发的尾骨痛。保持良好的生活习惯、注意生活保健也是预防和治疗该症的有力措施。

1. 物理治疗　局部超短波、微波、高频等电疗以及热疗、磁疗等，可改善局部血液循环、缓解疼痛。

2. 按摩治疗　按摩疗法可用于顽固性尾痛症及损伤后立即就诊的病例，每周3次。宜以轻手法作为辅助治疗。将示指放在尾骨及骶骨下部，手指分别向左、向右按摩骶尾骨两侧及附着于尾骨两侧的痉挛肌肉。按摩前可先用透热疗法或超短波疗法治疗。按摩的手法由轻到重，幅度要大，顺肌纤维方向按摩。

3. 推拿疗法 推拿疗法适用于脱位、骨折及粘连者。用示指和拇指捏住尾骨，移动尾骨并向下施行牵引。每日 1 次，症状好转后酌情减少推拿次数。为缓解术中疼痛，可做局部神经阻滞后再施术；为缓解术后疼痛，可将鸦片肛栓置入肛门内。

4. 药物疗法 可口服消炎痛、芬布芬、扶他林等消炎止痛药，也可服用抗痉挛药，同时配合维生素 B_1 和维生素 C 等。局部可用骨友灵搽剂、红花油搽剂、局麻药、肛门栓剂，并配合热敷。也可应用活血、舒筋、止痛的中药。

5. 神经阻滞疗法 该方法对慢性、顽固性尾骨痛病例常能收到显著的效果。

（1）局部痛点阻滞术：在尾骨尖端及骶尾部痛点明显处，用 0.5% 利多卡因或 0.25% 布比卡因行局部浸润，在急性期或神经症状明显时也可加用地塞米松和维生素 B_{12}。每点注射 2 ml，每隔 2 ~ 3 d 一次，可反复施行，5 次为一疗程，直至痊愈。

（2）骶管阻滞术：病史较长或疼痛剧烈者可行骶管阻滞。一般将消炎镇痛液 10 ~ 15 ml 注入骶管，即能收到疼痛消失的功效，但常需连续反复阻滞，隔日 1 次，5 次为一疗程。骶裂孔阻滞术一定要局部清洗，消毒严密以防感染。

（3）尾神经阻滞术：于骶骨角距中线 1.5 ~ 2.0 cm 尾骨两旁进针，向尾骨背侧皮下浸润注射消炎镇痛液 5 ml，然后沿尾骨两侧及前面各浸润注入上述混合液 3 ~ 5 ml。可在尾骨前下方（长强穴）进针，方向指向骶尾关节，针尖达骨面后，边注药边退针，在操作过程中，左手示指应伸入直肠内，以控制针尖的方向，避免刺破直肠。每周施行 2 ~ 3 次，5 次为一疗程。

（4）乙醇阻滞术：对长期尾神经痛患者，经上述治疗只能在药物作用有效时间内止痛或治疗效果不佳（无效）时，可采用 60% ~ 90% 乙醇行尾神经阻滞，可收到数年无痛或根治的效果。为防止注射时的剧痛，在注射乙醇前，应先行局麻药阻滞。

6. 氯化铵注射疗法 此法适用于顽固性尾骨痛症。氨化铵可选择性地破坏无髓鞘神经纤维，根据疼痛闸门控制学说，神经痛系因小的无髓鞘纤维闸门部向脊髓冲击增加所致，而氯化铵可减少进入脊髓的冲动次数和降低其频率。氯化铵疗法指征为：疼痛在 6 个月以上，非手术疗法无效，按压尾骨部可使疼痛再现或加重，无腰骶间盘突出或慢性腰痛综合征者。

治疗方法为将示指置于患者肛门内扪摸骶尾骨前方，拇指在外扪摸骶尾骨后方。如尾骨体部或骶尾关节有压痛，应阻滞 S_4 脊神经；如尾骨尖部有压痛，则阻滞 S_5 脊神经；如疼痛为普遍性不易定位，则同时阻滞 S_5 脊神经。选定注射部位后，先注射 1.5% ~ 2.0% 利多卡因 2 ml，如阻滞效果良好，可注射 7% ~ 15% 氯化铵溶液 3 ~ 5 ml。如数周后疼痛复发，可再阻滞一次。药剂的总量及浓度与神经破坏程度有关，剂量宜充足。阻滞后，少数患者有尾部感觉轻度减退的现象，但多数能很快恢复，无其他不良反应。

7. 心理治疗 本症患者常有精神症状，而精神症状又可加重疼痛感受。因而，在采取各种治疗措施的同时，应注意加强心理治疗。

8. 手术治疗 对此症患者不宜轻易采取手术治疗，若手术，可行尾骨切除术。

（1）适应证：经长期非手术疗法效果不佳，疼痛严重影响工作、学习和生活者；患尾骨结核者；骶尾关节强直者；尾骨较长，坐位压迫尾骨者；尾骨突出形成骶尾关节损伤性关节炎者。

（2）禁忌证：应用保守疗法未满 6 个月者、有下腰疼痛尚未除外腰骶部椎间盘突出者。为获得良好效果，术前应常规给予局麻药封闭实验，如止痛效果好，手术效果亦好，否则不宜轻易施行手术。对女性患者在月经前 1 周不宜施行手术。

术后症状解除最明显的平均时间是在术后 3 个月，手术优良率约为 89%。

二、会阴下降综合征

会阴下降综合征（descending perineum syndrome，DPS），是由各种原因导致盆底肌肉变性、功能障碍，在安静状态下或用力排便时出现会阴下降超过正常范围的一种盆底疾病。

【病因与病理】 生理情况下腹壁用力收缩时，直肠前壁通常更紧密地覆盖在肛管上口（即耻骨联合与尾骨连线处），但不突入其中，有利于维持瞬间自制功能（图 19－18）。正常排便时，肛管下降不应大于 2 cm。当由于某种原因直肠排空不正常时，则只能依靠进一步的腹壁用力，长期可致盆底肌肉弹性下降。由于盆底肌肉收缩的效果下降，直肠前壁黏膜陷入肛管而不易复位，并刺激患者产生下坠感，使患者更加用力排便，造成恶性循环，从而形成会阴下降综合征（图 19－19）。

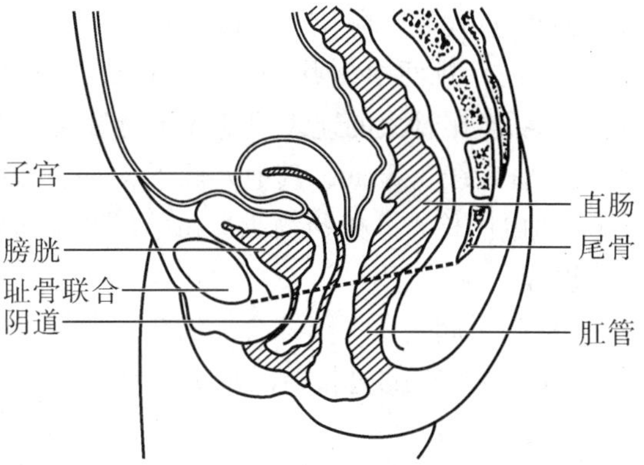

图 19－18 排便时正常会阴水平

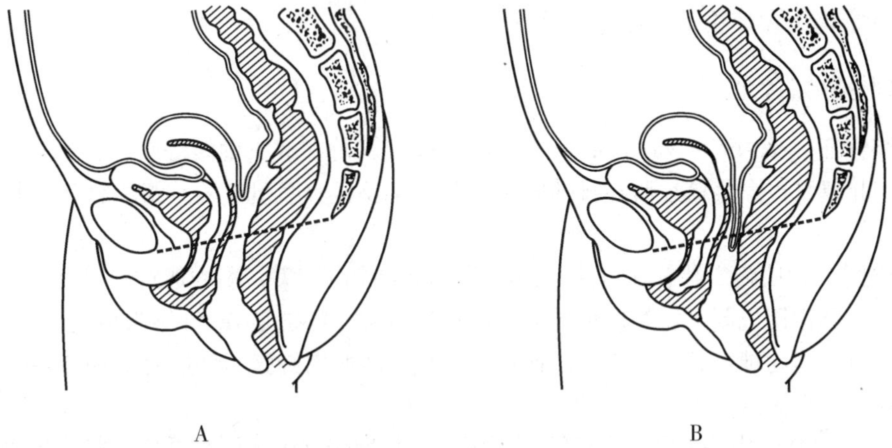

图 19－19 排便中出现直肠前壁黏膜脱垂（A）及会阴异常降低（B）

凡是长期引起腹压增高的疾病及某些生理因素都可以导致会阴下降，如引起排便困难的多种功能性出口梗阻的疾病，如直肠前突、直肠内套叠、直肠前壁黏膜脱垂、肛门手术后狭窄等；另外，过度肥胖、高龄、会阴部外伤、分娩引起外阴神经损伤等因素亦可造成会阴下降综合征。慢性支气管炎或哮喘患者以及长期从事重体力劳动的人员也会引起腹内压升高，使发病概率升高。

【临床表现】

（1）排便困难、排便不尽感、肛门坠胀。

（2）直肠出血及黏液分泌增加，严重者在患者排便或行走时肛门可有肿物脱出。

（3）由于会阴神经损伤可致会阴部疼痛。

（4）大便失禁。病程较长者由于肛门括约肌损伤可致大便失禁。

（5）尿失禁及阴道脱垂。

【诊断】

1. 体检 当患者进行模拟排便动作时，可见会阴呈球形膨出，肛管下降可超过 2 cm，并有明显的肛管黏膜或外痔脱出。

2. 直肠指诊检查 可发现肛管括约肌张力降低，如嘱患者进行收缩肛管时力量明显降低。

3. 肛管测压 静力压及收缩压常下降。

4. 内镜检查 可见直肠前壁黏膜松弛，肛门镜远端被直肠黏膜堵塞。

5. 排便造影 是诊断该综合征的可靠方法，不但可测定静息时和排便时的会阴位置，而且可测定该综合征伴随的其他盆底松弛疾病，如直肠内脱垂、直肠前突、直肠脱垂等。诊断标准为：①以耻骨直肠肌压迹中点代表会阴位置，以坐骨结节下缘水平为参照，排便前静息相会阴位置低于坐骨结节下缘2 cm和（或）排便中会阴下降大于3 cm者。②以肛管上部即肛管直肠结合部中点代表会阴位置，以耻骨联合下缘至尾骨尖的连线即耻骨线为参照，正常静息时，肛管上部正好位于耻尾线下缘，经产妇肛管上部低于耻骨线3.5 cm，其他人低于3 cm，或排便中下降大于3 cm。

6. 肌电图检查　外括约肌运动单位潜伏期延长。

【治疗】

1. 消除引起会阴下降综合征的初始原因　如嘱患者养成良好排便习惯，定时排便，避免过度用力排便和每次排便时间过长，以每次不超过10 min为宜，必要时可用泻剂。患者要食用蔬菜、水果等高纤维食物。

2. 加强肛提肌锻炼　具体方法是采取膝胸位，配合呼吸与肛提肌运动。正常情况下，吸气时盆底肌收缩，呼气时盆底肌放松，如此一呼一吸，一松一缩，每次20～30 min，每日2～3次。

3. 对症治疗　对有直肠黏膜脱垂或内痔脱出患者可采用硬化剂注射疗法。

4. 手术治疗　经上述疗法无效者应进行手术治疗。

三、盆底痉挛综合征

盆底痉挛综合征（spastic pelvic floor syndrome，SPF）又称盆底失弛缓综合征，是一种与会阴下降综合征病理改变正相反，以盆底横纹肌在排便时不松弛甚至反常收缩引起的一组综合征。其主要表现为排便困难。

【病因与病理】　盆底痉挛综合征可能与神经系统功能障碍有关，因为通过感受器水平的刺激能治疗盆底痉挛综合征。其作用机制可能是使传导触觉的神经纤维，特别是A_β纤维去极化，A_β纤维产生突触前抵制，以致向脊髓运动神经元的传入，从而使产生痉挛的肌肉舒张。和所有的功能性疾病一样，盆底痉挛综合征可能与心理因素有关。

【临床表现】　主要症状是缓慢、进行性排便困难。早期表现为无明显诱因的排便困难，随着病情加重粪便排出更为困难，一次排便可长达数小时，十分痛苦。患者为排出粪便不得不大量使用泻剂。体格检查全身情况多无改变，会阴部视诊往往正常，用力排便时会阴下降不明显。

【诊断】

1. 直肠指诊检查　可发现肛管张力增高，严重者可有手指被夹持感。

2. 盆底肌电图检查　常规肌电图和单纤维肌电图对盆底痉挛综合征和耻骨直肠肌肥厚征均非常敏感，异常率分别为89.3%和92.6%。

3. 排粪造影　可确认盆底痉挛综合征是否合并其他异常情况，并能为临床选择治疗方法和疗效观察提供可靠依据。盆底痉挛综合征的排粪造影主要可反映肛直角（ARA）是否有耻骨直肠压迹（PRM）及其深度。国内有学者根据ARA及PRMI将盆底痉挛综合征分为四度（表19－3）。

表19－3　盆底痉挛综合征的分度

分度	ARA/（°）		PRM/mm	
	静坐	用力	静坐	用力
1	114±14	86±6	—	—
2	98±6	82±7	—	—
3	93±14	79±10	—	9±3
4	88±7	75±11	7±4	12±4

4. 结肠通过时间　用20个不透X射线的标记物来进行结肠通过时间检查。在吞下标记物后的第1～5天拍腹部X射线片，全部标记物排出后，就无须再行X射线检查。盆底痉挛综合征患者的结肠通

过时间可延长，也可正常。

5. 其他　近来又发展了荧光排粪造影和动态 MR 排便造影，MR 排便造影可分析 ARA、肛管长度、肛管直肠肌和盆底密度。通过与造影剂的对比，可很好地显示直肠壁及肛管直肠周围组织，有助于对盆底痉挛综合征及其他病理变化的诊断。

【治疗】　由于病因尚未完全阐明，故本病的治疗方法尚在探讨中。虽然早年曾有学者采用耻骨直肠肌部分切除术的方法，但有的人认为其疗效并不令人满意。近年有报道采用生物反馈方法治疗该症，且显示有一定疗效。

1. 一般治疗　包括解除患者心理压力，调节饮食及排便情况，增加饮食中粗纤维量的摄入。可口服麸皮 10 g，每日 3 次。平时多饮水，必要时可少量生理盐水灌肠，注意避免长期大量服用泻剂。

2. 肌电图（EMG）生物反馈疗法　是通过测压和肌电图设备，使患者直观感知其排便时盆底肌的功能状态，“学会”在排便时如何放松盆底肌，同时增加腹内压。该方法对年轻、肛管功能长度增加不多且无明显盆底肌肥大、僵硬者可能有效。具体方法分三个阶段：①用 Myotron－220 肛塞电极测肌张力，通过对数转换成数值显示每 3 s 的平均值。在插入电极后患者用力排便 9～12 s。如果数值增加，表明肌肉收缩，便可明确诊断；如果在收缩期间数值下降，必须放松。通过 EMG 反馈，患者可逐步体会正确收缩时的感觉，并且渐渐学会运用正确的收缩机制。②用燕麦粥刺激排便。如果收缩方式正确，那么燕麦粥就能排泄出来。这个阶段继续使用 EMG 反馈进行加强。③要求患者每餐之后上厕所，用最大的力气排 5 次，并且要求患者集中精力正确地收缩舒张，其目的是帮助粪便的形成和增加患者的便意。

3. 气囊反馈疗法　患者自己放松外括约肌，把导管插入直肠内约 8 cm，然后再向气囊注入约 20 ml 气体，10 s 后再把气囊慢慢地拔出，在拔出气囊的同时用力做排便动作。要求患者学会正确的收缩和舒张肛门括约肌。一般通过多次重复治疗可使患者形成正确的反馈。

4. 神经调节疗法　在麻醉下确定 $S_{2\sim4}$ 神经根的位置，对双侧 S_3 神经根给予慢性刺激。导针必须插入到皮下，因为在麻醉情况下，患者可能会有早期电位迁移。所用电压一般为 1～10 V，频率为20 Hz，一般单侧的慢性刺激持续 4～14 d，双侧埋入式电极进行的长刺激可持续 7～26 d。Everaert 曾观察了 10 例用该方法治疗的患者，其中 9 例疗效非常好，而且便秘症状也有所改善。

5. 手术疗法　对有明显盆底肌肥大、肛管显著延长及保守治疗无效者，可行耻骨直肠肌部分切除术。

四、会阴部神经痛

会阴部神经痛（pudendal neuralgia）多见于 50 岁以上女性，主要发生在做过盆腔脏器手术的女性，常有不安和恐癌症，肛管、肛门手术甚至腰椎手术后也可诱发。患者主要症状是肛门会阴部持续、局限性痛，疼痛性质多是剧烈跳痛、灼痛，并可放射至骶部、背部、大腿内侧及阴道前方，但定位不准，站立或躺卧可以使症状缓解。电生理学研究提示，病变位于生殖神经处或骶神经根近端，故患者常会伴有泌尿系统症状如膀胱炎、尿道炎和前列腺炎等。也有部分病例找不到病源，往往这种病例多合并有抑郁症和癔症的精神症状。还有少数患者伴有紧张性头痛，称为“头臀综合征”，查体多无阳性体征可见，对这类患者的治疗以精神疗法暗示为主，止痛药物往往无效。

对于疼痛剧烈持续时间较长患者可采用骶管阻滞治疗，常用 0.125%～0.5% 利多卡因或 0.125% 布比卡因 15～20 ml，加维生素 B_{12} 0.5 mg 和少量糖皮质激素，每周 2 次，10 次为一疗程。

五、肛门直肠神经症

肛门直肠神经症（anorectal neurosis）又称肛门神经症，是以肛门直肠为主要症状的一组综合征，它与患者的精神因素和周围神经反射有关。情绪不佳、精神因素、局部刺激等因素可诱发症状加重。临床上以女性多见。

【病因】　大部分患者由于各种原因引起精神刺激或以往曾受到肛门直肠疾病痛苦折磨，使中枢神经系统活动过度紧张，大脑皮质功能紊乱，继而皮层下中枢自主神经系统出现功能失调而致病。

【临床表现与诊断】 临床表现主要以精神兴奋，情绪波动为主，常常有哭笑无常、不能自主，经常提出许多主观而离奇的主诉症状，如肛门有异常不适感，难以忍受的疼痛、坠胀、烧灼、异物感，而这些症状多随情绪活动而加重，久而久之因自觉症状加重而产生便秘、腹痛、乏力、失眠、悲观，女性可出现月经失调，但临床局部检查及其他检查无异常发现。本病的诊断并非简单，临床医师多把诊断的重点放在排除肛门直肠器质性病变上。在诊断上还应区分以往虽有肛门直肠疾病，但现已治愈或找不到任何器质性病理改变。因此，既要相信患者的主诉症状，又要认真进行各方面检查和鉴别，以防漏诊和误诊。

【治疗】

1. 精神疗法　诊断一旦确立，最有效的治疗应该是让患者树立战胜疾病的信念，消除疑虑，纠正心态，必要时可实施心理暗示和催眠术。

2. 中医药疗法　可用针刺疗法，选穴包括皮质下、神门、神经衰弱刺激点，每日治疗 1 次，15 次为一疗程；也可采用光针氦氖激光器选穴三阴交、足三里、神门，每次照射 5 min，隔日 1 次。

中药可选择养心安神、养血宁心、益气健脾、养阴清热、平肝安神之药物，亦可选用朱砂安神丸、人参养容丸、刺五加片、五味子糖浆、安神补心丸等。

3. 阻滞治疗　对疼痛严重者可行骶管阻滞，药物配方：2% 利多卡因 5 ml 加维生素 B_{12} 500 μg、地塞米松 5 mg，用生理盐水稀释至 20 ml。每周 2 次，5 ~ 6 次为一疗程。对于疼痛剧烈者可隔日 1 次。

六、一过性肛门直肠痛

一过性肛门直肠痛（proctalgia fugax）曾被称为痉挛性肛门痛、暂时性或阵发性肛门直肠痛和肛门部假性神经痛。

【病因与发病机制】 本病病因目前尚未明了，可能与心理因素和肛提肌痉挛有关。据调查患本病的患者多数是职业女性，而且常常是那些经理、企业家等高层次人物，多伴有忧虑过度或神经质倾向。一些患者同时患有偏头痛，故认为本病属于自主神经疾病之范畴。但也有人认为本病主要与肛提肌痉挛有关。另外，还有学者提出该病可能与炎症性肠道疾患伴发结肠激惹有关。

【临床表现】 本病的突出症状是没有任何规律的间歇性肛门直肠疼痛。症状大多出现在刚刚入睡或初醒之际，也可因大便后或性交而诱发。还有部分患者会出现某些预兆。疼痛位置固定，各患者所诉说的位置不同，疼痛的性质也不同，一般以锐痛居多，患者常描述为“噬咬痛或撕裂痛”。一过性肛门直肠痛具有六大特征：①疼痛发生在白天或夜晚，疼痛间歇时间无规律。②疼痛可以自行缓解，而且没有后遗症。③疼痛部位是固定不变的，但每个患者疼痛部位各异。一般所有患者疼痛部位都在括约肌以上的某个部位。④疼痛程度不同。⑤疼痛发作时间短促。⑥各个患者所描述的疼痛性质各异。

【诊断】 因为很难把握住瞬间而过的发病时所获得的材料，所以详细询问病史及发病过程对本病的诊断非常重要。

一些做过自我检查的患者提出的感受是：在经肛门指诊检查时能感受到在括约肌上方有坚韧的框架，合理的解释可能是检查者能摸到耻骨直肠肌或其他括约肌。

在诊断时要注意与真正的肛提肌痉挛相鉴别，后者可表现局部钝痛、沉重感、骶尾部和直肠不适。据 Kamm 等报道，经活检证明本病括约肌存在先天性疾病，组织学检查显示内括约肌非常肥厚；超声扫描也可发现远端内括约肌中度肥厚。

【治疗】 由于疼痛多呈一过性，很难客观判断各种疗法的治疗效果。最好的治疗就是告诉患者：本病绝对不是恶性疾患，更不是不治之症，应对患者进行思想开导工作，以减轻患者对本病的紧张心理，往往能收到意想不到的疗效。

很多患者都有这样的体验，他们常常蹲坐在一只脚的足跟上，起到向会阴部加压的作用，可以使疼痛得到缓解。热水坐浴也可缓解疼痛或缩短疼痛时间，还有报道口服可乐定 150 mg/次，每日 2 次，疗效较好。Sohn 提出，如用其他疗法疗效不佳者可用特殊直肠探头，在直肠内做强力电刺激，使肛提肌过度疲劳，阻断恶性循环可有效止痛，成功率可达 60% ~94%。

在临床中运用麻醉技术将药物直接注入疼痛部位相应的神经根、丛附近，可以起到明显的止痛和治疗作用。

对于顽固持久性肛门直肠痛，在排除其他器质性病变后可采用骶管阻滞，其作用机制是调整神经传导系统，修复组织，阻断恶性循环，改善局部血液循环，消除水肿，解除神经压迫。

七、前列腺痛

【病因】 前列腺痛（prostate pain）的盆底肌习惯性挛缩和痉挛，此种痛常和局部疼痛或炎症有关。精神情绪有一定影响。在某些非细菌性前列腺炎和前列腺痛的病例中，前列腺内尿反流可导致“化学性前列腺炎”亦可引起症状。亦有认为涉及盆底交感神经原发异常，造成不完全的膀胱颈松弛和外括约肌部尿道功能性狭窄。

【临床表现】 典型前列腺痛患者可能有前列腺炎的症状但无尿路感染的病史，前列腺液培养无细菌生长，前列腺液中无大量炎症细胞，主要见于 20 ~45 岁的男性。主要症状是与排尿无关的“盆腔”痛，如会阴、阴茎、耻骨上、阴囊或尿道痛。有些患者主诉间歇性尿急、尿频、夜尿增多。刺激性排尿困难不是主要的主诉，许多患者有不同程度的梗阻性排尿障碍症状，即排尿踌躇，尿流无力、尿线中断，所谓“脉冲”式排尿。

【诊断】 典型的泌尿系统检查包括前列腺触诊无特殊异常，前列腺液细菌培养阴性。前列腺液镜检正常。膀胱镜检查无前列腺梗阻而膀胱有轻度到中度的小梁，提示有一定程度的膀胱颈下梗阻。

最近对前列腺痛的患者做尿动力学特点研究，发现前列腺炎的患者尿流率都有改变，与年龄相同的对照组相比，尿流的最大关闭压明显增加，最大和平均尿流率下降。行录像尿动力学检查时，可见在排尿时膀胱颈呈不完全漏斗形伴随尿道括约肌水平尿道狭小。

【治疗】 抗生素对本症无效。对典型排尿困难的患者可用 α 肾上腺素能受体阻滞剂酚苄明 10 ~20 mg口服。现在许多医生改用哌唑嗪（prazosin）2 ~4 mg/d，每日 1 ~2 次。有些前列腺痛的患者可单用安定 5 mg/次，3 次/d；也可与 α 肾上腺素能受体阻滞剂合用，症状多有改善。近年来用泌尿灵 400 mg/次，2 次/d 或尿多灵 5 mg/次，3 次/d，也能缓解症状。对以疼痛为主诉的患者可用消炎镇痛液行骶管阻滞。

八、幻肛痛

幻肛痛（illusional proctalgia）见于肛门被切除的患者。腹会阴联合直肠切除术后大约有 12% 的患者仍感自己肛门存在并感到疼痛，此即幻肛痛。有些幻肛痛患者，特别是手术前因癌症曾引起剧烈疼痛者多发展成幻肛痛。幻肛痛为剧烈持续的疼痛，坐时加剧，止痛药效果短暂。可行低位蛛网膜下隙阻滞或骶管阻滞，但易复发。严重者可在蛛网膜下隙注射无水乙醇。对有抑郁症状的患者可应用抗抑郁药。

（程静林）

第二十章　免疫及代谢相关的疼痛性疾病

在疼痛诊疗的临床实践中，经常会遇到风湿免疫及代谢性疾病引起的疼痛，从事疼痛临床的医务工作者有必要掌握一些这方面的专业知识，但风湿免疫及代谢性疾病涵盖范围非常广泛，所涉及的疾病种类繁多，这里仅就疼痛诊疗中最为常见的引起疼痛的此类疾病作简要阐述，其他免疫及代谢性疾病可查阅相关专业著作。

第一节　风湿性多肌痛

风湿性多肌痛（polymyalgia rheumatica，PMR）是一种原因不明的疾病，1957 年由 Barber 首次提出，多见于50 岁以上的老年人，是一组以持续性颈、肩胛带、骨盆带肌疼痛、僵硬感为特征的临床综合征。

【病因与发病机制】 PMR 的病因与发病机制还不清楚。可能是多种因素共同作用，通过免疫机制致病。本病几乎均在50 岁以上发病，提示其与年龄有关，女性发病年龄明显高于男性，提示其与内分泌变化可能有相关性。

【临床表现】 PMR 常发生于50 岁以上的老年人，男女之比为1∶2，起病隐袭，有低热、乏力、倦怠、体重下降等全身症状。典型的临床表现为对称性颈、肩胛带或骨盆带近端肌肉酸痛，僵硬不适，也可单侧或局限于某组肌群。僵痛以晨间或休息之后再活动时最为明显。急性发病者，常诉夜间上床时尚可，早上醒来全身酸痛僵硬难忍，严重时日常活动（如梳头、穿衣、下蹲、上下楼）均有困难。这些活动障碍是因肌肉关节僵痛所致，活动后可渐缓解或减轻。体格检查阳性体征较少，可有轻度贫血、肩及膝关节轻度压痛、肿胀或少许滑膜积液征，关节镜证实可有滑膜炎。一般无内脏或全身各系统受累的临床表现。

【辅助检查】 风湿性多肌痛最突出的表现是血沉增快（40～50 mm/h），C 反应蛋白升高。类风湿因子、抗核抗体、血清补体与血清肌酶活性均正常。肌电图检查无肌源性和神经性损害征象。放射学检查及肌肉活检正常。

【诊断与鉴别诊断】

1. 诊断标准　PMR 是一个临床综合征，其临床指标中无一项具有特异性。诊断应符合以下六方面。

（1）发病年龄超过50 岁。

（2）颈、肩胛带及骨盆带三处易患部位中至少两处出现肌肉疼痛或晨僵，持续4 周以上。

（3）实验室检查显示有全身性反应证据，如血沉明显增快（ >40 mm/h），C 反应蛋白升高。

（4）受影响肌肉无红、肿、热，亦无肌力减退或肌萎缩。

（5）需排除类似 PMR 表现的其他疾病，如类风湿关节炎、慢性感染、多发性肌炎、恶性肿瘤等。

（6）对小剂量糖皮质激素治疗的反应良好。

2. 鉴别诊断　在诊断 PMR 时，需与下列几种风湿病相鉴别。

（1）老年起病的类风湿关节炎：有晨僵、对称性小关节肿痛、畸形、类风湿因子阳性等。

（2）多发性肌炎：本病亦多见于老年女性，有近端肢带肌无力与疼痛、肌力显著减弱及血沉增快等，但本病是以肌炎为特征，血清肌酶活性增高，肌电图示肌源性损害，肌肉活检有肌炎的特征。

（3）纤维肌痛综合征：以关节外肌肉骨骼僵痛与疲乏为典型临床表现，躯体四肢有固定的压痛点，大多数患者有睡眠障碍，常伴发激惹性肠炎、激惹性膀胱炎、紧张性头痛、血沉正常等。

【治疗】 PMR 对糖皮质激素治疗具有良好的反应，可作为诊断性治疗指标。一般用泼尼松 10 ~ 20 mg/d，次日或数日内症状明显减轻。对泼尼松治疗有反应者，一般维持 2 ~4 周即可开始减量，总疗程应根据撤药反应而确定。少数患者必须应用小剂量（7.5 mg/d）维持治疗 1 ~2 年。轻症患者可试用非甾体抗炎药物如吲哚美辛、阿司匹林等治疗，但不如小剂量糖皮质激素治疗效果好。对患者压痛、肿胀的肌肉、关节局部可配合直线偏振治疗。

【预后】 PMR 也有自限性、复发性与缓解期交替，预后较好。

第二节　类风湿关节炎

类风湿关节炎（rheumatoid arthritis，RA）是一种病因不明、以关节滑膜炎症为特征的慢性全身性自身免疫病，多见于中年女性，我国患病率为 0.32% ~0.36%，男女之比约为 1∶3。主要表现为对称性、慢性、进行性多关节炎。关节滑膜的慢性炎症、增生，形成血管翳，侵犯关节软骨、软骨下骨、韧带和肌腱等，造成关节软骨、骨和关节囊破坏，最终导致关节畸形和功能丧失。本病还可累及多器官、多系统，引起系统性病变，常见的有心包炎、心肌炎、胸膜炎、间质性肺炎等。系统性病变的病理学基础是血管炎。

【病因】 RA 的病因尚未完全阐明。目前认为本病为多种因素诱发机体的自身免疫反应而致病。

1. 遗传因素　有关研究发现，RA 的发病有轻微的家族聚集倾向，提示遗传因素在该病发病中起一定作用。现已知人类的细胞抗原（HLA）是一个重要的遗传基因系统，位于第 6 对染色体上，具有 A、B、C、D、DR、DQ 和 DP 位点，每点控制着不同数量的抗原，HLA - DR_4 抗原和类风湿相关。Belchetor 观察 98 例 RA，HLA - DR_4 检出率为 62%，对照组为 24%；HLA - DRw_4 抗原检出率为 56%，对照组仅 15%。故他认为 RA 虽然并非遗传性疾病，但 HLA - DRw_4 具有 RA 位点上的易感基因，在促发因子作用下易患 RA。国内也有类似报道。

2. 感染因素

（1）细菌：奇异变形杆菌和结核分枝杆菌为迄今发现的与类风湿关节炎最为相关的两类细菌。

（2）病毒：对 EB 病毒在 RA 发病中的意义进行研究，结果表明 EB 病毒的感染率在正常人与 RA 患者无明显区别，但与正常人相比，RA 患者血清中的 EB 病毒抗体阳性率及平均血清滴度都明显升高，RA 协同核抗原（RANA）的研究表明这种与 EB 病毒有关的抗体阳性率及滴度在 RA 患者中均有明显高于其他自身免疫病患者。

3. 内分泌因素　RA 的患病率有性别差异，绝经前的妇女的发病率显著高于同龄的男性，妊娠、口服避孕药可缓解病情，这些现象提示性激素在 RA 发病中的作用，即雌激素促进 RA 的发生，而孕激素则可能减轻病情或防止发生。

4. 其他因素　寒冷、潮湿、外伤、营养不良、精神刺激等常为本病的诱发因素。

【病理】 RA 的病变主要发生在关节，其病理性改变为伴有血管翳形成的慢性滑膜炎。急性期常有关节积液，积液中含有大量炎症细胞，主要为中性粒细胞和 T 细胞，早期即可见关节软骨的侵蚀性糜烂，在滑膜和软骨或骨的交接处，滑膜细胞及血管数量增加，长入软骨或骨组织，形成血管翳 - 软骨结合或血管翳－骨结合。晚期则由于机化，可形成纤维性关节强直或骨性强直，肉芽组织侵入邻近骨质，可造成骨质破坏。类风湿结节是最具特征的关节外病理损害，表现为中心区坏死的肉芽肿组织，见于大约25%的典型患者。

【发病机制】 类风湿关节炎这类自身免疫性疾病是如何被触发的至今仍不清楚。分子模拟假说认为，外来抗原侵入体内，引发机体对外来抗原的免疫反应。由于外来抗原在分子结构或（和）抗原性上和机体某种抗原相似，而造成对自身抗原的交叉反应。当免疫反应一旦建立，即使外来抗原被去除，自身免疫反应因自身抗原的存在而继续进行并导致自身免疫病。

【临床表现】

1. 全身症状　患者常先有几周至几个月的疲倦乏力、体重减轻、胃纳不佳、低热、手足麻木等症状。

2. 关节局部表现　典型患者表现为对称性的多关节炎。周围小关节和大关节均可受到侵犯，但以指间关节、掌指关节、腕关节及足关节最为常见，其次为肘、肩、踝、膝、颈、颞颌及髋关节。远端指间关节、脊柱、腰骶关节极少受累。RA的另一个特点是一对关节的炎症尚未完全消退，而另一对关节又出现炎症，这明显有别于风湿热的游走性关节炎。受累关节因炎症所致充血水肿和渗液，局部可表现为肿胀、疼痛、活动障碍和晨僵等。

（1）晨僵：关节僵硬以晨起或关节休息后明显，活动后减轻，称为晨僵（morning stiffness）。晨僵虽不是RA的特有症状，但却是其突出的临床表现，往往持续时间较长，一般超过1 h以上，活动后可减轻。僵硬最早发生在手指关节，晨起不能握拳，若病情发展，可出现全身强直感。关节僵硬程度可作为评价病情变化及活动性的指标，晨僵时间越长，其病情越严重。

（2）疼痛：指、腕、趾、踝关节首先疼痛，或单发、或多发，此起彼落，逐渐波及肘、肩、膝、颞颌等关节，呈对称性发病。疼痛常因病情反复或因天气变化、寒冷刺激而加重。

（3）肿胀：发病关节腔内有炎性积液，表现为关节处漫肿或红肿，以四肢小关节为主，手指关节多呈梭形肿大，当病情缓解时，关节肿胀可以消失。

（4）活动障碍：RA早期，由于炎症疼痛和软组织肿胀常引起活动障碍。随着病情发展，肌肉萎缩，骨关节内纤维组织增生，关节周围组织也变得僵硬，关节不能恢复正常的功能活动。病情发展到晚期，关节破坏或呈半脱位，出现掌指侧偏，指关节呈鹅颈样、望远镜样、花束样或钩状畸形。

其他关节局部常可伴受累关节附近腱鞘炎、肌腱断裂、腕管综合征、滑囊炎、眼窝囊肿等。

3. 关节外表现　RA的关节病变仅造成功能障碍致残，而关节外表现则是其死亡的主要原因。

（1）类风湿结节：15%～20%的RA患者有类风湿结节，大多见于疾病病程的晚期。类风湿因子持续阳性，有严重的全身症状者，有时也可出现在RA的任何时期。结节易发生在关节隆突部以及经常受压部位，如肘关节鹰嘴突附近、足跟、腱鞘、手掌屈肌腱鞘、膝关节周围等均为好发部位。结节大小不等，直径数毫米至数厘米，一般为数个，触之有坚韧感，无压痛。

（2）肺部表现：RA损害可致结节性肺病、弥漫性肺间质纤维化、胸膜炎等。

（3）心脏表现：RA可伴发心包炎、心肌炎、心内膜炎和心瓣膜炎。

（4）其他：RA患者可出现神经系统病变、眼部病变和肾损害等。

【辅助检查】

1. 血常规检查　病情较重或病程长者，红细胞和血红蛋白有轻度或中度降低，贫血大多属正常细胞、正常色素型。约25%为缺铁性贫血，血清铁、总铁结合力和转铁蛋白饱和度均降低。

2. 血沉和C反应蛋白检查　血沉和C反应蛋白检查均为RA的非特异性指标，但可作为判断RA活动程度和病情缓解的指标。活动期间血沉增快，C反应蛋白升高，经治疗缓解后下降。

3. 类风湿因子（rheumatoid factor，RF）检查　类风湿因子是1940年Rose在RA患者血清中发现的，以变性IgG Fc片段为靶抗原的自身抗体，可分为IgG、IgA、IgM、IgD及IgE五种亚型，目前常用的乳胶凝集法检测的主要是IgM，RF＞1∶16为阳性，正常人群阳性率为5%，且随着年龄增大而阳性率增加，但滴度不高。70% ~80% RA 患者可检测到 RF 阳性，且滴度在 1:80 以上。滴度的高低与疾病的严重程度并不成比例，但高滴度则说明病变活动。除 RA 以外，许多结缔组织病如系统性红斑狼疮、干燥综合征、系统性硬化症、皮肌炎、多发性肌炎等 RF 也可阳性；慢性肝炎、结核病、麻风、亚急性细菌性心内膜炎，甚至疟疾 RF 也可阳性，但这些疾病 RF 滴度不高，因此，对 RF 应报滴度而不应只报阴性或阳性。因此，RF 是 RA 的诊断标准之一，但阳性不能诊断 RA，阴性也不能排除 RA，必须结合临床综合考虑。

4. 免疫学检查　由于 RA 存在着免疫调节的紊乱，因此在急性活动期，常可见体液免疫亢进，IgG、IgM 及 IgA 大多增高，尤以 IgG 增高最为明显，IgM、IgA 变化较小，补体 C_3 升高，总补体大多正常，但有明显的血管炎者 C_3 可降低，冷球蛋白可增加。近来发现抗 RA 协同核抗原抗体（抗 RANA 抗体）阳性，是诊断类风湿一项有力证据，阳性率 15% 左右。其他如抗角质蛋白抗体（AKA）、抗核周因子（APF）和抗环瓜氨酸多肽（CCP）等自身抗体对 RA 的诊断有较高的诊断特异性，但敏感性仅在 30% 左右。

5. 滑膜液检查　关节穿刺液为半透明草黄色渗出液，白细胞升高，一般为 $(5 \sim 50) \times 10^9/L$，中性粒细胞 >0.50，白蛋白 >40 g/L。细菌培养阴性。活动期可见白细胞浆中含有 RF 和 IgG 补体复合物包涵体吞噬细胞（类风湿细胞），关节液中 RF 可阳性。

6. X 射线检查　为明确 RA 的诊断、病期和发展情况，在病初应摄包括双腕关节和手及（或）双足 X 射线片，以及其他受累关节的 X 射线片。RA 的 X 射线片早期表现为关节周围软组织肿胀，关节附近轻度骨质疏松，继之出现关节间隙狭窄、关节破坏、关节脱位或融合。根据关节破坏程度将 X 射线改变分为四期，如表 20－1 所示。

表 20－1　RA X 射线改变进度的分期

Ⅰ期（早期）
*1. X 射线检查无破坏性改变
2. 可见骨质疏松
Ⅱ期（中期）
*1. 骨质疏松，可有轻度的软骨破坏，有或没有轻度的软骨下骨质破坏
*2. 可见关节活动受限，但无关节畸形
3. 邻近肌肉萎缩
4. 有关节外软组织病损，如结节和腱鞘炎
Ⅲ期（严重期）
*1. 骨质疏松加软骨或骨质破坏
*2. 关节畸形，如半脱位、尺侧偏斜、无纤维性或骨性强直
3. 广泛的肌萎缩
4. 有关节外软组织病损，如结节或腱鞘炎
Ⅳ期（末期）
*1. 纤维性或骨性强直
2. Ⅲ期标准内各条

注：* 为病期分类的必备条件。

【诊断及鉴别诊断】

1. 诊断标准　RA 的诊断主要靠临床表现、自身抗体及 X 射线改变。典型的病例按 1987 年美国风湿病学学会分类标准（表20－2）诊断并不困难，但以单关节炎为首发症状的某些不典型、早期类风湿关节炎常被误诊或漏诊。对这些患者，除了血、尿常规及血沉、C反应蛋白、类风湿因子等检查外，还应进一步结合免疫学检查、影像检查、滑液检查、滑膜检查等进行综合分析，对可疑RA患者要定期复查，密切随访。

表20－2　1987年美国风湿病学学会（ARA）类风湿关节炎分类标准

定义	注释
1. 晨僵	关节及其周围僵硬感至少持续1 h（病程≥6周）
2. 3个或3个以上区域关节部位的关节炎	医生观察到14个区域（左侧或右侧的近端指间关节、掌指关节、腕、肘、膝、踝及跖趾关节）中累及3个，且同时软组织肿胀或积液（不是单纯骨隆起）（病程≥6周）
3. 手关节炎	腕、掌指或近端指间关节炎中，至少有一个关节肿胀（病程≥6周）
4. 对称性关节炎	两侧关节同时受累（双侧近端指间关节、掌指关节及跖趾关节受累时，不一定绝对对称）（病程≥6周）
5. 类风湿结节	医生观察到在骨突部位、伸肌表面或关节周围有皮下结节
6. 类风湿因子阳性	任何检测方法证明血清类风湿因子含量异常，而该方法在正常人群中的阳性率小于5%
7. 放射学改变	在手和腕的后前位相上有典型的类风湿关节炎放射学改变，必须包括骨质侵蚀或受累关节及其邻近部位有明确的骨质脱钙

注：以上7条满足4条以上并排除其他关节炎即可诊断RA。

2. 鉴别诊断

（1）骨关节炎：该病为退行性骨关节病，发病年龄多在40岁以上，主要累及膝、脊柱等负重关节。活动时关节痛加重，可有关节肿胀、积液。骨关节炎通常无游走性疼痛，大多数患者血沉正常，类风湿因子阴性或低滴度阳性。X射线示关节间隙变窄，关节边缘呈唇样增生或骨疣形成。

（2）风湿性关节炎：风湿性关节炎尤易与类风湿关节炎起病时相混淆，下列几点可供鉴别：①风湿性关节炎多见于青少年，起病急，有咽痛发热和白细胞增高。②以四肢大关节受累多见，为游走性关节肿痛，关节症状消失后无永久性损害。③常同时发生心脏炎。④抗链球菌溶血素“O”阳性，而RF阴性。⑤水杨酸制剂的治疗效果常十分迅速而且显著。

（3）强直性脊柱炎：本病主要侵犯脊柱，但周围关节也可受累，特别是以膝、踝、髋关节为首发症状者，需与类风湿关节炎相鉴别。该病有以下特点：①多为男性患者；②好发年龄为15～30岁；⑧有家族史，90%～95%患者HLA－B_{27}阳性；④RF为阴性；⑤主要侵犯骶髂关节及脊柱，外周关节受累多以下肢不对称关节受累为主，常有肌腱端炎；⑥X射线片典型的骶髂关节炎和脊柱呈竹节状改变。

另外，还应与银屑病性关节炎、肠病性关节炎、痛风性关节炎，以及常兼有多发关节炎的干燥综合征、系统性红斑狼疮、硬皮病等结缔组织病相鉴别。

【治疗】 目前对RA尚无特效治疗方法，治疗目的是缓解关节症状，延缓病情发展，减少残疾发生，尽可能维护关节的功能，改善患者的生活质量。

1. 一般治疗

（1）适当休息，加强营养。发热、关节肿痛等全身症状明显者应卧床休息。

（2）加强锻炼，预防关节畸形。过度休息和限制活动可导致关节废用，甚至促进关节强直。所以，待病情改变后应逐渐增加活动。

2. 药物治疗　治疗RA的常用药物分为四大类，即非甾体类抗炎药（NSAIDs）、慢作用药物（SAARDs）、糖皮质激素和植物药。

（1）NSAIDs：该类药物通过抑制环氧化酶活性，减少前列腺素合成，从而起到抗炎、止痛、退热、消肿作用。该类药具有相同的作用机制，在风湿性疾病中起效快、止痛效果好，被称为抗风湿性疾病的一线药物。由于 NSAIDs 使前列腺素的合成减少，故可出现相应的不良反应，如胃肠道不良反应：恶心、呕吐、腹痛、腹泻、腹胀、食欲不佳，严重者有消化性溃疡、出血、穿孔等；肾脏不良反应：肾灌注量减少，出现水钠潴留、高血钾、血尿、蛋白尿、间质性肾炎，严重者发生肾坏死致肾功能不全。NSAIDs 还可引起外周白细胞减少、凝血功能障碍、再生障碍性贫血、肝功能损害等，少数患者发生过敏反应（皮疹、哮喘），以及耳鸣、听力下降、无菌性脑膜炎等。

近年的研究发现环氧化酶有两种同功异构体，即环氧化酶 -1（COX -1）和环氧化酶 -2（COX -2）。选择性 COX -2 抑制剂（如昔布类）与非选择性的传统 NSAIDs 相比，能明显减少严重胃肠道不良反应。必须指出的是，无论选择何种 NSAIDs，剂量都应个体化：只有在一种 NSAIDs 足量使用 1 ~2 周无效后才更改为另一种；避免两种或两种以上 NSAIDs 同时服用，因其疗效不叠加，而不良反应增多；老年人宜选用半衰期短的 NSAIDs 药物，对有溃疡史的老年人，宜服用选择性 COX -2 抑制剂以减少胃肠道的不良反应。应强调，NSAIDs 虽能减轻 RA 的症状，但不能改变病程和预防关节破坏，故必须与 SAARDs 联合应用。

虽然目前有许多新的 NSAIDs 制剂可供应用，但没有一种新的 NSAIDs 在治疗类风湿关节炎方面优于阿司匹林。水杨酸盐具有抗炎、解热和止痛的作用，许多年来一直是治疗炎性关节疾病最得心应手的药物。目前亦有许多水杨酸盐制剂型可供选择，但大多数应用水杨酸的实例中仍然选择阿司匹林。较新的水杨酸盐类，如三水杨酸胆碱镁，不良反应比阿司匹林小，但尚未显示出他们比阿司匹林更有效，这些药物看起来比阿司匹林引起的胃黏膜损害小，没有对血小板功能的不利影响，常被用于那些因胃部刺激或溃疡而对 NSAIDs 不能耐受的患者。用于治疗炎性关节疾病的水杨酸盐见表 20 -3，治疗 RA 的常见 NSAIDs 见表 20 -4。

表 20 -3　用于治疗炎性关节疾病的水杨酸盐

分类	药物	剂量/mg	每日剂量/mg	次数
阿司匹林及其衍生物	阿司匹林	325	2 500 ~5 000	4 次/d
	Encaprin	325，500		2 次/d
	Easprin	975		4 次/d
	Cama（卡马镇痛片）	500		4 次/d
	Ascription	325		4 次/d
	Ecotrin（爱可特灵）	325		4 次/d
水杨酸盐类	水杨酸胆碱（阿斯溶潘）	325	3 000 ~5 000	4 次/d
	三水杨酸胆碱镁（曲利塞特）	500	3 000	2 次/d
	水杨基水杨酸（地塞西得）	500，750	3 000	2 次/d
	二氟苯水杨酸（多洛比得）	500	1 000	2 次/d

表 20-4 常用于治疗 RA 的 NSAIDs

分类	药物	英文	半衰期/h	每日总剂量/mg	每次剂量/mg	用法（次/d）
丙酸衍生物	布洛芬	ibuprofen	2	1 200 ~ 3 200	400 ~ 600	3 ~ 4
	萘普生	naproxen	14	500 ~ 1 000	250 ~ 500	2
	洛索洛芬	loxoprofen	1.2	180	60	3
苯酰酸衍生物	双氯芬酸	diclofenac	2	75 ~ 150	25 ~ 50	3 ~ 4
吲哚乙酸类	吲哚美辛	indometacin	3 ~ 11	75	25	3
	舒林酸	sulindac	18	400	200	2
	阿西美辛	acemetacin	3	90 ~ 180	30 ~ 60	3
吡喃羧酸类	依托度酸	etodolac	8.3	400 ~ 1 000	400 ~ 1 000	1
非酸性类	萘丁美酮	nabumetone	24	1 000 ~ 2 000	1 000	1 ~ 2
昔康类	炎痛昔康	piroxicam	30 ~ 86	20	20	1
烯醇酸类	美洛昔康	meloxicam	20	15	7.5 ~ 15	1
磺酰苯胺类	尼美舒利	nimesulide	2 ~ 5	400	100 ~ 200	2
昔布类	塞来昔布	celecoxib	11	200 ~ 400	100 ~ 200	1 ~ 2

（2）慢作用药物（SAARDs）：该类药物较 NSAIDs 发挥作用慢，临床症状的改善需 1 ~ 6 个月，也称二线药物，包括改善病情的抗风湿药（DMARDs）及免疫抑制剂。目前强调应早期使用该类药物，至于治疗 RA 首选何种 SAARDs 尚不清楚。从疗效和费用等考虑，一般首选甲氨蝶呤，并将它作为联合治疗的基本药物。常用于 RA 的 SAARDs 见表 20-5。

表 20-5 RA 常用 SAARDs

药物	起效时间/个月	用法/mg	给药途径	毒性反应
甲氨蝶呤	1 ~ 2	7.5 ~ 15，1 次/周	口服、肌内注射、静脉滴注	胃肠道症状、口腔炎、皮疹、脱发、偶有骨髓抑制、肝脏毒性、肺间质病变（罕见但严重，可能危及生命）
柳氮磺吡啶	1 ~ 2	1 000，2 ~ 3 次/d	口服	皮疹，偶有骨髓抑制、胃肠道不耐受。对磺胺过敏者不宜服用
来氟米特	1 ~ 2	10 ~ 20，1 次/d	口服	腹泻、瘙痒、可逆性氨基转移酶升高、脱发、皮疹
氯喹	2 ~ 4	250，1 次/d	口服	头晕、头痛、皮疹、视网膜毒性，偶有心肌损害。禁用于窦房结功能不全、传导阻滞者
羟氯喹	2 ~ 4	200，1 ~ 2 次/d	口服	偶有皮疹、腹泻，罕有视网膜毒性。禁用于窦房结功能不全、传导阻滞者
金诺芬	4 ~ 6	3，1 次/d	口服	可有口腔炎、皮疹、骨髓抑制、血小板减少、蛋白尿，但发生率低，腹泻常见
硫唑嘌呤	2 ~ 3	50 ~ 150，1 次/d	口服	骨髓抑制，偶有肝毒性、早期流感样症状（如发热、胃肠道症状、肝功能异常）
青霉胺	3 ~ 6	250 ~ 750，1 次/d	口服	皮疹、口腔炎、味觉障碍、蛋白尿、骨髓抑制，偶有严重自身免疫病

1）甲氨蝶呤（methotrexate，MTX）：具有免疫抑制与抗炎的作用，国外近年来应用较环磷酰胺广泛，认为见效快（4～6周），不良反应并不比环磷酰胺高，而远期无致癌作用。主张小剂量静脉滴注，口服60%吸收，但口服片剂方便、安全。每日给药可导致明显的骨髓抑制和毒性作用，故多采用每周1次治疗。常用剂量为7.5～15 mg/周，个别重症患者可以酌情加大剂量。常见的不良反应有恶心、口炎、腹泻、脱发、皮疹，少数出现骨髓抑制、听力损害和肺间质病变，也可引起流产、畸胎和影响生育能力。服药期间应定期检查血常规和肝功能。

2）柳氮磺吡啶（sulfasalazine，SSZ）：SSZ治疗RA的确切机制尚不十分清楚，但大多系列临床观察证实SSZ能减轻关节局部炎症和晨僵，可使血沉和C反应蛋白下降，其作用和金制剂、羟氯喹及青霉胺相似，但SSZ的毒性相对稍小，起效也较快。故对于应用其他改变病情药物无效或因不良反应不能坚持治疗者，可考虑用SSZ治疗。一般服用4～8周后起效，从小剂量逐渐加量有助于减少不良反应。使用方法：从250～500 mg/d开始，之后每周增加500 mg，直至2.0 g/d。如疗效不明显，可增至3.0 g/d，如4个月内无明显疗效，应改变治疗方案。其主要不良反应有恶心、呕吐、厌食、消化不良、腹痛、腹泻、皮疹、无症状性氨基转移酶增高和可逆性精子减少，偶有白细胞、血小板减少，对磺胺过敏者禁用。服药期间应定期检查血常规和肝功能。

3）来氟米特（leflunomide LEF）：是一种新型免疫抑制剂，与其他SAARDs相比起效较快，严重不良反应相对少见。治疗剂量为10～20 mg/d。其主要不良反应有腹泻、瘙痒、高血压、肝酶增高、皮疹、脱发和一过性白细胞下降等。因有致畸作用，故孕妇禁服。由于来氟米特和MTX两种药是通过不同环节抑制细胞增生的，故二者合用有协同作用。服药期间应定期检查血常规和肝功能。

4）抗疟药（antimalarials）：这类药物抑制RA滑膜破坏的作用肯定，临床上常与甲氨蝶呤、柳氮磺吡啶及金制剂合用。常用的有氯喹（250 mg/片）和羟氯喹（100 mg/片）两种。该药起效慢，服用后3～4个月疗效达高峰，至少连服6个月后才宣布无效，有效后可减量维持。用法为：氯喹250 mg/d，羟氯喹200～400 mg/d。本药有蓄积作用，易沉淀于视网膜的色素上皮细胞，引起视网膜变性而致失明，服药半年左右应检查眼底。另外，为防止心肌损害，用药前后应检查心电图，有窦房结功能不全、心率缓慢、传导阻滞等心脏病患者应禁用。其他不良反应有头晕、头痛、皮疹、瘙痒和耳鸣等。

5）青霉胺（D-Penicillamine，DP）：可使RF所含的二硫键解聚，抑制胶原纤维的交链，从而发挥免疫抑制和阻止关节破坏作用。宜从小剂量开始治疗，缓慢加量至250～500 mg/d；见效后可逐渐减至维持量125～250 mg/d。青霉胺不良反应较多，长期大剂量应用可出现肾损害（包括蛋白尿、血尿、肾病综合征）和骨髓抑制等，如及时停药多数能恢复。其他不良反应有恶心、呕吐、厌食、皮疹、口腔溃疡、嗅觉丧失、淋巴结肿大、关节痛，偶可引起自身免疫性疾病，如重症肌无力、多发性肌炎、系统性红斑狼疮及天疱疮等。治疗期间应定期检查血、尿常规和肝肾功能。

6）金制剂（gold salt）：作用机制尚不清楚，有研究发现能抑制免疫球蛋白的生成，抑制抗原诱导的炎症反应。金制剂有注射金和口服金两种。注射金常用的有硫代苹果酸钠（aurothiomalate）、硫代葡萄糖金和放射性胶体金（可做关节腔内注射）。口服金制剂金诺芬（auranofin）商品名为瑞得（ridaura），一般初始剂量为3 mg/d，2周后增至6 mg/d维持治疗。常见的不良反应有腹泻、瘙痒、皮炎、舌炎和口炎，其他有肝、肾损伤和白细胞减少、嗜酸粒细胞增多、血小板减少或全血细胞减少、再生障碍性贫血；还可出现外周神经炎和脑病。为避免不良反应，应定期检查血、尿常规及肝、肾功能。孕妇、哺乳期妇女不宜使用。

7）硫唑嘌呤（azathioprine，AZA）：口服后50%吸收。常用剂量为1～2 mg/(kg·d)，一般为100 mg/d，维持量为50 mg/d。不良反应有脱发、皮疹、骨髓抑制（包括血小板减少、贫血），胃肠反应有恶心、呕吐，可有肝损害、胰腺炎，对精子、卵子有一定损伤而出现致畸，长期应用致癌。服药期间应定期检查血常规和肝功能。

8）环孢素（cyclosporin，CS）：与其他免疫抑制剂相比，CS的主要优点为无骨髓抑制作用，用于重症RA。常用剂量3～5 mg/(kg·d)，维持量是2～3 mg/(kg·d)。其主要不良反应有高血压、肝肾毒性、神经系统损害、继发感染、肿瘤，以及胃肠道反应、齿龈增生、多毛等。不良的严重程度、持续时间均与剂量和血药浓度有关。服药期间应检查血常规、血肌酐和血压等。

9）环磷酰胺（cyclophosphamide，CYC）：较少用于 RA，在多种药物治疗难以缓解病情的特殊情况下，可酌情试用。

（3）糖皮质激素：被称为三线药物，能迅速减轻关节疼痛、肿胀，在关节炎急性发作或伴有心、肺、眼和神经系统等器官受累的重症患者，可给予短效激素，其剂量依病情严重程度而调整。小剂量糖皮质激素（泼尼松 10 mg/d 或等效其他激素）可缓解多数患者的症状，并作为 SAARDs 起效前的“桥梁”作用，或 NSAIDs 疗效不满意时的短期措施，必须纠正单用激素治疗 RA 的倾向，用激素时应同时服用 SAARDs。激素治疗 RA 的原则是：不需用大剂量时，则用小剂量；能短期使用者，不长期使用；并在治疗过程中，注意补充钙剂和维生素，以防止骨质疏松。

（4）植物药制剂：

1）雷公藤：具有消炎解毒、祛风湿功效。对轻、中度患者治疗效果较好。治疗剂量 30～60 mg/d，分 3 次饭后口服。其主要不良反应包括皮疹、口炎、血细胞减低、腹泻等，经减量或对症处理后消失。雷公藤对男女生殖系统有影响，育龄妇女服药后出现月经紊乱、闭经，男性患者精子数目减少和活性降低，引起不育，故对未婚男女慎用本药。

2）青藤碱：青藤碱 20 mg/片，1～4 片/次，3 次/d，饭前口服。其常见不良反应有皮肤瘙痒、皮疹等过敏反应，少数患者出现白细胞减少。

3）白芍总苷：常用剂量为 600 mg/次，2～3 次/d。其不良反应少，可见大便次数增多、轻度腹痛、纳差等。

3. 物理治疗　热疗用于止痛和使肌肉松弛，一般以辐射热和温热最好，热水浴、石蜡浴、中药熏蒸可减轻晨僵症状。局部肿胀、压痛明显者，可用超激光照射治疗。

4. 注射疗法和针刀疗法　对于局部症状突出、肿胀、压痛明显者，可对关节周围痛点（肌肉起止点、韧带、腱鞘、滑膜、骨膜等）进行注射治疗，往往能迅速缓解症状，而且不良反应少，操作简便，风险小。对关节内类固醇注射，则应严格掌握适应证，防止出现关节内感染等并发症。关节内皮质类固醇注射治疗急性突发性滑膜炎有效，其应用常可使疼痛和肿胀快速缓解，但缓解持续时间差异很大，如不经常应用危险性很低，长期应用可引起进行性关节退化，显然关节损害的风险与药物应用的次数有关，而不是与所用药物有关，因此，关节内皮质类固醇应该仅用于那些注射后疼痛长期基本缓解的患者。皮质类固醇关节内注射治疗少数关节滑膜炎的突发，注射频度不大于每 4～6 个月一次，关节破坏的风险很小。注射前应先抽吸，如果关节积液不抽去，皮质类固醇结晶可被滑膜液隔离而不能到达炎症部位。注射过程避免关节过分肿胀非常重要，因为过高的压力将导致药物外渗进入皮下组织，增加脂肪萎缩的危险。可根据病情应用针刀松解关节周围粘连组织，以改善关节功能，减少强直和畸形产生。

5. 手术治疗　RA 经长期药物治疗后效果不满意，可采用滑膜切除术、关节清理术。有条件者可在关节镜检查确诊后，同时做滑膜切除术或关节清理术，以阻断关节病变的恶性循环。对于晚期关节畸形患者，功能受到影响，可手术矫正畸形，或置换人工关节等。

6. 心理治疗　关节疼痛、害怕残疾或已经面对残疾、生活不能自理、经济损失、家庭朋友等关系改变、社交娱乐活动的停止等诸多因素，不可避免地给 RA 患者带来精神压力；他们渴望治疗，却又担心药物不良反应或对药物实际作用效果信心不足，这又加重了患者的心理负担。医务人员要深入了解患者心理，用临床中治疗成功的实例来说服、开导患者，解除患者疑虑，疏泄其内心的烦恼和苦闷，树立其战胜疾病的信心。要给患者说明本病具有病程长，且易反复发作的特点，同时也要让患者认识到，社会在进步，医学在发展，只要医患者密切配合，一定会获得更好的治疗效果。让患者形成“前途光明，道路坎坷”的观念，使其具有“打持久战”的决心和勇气。

7. 其他治疗　生物制剂如抗肿瘤坏死因子（TNF）-α、干细胞移植等新疗法已开始用于 RA 的治疗，其确切疗效和不良反应还待更多病例的长期观察随访。

【治疗策略及预后】 在目前RA尚不能被根治的情况下，防止关节破坏，保护关节功能，最大限度地提高患者的生活质量，是我们的最高目标，因此，治疗时机非常重要。早期积极合理使用SSARDs治疗是减少致残的关键。尽管NSAIDs和糖皮质激素可以减轻症状，但关节炎症和破坏仍可发生或进展。现有的SSARDs有可能减轻或防止关节破坏的作用。治疗类风湿关节炎的原则是迅速给予NSAIDs缓解疼痛和炎症，尽早使用SSARDs，以减少或延缓骨破坏。药物的选择要符合安全、有效、经济和简便的原则。对局部症状突出者，应在全身用药的基础上，可同时运用物理治疗或局部注射糖皮质激素治疗，这样可迅速有效地缓解症状，使患者树立对治疗的信心。

RA患者一经诊断即开始SSARDs治疗。推荐首选常用的如MTX、SSZ、羟氯喹，视病情可单用也可采用两种以上的SSARDs治疗。一般对单用一种SSARDs疗效不好，或进展性、预后不良和难治性类风湿关节炎患者，可采用机制不同的SSARDs联合治疗。联合用药时，可适当减少其中每种药物的剂量。为避免药物不良反应，用药过程中应严密观察血、尿常规及肝功能，并随时调整剂量。

对所有患者都应监测病情的活动性。对早期、急性期或病情持续活动的患者应当密切随访，直至病情控制。处于缓解期的患者可以每半年随访一次，同时，根据治疗药物的要求定期检查相应指标。

应该明确，经治疗症状缓解，不等于疾病根治，近期有效不等于远期有效。SSARDs可以延缓病情发展，但亦不能治愈RA。基于这一点，为防止病情发展，原则上不停药，但也可依据病情逐渐减量维持治疗，直至最终停用。

大多数RA患者病程迁延，患病2～3年内的致残率较高，如不及早合理治疗，3年内关节破坏达70%。积极、正确的治疗可使80%以上的RA患者病情缓解，只有少数最终致残。

目前尚无准确预测预后的指标，通常认为，男性比女性预后好；发病年龄晚者较发病年龄早者预后好；起病时关节受累多或有跖趾关节受累，或病程中累及关节数大于20个预后差；持续高滴度RF阳性，持续血沉增快，C反应蛋白增高，血中嗜酸粒细胞增多均提示预后差；有严重全身症状和关节外表现者预后不良；短期激素治疗症状难以控制或激素剂量不能减至10 mg/d以下者预后差。

第三节　强直性脊柱炎

强直性脊柱炎（ankylosing spondylitis，AS）是以中轴关节慢性炎症为主的疾病，病变主要累及骶髂关节和脊柱，骶髂关节炎是本病的标志。常见症状为腰背、臀区疼痛及僵硬，活动后可缓解；晚期可发生脊柱强直、畸形以至于严重功能障碍。严重的髋关节受累是引起患者残疾的重要因素。本病一般类风湿因子阴性，故与赖特综合征（Reiter syndrom，RS）、银屑病关节炎（psoriatic arthritis，PsA）、反应性关节炎（reactive arthritis，ReA）、炎性肠病关节炎等统称为血清阴性脊柱关节病（spondyloanthropathy，SpA）。

AS的患病率在各国报道不一，美国的调查报告为0.13%～0.22%，日本为0.05%～0.2%，我国患病率初步调查为0.26%。以往认为本病男性多见，男女之比为10.6∶1，现报告男女之比为5∶1，男女发病比例的差异可能是由于女性发病较缓慢及病情较轻，很多女性患者未能诊断出来的缘故。

【病因与病理】 AS的病因至今未明。从流行病学调查发现，基因和环境因素在本病的发病中发挥作用。已证实AS的发病和HLA－B_{27}密切相关，并有明显家族发病倾向。正常人群的HLA－B_{27}阳性率因种族和地区的不同差别很大，如欧洲的白种人为4%～13%，我国为2%～7%，而我国AS患者的HLA－B_{27}阳性率达91%。另有资料显示，AS的患病率在普通人群为0.1%，在AS患者的家系中为4%，在HLA－B_{27}阳性的AS患者的一级亲属中高达11%～25%，这提示HLA－B_{27}阳性者或有AS家族史者患AS的危险性增加。但是，大约80%的HLA－B_{27}阳性者并不发生AS，而大约10%的AS患者为HLA－B_{27}阴性，这提示还有其他因素参与发病，如肠道细菌及肠道炎症。

AS 的病理性标志和早期表现之一为骶髂关节炎。脊柱受累到晚期的典型表现为竹节状脊柱。外周关节的滑膜炎在组织学上与 RA 难以区别。肌腱末端病为本病的特征之一。因主动脉根部局灶性中层坏死可引起主动脉环状扩张，以及主动脉瓣膜尖缩短变厚，从而导致主动脉瓣膜关闭不全。

【临床表现】 本病发病年龄通常在 13 ~ 31 岁，30 岁以后及 8 岁以前发病者少见。本病发病缓慢，开始腰背部或腰骶部不适或疼痛，有时可放射至髂嵴或大腿后侧，疼痛可因咳嗽、打喷嚏或其他牵扯腰背部的动作而加重。清晨或久坐、久站后腰背部疼痛加重并伴僵硬感，活动后疼痛和僵硬可缓解。疾病早期疼痛多在一侧呈间断性，数月后疼痛多在双侧呈持续性，以后随病情进展可出现胸或颈椎疼痛，进行性脊柱活动受限甚至畸形。据报道，我国患者中大约 45% 的患者是从外周关节开始发病，24% ~ 75% 的患者在病程中出现外周关节病变，以髋、膝、踝和肩关节居多，肘、手和足小关节偶有受累。髋关节受累高达 66%，表现为髋部疼痛，活动障碍，有时患者主诉腹股沟处疼痛，其中 1/3 患者发展为关节强直，发病年龄小，及以外周关节起病者易发生髋关节病变，而且 94% 的髋部症状起于发病后头 5 年内。非对称性、少数关节或单关节、及下肢大关节的关节炎为本病外周关节炎的特征。我国患者除髋关节外，膝和其他关节的关节炎或关节痛多为暂时性，极少或几乎不引起关节破坏和残疾。肌腱、韧带附着点炎症为 AS 特征性改变。胸肋关节、柄胸联合等部位附着点炎症可导致胸痛，呼吸受限；跟腱、足弓附着点炎症可导致站立、行走时疼痛。

AS 患者全身症状一般较轻，少数有发热、疲倦、消瘦、贫血等。虹膜炎或虹膜睫状体炎见于 1/4 的患者，部分可先于 AS 关节症状出现，单侧或双侧交替发生，一般可自行缓解，反复发作可致视力障碍。主动脉瓣关闭不全、二尖瓣关闭不全、心房扩大及传导阻滞见于 3.5% ~ 10% 的患者。1/4 患者有慢性中耳炎改变；由于骨折导致脊髓压迫可出现相应的神经症状；慢性进行性马尾综合征为 AS 后期罕见而重要的并发症，表现为尿道、肛门括约肌功能不全，小腿或臀部痛觉消失，逐渐发展为尿、大便失禁、阳痿，其发生原因未明。极少数患者出现肺上叶纤维化，有时伴空洞形成而被认为结核。AS 可并发 IgA 肾病和淀粉样变性。

早期 AS 体征不多，可有骶髂关节、髂嵴、耻骨联合等部位以及肌腱、韧带附着点压痛。有周围或关节外表现者可有相应体征。随着疾病的发展可见明显脊柱关节活动障碍甚至畸形，可出现骶髂关节叩痛压痛阳性，骨盆挤压及分离试验阳性，“4”字试验阳性，枕墙距 >0 cm，颏胸距 >0 cm，胸廓活动度 <2.5 cm，Schober 试验 <4 cm。

【辅助检查】

1. 实验室检查　白细胞计数正常或升高，淋巴细胞比例稍高。少数患者可有轻度贫血，血沉可增快，但与疾病活动的相关性不大，而 C 反应蛋白增高则较有意义。血清白蛋白减少，α_1 和 γ 球蛋白增加，血清免疫球蛋白 IgG、IgA 和 IgM 可增加，血清补体 C_3 和 C_4 常增加。大约 50% 患者的碱性磷酸酶升高，血清肌酸磷酸激酶也常升高。血清类风湿因子阴性。虽然 AS 患者 HLA - B_{27} 阳性率达 90% 左右，但无诊断特异性，因为正常人也有 HLA - B_{27} 阳性。HLA - B_{27} 阴性患者只要临床表现和影像学检查符合诊断标准，也不能排除 AS 可能。

2. 影像学检查

（1）X 射线检查：X 射线检查对 AS 的诊断有极为重要的意义，AS 最早的变化发生在骶髂关节，其早期 X 射线表现为骶髂关节炎，病变一般在骶髂关节的中下部开始，为两侧性。开始多侵犯髂骨侧，进而侵犯骶骨侧，继而可侵犯整个关节，边缘呈锯齿状，软骨下可有骨硬化，骨质增生，关节间隙变窄。最后关节间隙消失，发生骨性强直。骶髂关节炎在 X 射线下可按以下标准分为 5 级：0 级为正常骶髂关节；Ⅰ级为可疑骶髂关节炎；Ⅱ级为骶髂关节边缘模糊，略有硬化和微小侵蚀病变，关节腔轻度变窄；Ⅲ级为骶髂关节双侧硬化，关节边缘模糊不清，有侵蚀病变伴关节腔消失；Ⅳ级为关节边缘完全融合或强直，伴或不伴残存的硬化。脊柱的 X 射线片表现有椎体骨质疏松和方形变，椎小关节模糊，椎旁韧带钙化以及骨桥形成，晚期广泛而严重的骨化性骨桥表现为“竹节样脊柱”。耻骨联合、坐骨结节和肌腱附着点（如跟骨）的骨质糜烂，伴邻近骨质的反应性硬化及绒毛状改变，可出现新骨形成。

（2）CT 检查：有利于发现骶髂关节轻微的变化，对于临床高度疑似，X 射线平片正常或不能确定，以及 X 射线平片显示Ⅱ级骶髂关节炎者，为进一步确诊，需进行 CT 检查。值得注意的是，对骶髂关节的正常变异，以及其他可能引起 CT 异常表现的临床情况应有足够认识。通常 40 岁以下患者典型的骶髂关节炎的 CT 表现包括：骶骨端软骨下骨硬化、单或双侧关节间隙 <2 mm，软骨下骨侵蚀以及关节部分或完全强直等。30 岁以下的正常人，骶髂关节一般是对称的，而 30 岁以上有 77% 对称，40 岁以上则有 87% 对称。一些学者认为：30 岁以上的正常人，髂骨端不均一的硬化、关节间隙局限性狭窄，以及关节附近边界清楚、有清晰硬化边的小囊变都不应视为病变的表现。由于骶髂关节解剖学的上部是韧带，因韧带附着引起的影像学上的关节间隙不规则和增宽，可给判断带来困难。另外，年长者髂骨面边缘模糊、韧带部骨皮质尤其是骶骨面边缘常不规则，酷似侵蚀，应予注意。老年人骶髂关节骨关节炎的表现也易与骶髂关节炎相混淆。

（3）磁共振检查：MRI 对了解软骨病变优于 CT，但在判断骶髂关节炎时易出现假阳性结果，又因价格较贵，目前暂不作为常规检查项目。

【诊断与鉴别诊断】

1. 诊断标准　近年来有不同标准，但现仍沿用 1966 年纽约标准（表 20－6），或 1984 年修订的纽约标准（表 20－7），但是对一些暂时不符合上述标准者，可参考欧洲脊柱关节病研究组（European Spondyloarthropathy Study Group，ESSG）标准（表 20－8），符合者也可列入此类进行诊断和治疗，并随访观察。

表 20－6　强直性脊柱炎的纽约标准

A. 诊断
1. 腰椎前屈、后伸、侧弯三个方向受限
2. 腰背痛史或现在痛
3. 第 4 肋间测量胸廓活动度 <2.5 cm
B. 分级
1. 肯定强直性脊柱炎
a. 双侧Ⅲ～Ⅳ级骶髂关节炎加 1 项以上临床标准
b. 单侧Ⅲ～Ⅳ级或双侧Ⅱ级骶髂关节炎第 1 项或第 2＋3 项临床标准
2. 可能强直脊柱炎双侧Ⅲ～Ⅳ级骶髂关节炎而不伴有临床标准者
3. X 射线骶髂关节炎分级
0 级：正常
Ⅰ级：可疑变化
Ⅱ级：轻度异常、可见局限性轻度侵蚀、硬化，但关节间隙无改变
Ⅲ级：明显异常，为中度或进展性骶髂关节炎，伴有以下 1 项或 1 项以上改变：侵蚀、硬化、关节间隙增宽或狭窄，或部分强直
Ⅳ级：严重异常，完全性关节强直

表 20－7 强直性脊柱炎的修订纽约标准

A. 诊断
  1. 临床标准
    a. 腰痛、晨僵 3 个月以上，活动后改善，休息无改善
    b. 腰椎额状面和矢状面活动受限
    c. 胸部活动度低于相应年龄，性别的正常人
  2. 放射学标准
  双侧骶髂关节炎≥Ⅱ级或单侧骶髂关节炎Ⅲ～Ⅳ级

B. 分级
  1. 肯定强直性脊柱炎
  符合放射学标准和 1 项以上临床标准
  2. 可能强直性脊柱炎
    a. 符合 3 项临床标准
    b. 符合放射学标准而不具备任何临床标准
  （应除外其他原因所致骶髂关节炎）

表 20－8 欧洲脊柱关节病研究组分类标准

主要标准
1. 炎性脊柱疼痛
曾经有或正患有脊柱疼痛，具有下列 5 项特征之 4 项：①45 岁以前发病；②隐匿起病；③伴有晨僵；④活动后好转；⑤至少持续 3 个月
2. 滑膜炎
曾有或现在有非对称性下肢为主的关节炎

次要标准
1. 家族史
一级亲属或二级亲属有下列任何一种疾病：强直性脊柱炎、银屑病、反应性关节炎、急性眼葡萄膜炎、炎性肠病
2. 银屑病
过去或现在由医生诊断为银屑病
3. 炎性肠病
过去或现在由医生诊断为 Crohn 病、溃疡性结肠炎，并被 X 射线或内窥镜检查证实
4. 交替性臀部疼痛
过去或现在出现左右两侧臀部交替性疼痛
5. 附着点病变
有或曾有跟腱和足底筋膜自发性疼痛或压痛
6. 急性腹泻
关节炎发生前 1 个月内急性腹泻
7. 尿道炎关节炎
发生前 1 个月内出现的非淋球菌尿道炎或宫颈炎
8. 骶髂关节炎
双侧Ⅱ～Ⅳ级或单侧Ⅲ～Ⅳ级 X 射线改变
（1 条主要标准＋1 条次要标准，即可考虑诊断）

2. 鉴别诊断

（1）类风湿关节炎：强直性脊柱炎与类风湿关节炎的鉴别要点见表 20－9。

表 20－9 强直性脊柱炎与类风湿关节炎鉴别要点

项目	强直性脊柱炎	类风湿关节炎
种族差异	白种人发病率高	无明显种族差异
阳性家族史	明显	不明显
性别分析	男＞女	女＞男
年龄高峰	20～30 岁	30～50 岁
外周关节分布	少关节	多关节
	大关节＞小关节	小关节＞大关节
	下肢＞上肢	上肢＞下肢
	非对称	对称性
骶髂关节	大多受累	很少受累
脊柱受累	整个脊柱，多为上行性	$C_{1\sim2}$
类风湿结节	无	有
肺部表现	肺上叶纤维化	肺间质纤维化、胸膜炎
类风湿因子	阴性	多为阳性
HLA－B_{27}（＋）	90%	6%（正常分布）
HLA－DR_4	－	＋
病理特征	附着点炎	滑膜炎
X 射线特征	骶髂关节炎	手足小关节的侵蚀

（2）骶髂关节结核：常为单侧发病，以关节破坏为主，软骨下骨硬化不明显，数月内可有脓肿出现。患者多有原发病灶，血沉显著增高。

（3）髂骨致密性骨炎：本病多见于青年女性，其主要表现为慢性腰骶部疼痛和发僵。临床检查除腰部肌肉紧张外无其他异常。诊断主要依靠 X 射线前后位平片，其典型表现为在髂骨沿骶髂关节之中下 2/3 部位有明显的骨硬化区，呈三角形者尖端向上，密度均匀，不侵犯骶髂关节面，无关节狭窄或糜烂，故不同于 AS。

（4）其他血清阴性脊柱关节病：AS 是血清阴性脊柱关节病的原型，在诊断时必须与骶髂关节炎相关的其他脊柱关节病如银屑病关节炎、肠病性关节炎或赖特综合征相鉴别。几种血清阴性脊柱关节病的比较见表 20－10。

表 20－10 几种血清阴性脊柱关节病的比较

项目	强直性脊柱炎	赖特综合征	银屑病关节炎	肠病性关节炎	反应性关节炎	未分化脊柱关节病
性别	男＞女	男＞女	男＝女	男＝女	男＝女	男＝女
年龄	16～30 岁为多	青中年	任何年龄	任何年龄	任何年龄	任何年龄
起病方式	缓慢	急	不定	缓慢	急	不定
HLA－B_{27}	＞90%	60%～80%	20%（有骶髂关节炎者 50%）	＜50%	80%	
骶髂关节炎	＞95%	多见	多见	多见	多见	
对称性	对称	不对称	对称	皆可		

续表

项目	强直性脊柱炎	赖特综合征	银屑病关节炎	肠病性关节炎	反应性关节炎	未分化脊柱关节病
周围关节炎	++	++	+	+	+	+
结膜炎	−	+	−	−	+	−
皮肤指甲受累	−	多见	几乎全有	−	−	±
黏膜受累	−	+	−	+	−	±
尿道炎	−	+	−	−	±	±
脊柱受累	+++	+	+	+	+	±
自限性	−	±	±	±	±	±
缓解、复发	−	±	±	−	±	±

【治疗】 本病尚无根治方法，但是，大多数患者如能得到及时诊断及合理治疗，可以控制症状并改善预后。治疗的主要目的在于缓解症状、修复和改善病变组织；防止脊柱和髋关节的僵直畸形，最大限度保持关节功能，防止残疾。

1. 患者教育

（1）教育患者和家属，使其了解疾病的性质、大致病程、可能采用的措施以及将来的预后，以增强其抗病的信心和耐心，取得他们的理解和密切配合。

（2）注意日常生活中的姿势，站立时应尽量保持挺胸、收腹和双眼平视前方的姿势，坐位也应保持胸部直立。应睡硬板床，多取仰卧位，避免促进屈曲畸形的体位。枕头要低，一旦出现上胸或颈椎受累应停用枕头。

（3）劝导患者要谨慎而不间断地进行体育锻炼，并要减少或避免引起持续性疼痛的体力活动。定期测量身高，保持身高记录是防止不易发现的早期脊柱弯曲的一个好措施。

（4）保持乐观情绪，清除紧张、焦虑、抑郁和恐惧的心理；戒烟酒；按时作息。

（5）了解药物的作用和不良反应，学会自行调整药物剂量及处理药物的不良反应，以利于配合治疗，取得更好的效果。

2. 体育疗法　体育疗法对各种慢性疾病均有好处，对 AS 更为重要，可保持脊柱的生理弯曲，防止畸形；保持胸部活动度，维持正常的呼吸功能；保持骨密度和强度，防止骨质疏松和肢体性肌肉萎缩等。具体包括以下三种类型的运动。

（1）维持胸部活动度的运动：如深呼吸、扩胸运动等。

（2）保持脊柱灵活性的运动：如颈、腰各个方向的运动、转动等。

（3）肢体运动：种类繁多，如散步、俯卧撑、下肢前屈后伸和游泳等。游泳既有利于四肢运动，又有利于增加肺功能和使脊柱保持生理曲度，是 AS 最适合的全身运动。

患者可根据个人情况采用适当的运动方式和运动量，开始运动时可能出现肌肉关节酸痛或不适，但运动后经短时间休息即可恢复。若新的疼痛持续 2 h 以上不能恢复，则表明运动过度，应适当减少运动量或调整运动方式。

3. 物理治疗　物理疗法可消除局部炎症，增加局部血液循环，使肌肉放松，减轻压痛，有利于关节活动，保持正常功能，防止畸形。一般可用热疗，如热水浴、温泉或矿泉浴、药浴等，亦可采用超激光治疗。

4. 药物治疗

（1）非甾体类抗炎药（NSAIDs）：NSAIDs 可迅速改善患者腰背部疼痛和发僵，减轻关节肿胀和疼痛及增加活动范围，无论早期或晚期 AS 患者的症状治疗都是首选的。NSAIDs 种类繁多，但对 AS 的疗效相当。吲哚美辛对 AS 的疗效尤为显著，但不良反应较多。如患者年轻，又无胃、肠、肝、肾及其他器官疾病或其他禁忌证，吲哚美辛可作为首选药物，但宜采用缓释制剂。用法：吲哚美辛 25 mg/次，3 次/d，或意施丁（吲哚美辛缓释片）25 mg/次，2 次/d，饭后服。夜间痛或晨僵显著者，晚上睡前用吲哚美辛栓剂 50 mg 或 100 mg，塞入肛门内，可获得明显改善。其他可选用的药物如阿西美辛 90 mg/次，1 次/d；双氯芬酸，75 ~ 150 mg/d；萘丁美酮 1 000 mg/次，每晚 1 次；美洛昔康 15 mg/次，1 次/d。近年来 2 个特异性 COX - 2 抑制剂也用于治疗本病，罗非昔布（万络）因可增加心血管事件的发生率而退市，国内仍在应用的此类药物为塞来昔布（西乐葆）200 mg/次，1 ~ 2 次/d。

应针对每个患者的具体情况选用一种 NSAIDs，同时使用 2 种或 2 种以上 NSAIDs 不仅不会增加疗效，反而会增加药物不良反应。NSAIDs 通常需要使用 2 个月左右，待症状完全控制后可减少剂量，以最小有效量巩固一段时间，再考虑停药，过快停药易引起症状反复。如一种药物治疗 2 ~ 4 周疗效不明显，应改用其他不同类别的 NSAIDs。在用药过程中应始终注意监测药物不良反应并及时调整。

（2）柳氮磺吡啶：可改善 AS 的关节疼痛、肿胀和发僵，并可降低血清 IgA 水平及其他实验室活动性指标，特别适用于改善 AS 患者的外周关节炎，并对本病并发的前色素膜炎有预防复发和减轻病变的作用，而对 AS 的中轴关节病变的治疗作用及改善疾病预后的作用尚缺乏证据。不过，目前国内临床上，一般都对诊断为 AS 的患者不论病期早或晚，也不论是否有外周关节炎，都较普遍地采用柳氮磺吡啶治疗。但对于那些脊柱已发生竹节样变，又无外周关节炎表现的患者，用柳氮磺吡啶效果不佳。

临床通常推荐用量为 2.0 g/d，分 2 ~ 3 次服。剂量增至 3.0 g/d，疗效虽可增加，但不良反应也明显增多。本品起效较慢，通常在用药后 4 ~ 6 周，为了增加患者的耐受性，一般以 0.25 g/次，3 次/d 开始，以后每周递增 0.25 g，直至 1.0 g/次，2 次/d，或根据病情或患者对治疗的反应调整剂量和疗程，维持 1 ~ 3 年。为了弥补柳氮磺吡啶起效慢及抗炎作用欠强的缺点，通常选用一种起效快的 NSAIDs 与其并用，当临床症状完全控制后可先撤除 NSAIDs。

（3）甲氨蝶呤（MTX）：活动性 AS 患者经柳氮磺吡啶和非甾体类抗炎药治疗无效时，可采用 MTX。本药仅对外周关节炎、腰背痛、发僵及虹膜炎等表现，以及 ESR 和 CRP 水平有改善作用，而对中轴关节的放射线病变无改善证据，通常以 MTX 7.5 ~ 15 mg，口服或静脉注射，每周 1 次，个别重症者可酌情增加剂量，疗程 0.5 ~ 3 年不等。同时，可并用 1 种 NSAIDs。

尽管小剂量 MTX 有不良反应较少的优点，但其不良反应仍是治疗中必须注意的问题，在用药过程中应定期查血常规、肝功能及其他有关项目。

（4）雷公藤多苷：雷公藤制剂为我国疗效肯定的独特的抗风湿药。近年来国内用以治疗 AS 也取得了疗效。可用雷公藤多苷 20 mg/次，3 次/d 口服，病情控制后改为 10 mg/次，3 次/d 维持。

（5）糖皮质激素：一般很少需要全身使用糖皮质激素，但可用糖皮质激素局部注射治疗。

（6）其他药物：一些男性难治性 AS 患者应用沙利度胺（thalidomide，反应停）后，临床症状、ESR 及 CRP 均明显改善。初始剂量 50 mg/d，每 10 d 递增 50 mg，至 200 mg/d 维持。国外有用 300 mg/d 维持，用量不足则疗效不佳，停药后症状易迅速复发。选用此药治疗者应严密观察不良反应。国外已将抗肿瘤坏死因子（TNF）- α 用于治疗活动性或 NSAIDs 治疗无效的 AS，至今有英利昔单抗（infliximab）和依那西普（etanercept）两种制剂，目前我国尚无使用以上两种生物制剂治疗 AS 的经验和报告。

5. 注射疗法及针刀疗法　对 AS 患者可在脊柱小关节、脊间韧带等处注射类固醇激素复合液后，应用针刀松解棘间韧带，切开关节囊，并行按压手法矫治，以增加关节活动度，改善关节功能。对其他治疗不能控制的下背痛，可行骶髂关节注射治疗。对本病伴发的长期单关节（如膝）积液，可在抽吸积液后，行长效皮质激素关节腔注射，疗效显著。近年来，疼痛临床医师将低浓度臭氧用于病变脊柱小关节、棘间韧带、外周关节腔及肌肉附着点注射亦取得了较好疗效。

【外科手术治疗】　髋关节受累引起的关节间隙狭窄、强直和畸形是 AS 致残的主要原因。人工全髋关节置换可使绝大多数患者的关节痛得到控制，部分患者的功能恢复正常或接近正常，置入关节的寿命达 10 年以上。

【预后】　血清阴性脊椎关节病的预后要比类风湿关节炎好。AS 在临床上表现的轻重程度差异较大，有的患者病情反复持续进展，有的长期处于相对静止状态，可以正常工作和生活。但是，发病年龄较小，髋关节受累较早，反复发作虹膜睫状体炎和继发性淀粉样变性，诊断延迟、治疗不及时和不合理，以及不坚持长期功能锻炼者预后差。

第四节　痛　风

痛风（gout）是一组嘌呤代谢紊乱或尿酸排泄减少所致的疾病，其临床表现可有无症状性高尿酸血症、急性痛风关节炎、痛风石形成、痛风石性慢性关节炎，甚至出现痛风性肾病等。上述表现可呈不同组合，严重者可出现关节毁损、肾功能不全。

痛风见于世界各地区，各民族，在欧美地区高尿酸血症患病率为2%～18%，痛风为0.13%～0.37%。原发性痛风以往在我国较少见，但近年来由于营养条件改善、平均寿命延长等因素，我国高尿酸血症及痛风的发病率直线上升，已接近欧美。

【病因、病理及发病机制】 痛风分为原发性和继发性两大类。原发性痛风除1%～2%是由先天性酶缺陷引起外，绝大多数原因不明，但有一定的家族遗传性，临床报道10%～25%有痛风阳性家族史。继发性痛风发生于其他疾病的过程中，如肾脏病、血液病或为药物等原因引起。

痛风的发生主要取决于血尿酸的浓度，而尿酸是嘌呤代谢的终末产物。体内20%尿酸来源于高嘌呤食物，过多摄入可诱发和加重痛风，但不是痛风发生的根本原因。大多数尿酸过多是内源性的，80%的尿酸来源于细胞内次黄嘌呤核苷酸的生成过程中，有多种酶参与，进行着十分精细的调节，一旦发生异常，可使尿酸产生过多，但这种情况在原发性痛风患者中不足20%，尿酸作为一种代谢废物大部分由肾脏排泄，80%以上的痛风发生主要是由于肾小管对尿酸再分泌障碍，使尿酸排泄减少。事实上，尿酸产生过多和排泄减少，可单独存在，也可同时伴发，均可导致高尿酸血症。

98%的尿酸在血液中以钠盐的形式存在，当血尿酸持续高浓度时，呈过饱和状态的尿酸盐就会结晶沉积，沉积在关节的尿酸盐结晶可被吞噬细胞吞噬，并可释放出趋化因子，促进粒细胞和淋巴细胞浸润。引起关节局部急性炎症反应。尿酸盐结晶反复沉积可使局部组织发生炎症、坏死，促使上皮细胞、巨大细胞及纤维组织增生，形成肉芽肿结节，这种内含尿酸盐结晶的结节称为痛风石，常见于关节软骨、滑膜、腱鞘、关节周围软组织及皮下，并可见于内脏组织。尿酸盐沉积在肾组织，特别是肾髓质和锥体部，可引起慢性间质性肾炎，出现肾小管萎缩、变性、纤维化，晚期可累及肾小球，称之为痛风性肾病。

需要明确的是，高尿酸血症是痛风最重要的生化标志，但并不是痛风的同义词。在血尿酸水平持续增高者中，仅有5%～12%罹患痛风，大多数为无症状高尿酸血症；大约1/3的痛风患者在急性关节炎发作期血尿酸不高，这些也提示我们痛风的发病原因较为复杂。

【临床表现】 原发性痛风多见于40岁以上的男性，女性很少发病且多为绝经期妇女，男女之比约为20:1，发病率随年龄渐增，近年来由于抗癌治疗的开展，继发痛风有增加的趋势。

痛风患者自然病程及临床表现大致可分为下列四期：①无症状高尿酸血症期；②急性痛风性关节炎发作期；③痛风发作间隙期；④慢性痛风石性关节期。

1. 无症状高尿酸血症　不少高尿酸血症可以持续终生不出现症状，称为无症状高尿酸血症，只有在发生关节炎时才称为痛风，5%～12%的高尿酸血症的患者最终表现为痛风发作。血清尿酸盐浓度愈高，时间愈长，则发生痛风和尿路结石的机会愈多。

2. 急性痛风性关节炎　是原发性痛风最常见的首发症状。诱发因素有饱餐、饮酒、过度疲劳、关节局部损伤、手术、受冷受湿和感染等。好发于下肢关节，典型发作起病急骤，患者可以在上床睡觉时还很健康，但到了半夜因脚痛而惊醒，数小时内症状发展至高峰，关节及周围软组织出现明显的红、肿、热、痛，疼痛剧烈如刀割样或咬噬样，伴明显触痛。大关节受累时可有关节积液，并可伴有头痛发热、白细胞增高等全身症状。多数患者发病前无前驱症状，但部分患者于发病前有疲乏、周身不适及关节局部刺痛等先兆。60% ~70% 的患者首发于第 1 跖趾关节，而在整个病程中约 90% 患者该部受累。跗跖、踝、膝、指、腕、肘关节也为好发部位，而肩髋、脊椎等关节则较少发病。初次发病常常只影响单个关节，反复发作则受累关节增多。四季均可发病，但以春秋季节多发。半夜起病者居多。

痛风发作持续数天至数周可自行缓解，关节活动可完全恢复，有时仅在发作部位留下皮肤色泽改变等痕迹，而后进入无症状的间隙期，可历时数月、数年甚至十余年，多于 1 年内复发，此后每年发作数次或数年发作一次，相当一部分患者有越发越频的趋势，受累关节也越来越多，引起慢性关节炎及关节畸形，只有极少数患者自初次发作后没有间隙期，直接延续发展到慢性关节炎。

3. 痛风石及慢性关节炎　痛风石多发于起病 10 年左右，是病程进入慢性的标志，病程愈长，发生痛风石的机会愈多。痛风石典型部位在耳郭，也可常见于前臂伸面、第 1 跖趾、手指、肘部等处。痛风石外观为大小不一的隆起的黄白色赘生物，可小如芝麻，大如鸡蛋，起初质软，随着纤维组织增生，质地越来越硬。在关节附近易磨损处的痛风石，其表皮菲薄，容易破溃形成瘘管，可有白色粉末状尿酸结晶排出，但由于尿酸盐有制菌作用，很少继发感染，瘘管周围组织呈慢性炎性肉芽肿，不易愈合。

同时，尿酸盐可沉积于关节内，特别是关节软骨处。随着病程的迁延和反复急性发作，尿酸盐造成关节软骨、骨质侵蚀破坏，关节周围组织纤维化，出现持续关节疼痛、肿胀、僵直、畸形，甚至骨折，关节功能受损，称为痛风石性慢性关节炎。

4. 肾脏病变　大约 40% 的长期患病者出现肾脏损害，表现为以下三种形式。

（1）痛风性肾病：尿酸盐结晶后沉积于肾组织引起间质性肾炎，表现为轻度肾区酸痛，早期可仅有蛋白尿和镜下血尿，且呈间歇出现，易被遗漏，随着病程进展，蛋白尿转为持续性，肾尤其浓缩功能受损，出现夜尿增多，尿相对密度偏低等现象。病情进一步发展可由慢性氮质血症发展为尿毒症。

（2）急性梗阻性肾病：主要见于肿瘤、放疗化疗后，血、尿尿酸突然明显升高，大量尿酸结晶沉积于肾小管、集合管、肾盂、输尿管，造成广泛严重的尿路阻塞，表现为少尿、无尿、急性肾功能衰竭，尿中可见大量尿酸结晶和红细胞。此时如予积极治疗，如多饮水，碱性药物、降低血尿酸等，病情常可挽回。

（3）尿酸性尿路结石：原发性痛风患者尿路结石发生率为 20% ~25%，且可能出现于痛风发病之前。尿尿酸浓度增加并沉积形成尿路结石，较小者随尿排出，较大者梗阻尿路，引起肾绞痛、血尿、肾盂肾炎、肾盂积水等。由于大多数为纯尿酸结石，X 射线可不显影，少部分与草酸钙、磷酸钙混合可显示结石阴影。

【辅助检查】

1. 实验室检查　急性发作期可有血尿酸增高，血沉增快和白细胞计数增高，由于血尿酸存在波动性，应反复测定。尿液尿酸测定对诊断关节炎帮助不大，但通过尿液尿酸测定，可初步制定高尿酸血症的分型，有助于降尿酸药物的选择及鉴别尿路结石的性质。急性期如踝、膝等较大关节肿胀时可抽取滑囊液进行旋光显微镜检查，于白细胞内可见双折光的针形尿酸盐结晶，有诊断意义，阳性率为 90%。穿刺或活检痛风石内容物，亦可发现同样形态的尿酸盐结晶。滑囊液分析也有帮助，白细胞计数一般在 $(7\sim10)\times10^9/L$ 之间，可达 $50\times10^9/L$，主要是分叶核粒细胞。

2. X 射线检查：早期急性关节炎时仅有软组织肿胀，反复发作后，先有关节软骨边缘破坏，关节面不规则，继之关节间隙变窄、骨质疏松，以至骨质呈凿孔样缺损。由于大多数尿酸性尿路结石 X 射线不显影，可行肾脏超声检查。

【诊断与鉴别诊断】　中年以上的男性，突然发生跖趾、跗跖、踝、膝等处单关节红肿热痛，伴或不伴血尿酸增高，应考虑痛风可能，如秋水仙碱治疗有特效则可诊断为痛风；如在滑囊液检查找到尿酸盐结晶即可确立诊断。由于本病表现多样化，有时症状不典型，尚需考虑以下鉴别诊断。

1. 急性关节炎应与下列疾病相鉴别

（1）蜂窝织炎及丹毒：血尿酸不高，畏寒发热及白细胞增高等，全身症状突出，局部皮下组织明显肿胀或沿毛细淋巴管分布，而疼痛不明显。

（2）化脓性关节炎及创伤性关节炎：前者全身中毒症状重，血尿酸水平不高，滑液中大量白细胞而无尿酸盐结晶；后者应有较重的创伤史，X 射线检查可发现有骨关节损伤，而血尿酸水平不高。

（3）假性痛风：大多见于老年人，以膝关节最常累及，急性发作时症状酷似痛风，但血尿酸不高，关节滑囊液检查含焦磷酸钙盐结晶或磷灰石，X 射线片示软骨钙化。

2. 慢性关节炎应与下列疾病相鉴别

（1）类风湿关节炎：多见于中年女性，呈慢性，对称性，多关节炎，病情持续进展。类风湿因子有较高的阳性率，而血尿酸不高。类风湿结节不同于痛风石，无沙砾感及破溃。

（2）银屑病关节炎：在牛皮癣基础上发生，表现为腊肠指（趾）、牛皮癣指（趾）甲的异常改变，X 射线显示末节指（趾）关节呈笔帽状破坏。约 20% 患者可有高尿酸血症，与痛风不易区别，值得注意。

【治疗】 不论原发性或继发性痛风，除少数由于药物引起者可停用外，大多缺乏病因治疗，因此不能根治，治疗的目的是：①迅速控制痛风性关节炎的急性发作；②预防急性关节炎复发；⑧纠正高尿酸血症，防治尿酸盐沉积于肾脏、关节等所引起的并发症；④预防尿酸性肾结石。

1. 一般治疗

（1）低嘌呤饮食：有学者建议，每日嘌呤摄取量应在 100 ~ 150 mg 以下，尤其应该限制富含嘌呤的食物（食物中嘌呤含量见表 20 - 11）。限制饮酒，尤其是啤酒，要规律进餐，忌暴饮暴食。鼓励患者选食碱性食品。但是，需要明确的是控制饮食并不能代替药物治疗。

表 20 - 11　食物中嘌呤含量

食品名称	每 100 g 中嘌呤含量/mg	食品名称	每 100 g 中嘌呤含量/mg	食品名称	每 100g 中嘌呤含量/mg
牛肉	40.0	大米	18.0	番茄	4.2
羊肉	27.0	小米	6.1	芥菜	10.3
猪肉	48.0	面粉	2.3	菠菜	23.0
小牛肉	48.0	鳊鱼	54.0	青菜叶	14.5
肝	95.0	大豆	27.0	苹果	0.9
肾	80.0	豌豆	18.0	梨	0.9
肺	70.0	花生米	32.6	杏	0.1
火腿	55.0	栗子	16.4	杏干	5.8
舌	55.0	大榛栗	9.8	葡萄	0.5
母鸡	31.0	胡桃	8.4	橙	1.9
鸽子	80.0	土豆	5.6	覆盆子	20.9
木仑鱼	45.0	白菜	5.0	覆盆子干	62.9
鲭鱼	24.0	胡萝卜	8.0	莓果	5.1
沙丁鱼	118.0	葱头	1.4	蜜饯莓果	3.8
鲱鱼	69.0	绿葱	4.7	蜂蜜	3.2
小鱼	82.0	黄瓜	3.3	茶	2.8
牛奶	1.4	鸡蛋	0.4		

（2）多饮水，保持尿量充足：如果患者的心肺功能正常，应维持尿量2 000 ml/d左右，以促进尿酸的排泄。因此，患者每日液体的摄入总量应达2 500 ~ 3 000 ml。饮料当以普通开水、茶水、矿泉水、汽水和果汁等为宜。但浓茶、咖啡、可可等饮料有兴奋自主神经系统作用，可能引起痛风发作，故应避免。为防止夜间尿浓缩，能在睡前或夜半适当饮水更适宜。

（3）有氧运动：保持理想的体重，避免过度劳累，缓解精神应激。

（4）去除诱因：如急性感染、外科手术、急性失血等，予以抗感染、补液、休息等。忌用影响尿酸排泄的药物如利尿剂、青霉素、胰岛素等。

2. 急性发作期治疗　患者应卧床休息，抬高患肢，一般应休息至关节痛缓解72 h后始可恢复活动，药物治疗越早越好。治疗以控制疼痛、减轻症状为目的，常用药物如下。

（1）秋水仙碱（colchicine）：虽无降低血尿酸的作用，但可以抑制炎性细胞趋化，在急性发作的"第一时间"使用常能收到迅速、有效、彻底地终止发作的戏剧性效果，应为首选。开始0.5 mg/h或1 mg/2 h，直至出现三个停药指标之一：①症状明显缓解；②胃肠道反应，如恶心、呕吐、腹泻等；③24 h总量达6 ~ 8 mg。大部分患者于用药后24 h内症状可缓解，以后可给予0.5 mg/次，2 ~ 3次/d，维持数天后停药。胃肠道反应剧烈者可静脉给药，用法为2 mg溶于20 ml生理盐水用20 min以上注射完，如果必要，每隔3 ~ 6 h增加1 mg，直至最大剂量4 mg/24 h。有报道认为：如在痛风发作最初几小时内即用秋水仙碱有效率约为90%，12 ~ 24 h内用有效率约为75%，如超过24 h效果就无法预测。值得注意的是，秋水仙碱治疗量与中毒剂量十分接近，除胃肠道反应外，可有白细胞减少、再生障碍性贫血、肝细胞损害、脱发等，有肾功能不全者慎用。

（2）非甾体抗炎药物：用于治疗大多数急性痛风均非常有效，而吲哚美辛可能是此类药物中最有效的，用来治疗急性痛风的非甾体抗炎药物的剂量一般比用来治疗风湿性关节炎的剂量高25%。此类药物最常见的不良反应是胃肠道症状，消化性溃疡者禁用。非甾体抗炎药也可能加重肾功能不全，影响凝血功能。

（3）糖皮质激素：通常用于秋水仙碱和非甾体抗炎药无效或不能耐受者。全身应用糖皮质激素会控制急性疾病发作，但中断治疗，经常会出现关节炎的恶化。关节内注射糖皮质激素对秋水仙碱和非甾体类抗炎药无效的单关节关节炎效果好。

3. 间隙期和慢性期的治疗　目的是降低血尿酸，以预防急性发作及尿酸盐结晶形成，从而防止慢性关节炎及肾脏病变的发生。降尿酸的药物分为两类，一类是促使尿酸排泄药，另一类是抑制尿酸生成药，此二组药物均无消炎止痛作用，且在使用过程中有动员尿酸进入血液循环，诱发急性关节炎发作的可能，因此不宜在急性期应用。两种药物均应小剂量开始，逐渐加至治疗量，见效后改维持量，长期服用，使血尿酸维持在297 ~ 327 mmol/L（5.0 ~ 5.5 mg/dl）以下。在选用哪一种药物上，常根据患者肾功能及24 h尿酸排出量决定，每日排出尿酸量低于4.8 mmol（800 mg）者，选用促尿酸排泄药。在肾功能减退及每日尿酸排出高于4.8 mmol时，选用抑制尿酸合成药，在血尿酸增高明显及痛风石大量沉积的患者，也可两者合用。

（1）促进尿酸排泄药物：

1）丙磺舒（probenecid，羟苯磺胺）：0.25 g/次，2次/d口服，2周内增至0.5 g/次，3次/d，每日最大量2 g，约5%患者发生皮疹、发热、胃肠刺激、胃绞痛及激起急性发作等不良反应。

2）磺吡酮（sulfinpyrazone，苯磺唑酮）：50 mg/次，2次/d口服，渐增至100 mg/次，3次/d，每日最大剂量为600 mg。和丙磺舒合用有协同的疗效，此药对胃黏膜有刺激作用，溃疡病患者慎用。

3）苯溴马隆（benzbromarone，痛风立仙）：25 mg/次，1次/d口服，渐增至100 mg/次，1次/d。毒性作用轻微，但可有胃肠道反应、胃绞痛及激发急性关节炎发作。

在促尿酸排泄药治疗过程中，应同时服用碱性药物如碳酸氢钠3 ~ 6 g/d，使尿pH值保持在6.0 ~ 6.6，且多饮水保持尿量大于2 000 ml/d，以利于尿酸排出。

（2）抑制尿酸生成药物：别嘌呤醇（allopurinol）：0.1 g/次，3次/d，渐增至0.2 g/次，3次/d。个别患者可有发热、过敏性皮疹、腹痛、腹泻、血细胞及血小板减少，甚至肝功能损害等不良反应，停药及相应治疗后一般均能恢复，偶有发生坏死性皮炎，应行抢救治疗。用药期间也可发生尿酸转移性痛风发作，可辅以秋水仙碱治疗。

(3) 预防发作药物：预防性服用秋水仙碱 0.5 mg/次，2 次/d。应注意秋水仙碱对骨髓的抑制和肝肾的损害。

4. 物理治疗　急性发作症状开始消退时，即可应用超激光照射受累关节，可以加快肿胀及疼痛等症状消除。另外，为了减轻慢性症状，改善关节功能，提高生活质量，可采用透热疗法、离子透入疗法、矿泉浴、泥疗等。对于尿酸盐的溶解和吸收，可能具有促进作用。

5. 手术治疗　剔除大的痛风石，对毁损关节进行矫形手术。

6. 无症状高尿酸血症的治疗　一般不需用药，应限制嘌呤摄入，避免促使急性发作的诱因，但对于有痛风、尿路结石家族史；血尿酸持续 535mmol/L（9 mg/dl）；24 h 尿酸超过 6 mmol（1 000 mg）者应给予降尿酸药物治疗。

7. 继发性痛风的治疗　除治疗原发病外，对痛风的治疗原则上如前述，降低血尿酸以别嘌呤醇为首选，由于尿酸生成和排出较多，促尿酸排泄药量易加重肾脏负担而不宜采用。

第五节　纤维肌痛综合征

纤维肌痛综合征（fibromyalgia syndrome，FS）是一种非关节性风湿病，表现为慢性广泛的肌肉和关节疼痛、疲劳、睡眠障碍和多发性压痛点，它是引起慢性疼痛最常见的风湿类疾病。在普通人群中的估计发病率仅次于骨关节，这种疾病以前称为纤维织炎，但这个术语现已废弃。因为没有肌肉或关节炎症的证据，缺乏客观发现及与心理疾病之间的关联，纤维肌痛综合仍然是一个有争议的综合征，它也和其他有争议的疼痛综合征联系在一起，包括慢性疲劳综合征、肠道易激惹综合征和海湾战争综合征。

【病因与病理】　本病的发病机制尚不清楚，可能与以下因素有关。

1. 心理障碍和睡眠障碍　纤维肌痛综合征经常伴随心理障碍，特别是抑郁，多个研究提示抑郁先于纤维肌痛和慢性广泛性疼痛的发展而发生。而睡眠障碍累及 60% ~90% 的患者，表现为早晨醒来后头脑不清晰、疲劳、困倦，称为非恢复性睡眠方式（non rest or active sleep pattern），夜间脑电图记录发现有 α 波介入Ⅳ期 δ 睡眠波中。

2. 神经递质分泌异常　患者血清 5 - 羟色胺（serotonin，5 - HT）升高，脑脊液 P 物质（substance P）水平升高，血清色氨酸水平降低，故中枢神经系统神经肽改变可能是病因。

3. 免疫功能失调　患者常伴自身免疫性疾病如类风湿炎、干燥综合征、雷诺现象和甲状腺功能减退；另一方面，免疫障碍综合征患者又往往出现肌肉疼痛和睡眠障碍等类似纤维肌痛综合征的表现，因此推测本病可能因免疫功能失调引起。

4. 感染　很多感染性疾病与纤维肌痛综合征有关，这些感染包括病毒感染，如柯萨奇病毒、细小病毒 B_{19}、人体免疫缺陷病毒和丙型肝炎病毒。莱姆病（Lyme disease）也与纤维肌痛综合征的发展有联系。

【临床表现】　纤维肌痛综合征多见于 35 ~55 岁的女性，女男之比为 10∶1。其临床表现多种多样，但主要有下述症状。

1. 广泛疼痛和压痛　全身广泛疼痛是所有纤维肌痛综合征患者均具有的临床症状。虽然有的患者仅主诉一处或几处疼痛，但 1/4 的患者疼痛部位可达 24 处以上。疼痛遍布全身各处，尤以中轴骨骼（颈椎、胸椎、下背部）及肩胛带等处为常见。其他常见部位依次为膝、头、肘、踝、足、上背、中背、腕、臀部、大腿和小腿。部分患者将这种疼痛描述为刺痛，痛得令人心烦意乱。

另一个所有患者都具有的症状为广泛存在的压痛点，这些压痛点存在于肌腱、肌肉及其他组织中，往往呈对称性分布。在压痛点部位，患者与正常人对“按压”的反应不同，但在其他部位则无区别。以测痛计测量，低于正常人的压力即可引出压痛。

2. 睡眠障碍、疲劳及晨僵　大约90%的患者可有睡眠障碍，表现为失眠、易醒、多梦、精神不振。夜间脑电图显示有α波介入到非快动眼节律中，提示缺乏熟睡。50% ~90%的患者有疲劳感，大约1/2患者疲劳症状较重，以至于感到“太累、无法工作”。患者劳动能力下降，大约1/3的患者需改换工作，少部分患者不能坚持日常工作。晨僵见于76% ~91%的患者，其严重程度与睡眠及疾病活动性有关。

3. 麻木、肿胀、头痛及心理异常　最常见的是麻木和肿胀，患者常诉关节、关节周围肿胀，但无客观体征。其次为头痛、肠激惹综合征。头痛可分为偏头痛或非偏头痛性头痛，后者是一种在枕区或整个头部的压迫性钝痛。心理异常包括抑郁和焦虑，也比较常见。上述症状常因天气潮冷、精神紧张、过度劳累而加重，局部受热、精神放松、良好睡眠及适度活动可使症状减轻。

4. 其他疾病的症状　大部分纤维肌痛综合征均同时患有某种风湿病，这种临床症状即为两者症状的交织与重叠，纤维肌痛综合征常使与之共存的风湿病症状显得更严重，如不认识这种情况会对后者过度治疗和检查。

【辅助检查】　除非合并其他疾病，纤维肌痛综合征一般无实验室异常。但有报道纤维肌痛综合征患者IL-1水平增高，自然杀伤T淋巴细胞及血清素活性减低，脑脊液中P物质浓度升高。大约1/3患者有雷诺现象，在这一组患者中可有抗核抗体阳性、C_3水平减低。

【诊断及鉴别诊断】

1. 诊断标准　　纤维肌痛综合征没有特异性辅助检查，目前采用1990年提出的纤维肌痛综合征分类标准进行诊断，其内容如下。

（1）持续3个月以上的全身性疼痛。身体左、右侧，腰的上、下部及中轴骨骼（颈椎或前胸或胸椎、或下背部）等部位同时疼痛时，才可认为是全身性疼痛。

（2）用拇指按压（按压力大约为4 kg）18个压痛点中至少有11个疼痛。这18个（9对）压痛点部位是：①枕骨下肌肉附着处；②斜方肌上缘中点；③$C_{5\sim7}$横突间隙的前面；④冈上肌起始部，肩胛冈上方近内侧缘；⑤肱骨外上髁远端2 cm处；⑥第2肋骨与软骨交界处；⑦臀外上象限，臀肌前皱襞处；⑧大粗隆后方；⑨膝内侧脂肪垫关节折皱线的近侧。

同时满足上述两个条件者，可诊断为纤维肌痛综合征。

2. 鉴别诊断：纤维肌痛综合征的症状如疼痛、疲劳是临床上常见的症状，需要与下列几种疾病相鉴别。

（1）肌筋膜疼痛综合征：肌筋膜疼痛综合征与纤维肌痛综合征同样具有增多的软组织压痛点及缺乏实验室检查的异常，它与纤维肌痛综合征不同之处在于其疼痛是区域的而不是部位广泛的。肌筋膜疼痛综合征的压痛点通常为“扳机点”，按压这一点，疼痛会放射到其他部位。有研究发现，肌筋膜疼痛综合征具有纤维肌痛综合征患者的常见症状，包括疲劳、睡眠障碍和抑郁，肌筋膜疼痛综合征常逐渐发展为纤维肌痛综合征，这种观察结果使这两种病之间相同之处更为突出。因此，肌筋膜疼痛综合征易与纤维肌痛综合征相混淆。两者的比较见表20-12。

（2）慢性疲劳综合征：慢性疲劳综合征包括慢性活动性EB病毒感染和特发性慢性疲劳综合征。表现为疲劳、乏力，但缺少基础病因。检查患者有无低热、咽炎、颈或腋下淋巴结肿大，测定抗EB病毒包膜抗原抗体IgM，有助于鉴别两者。

（3）风湿性多肌痛：风湿性多肌痛可表现为广泛性颈、肩胛带、背及骨盆带疼痛。但根据血沉快、C反应蛋白高，多见于老年人，对激素敏感等特点，可与纤维肌痛综合征相鉴别。

（4）类风湿关节炎：RA和纤维肌痛综合征患者均有全身广泛性疼痛、发僵及关节肿胀的感觉。但纤维肌痛综合征的关节无肿胀的客观证据，其晨僵的时间比RA短，辅助检查（如类风湿因子、血沉、关节X射线片等）均正常。纤维肌痛综合征的疼痛分布范围较广，较少局限于关节，多位于下背、大腿、腹部、头部和髋部，而RA的疼痛多分布手腕、手指和足趾等部位。

表 20－12　纤维肌痛综合征与肌筋膜疼痛综合征的比较

项目	纤维肌痛综合征	肌筋膜疼痛综合征
性别	女性多见	无性别差异
疼痛分布	全身	局部
僵硬感	全身	局部
疲乏	常见	不常见
压痛区域	广泛	局部
醒后困乏感	有	有时继发于疼痛
治疗	多种治疗	肌筋膜治疗
预后	易复发	可治愈

【治疗】

1. 患者教育　让患者了解纤维肌痛综合征及其自然病程的知识可减轻患者的焦虑，应当指导患者把纤维肌痛综合征看做一个不致残的疾患，让他们知道尽管没有特效的治愈方法，但有很有效的治疗措施，从而使患者树立战胜疾病的信心，积极主动地配合治疗。

2. 药物治疗　临床对照试验已经确立了几种抗抑郁药物在治疗纤维肌痛方面的疗效，这些药物包括三胺三环类（tertiary amine tricyclics）和特异性5－羟色胺再摄取抑制剂（specific serotonin reuptake inhibitors，SSRIs）。一项最近的对抗抑郁药治疗纤维肌痛综合征的综合分析评价了21个对照试验，其中16个涉及三环类药物，三环类制剂的相关疗效在疼痛、僵硬、压痛、疲劳及睡眠质量等方面都比安慰剂明显好，最大的改善是睡眠质量，而最小的改善是僵硬和压痛量。

氟西汀20 mg/d和阿米替林10 mg睡前服联合应用的方法比安慰剂和两药单独应用的效果好。在缓解症状方面，非甾体抗炎药物已显示出相对无效，但患者继续倾向于服此类药物超过了对乙酰氨基酚，在一项短期的临床对照试验中也显示出皮质类固醇无效。

3. 有氧锻炼　许多对照研究提示低水平的有氧锻炼有治疗效果，不幸的是，在临床实践中许多患者不能依从长时间的有氧活动，而且，一些患者因用力后症状立即加重而根本就不参加锻炼。然而，对那些能有规律地长期参加有氧锻炼项目的患者来说，许多人可以成功地戒掉其他药物并且变得更加运转正常。那些不能改善功能的患者趋向于形成疼痛加重和肌肉不适应的恶性循环，虽然强有力的规律的功能锻炼可能是最有益的，但简单活动能完成的、适当的有氧锻炼即可得到明显的好处，如一个有规律的步行计划。

4. 其他治疗　星状神经节阻滞、痛点阻滞、超激光治疗均有一定疗效，经皮神经刺激、针灸、按摩及其他物理治疗也可试用。

【治疗策略】　纤维肌痛综合征的治疗应当包括对症状严重程度的评估，尤其是对他们功能的影响，对症状轻微且功能影响小的患者，患者教育和低水平的有氧锻炼可能已经足够，对大多数患者，则需联合应用药物、物理及阻滞治疗等方法进行综合治疗。抗抑郁药物治疗的应用构成了现代有效治疗方法的基础。大多数患者以小剂量的三环类制剂（如睡前服用10～20 mg阿米替林或去甲替林）开始治疗是合理的。如果患者对最初的剂量无反应且不良反应［通常是短暂的口干和（或）过度困倦］很小或可耐受，应以每周10 mg的量增加剂量，直至出现疗效。一般来说，如果对较低的剂量没有反应，即使每日剂量超过50 mg，疗效增加也很少。对那些症状更严重和那些伴有抑郁的患者，一种SSRIs与小剂量的三环类药物联合应用疗效最好；对抑郁严重的患者，需要精神科会诊以进行合适的治疗。

第六节 骨质疏松症

随着人类寿命的延长及社会老年化，骨质疏松症已成为临床疼痛疾患中较常见的病症之一，患者常因此而遭受痛苦并承受各种压力。骨质疏松是骨的退化过程和现象，骨量减少，骨强度减低，无临床症状和骨折发生，属生理性的退化范围之内。当骨质疏松达到一定程度并出现全身骨痛症状或伴发骨折的病理状态，称之为骨质疏松症。骨质疏松症已成为当今世界广泛关注的严重社会问题，被人们称作“无声无息的流行病（silent epidemic）”。我国大约有骨质疏松症患者6 000 万~8000 万，我国政府已将其列入三大重点攻关研究的老年疾病之一。

骨质疏松症一般分为两大类：一类是原发性骨质疏松症，主要包括退行性骨质疏松症、特发性成年骨质疏松症和特发性少年骨质疏松症。退行性骨质疏松症又分为：绝经后骨质疏松症（Ⅰ）型和老年性骨质疏松症（Ⅱ）型。另一类为继发性骨质疏松症，主要包括各种疾病（内分泌疾病和非内分泌疾病）所致的骨质疏松症及各种药物所致的骨质疏松病。

一、原发性骨质疏松症

【病因与病理】 原发性骨质疏松症是指发生在老年和绝经后妇女的骨质疏松症。近十年来随着分子生物学超微结构的深入研究，对其病因学和发病机制越来越明确。尤其激素的调控对骨代谢的影响和对骨质疏松的发生均起着非常重要的作用。目前认为激素调控（如雌激素、甲状旁腺激素、降钙素、1，25－二羟基维生素 D_3 及细胞因子等）、营养状态（如钙、磷、蛋白质及微量元素等缺乏）、物理因素（如运动肌肉缺乏锻炼，骨骼内血液减少，从而骨基质和矿物质减少；日照情况、重力负荷等）、免疫功能、遗传因素对骨质疏松的发生均有重要相关作用。骨质疏松的原意是骨骼多孔，每个骨单位内骨组织减少，残留的骨组织和其他组织在生化方面和组织学方面均正常，不影响体内的钙平衡，但可影响骨骼的结构功能，所以容易发生疼痛和骨折。现已知道肌肉越发达，其附着的骨骼就越粗，髓腔就越细，故肌肉收缩是加强骨骼强度的重要因素之一。

骨组织终身不断地吸收和形成。骨骺线消失后，骨骼重量保持在恒定状态，骨骼的吸收和形成速度都相对地降低，但相等。到40~50岁后，骨骼重量开始下降，特别是女性下降得更快，此时骨骼的吸收速度大于形成速度。经过一段长时间后，骨吸收和形成速度又呈平衡状态。从骨病理角度看，骨内膜（包括哈弗管的内膜）下的破骨细胞将松质骨和皮质骨的内部吸收，使髓腔增大，皮质骨变薄，但在骨外膜下成骨细胞仍缓慢地成骨，即新骨形成，所以骨的周径稍有增加，骨的外表仍光滑。椎体内横向骨小梁吸收得比较快，但承重的垂直向骨小梁有的消失，有的变粗，以代偿失去的小梁。

【临床表现】 原发性骨质疏松症的临床表现主要有：疼痛、身长缩短和驼背、骨折及由于脊柱和胸廓畸形所致呼吸功能障碍。

疼痛是骨质疏松症最常见的和最主要的症状。其原因主要是由于骨转换过快，骨吸收增加。在吸收过程中，骨小梁的破坏和消失、骨膜下皮质骨的破坏均可引起全身骨痛，以腰背痛最为常见。另一个引起疼痛的原因是骨折。

骨质疏松症常因椎体、股骨上端、桡骨远端等处发生骨折或腰背疼痛而被临床发现。发生在脊柱的症状有以下三类。

1. 急性胸腰段压缩骨折　由于骨质疏松，轻微的损伤常使胸腰段发生压缩性骨折，除有骨折症状外，尚有轻度肠麻痹，胸部可出现肋间神经痛。骨折愈合速度与正常人一样，自骨折开始后经4~5年病情即稳定，不再发生骨折。此时躯干较骨折前缩短，并可以有驼背，重度驼背者将发生胸廓畸形，影响心肺功能；肋软骨与骨盆上缘贴近，在腰部两侧常伴有疼痛。

2. 急性或慢性腰骶部疼痛　腰椎的下部几个椎体如发生骨折，则有急性腰部疼痛，放射至大腿或沿坐骨神经放散；慢性腰骶部疼痛常在胸腰段骨折愈合以后出现，疼痛下移至腰骶部中线。疼痛与体位和活动有关，直立时疼痛明显或加重，仰卧时常消失。这主要是由于胸腰段因压缩性骨折而形成后凸，为使重心平衡，则腰骶角必然增大，从而引起腰骶角部劳损。有时腰椎体因骨质疏松，其后并可使腰部相邻两个椎体棘突相碰而出现疼痛。这样直立时加大了腰骶部劳损和椎体棘突的碰撞，则疼痛加剧。反之，仰卧位减小了腰骶角，消除和相对缓解了病因，故疼痛减轻。有时胸腰部和腰骶部的疼痛可交织在一起。

3. 脊柱弥漫性疼痛　多见于绝经期后的骨质疏松症，沿脊柱有弥漫性疼痛及压痛，原因不明，但一段时间后疼痛也可自行消失。

【辅助检查】

1. X 射线检查　此为经典技术，该方法只能定性，不能定量，且不够灵敏。一般在骨量丢失 30% 以上时，X 射线才能有阳性所见。但基层医院受检测仪器的限制，X 射线仍不失为检查骨质疏松症的一种较易普及的方法。利用 X 射线片可观察身体不同部位骨骼的密度、形状、骨小梁的数量、形态及分布。本病在 X 射线检查中，病变最先发生在椎体、肋骨、骨盆及股骨上端。椎体所见的特点为密度较低，侧位片因髓核的张力，使疏松椎体的上下 2 个面形成双凹形，凹缘的密度较高；常有一个或几个椎体因压缩骨折而形成楔形。骨折后的新生骨较为致密。X 射线见到身体其他骨骼的密度也有降低。管状骨的骨皮质变薄，周径增宽，髓腔有扩大的现象。

2. 骨矿密度测量

（1）单光子吸收法（single photo absorptiometry，SPA）：此法 1962 年由美国的 Cameron 建立，利用骨组织对放射线的吸收与骨矿含量呈正比的原理，以放射性核素为光源，测量人体四肢骨的骨矿含量。一般常用部位为桡骨和尺骨中、远 1/3 交界处。不能测定髋骨及中轴骨的骨密度。该法设备简单，价格低廉，适用于流行病学调查，但其精确性和重复性欠差。

（2）双光子吸收法：是目前应用较多的方法，可测定椎体及髋部，准确性较高。

（3）双能 X 射线吸收法（dual energy X－ray absorptiometry，DEXA）：是近年来发展应用的最新方法，通过 X 射线束滤过或脉冲技术，可获两种能量，即低能和高能光子峰。X 射线穿透身体后，扫描系统将接受的信号传送到计算机进行数据处理，计算骨矿物质含量（BMC）、面积（AREA）、骨密度（BMD）。该法可测量全身任何部位的骨量，精确度高，对人体危害较小，重复性好。

（4）定量计算机断层扫描（quantitative computed tomography，QCT）：此为 20 世纪 70 年代常用的方法，可以选择性地评价皮质骨和松质骨的骨量，但准确度和重复性稍差，受试者接受 X 射线的量较大，且价格昂贵，难以普及应用。

（5）超声诊断法：应用超声波在不同介质中传播的速度及衰减导数的差异，能在测定骨骼的密度和强度，从而可以早期显示骨量的变化。该法操作简便，安全无害，价格便宜，值得推广。

3. 生化检查

（1）骨形成的指标：

1）血清碱性磷酸酶（AKP）：由成骨细胞生成和分泌，其活性高度可以反应成骨细胞的活性。

2）骨钙素（osteocalcin）：是由成骨细胞合成的非胶原蛋白，可代表骨形成功能，反映成骨细胞的活性。

3）原胶原伸展肽：在Ⅰ型胶原的胶原纤维形成之前有伸展肽的氨基端及羧基端的解离。这种肽进入血液循环，可作为骨形成的标志。

（2）骨吸收的指标：

1）空腹尿/钙肌酐比值：正常为 0.13 ± 0.01，后半夜至清晨血钙下降。甲状旁腺激素反应性地分泌增加，促使骨钙动员释放入血，故清晨空腹尿钙升高，说明骨吸收增加。

2）空腹尿羟脯氨酸/肌酐比值：正常为 0.006 ~ 0.016，比值增高说明骨吸收率增加。胶原降解后释放的游离羟脯氨酸经尿排出，尿羟脯氨酸量反映骨基质的吸收程度。

3）尿吡啶啉和脱氧吡啶啉：是胶原连接键的衍生物，是骨和软骨胶原的特异指标，比尿羟脯氨酸更敏感。

4）血抗酒石酸酸性磷酸酶（TRAP）：主要来源于骨，存在于破骨细胞为主的一种同工酶，可反映骨吸收的程度。

【诊断与鉴别诊断】 根据临床表现、骨矿密度测量（特别是DXEA法）、X射线片，以及骨形成及吸收生化指标等综合分析判断，原发性骨质疏松症的诊断一般并不困难，但应与下列疾病相鉴别。

1. 骨髓瘤　骨骼X射线表现常有边缘清晰的脱钙，患者血碱性磷酸酶正常，血钙磷变化不定，但常有血浆球蛋白（免疫球蛋白M）增高及尿中出现凝溶蛋白。

2. 骨软化症　特点为骨有机质增多，但钙化过程发生障碍，临床上常有脂肪痢、胃大部切除术或肾病病史。X射线可见假性骨折线（looser带）。

3. 遗传性成骨不全　由于成骨细胞产生的骨基质较少而类似骨质疏松，血钙、磷及碱性磷酸酶均正常，尿钙、磷也正常，患者常伴有其他先天性缺陷，如耳聋等。

4. 肿瘤骨转移　临床上有原发癌表现，血及尿钙常增高，伴尿路结石。X射线所见骨质特别是皮质骨常有侵蚀。

【治疗】

1. 药物治疗

（1）降低血钙的激素：

1）降钙素（CT）：由甲状腺滤泡旁细胞分泌产生的一种多肽激素。主要作用是抑制破骨细胞功能，活化α羟化酶，促进1，25－（OH)$_2$－D$_3$合成，改善机体的主要钙代谢。另外，还具有中枢性镇痛作用。用药2周后病痛可明显改善。若与维生素D及钙联用，效果会更好，一般主张同时补钙600～1 200 mg/d。

降钙素40 U肌内或皮下注射，2～3次/周。镇痛可用200 U/次，隔日1次，用前须做过敏试验。

2）益钙宁（依降钙素，elcatonin）：为合成鳗鱼降钙素，10 U肌内注射，2次/周或20 U肌内注射，1次/周。

3）密钙息（鲑鱼降钙素，miacalcic）：50 U隔日或每日皮下或肌内注射。现有鼻喷剂，使用方便，可用100～200 U每日1次喷鼻。

（2）二磷酸盐：可抑制破骨细胞的成熟，在骨表面的足够药浓度可抑制破骨细胞的激活，从而抑制骨吸收。研究表明它不仅可以防止骨的丢失，还可以使骨量增加，减少骨质疏松及其引起的骨折。二磷酸盐应在空腹时服用，不能与钙剂同时服用，服药后半小时方可进食。因为进食可影响其吸收，尤其是食物中的钙可与二磷酸盐在胃肠道内结合。二磷酸盐口服后可引起胃肠道反应如胃部不适、恶心等症状，有些还可引起反流性食管炎，所以在服药后还需饮水约500 ml，并保持坐位或立位半小时，避免平卧。

目前，二磷酸盐治疗骨质疏松症较常用的方案有间断应用：如羟磷酸钠（etidronate）200 mg/次，2次/d，两餐间或400 mg睡前（空腹）服，连服2周后停药12周为1个疗程，间歇期服用碳酸钙500 mg/d，可重复2～3个疗程。较新的二磷酸盐不抑制骨矿化作用，所以可以采用小剂量长期使用的方案，如阿仑膦酸钠（alendronate）10 mg/次，1次/d或帕米膦酸钠（pamidronate）150 mg/次，1次/d分别服用2～3年。

（3）钙制剂：常用的钙制剂可分为无机钙和有机钙，前者含钙高，作用快，但对胃刺激大。后者含钙低，吸收好且刺激性小。

1）无机钙：常用的有氯化钙（含钙27%），400～800 mg/d饭后服。碳酸钙（含钙50%）0.5～1.0 g/次，2～3次/d，碳酸钙与牛奶钙的吸收率相同，且含钙高，价格低，服用方便，在口服钙制剂中应作为首选。

2）有机钙：常用的葡萄糖酸钙、乳酸钙、门冬氨酸钙、活性钙、钙尔奇D等，其中钙尔奇D每片含元素钙600 mg，含维生素D约125 U，钙的吸收率较高，每天服1～2片，即可满足人体对钙的需求。

由于人体不能吸收和储存过量的钙，因此，补钙时应注意不间断地长期给予均衡剂量，采用分多次服用的方法效果较好。

（4）促进钙吸收和利用的药物：常用的有维生素D、钙三醇及阿法骨化醇等。

（5）雌激素：可减少骨丢失，降低骨折发生率，减少疼痛，是防止绝经后骨质疏松症的首选药物，其作用机制为：①影响骨代谢的局部因子：雌激素抑制的白介素-1、6及前列腺素β（PG_{β}），但促进TGF_{β}及IGF-1（转化生成因子β及胰岛素生成因子）的产生，所以有利于维持骨量；②雌激素降低骨对PTH（甲状旁腺激素）的敏感性；③雌激素增加降钙素的合成；④雌激素增加α_1-羟化酶活性，使体内活性维生素D增加；⑤雌激素降低肾排钙量；⑥雌激素直接通过骨细胞上的雌激素受体起作用。

目前国外常用的天然雌激素主要为戊酸雌二醇、雌三醇或结合雌激素，国内由于药源困难，多使用合成的雌激素和孕激素，其制剂有尼尔雌醇（维尼安）、雌二醇、安宫黄体酮等。雌激素和孕激素合用，除改善骨代谢外，还可明显改善情绪，提高精神和体力。利维爱含有雌、孕、雄三种激素，配比合理，少有致癌作用。倍美力为美国进口混合雌激素，该二药较为理想，但价格较贵。

应用雌激素的不良反应有：①白带增多，乳房肿胀，子宫不规则出血等，发生率约为10%；②有报道认为雌激素可以提高乳腺癌和子宫内膜癌的发生率；③静脉血栓形成；④高血压、水潴留。应用雌激素时应选用天然、短效、口服制剂，限用最低有效剂量，并用孕激素、雄激素联合应用以降低其致癌风险。用药期间应定期做妇科检查和乳房检查。

（6）其他药物：如异丙氧黄酮（CT-80）、雌激素和蛋白同化素、维生素K、氟化钠以及中药等。

2. 光线疗法　可采用日光浴或人工紫外线照射，可促进维生素D的合成，对疾病有直接治疗作用。治疗时要注意保护患者的头部、眼睛，不可过量照射。

3. 运动疗法　运动能增加机体的骨矿含量，且方法简单、实用、有效。通过各部位的特异性运动，可以达到矫正变形，改善关节功能，增强肌力，获得肌肉和其他运动器官的协调性，最终达到整个机体平衡的目的。如因骨痛需暂时卧床，也应鼓励患者在床上尽可能进行四肢和腹背部肌肉的主动或被动运动，防止发生失用肌萎缩和骨质疏松进一步加重。疼痛改善后，应争取早日起床行走、锻炼。

4. 营养疗法　日常生活中应注意选用含钙高的食品，如牛奶、乳制品、虾皮、紫菜等。避免影响钙吸收的因素，如高盐饮食、高蛋白饮食、饮大量咖啡或茶、过量饮用碳酸型饮料（汽水、可乐、雪碧等）。并注意兼顾各种营养素的平衡（钙、磷、蛋白质、脂肪、维生素D及微量元素等），而不要等到老年或绝经后再注意补充。

5. 对症治疗　骨质疏松症的疼痛可用止痛药物阻滞治疗及物理和康复治疗，对骨折引起的并发病可用外科手术处理。

二、继发性骨质疏松症

临床上骨质疏松也常由于其他一些疾病或药物引起，称之为继发性骨质疏松症。引起骨质疏松的主要疾病或药物如下。

（一）糖皮质激素过量

外源性或内源性糖皮质激素增多，均能引起骨质疏松。该激素的作用是抑制胶原合成，改变维生素D代谢和直接抑制肠道对钙的吸收。在儿童，如能消除激素过多的原因，骨质就能很快地恢复。在成人，如停止使用该激素，仅能使骨质疏松现象停止发展，但不能改变骨骼已有的情况。有时脊柱、肋骨、坐骨和耻骨支可发生自发性骨折，其容易与骨软化症混淆。肋骨骨折愈合时有大量骨痂，可被误认为肺部病变的转移。

（二）甲状腺毒症

在甲状腺功能亢进时，骨形成与骨吸收的速度都在增加，但吸收的比例更大。肠道对钙的吸收也减少。X 射线的改变为骨质疏松、骨干皮质内有纵行条纹状骨质消失。血液化验示高血钙、血清碱性磷酸酶增多。尿钙和尿羟脯氨酸也增加。短期内的甲状腺功能亢进患者骨质消失不太明显；长期者则骨质消失极甚，特别是绝经后。所以，在绝经后的骨质疏松症患者必须先排除甲状腺功能亢进。甲状腺手术后，骨质消失的速度降低，骨质疏松现象有所改善，可能会出现暂时性低血钙，应进行钙的补充。

（三）坏血病

饮食中长期缺乏维生素 C 是发生本病的原因。主要症状是弥漫性出血和影响骨骼的发育与形成。细胞内的胶原纤维必须有维生素 C 存在才能使脯氨酸和赖氨酸羟基化成为溶胶原。如缺乏维生素 C，就会影响细胞内形成胶原纤维，故成纤维细胞仅能产生原始的胶原基质，成骨细胞不能合成类骨质，成牙质细胞不能合成牙质。病理变化见小儿的骨骼改变，多发生在生长快的骨端，软骨细胞似乎正常增生，但从软骨到成骨的过程中软骨只停于发生临时钙化区阶段，软骨继续增生，钙化区也逐渐变宽，但非常脆弱，容易出现骨骺分离。在骨骺骨化中心的周围有钙化环。骨膜下出血，使骨膜和骨干分离；骨髓中出血将影响造血组织，加上其他部位出血，可引起贫血。新骨形成受到阻碍，但骨质吸收将继续进行，因而骨小梁变细，骨质变薄，产生骨质疏松。

有明显症状者诊断较为容易。患者的饮食情况对诊断十分重要。小儿的临床表现为烦躁、贫血、有时发热，下肢因骨膜下出血而肿胀和剧痛等。病儿在临床症状出现几个月后，X 射线片上才显示改变，如骨小梁变细，骨皮质变薄，呈毛玻璃样；在干骺端和骨骺软骨交界处有一宽的钙化线，即 Frankel 线，线下向骨干处另有一透明线。骨骺骨化中心的周围有钙化环，即 Wimberger 环。成人的 X 射线片对诊断无特别临床意义，可能仅显示骨质疏松。症状明显者血浆中的维生素 C 含量常少于每 100 ml 0.3 mg。

坏血病的死亡危险很大，应立即治疗。纠正饮食，并给予适量维生素 C，经 24 h 后疼痛即减轻，其他症状也逐渐消失。小儿骨折、脱位等并发症按专科原则处理。

（四）糖尿病

糖尿病患者的尿钙排泄增加，胰岛素参与维生素 D 的合成，糖尿病患者维生素 D 合成减少。

（五）慢性肾病

肾脏是生成 1，25－$(OH)_2-D_3$ 的主要器官，尤其是在肾小管病变时，α_1－羟化酶活性降低，1，25－$(OH)_2-D_3$ 合成减少，钙吸收下降，引起甲状旁腺激素增加，骨量丢失上升。

（六）废用及胃肠切除导致的骨质疏松症

各种原因的废用如石膏固定、瘫痪或严重关节炎，由于不活动，不负重，对骨骼的机械刺激减少，成骨细胞活性减弱，而破骨细胞活性相对增强。卧床较久的患者，其尿钙和粪钙亦明显增加，产生负钙平衡，故易发生骨质疏松。胃肠切除术后，由于钙吸收下降，也易发生骨质疏松。

（七）其他药物影响

抗癫痫药、抗凝药（肝素）能影响钙的吸收，骨矿含量减少，易致骨质疏松。

继发性骨质疏松症的治疗首先应针对病因进行治疗，控制引起骨质疏松的原发病，停用引起骨质疏松的责任药物。例如肾上腺皮质功能亢进或原发性甲状旁腺功能亢进症，应首先切除该腺体的增生或肿瘤组织。对骨质疏松症的治疗可按前述原发性骨质疏松症的治疗方法进行联合治疗。

第七节　艾滋病及其疼痛治疗

艾滋病是由人类自身免疫缺陷病毒（human immunodeficiency virus，HIV）感染所致的一种传染性疾病，全称是获得性免疫缺陷综合征（acquired immunodeficiency syndrome，AIDS），通过性接触、输血或血液制品及母婴垂直传播而传染。1981 年美国首先报道该病，尔后迅速在世界各地流行，发病率越来越高，直接影响着人类的生命安全。由于免疫缺陷使患者可发生感染、恶性肿瘤和进行性全身衰竭，所以病情发展很快，死亡率高，且无特殊有效的治疗方法，是目前最为凶险的传染病，因此又被称为“超级癌症”。

【病因】 本病由HIV感染所引起，HIV包括淋巴结病相关病毒（lymphadenopathy－associatedvirus，LAV）、T淋巴细胞Ⅲ病毒（human T－lymphotropic virus type Ⅲ，HTLV－Ⅲ）、LAV－Ⅱ、HTLV－Ⅳ等。HIV通过性接触、输血、输血液制品或使用被污染的注射器等途径侵入人体，破坏人体免疫功能，尤其是细胞免疫功能受损尤为严重，因而引起一系列的组织器官功能和形态的病理性改变，包括以下三方面。

1. 神经系统　主要累及脑、脊髓及周围神经。主要病变综合征包括：①感染或类感染所致的脑、脊髓和神经疾病，如脑炎、脑膜炎、神经炎、脊髓炎、格林－巴利综合征和肌炎等；②以局灶性神经损害为主，见于弓形虫病或淋巴瘤。

主要病理改变：①由巨细胞病毒、弓形体感染及多灶性白质脑病等引起的脑灰质弥漫性脱髓鞘变化，下灰质局限性神经元丧失，血管旁脱髓鞘改变；②脑部白质、小脑半球、脑干等空泡样改变，下胸段脊髓后束及侧索灰质轻度肿胀，镜下可见空泡样改变和髓鞘肿胀，空泡及髓鞘内有充满脂质的巨细胞，有轴突破坏；③少数病例表现为皮质的海绵样变化，伴广泛的胶质增生及胶质结节。

2. 胃肠道　胃肠道黏膜有炎症及内皮细胞浸润，病变可波及整个胃肠道，小肠活检可见浆细胞减少。因肠黏膜IgA减少，可导致多种类型的肠道感染及肠腔抗原相关循环免疫复合物的过量吸收。

随着病程的进展，患者的小肠绒毛萎缩，腺管增生，内皮淋巴细胞增多。结肠（尤其是直肠隐窝处）可见核内包涵体和大量柱细胞。卡波西肉瘤侵犯胃肠道时，胃肠道黏膜出现隆起、无蒂的红色结节，较大的损害中央呈伞状或溃疡。

3. 皮肤　皮肤损害主要表现为卡波西肉瘤和单纯疱疹。卡波西肉瘤表现为皮肤多发性管性结节性肿瘤，镜下可见皮下斑疹内有不规则排列的血管，伴有纺锤细胞、单核细胞和浆细胞浸润。

【临床表现】 本病多发于性混乱、同性恋、静脉注射毒品、血友病及接受过输血的人群，通过性接触、输血液或血液制品及母婴三种途径进行传播。潜伏期一般为0.5～5年，成人平均为2.5年，儿童平均为1年。根据病程发展情况，临床上通常将艾滋病分为亚临床型HIV感染、艾滋病相关综合征和艾滋病三种类型。

1. 亚临床型HIV感染　患者被HIV感染，抗HIV抗体阳性，但无临床症状或症状轻微，T淋巴细胞功能正常，可以长时间内无症状，若干年后或机体抵抗力下降时，即发展成艾滋病相关综合征、艾滋病。

2. 艾滋病相关综合征　表现为慢性持续性发热、体重下降、腹泻、乏力、盗汗以及二重感染。淋巴结和T淋巴细胞功能缺陷，Th细胞数量明显减少，HIV抗体阳性。

3. 艾滋病　症状典型，临床表现为：①二重感染或条件致病菌感染，如卡氏肺囊虫感染、慢性隐孢子虫感染、念球菌感染、隐球菌感染、疱疹病毒感染等。②恶性肿瘤：包括卡波西肉瘤、淋巴瘤等。根据临床表现将艾滋病分为以下几型。

（1）急性HIV感染：类似一过性单核细胞细胞增多症。

（2）亚临床型HIV感染：HIV抗体阳性，无临床症状或症状轻微。

（3）淋巴结型：持续性全身淋巴结肿大为主。

（4）二重感染型：包括蠕虫、原虫、真菌、细菌及病毒感染等。以卡氏肺囊虫、弓形虫、念球菌、隐球菌、类圆线虫及疱疹病毒感染为常见。卡氏肺囊虫肺炎是致死性感染的主要原因。

（5）肿瘤型：主要是卡波西肉瘤和淋巴瘤，尤其是中枢神经系统淋巴瘤多见，卡波西肉瘤有三个亚型：①结节型，呈蓝色或棕色结节或局限于皮肤的斑，病变多而广泛，可出现自身移植，肿胀；②浸润型，为局部破坏性病损，常引起真菌样皮肤病变或从皮肤直接扩展至深部组织，伴剧痛或烧灼痛；③扩散型，播散到远处内脏器官或淋巴结，表现为内脏痛。

（6）神经系统感染：表现为痴呆、脊髓病和末梢神经炎等。

（7）其他：持续发热、腹泻、体重下降及乏力等。

晚期艾滋病患者常伴有疼痛。Schoffeman 等人报道的疼痛发生率为53%，疼痛的类型有周周神经性疼痛、头痛及皮肤损害所致的疼痛。其机制为：①HIV 直接侵犯中枢神经系统引起颅内压升高，导致顽固性头痛或直接侵入周围神经而致周围神经疼痛；②各种顽固性感染如巨细胞病毒、单纯疱疹病毒及乳头状病毒感染可引起头痛，白色念珠菌感染可引起口咽部疼痛等；③卡波西肉瘤及皮肤破损；④颈椎病、肌紧张性头痛、血管神经性头痛等可因艾滋病病程进展而加重；⑤滥用药物治疗，可导致脑、脊髓神经组织的中毒变性；⑥营养障碍、代谢紊乱引起的神经变性。

【诊断】 诊断依据：①有感染的途径和历史，属易感人群，如性混乱、同性恋、注射吸毒及多次输血者；②不明原因的慢性全身淋巴结肿大、长期发热、体重减轻、慢性腹泻、咳嗽、条件致病菌感染、恶性肿瘤等细胞免疫缺陷引起的临床症状；③外周血 T 淋巴细胞绝对减少，Th 细胞持续减少，Th/Ts < 1.0；④免疫学检查：人类 T 细胞白血病病毒型（HTKV）或淋巴结病相关病毒（LAV）的病毒学及血清试验阳性；⑤合并有严重的或一种以上的机会感染或恶性肿瘤。

【治疗】 至今尚无发现治疗本病的特效药，目前一般采用综合治疗措施，包括抗病毒，增强免疫功能，治疗机会感染、恶性肿瘤和晚期疼痛等。

1. 抗病毒治疗　常用的抗病毒药物如下。①叠氮胸苷（AZT）：100 mg/次，每 4 h 一次。可延长患者生存时间，改善部分症状。②可溶性 CD_4：是一种重组的 CD_4 受体，可抑制病毒的复制，阻止 HIV 感染细胞与未感染的 CD_4 淋巴细胞的融合，从而阻止病毒在细胞间扩散。③甲磷酸三钠：40 mg/(kg・次) 静脉注射，每 8 h 一次。④α－干扰素（α－IFN）：不仅对病毒具有抑制作用，而且能增强机体的免疫功能。⑤三氮唑核苷 10 mg/次，2 次/d，口服，或 10 mg/(kg・次)，每 8 h 一次，静脉注射，每日总量 400～2 000 mg。⑥阿糖胞苷 10 mg/(kg・次)，静脉注射，可与其他抗病毒药物联合使用。

2. 增强免疫功能　增强免疫功能的常用药物有：①白介素－Ⅱ（IL－2），1 万～10 万 U/(kg・d) 肌内注射，每疗程 5 d，2 个疗程之间停药 1～2 周。②γ－干扰素，$(3\sim5)\times10^6$ U/d，皮下注射。③转移因子，每 2 ml 含 $(1\sim10)\times10^9$ 白细胞提取物，皮下注射，每周 12 次。④胸腺素，2～10 mg/次，1 次/d 肌内注射。

3. 治疗条件感染　条件感染是艾滋病毒患者死亡的主要原因，因此，积极治疗感染可延长患者寿命。卡氏肺囊虫感染可选用复方新诺明治疗，弓形虫病可用磺胺嘧啶和乙胺嘧啶治疗；隐孢子虫感染可用螺旋霉素治疗；白色念珠球菌感染可用两性霉素 B、酮康唑及氟康唑等治疗：隐球菌感染可用两性霉素 B、5－氟尿嘧啶及米康唑治疗；蓝氏贾第鞭毛虫可用甲硝达唑治疗；分枝杆菌感染可用利福布丁（ansamycin）150 mg/d 或氯苯酚嗪 100 mg/d 治疗，亦可用丁胺卡那霉素或第三代头孢菌素治疗。

4. 肿瘤的治疗　卡波西肉瘤可采用放疗和阿霉素、争光霉素和长春新碱联合化疗；淋巴瘤可采用 MBACOD（甲氨蝶呤、争光霉素、阿霉素、环磷酰胺、长春新碱和地塞米松）化疗方案治疗，并以叠氮胸苷（AZT）维持治疗。

5. 支持疗法　加强营养，加强护理，必要时给予保护性隔离，肌内注射丙种球蛋白，补充维生素等。

6. 晚期疼痛的治疗

（1）神经阻滞：适用于躯体某一局部剧烈疼痛的治疗。根据疼痛部位选择阻滞方法，头部及肢端疼痛可选用末梢神经阻滞，颈部、躯体及肢体疼痛可选用硬膜外阻滞，胸膜间阻滞用于胸痛，交感神经阻滞适用于其相应分布区域的内脏性疼痛。

早期选用局麻药、神经营养药及皮质类固醇激素，晚期使用破坏神经组织的药物。

（2）三阶梯止痛治疗：世界卫生组织（WHO）癌痛三阶梯治疗原则同样适用于艾滋病晚期全身多部位疼痛的患者。首先应用非阿片类止痛药（第一阶梯），包括：①阿司匹林，0.25～1.0 g/次，每 4～6 h 一次，口服，总量 4.0 g/d；②扑热息痛，0.5～1.0 g/次。每 4～6 h 一次，口服，总量 2～6 g/d；③其他 NSAIDs，如意施丁、西乐葆等。

经第一阶梯治疗效果无效者，加用弱阿片类止痛药（第二阶梯），如可卡因 30 mg/次，每 4 ~ 6 h 一次；或曲马朵 50 ~ 100 mg/次，每 8 ~ 12 h 一次。

经第二阶梯治疗效果不佳者，将弱阿片类止痛药物换成强阿片类止痛药如美施康定、多瑞吉等（第三阶梯），此类药物的用药原则及注意事项同癌痛治疗。

三阶梯治疗过程中可辅用抗焦虑药（安定 5 ~ 10 mg/次口服）或抗抑郁药（阿米替林 10 ~ 25 mg/次口服），以增强治疗效果，减轻不良反应和纠正患者的心理障碍，对伴有带状疱疹后神经痛或其他神经病理性疼痛的患者可加用抗惊厥药加巴喷丁治疗。

另外，可用阿胶浆、补中益气汤加附子、十全大补汤等中药治疗，以提高患者的免疫力。

（夏令杰　赵松云）

第二十一章　癌性疼痛

第一节　概　述

一、目前国内癌性疼痛治疗的现状

在急、慢性疼痛疾病中，癌性疼痛占有相当重要的位置。癌痛患者在全部疼痛人群中虽仅占3%～5%，但癌性疼痛对患者个人、对家庭和亲朋好友、对社会、甚至对环境所产生的影响和结果几乎比所有疼痛人群都严重。目前，癌症死亡率已上升为仅次于心、脑血管疾患，癌症死亡人数已为年死亡人数之首位，严重危害人们的生活质量和人类生命。随着现代医学的发展，已有30%的患者可得到早期诊断和完善的治疗；但仍有1/3的患者在发现自觉症状住院后已是晚期。在晚期癌症中，约80%发生疼痛，其中50%有剧痛，30%剧痛难忍。肿瘤治疗是综合性治疗，疼痛治疗是其中的重要部分，且可以影响其他治疗的效果和疗程，通常要伴随患者至临终，所涉及的范围不仅仅包括生活质量、家庭及社会生活的各个方面。世界各国医学界均将癌症的预防和治疗作为重点研究项目，其中癌性疼痛为重要的临床课题。

近几年在癌痛治疗方面我国已有了长足的进步，包括：第一，镇痛观念的转变；第二，镇痛方法的转变；第三，镇痛药物应用方面，开始从观念上及临床工作中弃除了哌替啶在慢性疼痛治疗中的应用，长效缓释口服剂型、药物透皮贴剂、各类针剂等为临床应用提供了更多的选择余地；第四，治疗手段增多和技术提高，其中包括对于肿瘤导致的神经源性疼痛积极开展采用射频神经损毁术、脊神经电刺激镇痛技术等；第五，积极和广泛开展癌性疼痛方面的基础和临床科研工作。然而临床治疗中，癌性镇痛仍存在着诸多问题，如何规范化癌性疼痛治疗是今后相当一段时间内的任务。WHO曾提出“2000年让癌症患者无痛”，至今距离这个目标仍很遥远。我国癌性疼痛的情况十分严峻，相当比例的中晚期癌症患者受到疼痛的折磨，不仅严重影响患者的生活质量，也在一定程度上影响其治疗信心和疗效。

二、癌痛三阶梯治疗原则

自20世纪90年代初期我国开始推荐WHO的“三阶梯疼痛治疗原则”（图21－1），直至现在该“原则”已覆盖大部分专科医院和综合性医院的疼痛专业，在临床实践中获取了许多宝贵的经验，对我国镇痛治疗的临床实践具有划时代性的指导意义，它规范了镇痛治疗方法，结束了原来盲目的、单一的治疗手段，同时也促进了国家对麻醉性镇痛药临床应用政策和法规的调整和改进，给临床工作带来了更大的空间。

“三阶梯疼痛治疗原则”是WHO设计并推荐的癌性疼痛治疗方法，依照阶梯概念，将镇痛药按三个层次，根据疼痛的强度依次应用镇痛药物进行治疗。该原则的经典内容是：第一阶梯为非甾体类抗炎药，主要应用于轻度疼痛；第二阶梯为弱阿片类药物，同时合并第一阶梯药物，主要应用于中度疼痛；第三阶梯为强阿片类药物，同时合用第一阶梯药物，主要应用于重度疼痛；在每一阶梯的治疗过程中，还应根据患者的情况加用其他辅助药物。

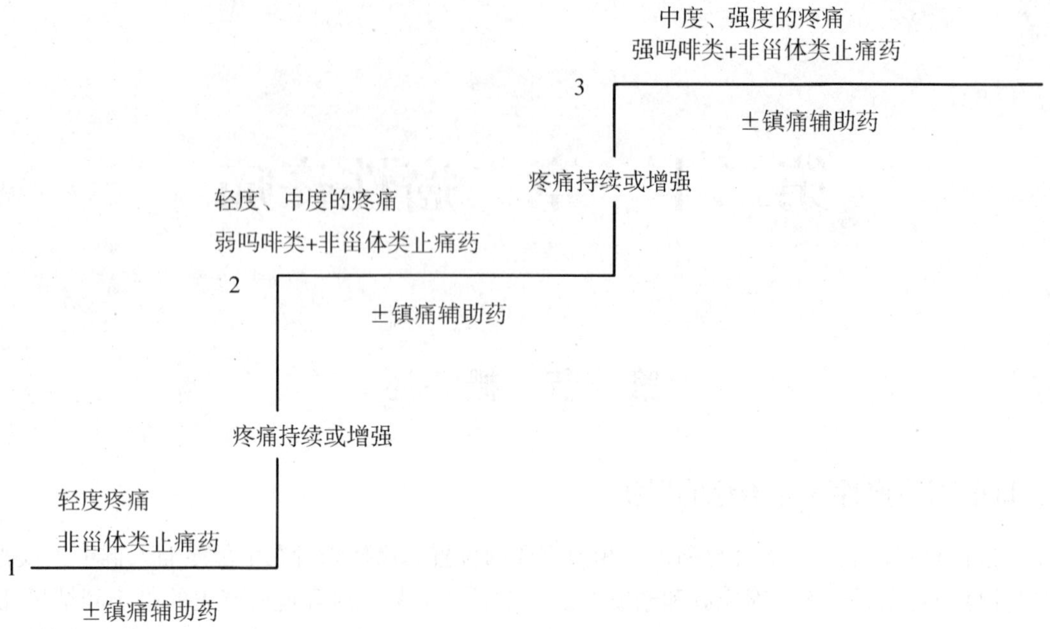

图 21－1 WHO 癌痛三级阶梯治疗

根据疼痛的强度，可在任何阶段开始治疗。根据治疗效果选择药物，可提高或降低 1～2 个阶段。

三阶梯疼痛治疗原则：①无创给药；②按时不按需给药；③按阶梯给药；④按个体差异给药；⑤联合用药。

多年以来，在追随这一“原则”的临床实践中，无数患者均受益于它的科学实施。近几年来，不少学者针对临床相当一部分伴随有重度疼痛和暴发痛患者的治疗效果，对此“原则”提出了补充。①无创与有创原则：这一问题的提出是基于有些患者的疼痛和暴发痛在临床上显示有明显的解剖区域性，早期采用有创的区域性治疗与无创用药（口服或透皮贴剂）相比，症状控制得更有效，由此患者更易于接受这种方法。因此，无创原则应该是有条件的。②抑制疼痛中枢敏化与周围敏化及敏化再控制在治疗中的地位：这一课题在疼痛专业中研究得比较广泛和深入。一般认为外周组织损伤可以激发两种神经系统反应性变化：第一，外周敏化，即传入神经末梢受伤害性感受器阈值的降低；第二，中枢敏化，脊髓神经元兴奋性增加。两种变化的共同作用导致神经系统对伤害性刺激反应活性的增加，降低了疼痛阈值，产生受伤害后疼痛的高敏感状态，这种状态既发生在受损组织，也同时出现在受损部位周围的正常组织。不少研究表明，抑制外周敏化或采取完全阻断外周伤害性刺激的传入，比单纯抑制中枢敏化或联合全身用药时控制疼痛的效果要好，故认为“原则”中在中、重度疼痛的治疗中尽管联合应用非甾体抗炎药、阿片类药物的治疗，有时也难以达到满意的效果。③个体差异性和个性化用药问题的探讨。个体差异性的判断是实施个体化用药的重要前提，尽管国内外采用的视觉模拟疼痛评分法（VAS）比数字评分法（NRS）等其他方法更为接近客观评价，但毕竟还是一种主观判断方法；不能完全反映疼痛的个体差异（相同的伤害性刺激强度反应在每个个体的 VAS 评分值不同，相同的 VAS 评分值在每一个个体的伤害性刺激强度各不相同）；某些研究正在寻找一种能更加确切地评价疼痛的客观方法，以更有效的应用药物控制疼痛。④药物剂型的变化对临床应用的影响：各种口服缓释剂型和透皮镇痛贴剂，以及诸多新型镇痛药为临床镇痛治疗提供了更多选择空间，但目前广泛应用的缓释剂型无法解决暴发性疼痛，在这类患者中缓释和即释药物的联合应用虽可解决一部分问题，然而即释阿片类药物造成的不稳定的血药浓度会影响缓释药物的剂量调整，同时也掩盖了缓释药物的基本优势。目前，不少专家提出了第二代和第三代的“三阶梯治疗方案”（图 21－2）。

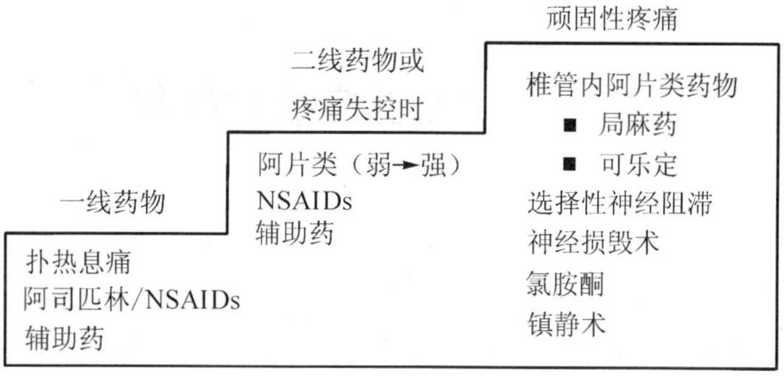

图 21－2　慢性癌痛的改良治疗阶梯

三、癌性疼痛治疗形式现状概析

晚期癌痛患者认为是“最痛苦人群（very distressful people，VDP）”，因为他们经历的感受最痛苦，所能享受的“待遇”最低，得到医疗管理、高层次医疗服务及专业指导的比例最不满意。

（1）VDP 一般指晚期癌性疼痛及一些顽固性慢性疼痛患者必需药物维持镇痛，同时需要心理、精神方面治疗的一类患者。这类患者一部分经过了专科医院或二级以上医院对原发病的治疗，还有一些仅得到了诊断而因某些原因未经正规治疗。VDP 患者往往不能在二级以上及专科医院因疼痛或生命支持治疗住院，而一级医院在技术力量和人员方面又不能满足此类患者的临床治疗需要，因而绝大部分患者是在家中“治疗”或“疗养”，尚有一部分患者住在“安康医院”，这些医院均属一些民办，或挂着二、三级医院分院的牌子，实际是个人承包或“三产”性质的单位；国家医疗保健部门及各大医药公司一般将各种投入放在二级以上医院（如医疗及宣传投入等）。这种状况实际上造成对这类患者医疗管理的“真空”状态。

（2）VDP 在实施肿瘤本身的治疗外，还需得到包括疼痛治疗在内的生命支持、心理治疗等晚期关爱服务的机会，并且随着病情的改变，关爱服务的内容应进一步增多，力度也不断增大。在一般情况下，VDP 可以得到二级以上医院专科门诊的医疗指导，但由于手续较烦琐，或患者不能直接到上述医院主诉自己的病情，故多数患者常根据前几次就医时医生的医嘱长时间不变更治疗方案，或由家属与医生联系、咨询和开药。这样就造成医生不能得到患者的第一手资料，不能清楚地了解药物的疗效和患者在治疗过程中对药物的反应以便调整治疗，以及不明了患者是否需要心理及生命支持治疗；此类患者实际上在无形中放弃了得到正确治疗指导的机会，多数患者所得到的是不正规的、不完善的、非整体性的治疗和护理。

（3）目前，对 VDP 的现状已得到有关方面的重视，修正和制定了新的有关毒麻药品管理和癌症疼痛的发放制度。同时一些医院和个人也根据相关的医疗需求以不同形式组建和承包了所谓“晚年安康”或“姑息治疗”等性质的病房或医院。这些虽然解决了一些 VDP 的医疗问题，但偏重于“生命支持”者为多，常偏废疼痛治疗和心理治疗，有的也常缺乏较完善的治疗计划。在 2001 年和 2002 年中华医学会麻醉学会全国疼痛会议上，有关专家曾明确多次提出要重视专业化肿瘤疼痛治疗，加强各级医院专业科室对肿瘤疼痛治疗的人力、物力及技术的投入，扩大专业化服务的范围，应尽快增加对各级医院、特别是“晚年安康”或“姑息治疗”等性质的病房或医院的规范化疼痛治疗。

（4）针对 VDP 在临床医疗工作中争取达到三个结合：医院与医院间的技术和相关专业业务的结合，以互相取长补短，为患者提供更健全的医疗服务模式；医院与各相关公司或药厂的临床业务的合作性结合，扩大社会性的宣教范围及寻求临床研究的支持；临床工作与临床科研和基础实验的结合，在临床疼痛治疗中开展疼痛机制、相关生理病理、临床药理等诸方面的研究，拓宽临床疼痛治疗的范围，摸索出更新、更有效的临床疼痛治疗手段。

第二节 癌性疼痛的机制

一、癌性疼痛的特点

癌性疼痛属于一种特殊的疼痛学范畴，与其他类型和非癌性因素导致的疼痛相比有其独特的临床表现。①以慢性疼痛为主要形式，临床上常伴有疼痛综合征（临床上表现为一种以上的疼痛，包括由于各种原因导致的急性疼痛和与肿瘤本身、肿瘤治疗相关或无关因素引起的多种疼痛）；②由于病情发展，疼痛随时间进行性加重，常伴有暴发性疼痛；③疼痛通常伴随至终身，极少有“治愈”；④疼痛所造成的心理障碍比其他疼痛所导致的状况更严重；⑤在疼痛治疗的同时常需要包括心理治疗在内的生命支持治疗；⑥疼痛症状常伴有全身重要器官功能的障碍或衰竭。

二、癌性疼痛的病理学机制

（一）引起癌性疼痛的病理学原因

癌症患者引起疼痛的病理学原因有：①肿瘤直接侵犯骨、神经、肠道或软组织（占绝大部分）（表22－1）；②由于肿瘤或肿瘤治疗造成的生理、生化及身体结构改变，如肌肉痉挛、肌力不平衡或身体某些部位的缺如和改变；③抗肿瘤治疗——手术、化疗、放疗、免疫疗法等所致疼痛（这种疼痛常是由于治疗导致神经损伤所致）；④与癌症本身或癌症治疗无关，通常在肿瘤发病前就存在，如类风湿性关节炎、糖尿病性神经炎等；⑤上述几方面共存。

表22－1 肿瘤直接侵犯导致疼痛的病理学原因

侵犯部位			病理学
骨	椎体转移	（1）寰椎半脱位	枢椎齿状突转移⇨寰椎骨折⇨压迫脊髓或脑干⇨剧烈颈痛伴头、背放射，屈颈加重；自上肢开始出现神经功能障碍
		（2）$C_7 \sim T_1$ 转移	乳腺癌和肺癌⇨血源性、臂丛、椎旁间隙⇨临近椎体和硬膜外腔⇨相应椎旁疼痛伴双肩及单侧上肢放射
		（3）L_1 转移	乳腺癌、前列腺癌或其他肿瘤⇨常见的转移部位⇨相应区域背部痛，伴有束带样向腹前反射，骶髂关节、髂嵴牵涉痛
		（4）骶骨转移	乳腺癌、前列腺癌或其他肿瘤⇨常见另一转移部位⇨下腰部或骶尾区疼痛，坐位时或卧位时加重，行走时减轻
	颅骨转移	（1）颈静脉孔转移	颈静脉孔转移⇨波及第Ⅸ～Ⅻ对脑神经⇨枕部伴头顶部、一侧或双侧肩臂部疼痛，头部活动时加重⇨眼睑下垂、声音嘶哑、发音困难、吞咽困难及颈、肩无力
		（2）蝶骨斜坡部综合征	蝶骨斜坡部和枕骨基底部转移⇨头顶部进行性疼痛，屈颈时加重⇨第Ⅶ～Ⅻ对脑神经功能障碍，开始可为单侧，逐渐为双侧
		（3）蝶骨窦转移	一侧或双侧蝶骨窦转移⇨双侧额部头痛，向颞部及眶部放射⇨鼻塞、头涨感伴复视
		（4）海绵窦综合征	乳腺癌、前列腺癌及肺癌⇨单侧额部、眶上及面部疼痛⇨波及第Ⅲ～Ⅵ对脑神经⇨复视、眼肌麻痹及视盘水肿
		（5）枕骨髁	乳腺癌、前列腺癌及肺癌⇨枕骨髁转移⇨局限性枕部疼痛，屈颈加重⇨第Ⅻ对脑神经麻痹⇨舌麻痹，胸锁乳突肌无力，颈僵直

续表

侵犯部位			病理学
骨	骨盆其他骨转移		乳腺癌、前列腺癌及其他肿瘤⇨骶骨、髋部及耻骨转移⇨相关区域疼痛⇨波及骶丛神经⇨继而出现运动、感觉及自主神经功能障碍
骨	长骨转移		乳腺癌、前列腺癌及其他肿瘤⇨涉及部位的转移⇨转移部位出现疼痛及上下部位牵涉痛（如髋部病变出现膝部疼痛）
神经丛和脊髓	外周神经、脑神经和脊髓病变		肿瘤浸润、压迫及损伤神经，在受累神经分布区出现剧烈的烧灼样、针刺样疼痛、痛觉过敏、感觉迟钝、运动或（和）自主神经功能障碍
神经丛和脊髓	臂丛神经		转移性肿瘤、下颈椎或上胸椎、Pancoast 肿瘤浸润、压迫及损伤神经⇨发生臂丛神经支配区的剧烈疼痛、感觉异常、感觉迟钝、感觉过敏；进行性肌无力（C_7、C_8、T_1 支配区）；Horner 综合征等
神经丛和脊髓	腰骶神经		前列腺癌、膀胱癌、子宫肿瘤、宫颈癌及结肠癌等⇨肿瘤浸润、压迫及损伤腰、骶丛神经⇨受累神经支配区出现疼痛感觉异常、感觉迟钝、感觉过敏；进行性肌无力
神经丛和脊髓	反射性自主神经功能障碍		肿瘤浸润、压迫及损伤大神经或神经丛⇨神经膜对去甲肾上腺素、压力和张力的敏感性⇨剧烈的烧灼样疼痛，无节段性或神经支配区的界限，触摸或精神紧张使症状加重；痛觉过敏、血管舒缩平衡异常
神经丛和脊髓	软脑膜癌病		肿瘤浸润脑脊软膜⇨在 40% 的患者出现头痛，可伴有或无颈部强直；腰痛及臀部疼痛。脑脊液中恶性细胞、高蛋白、低糖
神经丛和脊髓	硬膜外脊髓压迫		颈、胸及腰骶部肿瘤压迫脊髓、神经根等⇨相关受累脊髓节段的疼痛及神经放射痛，并出现感觉、运动、胃肠及膀胱功能进行性异常
胃肠道	空腔脏器或实质性器官导管梗阻		胃肠道平滑肌在等容状态下收缩⇨平滑肌失张力⇨腔管路动力性梗阻⇨相关位置的腹壁或胸壁出现定位较差的钝痛或绞痛；在胸内脏器病变可有呼吸困难、咳嗽等症状，在腹部脏器病变可有胃肠扩张、恶心、呕吐等症状
胃肠道	实质性脏器肿瘤快速生长		肝、脾及肾脏的肿瘤快速生长⇨脏器被膜迅速扩张、牵张⇨刺激机械感受器⇨产生相关部位及牵涉部位的疼痛，伴有脏器功能异常
其他部位	肿瘤累及血管	浸润血管	血管周围淋巴结炎症，血管痉挛⇨受累血管涉及区域烧灼样疼痛，血管收缩和痉挛
其他部位	肿瘤累及血管	阻塞大静脉	静脉迅速胀满⇨进行性水肿⇨筋膜室和软组织扩张；头部静脉阻塞出现严重头痛，腋窝部或盆腔病变可出现肢体疼痛
其他部位	肿瘤累及血管	阻塞大动脉	组织缺血导致释放致痛物质⇨剧烈烧灼样疼痛进行性加重，受累区感觉异常和苍白
其他部位	黏膜溃疡和坏死		黏膜坏死、感染及炎症、释放疼痛物质、受伤害感受器阈值降低、受累区域出现疼痛。

（二）癌性疼痛的临床类型

治疗方法的确定不仅要依靠明确的病理学诊断，同时应掌握疼痛的类型。癌性疼痛的临床分类方法较多，一般常应用两大类：第一，按疼痛的起源分类，即伤害性刺激因素和神经源性因素（非伤害性刺激），两种不同类型的疼痛在原因、症状及对镇痛药的反应各不相同。第二，按发作、程度及持续时间分类，即急性疼痛、慢性疼痛等。

1. 按疼痛的起源分类

（1）伤害性刺激所致的躯体性或内脏性疼痛。此类疼痛主要是由肿瘤的直接伤害机体组织所致，但这种刺激不损害传入神经末梢。这种类型的疼痛通常被描述为钝痛、锐痛及持续性疼痛，或几种疼痛同时存在。疼痛程度在轻度到重度。一般认为，如躯体性或内脏性疼痛的刺激原因能被去除的话，包括手术、放疗、化疗及外周性伤害性刺激的阻断性手段等各种治疗，疼痛可以被较好的控制。另外，此类疼痛对镇痛药的反应良好。

（2）神经源性疼痛是由于神经系统功能异常所致，其疼痛特点是烧灼样、针刺样疼痛，同时伴有感觉异常、痛觉敏感、感觉麻木等。大部分引起神经源性疼痛的最常见的原因包括肿瘤本身或肿瘤治疗损伤神经、急性带状疱疹、疱疹后遗神经痛及幻肢痛。神经源性疼痛可以伴有自主神经系统功能异常，如灼性神经痛及反射性自主神经萎缩，目前称为复合性区域疼痛综合征。由于该类型伤害性刺激疼痛，疼痛的控制需要更复杂治疗手段。

2. 按发作、程度及持续时间分类

（1）急性疼痛：

1）肿瘤直接侵犯组织所致疼痛（表21－1）：此类疼痛是在肿瘤发病时或在肿瘤进展期过程中出现的。一般认为肿瘤早期时发生疼痛的可能性很小，主要考虑肿瘤早期尚未对机体组织造成有意义的伤害性刺激；然而，在某些部位的肿瘤可以在肿瘤初始阶段出现疼痛，特别在乳腺癌、前列腺癌、卵巢癌、结肠癌及直肠癌等在早期出现疼痛的概率可在40%～50%，20%的子宫癌和宫颈癌可有早期疼痛，肿瘤引起器官包膜组织张力增加、刺激浆膜层神经末梢、激惹空腔脏器或器官管道的痉挛等是早期发生疼痛的主要原因。在肿瘤进展过程中，发生急性疼痛可见于骨转移并发骨折或肠道或器官管道狭窄、扭转及梗阻等。

2）肿瘤治疗所致疼痛：肿瘤疼痛可以在包括手术、放疗、化疗等抗肿瘤治疗过程中和治疗后发生（表21－2）。

表21－2　与肿瘤治疗相关的疼痛

类型		病理学
手术后疼痛	1. ①开胸术后；②乳腺切除术；③颈部清扫术后	在手术过程中部分性损伤或完全性切断⇨神经膜受损或神经瘤形成⇨对压力和去甲肾上腺素的敏感性增加⇨异常信号向中枢神经系统传入（外周－中枢机制）⇨持续性烧灼样、刀割样针刺样疼痛，触摸、运动及精神因素均可加重症状
	2. 截肢术后疼痛	残肢的持续性伤害性刺激和外周感觉传入障碍⇨传入神经功能失效（外周－中枢机制）⇨在断端出现持续性烧灼样疼痛或幻肢痛
化疗后疼痛	1. 外周神经病变	对称性多发神经根炎（外周机制）⇨手和（或）足出现持续性烧灼样疼痛，受累区域感觉异常
	2. 激素性假性风湿病	由于激素药物撤断出现的弥漫性肌痛和关节痛（外周机制）⇨受累肌肉和关节弥漫性疼痛和压痛；应用激素后疼痛消失
	3. 无菌性骨坏死	慢性应用激素可导致股骨头和肱骨头的无菌性坏死（外周机制）⇨相应区域出现持续性钝痛疼痛、关节活动受限
	4. 黏膜炎	药物所致的黏膜生化及结构的改变（外周机制）⇨口、咽喉、鼻腔及胃肠道出现重度疼痛

续表

类型		病理学
放疗后疼痛	1. 臂丛和腰骶丛放射性纤维化	放射导致的神经周围结缔组织纤维化和对神经结构的损伤⇨传入神经功能失效（外周－中枢机制）⇨在相关区域出现进行性增加的、重度的、弥漫性、烧灼样疼痛，感觉消失，感觉异常；运动障碍
	2. 放射性脊髓病	脊髓损伤⇨完全横断性脊髓病（中枢机制）⇨局限性疼痛或受累外周结构产生疼痛
	3. 痛性外周神经瘤	放疗治疗后产生神经鞘瘤⇨受累神经支配区的进行性重度烧灼样疼痛⇨受累神经区域神经功能障碍
	4. 后遗神经痛	在肿瘤病变区域放疗后或带状疱疹后产生持续性烧灼样疼痛，同时伴有针刺样疼痛；感觉异常

3）由于慢性疾病所致疼痛：肿瘤患者在伴有肿瘤以外的其他系统疾患时，如各类骨关节疾病、糖尿病性神经炎等，可以发生这些系统疾病的急性发作，产生急性疼痛。有时各种原因的急性疼痛可同时发作。

（2）慢性疼痛和慢性疼痛综合征：癌性疼痛常表现为慢性疼痛，且临床上常伴有疼痛综合征。慢性恶性疼痛的痛源常常是多源性的，包括：肿瘤所致的慢性疼痛综合征、肿瘤治疗所致的慢性疼痛综合征、肿瘤因素导致的肿瘤外疼痛（如褥疮所致的感染、带状疱疹等）及与肿瘤无关的疼痛（见急性疼痛）。临床上，上述几种疼痛常并存，且机体伴随着各种病理状态和精神、心理方面的异常。

三、癌性疼痛对机体的影响

（一）对机体生理功能的影响

肿瘤疼痛患者生理功能状况的迅速减退和恶化远比非恶性、慢性疼痛患者的要严重得多。这主要是由于：①睡眠失衡和受到干扰的问题更严重；②长时间缺乏食欲，纳差导致营养不良；③各种因素引起的恶心、呕吐；④精神、心理压力出现机体自主神经功能和脏器功能的异常；⑤综上所述原因使肿瘤患者的生理活动减少和心理或脑力活动的中心发生改变，致使机体情况更加恶化。

（二）对精神和心理的影响

与非恶性、慢性疼痛患者相比，肿瘤患者同样产生更严重的对疼痛的精神、情感方面的反应，包括：焦虑、抑郁、多疑、注意力集中于躯体，以及神经过敏症等。这是因为这类患者要受到慢性疼痛和肿瘤本身的双重影响。人们认为癌症通常要伴随着疼痛、机体的某些组织和器官的破坏、某些组织或器官的丢失，以及不可避免的死亡。肿瘤患者不但关心自身疾病的转归，而且更关心他们自己在结束生命以前可能或将要经历的痛苦，特别是疼痛。因此，疾病诊断带来的无助感、疾病治疗带来的失控感，导致患者在精神和心理上产生焦虑和恐惧；与家庭和朋友分离、失去工作和自己的生活目标，以及由于疾病产生的其他不良影响等是发生心理障碍的重要原因。肿瘤治疗有可能导致的机体残疾、对药物应用（如长期应用阿片类药物）的担心生活依赖性增加、或失去自尊和自我控制能力也明显地加重了异常情绪的程度。

在临床上，疼痛是造成生活质量下降的第一位不良影响因素，除体力活动受限、生活能力降低、异常情绪反应外，与社会的交往、朋友的交流、对周围事物和时事的淡漠也是生活质量下降的重要内容。

（三）对社会的影响

无法控制的癌性疼痛对个人和社会同样具有破坏性。认识癌性疼痛对社会的影响，主要有三方面的含义，一为组成家庭，它是组成社会的基本单位，也是患者最基本的生活空间；二是对社会各相关政治、经济机构的影响，这些机构与家庭基本单位产生相互的密切联系；三是社会道义、理性关爱方面的问题，这直接反映社会政治、经济发展的水平，它是家庭基本单位的精神支柱。在许多患者中，疼痛已经成为他们生活中的中心问题。绝大多数晚期癌症患者都必须停止工作，由此产生的不仅是经济和心理方面的压力，而且伴有无奈的依赖感和失去价值感。所有上述的情况，使患者的家庭同样承受巨大的精神压力，此压力的反馈又加重了疼痛的感受，身体运动和行为表现终将产生根本的改变；发生自杀的病例并不少见。在患者处于临终时，无助、死亡、对疼痛及其他不适症状的恐惧，以及对家庭的担心和依恋就变得更为突出。实际上，许多癌症不仅是在威胁着家庭，包括家庭的经济收入和消费比例失调、社会生活圈的缩小和消失，以及社会地位变化等，而且终会破坏家庭的完整性、影响家庭成员的前程，或使家庭经济生活发生根本的改变。

第三节　对癌痛患者的评价

一、以疼痛为主线的病史采集

1. 主诉　患者有关疼痛的主诉是病史采集的基本主线，评估的内容应包括：①疼痛的位置、持续时间、疼痛的特点（如锐痛、钝痛或烧灼痛等）。②同时要了解疼痛的影响因素，何种因素可以使疼痛减轻或加重（如药物、休息、行走或卧床等）。③肿瘤的发生部位及与相邻组织器官的关系；肿瘤发生的时间；肿瘤治疗情况。④痛源的分析和鉴别。

2. 患者疼痛的程度　向患者解释如何应用数字评分法（NRS）或视觉模拟评分法（VAS）评定自身疼痛的级别或分数。按照 0 ~ 10 分的评分，一般 1 ~ 3 分为轻度疼痛，4 ~ 6 分为中度疼痛，7 分以上为重度疼痛。选择哪种评分方法要视患者是否能方便使用。为了能够对治疗进行前后疗效对比，每一患者应始终应用同一种评分法。询问和记录患者在评分后所指定的最严重的、最低线或平均的疼痛分值。不应该在评价患者的疼痛分值时认为相近的分数表示相同的伤害性刺激强度或具有相同的致痛原因。疼痛强度的评分会随时间、治疗、病情发展而有所不同，因此，应动态地观察患者疼痛程度的变化，以调整治疗方案。

3. 影响疼痛的因素　包括患者的文化背景、既往的疼痛经历、此次经历疼痛时间的长短、精神状态、心理素质、经济水平、社会地位等诸方面。评价应该充分相信患者对疼痛的主诉和评分，疼痛是一种主观体验，目前并没有任何客观试验可以证明疼痛存在与严重程度。

4. 物理检查　包括是否存在肌肉痉挛、肌力不平衡、脊柱侧弯，或机体其他结构的改变，以及感觉异常等神经系统疾患。回顾所有影像学和实验室检查，对患者的基本状况做出明确的诊断。

5. 药物应用史　尤其是镇痛药物的使用情况，通过向患者及其家属的询问确定镇痛药物控制疼痛的水平，同时了解与治疗相关的或无关的症状和不良反应，如恶心、呕吐、便秘、镇静、疲劳等。

6. 制定初步的治疗计划，预计治疗所需要达到的目标。即时地随访和检查患者情况，将反馈的信息进行再分析，调整原治疗方案，直至疼痛及不良反应的控制达到满意的稳定水平。

二、疼痛强度的评价

疼痛具有个体差异性，每个人对疼痛的感受均不相同，疼痛的感受受疼痛的经历、情感、心理等诸多因素的影响。对疼痛强度进行客观的、正确的评价和测定，可以有效地改善肿瘤疼痛的治疗结果。疼痛强度的评价主要有客观评价法和主观评价法。

1. 客观评价法　要求对疼痛量化的指标不受主观因素的影响，诸如经历、心理状态及精神类型等的影响和干扰；能客观反映个体间疼痛强度的差异；可根据疼痛量化的客观指标更为精确地进行个体化用药。国内外有关专家进行了诸多的研究和努力，到目前仍未找到一种具有临床实际意义的客观评价方法；通过袖带法或针刺法等对个体痛阈值的测定、对机体内源性镇痛物质水平的测定；对伤害性刺激物质（如前列腺素、5－HT等）的定量测定；或应用标准镇痛药物达到疼痛控制指标的滴定量等都难以直接或简单地量化疼痛。

2. 主观评分法　主观评分法能够较为简单和粗略地判断疼痛强度，故在临床上较为普遍应用。主观的疼痛评价目前主要方法为临床常用的视觉模拟评分（VAS评分）或数字分级评分（NRS），及语言描述分级评价方法等；这些方法均可大体地测量疼痛的强度，并依此滴定和调整镇痛药剂量和种类，以便有效地控制疼痛。主观方法测定疼痛强度的特点在于：疼痛的量化指标容易受到个体主观因素的干扰；不能反映个体间疼痛强度的差异，相同疼痛评分不表示具有相同的伤害性刺激强度，或相同的伤害性刺激强度所得到的主观评分值不同；疼痛评分与药物剂量间无客观对应关系，必须强调个体化用药。

三、机体一般状况及器官功能的检查与综合评价

肿瘤本身会对机体的一些器官和组织产生损伤，慢性疼痛同样对机体产生精神和病理生理方面的严重伤害，它们均对药物代谢、药物的剂量和种类、对有创操作的反应和耐受等治疗产生影响。因此，评价疼痛的同时，还必须对如下影响因素进行评价。

1. 全身健康状况　应包括一般生命体征（血压、脉搏、呼吸、体温、体重）、精神状态、饮食、二便情况等。上述项目可以对患者的表观状况进行初步的判断。

2. 原发病的部位和涉及范围　了解原发病的部位和波及范围，可以帮助判断目前患者的身体情况、疾病的可能发展速度、转归等。

3. 重要器官功能代偿情况　肿瘤或机体的慢性疾病导致重要器官功能的损害，除对机体自身生理功能的影响外，与治疗药物的种类和剂量密切相关。

4. 机体组织损伤的范围和程度　有助于判断病情、掌握疼痛的规律和确定治疗方案。

5. 心理因素对疾病发展和转归以及对疼痛的耐受程度　患者精神和心理有无障碍及程度对疼痛治疗有直接的影响，应同时给予治疗。

6. 放射学及实验室检查和诊断结果　检测疾病发展、监控药物治疗。

四、对目前治疗的评价

对目前治疗的评价是癌性疼痛治疗整体步骤的重要环节，是临床调整药物种类和剂量的依据。疼痛治疗过程中应强调动态评价，包括对肿瘤本身和疼痛的评价。治疗时必须强调个体化用药；随着疾病的发展，伤害性刺激的范围和程度会增加，必须增加药物的剂量或联合用药才能达到有效的疼痛控制。

第四节　癌性疼痛的治疗

一、癌性疼痛的总体治疗模式

（一）癌性疼痛药物治疗总则

1. 镇痛强度　按照WHO三阶梯治疗原则，必须根据药物的强度阶梯应用药物。选择镇痛药物的强度主要依据患者对自身疼痛强度的评分，以及机体的功能状况。一般情况下，轻度至中度疼痛可选择非甾体类镇痛药或（和）弱阿片类药物，中度至重度疼痛应选择非甾体类镇痛药和强阿片类药物。

（1）NSAIDs类药物：NSAIDs类药物是轻度疼痛的首选药物。此类药与阿片类药物联合应用在癌痛治疗中是较为合理的方法，因为两类药物的作用机制不同。研究表明联合用药作用的增强不单单是两种

药物镇痛强度的总和。但在联合用药时一定要注意阿司匹林和NSAIDs类药物在增加剂量时，由于药物不良反应而出现严重的胃肠道病变和出血等并发症。

NSAIDs在治疗由于骨转移所引起的疼痛十分有效。骨转移产生的疼痛一般是中度至重度疼痛需要NSAIDs和阿片类药物联合应用。当有一些软组织转移伴周围炎症时，NSAIDs的镇痛效果也非常明显。对乙酰氨基酚是一种具有较强镇痛和解热，较弱抗炎作用的药物。它几乎对血小板和胃肠道无不利作用，在大剂量使用或有嗜酒者可出现肝脏毒性作用。

（2）阿片类药物：阿片类药物是癌痛患者疼痛治疗的主要镇痛药物，对躯体性或内脏性疼痛的治疗均有效，而对神经源性疼痛的治疗不满意或无效。尽管阿片类药物的镇痛作用无“天花板效应”，即“封顶效应”，对神经源性疼痛如加大阿片类药物的剂量，可产生明显的不良反应，而镇痛效果都不满意。临床医师在制订治疗方案时，会受到前任医师治疗用药的影响，如果从前的方案有问题，或采用非药理规范的治疗，经治医师应依患者的现状和科学的药理知识制定新的治疗方案。

阿片类药物用于癌性疼痛治疗，目前认为有以下特点：①阿片类药物对癌性疼痛仍然是最佳天然拮抗剂，能达到解除疼痛的剂量即为该药的合适剂量。②癌痛也是阿片类药物对呼吸抑制的天然拮抗剂，只要阿片类药物是镇痛所需剂量，则癌痛患者极少发生呼吸抑制。③癌痛患者在疼痛治疗过程中，不存在药物滥用的精神依赖问题，只要疼痛消失，患者不会产生非医疗目的的“追求”。

（3）常用阿片受体激动剂：吗啡制剂分为即释吗啡和控释吗啡。

即释吗啡（immediate release）：是一种强效、短时（3～4 h）的阿片受体激动剂，该药是重度癌性疼痛治疗药物之一，可用于疾病发展的任何时期，并用于临终关怀（terminal care）。如果需要，长期使用也是比较安全的。由于肝脏的首过效应，口服吗啡的剂量应是肠道外给药剂量的3倍。

控释吗啡（controlled－release morphine）：属缓慢释放药物（8～12 h）的剂型，既可以达到有效的镇痛效果，又可以减少每日的服药次数。目前硫酸吗啡控释片和盐酸吗啡控释片两种常效药物可以使患者有一较长时间的睡眠，而不会被疼痛或短时多次服药干扰。即释吗啡通常以“必要时”或按需的方式与控释吗啡联合使用，目的是于弥补缓释吗啡服药间期由于暴发性疼痛所致的镇痛不足。

1）氢化吗啡（hydromorphone hydrochloride）：该药为强效、短时（3～4 h）的阿片受体激动剂。同吗啡一样，适于口服，与肠道外给药，剂量比为5∶1。

2）美沙酮（methadone，dolophine）：为强效阿片受体激动剂，作用时间为4～6 h。作用时间较长与其较长的血浆半衰期（13～36 h）有关。如果药物剂量控制不妥，可以产生过度镇静。由于其血浆半衰期长，故单独应用美沙酮初期达到有效镇痛较为困难，快速剂量调整就更为困难。口服与肠道外给药剂量比为2∶1。

3）芬太尼（fentanyl）：是一种强效、短时（1 h）的阿片受体激动剂。因为作用时间短，持续的疼痛则需要持续给药。除肠道外和椎管内给药外，经皮给药途径（透皮贴剂）是一种长效（72 h）的镇痛剂型。既往未使用过阿片类药物的患者不应使用超过25 g/h芬太尼透皮贴剂。芬太尼经黏膜给药适用于小儿疼痛或麻醉前诱导。芬太尼的棒棒糖适用于治疗暴发性疼痛，用于弥补芬太尼贴剂持续镇痛过程中的不足。临床使用中常首先应用即释吗啡控制疼痛，而后转换为芬太尼透皮贴剂。

4）哌替啶（Meperidine，demerol）为强效、短时（2～3 h）阿片受体激动剂。临床不推荐该药用于慢性疼痛治疗，由于该药重复使用后，体内产生毒性代谢产物去甲哌替啶（normeperidine）的积蓄，其在血浆中的半衰期是药物本身的数倍，可产生中枢神经系统毒性作用［震颤、混乱和（或）癫痫发作］。毒性代谢产物的积蓄更容易在肾功能不全或大剂量肠道外给药中出现。口服与肠道外给药剂量比为4∶1。

5）氢可酮（hydrocodone）：是一种中强效、短时（3～4 h）的阿片受体激动剂。此药的强度与吗啡的换算比例关系尚不确切，大约为1.0∶0.15。该药不适合于单独使用，常与$NSAID_S$药物联合使用。

6）可待因（codeine）：为弱阿片受体激动剂，作用时间为3～4 h。该药剂量与吗啡的比率为1.0∶0.15。口服与肠道外给药剂量比为2∶1。

（4）辅助性镇痛药（adjuvant）：是指其主要适应证不是疼痛，但可用于治疗某些疼痛的药物。辅助型镇痛药需与传统镇痛药（非甾体类消炎药和阿片类药物）同时服用。其主要适应证为：对常用剂量的传统镇痛药效果不佳或无效的疼痛，或为减少传统镇痛药剂量及其不良反应，同时治疗疼痛以外的症状。

1）抗抑郁药（Antidepressants）：三环类抗抑郁药可以减少单胺神经递质（去甲肾上腺素和5－羟色胺）在突触前膜的再摄取，增加这些递质在突触部位的浓度和作用时间，从而促进下传性抑制疼痛通路的作用。作用机制：改善心境，增强阿片类药物的镇痛效果，有直接镇痛作用。患者即便没有精神抑郁，也可以应用于缓解疼痛的治疗。由于这类药的特殊镇痛作用，临床应用于治疗神经源性疼痛。适应证：伴有精神心理障碍的治疗后神经痛、糖尿病性神经痛、关节炎、偏头痛、张力性头痛以及癌痛伴慢性神经性疼痛等连续性感觉异常的慢性疼痛性疾病。第一代的三环类药物如阿米替林（amitriptyline hydrochloride，elavil）和多虑平（doxepinhydrochloride，sinequan）是临床常用的有效药物。一般为睡前服药，首剂量为10～25 mg，根据病情逐渐加量，直至症状消失。通常有效剂量范围为50～150 mg。

2）抗痉挛药（anticonvulsant）：由于该药可以抑制神经放电，适用于神经源性疼痛。卡马西平（carbamazepine tegretol）是十分有效的代表性药物，首次剂量为100 mg，需在睡前服用；根据疗效和临床反应，可逐渐将剂量加至100～400 mg/次，3次/d。可以根据临床症状或血药浓度应用大黄胶素（phenytoin sodium dilantin）100 mg/次，2～4次/d，替代卡马西平。

3）其他辅助类药物：羟嗪（hydroxyzine hydrochloride），静脉注射25～100 mg/次（口服用药效果较差），4次/d，可有效地解除恶心和焦虑。氟哌啶醇（haloperidol），2～10 mg/次口服或静脉注射，每日分次或睡前应用，可以有效地治疗疼痛，特别是同时伴有恶心、焦虑及失眠。

4）激素类药物：此类药物具有消炎作用，并减少肿瘤及异常组织周围水肿，从而通过降低对痛觉组织的压迫达到缓解疼痛的目的。该类药物局部作用可减少正常无髓C纤维的传导。其主要适应证为：与中枢神经系统和周围神经相关的压迫性及破坏性疼痛。

5）其他有关治疗药物：许多非传统疼痛治疗药也具有镇痛作用。可乐定，α受体激动剂，是一种作用于中枢神经系统，抑制交感神经血管运动中枢，治疗高血压的药物。但已发现该药与阿片类药物联合应用于硬膜外后，可治疗单独使用吗啡疗效不佳的重度疼痛，其作用机制尚未完全清楚，推测α_2肾上腺素受体作用于中枢神经系统中非肾上腺素疼痛调节系统的通道。对于持续性疼痛的镇痛机制可能在于抑制中枢交感神经。其适应证主要有慢性头痛、慢性神经痛、癌症相关神经痛、非神经性及非恶性疼痛综合征、神经源性疼痛等。

2. 给药途径　除非患者不能耐受或无效（如呕吐、肠梗阻、不能吸收等），口服给药是普遍采取的方法。因为它确实可以控制许多临床常见的疼痛状态。与肠道外给药比较，口服用药时由于肝脏首过效应的影响，其剂量较大；而其优点在于使用方便、费用较低、无创、促进患者参与疼痛的控制。对于不能口服药物、因药物不良反应不能继续口服者可采用肠道外给药方式（包括直肠、经皮及有创治疗）。

（1）口服给药：该方法为经济、方便有效的无创给药途径，是临床首选的给药方法。患者如不适合口服用药，可选用肛入和经皮给药的无创方法。

（2）肛入给药：一般是患者伴有严重恶心、呕吐症状或处于禁食状态等，中性粒细胞减少症和血小板减少症患者为相对禁忌证。腹泻或无法放入栓剂的患者则不适于应用此途径。

（3）经皮给药：是一种肠道外的无创用药方法。芬太尼透皮贴剂（Durogesic）是唯一应用此途径的阿片类药物，其起效较慢（12～24 h达到有效血药浓度），维持时间长（72 h）。本剂型一般不适于急性疼痛的控制治疗；临床使用时可首选应用即释吗啡控制疼痛，而后转换为芬太尼透皮贴剂。在应用芬太尼透皮贴剂时，如出现暴发性疼痛，需使用即释镇痛剂型以弥补镇痛不足。

（4）经鼻黏膜吸收镇痛剂型：经鼻入路可以提供药物的快速吸收和发挥作用。目前只有一种阿片类受体激动－拮抗剂，布托啡诺（butorphanol）适用于经鼻给药镇痛。最初用于急性头痛的治疗。临床不推荐使用该药物。

（5）皮下及静脉持续输注：有益于持续恶心、呕吐、吞咽困难、肠梗阻、吸收功能异常等不能口服镇痛药的患者；及需要快速阿片类药物滴定的病例。给药方式可以是间断重复给药或持续给药，静脉用药常可提供即时的镇痛作用，皮下镇痛方式则需 15 min 方可起效。静脉持续给药可保持稳定的血药浓度。使用持续输注泵是持续给药的较好方式，患者自控镇痛（PCA）方式在持续给药的同时可以根据患者的疼痛情况分次给药以弥补持续给药时镇痛效果的不足。

（6）椎管内和脑室内给药：最大优势在于很少的药物剂量可以达到最佳的治疗效果，最大限度地减少药物不良反应；该途径用药时，药物的作用时间较其他方法均延长，适合于需要长期维持治疗患者的应用。适应证：大剂量应用阿片类药物和辅助用药时，其他给药途径疗效不佳或产生不能耐受的药物不良反应（恶心、呕吐、过度镇静及其他神经系统并发症）；神经源性疼痛的治疗；区域性疼痛。脑室内给药是通过外科方式放在外侧脑室的特殊贮药器注入药物。给药方式可以是单次注射或持续输注。

3. 给药时间的设定　应用镇痛药物时，应根据每一种药物的药代动力学特点，"按时给药"，而不是"按需给药"或"必要时"，按时给药的用药剂量比按需给药明显减少。如遇有使用药物的需要时间缩短，或要求用药频繁，则表示患者所需的镇痛药剂量不足。应立即调整药物剂量，以有效地控制疼痛和防止疼痛的再复发。

4. 药物不良反应的预防和治疗　有效地预防和治疗不良反应的方法应在不良反应出现前就开始实施。预防和治疗药物不良反应与控制患者疼痛具有同等的重要意义。

（1）阿片类药物不良反应的预防和治疗：

1）便秘（constipation）：便秘是阿片类药物最常见的不良反应。最好的预防性治疗是在应用阿片类药物治疗时即采用。预防方法包括：维持适当的锻炼、摄入充足的液体、食用含纤维较多食物、饮用天然结肠刺激物（梅子汁）等；最有效的方法是使用番泻叶和大便软化剂。此类药物具有较明显的个体差异性，与服用阿片类药物的剂量无关。患者应遵医嘱，以确保维持有规律的、舒适的肠道运动。如达不到满意的临床效果，可每天 1 次或 2 次追加服用乳果糖或山梨醇 30 ml。

在开始服用阿片类药物和增加剂量时评价患者胃肠道功能状态非常重要。患者已存在便秘，且超过 3 d 没有排便时，首先应行清洁灌肠以清理肠道。同时可服用一定剂量的乳果糖或山梨醇。

2）恶心（nausea）：临床上恶心可伴有呕吐。阿片类药物应用几天后可产生对恶心的耐受。便秘没有得到很好控制时，恶心常伴有呕吐。对胃肠道功能状况进行评价后，应明确掌握在应用阿片类药物前即存在恶心或（和）呕吐的病理性原因，如便秘、肠梗阻、或其他药物和治疗所引起的，应根据病因进行治疗，直至临床症状得到满意的控制。在应用阿片类药物前，如估计有可能产生恶心或（和）呕吐时，必须在服用药物前和服用药物中有规律地使用镇吐药（如甲哌氯丙嗪、胃复安、劳拉西泮、氟哌啶、恩丹西酮、糖皮质激素等药物），以达到有效地控制恶心等不良反应。阿片类药物导致的恶心、呕吐，一般在 3～5 d 后症状可消失，即可停用镇吐药。不推荐等待患者出现恶心后再开始应用镇吐药。

3）镇静（sedation）：镇静可以发生在治疗开始时，一般在用药几天后症状消失。出现镇静症状常是患者要求停药或减少药物剂量的原因之一。镇静同时也会对患者家属造成恐慌和不安，医生应告之家属该状态是一种暂时和可逆的药物不良反应。药物达到较好的镇痛效果时，只少数患者出现镇静现象，或嗜睡。处理原则应在保证较好的镇痛效果的基础上逐渐减少药物剂量，或更换阿片类药物。如有镇静持续时间延长，需予以处理。有效的治疗是服用利他林或右旋安非他命等中枢神经系统兴奋剂，在剂量控制上可以循序渐进，根据需要逐渐加量，直至达到所需的临床状态。

4）呼吸抑制（respiratory depression）：是阿片类药物最严重的不良反应。疼痛是呼吸抑制的天然拮抗剂，因此，只要患者存在疼痛，呼吸抑制便不会发生。对初次使用阿片类药物、在短时间内频繁调整药物剂量或联合应用局麻药行神经阻滞的患者，需要进行密切的监测。诊断是否存在呼吸抑制除监测呼吸次数（<8 次/min）和血氧饱和度（$<90\%$）外，主要观察患者在睡眠时是否易唤醒。如患者易被唤醒，则很少是药物引起的呼吸抑制。呼吸抑制发生时，处理方法为使患者再度感受疼痛（如刺激原疼痛区域或疼痛敏感部位）；指导患者进行深呼吸；纳洛酮是拮抗阿片类药物呼吸抑制的首选药，使用方法：

单次剂量为0.4 mg静脉注射，必要时2～3 min可重复使用，直至症状恢复；维持剂量：5 μg/(kg·h)静脉注射，可根据患者的反应进行调整。在应用纳洛酮，特别是剂量过大时可出现心动过速、心肌兴奋性增高、血压升高及癫痫发作等；同时可产生严重的阿片类药撤断反应，患者再次恢复原有的疼痛。

5）肌阵挛（myoclonus）：该不良反应在应用大剂量阿片类药物时比较常见，患者可有轻度或中度的肌肉抽搐，多发生在睡眠时，偶可全天发作。轻度肌阵挛，对患者生活无特殊影响，不必处理。如肌阵挛影响患者睡眠或产生肌痛，可加用苯二氮䓬类药物或更换阿片类药物。

6）尿潴留（urinary retention）：发生较少，且为暂时性的。临床表现为排尿困难或排尿不能。处理方法包括流水声刺激、会阴部温水冲浴、轻柔膀胱按摩等；上述方法无效，可行导尿术。

7）其他不良反应（other side effects）：意识混乱、嗜睡等。与过度镇静相同，多为暂时性。处理原则同上。

（2）阿片类药物的耐受和依赖（opioid tolerance and dependence）：

1）耐受（tolerance）：耐受被定义为药物在长时间使用后，不能达到原来药物剂量所产生的药理学作用，只有增加药物剂量才能达到原有的药理学作用。阿片类药物镇痛作用的耐受一般发生的较慢，疼痛强度较稳定的癌症患者服用阿片类药物后很少发生耐受现象；有些患者在短时间内疼痛强度迅速增加，需要增加药物剂量才能维持镇痛，这并不是药物的耐受现象，而是疾病发展的结果。

2）生理依赖（physical dependence）：生理依赖是指患者因治疗需要，应用了相当一段时间的阿片类药物后，如突然停药，或应用药物拮抗剂（如纳洛酮）后，可出现戒断反应。这一现象不同于"成瘾"，或精神依赖。生理依赖是一种正常的生理反应；避免戒断反应出现的方法是逐渐减少阿片类药物的使用剂量，或服用弱阿片类药物替代强阿片类药物，而后逐渐减少至停用弱阿片类药物。

生理依赖与精神依赖的区别在于对阿片类药物需求的目的，肿瘤患者的目的在于解除疼痛。社会上落后于时代的某些法规及包括患者本人和家属的担心（如怕被认为"成瘾"、人格脆弱、形象改变等），对应用阿片类药物产生巨大心理压力，甚至强忍疼痛拒绝使用。

"假性成瘾"是一种常见的医源性综合征，患者常由于镇痛不足而产生一定的精神、行为依赖现象。此现象可因以下因素导致：①在持续性疼痛时采用"必要时（prn）"给药方式；②给药间隔时间大于所给药物实际的药物作用时间；③应用不足以达到镇痛效果的弱镇痛药物。

综合征的治疗：①建立医患间的信任，树立可以有效控制疼痛的信心；②以按时给药模式，应用有效的镇痛药物控制疼痛；③可能的情况下首选口服给药；④经常对疼痛及镇痛效果进行评价。

5. 对治疗反应的评价　对患者进行系统性的治疗回顾和评价，在没有达到疼痛控制时，应反复依据患者的基本情况和特点进行再评价：①治疗开始和调整改变治疗后应定时随访患者；②重视每一次新的关于疼痛的主诉；③在肠道给药后15～30 min、口服给药后1 h观察掌握疼痛控制情况，如镇痛不足，则应增加药物剂量的50%～75%，必要时根据药物说明增加至100%，直至达到有效的镇痛。由于阿片类药物无天花板效应，特别是对伤害性刺激，治疗如果不能达到满意的镇痛，或不良反应明显者，应考虑单纯阿片类药物治疗无效。应改变阿片类药物的用量、改变给药途径或增加辅助用药。改变给药途径（如肠道外、椎管内等）可以改善和提高疗效。应根据疼痛的发生原因选择增加不同的辅助药，三环类抗抑郁药和抗惊厥药物常应用于神经性疼痛。心理因素（抑郁、焦虑等）在疼痛的认知和反应方面具有重要作用，因而心理治疗不应忽视。

6. 安慰剂的使用　专家们强调决不能使用安慰剂去评估患者的疼痛。在临床上对安慰剂的反应个不相同。使用安慰剂不仅不能产生有效的临床效果，增加了不信任因素，从而破坏了医生和患者间的关系。

（二）癌痛治疗的基本方法

1. 有针对性的抗癌治疗　祛除肿瘤或减小引起疼痛的瘤体的大小。

（1）手术治疗：手术治疗是早期肿瘤的首选治疗方法，通过手术可以比较彻底地根除肿瘤，术后协同化疗，以达到满意的临床疗效。有些晚期肿瘤，通过姑息手术和辅助放疗及化疗，也可不同程度地减小肿瘤的大小和侵犯的范围，由此控制伤害性刺激的范围和强度，减轻患者的疼痛。

（2）放疗：放疗的目的包括：减小肿瘤的体积，减少肿瘤压迫和膨胀、或侵犯神经组织产生的疼痛；减少或完全去除肿瘤组织及疼痛敏感组织周围的炎症；消除乳腺或其他组织的溃疡；减轻肿瘤对空腔脏器的压迫以减轻肠绞痛等的发生等。放疗对肿瘤骨转移引起的疼痛效果最佳，对出现神经受压导致的疼痛疗效其次，对软组织引起的疼痛常不满意。放疗对疼痛的缓解程度还依赖于放射治疗的剂量，肿瘤组织对放疗的敏感性，组织血液的丰富程度。

（3）化疗：化疗是肿瘤治疗的重要方法之一，临床常用于肿瘤手术后或非手术肿瘤扩散病例，控制肿瘤细胞的转移范围和缩小肿瘤体积可以减轻和消除疼痛。根据增殖周期中各期肿瘤细胞对药物的敏感性，可将抗肿瘤药分为两大类。

第一类为周期特异性药物，此类药物仅对增殖周期中的某一期作用较强。①抗代谢药：甲氨蝶呤、氟尿嘧啶、阿糖胞苷等。②植物药：长春新碱、秋水仙碱等。

第二类为周期非特异性药物，此类药物对增殖细胞群的各期，以及非增殖细胞群都有杀伤作用。①烷化剂：环磷酰胺等。②抗癌抗生素：阿霉素。③其他类：泼尼松、顺铂等。不同的肿瘤细胞对化疗的反应不同，高敏感性肿瘤，如霍奇金（Hodgkin）淋巴瘤等，对化疗的反应率可达60%～80%；而弱敏感性肿瘤，如直肠癌、肾癌等对化疗的反应率小于10%。因此在选择化疗时，应考虑到肿瘤对化疗的反应度；同时还应分析和确定患者的身体状况和药物毒性作用对机体的影响。

2. 癌痛的药物治疗

（1）无创药物镇痛治疗：治疗药物包括非甾体类镇痛药、弱阿片类药物、强阿片类药物、辅助性镇痛药物等。无创药物治疗的原则如下。

1）肿瘤疼痛应首选无创药物治疗，包括口服、皮肤或黏膜给药、肛门用药等。

2）用药时应遵循 WHO 三阶梯治疗原则，包括按时不按需给药、按阶梯给药、按个体差异给药。

3）联合用药，目的在于增强镇痛效果，降低药物不良反应，调整心理异常，预防和治疗药物不良反应。其中包括第一阶梯和第二阶梯或第三阶梯药物联合使用、传统镇痛药物与辅助性镇痛药联合应用、镇痛类药物与精神治疗药物联合应用，以及预防和治疗不良反应药物的应用等。不提倡同一阶梯的两种或两种以上镇痛药物联合应用，不提倡用同类药物以不同给药途径同时用药。

4）动态评价疼痛。初次镇痛治疗，要进行对疼痛定时评价，根据疼痛缓解状况及时调整药物的剂量和种类，直至达到镇痛水平；在镇痛达到平衡后，随着疾病的发展及机体对药物的耐受，镇痛效果会随之减低，应根据疼痛的动态评价结果，再次调整药物，达到新的镇痛水平。

5）对有明确的区域性疼痛和神经源性疼痛者；或无创给药后虽可达到镇痛，但不良反应强烈，患者不能耐受；或无创给药剂量增大后仍不能达到良好的疼痛控制，不良反应明显，患者不能耐受等；应积极采用连续性区域性神经阻滞、静脉 PCA、神经电刺激术及神经破坏术等有创治疗，以达到更有效的临床镇痛。

（2）有创治疗：该方法可以分为周围性和中枢性有创治疗，其适应证为：神经源性疼痛伴有暴发性疼痛；有明确伤害性刺激的神经支配范围；无创给药后虽可达到镇痛，但不良反应强烈，患者不能耐受；或无创给药剂量增大后仍不能达到良好的疼痛控制，而不良反应明显，患者不能耐受。有创药物治疗的主要方法见有创治疗部分。有创治疗的主要方法有三种。

1）神经阻滞和注射技术：其目的如下。①诊断：确定疼痛的起源，例如三叉神经痛确定其疼痛起源于哪 一支；躯体神经及交感神经的通道以确定疼痛的相关解剖部位，鉴别诊断出躯体疼痛还是内脏疼痛，有无自主神经的作用机制，以便为治疗提供诊断依据。②治疗：神经阻滞治疗顽固性疼痛，如腹腔神经丛阻滞及神经毁损术治疗胰腺癌疼痛或腹腔广泛转移的癌痛。③预测：估计和预测破坏性治疗的部位、效果及可能发生的并发症等。如硬膜外注入局部麻醉药先确定阻滞的范围后，再注入神经毁损药；或在施行神经松解术或脊神经切断术之前，如果注入局部麻醉药效果不理想时，常预示神经阻滞失败，应用神经毁损药止痛时成功可能性极小。④预防：预防手术操作后的幻肢痛或烧灼痛等后遗症状。

2）植入性椎管内药物治疗泵：该法可有效地治疗如骨痛等外周性疼痛，其特点：①选择性、区域性外周持续镇痛。②可小剂量、高效率使用阿片类药物，明显减少药物的不良反应。

3）神经破坏术：①射频（热）及冷冻（冷）技术（温度神经切断术），其优点在于无侵害性、恢复快；损伤的位置可控制；通过电极对运动和感觉的测试，可准确定位；操作可在局麻下实施；安全、意外发病率低。②神经破坏及切断术，该方法包括椎管内药物神经破坏术、神经切断术、脑垂体切除术和颈髓前侧柱切断术。③刺激诱导镇痛，即脊髓电刺激，主要应用于神经源性疼痛。④刺激诱导镇痛，包括经皮神经电刺激术（各种骨骼肌肉性疼痛、神经源性疼痛）和针灸技术（神经性、骨骼肌肉性疼痛）。

二、晚期癌症患者的临终关怀

晚期癌症患者的临床需求与早期肿瘤疼痛患者相比差异很大，由于处于人生道路的最后阶段，不再奢望根治疾病和康复，而更加注意对临终前各种症状的治疗和处理。在疾病的后期，基本的目标不是延长生命，而是如何让生命的最后阶段尽可能地保持舒适状态。

临终关怀的特点包括：①家庭治疗和住院治疗并行；②把每一个患者和家庭作为一个治疗单位；③医生直接服务系统（physician - directed services）；④由经过训练人员提供专业护理工作；⑤治疗和控制躯体和精神症状；⑥24 h 全天候医疗和护理服务；⑦与专科或相关科室和机构保持专业联系。

临终关怀的基本目的包括：①解除痛苦和其他不适症状；②心理和精神关爱；③临终前的生命支持治疗；④在患者患病过程中和临终前的一段时间里，做好患者及家属的心理安慰工作。

（李彦平）

第二十二章　分娩痛

分娩时的疼痛是产妇面临的主要痛苦和忧虑。产科镇痛，特别是有效地控制分娩痛，如同其他大多数急性疼痛一样，长期以来一直是世界范围内的一个重要的妇女健康和社会问题。疼痛重要的生理学效应是提示孕妇分娩开始，但是一旦完成这一作用，就应被有效缓解。因为持续的剧烈疼痛会损害孕妇、胎儿或新生儿。有效的分娩镇痛可降低母婴的病死率。进行分娩镇痛时不仅要考虑影响分娩痛的躯体和心理因素，还应考虑分娩镇痛对母胎的不良反应。只有那些镇痛完善、对母体、胎儿和新生儿无不良影响的方法，才是分娩镇痛的最佳选择。本章主要探讨分娩镇痛的有关问题。

第一节　分娩镇痛的历史

分娩过程对于大多数母亲来说是痛苦的，而且产程的进展通常与分娩时母亲经历疼痛的程度相关。多年以来，人们所关注的是新生儿的健康出生和母亲的安危，而对分娩疼痛并不在意。1846 年，Simpson使用乙醚给一名胎死宫内的妇女进行产程中镇痛，经阴道顺利娩出死胎，全麻的显著优点立即引起了人们的注意，并使之在外科的其他领域深受欢迎，但同时有一些保守意见反对乙醚在产科应用。1853 年，John Snow 医生使用氯仿为维多利亚女王成功实施分娩镇痛。1899 年，Bier 首先介绍了蛛网膜下隙神经阻滞，随后由 Tuffier 推广，到 1907 年，被广泛应用在包括产科在内的几乎所有的外科领域。1901 年，吗啡、东莨菪碱开始用于分娩镇痛，后因有抑制胎儿呼吸缺点而停用。笑气/氧气或空气的优点和安全性早为人们所熟知，但因其设备笨重，直到 1933 年，Minnitt 发明了一种可携带的笑气/空气装置，使之在产科广泛应用。但笑气的镇痛不全和可引起低氧血症的缺点限制了它的使用。1941 年，硬膜外神经阻滞开始试用于分娩镇痛，直到 1964 年，连续硬膜外阻滞才开始用于分娩镇痛。1981 年，Brownridge 首先将蛛网膜下隙－硬膜外联合麻醉（combined spinal epidural anesthesia，CSEA）用于产科。目前在美国、加拿大和很多西方国家，产科麻醉和分娩镇痛已成为麻醉的亚科。

第二节　分娩与分娩痛的机制及分娩痛的不良影响

一、分娩的机制

总产程分为三个产程：第一产程，自规律宫缩开始到宫颈口开全，初产妇需 11 ~ 12 h，经产妇需 6 ~ 8 h；第二产程，从宫颈口开全至胎儿娩出，初产妇需 1 ~ 2 h，经产妇通常数分钟即可完成；第三产程，胎儿娩出至胎盘娩出，需5～15 min，不超过30 min。分娩过程由产力、产道及胎儿三个因素决定。只有这三个因素正常并相互适应，才能正常分娩。产力包括子宫收缩力、腹肌及膈肌收缩力和肛提肌收缩力，它们在各个产程的作用不同。其中，子宫收缩力是临产后的主要产力，贯穿整个产程；腹肌及膈肌收缩力与肛提肌收缩力是辅力，在第二、三产程中协助子宫收缩娩出胎儿及胎盘。

二、分娩痛的机制及其影响因素

分娩痛可来自于宫颈扩张、子宫收缩和牵张、腹膜牵拉和压迫盆腔器官（如膀胱、尿道、直肠）及腰骶神经丛。产程各阶段疼痛的来源及神经支配不同：第一产程，疼痛主要来自子宫收缩和宫颈扩张，痛觉刺激通过与交感神经相伴的内脏传入神经传导，在T_{10}、T_{11}、T_{12}和L_1节段进入脊髓。第一产程后期和第二产程，疼痛除上述来源之外，又增加了腹膜牵拉痛和会阴痛，尤以后者为主。这些痛觉冲动经会阴神经传导在$S_{2\sim4}$节段进入脊髓。

分娩痛是多来源、多因素的，受母体恐惧、期望、焦虑、激动等情绪变化及社会文化背景的影响。

三、分娩痛的不良影响

分娩痛所产生的应激反应可引起母体的呼吸、循环、代谢和其他生理功能的显著改变，从而对胎儿和新生儿产生有害影响。而充分有效的分娩镇痛，可减弱或消除这些影响。

（一）对呼吸系统的影响

分娩痛的强烈刺激使产妇的潮气量和分钟通气量增加（由正常均值10 L/min增加到23 L/min，甚至35 L/min或更多），PaO_2下降，pH值上升，引起呼吸性碱中毒。宫缩间歇期，疼痛缓解，不再刺激呼吸，而低碳酸血症引起短暂的低通气状态，产妇的PaO_2可下降10%～50%（平均25%）。当PaO_2小于9.3 kPa（70 mmHg）时会引起胎儿的PaO_2下降并产生有害影响。使用阿片类药物可增强呼吸性碱中毒对呼吸系统产生抑制。

（二）对内分泌和代谢的影响

动物实验提示伤害性刺激所致的急性疼痛会引起体内的儿茶酚胺，尤其是去甲肾上腺素增高，子宫血流量下降35%～70%。研究显示，产程中剧痛和焦虑导致产妇皮质类固醇和促肾上腺皮质激素（ACTH）明显增高，在活跃期，产妇体内肾上腺素、去甲肾上腺素、可的松分别增加300%～600%、200%～400%和200%～300%。亦有研究显示产程中血浆中的β-内啡肽进行性增高。产程中交感-肾上腺系统活动增强，儿茶酚胺释放，使代谢率和氧耗增加，脂肪分解代谢增强，体内的自由脂肪酸和乳酸浓度增高，呼吸性碱中毒可引起肾丢失碳酸氢盐和产程中碳氢化合物的摄入减少，产生代谢性酸中毒而影响胎儿。

（三）对循环系统的影响

分娩时交感神经系统活动增强，加上宫缩时挤出的血液和盆腔、下肢静脉血回流增多，使产妇的回心血量和心输出量进行性增加，较产前增加40%～50%，心率增快、收缩压和舒张压增高，左室后负荷增加。当产妇患有心脏病、妊娠高血压症、高血压、肺动脉高压或严重贫血时会产生危险后果。

（四）对消化系统的影响

产程中的剧痛和焦虑可影响胃肠道功能，引起胃酸分泌增加，胃肠道活动减弱，胃排空时间延长，胃内酸性内容物滞留从而增加呕吐和误吸的危险。

（五）对产程和宫缩的影响

疼痛、情绪反应和儿茶酚胺、可的松的分泌增加，可增强或减弱子宫收缩力而影响产程。去甲肾上腺素可增强宫缩，而肾上腺素和可的松可减弱宫缩。一些产妇由于剧烈的疼痛和焦虑引起后两者分泌增加而使宫缩减弱、产程延长，少数产妇可引起不协调宫缩从而影响产程进展。

（六）对胎儿的影响

产程中子宫收缩时，绒毛间歇性的血流中断，导致短暂的胎盘气体交换减少。同时因为分娩痛所引起的呼吸性碱中毒可使母体的氧离曲线左移、宫缩间歇期低氧血症、脐带血管收缩和子宫血流量减少从而使胎盘气体交换进一步减少。正常产妇分娩时胎儿循环和绒毛间隙储存的氧气足够维持短暂的通气不足时的胎儿氧耗，而对于高危妊娠，疼痛所致的气体交换量减少是决定胎儿安危的关键因素。

此外，分娩痛可导致产妇长期情绪紊乱而损害产妇精神健康，甚至需要心理治疗。

第三节　麻醉药对母体和胎儿的影响

麻醉药和麻醉性镇痛药都具有不同程度的中枢抑制作用，且均能部分透过胎盘而进入胎儿血液循环，因此在分娩镇痛用药时应充分考虑药物的种类、剂量、应用时间、给药方式、母体和胎儿的全身情况。

一、镇痛药

哌替啶、吗啡、芬太尼等都极易透过胎盘，并对胎儿产生一定的抑制作用。

1. 哌替啶　是临床常用的麻醉性镇痛药，母体静脉注射后 2 min 内即可在胎儿血中检出，6 min 后胎血与母血浓度达平衡。肌内注射在胎血中出现较延迟，浓度也较低。哌替啶的分解产物抑制新生儿呼吸中枢，其生物降解需 2 ~ 3 h。此外哌替啶有促进宫缩的作用，使宫缩频率及强度增加，第一产程缩短。应用此药的时间以胎儿娩出前 1 h 内或 4 h 以上肌内注射为宜，胎儿娩出前 2 ~ 3 h 应用则有新生儿呼吸抑制现象。

2. 吗啡　镇痛作用是哌替啶的 10 倍。母体用药后易引起头晕、恶心、呕吐等不良反应，且其透过胎儿血 - 脑脊液屏障的浓度大于哌替啶。目前产科已很少应用。

3. 镇痛新　镇痛效力是吗啡的 1/4 ~ 1/3，肌内注射 1 h 内，静脉注射 15 min 内可发挥最强镇痛作用。作用时间为 2 ~ 4 h，其呼吸抑制作用强于吗啡。在分娩镇痛中很少应用。

4. 芬太尼　静脉注射后迅速产生镇痛作用，是临床麻醉时常用的强效镇痛药之一。该药起效快，维持时间短，并可加强宫缩，故在分娩第二产程经硬膜外间隙小量注药可获得良好的镇痛效果。

5. 舒芬太尼和阿芬太尼　均是芬太尼的衍生物。作用与芬太尼基本相同，只是舒芬太尼的镇痛作用更强，为芬太尼的 5 ~ 10 倍，作用持续时间约为其 2 倍，安全范围为其 100 倍；阿芬太尼属超短效的阿片受体激动剂，镇痛强度为芬太尼的 1/4 ~ 1/3，起效快，作用时间短，仅 10 min。这两种药对母胎的影响和不良反应同芬太尼，可用于剖宫产的全麻维持，亦可用于小剂量硬膜外分娩镇痛，与局麻药复合使用效果更好。

6. 曲马朵　是近年来合成的一种新的非麻醉性中枢镇痛药。它与阿片受体的结合力很弱，与 μ 受体的结合力仅为吗啡的 1/6 000。但该药能抑制神经元对去甲肾上腺素和 5 - HT 的再摄取，从而阻断痛觉传导产生镇痛作用。镇痛强度为吗啡的 1/10，口服 20 min 起效，肌内注射 1 h 起效，2 h 达高峰，维持 4 ~ 6 h。母体用药后易引起恶心、呕吐、口干、出汗和嗜睡等不良反应，可影响新生儿的 Apgar 评分，但不会导致母体和新生儿的呼吸抑制。分娩镇痛时可酌情使用该药。

二、镇静药

1. 安定　有显著的镇静作用，容易透过胎盘，孕妇静脉注射10 mg在 30 ~ 60 s 内，或肌内注射 10 ~ 20 mg 在 3 ~ 5 min 内即可进入胎儿体内。该药起效快，作用消失也快，临床剂量对呼吸影响较轻，静脉注射剂量偏大时可以产生程度不同的呼吸抑制，在产科合理应用镇静或其他安定药（如氟哌利多、利眠宁等）与芬太尼、哌替啶合用，可消除产妇的紧张焦虑，减轻疼痛，且不良反应少。

2. 咪唑安定 是临床应用的唯一水溶性苯二氮䓬类药，其效价为安定的1.5～2倍。该药的血浆蛋白结合率高达94%±1.9%，可通过胎盘屏障，但通透量较安定少，且作用时间短。围产期应用该药，可一定程度的抑制胎儿和新生儿的呼吸、肌张力，降低Apgar评分，并使低体温和吸吮减弱的发生率增高。其催眠和抗惊厥效力为安定的1.5～2倍，有一定的呼吸抑制作用，静脉注射0.15 mg/kg对每分钟通气量的影响与安定0.3 mg/kg相似，极少在分娩镇痛时使用。

3. 氯丙嗪 主要用于合并先兆子痫和子痫的产妇，有镇静、解痉、止吐、降压等作用，对呼吸中枢无明显抑制，可与异丙嗪、哌替啶合用。近年来，神经安定药如氟哌利多已被替代应用，异丙嗪及氯丙嗪已少用。

三、静脉麻醉药

1. 氯胺酮 具有催产、消除阵痛、增强子宫肌张力和收缩力的作用，可使新生儿肌张力增强。静脉给药后，可迅速透过胎盘，胎儿和母体内血浆药物浓度很快接近，分娩应用时剂量不宜偏大，可于胎儿娩出时静脉注射0.25 mg/kg，会阴侧切时静脉注射0.6～0.7 mg/kg。该药禁用于有精神病史、妊娠中毒症或先兆子宫破裂的孕妇。

2. γ-羟基丁酸钠 对呼吸循环和肝肾功能影响小，具有增加宫缩频率和速度、促进宫缩、强化催产药物的作用。可透过胎盘预防胎儿缺氧性脑病等并发症。禁用于严重妊娠高血压症、先兆子痫或低钾血症的产妇。

3. 硫喷妥钠 不影响宫缩，可迅速通过胎盘。大剂量时可能抑制新生儿呼吸，一般临床应用剂量小于7 mg/kg。在产科镇痛中极少应用，主要用于剖宫产的全麻诱导。

4. 异丙酚 为一种新型的静脉麻醉药，催眠效能为硫喷妥钠的1.8倍，起效快，作用时间短，苏醒迅速。该药可透过胎盘，大剂量应用可抑制新生儿呼吸，且可通过乳汁排泄。除需终止妊娠外，一般不宜用于产科麻醉。

四、吸入性麻醉药

所有吸入性麻醉药都为脂溶性的，能很快通过胎盘，麻醉时间愈长，麻醉愈深，对胎儿及新生儿的心血管和中枢神经系统抑制愈大。

1. 氧化亚氮 可迅速透过胎盘，吸入30%～50%氧化亚氮与氧气有镇痛作用，吸入浓度超过50%可产生头晕、嗜睡，对循环和呼吸无明显抑制，对呼吸道无刺激作用，约70%的产妇可抑制分娩疼痛，但镇痛达优者较少。

2. 安氟醚、异氟醚 低浓度吸入对子宫收缩的抑制较轻微，对胎儿也无明显影响。高浓度时对子宫有较强的抑制作用，易引起分娩时子宫出血，对胎儿产生不良影响。

3. 七氟醚、地氟醚 七氟醚较氟烷更易透过胎盘，对子宫收缩的抑制强于氟烷。地氟醚对子宫收缩的抑制强于异氟醚，也可以迅速通过胎盘，极少用于分娩镇痛。

五、局部麻醉药

局麻药注入硬膜外间隙，母体静脉血局麻药浓度可在20～30 min时达高峰，脐静脉血中浓度在30 min达最高值。不同局麻药进入胎盘的移行速度不同，主要与局麻药的蛋白结合度、相对分子质量大小、脂质溶解度和在胎盘中的分解代谢等因素有关。局麻药与血浆蛋白结合度高者通过胎盘少，进入胎儿血的量也小。罗哌卡因、布比卡因和利多卡因在母体血中的蛋白结合率分别为94%、92%和63%。常用局麻药的相对分子质量都在400以下，较易通过胎盘。脂溶性高者如利多卡因，易进入胎盘。酰胺类局麻药大部分在肝脏经酶作用后失活，不被胎盘分解，其代谢过程也较酯类局麻药缓慢，因此大量应用时的不良反应也远较酯类多，但因作用可靠、渗透性强、作用时间较长等，目前仍普遍应用于产科镇痛。

普鲁卡因进入体内后水解较快，大部分能在胎盘内破坏，对胎儿呼吸及宫缩均无影响。

利多卡因硬膜外注入 3 min 后，胎儿血中浓度约为母体的 1/2，加用肾上腺素可降低母体与胎儿血内浓度，但不能延缓通过胎盘的速率。布比卡因作用维持时间长，通过胎盘较少，胎儿娩出时脐血浓度相当于母血的 30% ~40%，在分娩镇痛中较常应用。

罗哌卡因是一种新的长效的酰胺类局麻药，是与布比卡因结构相似的纯 S－对映体，其血浆蛋白结合率高（94% ~95%），解离常数为 8.0，与布比卡因相近，而脂溶性小于后者。在离体试验中，罗哌卡因比布比卡因显示出更好的感觉、运动阻滞分离。随罗哌卡因使用浓度和剂量的增加，其运动阻滞程度逐渐加强，而感觉阻滞方面却无明显差异，因此在较低浓度时罗哌卡因的感觉运动阻滞分离更好。由于以上两个优势，人们普遍认为罗哌卡因较布比卡因更适于分娩镇痛。

第四节　分娩镇痛的方法

选择分娩镇痛的方法，应尽可能减少对母体、胎儿和新生儿的影响。理想的分娩镇痛方法应具备以下要求：①对母婴安全无影响；②易于给药，起效快，作用可靠，满足整个产程镇痛的需求；③避免运动神经阻滞，不影响宫缩和产程；④产妇清醒，可参与分娩过程；⑤必要时可满足手术的需要。

目前分娩镇痛使用的方法大致可归纳为以下几个方面：非药物性镇痛法、单纯药物镇痛法、吸入性镇痛和区域阻滞镇痛。

一、非药物性镇痛

在过去的 50 年，国内外学者曾使用过以下几种不依赖于药物缓解分娩痛的方法。

（一）自然分娩法

1933 年由英国 Dick－Read 提出并实施，认为在分娩过程中应首先消除产妇对分娩的恐惧，并在分娩期间给予助产手法。

（二）心理预防性镇痛法

心理预防性镇痛法是 20 世纪 40 年代后期由 Vevovski 等创立。

（三）拉马策法

1970 年 Iamaze 将以上两法结合后推广。20 世纪 70 年代，M. Klaus 倡导 Daula 陪伴分娩，由一个有经验的妇女帮助另一个妇女分娩。在整个妊娠与分娩过程中，应用非药物性治疗方式，如产前教育、训练助产动作、给予精神上的鼓励和支持等，消除产妇的顾虑和恐惧情绪，让产妇积极参与分娩活动，增强产妇应付整个产程和自我控制行为的能力以及个人成就感，使大脑皮质始终处于正常活动状态，增强大脑皮质的功能，使分娩过程能在无痛的情况下符合生理规律地进展。许多研究表明采用此方法，多数产妇虽然不能完全解除分娩痛，但均可以得到某种程度的改善。

（四）催眠术

仅在一些产科诊所偶尔使用催眠术缓解分娩痛。

（五）针刺或经皮神经电刺激镇痛

分娩镇痛穴位可选择合谷、三阴交、足三里、次髎，但镇痛效果不满意。

经皮神经电刺激是另一种非药理学技术，目前机制尚不清楚，可能是通过特定频谱的疏密波，刺激神经系统释放脑啡肽、强啡肽、内啡肽等神经递质，产生镇痛。第一对电极通常置于 T_{10} ~ L_1 脊神经支配区域的皮肤，其中一电极置于脊柱中线旁。第二对电极置于 $S_{2\sim4}$ 脊神经支配区域的皮肤两侧。连续发放低强度高频率电刺激，当产妇感到宫缩痛时，可以自己增加刺激强度直至出现麻木感。

此外，水针法、无痛分娩仪、耳穴贴压法等也用于分娩镇痛。

总之，非药物性分娩镇痛虽可产生一定的镇痛效果，但尚不完善，还需药物性镇痛。

二、单纯药物镇痛

第一产程早期疼痛较轻，可通过联合应用暗示、止痛剂和镇静剂得以缓解。活跃期出现较剧烈疼痛时，需要通过口服、肌内注射或静脉注射小量药物，发挥镇痛作用。常用的药物如下。

1. 哌替啶　适用于第一产程，50～100 mg 肌内注射。进入第二产程禁用。50% 产妇可有镇痛作用。不良反应有头晕、恶心、呕吐、烦躁等，需同时给予适量镇静剂以减少不良反应并延长镇痛效果。此法对母亲不产生明显呼吸抑制，但对新生儿可以有轻微呼吸抑制。

2. 安定　在分娩中应用尚有争议，主要用于先兆子痫或子痫，也可用于精神紧张者。常用剂量为 0. 15～0. 2 mg/kg 肌内注射，重复应用需间隔 4～6 h。

3. 氯胺酮　多以"亚麻醉剂量"间断静脉滴注，每次 10～15 mg，维持 4～6 min，每隔 4～8 min 可以重复一次，但半小时内总量应小于 100 mg。也可将氯胺酮 100～300 mg 加入葡萄糖或生理盐水 100 ml 中静脉滴注，并根据镇痛情况调节速度。辅助安定等镇静药可以减少幻觉、躁动等不良反应。

4. 曲马朵　在产妇对硬膜外穿刺有恐惧心理或有硬膜外穿刺的禁忌证，或因产程进展过快失去硬膜外操作的最佳时机时，可口服或肌内注射曲马朵 50～100 mg 行分娩镇痛。

目前亦有采用患者自控静脉镇痛（PCIA），其操作简便，起效快。单纯药物分娩镇痛效果不确切，且不良反应大，临床较少使用。

三、吸入性镇痛

应用低于麻醉浓度的挥发性或气体麻醉药，或者单独应用，或者作为局部麻醉、椎管内麻醉的补充，以缓解第一、第二产程疼痛。但必须防止产妇意识消失，更须避免深麻醉，以防止胎儿呼吸抑制和宫缩减弱。

临床常用的方法是氧化亚氮（N_2O）吸入法。它的优势在于 N_2O 在血液中的相对不溶性，其麻醉起效、排除迅速，在血液中无蓄积，且患者可自控，在产科镇痛使用的剂量和时间范围内并无生理和生化方面的影响，不影响宫缩和产程，不影响血压，同时吸入氧的浓度较高，只要严格控制吸入浓度和时间、避免母儿缺氧则仍称安全，但镇痛效果不如椎管内阻滞。主要不良反应是吸入时间较长，可引起产妇头晕、烦躁不安、不合作和反流、呕吐及误吸的危险。此外，由于笑气的镇痛效应有 30～45 s 的潜伏期，故必须抢先在宫缩开始前吸入方称有效。因此，在使用前应指导产妇正确的使用方法和要求，最好由经过训练的麻醉医师实施，同时密切观察血压、脉搏、呼吸、宫缩及胎心变化。另外尚有采用0. 25% ～1% 安氟醚、0. 2% ～0. 7% 异氟醚等吸入药物，于第二产程开始时间断吸入，但这些药物在镇痛的同时往往出现宫缩抑制，并易导致产妇意识消失，故临床上很少使用。

四、区域阻滞镇痛

（一）宫颈旁及阴部神经阻滞

此方法操作简单，常在第一产程和第二产程由产科医生或助产士实施。

宫颈旁阻滞操作方法：术者以示指和中指并拢伸入阴道触及宫颈，用 22 G 穿刺针沿手指引导方向进入，稍越过指尖在子宫穹隆相当于 4 点和 8 点位置穿刺，抽吸无回血，注入 0. 25% 布比卡因或罗哌卡因，或 1% 利多卡因 8～10 ml，总量不超过 20 ml。为确保安全，常于阻滞一侧后观察胎心 10 min，无不良反应再阻滞另一侧，以免引起胎儿心动过缓或宫内窒息。阻滞后疼痛可以缓解数小时。对早产儿、胎儿宫内窘迫、胎盘功能不全者禁用。

经阴道的会阴神经阻滞术：操作时术者以示指和中指并拢进入阴道，触摸到坐骨棘，穿刺针沿手指引导方向进入，在坐骨棘尖端内侧方刺入，触及骶棘韧带时会产生阻力感，回吸无血可注入局麻药，剂量约为 10 ml。阴部神经阻滞范围小，常需辅助阴阜和大阴唇前部的局部浸润以增强止痛效果。

（二）硬膜外阻滞

硬膜外阻滞缓解分娩痛的有效率可达到85%～95%，是公认的较为有效的分娩镇痛的方法之一。目前普遍认为硬膜外分娩镇痛不会延长甚至可缩短第一产程，但对于它是否影响第二产程及增加剖宫产率、助产率和某些产后并发症仍有争议。硬膜外分娩镇痛存在以下问题：①镇痛起效较慢，有时需 15～20 min；②由于硬膜外穿刺技术或导管位置的关系，满意率和镇痛效果有时欠佳；③可引起不必要的运动阻滞。近年来，随着新的麻醉方法和新的麻醉药物的应用，硬膜外分娩镇痛技术有了很大的提高。

1. 禁忌证　①穿刺部位感染；②血液病或正接受抗凝治疗；③低血容量、严重贫血；④脊柱畸形或合并有颅内占位病变或颅内压增高；⑤前置胎盘、先兆子宫破裂或分娩有大出血可能；⑥宫缩异常、头盆不称或骨盆异常；⑦产妇拒绝。

2. 常用的硬膜外阻滞方法

（1）间断硬膜外给药法（intermittent epidural anesthsia）：是指在硬膜外置管后给予初始剂量，或者间断多次追加药物以达到满意镇痛。

硬膜外阻滞可降低母体儿茶酚胺水平、减弱交感活性、消除疼痛引起的一系列生理反应。硬膜外分娩镇痛时局麻药中加入肾上腺素可缩短麻醉起效时间、延长麻醉时效。目前普遍认为分娩镇痛时硬膜外局麻药中加入阿片类药物不仅能够缩短起效时间、完善麻醉效果、延长麻醉时效、减少局麻药用量，从而减少运动阻滞、提高母亲满意率、减少感觉平面过高和血流动力学剧烈波动的危险。但硬膜外单独应用阿片类药物削弱应激的程度不如局麻药，且在产程中不能产生满意的镇痛。近年来，有报道硬膜外布比卡因或罗哌卡因中加可乐定应用于分娩镇痛，认为局麻药中加可乐定可使硬膜外阻滞时间延长、阻滞效果完善，而对分娩方式、新生儿 Apgar 评分无显著影响；但可乐定易通透胎盘，且可使母体血压轻度降低、血糖轻度升高，母、胎心率加快，因此分娩镇痛时应限制其用量（不超过 200 μg），以避免对胎儿的不良影响。

脂溶性的阿片类药物，如芬太尼、舒芬太尼、阿芬太尼用于硬膜外镇痛比吗啡起效更快，5～10 min（吗啡起效时间约 20 min）。100～200 μg 芬太尼、30～50 μg 舒芬太尼能产生完善的镇痛，维持时间为 1～3 h。小剂量的阿片类药物与局麻药复合使用效果更佳。

临床应用：①穿刺部位，有一点穿刺和两点穿刺置管。一点穿刺置管法：L_{3-4}或 L_{4-5}间隙穿刺，向头侧置管 3～3.5 cm。两点穿刺法选用 L_{1-2}穿刺，向头侧置管 3～3.5 cm，和 L_{4-5}穿刺，向尾置管3～3.5 cm，上管阻滞 T_{10}～L_2 脊神经，下管阻滞 S_{2-4}脊神经。②给药方法，临床常用 0.062 5%～0.25%罗哌卡因、0.125%～0.25%布比卡因或 0.75%～1%利多卡因。常规监测和胎儿监测下，于宫口开到 2～3 cm 时给予试验药量 4～5 ml，观察 5 min，根据产痛情况和阻滞平面间断给药，每次给药 6～10 ml。两管法在第一产程早期通过上管给药，使感觉阻滞平面控制在T_{10}～L_1，第一产程后期通过下管给药5～7 ml，阻滞骶尾和会阴区域。只要用药得当，麻醉平面不超过 T_{10}，对宫缩可无影响。镇痛期间应常规监测孕妇的血流动力学变化、下肢肌力和胎心、宫缩情况，一般主张在宫口开至 8 cm 时停止给药，以免影响第二产程中产妇辅力的使用而影响第二产程。

（2）持续硬膜外给药法（continuous epidural infusion anesthsia，CEIA）：持续硬膜外给药初始于 20 世纪 50 年代后期及 60 年代初期，直到 80 年代中期在产科才得到广泛应用。它具有血药浓度稳定、镇痛效果良好和药物不良反应发生率低等优点，比间断给药更为安全。

目前普遍认为 CEIA 比间断硬膜外阻滞局麻药的用量减少，但 Smedstad 和 Hicks 的研究结果却不同。

CEIA 用于分娩镇痛时，对局麻药的浓度和容量尚无一致的意见，但自从该技术应用以来，就存在一种趋势——不论是否增加亲脂性的阿片类药物，都应降低局麻药浓度以使产妇在产程中运动阻滞程度更轻，活动性更好，第二产程中宫缩以外的产力更有效。目前临床上分娩镇痛最常用的是 0.062 5% ~ 0.125% 布比卡因或罗哌卡因单独使用或与芬太尼（1 ~ 2 μg/ml）、舒芬太尼（0.2 ~ 0.3 μg/ml）、布托啡诺（0.002% ~ 0.01%）等复合，用量为 8 ~ 15 ml/h。

持续硬膜外输注法在产科应用的发展趋势，不仅使产妇有更好的活动性，而且使她们在产程中能行走。这主要是通过限制局麻药的浓度和在无母婴禁忌时联合使用阿片类药物或 α_2 肾上腺素能受体激动剂来实现。

（3）患者自控硬膜外分娩镇痛（patient - controlled epidural anesthsia，PCEA）：PCEA 是最近 10 年来又一分娩镇痛方法。PCEA 常分为两种方法：①在持续注入药物的基础上，患者根据自己需要追加药物（continuous infusion and demand dosing，CIADD）；②仅由患者根据自己需要追加（demand - dose only，DDO）。目前普遍认为：与传统硬膜外阻滞相比，PCEA 镇痛效果相近，运动和感觉阻滞平面相似，而患者满意度增高，所需药量减少，因而更有效、更安全。

对于是否应该在持续输注药物的基础上实施 PCEA 仍存在争议。虽然目前常使用持续输注，但 Paech 的研究表明：虽然 DDO 型 PCEA 组 Fentannyl 的用量较高，但两组在麻醉效果和患者满意率方面并无显著差别。

研究显示：与传统的硬膜外阻滞相比，PCEA 除麻醉作用持久和局麻药量减少外，更重要的是所需人力的减少。但是，这些患者的常规监测，尤其是呼吸监测仍然是非常重要的，并且在患者、药物、PCA 泵的选择和所用药物的容量、间隔的设置方面仍然需要麻醉医生来完成。

（三）连续骶管阻滞

此方法是硬膜外阻滞的另一种形式，主要用于消除会阴痛。用 18 G 长 7 cm 细空心针骶管穿刺，置入硬膜外导管，使管的尖端抵达 S_1 ~ L_5（8 ~ 10 cm）椎节。第一产程和第二产程早期注入低浓度局麻药而产生止痛作用。缺点：用药量大；穿刺置管易损伤血管或误入蛛网膜下隙，发生局麻药中毒者较多，并可影响宫缩频率和强度。此外，因盆底肌肉麻痹而无排便感，不能即时使用辅力，使第二产程延长，故初产妇有 90%，经产妇有 50% 需产钳助产。

（四）蛛网膜下隙阻滞

蛛网膜下隙阻滞可产生 T_{10} ~ S_5 节段的止痛和麻醉作用。蛛网膜下隙阿片类药物与脊髓的阿片受体结合较小剂量即可产生完善的镇痛，不产生交感神经阻滞且对新生儿无影响，尤其适用于一些禁用或慎用硬膜外局麻药的情况下，如伴艾森曼格综合征、右向左分流、严重的二尖瓣和主动脉瓣狭窄或肺动脉高压的先天性心脏病时。因为使用局麻药可增加右向左分流，全身血管扩张以致引起严重的低氧血症和心脏抑制；在严重瓣膜狭窄的情况下，局麻药可降低前负荷和心率而降低心输出量。但是如果患者在产程中疼痛刺激较大，有可能导致肺动脉压和血压增高、心律不齐和心力衰竭，此时使用鞘内阿片类药物，可产生良好的镇痛而且血流动力学改变较小，可以替代局部阻滞。

20 世纪 80 年代早期，有报道在初产妇分娩时蛛网膜下隙使用吗啡 0.5 ~ 2.0 mg 可产生良好的镇痛，且直到第二产程患者才要求硬膜外追加局麻药。但是蛛网膜下隙吗啡麻醉的起效时间较长，且易引起瘙痒、恶心、呕吐、尿潴留、嗜睡和偶发的迟发呼吸抑制。鉴于其缺点，近年来有学者提出在蛛网膜下隙复合应用吗啡及其他药物，如芬太尼 25 μg，布比卡因 2.5 mg，麻醉起效增快，维持时间延长，不良反应减少，虽第二产程可能延长，助产率增加，但对剖宫产率和新生儿无影响。目前，由于其他脂溶性阿片类药物的发展，已逐渐取代了吗啡在蛛网膜下隙镇痛的地位，它们不仅镇痛起效时间短（4 ~ 5 min），而且不良反应少。蛛网膜下隙应用舒芬太尼（5 ~ 10 μg）在第一产程可产生1 ~ 2 h 的镇痛。蛛网膜下隙中合用可乐定（30 μg）也可使镇痛时间延长。

蛛网膜下隙给药的维持时间较短，一般约 1 h。有人提出，蛛网膜下隙置入微导管（18 ~ 32 G）行连续蛛网膜下隙阻滞可以解决全产程的镇痛。但有研究显示：连续蛛网膜下隙阻滞时，随着舒芬太尼

(5 μg/次）给药次数的增多，镇痛起效时间延迟，而维持时间缩短。且连续蛛网膜下隙阻滞时神经并发症如马尾综合征的发生率较高。连续蛛网膜下隙阻滞是否能在产科麻醉和镇痛中广泛使用，还需进一步的临床研究。

（五）蛛网膜下隙－硬膜外联合阻滞

因为连续蛛网膜下隙阻滞的不良反应和脂溶性阿片类药物维持时间的局限性限制了蛛网膜下隙阻滞的应用，蛛网膜下隙－硬膜外联合阻滞（CSEA）正逐渐成为一种可行的产科镇痛方法。它是硬膜外阻滞的改进，保留了蛛网膜下隙阻滞快速性和硬膜外阻滞灵活性的优点。虽然早在1981年，Brownridge就将CSEA用于产科阻滞，但直到20世纪80年代末，细的铅笔头式的无创性蛛网膜下隙穿刺针和针内针技术的出现，这种技术才在临床上广泛应用。CSEA在产科通常使用CSEA针内针技术，其中包括17 G硬膜外针和25 G蛛网膜下隙穿刺针。首先行硬膜外穿刺，再将蛛网膜下隙穿刺针从硬膜外针中穿过至蛛网膜下隙，注入小量局麻药和阿片类药物后，将蛛网膜下隙穿刺针撤出，硬膜外腔置管；当蛛网膜下隙阻滞作用减弱时，通过硬膜外管追加局麻药和（或）阿片类药物。

目前，对于CSEA用于分娩镇痛仍然存在某些争议。普遍认为与硬膜外阻滞相比，CSEA的优点：①镇痛更为快速、效果更加完善；②药物的初始用量和总量减少，使产妇无运动阻滞或阻滞程度小，可行走的概率增加，同时感觉平面的改变和交感神经阻滞程度轻；③患者满意率高；④针内针法，通过一次穿刺即可完成，若产程不顺利须行剖宫产时，不需再次穿刺，从而减少了麻醉医师的工作负担。但临床上CSEA的使用并非没有顾虑。有研究显示：CSEA瘙痒、头痛、恶心、呕吐的发生率比硬膜外阻滞高，同时，也有学者认为由于其技术操作较硬膜外阻滞复杂且需穿破硬膜，所以存在导致神经并发症和假性脑脊髓膜炎的潜在危险。

（六）可行走的硬膜外阻滞

所谓“可行走”，就是指在站立位能正常独立活动。近20年来，为了追求最低限度的运动阻滞以使母亲在产程中能够运动和行走，提高母亲的满意率，以及降低麻醉药物的不良反应，最大限度地减少它们对产程和分娩方式的负面影响，提出了产程中“可行走的硬膜外阻滞”的观点。

多数学者支持“可行走的硬膜外阻滞”，认为在产程中“行走”能够缩短产程，减低产痛，减少了局麻药及镇痛药的用量，从而减少了感觉阻滞平面过高、眩晕、烦躁、恶心、呕吐及尿潴留等不良反应的发生，使母亲更安全，满意率更高；同时，也减少了胎儿对高浓度麻醉药物的影响，对胎儿和新生儿更安全。M. P. Nageott等认为产程中产妇缺乏行走是初产妇剖宫产的一个危险因素；“行走”可能给产妇提供更多的自然分娩的机会，从而使剖宫产率下降。站立位与卧位或坐位相比，腔静脉压迫程度轻，血压维持满意，尤其是收缩压。

目前，临床上“可行走的硬膜外阻滞”多采用CSEA技术，即首先在蛛网膜下隙注入小剂量的局麻药和镇痛药（如2.5 mg布比卡因和10～25 μg芬太尼或5～10 μg舒芬太尼）以获得快速、完善的镇痛，此后必要时再通过硬膜外导管间断注入或持续滴注或PCEA 0.062 5%～0.25%布比卡因或罗哌卡因和芬太尼2 μg/ml或舒芬太尼1 μg/ml。而低浓度的局麻药和镇痛药物的应用可能使镇痛的程度减弱和硬膜外追加药物的量增加，且阿片类药物的使用必然会引起其不良反应，如恶心、呕吐、瘙痒、胃排空和尿潴留。

虽然医学界对“可行走的硬膜外阻滞”褒贬不一，但毫无疑问，小剂量CSEA的优势很快为人们所重视，从而成为产科区域阻滞的主要方法之一。“可行走的硬膜外阻滞”在某些方面仍有待进一步研究，例如如何在保证产妇满意的基础上，最大限度地减少运动阻滞及不对正常产程产生影响。

分娩镇痛期间应注意的问题：①实施椎管内阻滞开始时间以宫口开至2～3 cm为宜；②严格控制用药量，使阻滞平面不高于T_{10}；③镇痛期间如需要，可及时使用催产素；④穿刺给予蛛网膜下隙阻滞药后至少卧床30 min；⑤活动前必须征得产房护士、产科医师和麻醉医师的同意，麻醉医师需排除运动阻滞的存在，才能允许产妇行走活动；⑥常规监测孕妇和胎儿情况，积极处理并发症。

总之，麻醉医生应充分掌握孕妇足月妊娠期的生理和解剖改变、药物对母、胎和新生儿的影响、分娩痛的机制以及分娩镇痛各种方法的优、缺点，在实际工作中可根据产妇的实际情况，选择不同的镇痛方法和药物的组合，缓解分娩痛。

（岳红丽）

第二十三章　部分非疼痛性疾病

在疼痛性疾病诊疗的丛书中，之所以把部分非疼痛性疾病纳入其中，是因为这些疾病用治疗疼痛性疾病的方法常有较好的疗效，并且本章所著的几个病是临床治疗上需要多学科共同参与方可获得更佳疗效的疾病，疼痛科参与其中也是义不容辞的。读者在阅读本章内容后，对本节列出的几个病可有更多的治疗思路和方法，可更好地为患者的健康服务。

第一节　特发性面神经麻痹

特发性面神经麻痹（idiopathic facial palsy）是位于茎乳孔内的面神经发生非化脓性炎症所导致的面部肌肉无力或面肌瘫痪，临床上又称周围性面瘫。由于 Bell 最先对本病加以描述，故又称为 Bell 麻痹。此病系常见病，发病率约 425.7/10 万。

【病因】 病因尚未完全清楚。一般认为骨性面神经管仅能容纳面神经，局部的炎症、缺血、水肿等压迫面神经，造成面神经麻痹。常见的诱发因素有寒冷刺激、病毒感染、自主神经功能紊乱使神经营养血管收缩致组织水肿及风湿性神经炎、茎乳孔的骨膜炎等。面神经的早期病变为水肿和脱髓鞘，严重者可有轴索变性。

【临床表现】 任何年龄均可发病，以 20 ~ 40 岁多见，男性略多。可以有受寒、感染或情绪波动的诱因，也可无任何诱因。

通常急性起病，于数小时或 1 ~ 3 d 内达高峰。常为单侧，双侧少见，病初可有麻痹侧乳突区、下颌角及耳内疼痛。其主要表现是患侧表情肌瘫痪：额纹消失，不能皱额蹙眉，眼裂变大，眼睑不能闭合或闭合不全，Bell 征（闭眼时，瘫痪侧眼球向上外方转动，露出白色巩膜）；鼻唇沟变浅，口角下垂，示齿时口角偏向健侧，鼓气或吹口哨时漏气；颊肌瘫痪使食物常滞留于病侧的齿颊之间；角膜反射、眼及口轮匝肌反射均减退。如果出现舌前 2/3 的味觉丧失，病变位于面神经干鼓索神经传出之前；如果听觉过敏，病变部位在支配镫骨肌神经发出之前；如果表情肌瘫痪，舌前 2/3 味觉丧失，并伴有外耳道疱疹及疼痛，则病变在面神经的膝状神经节。

整个病程可分为三期：第 1 ~ 2 周为急性期，第 2 周末至 2 年为恢复期，2 年以上面瘫仍不能恢复则成为后遗症期。

【诊断】 根据急性起病，周围性面瘫的临床表现，除外继发性面神经麻痹，可以诊断。实验室检查常无特殊发现。

本病应与以下疾病相鉴别。

1. 中枢性面瘫　表现为不全性面瘫，常只限于病变对侧下面部表情肌的运动障碍，上面部正常。

2. Hunt 综合征　有眩晕、重听等前庭功能障碍的表现，同时伴有耳郭、三叉神经及 $C_{2\sim3}$ 脊神经支配区域疱疹和疼痛。

3. 格林 - 巴利综合征　多为双侧性，同时伴有对称性肢体瘫痪。脑脊液验查呈“蛋白 - 细胞分离”现象。

4. 其他　颅内外肿瘤、中耳炎、腮腺炎及脑膜炎等亦可引起面神经麻痹，应加以鉴别。

【治疗】 本病因容貌改变影响患者身心健康，故应及时正确地采取心理治疗和其他相应的治疗措施，其治疗原则因病程的不同时期而各异。急性期主要是控制炎症水肿，改善局部血液循环，减轻或消除神经压迫；恢复期主要是尽快恢复神经的传导功能和加强肌肉收缩；后遗症期可施行神经移植或整容手术及神经切断等。

1. 急性期治疗

（1）一般治疗：注意休息，生活规律，避免劳累，可给予局部热敷、肌肉按摩、短波透热、红外线照射等，不宜采用强刺激疗法。同时，应注意保护眼睛，以防止引起眼内感染。

（2）药物治疗：

1）皮质激素：应在发病后立即给予，可用泼尼松 30 mg/d，顿服或分 2 次口服，连续 5 d，随后在 7 ~ 10 d 内逐渐减量。

2）阿司匹林：0.5 ~ 1.0 g/次，3 次/d，口服。

3）维生素类：维生素 B_1 100 mg、维生素 B_{12} 0.5 mg，1 次/d，肌内注射。

4）其他：疑有病毒感染者可用抗病毒药。

（3）星状神经节阻滞：可解除颈动脉、椎动脉及其分支痉挛，增加其分布区的血流，改善其分布区的血液循环，消除神经鞘水肿，改善神经营养状态及缺氧，防止继发性神经损害。常用 1% 利多卡因或 0.25% 布比卡因 10 ml 行患侧星状神经节阻滞，1 ~ 2 次/d，直至痊愈。本法疗效显著，如早期（发病 1 周内）应用，治愈率可高达 100%，且无后遗症发生。

（4）中医中药治疗：治宜祛风通络，药用牵正散（僵蚕、全蝎、白附子各 3 g），每日 1 剂，还可加入适量川芎、红花以活血化淤。

（5）针刺及经皮神经、穴位电刺激疗法（TENS）：发病第 1 周内慎用，1 周后可选用颊车、四白、听会、耳门、下关等穴位，进行弱刺激。

2. 恢复期治疗

（1）表情肌锻炼：嘱患者继续保护眼睛，并对着镜子进行。

（2）药物治疗：包括肌内注射维生素 B_1、维生素 B_{12}，口服烟酸、地巴唑等；亦可肌内注射加兰他敏，每日 1 次。中药以活血化淤、调气补血为主，可选用当归、党参、川芎、红花、桃仁、熟地等。

（3）针刺、TENS 及理疗：给予面部肌肉电刺激、电按摩或碘离子透入疗法，亦可采用针刺或 TENS，取穴为地仓、太阳、风池、合谷、足三里等，采用强刺激疗法。

（4）星状神经节阻滞：仍可积极采用，效果良好。

3. 后遗症期治疗　大多数患者经治疗于 1 ~ 3 个月内完全恢复，有 10% ~ 16% 的患者 2 年后仍遗留有不同程度的面瘫、面肌痉挛。此期仍可采用星状神经节阻滞疗法，确无效果者可考虑施行面神经与副神经或面神经与膈神经吻合术。另外，为改善面容，也可行整容或美容手术。

【预后】 不完全性面瘫起病后 1 ~ 3 周开始恢复，1 ~ 2 个月内可望明显恢复或痊愈，年轻患者预后好。轻度面瘫无论治疗与否，痊愈率可达 92% 以上。受凉起病者、面瘫 4 d 后镫骨肌反射仍存在者预后较好。老年患者发病时伴乳突疼痛，合并糖尿病、高血压、动脉硬化、心绞痛或心肌梗死者预后较差。

（李延坤）

第二节　面肌痉挛

面肌痉挛（facial spasm）以阵发性、不规则的一侧面部肌肉不自主抽搐为特点，无神经系统其他阳性体征。

【病因】 病因不明，可能系面神经的异位兴奋或伪突触传导引起。可发生在面神经通路的任何部位，尤其是膝状神经节受到病理性刺激易诱发；部分患者可发生于面神经麻痹恢复期或不完全恢复后。近来有报道面神经进入脑干处被微血管襻压迫是主要病因，减压术后可痊愈。

【临床表现】 好发于中年以后，尤以40～50岁者女性多见。左侧发病略多于右侧，双侧同时发病者极为罕见，约占0.7%。病程发展缓慢，有时为亚急性发病，常呈进行性进展，开始患者感觉眼眶周围（尤其是下眼睑）肌肉跳动，范围很小，以后跳动范围逐渐增大，频率逐渐加快，2年内逐渐累及颊肌和眼轮匝肌，甚至颈阔肌。

面肌痉挛导致眼裂变小，嘴脸歪斜，患者感到眼部活动和说话极为不方便。尤其于疲劳、情绪波动、注意力集中时更加明显，睡眠中消失。部分患者因累及镫骨肌而出现耳鸣，少数患者可伴有同侧舌前味觉改变，听觉过敏。

【诊断】 根据典型的临床表现，大多数病例诊断并不困难，但需与以下疾病鉴别。

1. 继发性面肌痉挛　桥小脑角肿瘤或炎症、脑桥肿瘤、脑干脑炎、延髓空洞、颅脑损伤均可出现面肌痉挛，但是多伴有其他脑神经受损的表现及神经定位体征，面肌痉挛仅是临床表现之一。

2. 功能性眼睑痉挛　常见于老年妇女，多系双侧性眼睑痉挛，而无下部面肌抽搐。

3. 习惯性面肌抽动症　主要见于儿童及青年，为短暂的强迫性肌肉抽搐，多为双侧，与精神因素有关。

4. 抗精神药物引起面肌运动障碍　患者最近服用奋乃静、三氟拉嗪、氟哌啶醇或胃复安等，表现口强迫性张大或闭合，不随意伸舌或卷缩等。

【治疗】 大多数病例经治疗后症状可稍改善或经历一段时间的缓解后亦可有复发的倾向。

1. 药物疗法

（1）A型肉毒素（botulinum toxin type A，BTX－A）：注射BTX－A是目前首选治疗方法，安全有效，简便易行。在痉挛肌肉处注射极小量BTX可产生麻痹效应，使肌痉挛减弱或消除，疗效持续3～6个月，复发后重复注射有效；病程短、症状轻微者可望治愈。注射后可出现短暂麻痹症状如睑下垂，数日后消退。此药已用于多种局限性肌张力障碍的治疗，是近年来神经疾病治疗领域的重要进展。

（2）抗癫痫药：苯妥英钠100 mg/次，3次/d，无效时可更换为卡马西平100～200 mg/次，3次/d，仅对早期或轻症者有效。其中镇静安定类可与抗癫痫药配合使用。

2. 神经阻滞疗法

（1）星状神经节阻滞：可暂时缓解患者的不适感，不能缓解面肌痉挛，也有人报道能有效地解除面肌痉挛。

（2）面神经分支破坏性阻滞：根据面肌痉挛的范围，选择性地阻滞面神经的额支、颊支和下颌支。确定穿刺成功的方法为：①通过穿刺针注入1%～2%利多卡因0.5 ml，如肌抽搐停止，即可注入纯乙醇0.5 ml，否则再行穿刺。②使用电极针穿刺，然后给予适当的电刺激，如引起受累肌抽搐，即可注入纯乙醇0.5 ml。

1）面神经穿刺压迫法：用22 G、50 mm长的穿刺针从乳突前方0.5 cm处刺入皮肤，然后调整针干使其前方位与额中央至人中连线平行，侧方位与正中线呈30°角，深2.5～4.5 cm即达茎乳孔，面神经麻痹后注入1%～2%利多卡因0.3～1 ml，以防止疼痛，留针20～40 min。并发症有外耳道出血、听力障碍等，无须特殊处理。

2）面神经破坏性阻滞：经穿刺压迫法治疗效果不佳或无效者，可行面神经破坏性阻滞，在证实面神经穿刺成功后，注入无水乙醇或7%～15%酚甘油0.3 ml，疗效维持9～12个月。该方法具有操作时间短、穿刺精确度高、患者痛苦小及效果满意的优点。并发症同面神经穿刺压迫法。

3）眶上神经阻滞：早期或轻症患者（仅有眼轮匝肌痉挛），用0.5%利多卡因或0.25%布比卡因及维生素B_1、地塞米松混合液共1 ml注射于眶上神经周围，行眶上神经阻滞，可暂时缓解眼轮匝肌痉挛，消除患者眼周疲劳和异感。

3. 针刺、TENS及理疗　可选用太阳、地仓、迎香、颊车等穴位，用强刺激手法针刺；也可对上述穴位进行TENS治疗；少数患者经导入利多卡因和钙离子，亦可获得长时间的病情缓解。

4. 手术治疗　适用于非手术治疗效果不持久的严重面肌痉挛患者。手术方式有面神经管开放术、面神经干结扎术、面神经主干及分支切断术、面神经与副神经（或膈神经）吻合术、开颅显微技术解除血管压迫术。虽然各种手术方法均可不同程度地缓解面肌痉挛，但仍存在复发的可能和伴有一定的并发症。

（李廷坤）

第三节　肢端感觉异常症

肢端感觉异常症是一组神经系统的非器质性病变，但患者自觉症状明显，非常痛苦，感觉异常的独特临床症候群。由于无明确的原因，所以治疗起来亦无从下手，用改善微循环及营养神经的药物有一定效果，但缓慢且复发率高；采用神经阻滞治疗，效果确切。

【病因】　肢端感觉异常症的原因不明，可能与自主神经－血管功能失调及内分泌因素有关。多为功能性，属主观感觉障碍。

【临床表现】　本病好发于女性，多为上肢，下肢者少见。为夜间在睡眠中突然发作的肢端麻木，可同时有刺痛、发凉、蚁走感等感觉异常。因麻木、疼痛等而影响休息及睡眠，患者常痛苦不堪，查体无明显体征。症状多为双手麻木，也可为单上肢及下肢，但很少。

【诊断】

1. 临床表现　夜间睡眠中突然发作的肢端麻木、刺痛、发凉、蚁走感等感觉异常。

2. 体征　查体无阳性体征。

3. 各种辅助检查　如甲皱循环检查、阻抗血流图检查和激发试验，结果均为阴性。

【鉴别诊断】

1. 雷诺（Raynaud）病　是血管神经功能紊乱所致的肢端小动脉痉挛性疾病。起病缓慢，发作与受寒有关，情绪激动可引起发作。典型的发病过程是当肢端受到冷刺激后，肤色出现苍白—发绀—潮红。然后再恢复到正常颜色，此过程中同时伴有局部发凉、麻木、针刺样疼痛等不适。受累肢端主要见于手指，且呈双侧对称，甚至手掌，局部加温、揉搓及挥动上肢可使发作停止。长时间患病可致指端皮肤营养不良。甲皱微循环检查、阻抗血流图检查、激发试验结果为阳性。而肢端感觉异常症多在夜间睡眠中发作，持续几小时，查体无阳性特征，长期发作皮肤无改变。

2. 血栓闭塞性脉管炎　是一种血管闭塞性病变，主要侵犯末梢动脉、静脉，多见于青壮年男性（男女之比为75:1），多有重度吸烟或受寒史，下肢最常受累，往往有间歇性跛行，疼痛异常剧烈。

3. 闭塞性动脉硬化　是由周围动脉发生粥样硬化病变，以致慢性变窄或闭塞的一种疾病。多见于50岁以上的男性。查体足背和股后动脉搏动减弱或消失，听诊腹主动脉和周围血管有连续性杂音。

4. 颈椎病　是指由颈椎增生等原因引起的综合征，主要是颈肩痛，放射到枕部及上肢。多见于老年人，行神经系统检查可有相应神经支配区感觉异常，X 射线和 CT 检查可确定病变部位。

5. 胸廓出口综合征　是指臂丛神经和锁骨下静脉与胸廓出口、胸小肌喙突附着部受压引起的综合征。症状为单侧上肢痛，常在尺神经分布区，做 Addison 试验和挺胸试验呈阳性。

6. 腕管综合征　是行走于腕管中的正中神经受到卡压引起的其分布区感觉异常综合征，压迫正中神经 1 ~2 min 疼痛加重，有助于诊断。

【治疗】

1. 一般治疗　患者应注意休息，避免劳累和精神过度紧张。口服烟酸 50 ~200 mg/次和维生素 B_1 100 mg/次，3 次/d。对于睡眠功能紊乱的患者，睡前可应用镇静药。

2. 神经阻滞

（1）交感神经节阻滞：可用 1% 利多卡因施双侧星状神经节交替阻滞，适用于上肢受累者，开始 1 次/d，病情稳定再改为 1 ~3 d 阻滞 1 次。对于上肢感觉异常患者，用星状神经节阻滞后绝大部分患者症状消失，治愈。

对于下肢受累患者，可行腰交感神经阻滞，通常需同时阻滞腰椎 3 个神经节，即 $L_{2\sim4}$，其中以 L_2 交感神经节最为重要，多可取得满意治疗效果。

（2）硬膜外阻滞：常用 2% 利多卡因 5 ml + 维生素 B_{12} 500 μg + 山莨菪碱 10 mg + 0.9% 氯化钠至 20 ml 施硬膜外阻滞，每 3 d 一次，每 5 次为一疗程。阻滞的穿刺部位根据病变区域和范围而定。下肢可行单次，也可采用连续多次，每晚睡前给药 1 次，但留管时间一般不超过 1 周。

（唐　哲　马君志）

第四节　膈肌痉挛

膈肌痉挛是由各种原因引起的膈肌不自主的收缩运动所致的一种病症，既可是某一疾病的一个症状，也可是一个病。膈肌痉挛可是阵发的、规律的，也可以是周期性的、无规律的、一过性的，少数可几乎伴随终身。因膈肌痉挛发作时可发出“咯咯”样声，故俗称“打嗝”、呃逆。

【病因】 大脑、膈神经、膈肌任何一个部位受到一定程度的刺激后均可引起膈肌痉挛。

1. 一般因素　吸入冷空气、吞咽过猛，各种原因引起的胃扩张，饮酒、吸烟过多，术中刺激强烈，精神刺激等。

2. 中枢神经系统的因素

（1）中枢神经系统的病变、炎症、肿瘤压迫、结核、出血、癫痫等。

（2）各种原因的中毒（如乙醇、农药、药物等）、尿毒症、糖尿病性昏迷、严重感染等。

3. 对膈反射传入、传出神经及感受器产生刺激的因素

（1）颈、胸部疾病或手术对膈神经及与迷走神经相伴的内脏传入神经的直接刺激，如甲状腺、纵隔、肺门手术，胸膜炎、肺炎、心肌梗死等。

（2）腹部手术或疾病对膈肌腹面、膈神经的感觉传入神经及迷走神经的刺激，见于腹膜炎、膈下脓肿、肝肿瘤、胃肠梗阻、胆囊炎、胃癌等。

（3）膈神经的脱髓鞘病变，常见于感冒等病毒性感染引起。

【临床表现】 膈肌痉挛可有或无诱因而突然发病，表现为被动的（不自主的）发出“咯咯”声，伴有吸气时腹壁下陷，耸肩；呼气时腹部凸起等动作。频率可达 20 ~30 次/min，程度不一，轻者不影响工作，重者不能进食、影响呼吸、甚至不能入睡，出现心脑血管并发症者也有报道。故对膈肌痉挛不能掉以轻心。

【临床分类】 膈肌痉挛的种类甚多目前比较混乱，尚无确切的分类方法。我们根据临床经验及研究分析，列出以下分类供同行参考。

1. 按病因分类

（1）症状性膈肌痉挛：可找到病因。

（2）原发性膈肌痉挛：排除脑、颈部、胸部等可查到的全身因素。

2. 按病变部位分类

（1）中枢性膈肌痉挛：如脑血管病、癫痫引起的膈肌痉挛。

（2）周围性膈肌痉挛：胸腹部疾患引起的膈肌痉挛。

3. 按发病时间分类

（1）一过性膈肌痉挛：发作时间小于1 h，多见于正常人。

（2）短暂性膈肌痉挛：发作时间大于1 h而小于24 h。

（3）短期性膈肌痉挛：发作时间大于24 h，小于1月。

（4）长期性膈肌痉挛：发作时间大于1个月，甚至伴随终身。

4. 按发作方式分类

（1）持续性膈肌痉挛：膈肌痉挛连续不停地发作，如有间歇也小于1 h。

（2）间歇性膈肌痉挛：膈肌痉挛发作呈间歇性，间歇时间大于1 h，甚至3～5 d，一般不超过1个月。

5. 按发作的严重程度分类　可根据对讲话、进食、呼吸的影响分为三度。

（1）轻度：除对讲话有影响外对其他无影响。

（2）中度：影响讲话、进食、休息，对呼吸影响轻微。

（3）重度：除上述影响外，对呼吸有明显影响，甚至引起血流动力学的改变。

6. 顽固性膈肌痉挛　膈肌痉挛的症状经多种方法治疗24 h不能缓解，或缓解后反复发作者称为顽固性膈肌痉挛。中、重度顽固性膈肌痉挛是诊断和治疗上的难点和重点，麻醉科疼痛门诊大多收治的为该类患者。

【诊断】 本病症有典型的临床特征，诊断容易。但病因诊断则重要而困难。严格讲膈肌痉挛是一个症状，尽管现代医学还不能找到所有病因，但询问病史（了解发作的主要原因、时间、频度、既往发作史、手术史、治疗史、伴随症状等）、全面检查（包括X射线、B超、CT、MRI和实验室检查等）尽早做出病因诊断仍很关键。从诊断思路讲，可依据病因分为中枢、膈神经、膈肌本身的疾病，刺激膈神经、膈肌的疾病、腹腔脏器刺激膈神经传入冲动增加的疾病，逐步查找。对顽固性者可做颈部硬膜外低浓度(0.15%～0.2%）布比卡因传入神经阻滞，如有效一般可排除中枢病变。

【治疗】 一过型常可行缓解，无须特殊治疗，暂时型的可在24 h内停止，也可为长期型的首次发病者，一般认为长期型多伴发于器质性病变、并可继发一系列病理改变，重者可引起腹肌疼痛、消耗体力、影响饮食及睡眠，甚至危及生命，有报道曾致心肌梗死、脑血管意外等，故应尽早治疗。对需要治疗的最好是病因治疗，而对一时找不到病因的可边查病因、边治疗膈肌痉挛，尤其对一些癌症患者提高生活质量尤为重要。其治疗措施如下。

1. 一般治疗

（1）非药物疗法：

1）简易法：如分散注意力的交谈、深吸气后屏气、用纸袋罩于口鼻外做重复呼吸、快速饮冰开水、颈部置冰袋等方法。可转移患者的注意力或阻断呃逆的反射环，有时可能收效。

2）导管法：将一根软导管从鼻腔插到咽部。来回移动导管反复刺激咽部，至少20 s，咽中部有咽神经丛分布，此神经丛分布，此神经丛主要来自迷走神经与舌咽神经。刺激此神经丛可抑制迷走神经传导的兴奋性，因而呃逆常可停止。

3）指压膈神经法：患者取平卧、半卧或坐位，操作者双手大拇指放于患者双侧胸锁乳突肌中点外缘1 cm处（颈前斜角肌前方）向内后方压迫至颈椎横突，以患者感局部胀痛为宜。余4指放于患者颈后，辅助大拇指。一般压迫30～60 s，呃逆即可停止。

4）压眶上神经法：患者取坐位或平卧位，医者双手拇指按压在患者双侧眼眶上相当于眶上神经处，以患者能耐受度，双拇指交替旋转2～4 min，并嘱患者节奏屏气。

5）掐耳郭膈穴法：膈穴位于耳轮肢，即从耳屏内缘延长线开始至耳轮消失处。选准穴位后，操作者将两手拇指指尖分开置于患者两耳膈穴法，其余4指固定头部。先在短时间内用强刺激手法掐膈穴后轻柔按摩。时间为5～10 s，若效果不佳可间隔半小时再次按掐10～20 s。并增加按掐强度。其机制是通过经络调节膈神经的紧张度，达到解除膈肌痉挛而止呃逆的目的。陈晓峰采用按压眶上神经和探压耳郭膈穴的方法，即先以手指轻轻压迫其双侧眶上神经1～2 min，而后用钝头探针或火柴杆钝头探压耳郭膈穴（最好在左耳）。片刻后呃逆即可停止。

6）舌牵引法：患者取半卧位或端坐位向外伸舌，医生用舌钳挟住舌的前1/3向外牵拉，以患者能够忍受为宜，避免暴力。同时嘱患者深呼吸、屏气，分散其注意力。牵拉时间为2～4 min。20 min以后可重复进行。

7）揉压眼球法：令患者闭双眼，医生将双手大拇指置于患者双侧眼眶上。按顺时针方向适度用力（切忌不能用力过大）揉压眼球大部，直到呃逆停止。如心率突然降低到60次/min以下时，应迅速停止操作。青光眼及高度近视者禁用此法。心脏病患者慎用。

8）吞食烟雾法：取一较长的圆形硬纸空盒，一端开口，一端封闭，点燃之纸屑放入盒中，使其熄灭产生烟雾，立即将纸盒开口一端紧压口周，留出鼻孔，嘱患者张口把烟雾吞咽下去。吞咽时间为1～2 min。

（2）穴位注药疗法：

1）维生素B_1鸠尾穴位注射：常规消毒该穴周围皮肤，用5 ml注射器及6或5号针头抽吸维生素B，注射液2 ml（100mg），针尖向剑突下方呈45°角注入，等患者有酸、麻、胀感，回抽无血后迅速推药。

2）维生素B_1、B_6内关穴位注射：取双侧内关穴，常规消毒，用5 ml注射器及较细的针头抽吸维生素B_1、B_6注射液各2 ml（剂量分别为100 mg、50 mg），垂直刺入内关穴内，出现酸胀感后，回抽无血快速推药，每穴各注射2 ml。无效者2 h后重复治疗1次。

3）阿托品足三里或内关穴位注射：取双侧足三里或内关穴，皮肤常规消毒，用2 ml注射器及6号针头抽吸阿托品注射液0.5 mg，直刺穴位1.5～2.0 cm深，用强刺激法，使患者感酸胀后，缓慢注射阿托品0.25 mg，余0.25 mg注射另一侧。若效果差，6 h后在另一侧内关穴重复注射。

4）维脑路通鱼腰穴位注射：取双侧鱼腰穴常规消毒后。用注射器及较细的针头抽吸维脑路通注射液2 ml，自眉毛上缘处刺至鱼腰穴，有针感后抽无回血即可向内注射1 ml，余1 ml注入另一侧，隔日1次，3次为疗程。

（3）药物治疗：

1）中枢神经兴奋药物：

利他林：每次肌内注射20 mg，2 h后可重复注射，呃逆反复发作可重复应用。该药终止呃逆发作的机制可能是通过中枢－内脏神经利他林的调节作用，使膈神经兴奋转成抑制状态。

尼可刹米：每次肌内注射0.375 g，2～4 h后若效果不佳可重复应用其作用机制可能是由于该药对呼吸中枢的兴奋作用，使呼吸加深加快，膈肌活动度增大，以达缓解膈肌痉挛终止呃逆的作用。

盐酸麻黄素：每次口服10～30 mg，6～8 h后可重复应用。对腹部手术后的顽固性呃逆效果满意。对高血压病患者及18岁以下的儿童慎用。

2）中枢神经抑制药物：

利多卡因：首次时将100 mg利多卡因稀释至200 ml，然后加入静脉点滴瓶内，继以1∶1（10%葡萄糖500 ml加利多卡因500 mg）液体每分钟30～40滴维持，半小时后呃逆控制不佳者，可再次用100 mg加入，必要进可重复3次。呃逆控制后根据情况，再维持用药1～2 d，日注射量不得大于800 mg。其机制可能是通过调节自主神经功能，反馈性地影响中枢神经系统，使膈神经由兴奋状态转为抑制状态，或直接作用于膈神经使之受到抑制，解除膈肌痉挛，终止呃逆发作。

氟哌啶醇：5 mg/次，3 次/d，口服，呃逆消退后再用 2 ~ 3 d。该药对脑血管病、精神因素所致的呃逆疗效满意。

可待因：先口服 30 mg，半小时内呃逆不消失者再服 30 mg。观察 6 h，如呃逆消失或偶发，不再服药；若仅减轻，则给予 30 mg/次，3 次/d，口服，维持 2 ~ 3 d。其机制可能是该药抑制中枢，减弱膈神经的过度反应，同时对痉挛的膈肌有直接抑制及松弛作用。

3）精神药物：

氯丙嗪：25 mg/次，3 次/d，口服。1 d 后减为 2 次/d，5 d 为一疗程，其机制可能是由于该药具有阻断网状结构上行激活系统的作用，而使功能紊乱兴奋性增高的膈神经得到抑制和调整。

多虑平：呃逆发作频繁者，25 mg/次，3 次/d，口服；在发作前半小时口服 25 mg，其机制可能是该药具有抗抽搐、中枢镇静、抗胆碱能作用及降低迷走神经张力，使膈肌痉挛被抑制，并使其兴奋性降低。

盐酸丙咪嗪：有人报道 2 例顽固性呃逆，严重时日达数百次，体检无器质性病变，给予口服盐酸丙咪嗪，开始 25 mg/次，3 次/d，后逐渐加量，当剂量增至 150 mg/d 时，呃逆明显减少，增至 250 mg/d 时呃逆消失，持续治疗 27 ~45 d 后逐渐减量停药，随访 2 年无复发 。

4）心血管药物：

硝苯吡啶：10 mg/次咬碎舌下含服，2 ~3 h 后可重复应用，每日总量不超过 60 mg。其作用机制可能是通过阻止 Ca^{2+} 细胞内流（可能使异常骨骼肌兴奋 - 收缩偶联延时），从而解除膈肌痉挛。

消心痛：先舌下含服 5 mg，半小时内呃逆不止者再次含服 5 mg，同时口服 5 mg，呃逆重复发作可重复用药。24 h 最大用量不超过 60 mg。

尼莫地平：60 mg/次，3 次/d，口服，呃逆消失 2 d 后停药。

5）其他药物：

华蟾素：本为一种抗肿瘤中药针剂，后用于顽固性呃逆治疗。用法：肌内注射，10 ~30 ml/次，2 ~3 次/d，除癌肿患者可用药 1 ~4 个月外，其他病例见效后 3 d 停药。有人用该药治疗顽固性呃逆 25 例，疗效满意，未见不良反应。

巴氯芬：有人报道 2 例患者在腹膜透析时出现顽固性呃逆。应用多种药物治疗无效，改用口服巴氯芬，5 ~10 mg/次，2 ~3 次/d，均取得良好效果。由于巴氯芬系解痉药（该药可通过激动 GABA 受体而使兴奋性氨基酸谷氨酸、门冬氨酸释放受到抑制，从而可减轻脊髓损伤所致的四肢肌张力增高），故用于顽固性呃逆可产生良好效果。

抗痫灵：有人报道 1 例呃逆样癫痫，应用抗痫灵，0. 18 g/次，3 次/d，口服，合用安定（5 mg/次，3 次/d 口服）和刺五加冲剂（1 包/次，2 次/d，口服），服药 10 d 后发作次数减少，2 周后基本控制发作。

甲氧氯普胺：肌内注射，10 mg/次，6 h 后可重复应用，日用量小于 40 mg。

苯妥英钠：缓慢静脉注射 200 mg，以后口服，100 mg/次，2 ~3 次/d。

安定：肌内注射或静脉注射 10 mg，以后口服，100 mg/次，4 次/d。

莨菪类：东莨菪碱，0. 3 ~0. 6 mg/次肌内注射，6 ~12 h 一次，直至呃逆停止。山莨菪碱：肌内注射或静脉注射，10 mg/次，2 ~3 次/d。

乙酰唑胺：0. 25 ~0. 5 g/次，3 次/d，口服，呃逆终止后停药。其机制可能与该药抑制神经系统的碳酸酐酶有关。

2. 体外膈肌起搏法　患者取坐位。将体外膈肌起搏器治疗电极与无关电极置于同侧颈胸部，中等量电刺激，时间为 5 min。其机制是起搏器产生的电脉冲经胸锁乳突肌的神经纤维传至膈神经，干扰膈肌异常兴奋性收缩的反射弧，从而恢复其正常的收缩节律，达到治疗目的。

3. 疼痛科常用的治疗方法　疼痛科所收治的患者多是长期、顽固性、重症的膈肌痉挛，其常用的治疗方法如下。

（1）膈神经阻滞：膈神经阻滞的相关操作详见第十一章神经阻滞疗法中膈神经阻滞内容。

（2）颈部硬膜外阻滞：一般选 $C_{6\sim7}$、$C_7\sim T_1$ 穿刺；硬膜外注入0.15%布比卡因5~10 ml，间隔2~3 h可重复注入，间断给药3~5 d。对末梢性原因引起的膈肌痉挛疗效满意。疗效不佳者酌情增加布比卡因的浓度，直到疗效满意为止。一般在症状消失后停药3 d疗效肯定时拔出导管，停止治疗。

郑州大学第二附属医院使用病人自控镇痛治疗24例，方法是：在颈部硬膜外穿刺成功后给予0.12%布比卡因3 ml，5 min后如无异常情况可再注药7~10 ml，一般首次给药10~15 ml后接PCA泵。泵的药物配方除不同时间的布比卡因浓度由低到高外，一般加维生素、激素等辅助用药，治疗中用量由患者自己掌握，以满意为止；停药方法与硬膜外置管相同。

注意事项：①本治疗应由主治医师以上的麻醉科医生操作；②治疗前应让患者家属签订同意书；③本操作期间应注意 SpO_2 变化，备麻醉机、急救药品等，以便发生意外及时处理

（3）全麻插管控制呼吸：用咪唑安定、异丙酚、肌肉松弛剂等全麻方法，使患者意识丧失，人工控制呼吸，经过24~48 h的治疗，大多数患者的症状可以得到有效的控制。对中枢性、周围性的均有效，对长期发作的周围性膈肌痉挛的中枢兴奋灶也有较好的疗效。

（4）提高吸入气中 CO_2 浓度：主要用于全麻患者术中出现膈肌痉挛的病例。方法为：在循环密闭麻醉机中去掉钠石灰罐，使吸入气中的 CO_2 逐渐增高，一般当 CO_2 浓度达到3%时膈肌痉挛即可停止。CO_2 应在4.5%以下，并在呼气末 CO_2 监测下进行，以策安全。其机制可能是 CO_2 对呼吸中枢及颈动脉体的强烈兴奋作用反射性导致呃逆的抑制。

4. 外科治疗

（1）膈神经钳夹、压榨：对以上疗法不能奏效的患者，可在X射线透视下确定单侧侧别后，实行颈部单侧膈神经钳夹、压榨术。旨在阻断神经的传导。

（2）单侧膈神经切断法：对顽固性长期发作的单侧膈肌痉挛，在长期各种方法治疗无效时可施行开胸单侧膈神经切断术。此法在切断膈神经的同时，可探查该侧胸腔的其他疾患。使用本方法必须经患者及家属同意。

5. 治疗注意事项　膈肌痉挛的治疗重在病因，对一时找不到病因而症状重者，才给予对症治疗。对于治疗用药，如有禁忌证的患者不可选用（如心动过速不能用阿托品等）。对于顽固性膈肌痉挛的治疗选择，亦应由简单到复杂，由无创到有创。每一种治疗方法可能出现的并发症都应向家属讲明，并签同意书，对有禁忌证的治疗方法，应避免使用。在治疗中应采取一切安全措施以保障安全。

（董铁立）

第五节　格林－巴利综合征

格林－巴利综合征（Guillain－Barré syndrome，GBS）又称急性炎症性脱髓鞘性多神经根病（acute infammatory demyelinating polyradiculoneuropathies，AIDP），是一种急性起病，以神经根、外周神经损害为主，伴有脑脊液中蛋白－细胞分离为特征的综合征。任何年龄均可发病，男性略多于女性，儿童和男性青壮年发病较多。

【病因与发病机制】　目前尚未完全阐明，一般认为是与发病前非特异性感染史和疫苗接种史有关的迟发性过敏反应性免疫疾病，其主要病变是周围神经广泛的炎症性节段性脱髓鞘，包括运动和感觉神经根、后根神经节、周围神经和脑神经。其临床症状为起病前1~4周有上呼吸道或消化道感染病史，或

有疫苗预防接种史。四季均可发病，以夏秋季为多。与 GBS 相关的感染因子最常见的有巨细胞病毒、EB 病毒、肺炎支原体、空肠弯曲菌。

【病理】 本病最主要的病理为周围神经中单核细胞浸润和节段性脱髓鞘，脱髓鞘的部位和炎症部位一致。早、中期的变化是郎飞结的凹缩，其附近髓鞘开始破坏。其次发生在 Schmidt – Lantermann 切迹部位。严重病例，除节段性脱髓鞘外，可伴有轴索变性。脊髓可有点状出血，前角细胞及脑神经运动核有退行性变，肌肉呈失神经性萎缩。

【临床表现】 本病临床特点以感染性疾病后 1 ~ 4 周，突然出现以神经根疼痛（以颈、肩、腰和下肢为多），急性进行性对称性肢体软瘫，主观感觉障碍，腱反射减弱或消失为主的症候群。

1. 运动障碍　四肢和躯干肌肉瘫痪是本病的最主要症状。一般从下肢开始，逐渐波及躯干肌、双上肢和脑神经，可从一侧到另一侧，表现为双侧对称的弛缓性瘫痪。通常在 1 ~ 2 周内病情发展至高峰。瘫痪一般近端较远端重，肌张力低下。如呼吸、吞咽和发音受累时，可引起自主呼吸麻痹、吞咽和发音困难而危及生命。

2. 感觉障碍　一般较轻，多从四肢末端的麻木、针刺感开始。也可有袜套样感觉减退、消失或过敏，以及自发性疼痛，压痛以腓肠肌和前壁肌较明显。偶可见节段性或传导束性感觉障碍。

3. 反射障碍　四肢腱反射多是对称性减弱或消失，腹壁、提睾反射多正常。少数患者可因椎体束受累而出现病理反射征。

4. 自主神经功能障碍　比较常见，交感和副交感神经功能不全的症状均可见到。初期或恢复期常有多汗、汗臭味较浓，可能是交感神经受刺激的结果。肢体的血管舒缩功能障碍常见，常伴有手足少汗或多汗，肢端皮肤干燥。少数患者初期可有短期尿潴留，可由于支配膀胱的自主神经功能暂时失调或支配外括约肌的脊神经受损所致；大便常秘结；部分患者可出现血压不稳、心动过速和心电图异常等。另外，还可能出现 Horner 征、体温调节障碍、胃扩张等。

5. 脑神经症状　半数患者有脑神经损害，以舌咽神经、迷走神经和一侧或两侧面神经的外周瘫痪多见。其次为动眼、滑车、外展神经。偶见视盘水肿，可能为视神经本身炎症改变或脑水肿所致，也可能和脑脊液蛋白的显著增高，阻塞了蛛网膜绒毛、影响脑脊液吸收有关。

【诊断与鉴别诊断】

1. 诊断　根据临床表现、脑脊液的化验结果及肌电图和神经电图可做出诊断。

（1）脑脊液：在发病的初期，蛋白含量多正常，数天后开始上升，尤其第 10 天，以后即使临床症状稳定，蛋白含量仍会继续上升，高峰在发病后的 4 ~ 6 周。脑脊液内蛋白含量不一，通常为 1 ~ 5 g/L。因脑脊液中细胞含量在正常范围（一般少于 $10 \times 10^6/L$），形成所谓的“蛋白 – 细胞分离”现象。

（2）肌电图和神经电图：①F 波潜伏时明显延长；②运动神经传导速度下降；③远端运动潜伏时延长；④复合肌肉运动电位波幅下降；⑤肌电图运动单位电位减少，募集形式呈单纯相或无运动单位电位；在部分以神经轴索损害为主的病例，病后 2 ~ 3 周可见纤颤电位。

2. 鉴别诊断

（1）周围性麻痹：其四肢瘫痪特点为近端重、远端轻，下肢重、上肢轻，无感觉障碍，一般不影响脑神经和呼吸肌，血清钾降低，心电图呈低钾改变。脑脊液检查无蛋白 – 细胞分离现象，运动神经传导正常。补钾治疗有效。

（2）急性脊髓灰质炎：以单肢体麻痹为主，急性期有脑膜刺激症、发热、脑脊液中早期出现白细胞升高，运动神经传导速度正常或轻度下降。

（3）急性脊髓炎：上升性急性脊髓炎也表现为急性或亚急性起病的四肢瘫痪，但有传导束性感觉障碍和尿潴留。肌电图一般正常，但下肢感觉诱发电位异常。

（4）艾滋病性急性脱髓鞘性多发性神经病：也表现为四肢对称性瘫痪，运动神经传导速度下降，但从这些患者的神经和脑脊液中可发现 HIV 病毒。

【治疗】 综合治疗和护理　保持呼吸道通畅和防止继发性感染是治疗的关键，防止呼吸肌麻痹所致的呼吸功能不全和严重缺氧至关重要，重症患者须行气管插管或气管切开术，辅以机械呼吸机维持，并给以抗生素。定时吸痰、翻身、拍背、咳痰，防止肺炎、肺不张和肺脓疡和褥疮等并发症；对面瘫者要保护角膜，防止角膜溃疡；对合并心肌炎者，应密切观察心脏的情况。

2. 支持疗法　可大量使用维生素 B_1、B_6、B_{12}肌内注射，也可选用 ATP、辅酶 A、细胞色素 C 等静脉滴注。另外，应加强营养，不能进食者要及早插鼻饲管，灌以牛奶、菜汤及高营养物质。

3. 激素治疗　目前对糖皮质激素治疗 GBS 的效果自有争议，多数学者认为有效，且临床应用。现在认为大剂量冲击效果好。认为大剂量糖皮质激素可抑制 B 细胞产生抗体，同时减轻神经组织水肿。

甲基泼尼松龙，开始剂量为 500～1 000 mg/d，1 次或分 2 次静脉滴注，3～5 d 后剂量倍减，约 1 个月后减至 10～15 mg/d，总疗程 6～7 周。如用氢化可的松，100～400 mg/d 静脉滴注，7～14 d 为一疗程；重症者可用 600～800 mg/d，做短期冲击治疗。如用地塞米松，10～20 mg/d 静脉滴注，7～14 d 为一疗程。

4. 血浆置换疗法（PE）　此法被认为是目前治疗 GBS 最好的治疗方法。机制为 PE 可清除血浆中的髓鞘毒性抗体、抗原－免疫球蛋白的免疫复合物、炎性化学介质补体、纤维蛋白原和抗原，从而减少和避免神经髓鞘的中毒损害，促进脱髓鞘修复和再生，改善和缓解临床症状，缩短病程，降低死亡率，对年轻患者疗效最佳。血浆置换进行的越早，疗效越好。若同时给予大剂量甲基泼尼松龙或免疫球蛋白辅助治疗疗效更好。但需特殊装置，价格昂贵，一般医院不能开展。PE 的禁忌证：严重感染、心律失常、心功能不全、凝血系统疾病。

5. 硬膜外间隙注药治疗　王春亭教授等，从 1986 年开始进行“硬膜外间隙注药治疗格林－巴利综合征及硬膜通透性的实验研究”，采用硬膜外间隙持续置管，将激素、维生素 B 族、加兰他敏等药物直接注入神经根部位，在病损的鞘内、外神经根处发挥作用，阻止病变发展及神经细胞变性坏死，并促进修复和再生。总共治疗 300 多例，治愈率达 92%。

6. 免疫增强剂的应用　对体液免疫功能低下者，可用以促进体液免疫应答；对细胞免疫功能低下者，可试用转移因子、免疫核糖核酸治疗，能激活细胞免疫应答。

【预后】　通常在发病的 1～2 周内症状最重，多数在病情稳定后 2～4 周开始恢复。80% 的患者可完全恢复，死亡率约 5%，最常见的死亡原因是吸入性肺炎、肺栓塞、败血症及自主神经功能障碍所致的心律失常。病变恢复的程度和快慢差异很大，通常儿童比成人恢复得快且完全；约 1/3 可留有后遗症，如腱反射低下、足下垂、手肌萎缩及无力、自主神经功能障碍。约 10% 的 GBS 患者好转后又加重，约 2% 的患者治愈后又复发。

（程静林）

第六节　围绝经期综合征

绝经是每一妇女生命进程中必然发生的生理过程。绝经提示卵巢功能衰退，生殖能力终止。长期以来人们一直用“更年期”来形容这一渐进的变更时期，1994 年 WHO 提出废弃“更年期”而推荐采用“围绝经期”一词。围绝经期（perimenopausal period）指从接近绝经出现与绝经有关的内分泌、生物学和临床特征起至绝经 1 年内的期间。绝经过渡期多逐渐发生，历时约 4 年，偶可突然发生，表现不同程度的内分泌、躯体和心理方面的变化。围绝经期妇女约 1/3 能通过神经内分泌的自我调节达到新的平衡而无自觉症状，2/3 妇女可出现一系列性激素减少所致的症状，称为围绝经期综合征。

【病理生理】　围绝经期的最早变化是卵巢功能衰退，然后才表现为下丘脑和垂体功能退化。此期卵巢渐趋停止排卵，雌激素分泌减少，而促性腺激素分泌增多，卵泡刺激素（FSH）与促黄体素（LH）

的比值仍小于1。绝经后卵巢已不分泌雌激素，仍分泌雄激素；促性腺激素水平逐渐升高，由于FSH升高较LH显著，FSH/LH＞1。老年期三者水平均下降。

1. 卵巢变化 体积、重量均变小，血管减少，卵泡成熟发生障碍，不再排卵。

2. 性激素 卵巢功能衰退，雌激素、孕激素分泌减少或停止。

3. 促性腺激素 由于雌激素水平下降，促性腺激素也发生变化，FSH和LH先是升高，而FSH升高较LH显著，到老年期均下降。

4. 泌乳激素 初是泌乳激素浓度升高，而绝经后浓度降低。

5. 促性腺素释放素（GnRH） 绝经后GnRH的分泌增加与LH相平行。

6. 抑制素 绝经期抑制素浓度下降，抑制素有反馈抑制垂体合成分泌FSH作用，并抑制GnRH对自身受体的升调节，从而抑制素浓度与FSH水平呈负相关。绝经后抑制素极低，而FSH升高。

【临床表现】

1. 月经紊乱 绝经前1/2以上妇女有月经紊乱，周期不规则，持续时间长，月经量增多。围绝经期及绝经后出现异常子宫出血，如果有此症状要警惕子宫肿瘤及癌的发生。

2. 全身症状

（1）潮热：围绝经期最常见症状。典型表现为面部和颈部皮肤阵阵发红，伴有烘热，继之出汗。持续时间短者30 s，长则几分钟，每日可发生数次或更多。此症状可历时1年或数年。

（2）精神、神经症状：围绝经期妇女往往易激动、易发愁，焦虑不安或情绪低落、抑郁寡欢、不能自我控制，睡眠欠佳、记忆力及认知功能减退，使生活质量及工作效率降低。近年研究发现，雌激素缺乏时，有发生痴呆症的潜在危险。

3. 泌尿、生殖系症状 盆底肌松弛，乳房萎缩下垂。尿道缩短、括约肌松弛，可有尿失禁，膀胱黏膜变薄，易发生膀胱炎。

4. 心血管疾病 围绝经期易发生动脉硬化、心肌缺血、心肌梗死、高血压等。

5. 骨质疏松 围绝经期后绝经妇女骨质吸收速度快于骨质生成，促使骨质丢失变成疏松。此情况与雌激素水平下降有关。

6. 皮肤和毛发的变化 雌激素不足使皮肤胶原纤维丧失，皮肤皱纹增多加深，皮肤变薄、干燥，皮肤色素沉着、斑点，易出现皮炎、瘙痒、多汗、浮肿等。毛发分布改变、减少，偶有脱发。

【诊断】 围绝经期综合征多发生在40～50岁的妇女。在此年龄段的女性，临床又有月经紊乱及全身症状等表现，就可诊断为围绝经期综合征。

【治疗】

1. 一般治疗

（1）心理治疗：因围绝经期精神症状可因神经类型不稳定或精神状态不健全而加剧，所以很有必要做此治疗。

（2）调整自主神经功能：谷维素20 mg/次，3次/d，口服。

（3）应用镇静药：多数围绝经期综合征患者失眠，故必要时可选用艾司唑仑2 mg，睡前口服，以助睡眠。

（4）应用α受体阻滞剂：为治疗潮热症状可给可乐定0. 15 mg/次，2～3次/d，口服。

（5）应用钙剂 为预防骨质疏松，除坚持锻炼身体、增加日晒时间及摄入足量蛋白质和含钙丰富食物外，可用氨基酸螯合钙胶囊（乐力），1粒/d，口服。

2. 激素替代治疗（hormone replacement therapy，HRT） 性激素治疗中以补充雌激素最为关键。因此，合理应用雌激素可控制围绝经期症状及疾病。但是，一定要掌握应用激素替代治疗的适应证及禁忌证，如肝病、胆管系统疾病、血栓栓塞性疾病、子宫出血、子宫内膜增殖及雌激素依赖性肿瘤等应慎用，而且不可长期使用。

（1）药物及剂量选择：原则上尽量选择天然雌激素，以雌三醇和雌二醇间日给药最为安全有效。剂量应个体化，以取最小有效量。

尼尔雌醇：国内应用最多，本品为长效雌三醇衍生物。口服给药，每 15 d 服用 1 ~ 2 mg 或每月服用 2 ~ 5 mg，可有效控制潮热、多汗、阴道干燥和尿路感染。一般不引起子宫出血。

孕激素制剂中最常用甲羟孕酮。

(2) 给药途径和用药时间：除口服给药外也可胃肠道外给药，包括阴道塞药、皮肤贴片、皮下埋藏，各种用药法各有优缺点。用药时间有短期和长期两种，短期即待症状消失后即可停药，长期 5 ~ 10 年或终身用药。

治疗方案则主张雌、孕激素联合治疗，如周期联合治疗、序贯联合治疗、连续联合治疗等。

(3) 激素替代治疗的不良反应及危险性：①子宫出血。②性激素的不良反应，如乳房胀痛、白带多及头痛、水肿、色素沉着；抑郁、易怒；高血脂、动脉硬化、多毛、痤疮。③子宫内膜癌。④乳腺癌。

3. 其他药物治疗

(1) 维生素 D：促进肠钙吸收。口服给药，400 ~ 800 IU/d。

(2) 降钙素应用：可缓解骨痛，预定和增加骨量。鲑鱼降钙素，100 IU/次肌内或皮下注射，每日或隔日 1 次，2 周后改为 50 IU/次，皮下注射，每周 2 ~ 3 次。

(3) 双磷酸盐类：可抑制破骨细胞，故有较强的抗骨吸收作用，从而提高骨密度。临床常用氢甲双磷酸盐，400 ~ 800 mg/d，口服。间断或连续服用。

（唐　哲　马君志）

第七节　眩　晕

眩晕（vertigo）是机体对空间关系的定向感觉障碍或平衡障碍而产生的一种自身或外景运动错觉或幻觉。其表现为患者感觉四周景物或自身在旋转、摇晃，同时可伴有恶心、呕吐、出汗、面色苍白等自主神经症状；体征为平衡障碍、眼球震颤、指物偏向等。临床上根据病变部位的不同及眩晕的性质，可将眩晕分为系统性（真性）眩晕和非系统性（一般性）眩晕。系统性眩晕由前庭系统（前庭末梢器、前庭神经及其中枢）病变引起，特征性表现为旋转性眩晕并伴有自主神经症状；非系统性眩晕多由全身性疾病（如高血压、贫血、低血压、神经症等）引起，眩晕为非旋转性，患者只感觉头晕、眼花、眼胀、头重脚轻、站立不稳等。

通常又将系统性眩晕分为周围性和中枢性眩晕，前者由内耳前庭至前庭神经颅外段之间病变引起；后者由前庭神经颅内段、前庭神经核及其联络纤维、小脑、大脑等病变引起。非系统性眩晕的处理重点是全身性疾病的诊断和治疗，本节不加赘述。常见的系统性眩晕有以下几种。

一、内耳眩晕症

内耳眩晕症又称梅尼埃病（Meniere disease），占所有眩晕症的 10% ~15%。

【病因】 引发本病的真正原因尚不清楚。目前认为主要有血管运动 - 神经功能紊乱引起。由于代谢障碍、内分泌失调、变态反应及精神障碍等因素，引起自主神经功能失调，因而导致迷路动脉痉挛、内淋巴分泌过多或吸收障碍，引发内耳淋巴系统显著扩张，膜迷路积水、水肿，内淋巴系压力显著增高，内耳末梢器（科蒂器）缺氧、变性等病理改变。

【临床表现】 典型临床特征为发作性眩晕 - 听力减退 - 耳鸣三联征。眩晕发作时，患者自觉周围景物或自身在剧烈的旋转，睁眼、转动头部和身体时加剧，并伴有恶心、呕吐、面色苍白、出汗、眼颤、高声调持续性耳鸣等。患者常闭目静卧，每次发作时间数小时至数天不等，频度不一。病程长者可伴有单侧听力减退，每次发作均可使听力不同程度损害。发作间期有感音性听力减退。

【诊断】 依据本症典型的临床表现及各项辅助检查无阳性即可明确诊断，必要时可做甘油试验协诊。本病应与内耳疾患（炎症、迷路血液循环障碍、耳硬化症、中毒性迷路损害）、颅内疾患及其他原因引起的眩晕相鉴别。发作期难做全面检查，间歇期可做听力评估、前庭功能检查和影像学检查等。

【治疗】

1. 一般治疗　急性发作期患者应卧床休息，半流质低盐饮食，做好心理护理，解除患者紧张焦虑情绪。恶心、呕吐影响进食者酌情静脉输液，以维持营养和水电解质平衡。并且选择应用脱水剂、抗组胺药及镇静药。

发作间歇期患者应注意生活规律，避免过度劳累及情绪波动，低盐饮食，以防止发作或病情进一步加重。

2. 药物治疗

（1）抗胆碱能药物：东莨菪碱 0.3 mg/次，3 次/d，口服或肌内注射。抗眩晕作用最强，应作为首选药。普鲁本辛 15 mg/次，3 次/d，口服。50% 葡萄糖注射液 40 ml + 维生素 B_6 注射液 100 mg 静脉注射。谷维素片 30 mg/次，3 次/d。

（2）镇静安定药物：①安定 2.5 ~5 mg/次，3 次/d，口服，必要时肌内注射或静脉注射；②苯巴比妥 0.1 ~0.3 g/次，3 次/d，口服，必要时肌内注射或静脉注射；③英诺氟 2 ~8 ml，静脉注射，可明显减轻呕吐。此外，亦可选用三氟拉嗪、奋乃静、氟哌利多。钙拮抗剂西比灵胶囊 15 mg/次，3 次/d。

（3）抗组胺药物：①苯海拉明 25 ~50 mg/次，口服或肌内注射；②安其敏（氯苯丁嗪盐酸盐）25 ~50 mg/次，3 次/d，口服；③茶苯海明（乘晕宁片）1 ~2 片/次，3 次/d，口服，小儿酌减；④苯甲嗪 50 mg/次，3 次/d，口服。

（4）血管扩张药：①地巴唑 20 mg/次，3 次/d，口服；②培他啶（抗眩啶）4 ~8 mg/次，3 次/d，口服或肌内注射；③烟碱 50 ~100 mg/次，3 次/d，口服。

（5）其他药物：可选用肾上腺皮质激素、右旋苯丙胺和维生素 B_1、B_6、C、E 及胃复安等。

3. 星状神经节阻滞　用 1% 利多卡因或 0.25% 布比卡因 7 ~10 ml 行星状神经节阻滞，双侧交替进行，开始 1 ~2 次/d，一般 1 ~3 次即可控制症状，以后根据病情变化可隔 1 d 或隔 2 d 阻滞 1 次以巩固疗效，直至痊愈。其治疗机制可能是通过解除内耳血管痉挛、改善神经营养、减轻迷路水肿及调节自主神经功能而实现。

一般认为，早期应用星状神经节阻滞效果较好，如果阻滞 5 次无效即应放弃本法。

4. 手术疗法　仅适用于病情严重、发作频繁且其他方法治疗 2 年以上无效的患者。手术的目的是破坏患侧的前庭神经、阻断前庭神经性冲动信息传入中枢，从而持久地缓解眩晕症状。

手术方式为各种途径的第Ⅷ脑神经切断或前庭神经切断术，前者适用于单侧病变且听力已严重持久地受损者，禁用于双侧病变；后者适用于双侧病变或单侧病变希望保留剩下的听力者。亦有报道用超声波或冷冻破坏内耳迷路达到治疗目的者。

二、颈性眩晕

颈部突然活动时，特别是向一侧转动或头后仰时发生的眩晕称为颈性眩晕。其是颈部病变引起的椎基底动脉供血不足的一种综合征，即椎基底动脉压迫综合征。

【病因】 颈椎（尤其是 $C_{4\sim5}$ 和 $C_{5\sim6}$ 水平）的钩椎关节向侧方增生形成骨刺或椎体半脱位或上关节突向前方滑脱，压迫通过颈椎横突孔的椎动脉或刺激椎动脉周围的交感神经丛，使椎动脉痉挛、管腔狭窄，导致椎基底动脉供血不足，尤其是在颈部转动或过伸时压迫更为明显，二者均使脑部血流减少，从而引起眩晕、耳鸣、听力减退等一系列临床症状。

【临床表现】 本病多发生于老年人，表现为旋转性、发作性眩晕，发作时患者感觉“天旋地转”或“站立不稳”或猝倒。常因变换体位、头部过度旋转或屈伸诱发或加剧症状，发作时间长短不等，短时瞬间即逝，长则达数小时或更久。发作时可伴有头痛、意识障碍（短暂性）及自主神经功能紊乱症状（恶心、呕吐、出汗、流涎、心悸、闷气等）。

【诊断】 诊断主要依据老年人在转颈或仰头时突然出现的眩晕，以及经颅多普勒（TCD）检查结果。引颈试验可使眩晕、耳鸣消失，旋颈试验阳性，X 射线平片有颈椎钩椎关节或上关节突骨刺形成、上关节突向前滑脱，即可确诊。脑血流图检查可助诊，椎动脉造影亦有助于了解椎动脉狭窄的程度和部位以及排除血管畸形性病变等。应注意将本症与梅尼埃病相鉴别。

【治疗】

1. 病因治疗　因本症由颈椎骨质增生或椎体半脱位而引起，所以首先应针对病因进行治疗。急性期以颈椎牵引为主，并配合理疗、高频热疗等以减轻对椎动脉及颈神经根的压迫。亦可使用颈托固定颈部，限制活动范围，减轻椎动脉弯曲和扭转。还可使用针灸、电针刺激等措施。

2. 对症治疗　急性期可使用镇静药安定、抗胆碱药、血管扩张药以及抗组胺药等进行对症治疗，以减轻或控制眩晕症状。

3. 神经阻滞

（1）星状神经节阻滞：对本症治疗效果显著，阻滞后可消除交感神经过度兴奋，使颈总动脉血流速度和血流量均增加，改善头颈部血液供应。以1%利多卡因或0.25%布比卡因7～10 ml，行同侧星状神经节阻滞，1次/d，5次为一疗程，平均4～6个疗程后收效明显。

（2）颈部硬膜外间隙阻滞：选 $C_{6\sim7}$ 椎间隙行硬膜外间隙穿刺置管，分次注入0.5%利多卡因或0.125%布比卡因5～10 ml，加入地塞米松5～10 mg或氢化泼尼松25～50 mg，每周1次，5次为一疗程。

（3）颈椎间孔和枕大（小）神经阻滞：本病也可选用。

4. 手术治疗　经过各种保守治疗无效的重症患者，可行椎板切除、关节突切除，以解除对椎动脉和脊神经的压迫，达到治疗目的。

三、良性发作性位置性眩晕

该病是最常见的眩晕疾病，约占眩晕患者的20%，临床分三种类型，即后半规管性、水平半规管性和前半规管性以及水平半规管中的囊石病。后半规管性的位置性眩晕占良性发作性眩晕的80%以上，下面只介绍该种类型。

本病好发于女性，患者常在头部位置改变，如在起床、卧床或仰头时出现瞬间发作性眩晕。持续数秒钟（一般在10 s内），当头从动态恢复到某一固定位置时眩晕迅速消失。故多数患者对头位改变有一种恐惧心理。起卧床时可呈电影慢镜头似的分段缓慢进行，借以减轻头晕。令患者采取诱发眩晕的体位，3～6 s常可出现眼球震颤，为潜伏期特征。神经系统检查无阳性体征。本病为内耳耳石器病变，耳病、老年、噪音性损伤或用链霉素等可使耳石变性，变性和破碎的耳石碎屑在半规管内因头位变动和在重力作用下而移位，引起内淋巴流动而激活后半规管的毛细胞受体，从而诱发眩晕和眼球震颤。该病经治疗预后良好，病程一般持续数周或数月，可自限性痊愈。但易复发。发作期可选用梅尼埃病的治疗方法及药物。注意避免头位的急剧变动，防止发作。

四、迷路炎

迷路炎是急、慢性中耳炎常见并发症。其多因中耳化脓性炎症直接破坏迷路的骨壁引起，少数是炎症经血或淋巴扩散所致。临床患者出现阵发性眩晕伴恶心、呕吐时，重症者可出现眼球震颤、听力障碍、平衡失调等。全身症状也很明显。外耳道检查发现鼓膜穿孔，有助于诊断，并可与梅尼埃病鉴别。

迷路炎所致阵发性眩晕以治疗原发病为主，必要时可采取对症治疗。

总结以上所述，治疗眩晕的药物有两大类。首先是减轻眩晕发作的对症治疗药物，如抗组胺药（苯海拉明、倍他司汀等）、钙拮抗剂（氟桂利嗪）、抗胆碱能药物、拟交感神经药（麻黄碱）和抗多巴胺药物（吩塞嗪衍生物）；另一类是针对引起眩晕的不同原因进行治疗，如前庭神经元炎加用类固醇激素，椎基底动脉供血不足可用尼莫地平或氟桂利嗪，颈源性眩晕可牵引、理疗。

（唐 哲 马君志）

第八节 亚健康状态

亚健康是处于健康（第一状态）和疾病（第二状态）之间的一种过渡状态，是从健康到疾病的一个量变到质变的准备阶段，世界卫生组织（WHO）称其为第三状态，又可理解为健康透支状态。我国常称之为亚健康状态。据中国国际亚健康学术研讨会公布的数据，目前中国人15%是健康人，15%是患者，而70%属于亚健康者（也有资料显示，我国约有45%的人群处亚健康状态）。

亚健康一词，英文词典查不到，它与发达国家所指的“慢性疲劳综合征”近似，美国几个疾病控制中心报道，18岁以上成人慢性疲劳综合征的发生率为0.004%～0.2%，与我国目前估计的70%悬殊甚大。

1. 健康的标准　健康的标准是人为划定的，并无真正的“金标准”。世界卫生组织提出，现代健康的标准是躯体、心理和社会适应能力三方面均完美才能称为健康。评估人们是否健康应从以上三方面综合判断，而不是仅看躯体是否有病。在检查中只要未发现躯体疾病，而被检查者即使有症状，医生便下“亚健康”的结论，这不但会漏诊一些身心疾病和心理障碍性疾病，更会漏诊一些亚临床（隐性）阶段的疾病。

世界上比较公认的健康标准有以下几条。

（1）有充沛的精力，能从容不迫地担负日常工作，而且不感到过分紧张，疲劳。

（2）处事乐观，态度积极，乐于承担责任，不挑剔工作，与周围人员关系融洽。

（3）体重适当，身体匀称，站立及坐位姿势正确、协调，反应敏捷。

（4）肌肉丰满，皮肤有弹性，肤色健康，口腔、牙齿和黏膜健康，头发富有光泽。

（5）食欲正常，睡眠好，善于休息，大便正常。

（6）体温、脉搏、呼吸和血压正常。

然而，随着物质生活水平的不断提高，生活节奏的加快，繁忙的工作，以及受不良习惯及环境污染的影响，越来越多的现代人慢慢远离以上的健康标准，工作起来总是讲体力不行，疲劳困乏，打不起精神等，却又不知道是哪出了问题。这些现代人的文明病，被称为亚健康状态。

2. 健康的动态变化　目前健康，但是，这不是永恒的，以后可能就不健康，因此，人们不要仅满足于亚健康的结论，特别要警惕某些疾病的亚临床期隐藏着不安全因素。原因不明地出现食欲减退、体重下降、出血、头痛、胸腹痛、腹泻、便秘、抑郁、发热等时，要立即就医，明确诊断。大多数恶性疾病是多因素、多阶段的从健康向疾病发展的潜移默化的复杂过程。当出现身体不适时，不要自己用药，以免掩盖病情。

【临床表现】　亚健康状态的临床表现有：①活动后或上楼梯感到心悸、气喘、腿弱无力、胸憋闷；②经常感到头沉且易疲倦、精力匮乏，颈肩部及腰背酸痛；③食欲不振、消化不良、恶心或腹部疼痛等；④常失眠多梦，睡不踏实易惊醒；⑤免疫力低，易感冒且长时间不愈；⑥体质虚弱、姿势改变（站立）较猛时眼前发黑，易出虚汗、头昏；⑦易便秘或腹泻；⑧无原因地感到心烦意乱、身体发热；⑨月经不调，性功能减退；⑩皮肤干燥、苍白、无光泽等。

以上表现归纳起来，即为免疫力降低、胃肠道功能失调、失眠等自主神经功能紊乱。以上症状，许多人都容易忽视，以为是小毛病，其实，这些正是疾病的前兆，若不及时摆脱这种状态，各种疾病就可能乘虚而入。所以，提醒从事医务工作的人员应重视亚健康状态，从各方面加强教育、保健、心理及药物干预。

【诊断】

1. 诊断注意事项

（1）亚健康状态可能隐藏疾病：近年来不少医生在临床工作中发现，一些所谓的亚健康者，实际患有疾病，当初的亚健康状态，其实是某些疾病的早期阶段，也就是亚临床阶段，所以当患者出现一系列原因不明的不适时，不要轻易下“亚健康”的结论。如一年轻人，经常感到疲乏，精神紧张，有时腹胀，大便次数多，睡眠差，曾做多次体检，结果均在正常范围，而医生诊断为亚健康状态，并告诉这一年轻人注意劳逸结合、加强营养、增加锻炼等，但是，半年后该人却患了结肠癌。以上说明一个问题，即当初诊断为亚健康状态，其实是某些疾病的早期阶段，所以，当遇到患者诉说一系列原因不明的身体不适时，不要轻易下亚健康的结论。

（2）亚健康不是不明诊断的“废纸篓”：“亚健康”当前尚无准确定义和诊断标准，我国更未做系统、正规的人群普查，所以前面讲的占70%的结论可能是在特定人群中抽样调查的结果或是不科学的估计。将不够健康标准的人和没有被认真排除重要疾病的人，轻率地归到亚健康人群中是不对的。

（3）亚健康不是功能性疾病的新病种：有人认为亚健康属于功能性疾病，这种认识也是错误的。功能性疾病，是指经过检查未发现器质性疾病的一类疾病，如心神经症、肠易激惹综合征、功能性消化不良等。这一类患者应得到关爱和治疗。

有人把亚健康本身看做是“生病之源”和“罪魁祸首”。其实引发多种疾病的根源是不良的生活方式、环境因素、遗传因素和健康服务不到位等。

（4）诊断为亚健康状态的前提是必须排除疾病：人体患恶性肿瘤的发病过程都有隐性阶段。患病早期可能无任何症状，并不引起注意，或慢慢地出现类似慢性疲劳综合征的非特异性症状。美国疾病控制中心特别指出，诊断“慢性疲劳综合征”前必须严格除外其他已知和常见疾病，病程至少超过6个月；还要排除可能出现类似“慢性疲劳综合征”的其他许多疾病，如甲状腺功能低下、发作性睡病、抑郁症和药物不良反应等。

2. 诊断条件（标准） 凡经过多次体检未发现身体有器质性病变，又有亚健康状态的临床表现者；患者不适的时间超过数月：可初诊为亚健康状态。一旦诊断成立，医生仍应跟踪访视患者，以免漏诊重要脏器的疾病。

总之，必须慎重对待，不能随便下“亚健康状态”的诊断。

【治疗】 治疗原则是要重视对广大人群的健康教育；从各个方面关心、爱护患者；避免环境污染，保护自然环境；做好社区和单位的医疗保健，并对特定人群（易患人群）进行心理和药物干预。

（唐 哲 马君志）

第二十四章　药物依赖和物质滥用

第一节　概　述

对某种药物或物质是否定为毒品应从药理作用、毒理作用、精神依赖、身体依赖四方面综合考虑。当长期使用某些化学药品和生物制品后，机体会产生耐受性，细菌或病毒会产生抗药性，需要加大剂量或更换药物才能达到治疗效果。比如，临床常用的抗生素或许多麻醉药物会产生耐药性，这种耐药性是来自病毒、细菌或机体的生理状态，而并非来自心理。但是有些药物反复使用或大量使用后，受用者则会对该药或该物质产生“瘾癖”或“嗜好”，药物或某些物质的这种特性被称之为药物依赖性（drug dependence）。1969 年世界卫生组织（WHO）对药物依赖所下的定义是：药物与机体的相互作用而产生特定的精神状态，有时是精神及身体并存的两种状态，此种状态是指受用者体验了某种药物或物质的精神效果后，为了摆脱停药后的痛苦，而强迫自己连续使用或周期性使用该药的欲望，其目的是为了感受它特有的精神效应或只是为了避免由于戒断该药所引起的严重不适，并常伴有身体行动的“觅药行为”。药物滥用（drug abuse）是国际上对吸毒行为采用的通用词汇，“吸毒”是中国对吸食毒品的称谓，均指非医疗需要而采用各种方式长期超量使用具有成瘾性的药品或物质。

同一个人可以对一种或一种以上的药物产生依赖性，这种依赖性和临床使用的许多药物所产生的耐药性或抗药性并不是一个概念，由医生正确使用某些特定的成瘾药物者不能称之为药物滥用，而受用者自己使用或以不正当手段谋取成瘾性或精神性药品者则称之为药物滥用或者称之为物质滥用，它包括烟草和酒等。

一、生理依赖性与心理依赖性

（一）生理依赖性

长期使用依赖性药物将使机体产生一种适应状态，这时必须有足量甚至超量的药物维持，才能使机体处于一种平衡或相对正常状态。如果突然停药，生理功能则会紊乱，产生一种不适感或出现一系列严重反应，如头晕、恶心、失眠、心悸、闷气、出汗、流涎、烦躁、周身疼痛等症状。此种反应称之为戒断症状或戒断综合征。戒断症状实际上是一种停药后的反跳现象，临床表现出与该药固有作用相反的症状。此种症状又称之为身体依赖性。

（二）心理依赖性

这是某些药物对中枢神经系统所产生的一种特殊的精神效应，又称之为精神依赖性。使药物受用者产生一种希望和追求用药的强烈欲望。这种欲望一般有三种情况：第一种是完全能自我控制的欲望，如吸烟，能借助烟碱兴奋提神；第二种是基本能控制的欲望，如失眠症，希望能借助催眠药以促使睡眠；第三种是不易控制的渴求，这种欲望是受用者不顾一切地去寻求药物（如毒品）以满足自己的欲望。这种“觅药行为”和受用者的用药行为及方法支配着受用者的一切，以致不择手段地滥用物质，这种心理依赖状态又被称为精神依赖性。

身体依赖性和精神依赖性的不同点是断、停药后是否产生明显的戒断症状。主要鉴别点是停药后是否产生戒断综合征。

(三) 生理依赖性和心理依赖性的关系

人们往往将生理(身体)依赖性和成瘾性等同起来，近年来不少专家认为成瘾者的用药行为应属于“强迫性用药”，其特点是不顾一切地寻求毒品。因此认为，所谓成瘾性主要是指不能自控的精神(心理)依赖性，即“瘾癖”，因为精神因素是决定因素，决定着“本”和“标”的问题。以往将身体依赖性归咎于成瘾性的看法是不全面不准确的，例如癌痛患者按WHO三阶梯方法，在使用强效的阿片制剂时可产生两种依赖性，但多以身体依赖性为主，实践证明他们多数不愿使用阿片类药物，即使应用后，多数人也不愿长期大量使用，即使“成瘾”也和“瘾君子”不同，他们的精神依赖性较小。部分患者尚能自控，一旦疼痛症状缓解，他们会主动要求减少用药剂量。这也说明两种依赖性既有共同性也有差异性。

当人体主动或被动使用依赖性药物而产生生理及身体依赖性之后，一旦停用依赖性药物则很快出现戒断综合征，此种戒断症状有轻重之分。某些人在使用精神药物后，通过自身调整，更换药物可以使症状消失、减轻甚至治愈。但某些人一旦对某些成瘾性药物产生依赖性，在精神和心理双重因素的支配下，会不顾一切地、不断地寻求和使用它们。最主要的还是取决于使用哪一种物质，若使用阿片类药品或阿片衍生物，则产生成瘾后发生的心理、生理依赖性就很难区别。因为一方面该药的依赖性会使受用者产生一种内在的需要和享受该药所带来的“欣快作用”，另一方面受用者十分恐惧，难以容忍生理上、身体上的巨大痛苦。由于这两种因素的复合，使之不能自控，甚至不能自拔地陷入物质滥用的深渊。

实践中还发现凡具有依赖性的药物，多有精神依赖和身体依赖的共性，但前者产生较早，后者产生较晚，后者一旦产生则促进前者进一步加强，例如催眠药、苯二氮䓬类药及烟草、乙醇等。而且一种药物并非单纯只产生依赖性，如阿片类药的欣快作用可产生依赖性，而缩瞳、便秘、恶心、呕吐就不产生依赖性，这说明阿片类药物的双重性。

二、依赖性药物的双重作用

合理正当使用依赖性药物，可使许多患者解除痛苦，如阿片类药物用于术中术后镇痛、晚期癌痛及顽固性疼痛的治疗，可使患者解除或减轻痛苦，尽管长期使用后会产生生理依赖性，但很少产生心理依赖性，即使产生也很轻微，能够自控，尤其按需使用长效阿片类药物如芬太尼贴剂、美菲康、美施康定等，临床上不应受到严格限制，但对成瘾性极强的哌替啶应严格限制；精神分裂症患者使用酚塞嗪类药；失眠症患者间断使用苯二氮䓬类药；甚至某些人群吸烟或少量饮酒都不能称之为药物或物质滥用。药理学家在发明研制一种新药时，他们的目的是用于治疗某些疾病或为社会提供财富，尤其是麻醉性镇痛药的问世，为外科手术及术后镇痛起到了积极作用，促进了医学科学的发展。哌替啶是19世纪40年代研制出来的人工合成镇痛药，有镇痛、解痉及抗流涎作用，后来才发现它具有很强的成瘾性。二氢埃托啡是英国Burotly于1967年合成的麻醉性镇痛药，我国军事医学科学院毒物研究所秦伯益等于1976年合成此药。芬太尼、舒芬太尼和阿芬太尼分别于1960年、1970年和1976年相继合成，近年来又合成了瑞芬太尼。早期除吗啡和哌替啶之外，其他几种药物包括美沙酮、丁丙诺啡均未受到管制，在被某些人滥用之后才引起药管部门的重视。至于麻黄碱、苯甲酸钠、咖啡因、麦角胺，还有强痛定、曲马朵、氯胺酮及中药马钱子等在临床上均有一定的治疗用途，但由于存在滥用之可能，其依赖性也逐渐引起了药管部门的重视，局麻药利多卡因的抑制和兴奋双重作用亦逐渐被人们认识。

不幸的是，有些药物经过毒品制造者们在化学结构上加以改造之后，成为作用较强的毒品，加上粗制滥造，造成了滥用人群中因中毒而死亡者并不少见。自20世纪80年代后期，西方国家出现了一类“策划药”毒品，目前在美国毒品市场上非法销售。“策划药”中有芬太尼类似的药品(如3-甲芬太尼)、苯环己哌啶(phencyclidine，PCP)类似物(如TCT)、苯丙胺类似药物(DMDA)，都对人体危害极大。

依赖性药物很多，我国卫生部于1996年1月16日公布的118种麻醉药品和119种精神药品都属于依赖性药品。依赖性的问题应该具体分析，这些药品若不在医生指导下而采取自行、自身给药的方法，从医学角度上讲称之为药物滥用，将会导致精神依赖性和身体依赖性的双重作用，继之造成精神混乱、意志丧失，给社会、政治、经济带来极大危害。还有一些国家并未禁止的和不属于国家药管部门管制，但又和人民健康相关的物质（如乙醇、烟草），也存在依赖性的双重作用。所以近年来有人主张将"药物滥用"改为"物质滥用"，用词可能更为恰当，包含意义更为广泛。

第二节　依赖性药物

国际禁毒公约将依赖性药物（又称为"精神活动药物"）分为麻醉药品和精神药品两大类。麻醉药品和麻醉药是有区别的。麻醉药品（narcotic drug）又称麻醉品，是指连续使用易产生身体依赖性和心理依赖性，能成"瘾癖"的药品；而麻醉剂（anaesthetics）又称麻醉药，是由麻醉科医师专职管理和实施的药物，有些有一定的依赖性，包括各种吸入麻醉药、局麻药、静脉麻醉药等许多品种。任何麻醉药都是可逆、可控、不留后遗症，而且有一套严格安全的操作程序，正确使用不能称之为毒品，而有些精神药品如苯丙胺或可卡因等有极强的毒性，则应视为毒品。因此，这里将成瘾性极强的麻醉药品和部分精神药品按毒品予以介绍。

一、毒品

由于药物滥用已成为全球公害，单靠一个或几个国家不可能彻底解决这一祸害，目前联合国有3个专设禁毒机构：麻醉药品委员会、国际麻醉品管理局和联合国禁毒计划署。另外，世界卫生组织还设有"物质滥用计划署"，主要管制的毒品范围包括鸦片制剂、部分精神药品如冰毒等；2003年5月还专门讨论全球戒烟问题，这充分说明了戒毒问题已引起全世界人们的重视。

（一）毒品形势

毒品问题包括药物滥用和非法生产、贩运毒品两大方面。一方面有大量人群滥用各种各样的毒品；另一方面社会上有一批不法分子从事非法生产和贩运毒品的罪恶活动。近30年来毒品问题在全球范围愈演愈烈，而且新的品种还不断问世，因此毒品形势十分严峻。

1. 毒品——全球公害　当前毒品问题已成为席卷全球的公害，各国和国际上采取的禁毒措施未能完全扭转局面。贩毒集团的经济实力和政治影响与日俱增。有证据表明，贩毒集团有走向国际化及加强合作的趋势，如相互交换药品、相互利用贩毒渠道；贩毒集团对毒品的生产制造储存贩运和分销进行全面控制；贩毒手段隐蔽狡猾；贩毒集团有非法巨额收入存入某些银行；此外，还进行恐怖暗杀活动，甚至与政治颠覆集团有联系。

2. 非法种植罂粟的地区比以前扩大　原有地区为"金三角"（缅甸、泰国与老挝三国交界处）、金新月（阿富汗、巴基斯坦和伊朗的交界处）和墨西哥，近来增加了黎巴嫩和哥伦比亚，非法生产贩运精神药品有增无减，滥用中枢兴奋剂现象从日本扩展到菲律宾、泰国、韩国甚至将我国出口的麻黄碱非法制造甲基苯丙胺，更甚者鼓吹"毒品合法化"，允许购买大麻供娱乐逍遥使用。

3. 各国禁毒措施力度不一　部分国家禁毒措施重点放在减少毒品非法供应和非法贩运，对毒品的非法需求的重要性重视不够。但在我国则采取综合整治方法收到很好的效果。

4. 麻醉药品使用误区　麻醉药品和精神药品的医疗和科学价值应该肯定，它确实为医学科学的发展起到了巨大作用，比如鸦片制剂对顽固性疼痛和某些急性疼痛的治疗作用，尤其WHO提出晚期癌症疼痛患者三阶梯治疗中吗啡的使用。在我国只要确诊并经药管部门批准建立麻醉卡，在指定专门医院开具专用病历和处方后，实行首诊医师负责制，已不再严格限制，但我国吗啡的用量仅居世界第100位以后，每年人均用量为0.11 mg，但在2004年人均用量为0.23 mg，居世界83位亦并未达到合理使用的标准。应该指出的是对吸毒者而言，除注射哌替啶和吗啡之外，其他麻醉药品比如硫酸吗啡、盐酸吗啡控释制剂和芬太尼贴剂及弱效麻醉药品美沙酮等都不“过瘾”，故吸毒者使用较少，但它毕竟是一种替代品，由于国家销售吗啡和哌替啶价格低廉，作为具有红处方权的医师更应该管制各种麻醉性镇痛药，杜绝非法流入社会。将哌替啶、吗啡针剂市售或“送人情”，为此走向犯罪者并非绝无仅有。在我国，就毒品的可获得性而言，哌替啶价格低廉，基层医疗单位使用量偏多，成瘾性较强，吸毒者可获得性也最大，药管部门对医源性使用哌替啶应加强管制力度。

5. 物质滥用的特征

（1）已蔓延到社会的一切阶层，波及一切年龄组尤其青年。

（2）男性滥用者占大部分，但妇女所占比例逐渐增加，少年儿童起始滥用年龄提前，且往往一开始就滥用强效毒品和采用注射方法。

（3）中枢兴奋剂使用增多，普遍存在多种药物滥用现象，尤其是同时饮酒，

（4）通过静脉注射毒品，感染艾滋病病毒者所占比例愈来愈大。

（二）吸毒的原因

众所周知，吸毒成瘾为药物滥用所致，其根本原因是毒品可产生兴奋作用和欣快感，据有关部门对数百例吸毒者调查发现主要有三种人群。

1. 滥用毒品前患有慢性疼痛性疾病　如胆石症、慢性盆腔炎、痛经、三叉神经痛等该类人群文化层次不高，由于疼痛，当使用一般镇痛药物无效时，利用工作之便或（和）医务人员关系密切，索取哌替啶或其他鸦片制剂，很快产生依赖性，最终染上“瘾癖”，其中医务工作者及其亲朋居多，占7%。

2. 好奇心理　称之为针尖上的游戏。贩毒者以欺骗，诱惑部分年轻无知者，以能治多种疾病，提神解忧为由，以品尝方式或将毒品置入烟卷、饮品之中使之上钩。有的吸毒者为达到以贩养吸的目的，多采用此种方式，甚至以传销形式最终形成团伙。殊不知若每日吸食海洛因数十毫克，注射哌替啶100 mg，3～5 d即可产生依赖性。此类人群青少年居多，文化程度较低，职业各异，比例约占42%。

3. 精神空虚，寻求刺激　是吸毒人群最多的一种，多为“大款”和“富有者”及个体经营者，为了寻求欣快和欢乐，有些失恋者、卖淫者、被遗弃者、离异者、失意者、为弥补精神空虚，更有甚者为了帮助子女戒毒以身试毒染上毒瘾或夫妻共同吸毒，自觉或不自觉地被贩毒者引上吸毒道路，最终导致倾家荡产，比例占51%。

（三）毒品的种类

1. 阿片类

（1）种类：阿片是自罂粟中提取的麻醉性镇痛药，属纯阿片受体激动药，包括阿片粉、阿片酊、吗啡及海洛因，也包括人工合成及半合成的化合物哌替啶、美沙酮、芬太尼、二氢埃托啡等。另一种是阿片受体激动-拮抗药，是既产生依赖性又有拮抗性双重作用的药物，如丁丙诺啡、烯丙吗啡、喷他左辛（镇痛新）等。

作为毒品的吗啡有“黄皮”之称，还有“999胚”之称。海洛因是吗啡的半合成品，其主要成分是二乙酚吗啡，灰白色粉末状，俗称“白粉”、“白面”，有的海洛因为红色液体，俗称“红鸡”。

（2）共同性和差异性：

1）共同性：该类药物具有很强的依赖性潜力，很容易产生精神依赖性与身体依赖性。用药者首次开始吸食时感觉并不舒服，常有头晕、恶心、呕吐症状，如首次肌内注射或静脉注射后除以上症状外，很快进入嗜睡状态，但阿片类药物特有的欣快作用能使使用者产生全身肌松和继发舒服感觉，使之兴奋提神。数次使用后即可沉浸于“自乐其天”的幻想之中，很快产生渴求感，进而产生强迫需要的感觉，陷入不能自拔的“瘾癖”状态。滥用者不顾一切地寻求该类药物，用药品种由弱到强，剂量由小变大，途径由吸食到肌内注射甚至静脉注射，毒瘾发作时为了迅速寻求刺激，往往一具注射器被重复使用或多人共用。滥用者为购买昂贵的毒品，倾家荡产，甚至走上偷盗、抢劫、贩毒、卖淫等犯罪道路上，给社

会安定带来极大危害。故其共性是成瘾、觅药及危害社会。

2）差异性：阿片类药物成瘾性最强的是海洛因，吸食数十毫克即可成瘾。其次是吗啡，但由于国家对吗啡管制十分严格，不但使吸食者的“觅药”行为受到限制，而且使吗啡的正常使用受到一定限制。哌替啶是“觅药”者最容易获得的毒品，尤其在广大的农村，往往吸毒者以低廉的价格获得此药。据临床观察，使用哌替啶300 mg以上即可产生耐药性。芬太尼虽是强效阿片药，因市售仅0.1 mg为一计量单位，对于吸毒者远远不能满足需求，故从等量药效学分析，其成瘾性较少。二氢埃托啡是成瘾性极强的毒品，已限售。美沙酮是中效鸦片类药，吸毒者使用较少，但可作为吸毒的替代品，由于丁丙诺啡有双重作用，很少有贩毒者使用。

（3）依赖性与戒断：鸦片类药物使机体进入依赖状态后，需逐渐加大剂量或改变用药途径才能达到自身的需要，此时如果突然停药将产生戒断症状，以吗啡和海洛因最明显。在最初停药的12～24 h内戒断症状不十分明显，继之会出现烦躁不安，失眠、哈欠、出汗、流泪、流涕、食欲减退、汗毛竖起、震颤、瞳孔散大。重者腹疼、全身疼痛，尤以骨关节为甚。肌肉剧痛难忍、肌肉痉挛、踡曲成团、不进饮食，并有腹泻呕吐体温升高等症状，24～27 h最为明显。戒断症状出现时若给予鸦片类药物可迅速消除各种症状。此时若给予对症治疗，并给予弱效鸦片类药物逐渐替代及支持疗法和催眠方法等，多种症状在7～10 d内可逐渐消失，但失眠、软弱无力、烦躁不安、肌肉疼痛等症状可持续数周。在鸦片制剂中，人工合成的哌替啶戒断症状较弱，出现在停药后8～12 h内，恶心、呕吐、腹泻等表现远不及吗啡、海洛因，但由于哌替啶的中间代谢产物去甲哌替啶在体内蓄积时间长、神经毒性明显，可产生肌肉抽搐、痉挛、震颤、烦躁、流涎等比吗啡戒断症状严重，持续5～7 d后症状逐渐减轻或消失。

在依赖性产生后，使用阿片受体拮抗药纳洛酮能迅速使之出现戒断症状，给药后30 min内达最高程度，此时若给予大剂量阿片类药物亦不能使戒断症状消失，而且戒断症状的强度远比自身戒断症状严重，故认为纳洛酮虽是阿片受体拮抗药，但不能用于戒毒。

值得注意的是，阿片类药物的耐受性、成瘾性与连续用药的时间、剂量成正比。由于个体差异，其对呼吸抑制、镇痛、镇静及欣快感所产生的耐受性并不均衡，但对缩瞳和便秘则不产生耐受性。

2. 冰毒　冰毒是强烈的中枢兴奋剂，属于苯丙胺制剂。该制剂包括苯丙胺、甲基苯丙胺（冰毒）和摇头丸（大力丸），均由麻黄素衍生而来。麻黄素、苯丙胺、冰毒均具有依赖性。冰毒是目前苯丙胺类药物滥用中最多见的一种，成瘾性最强。

（1）冰毒的由来：冰毒的正式名称为甲基苯丙胺，又叫去氧麻黄素，是一种透明的结晶体，形状似冰块，故又称“冰”，极易溶于水。我国盛产麻黄，早已应用于临床。以往中成药“复方托氏散”中的主要成分是麻黄和罂粟壳，曾被誉为治咳治喘良药，因不符合要求已停产。早在19世纪80年代日本就合成了麻黄素，它具有兴奋心血管及解除平滑肌痉挛和止喘作用。后来在寻求麻黄素新产品的过程中合成了苯丙胺，进而又合成了甲基苯丙胺（冰毒）。

冰毒有强烈兴奋中枢神经系统的作用，能使躯体运动增强，整个机体处于亢奋状态，从而有较好的抗疲劳作用。为此在第二次世界大战中，尤其在美国的军队中作为“提神剂”、“抗疲劳剂”而广泛使用。以后在日本约50万人使用此种物质，目的是为了寻求刺激，多采用静脉注射方法，结果很快成瘾，其中5万人出现精神症状。后来在欧美一些国家使用，也引起精神症状，促使暴力事件发生，给社会带来不安定因素。

我国20世纪40年代有极少数人使用，亦发生过“抗疲劳素片”成瘾事件，1962年因某些地区发生过滥用去氧麻黄素事件，1964年卫生部将此药列为限制性剧毒药进行管制。近年来随着毒品的泛滥，冰毒又化名为“冰”继续毒害着一些人群，其实它是不被多数人所知道的老牌毒品。

（2）冰毒的药理作用：苯丙胺类物质有强烈兴奋中枢神经系统的特征，有舒张支气管平滑肌、兴奋呼吸中枢及脑复苏的作用。可治疗和抢救中枢神经系统中毒所致的抑制状态，治疗抑郁症和消除疲劳，此外还可抑制食欲治疗肥胖症、帕金森病和发作性睡眠等。但数次服用后可出现以下严重症状。

1）强烈兴奋中枢神经系统：表现为激动、焦虑不安、精神活动增强、震颤、抽搐、肌肉反复强烈收缩和颈部肌群不自主扭动。颈部肌群不自主扭动致头颈部不断左右摇摆，严重者颈肌撕裂、颈椎脱位或骨折、内耳平衡失调、眩晕站立不稳，甚至突然死亡。由于极度兴奋可致暴力事件发生。

2）精神活动亢奋：服用冰毒后短期内会出现警惕性提高，自我感觉意识特别清晰，疲劳消失，注意力集中，信心十足，精神饱满，情感高昂，性欲亢进及欣快作用，语言增多，动作敏捷，体育活动技巧更为熟练。但短期药物作用消失后，即出现精神反应迟钝、疲劳乏力、头痛头晕、呼吸心率加快、焦躁激动、全身不适，甚至谵妄失语。再次服药以上症状消失，此为冰毒戒断综合征，亦说明其精神依赖性极强。

3）血压升高：收缩压和舒张压同时升高，但脑供血并不增加，因此对人体极为不利。当剂量增加时则会出现心悸、心律失常等严重反应，甚至猝死。

4）抑制食欲：虽然可作为减肥的一种手段，因个体差异剂量难以掌握，易产生依赖性，弊大于利，故不可取。

（3）冰毒的危害：连续使用冰毒后，将会导致体重减轻，体质下降，营养不良，免疫功能低下，甚至全身衰竭；皮肤黏膜若有溃破很难愈合；另外可引起睡眠不良，夜间磨牙，指甲脆化，全身钙损失等。

由于冰毒有较强的欣快感，可迅速产生精神和身体两种依赖性，尤其精神依赖性使受用者为达到所谓“奇妙”的快感境界，会将剂量逐渐增加，由数十毫克增至数百毫克，这种过量使用可发生高血压危象、脑卒中、脑细胞凋亡等中枢神经病损症状。更甚者为求达到迅速产生快感，将冰毒溶于水中，自行肌内或静脉注射，导致了多种传染性疾病的传播。

冰毒引起的精神症状很多，主要表现是种种幻觉，如幻听、幻视、幻触、妄想及极度恐慌感，甚者和精神分裂症的临床表现很相似。过量使用后自控能力明显下降，严重者可出现暴力行为。如果突然停药可出现严重失眠、抑郁甚至杀人。其治疗必须在严密监控下逐渐减量用药和缓慢停药，“脱毒”时间需数周之久，才能使以上精神症状逐渐消失。

某些国家将去氧麻黄素和咖啡因混合使用，以作为替代兴奋剂，故医务人员在使用咖啡因和麻黄素时，应注意此种联合用药的兴奋作用。目前苯丙胺类兴奋剂正从欧洲向亚洲蔓延，有可能成为21世纪具有更大威胁性的新型毒品。该物质由廉价的麻黄素提取，工艺相对简单，制剂种类很多，服用携带方便，人们对其危害性之大知之甚少，我国已将其列入毒品范围，严禁销售使用，而且有可能对麻黄碱和苯甲酸钠咖啡因的生产及使用进行管制。

3. 古柯类

（1）药理作用：可卡因又称“古柯碱”，俗称“可可精”，是由古柯植物叶中提取的白色结晶状粉末，是酯类局麻药，属苯甲酸衍生物，1884年用于黏膜麻醉。它也是一种中枢兴奋剂，进入体内后直接作用于中枢神经系统产生兴奋、欣快作用，并与传递神经信息的化学物质结合，刺激神经细胞的作用时间延长，增强去甲肾上腺素的效应，使受用者产生夸大妄想、过分自信、欣快陶醉的快感，当这些化学物质消耗后，反而精神抑制，故其有明显的精神依赖性。其兴奋作用随用量增加分为以下四期。

Ⅰ期（欣快期）：开始吸食时心情愉快，思维能力增强，情绪不稳定，失眠，无食欲，性欲亢进，有阵发性暴力行为和冲击力。

Ⅱ期（抑郁期）：自感情绪压抑，伴有焦虑、烦躁，有攻击性，性欲逐渐淡漠。

Ⅲ期（幻觉期）：出现视、听、触幻觉，但尚能自我控制。

Ⅳ期（精神病期）：幻觉持续存在，失去自我判断和控制能力，常将幻觉信以为真，产生暴力行为。

（2）可卡因的危害：

1）急性中毒：可卡因产生欣快感的剂量与中毒剂量十分接近，加之个体差异、耐受程度差别很大，许多吸毒者不仅表现出解除疲劳、提高精神、产生欣快的感觉，而且也表现出毒性反应：言语增多、头痛、心悸、血压升高、焦躁不安、抽搐、惊厥、高热出汗、恶心、呕吐、皮肤感觉异常，其中呼吸抑制、心律紊乱、心力衰竭、高热都有导致死亡的可能。

2）精神障碍：亦称可卡因精神病。可卡因剂量过大时可产生触幻觉与嗅幻觉，最典型的是吸食者会体验到皮下虫行蚁走感，奇痒难忍，造成严重抓伤甚至断肢自残，情绪不稳定，还常伴有暴力或攻击行为。

3）戒断综合征：滥用可卡因可产生一定程度的生理依赖性及强烈的心理依赖性。长时间大剂量使用可卡因后突然停药，可出现抑郁、焦虑、失望、易激动、疲惫、失眠、厌食，甚至伴有偏执观念与自杀观念。长期滥用者人格可发生变化，旷工、欺骗、盗窃、抢劫，造成严重的社会危害。

4）抑制食欲：长期吸食多为营养不良、体重下降。

5）并发症：静脉注射可卡因易引起肝炎、血管栓塞、心内膜炎、艾滋病等，若采用鼻吸方式，可致慢性鼻炎、咽炎、支气管炎、肺炎等。

6）妇婴影响：孕产妇吸食可卡因可使新生婴儿带有毒瘾，情绪烦躁不安、不停哭闹、视力不集中、舌头不能伸出，也不能吸吮乳汁，此外还易导致胎儿畸形、流产与死亡。

使用可卡因除可产生强烈的精神依赖性外，近年来发现可卡因还可以产生明显的身体依赖性，断药后出现明显的戒断症状，表现为乏力、抑郁、嗜睡、饥饿感增加等。近年来美国滥用一种称之为“快克”，又叫“克赖克”的含有可卡因游离体成分的吸入烟雾毒品，成为美国头号毒品，并已迅速蔓延至欧洲。

4. 大麻　大麻（Cannabis sativa）为桑科的一年生草本植物，雌雄分株。这种植物原产于亚洲中部，现几乎遍及全球，有野生、有栽培。大麻茎的纤维为纺织原料，大麻种子可榨油。大麻的变种很多，在北非、西非、北美、中东、亚洲的印度与西印度群岛生长的大麻植株矮小，没有纺织原料价值，但植株花枝的顶端、叶、种子及茎中含有一种树脂样的物质（以雌株含量高），这种树脂含有四氢大麻酚（缩写为THC）的化学成分，具有致幻作用，人吸食后可产生各种稀奇古怪的幻觉，也会产生一系列的精神效应。其急性精神期症状分为以下四期。

Ⅰ期（陶醉兴奋期）：吸食大麻后半小时内，可产生一种自得其乐的情绪高涨状态，一种莫名的欣快感，然后产生梦醉状态，加强了舒服的感觉和欣快感，激动，自发地傻笑。

Ⅱ期（发展期）：视、嗅、听等感官敏感，伴有幻想。

Ⅲ期（深度幻觉期）：通过想象进入一种虚无缥缈的境界。身体陷入无能为力的状态，失去了个人自感力，出现妄想和类偏执狂感。思维变得混乱和崩溃，焦虑、惊慌代替欣快感。

Ⅳ期（沉睡期）：经过几个小时的“颠倒迷离”后，进入沉睡，醒后可有疲劳感，吐语不清或麻痹样痴呆。

大麻危害巨大，一次性吸食过量可发生意识不清、惶惑、焦虑、恐惧偏执、抑郁等，严重时表现出对人产生敌意、冲动行为或自杀意愿；滥用大麻可使大脑记忆力及注意力、计算力和判断能力减退，表现出思维迟钝、木讷、记忆混乱；可破坏机体的免疫系统，造成细胞及体液免疫功能低下，易受病毒、细菌感染，且难以治愈；长期吸食大麻影响胎儿发育成长，易导致新生儿头颅小，体重轻。大麻的“三致”实验（致畸、致癌、致突变）均为阳性结果。

5. 致幻剂　致幻剂亦称致幻药，幻觉药或拟精神病药物。所有致幻剂均属一类精神药品，又称之为易制毒化学品，来源十分广泛。这类药物具有改变人的知觉过程的能力，它能引起视幻觉、听幻觉，使人脱离现实，进入梦幻般的“仙境”。目前被国际公约严格管制的致幻剂有麦角酰二乙胺、麦斯卡林、西罗宾等。这类药物只产生精神依赖性，而无身体依赖性，规定不许用于医疗，仅作科研用。

（1）种类：

1）麦角二乙胺：是致幻药的代表。半人工合成，从麦角酸衍化而来，无药用价值。其致幻作用强烈，10 μg即可产生欣快感。50～100 μg时可产生幻觉，持续作用6～12 h，常将其掺入在赋性剂中制成胶囊、片剂、丸剂等，亦可皮下注射或掺入毒品中吸食。由于该药前身是麦角，在临床上常用麦角新碱治疗偏头痛，现药店已禁售麦角。

2）麦斯卡林：是mescaline的译音，化学名为三甲氧苯乙胺，俗称美色卡。因从美国西南部与墨西哥的威廉斯仙人球中提取，又称北美仙人球碱。麦斯卡林是强致幻剂，无药用价值。最初的应用是印第安人宗教仪式或庆典时用，使获得神秘昏然的感觉，后被制毒者发展成为毒品应用。非法制剂有丸剂、溶液剂、口服后可虚幻产生五光十色的景物、几何图像、动物和人群。麦斯卡林会引起情绪的抑郁及瞳孔扩大、心动过速、肢体反射亢进、震颤、恶心、呕吐等，长期服用可致多器官损伤。

3）西罗西宾或塞罗西宾：是psellocybin的译音，是从墨西哥的一种蘑菇中提取的裸盖茹素。在中美洲和美国西北部含有塞罗西宾的蘑菇有15种之多，这种蘑菇被称之为致幻蕈。裸盖菇素属致幻剂，没有药用价值。致幻作用与麦角二乙胺相似，但持续时间短。吃了这种魔力的蘑菇如有进入另一世界之感及欣喜若狂的滋味。裸盖菇素在产生幻觉的同时会出现头晕、恶心、视物模糊、瞳孔散大、共济失调、焦虑等症状。

4）苯环己哌啶（phencyclidine，PCP）：原是一种麻醉性镇疼药，后发现有较强的致幻作用及很明显的分离麻醉作用，仅用于医疗使用。PCP作为毒品在20世纪70年代中期在欧美流行起来。由于PCP制作简单，价格低廉，而成为当今泛滥流行的致幻剂。特别是因其为白色粉末，在黑市上常被冒充一些较难得的致幻剂或添加到可卡因、海洛因、大麻粉等毒品中牟取暴利。别名有“天使尘”、“粉末天使”、“黎明曙光”、“无声雾”、“和平丸”、“蜜蜂忙”、“超级可乐”等。PCP在致幻药中危害最大，急性中毒时出现心动过速，血压升高，肌肉强直，瞳孔缩小，出汗发热，运动失调，发音困难，高剂量时可因惊厥、心脏骤停、呼吸抑制及脑血管破裂死亡。长期滥用PCP产生慢性中毒，会导致脑功能损伤，在清醒时也会出现记忆空白、视物障碍，易冲动等。

致幻剂可明显影响人的思维，心境多变缺乏真实感或自感逍遥，自得其乐，自感幸福，吸食者极易成瘾。

5）氯胺酮（ketamine）：是一种全身麻醉药，大剂量应用产生麻醉作用，小剂量或麻醉苏醒期，尤其反复用药后可出现梦幻失语，其真正致幻机制尚不清楚，有人推测是边缘系统兴奋所致。目前，有人将氯胺酮制成“K粉”，在市场销售。使用者可产生明显的欣快兴奋致幻作用。该药目前属于限制性致幻剂，可能成为一种新型毒品。

6）其他：高锰酸钾、丙酮、乙醚、三氯甲烷等均属易制毒化学品，都可产生精神作用。

（2）致幻剂滥用的危害：

1）精神障碍：在产生幻觉同时会出现焦虑、紧张、抑郁、自责自罪、恐慌等精神障碍，用量过大时，会引起类似精神分裂症的症状，亦称中毒性精神病。吸毒者丧失自知力，认为恐怖幻觉是真实的，产生迫害妄想，受此支配就可能发生自伤、自杀或攻击他人、杀害别人等精神障碍，甚至数月不愈。

2）其他：吸食致幻剂者可能出现恶心、呕吐、瞳孔散大、视物模糊、颜面潮红、出汗不止，头痛头昏、心跳加快、震颤、共济失调等症状，苯环己哌啶还可引起心脏与呼吸抑制而死亡。

（四）吸毒对胎儿的影响

阿片类药物及冰毒等极易通过胎盘屏障，毒品被母体吸收后，可出现胎动增加、死胎、畸形、早产、发育不良及胎儿过小，而且新生儿易感染，其死亡率达2%～5%。除此以外，亦可使胎儿在子宫内形成身体依赖性，出生后即可出现戒断综合征，表现为高声嚎哭、激动、不安、惊恐、反射亢进、震颤、呼吸增快，甚至出现呕吐、腹泻、抽搐等症状。

（五）吸毒的并发症

1. 营养不良　营养不良占首位，因吸毒可发生呕吐、食欲下降、抑制胃胆胰消化腺体的分泌，影响消化吸收，体重下降，多数人最后骨瘦如柴。

2. 呼吸系统损害　多数毒品都掺杂滑石粉等粉状药物，长期吸毒可致小气道痉挛、肺纤维化、肺气肿。毒品中的污染物可引起慢性支气管炎、肺炎、肺结核等。由于海洛因有镇咳作用，当出现病变时无明显咳嗽症状，当肺部感染后病情往往十分严重。

3. 神经系统损害　如急性脊髓炎、脊髓空洞症、急性感染性神经炎、视神经炎等。

4. 性功能障碍　男性表现为阳痿、早泄、射精困难和不射精；女性表现为闭经、痛经、停止排卵、性欲缺乏、不孕。吸毒孕妇分娩婴儿死亡率明显增高。

5. 精神症状　由于毒品的作用及吸毒后生活方式的改变，吸毒者多出现人格改变和典型的精神病症状，如自私、冷漠、社会公德意识差、对任何事物不负责任。有的会出现各种幻觉和反击行为，伤人或自杀。吸毒者均有情绪障碍，如焦虑、抑郁等。

6. 传染性疾病　如肺炎、艾滋病、梅毒、淋病、皮下脓肿、静脉炎、败血症、细菌性心内膜炎等。

7. 其他　如急性肾小球炎、肾功能衰竭、肾病综合征、皮肤溃疡，接触性皮炎、皮疹及全身瘙痒等。

（六）吸毒与死亡

1. 吸毒过量死亡　据统计约占吸毒死亡率达 50%，吸毒过量时立刻引起中枢神经系统的过度抑制，使呼吸减慢，昏迷严重者呼吸停止。超剂量中毒死亡一般见于以下三种情况。

（1）初吸尝试者：多见青少年模仿成瘾的吸毒者，或为迅速寻求快感者。

（2）长期吸毒者：当吸毒产生依赖性后，加大剂量或更换毒品品种而导致急性中毒。

（3）复吸者：在戒毒治疗中或治疗后，吸毒者耐受性下降，此时复吸时，剂量依然是脱毒治疗前的剂量，而致急性中毒。

2. 多种物质混杂滥用中毒　毒品多来自黑市，其纯度含量均不明确，毒犯为获得高利润，往往在毒品种掺杂其他化学品，如吸食者由低含量毒品突然换用高含量毒品，形成多药滥用中毒。

3. 并发症死亡　常见的有细菌性心内膜炎、败血症、周围神经炎、化脓性脑炎、脑膜炎等，多因注射海洛因或吸食化学品所致。中国艾滋病患者感染者中已达 83 万人之多，除外因输血、卖血感染之外，吸食和注射毒品者占相当比例。

4. 精神障碍变态致死　毒品滥用最常见的精神反应，往往做出超出常人的荒唐举动，如致幻剂使用后吸食者为搏击长空而纵身跳下高楼，有的吸毒者因焦虑过重而自杀。

5. 戒断反应致死　如突然中断毒品，可产生严重戒断症状突然死亡。

（七）戒毒

1. 戒毒的困难　据统计吸毒者的复吸率在 95% ~98% 或以上，究其原因有以下三种。

（1）生理（身体）因素：成瘾后一旦停药，24 h 内即可出现打哈欠、流泪、流涕、恶心、呕吐、腹痛腹泻、肌肉痉挛抽搐、发热、四肢及全身疼痛等症状，甚至产生痛不欲生之感。虽然“脱毒”已积累了不少经验，对生理因素的治疗方法甚多，但真正完全“脱毒”的时间很难确定。

（2）精神（心理）因素：由于毒品具有兴奋、欣快、致幻等作用，吸毒者的“想瘾”、“心瘾”及精神烙印极难克服，加上吸毒者本身的意志堕落衰退，精神依赖的戒断较生理依赖的戒断难度更大，一有机会仍可重新复吸。

（3）社会环境因素：是最棘手的问题，虽然我国对贩毒打击力度很大，但由于贩毒集团手段隐蔽狡猾多样，而且互相勾结，加上已戒毒的瘾君子一旦受到诱惑则会重新吸毒，给远离毒品带来很大难度。总之，毒源不除，吸毒者难以消灭。

2. 戒毒的药物治疗　尽管吸毒者复吸率很高，但是经过我们国家各类戒毒组织的严格管制，不少人已远离毒品。脱毒是戒除毒品的一个很难而又必需的第一环节，主要是治疗身体依赖性。治疗方法是选择相应的替代药品。原则是应用非成瘾麻醉药、镇静催眠药、长效弱效鸦片类衍生物及支持疗法等使成瘾者在既安全，又能耐受的情况下，主动自觉或不自觉的度过戒断综合征的高峰期和发作期，然后在严格管制下克服生理或心理依赖性，并逐步停药。

（1）丁丙诺啡（buprenorphine）：属于阿片受体激动－拮抗剂，又名沙啡，其依赖性较弱，有报道长时间的使用停药后，只会出现缓慢的较轻的戒断症状，美国成瘾研究中心利用正常受试者试验，2 周内将丁丙诺啡剂量每天增至 8 mg，在连续用药 6 周，停药后若产生戒断症状，纳洛酮催醒呈阴性，由此看出其依赖性或滥用性较低。由于丁丙诺啡对 κ 受体有轻微的拮抗作用，产生精神依赖性较轻。其脱瘾作用比美沙酮强，尤其对海洛因成瘾者，作为替代脱瘾治疗效果比较好。每日舌下含化 3 ~8 mg，用药第4天后递减药量，而且该药片剂暂不用红处方，故常被使用。

（2）美沙酮：是目前国内外较常用的替代脱毒药物，虽有成瘾性但毒性较低，以10～20 mg口服或肌内注射时间需要1～3周，由于该药不能消除精神依赖性，很难停药，但可减轻海洛因的欣快作用。

（3）纳洛酮（naloxone）：属于纯阿片受体拮抗药，对阿片受体无激动效应，小剂量肌内注射或静脉注射能迅速逆转吗啡的作用，从理论上讲是拮抗鸦片成瘾者最佳用药，但由于成瘾者使用该药后能迅速产生戒断症状，尤其是身体依赖性症状明显，故不适应于脱毒治疗。但对中毒严重发生呼吸衰竭者，可使用该药。

（4）可乐定（clonidine）：该药无成瘾性，有一定对抗阿片药的戒断症状作用，但不能克服心理依赖性。1～2 mg/d，5 d后减量，使用中注意低血压和嗜睡。

（5）三唑仑（Triazolam）：又名酣乐欣，为苯二氮䓬类衍生物，具有催眠、镇静、抗焦虑和肌松作用，是速效、强效、短效的催眠镇静药，目前已列入一类精神药品。服用后吸收较快，1 h达高峰，消除半衰期2～3 h，具有作用快、消失快的特点，作为脱毒中的替代药可减轻戒断症状，但长期使用可产生依赖性和瘙痒、皮疹、视觉模糊等不良反应。该药每片2.5 mg，作者在脱毒治疗中用量较大，日用量为1～5 mg，分3～4次口服。使用中注意呼吸抑制、嗜睡和宿醉现象。

（6）氯胺酮（ketamine）：属镇痛性分离全麻药，有人应用低浓度的氯胺酮持续静脉滴注，是吸毒成瘾者处于梦幻嗜睡状态，必要时联合咪唑安定静脉滴注，日用量0.3～0.8 g，5～7 d为一疗程。在使用时应注意支持疗法和严密监护。

（7）“全麻戒毒”：有文献报道，应用吸入麻醉药，静脉麻醉药，肌松药对吸毒者实行气管插管，机械通气，持续3 d，使其在全麻状态下度过戒断综合征的高峰期和发作期。

（8）开颅手术戒毒；因无动物实验依据，尚在探索中。

3. 戒毒方式

（1）家庭戒毒：多见于初次吸毒成瘾者，亲属为了“保密”，不使其造成社会影响，而规劝吸毒者在家庭实行脱毒治疗，通常使用镇静、催眠药物，但他们不了解“脱毒”是一个痛苦过程，此种疗法几无成功，更有甚者家长为帮助子女戒毒，自己以身试毒，最终沾染上毒瘾走上犯罪道路。

（2）医疗单位戒毒：未经司法部门允许或备案，是一种弊多利少的违法行为，作者在实践中发现吸毒者之所以到医院戒毒多有以下原因：①为了“保密”，以减少社会舆论压力。②部分吸毒者因经济拮据或受到毒品的折磨，或为了摆脱毒友的纠缠及心理上要求较为舒适的脱离毒品。③部分吸毒者为寻求长效、弱效脱毒替代品以获取丁丙诺啡、美沙酮、芬太尼、三唑仑等，他们深知医疗单位阿片制剂价格低廉，以此可满足个人要求，作者发现在医院接受戒毒者在治疗中在卫生间或在病床上偷偷吸毒。此种方法医疗纠纷甚多，实践告诉我们医院医生绝不可以轻易参与戒毒以免上当受骗和触犯法律。

（3）强制戒毒：我国对初次发现的吸毒者采用此法。在司法部门的领导下，医务人员参与下的戒毒所或戒毒中心是当前较好的管理体制。被戒毒者别无选择，它有严格的管理制度，衣食住行均在监护之中，对吸毒史和接触人群均记载在案。戒毒时间在3个月之内，而且可进行系统的思想、伦理、道德法制教育和体育锻炼及必要的脱毒药物应用，还有利于深挖毒源。

（4）劳教戒毒：是由公、检、法联合一体的，对复吸者采取的一种强迫措施，与强制戒毒不同之处是他们必须受法律约束并且参与劳动，此种方式时间较长，多在半年或1年以上。这种方法对打击毒源、群体吸毒和结束劳教后降低复吸率有极大的优点，是吸毒者见而生畏的一种特殊戒毒方式。

4. 社会对吸毒者应持的态度　打击贩毒和根治毒源是我国消灭毒品的重要决策，远离毒品是宣传教育的主要手段。多数吸毒者是由好奇到自愿进而不能自拔，又是受害者，要使他们有信心和毅力脱离毒品，摒弃他们是错误的观念。康复应该包括治疗康复、心理康复、社会技能培训及职业康复，使之回到健康的社会生活群体中。

二、精神药品

当前各国执行的有三个国际禁毒公约，即《1961年麻醉品单一公约》、《1971年精神药物公约》和

《1988 年联合国禁止非法贩运麻醉药品和精神药物公约》。其目的在于：①禁止非法生产、贩运和滥用麻醉药品与精神药物；②确保受管制的药物仅用于医疗和科研。国际管制的精神药物有 100 余种，某些精神药物对社会和个人可产生明显的危害，而某些药物虽产生精神依赖性或身体依赖性，但对社会的危害较小。现就其不良反应和依赖作用简述如下。

（一）巴比妥类药

巴比妥类药是一种安全范围较小、依赖性较强的催眠药，目前是抗惊厥、抗癫痫首选药物。其代表药物鲁米那在最初使用 1～2 周内有镇静、催眠效果，2 周之内即可产生耐药性，当血药浓度达 40 μg/L 时可出现中枢神经毒性症状，如头晕、共济失调、眼球震颤、眼肌麻痹。由于其镇静作用，长期服用后可出现记忆力下降、注意力不集中等不良反应，个别出现过敏性皮疹。鲁米那对造血系统无影响，但偶见因叶酸缺乏所致巨细胞贫血。长期用药而突然停药时，出现失眠、焦虑、震颤，故在停用时应逐渐停药。当孕妇服用后，鲁米那可通过胎盘进入胎儿体内，出生后可见撤药综合征，即兴奋、易激惹、震颤，可持续数日至数月。

苯巴比妥有明显的蓄积作用，一次服用量大可致吸气中枢和呼气中枢偶联中断，引起严重呼吸中枢的抑制。其他巴比妥类药有阿米妥、速可眠、戊巴比妥钠，久用均有成瘾性。

巴比妥类精神依赖性和身体依赖性产生原因主要是从医疗用药开始，如治疗失眠、焦虑和抗惊厥，后由于逐渐加大剂量或增加用药次数，久之成为睡眠前不可缺少的药物，但用药者往往否定这些药物的依赖性。巴比妥类药物的戒断症状较苯二氮䓬类重，而且对肝脏损害重，除烦躁不安、焦虑、失眠、震颤外，还有深部反射亢进、阵发性脑电图异常、恶心、呕吐、食欲减退及体位性低血压，严重者产生高热、惊厥、谵妄。戒断症状持续 1 周以上，惊厥症状出现顶峰在 4～7 d，一旦发生加大用药量亦可抑制其主要症状。

（二）苯二氮䓬类

自 1955 年 Stembach 偶然合成氯氮䓬之后，有 10 余种苯二氮䓬类药相继应用于临床。其镇静、催眠作用远比巴比妥类优越，且选择性高、安全范围大，对呼吸和心血管系统的抑制作用轻。临床主要用于抗焦虑，治疗失眠，控制抽搐及治疗乙醇和巴比妥类药物引起的戒断综合征。常用的有安定、舒乐安定、氯硝安定、氟安定、咪唑安定等，均可产生耐药性和依赖性，突然停药有戒断综合征出现，表现为失眠、烦躁、乏力、多梦、瘙痒等，3～5 d 后即可消失。

在诸多的苯二氮䓬类药中，短效的三唑仑催眠作用强、起效快、作用时间短，其次是咪唑安定和咪达唑仑，作用时间最长的是氯硝安定。安定催眠作用较弱，服用过量亦可唤醒，但由于服用后除大部分吸收外，有部分储存在胃壁壁细胞内，可产生再释放再吸收作用，所以部分服药者次日仍有嗜睡感。2004 年又生产一种新型的苯二氮䓬类药——恩诺新，适用于入睡困难的短期治疗。

苯二氮䓬类的不良反应偶见味觉改变及抑郁、瘙痒、皮疹、视觉模糊、呃逆、心悸、上腹不适、腹泻、眼球烧灼感等，少数患者出现注意力不集中、欣快感或顺行性遗忘症，停药后 3 d 可逐渐恢复。

根据大量药理实验和临床经验证实，常用的催眠药中，苯二氮䓬类较巴比妥类药安全、成瘾性小、呼吸抑制轻、肝功能损害小，即使长期使用，戒断症状也轻，故药管部门作为限制性药品供应，目的是防止滥用或非法使用。

所有镇静催眠药小剂量服用产生镇静抗焦虑作用，增加服药剂量后产生催眠及肌松作用，过量服药有产生明显的呼吸及心血管系统抑制作用，严重超量者导致昏迷、呼吸循环衰竭甚至死亡。该类药物使用剂量、剂型差别越大，则该药的安全性相对越高，所有镇静药物作用过程是由镇静→催眠→昏迷→死亡，药物作用与剂量呈正相关，量效关系差别较大。三唑仑 0.25 mg/片，而苯巴比妥钠 100 mg/片，此种剂型为服用者安全考虑。作者参与抢救中曾遇数例服用超量地西泮（安定）300 片（1.5 g），舒乐安定 200 片（0.2 g）昏迷及严重呼吸抑制者，因苯二氮䓬类药物参与胆－肠循环，有再释放的特点，抢救中只要进行气管插管、辅助呼吸及全身支持疗法，一般 2～3 d 即可脱离危险，除头晕、恶心、呕吐外无后遗症，此外还可用苯二氮䓬受体拮抗剂（氟马西尼）拮抗。但服用苯巴比妥类药物 20～30 片（2～

3 g)虽经呼吸、循环支持疗法，无一存活。因该二类药物前者作用于大脑皮层而后者主要作用与呼吸中枢，使吸气和呼气中枢的偶联中断，则很难在短期内使之恢复正常的生命体征。

所有镇静催眠药长期使用后均可产生不同程度的精神依赖性、身体依赖性、戒断症状和麻醉作用。起效越快，作用越强，其依赖性产生越快。但总体讲，该类药物依赖性程度较轻，对身体影响相对较小，多数服用者若能间断、小量、交替服药，不会产生明显的依赖性，而且尚能自控，尤其对一些严重失眠者，只要合理使用，不致造成严重后果。但是，长期大量使用产生严重依赖性后，会处于慢性中毒状态，临床表现为语言不清、理解力和记忆力下降、判断错误、共济失调、眼球震颤、复视、眩晕、视觉调节困难等。

目前巴比妥类药物有逐渐被淘汰趋势，苯二氮革类限量使用，均为防止滥用成瘾及非暴力自残，社会上的所谓“迷药”抢劫案件多是使受害者食用巴比妥类药、三唑仑或氯胺酮所致。

第三节　非限制性物质

一、乙醇

中国酒文化源远流长，有人估计中国人 1 年饮酒量达 2 个西湖水之多。酒已经成为表达情谊、欢庆、祝贺的重要手段，也成为一些人消愁解闷的“药方”。若说禁酒，不仅不近人情，而且难以实行。但是，酒对机体可能造成的危害都是实实在在的，尤其是含甲醇的假酒、劣酒，危害更为严重。因为甲醇及其代谢产物对中枢神经系统有强烈的毒性作用，可引起心、肺、脑、肝、肾的严重损害，一般认为口服甲醇 5 ~ 10 ml 即可导致严重中毒，30 ml 即可致死。常见酒类中乙醇含量：啤酒 3% ~ 6%，果酒 16% ~ 24%，白酒 40% ~ 60%，含醇量越高吸收越快。致死量 5 ~ 8 g/kg，血液中乙醇致死量为 0.4 ~ 0.5 g/dl。以往曾经有人用 20% ~ 40% 的乙醇做静脉麻醉，因其用量太大、不能起到有效麻醉作用及引起静脉炎而放弃。

饮酒过量的典型经过可分为四期。①蒙眬期：大脑皮质轻度抑制，表现为头晕、目眩、嗜睡、毛细血管扩张、面部潮红，多见于初次饮酒者；②兴奋期：皮质下中枢兴奋，表现为眼结膜充血、眩晕、大多面色潮红、少数面色苍白、欣快、语言增多、情绪激动、感情用事、打人毁物、喜怒无常，常有呕吐，呕吐物和呼出气体均有乙醇气味；③共济失调期：大脑皮层及皮层下中枢呈兴奋状态，表现为动作笨拙、语无伦次、言语含糊不清、步态蹒跚、酩酊状态；④昏睡期：大脑皮层及皮层下中枢均呈严重抑制状态，表现为面色潮红或苍白、皮肤湿冷、散热增多、口唇轻度发绀、心跳加快、呼吸缓慢且有鼾声、昏睡、瞳孔散大，严重者昏迷、抽搐、大小便失禁、呼吸及循环衰竭，原伴有心脑血管疾病者可导致死亡。醉酒过程中以兴奋期破坏性最强，打架斗殴发生各种事故最高。

乙醇主要在肝脏代谢，经肝内葡萄糖苷醛酸转换酶降解成乙醛，最终由肾脏排泄，另外以原型经呼吸道、消化道及汗腺排出。其消失半衰期长达 24 h。

(一) 饮酒、酗酒和乙醇中毒的概念

1. 饮酒　正常人少量饮酒每日不超过 100 g，一般对身体无大影响。因酒是脂溶性物质，作为佐餐饮品，需食用高蛋白饮食，最好餐后饮酒或边饮边食。少量饮酒和酒依赖不是一个概念。但对肝病患者，必须严格禁酒，尤其我国乙型肝炎病毒携带者达 10%，有 1.3 亿人以上，该类人群如终身戒酒，一般不引起重症肝炎或肝硬化，但饮酒或酗酒有可能促发急性肝炎肝细胞严重坏死，致坏死后性肝硬化。其他如高血压、冠心病，动脉粥样硬化患者则应适当禁酒。

2. 酗酒　指平时不常饮酒，但在亲朋好友聚会时开怀畅饮，行令划拳，多者可饮千克以上，此种一次大量饮酒引起的普通醉酒状态，可谓之为急性乙醇中毒。轻者可自然恢复，无后遗症。重者可烂醉

如泥或者表现诸多不良行为，如性行为不检点或攻击冲动、心境不稳、判断能力损害、社交或职业功能受损等。乙醇的化学刺激还可发生急性肾炎、急性胰腺炎或急性胃溃疡等。

3. 慢性乙醇中毒　在此主要指长期大量饮酒可引起中枢神经系统严重中毒和各内脏器官严重病变。中枢神经系统的表现为语言不清、共济失调、步态不稳、手、舌及眼球震颤、面色晦暗、记忆力减退、思维迟钝、失眠及性功能减退等。重要脏器除心脑血管意外发生率增高及胃酸分泌减少、食欲减退之外，最主要的是乙醇破坏肝细胞酶的活性，使肝细胞坏死、纤维化。据墨西哥官方统计，酗酒导致肝硬化死亡者每年超过2万人，其形成周期约15年。在美国，饮酒成瘾，发生乙醇依赖已成为仅次于心血管疾病和肿瘤之后的第三大公共卫生问题。

（二）乙醇依赖的临床表现

1. 依赖性的体验　依赖者饮酒后很快就体会到心情愉快、紧张疲劳感消失，言语增多、思维灵活、富于联想。在此种体验的支配下，不间断地每日饮酒，个人对酒的渴求越来越重，停饮即可出现戒断综合征。

2. 心理依赖　及对酒的渴求，虽不及瘾君子对毒品要求强烈，但渴求的程度随饮酒史的延长而越来越大，为满足渴求心理、为免除戒断症状出现四处寻酒喝的行为。

3. 身体依赖　当断饮时出现戒断综合征即已形成身体依赖。依赖者可不顾时间、地点及周围情况而饮酒，严重者将饮酒变成一切活动的中心，此时人格已发生变化。并发症对全身细胞都有毒性作用，除对中枢神经系统有损害外，对肝、胆、胰、胃、心、肾均有不同程度的损害，且全身营养不良。

4. 戒断综合征　早期表现为焦虑、抑郁、恶心、呕吐、食欲减退、发冷、出汗、心慌、心律不齐、失眠、噩梦，部分有高血压，严重者出现震颤、幻觉、意识障碍、癫痫发作等。

5. 耐受性　为达到初期饮酒的良好体验，饮酒量逐渐增加，但达到一定程度随中毒程度的加深和年龄的增大，酒量可逐渐减少。嗜酒者常处于醉酒或宿醉状态，可出现不关心周围事物及家人的表现。

（三）乙醇依赖的戒断综合征

乙醇依赖是长期反复饮酒而引起对乙醇渴求的一种心理状态。乙醇是一种麻醉剂，是精神物质。乙醇依赖者中有部分在中断饮酒后会出现震颤、幻觉、意识障碍、肌肉抽搐及自主神经功能紊乱等表现，被称之为戒断综合征或乙醇依赖综合征。再次饮用以上症状可消失或减轻。

（四）乙醇依赖的机制与治疗

1. 机制　研究发现，乙醇能激活内源性阿片系统，可使脑内伏隔核的多巴胺释放增多，多巴胺活性增强是心理强化效应的生理基础。1993年，Benjamin发现乙醇激发伏隔核多巴胺释放增多，可增加愉悦体验，从而强化饮酒行为，并认为其机制是：①乙醇的代谢产物与儿茶酚胺结合生成阿片受体激动剂——四氢异喹啉碱（TIQ），TIQ能直接兴奋阿片受体，故摄入乙醇能产生吗啡样效应；②乙醇能兴奋内源性阿片类物质的释放，如β-内啡肽，起间接兴奋阿片受体作用；③乙醇能提高阿片受体与阿片肽的亲和力，从而影响阿片受体的活性。

另有研究表明，乙醇依赖者大脑中下额部皮质γ-氨基丁酸-苯二氮䓬（GABA-BZ）受体密度下降与戒断后饮酒冲动有关，GABA-BZ受体、多巴胺、肾上腺素等产生抑制作用，因此当突然戒酒时，由于GABA活动脱抑制，使5-HT等神经递质活动亢进，从而引发各种戒断症状。故认为产生乙醇依赖性可能和阿片受体兴奋及多巴胺释放增多有关，而且给予GABA-BZ类药物可减少戒断后的冲动行为和不适，可以缓解乙醇的戒断症状。

2. 戒酒的方法　由于长期饮酒所致的双重依赖性，戒酒者戒酒存在一定的困难，而且精神因素起着主导作用，身体因素亦需要一个过程。目前除因疾病因素自行戒酒者外，主动自觉戒酒者较少，尚无强迫戒酒的先例，较为流行和有效治疗酒依赖的方法如下。

（1）阿片受体抑制：Volpicilli等采用双盲法对196例酒依赖者进行为期12个月治疗，实验发现，用纳曲酮50 mg/d，1个月后复饮率明显下降，饮酒量和次数减少，而且纳曲酮治疗酒依赖具有安全、口服有效、作用时间长、不良反应少等优点。美国批准其为治疗酒依赖新药，但价格较贵。作者等曾对过量饮酒急性中毒者使用纳洛酮催醒，用量0.4～0.8 mg静脉注射效果良好，但个别人催醒后仍要求饮用。

（2）戒酒硫：是一种乙醛脱氢酶抑制剂，其主要机制是抑制促进乙醇代谢的乙醛脱氢酶活性，使乙醇代谢率降低。方法是：在最后一次饮酒后24 h开始应用，剂量0.25～0.5 g/d，连用1～3周。用药后可产生恶心、呕吐、脸面潮红、心悸、焦虑等不适，从而厌恶、恐惧饮酒，进而达到戒酒目的。由于不良反应大，多数不能坚持治疗。

（3）行为疗法：是利用药物抑制肝细胞线粒体内的乙醛脱氢酶，使乙醇在体内氧化为乙醛后不再继续氧化分解，使体内乙醛蓄积所致一系列表现，形成一种惩罚性体验，从而对乙醇产生厌恶心理，同时配合心理支持，以达戒酒之目的。常用方法如下。

1）皮下注射阿扑吗啡后，让嗜酒者闻其酒味，当发生恶心，欲吐时再让其饮酒，每日1次，持续10～30 d，直至见酒即形成呕吐反射。

2）催吐剂——吐根碱，用法同阿扑吗啡。

3）呋喃唑酮或甲硝唑0.3～0.6 g/d，分3次饭后半小时服用，持续7～10 d，自第3日起每日餐后服高度酒25～100 ml，即可产生戒酒硫样反应。此法可发生剧烈消化道反应及头痛、头晕、发热等，多数嗜酒者不易接受。

（4）替代疗法：使用与乙醇有交叉依赖性的镇静、催眠或抗焦虑药，如苯二氮草类、氯丙嗪、氟哌啶醇等。当替代成功，戒断症状消失，再将替代药物逐渐减量。近年来GABA－BZ受体一直是研究的热点，已发现酒依赖者大脑皮质GABA－BZ减少，乙醇可增强GABA功能。使用GABA受体激动剂（如高氨基乙磺酸衍生物）从理论上可起到戒酒作用。由于苯二氮草类有一定相似性，能缓解乙醇的戒断症状，可能成为一种戒酒药物，但应注意发生替代药物依赖的可能性。

（5）耳针疗法　有报道取双耳肺点，肾、神门及皮质下点埋针治疗有效。

（6）中药疗法　瓜蒂赤小豆等量研末，每次1 g水冲服，连续服3～6个月成功率达93.3%，不良反应是腹泻。

3. 急性乙醇中毒的治疗　原则上是迅速逆转碳氧血红蛋白为氧合血红蛋白，以纠正组织缺氧。

（1）对症和支持疗法：静卧、吸氧、补液，烦躁时静脉注射安定，呼吸抑制者应用呼吸兴奋剂，必要时气管插管，机械通气；脑水肿者行脱水、降颅压治疗。

（2）清除毒物：迅速催吐和洗胃，严重者静脉注射50%葡萄糖100 ml＋胰岛素10～20 U，肌内注射维生素B_1、B_6，以加速乙醇在体内氧化。

（3）解毒剂：纳洛酮可使血液中乙醇含量明显下降，催醒作用迅速。常用量0.4～0.8 mg静脉注射，但高血压、心功能不全慎用。

二、烟草

烟草是一种以精神依赖性为主的特殊物质，WHO将其列为其他类精神物质，最近对烟草限制性框架机构已经被WHO通过。

（一）烟气中的化学成分

1. 烟气颗粒　吸烟后烟气颗粒大小平均直径0.2 μm，卷烟烟气是多种化合物的复杂混合物，烟气颗粒的化学成分主要有脂肪烃（香料烟烟气中的烷烃含量达1.56%，烤烟为0.92%）、芳香烃（大部分由纤维素、高级烷烃等烟叶成分在燃烧过程中产生的，是烟气中的主要有害成分），其他有萜类化合物、羰基化合物、酚类化合物、有机化合物、N－亚硝胺、金属元素等1 172种烟草本身的化学成分，其中多数是香味物质，一部分是有害物质。

在烟气中的化合物中，某些成分能赋予烟草特有的香味，使吸烟者产生愉快感，久之产生精神依赖性。另一部分是烟气中的有害物质，如一氧化碳、氮的氧化物、丙烯醛、挥发性芳香烃、氢氰酸、挥发性亚硝胺、酚类、盐碱及微量放射性元素等。烟气的粒相物中均存在自由基。烟气对人体最主要的损害是呼吸道刺激，其次是心血管系统和消化系统。

2. 烟碱　又叫尼古丁（nicotine），是烟草中的生物碱，大部分与有机酸如柠檬酸、苹果酸结合成盐的状态，少量以自由状态存在。当烟碱进入人体后90%由肺吸收，进入血液后6 s即可至大脑，有人调查认为尼古丁有增强记忆和降低痴呆的作用。烟碱对人体最显著的作用是对交感神经的影响，产生短暂兴奋作用，表现为心率增快，继之抑制。对大脑皮质亦产生兴奋作用，主要是产生生理强度的增加，即“劲头”、“过瘾”。中等剂量的烟碱能使呼吸加快、血管扩张、呕吐中枢反射敏感性增强；稍大剂量可引起震颤和痉挛；重度吸烟者可出现短暂的呼吸增强、血压升高、胃液分泌减少、口腔黏膜味蕾敏感性降低、食欲减退，有少数吸烟者可引起胃肠道饥饿性挛缩、胃肠蠕动加剧，但食欲不增加。

烟碱在体内代谢快，从尿中很容易检测到烟碱的无毒中间代谢产物“可天宁”。烟碱对小白鼠的半数致死量LD_{50}口服为50～60 mg/kg。有报道，人体过量连续吸烟致死主要是烟碱中毒引起。

在成熟的西红柿、土豆、菜花食物中可检测出烟碱成分。

（二）烟气中可疑促癌物质及有害成分

1. 可疑促癌物质

（1）稠环芳烃：是烟草在高温、少氧下不完全燃烧的产物，在卷烟烟气中大约有30种有致癌性的稠环芳烃物质，其中最典型的是3，4－苯丙芘致癌作用最高，每百支卷烟焦油中其含量为2～3 μg。

（2）N－亚硝胺：目前全世界已发现300多种N－亚硝胺（TSNA）对40种动物有致癌性。烟草中含有较多的含氮有机物及硝酸盐，其中特有的TSNA可能在细胞遗传密码中带有06－甲基戊嘌呤，对DNA是一种化学损害，有可能致癌。减少烟气中挥发性TSNA的有效办法是用醋酸纤维滤嘴进行选择性截留，可减少80%左右。以往吸“水烟”的方法亦可减少上述化合物。

（3）酚类物质：主要是儿茶酚和烷基儿茶酚，有促癌作用，当酚类与稠环芳烃结合在一起时，能增加稠环芳烃的致癌性。烟气中的儿茶酚主要前身是纤维素、葡萄糖、果糖、绿原酸、果胶等，过滤嘴不能减少以上成分。

2. 其他有毒成分

（1）一氧化碳：在卷烟燃烧区中心，因氧供应不足和燃烧不全而产生，一支烟可产生0.3～0.4 μg的一氧化碳，其与血红蛋白亲和力比氧与血红蛋白亲和力大200倍，一氧化碳中毒时可使心血管功能紊乱，发生缺氧性中毒，面色潮红，严重时昏迷。经过滤和卷烟纸添加剂处理后，一氧化碳明显减少。

（2）纤毛毒物质：氰化氢是烟气中最大纤毛毒性物质，是呼吸酶的抑制剂，在肝脏内迅速转化为硫氰酸盐。烟中的氰化氢主要来自烟草中的蛋白质和氨基酸，特别是甘氨酸、脯氨酸和氨基二羟酸。

（3）挥发性醛和酮：在卷烟燃吸过程中，烟草中的羟基化合物与含氮化合物之间的非酶棕色化反应剧烈，挥发性醛和酮比例较大，如甲醛、乙醛、丙烯醛等是呼吸道纤毛的毒素，它们和氰化氢吸入后抑制纤毛运动及肺排泄物的清除，吸食者咳嗽频繁，但清除困难，从而呼吸道疾病发生率明显升高。据调查吸烟的人群气管炎、肺气肿的发生率较不吸烟者高出数倍。

（4）烟气中的放射性物质：来自烟草中所施的磷肥，磷肥中含有铀，衰变后成为^{210}Pb（铅）和^{210}Po（钋），被烟叶上茸毛所吸收，因含量极微，尚不致造成较大危害。

（5）自由基：烟气中有大量自由基，它是细胞损伤的毒素，可直接或间接攻击细胞的遗传物质，可引起DNA突变，在诱癌和促癌中有一定作用。

（三）吸烟与健康及对有害物质的处理

1. 吸烟与健康　吸烟是一种嗜好，是寻求刺激的一种方法，也是某些人群在工作之余的一种所谓的“享受”，也是一些人在特殊场所的一种交往，如谈论工作或写作时，也是某些人在受到某些刺激后的一个自我“解脱”等。吸烟对人体的害处主要有两个方面，一是产生依赖性，主要是心理依赖性，即“心瘾”；另一方面，吸烟对中枢神经系统、呼吸系统、心血管系统、消化系统甚至对遗传均有影响，最重要的是它本身有促癌物质可诱发肿瘤的发生，吸烟者以上疾病发病率明显升高。多数吸烟者消化功能减退、胃液分泌减少、食欲减退、恶心、体质消瘦。吸烟有害健康是人所共知的理论。

2. 有害物质的处理　由于烟草主要在抽烟中产生大量有害物质，远离烟草是最有效地防范措施，公共场所禁烟是对非吸烟人群避免烟雾刺激的最好举措。

目前烟草部门在生产过程中不断减少烟草的有害物质，如生产程序经物理状态处理，通过滤嘴、打孔滤嘴、带纵向气槽滤嘴、含活性炭滤嘴等处理，使烟气中的有害物质明显减少。但烟雾中的气体刺激一直困惑着生产者们。

从医学角度分析，烟草对人体除短暂的兴奋作用外，弊多利少，但从国家的收入看，它的税利名列前茅。所以，它虽是依赖性物质，目前仅进行限制、不予以宣传，尚未进行严格管制。

（四）烟草－毒品的争议

1969 年世界卫生组织和国际禁毒公约将具有依赖性的药物分为麻醉药品和精神药物两大类进行国际管制。另外，还有一些具有依赖性潜力的化学物质没有被列入管制范围，烟草、乙醇及挥发性有机溶剂均属于此类，即第三类。

对某种药品或物质是否定为毒品，应从其药理作用、毒性反应、精神依赖和身体依赖，尤其对社会的危害等诸多方面进行综合考虑。烟草（烟碱）和毒品截然不同的是其以精神依赖性为主，而身体依赖性很小。美国食品药品管理局（FDA）认为烟碱和毒品一样具有依赖性（表 24－1）；日本精神病学家则认为烟碱的依赖性主要是精神依赖，它与很多依赖性物质（如乙醇）相比明显微弱，且基本没有身体依赖性。在吸烟者戒烟时确有许多不愉快的症状，如精神委靡、四肢无力，但戒烟和戒毒完全不同，没有显著的、强烈的需求欲望，而且完全没有急性和慢性精神障碍，它不是与嗜好乙醇那样想终生使用，它可以在特定的环境中（如疾病、经济拮据）或通过自己的毅力和意志停止吸食此种对身体有害的嗜好品，而且多数人戒烟后复吸率较低。

表 24－1　依赖性物质和成瘾性药物的比较

	烟草	吗啡	乙醇	海洛因	可卡因	麻黄碱
精神依赖性	弱	极强	强	极强	极强	强
身体依赖性	几乎无	几乎无	强	极强	几乎无	几乎无
精神毒性	无	无	强	戒断时强	极强	极强
对社会影响	无	无	较小	极强	较小	较小

综上所述，全世界公认吸烟有害健康，烟碱是弱效精神依赖性物质，没有精神毒性。由于没有嗜癖性、暴发性，不会给社会带来危害，故目前在法律上未被严格禁止，但人所共知“为了您和他人的健康，请勿吸烟”。

（王春亭）

参 考 文 献

[1] Alexandre A, Coro L, Azuelos A, et al. Percutaneous nucleoplasty for discoradicular conflict. Acta Neurochir Suppl, 2005, 92: 83 - 86.

[2] Amoretti N, Huchot F, Flory P, et al. Percutaneous nucleotomy: preliminary communication on a decompression probe (Decompressor) in percutaneous discectomy. Ten case reports. Clin Imaging, 2005, 29 (2): 98 - 101.

[3] Andrade G, Srihari B S, Reddy K P, et al. Meletonin in medically ill patients with insomnia: a double blind placebo - controlled study. J Clin Psychiatry, 2001, 62 (1): 41 - 45.

[4] Arani R B, Soong S J, Weiss H L, et al. Phase specific analysis of herpes zoster associated pain data: a new statistical approach. Stat - Med, 2001, 20 (16): 2429 - 2439.

[5] Backonja M, Arendt G, Gombar K A, et al. Response of chronic neuropathic pain syndromes to ketamine: a preliminary study. Pain, 1994, 56 (1): 51 - 57.

[6] Bocci V. Oxygen - ozone therapy, a critical evaluation. Dordrecht: Kluwer Academic Publishers, 2002.

[7] Bossaco D J, Bossaco D N, Berman A T, et al. Functional results of percutaneous laser discectomy. Am J Orthop, 1996, 25 (1): 825 - 828.

[8] Brostoff J. Clinical immunology. London: Gower Medical Publishing, 1991.

[9] Casper G D, Hartman V L, Mullins L L. Results of a clinical trial of the holmium: YAG laser in disc decompression utilizing a side - firing fiber: a two year follow - up. Lasers Surg Med, 1996, 19 (1): 90 - 96.

[10] Chen Y C, Lee S H, Saenz Y, et al. Histologic findings of discend plate and neural elements after coblation of nucleus pulposus: an experimental nucleoplasty study. Spine, 2003, 28 (6): 466 - 470.

[11] Choy D S. Percutaneous laser disc decompression (PLDD): twelve year's experience with 752 procedures in 518 patients. J Clin Laser Med Surg, 1998, 16 (6): 325 - 331.

[12] Cohen J I, Brunell P A, Straus S E, et al. Recent advances in varicella - zoster virus infection. Ann Intern Med, 1999, 130 (11): 922 - 932.

[13] Dashfield A K, Taylor M B, Cleaver J S, et al. Comparison of caudal steroid epidural with targeted steroid placement during spinal endoscopy for chronic sciatica: a prospective, randomized, double - blind trial. Br J Anaesth, 2005, 94: 514 - 519.

[14] Dowsher D. Pain after thalamic stroke: right diencephalic predominance and clinical features in 180 patients. Neurology, 1998, 51 (3): 927.

[15] Dworkin R H, Portenoy R K. Proposed classification of herpes zoster pain [letter]. Lancet, 1994, 343 (8913): 1648.

[16] Eisenach J C, Lysak S Z, Viscomi C M. Epidural clonidine analgesia following surgery: phase Ⅰ. Anesthesiology, 1989, 71: 640 - 646.

[17] Geurts J W, Kallewaard J W, Richardson J, et al. Targeted methylprednisolone acetate/hyaluronidase/clonidine injection after diagnostic epiduroscopy for chronic sciatica: a prospective, 1 - year follow - up

study. Reg Anesth Pain Med, 2002, 27: 343 -552.

[18] Halstead L S, Seager S W. The effects of rectal probe electrostimulation on spinal cord injury spasticity. Paraplegia, 1991, 29: 43.

[19] Hansson P. Post - stroke pain case study. clinical characteristics, therapeutic opinion and long - up. Eur J Neurol, 2004, 11 (1): 22 -30.

[20] Hartmann L C, Zahasky K M, Grendahl D C. Management of cancer pain. Postgrad Med, 2000, 107 (3): 267 -272, 275 -276.

[21] Hofson J R, Balch R W. Acute vestibular syndrome. New Engl J Med, 1998, 339: 680 -685.

[22] Holsheimer J. Effectiveness of spinal cord stimulation in the management of chronic pain: analysis of technical drawbacks and solutions. Neurosurgery, 1997, 40: 990 -996.

[23] Huang Y G. Current status of pain management in China . European Journal of Pain, 2001, 5: 67.

[24] Igarashi T, Hirabayashi Y, Seo N, et al. Lysis of adhesions and epidural injection of steroid/local anaesthetic during epiduroscopy potentially alleviate low back and leg pain in elderly patients with lumbar spinal stenosis. Br J Anaesth, 2004, 93: 181 -187.

[25] Bonica J J. The management of pain. 2nd ed. Philadelphia: LEA & Febiger, 1990.

[26] Kayalioglu G, Balkan B. Expression of c - Fos and NADPH - d after peripheral noxious stimulation in the pedunculopontine tegmental nucleus. Neuroreport, 2004, 15 (3): 421 -423.

[27] Leonardi M. Disc puncture under fluoroscopic guidance. Rivisita Italiana di Ossigeno - Ozonterapia, 2002, 1: 73 -78.

[28] Lucas L K, Lipman A G. Recent advances in pharmacotherapy for cancer pain management. Cancer Pract, 2002 , 10 (Suppl 1): S14 -20 .

[29] Miller R D. Anesthesia. 5th ed. New York: Churchill Livingstone, 2001.

[30] Malcangio M, Bowery N G. Spinal cord SP release and hyperalgesia in monoarthritic rats: involvement of the GABAB receptor system. Br J Pharmacol, 1994, 113: 1561 -1566.

[31] Manchikanti L, Rivera J J, Pampati V, et al. Spinal endoscopic adhesiolysis in the management of chronic low back pain: a preliminary report of a randomized, double - blind trail. Pain Physician, 2003, 6: 259 -267.

[32] Maray B. Spontaneous and evoked cocceal pain in depression. Dis Colon Rectum, 1988, 31 (3): 210 - 215.

[33] McCleane G. Pharmacological management of neuropathic pain. CNS Drugs, 2003, 17 (14): 1031 - 1043.

[34] Mercadante S. The use of anti - inflammatory drugs in cancer pain. Cancer Treat Rev , 2001, 27 (1): 51 -61.

[35] Munnich U, Kreckel V, Koy T, et al. Intradiscal electrothermal therapy (IDET). Versicherungsmedizin, 2005, 57 (4): 182 -184.

[36] Muto M, Avella F. Percutaneous treatment of herniated lumbar disc by intradiscal oxygen - ozone injection. Interventional Neuroradiology, 1998, 4: 273 -286.

[37] Narita M, Ozaki S, Narita M, et al . Change in the expression of c - fos in the rat brain following sciatic nerve ligation. Neurosci Lett, 2003, 352 (3): 231 -233.

[38] Nau W H, Diederich C J. Evaluation of temperature distributions in cadaveric lumbar spine during nucleoplasty. Phys Med Biol, 2004, 49 (8): 1583 -1595.

[39] Oaklander A L. The density of remaining nerve endings in human skin with and without postherpetic neuralgia after shingles. Pain, 2001, 92: 139 -145.

[40] Ohnmeiss D D, Guyer R D, Hochschuler S H. Laser disc decompression. The importance of proper patient selection. Spine, 1994, 19 (18): 2054 -2058.

[41] Polkinghorn B S, Colloca C J. Chiropractic treatment of coccygodynia via instrumental adjusting procedures using activator methods chiropractic technique. J Manipulative Phystiol Ther, 1999, 22 (6): 411 -416.

[42] Portenoy R K. Current pharmacotherapy of chronic pain. J Pain Symptom Manage, 2000, 19 (Suppl 1): S16 -20.

[43] Rafeal F B, Valav V. Methods in Celluar Immunology. New York: CRC Press, 1995.

[44] Ramsden C E, Mcdaniel M C, Harmon R L, et al. Pudendal nerve entrapment as source of intractable perineal pain. Am J Phs Med Rehabil, 2003, 82 (6): 479 -484.

[45] Ramsey M L, Tooney J S, Neidre A, et al. Coccygodynia: treatment. Orthopedics, 2003, 26 (4): 403 -405.

[46] Richardson J, McGurgan P, Cheema S, et al. Spinal endoscopy in chronic low back pain with radiculopathy. A prospective case series. Anaesthesia, 2001, 56: 454 -460.

[47] Richelmi P, Valdenassi L, Berte F. Pharmacological principles underlying oxygen -ozone therapy. Riv Neurordiol, 2001, 14: 17 -22.

[48] Riopelle J M, Naraghi M, Grush K. Chronic neuralgia incidence following local anesthetic therapy for herpes zoster. Arch Dermatol, 1984, 120: 747 -750.

[49] Rodgers A, Walker N, Schug S, et al. Reduction of postoperative mortality and morbility with epidural or spinal anesthesia. BMJ Anaesth, 2000, 321: 1497.

[50] Rurtis C A, Ashood E R. Tiets textbook of clinical chemistry. 2nd ed. Philadelphia: Saunders Company, 1994.

[51] Rutgers M J, Dirksen R. The prevention of postherpetic neuralgia: a retrospective view of patients treated in the acute phase of herpes zoster. Br J Clin Prac, 1988, 42: 412 -414.

[52] Saal J A, Saal J S. Intradiscal electrothermal treatment for chronic discogenic low back pain. Spine, 2000, 25: 2622 -2627.

[53] Saal J S, Jeffrey A S. Management of chronic discogenic low back pain with a thermal intradiscal catheter. Spine, 2000, 25: 382 -388.

[54] Schechtmann G, Wallin J, Meyerson B A, et al. Intrathecal clonidine potentiates suppression of tactile hypersensitivity by spinal cord stimulation in a model of neuropathy. Anesth Analg, 2004, 99 (1): 1350 -1359.

[55] Smyth M D, Peacock W J. The surgical treatment of spasticity. Muscle Nerve, 2000, 23 (2): 153 -163.

[56] Singh V, Derby R. Percutaneous lumbar disc decompression. Pain Physician, 2006, 9 (2): 139 -146.

[57] Tenicela R, Lovasik D, Eaglstein W. Treatment of herpes zoster with sympathetic blocks. Clin J Pain, 1985, 1: 63 -97.

[58] Tmasen A. Gpidural clonidine roduces analgesia. Lancet, 1987, 2: 231 -232.

[59] Webster B S, Verma S, Pransky G S. Outcomes of workers' compensation claimants with low back pain undergoing intradiscal electrothermal therapy. Spine, 2004, 29 (4): 435 -441.

[60] Werns S W, Lucchesi B R. Free radicals and ischemia tissue injury. Ti PS, 1990, 11: 161.

[61] Winnie A P, Hartwell P W. Relationship between time of treatment of acute herpes zoster with sympathetic blockade and prevention of postherpetic neuralgia: clinical support for a new theory of the mechanism by

which sympathetic blockade provides therapeutic benefit. Reg Anesth, 1993, 18: 277 - 282.
[62] Wu C L, Marsh A, Dworkin R H. The role of sympathetic nerve blocks in herpes zoster and postherpetic neuralgia. Pain, 2000, 87 (2): 121 - 129.
[63] Yanagida H, Suwa K, Corssen G. No prophylactic effect of early sympathetic blockade on postherpetic neuralgia. Anesthesiology, 1987, 66: 73 - 76.
[64] Zafonte R D, Munin M C. Phenol and alcohol blocks for the treatment of spasticity. Phy Med Rehabil Clin N Am, 2001, 12 (4): 817 - 832.
[65] Zayer M. Coccygodynia. Ulster Med J, 1996, 65 (1): 58 - 60.
[66] 安刚，薛富善．现代麻醉学技术．北京：科学技术文献出版社，1999.
[67] 毕胜，王福根．人体软组织痛点的病理学研究进展．中国疼痛医学杂志，1998，4 (3)，181 - 184.
[68] 王诚宏，慈鸿飞，高谦，等．银质针治疗腰椎手术失败综合征的疗效观察．中国临床康复，2004，8 (11)：2082 - 2083.
[69] 常汉英．实用外科疾病理疗．北京：人民军医出版社，1986.
[70] 陈佰成，张静．慢性盆腔疼痛．北京：人民卫生山版社，2003.
[71] 陈伯銮．临床麻醉药理学．北京：人民卫生出版社，2000.
[72] 陈清棠．临床神经病学．2 版．北京：科学技术出版社，2001.
[73] 陈昕．反射性交感神经营养不良的综合康复治疗．中国临床康复，2003，7：3257.
[74] 陈佑邦，邓良月，石学敏，等．中国针灸治疗学．北京：中国科学技术出版社，1990.
[75] 储嘉琪，徐明耀，朱剑琴．γ - 氨基丁酸与原发性三叉神经痛的关系探讨．临床口腔医学杂志，2000，16 (2)：77 - 78.
[76] 崔秀娟，刘开华，金丽．维生素 B_6 与消炎痛治疗原发性痛经 200 例医学理论与实践，1996 (9)：11.
[77] 大熊辉雄．临床脑电图学．5 版．北京：清华大学出版社，2005.
[78] 杜冬萍，陈志峰，徐惠芳．Baclofen 对慢性神经痛大鼠镇痛效果的影响．临床麻醉学杂志，2003，19 (5)：291 - 294.
[79] 樊碧发．脊髓电刺激的镇痛机制及其临床应用．中华医学信息导报，2005，20 (4)：20.
[80] 饭田宏树．脊髓电刺激疗法及其镇痛机制．日本医学介绍，2001，22 (9)：404 - 405.
[81] 范红杰，于维东．巴氯芬治疗带状疱疹感染后神经痛的临床观察．中国现代医学杂志，2005，15：134 - 135.
[82] 冯晓源．现代医学影像学进展．上海：复旦大学出版社，2005.
[83] 傅荣，吴雅文，徐雅玲．实用催眠治疗手册．南昌：江西科学技术出版社，2002.
[84] 傅志俭，王楠，谢田．红外热像图与疼痛临床．中国疼痛医学杂志，2005，11 (3)：138 - 139.
[85] 高桥长雄编集．麻醉．东京：南江堂，1987.
[86] 耿洪业，王少华．实用治疗药物学．北京：人民卫生出版社，1994.
[87] 郭光文，王序．人体解剖彩色图谱．北京：人民卫生出版社，1998.
[88] 郭国际．实用神经系统疾病诊断与治疗．北京：中国医药科技出版社，2006.
[89] 郭万学．理疗学．北京：人民卫生出版社，1984.
[90] 郭卫平，王义清，曹玮，等．经皮低温等离子射频消融髓核成形术治疗腰椎间盘突出症的实验与临床观察．中国临床康复，2003，7 (29)：3794 - 3795.
[91] 韩德民．耳鼻咽喉头颈科学．北京：高等教育出版社，2005.
[92] 韩秋生．气功自控疗法．福州：福建人民出版社，1983.
[93] 韩仲岩，丛志强，唐盛孟．神经病治疗学．2 版．上海：上海科学技术出版社，2004.

[94] 侯振江．新编临床检验医学．北京：军事医学科学出版社，2004.
[95] 胡伯虎．大肠肛门病治疗学．北京：科学技术文献出版社．2001.
[96] 胡昔权，窦祖林．神经妥乐平对周围神经损伤的治疗作用．中国新药与临床杂志，2003，22：94.
[97] 胡有谷．腰椎间盘突出症．北京：人民卫生出版社，1985.
[98] 黄保民．痛证要览．成都：四川科学技术出版社，1992.
[99] 黄宇光，徐仲煌，罗爱伦．PNB与术后镇痛的新观点新方法．临床麻醉学杂志，2001，17：275.
[100] 江澄川，赵志奇，蒋豪．疼痛的基础与临床．上海：复旦大学出版社，2001.
[101] 江明性．药理学．北京：人民卫生出版社，1996.
[102] 姜佑宁．现代精神病学．北京：科学技术出版社，1999.
[103] 金征宇．医学影像学．北京：人民卫生出版社，2005.
[104] 乐杰．妇产科学．5版．北京：人民卫生出版社，2000.
[105] 李维礼．实用理疗学．2版．北京：人民卫生出版社，1990.
[106] 李信明，魏安宁．超声波在疼痛治疗中的应用．中国临床康复，2004，8（2）：306－308.
[107] 李展振，龙亨国，祝海炳，等．经皮穿刺髓核成形术治疗腰椎间盘突出症初步临床报道．骨与关节损伤杂志，2002，17：20－21.
[108] 李仲廉，安建雄，倪家骧，等．临床疼痛治疗学．天津：天津科学技术出版社，2003.
[109] 李仲廉．临床疼痛治疗手册．2版．天津：天津科学技术出版社，1998.
[110] 林志彬，金有豫．医用药理学基础．北京：世界图书出版公司，1994.
[111] 刘合玉，许敏，崔文杰．面肌痉挛用A型肉毒毒素康复治疗临床观察．现代康复，2001，5（10）：86.
[112] 刘健，徐建国．多瑞吉用于术后镇痛的临床研究．临床麻醉学杂志，2001，17：246.
[113] 刘俊杰，赵俊．现代麻醉学．2版．北京：人民卫生出版社，1997.
[114] 卢振和，黄乔东，陈金生，等．射频热凝治疗肌筋膜疼痛综合征的初步报告．中国疼痛医学杂志，2005，11（2）：118－120.
[115] 罗爱伦，黄宇光．镇痛方法学研究进展．中华麻醉学杂志，1997，17：757.
[116] 马柯，卢中平，江伟．罗非昔布对急性痛大鼠的超前镇痛效应．中华麻醉学杂志，2005，25（1）：49－51.
[117] 潘晓军，宋文阁，傅志俭．麻醉与镇痛彩色图谱．济南：山东科技出版社，2003.
[118] 倪家骧，樊碧发，薛富善．临床疼痛治疗技术．北京：科学技术文献出版社，2003.
[119] 齐强，党耕町，蔡钦林，等．经皮激光椎间盘减压术治疗腰椎间盘突出症的初步报告．北京医科大学学报，1994，26（2）：110－113.
[120] 山村秀夫．神经妥乐平片剂对带状疱疹后神经痛的疗效观察．医学步伐，1988，147：651.
[121] 邵宣，许竞斌．实用颈腰背痛学．北京：人民军医出版社，1992.
[122] 施桂英，董怡．神经妥乐平治疗腰痛症的临床观察．中国新药杂志，1996，5：107.
[123] 史玉泉，周孝达．实用神经病学．3版．上海：上海科学技术出版社，2004.
[124] 宋亭．神经妥乐平对兔脊髓放射性神经损伤的治疗作用．中国脊柱脊髓杂志，2004，14：748.
[125] 宋文阁，傅志俭．疼痛诊断治疗手册．郑州：郑州大学出版社，2002.
[126] 宋文阁，傅志俭．疼痛诊断治疗图解．郑州：河南医科大学出版社，2000
[127] 宋文阁，傅志俭主译．临床疼痛学．济南：山东科学技术出版社，2004.
[128] 宋文阁．疼痛临床医生必须重视和掌握诊断．中华麻醉学杂志，1998，18（6）：324.
[129] 谭冠先．疼痛诊疗学．北京：人民卫生出版社，2004.
[130] 王传新，王国礼．现代检验医学技术及质量控制．济南：山东科学技术出版社，2004.
[131] 王福根．银质针疗法在临床疼痛诊治中的应用．中国疼痛医学杂志，2003，9（3），173－181.

[132] 王维治. 神经病学. 5版. 北京：人民卫生出版社，2005.
[133] 王小京，朱玲. 红外偏振光在物理治疗中的应用. 技术论坛，2001，7（6）：4-6，8.
[134] 王晓宁，侯树勋，吴闻文，等. 射频消融髓核成形术治疗颈椎间盘突出症初步报告. 中国脊柱脊髓杂志，2004，14（2）：99-101.
[135] 王育新，张本恕. 脑卒中后中枢痛的临床研究. 中国综合临床，2006，22（9）：787-788.
[136] 韦绪性. 中西医临床疼痛学. 北京：中国中医药出版社，1996.
[137] 吴承远，孟凡刚，刘玉光，等. 选择性射频热凝治疗三叉神经痛1936例临床分析与手术技巧. 中国疼痛医学杂志，2005，11（1）：15-18.
[138] 吴恩惠. 医学影像学. 5版. 北京：人民卫生出版社，2005：336-389.
[139] 吴林生，金嫣莉. 膝痛. 北京：人民卫生出版社，1998.
[140] 吴在德，吴肇汉. 外科学. 6版. 北京：人民卫生出版社，2005.
[141] 徐晖，胡三觉. 交感神经末梢调节损伤感觉神经元兴奋性的一种新方式. 神经解剖学杂志. 2001，17（2）：141-148.
[142] 徐仲煌. 非阿片类药镇痛研究进展. 国外医学·麻醉学与复苏分册，1997，18（5）：267-270.
[143] 严相默. 临床疼痛学. 延吉：延边人民出版社，1996.
[144] 严相默. 疼痛的激光治疗进展. 国外医学·麻醉学与复苏分册，1995，16（6）：380-381.
[145] 杨金利，王平. 慢性肛门会阴部疼痛与非疼痛性疾病治疗学. 北京：人民军医出版社，2003.
[146] 杨藻宸. 医用药理学. 3版. 北京：人民卫生出版社，1997.
[147] 游箭，疗顺明，牟玮，等. 经皮穿刺腰椎间盘激光汽化减压术的围手术期处理. 介入放射学杂志，2004，12（13）：540-543.
[148] 于频. 系统解剖学. 北京：人民卫生出版社，2000.
[149] 俞志坚，何晓峰，陈勇，等. 臭氧对髓核超微结构影响. 介入放射学杂志，2001，10：161-163.
[150] 俞志坚，何晓峰，陈勇，等. 经皮腰椎间盘内臭氧注射的动物实验研究. 中华放射学杂志，2002，36：366-369.
[151] 张伯勋，王岩. 现代颈肩腰腿痛诊断与治疗. 北京：人民军医出版社，2004.
[152] 张东铭. 盆底与肛门病学. 贵州：贵州科技出版社出版. 2001.
[153] 张国宏. 神经妥乐平治疗丘脑痛的疗效观察. 中国疼痛医学杂志，2004，10：313.
[154] 张惠欣. 顽固性呃逆的内科治疗. 临床荟萃，1994，10：445-447.
[155] 张凯莉，徐建光. 临床实用神经肌电图诊疗技术. 上海：复旦大学出版社，2004.
[156] 张立生，刘小立. 现代疼痛治疗学. 石家庄：河北科学技术出版社，1998.
[157] 张乃峥. 临床风湿病学. 上海：上海科学技术出版社，1999.
[158] 张盘德. 脊髓电刺激疗法的进展. 中华理疗杂志，1999，22（3）：171-174.
[159] 章云海，曾因明，周震球，等. 皮内注药治疗疱疹后神经痛的机制. 中华麻醉学杂志，2003，23（2）：115-1171.
[160] 章云海，周震球. 皮内神经末梢阻滞的临床应用. 河北医药，1998，20（6）：370-371.
[161] 赵彼得. 临床电疗与光疗. 北京：人民军医出版社，1997.
[162] 赵俊，李树人，宋文阁. 疼痛诊断治疗学. 郑州：河南医科大学出版社，1999.
[163] 赵俊，张立生. 疼痛治疗学. 北京：华夏出版社，1994.
[164] 赵序利，赵松云，孙涛，等. 疼痛临床误诊、漏诊病例及原因分析. 中国疼痛医学杂志，2005，11（3）：136-137，1391.
[165] 郑宝森. 神经阻滞技术解剖学彩色图解. 天津：天津科技翻译出版公司，2006.
[166] 中华医学会. 临床诊疗指南·疼痛学分册. 北京：人民卫生出版社，2007.

[167] 朱汉章，柳百智．针刀临床诊断与治疗．北京：人民卫生出版社，1999.
[168] 朱镛连．神经康复学．北京：人民军医出版社，2001.
[169] 朱玉奎．四肢疼痛治疗学．北京：人民军医出版社，2003.
[170] 庄心良，曾因明，陈伯銮．现代麻醉学．3 版．北京：人民卫生出版社，2003.
[171]《医用药理学》编写组．医用药理学．2 版．北京：人民卫生出版社，1994.